Otorrinolaringologia SECRETS

Otorrinolaringologia SECRETS

QUARTA EDIÇÃO

MELISSA A. SCHOLES, MD
Assistant Professor
Department of Otolaryngology
University of Colorado
Aurora, CO

VIJAY R. RAMAKRISHNAN, MD
Assistant Professor
Department of Otolaryngology
Co-Director, CU Skull Base Program
University of Colorado
Aurora, CO

Thieme
Rio de Janeiro • Stuttgart • New York • Delhi

Dados Internacionais de Catalogação na Publicação (CIP)

SCH368

Scholes, Melissa A.
  Otorrinolaringologia/Melissa A. Scholes & Vijay R. Ramakrishnan; tradução de Renata Scavone, Nancy Juozapavicius, Angela Nishikaku & Rivo Fischer. – 4. Ed. – Rio de Janeiro – RJ: Thieme Revinter Publicações, 2018.

  572 p.: il; 14 x 21,5 cm; (Secrets)

  Título Original: *ENT Secrets*
  Inclui bibliografia e índice remissivo
  ISBN 978-85-67661-41-4

  1. Otorrinolaringologia – Doenças. 2. Perguntas de Exame. I. Ramakrishnan, Vijay R. II. Título.

  CDD: 617.51
  CDU: 616.21(036)

Tradução:
RENATA SCAVONE (Caps. 1 a 20)
Médica Veterinária e Tradutora, SP

NANCY JUOZAPAVICIUS (Caps. 21 a 39)
Tradutora Especializada na Área da Saúde, SP

ANGELA NISHIKAKU (Caps. 40 a 58)
Médica e Tradutora, SP

RIVO FISCHER (Caps. 59 a 78)
Tradutor Especializado na Área da Saúde, SP

Revisão Técnica:
RICARDO R. FIGUEIREDO
Médico Otorrinolaringologista
Mestrado em Cirurgia Geral-ORL pela Universidade Federal do Rio de Janeiro
Professor Adjunto e Chefe do Serviço de ORL da Faculdade de Medicina de Valença, RJ

Título original:
ENT Secrets, Fourth Edition
Copyright © 2016 by Elsevier Inc.
ISBN 978-0-323-29856-8

© 2018 Thieme Revinter Publicações Ltda.
Rua do Matoso, 170, Tijuca
20270-135, Rio de Janeiro – RJ, Brasil
http://www.ThiemeRevinter.com.br

Thieme Medical Publishers
http://www.thieme.com

Impresso no Brasil por Prol Editora Gráfica Ltda.
5 4 3 2 1
ISBN 978-85-67661-41-4

Nota: O conhecimento médico está em constante evolução. À medida que a pesquisa e a experiência clínica ampliam o nosso saber, pode ser necessário alterar os métodos de tratamento e medicação. Os autores e editores deste material consultaram fontes tidas como confiáveis, a fim de fornecer informações completas e de acordo com os padrões aceitos no momento da publicação. No entanto, em vista da possibilidade de erro humano por parte dos autores, dos editores ou da casa editorial que traz à luz este trabalho, ou ainda de alterações no conhecimento médico, nem os autores, nem os editores, nem a casa editorial, nem qualquer outra parte que se tenha envolvido na elaboração deste material garantem que as informações aqui contidas sejam totalmente precisas ou completas; tampouco se responsabilizam por quaisquer erros ou omissões ou pelos resultados obtidos em consequência do uso de tais informações. É aconselhável que os leitores confirmem em outras fontes as informações aqui contidas. Sugere-se, por exemplo, que verifiquem a bula de cada medicamento que pretendam administrar, a fim de certificar-se de que as informações contidas nesta publicação são precisas e de que não houve mudanças na dose recomendada ou nas contraindicações. Esta recomendação é especialmente importante no caso de medicamentos novos ou pouco utilizados. Alguns dos nomes de produtos, patentes e *design* a que nos referimos neste livro são, na verdade, marcas registradas ou nomes protegidos pela legislação referente à propriedade intelectual, ainda que nem sempre o texto faça menção específica a esse fato. Portanto, a ocorrência de um nome sem a designação de sua propriedade não deve ser interpretada como uma indicação, por parte da editora, de que ele se encontra em domínio público.

Todos os direitos reservados. Nenhuma parte desta publicação poderá ser reproduzida ou transmitida por nenhum meio, impresso, eletrônico ou mecânico, incluindo fotocópia, gravação ou qualquer outro tipo de sistema de armazenamento e transmissão de informação, sem prévia autorização por escrito.

PREFÁCIO

Esta obra tem sido uma ferramenta educativa utilizada por estudantes de medicina, residentes e profissionais de saúde desde a primeira edição, publicada em 1996 por Bruce Jafek e Anne Stark. O Dr. Jafek produziu mais duas edições subsequentes, com o objetivo de compartilhar conhecimentos e a compreensão no campo da otorrinolaringologia. Nossa mais nova edição se destina a atualizar esse conhecimento, bem como introduzir novos conceitos e tecnologias no campo, em constante mudança, da otorrinolaringologia. Tivemos a sorte de ser residentes do Dr. Jafek, que amava ensinar e treinar alunos de todos os tipos. Queremos continuar a tradição com esta nova edição. Isso foi possível com o apoio do corpo docente, de ex-alunos e residentes do Departamento de Otorrinolaringologia da University of Colorado e de outros colaboradores deste livro, a quem somos sinceramente gratos.

COLABORADORES

Gregory C. Allen, MD, FACS, FAAP
Associate Professor
Departments of Otolaryngology – Head and Neck Surgery and Pediatrics
University of Colorado School of Medicine;
Department of Pediatric Otolaryngology
Children's Hospital Colorado
Aurora, CO

Jeremiah A. Alt, MD, PhD
Sinus and Skull Base Surgery Program
Division of Otolaryngology
University of Utah
Salt Lake City, UT

Marcelo B. Antunes, MD
Private Practice
Northwest Facial Aesthetic Center
Marietta, GA

Ronald Balkissoon, MD
Division of Pulmonology
National Jewish Health
Denver, CO

Renee Banakis Hartl, MD, AuD
Department of Otolaryngology
University of Colorado School of Medicine
Aurora, CO

Henry P. Barham, MD
Department of Otolaryngology – Head and Neck Surgery
University of Colorado
Aurora, CO

Kenneth T. Bellian, MD, MBA
Assistant Professor
Department of Otolaryngology – Head and Neck Surgery
University of Colorado;
Chief of Clinical Operations
Denver Health Medical Center
Denver, CO

Carly Bergey, MA, CCC-SLP
CCC-SLP- Rehabilitation
National Jewish Health
Denver, CO

Daniel W. Bowles, MD
Assistant Professor
Department of Medicine
University of Colorado School of Medicine
Aurora, CO

Allison Brower, AuD, MS
Department of Audiology
University of Colorado Hospital
Aurora, CO

Mariah Brown, MD
Assistant Professor
Department of Dermatology – Mohs Surgery
University of Colorado School of Medicine
Aurora, CO

Cristina Cabrera-Muffly, MD, FACS
Assistant Professor
Department of Otolaryngology
University of Colorado School of Medicine
Aurora, CO

Thomas L. Carroll, MD
Director
Voice Program
Brigham and Women's Hospital;
Division of Otolaryngology
Harvard Medical School
Boston, MA

Justin Casey, MD
Department of Otolaryngology – Head and Neck Surgery
University of Colorado Hospital
Aurora, CO

Stephen P. Cass, MD
Professor
Department of Otolaryngology
University of Colorado Denver School of Medicine
Aurora, CO

Jeffrey Chain, MD
Private Practice
Comprehensive ENT, Head and Neck Surgery
Denver, CO

COLABORADORES

Kenny H. Chan, MD
Department of Otolaryngology
University of Colorado School of Medicine;
Department of Pediatric Otolaryngology
Children's Hospital Colorado
Aurora, CO

Henry H. Chen, MD, MBA
Department of Otolaryngology
Facial Plastic and Reconstructive Surgery
Cedars-Sinai Medical Center
Los Angeles, CA

Tendy Chiang, MD
Department of Otolaryngology – Head and Neck Surgery
The Ohio State University College of Medicine;
Department of Pediatric Otolaryngology – Head and Neck Surgery
Nationwide Children's Hospital
Columbus, OH

Matthew S. Clary, MD
Department of Otolaryngology
University of Colorado School of Medicine
Aurora, CO

Stacy Claycomb, AuD
University of Colorado Hospital
Aurora, CO

Alexander Connelly, MD
University of Colorado School of Medicine
Aurora, CO

Mark S. Courey, MD
Department of Otolaryngology – Head and Neck Surgery
Division of Laryngology
University of California, San Francisco
San Francisco, CA

Brett W. Davies, MD, MS
Oculoplastic and Orbital Surgery
San Antonio Military Medical Center/Wilford Hall
San Antonio, TX

Allison M. Dobbie, MD
Department of Otolaryngology
University of Colorado School of Medicine;
Department of Pediatric Otolaryngology
Children's Hospital Colorado
Aurora, CO

Vikram D. Durairaj, MD, FACS
Oculoplastic and Orbital Surgery
Director
ASOPRS Fellowship
Texas Oculoplastic Consultants
Austin, TX

Marcia Eustaquio, MD
Assistant Professor
Department of Otolaryngology – Head and Neck Surgery
Denver Health Medical Center
University of Colorado Denver
Denver, CO

Vincent Eusterman, MD, DDS
Associate Professor
University of Colorado School of Medicine;
Director
Otolaryngology – Head and Neck Surgery
Denver Health Medical Center
Denver, CO

Geoffrey R. Ferril, MD
Resident Physician
Department of Otolaryngology – Head and Neck Surgery
Facial Plastic and Reconstructive Surgery
University of Colorado School of Medicine
Aurora, CO

Lindsay K. Finkas, MD
National Jewish Health;
Department of Allergy/Immunology
University of Colorado Denver
Denver, CO

Carol A. Foster, MD
Departments of Otolaryngology, Audiology, and Rehabilitative Medicine
University of Colorado Denver School of Medicine
Aurora, CO

Norman R. Friedman, MD
Department of Otolaryngology
University of Colorado School of Medicine;
Department of Pediatric Otolaryngology
Children's Hospital Colorado
Aurora, CO

Sandra Abbott Gabbard, PhD
Associate Professor
Department of Pediatrics
Department of Speech, Language, Hearing Sciences
University of Colorado;
President/CEO
Marion Downs Center
Denver, CO

Anne E. Getz, MD
Department of Otolaryngology – Head and Neck Surgery
University of Colorado
Denver, CO

COLABORADORES

Sarah A. Gitomer, MD
Baylor College of Medicine
Bobby R. Alford Department of Otolaryngology –
  Head and Neck Surgery
Houston, TX

John C. Goddard, MD
Associate
House Ear Clinic;
Clinical Instructor
University of Southern California
Los Angeles, CA

Julie A. Goddard, MD, FACS
Department of Otolaryngology – Head and Neck
  Surgery
University of California, Irvine
Orange, CA

Elizabeth A. Gould, BA
Department of Otolaryngology
University of Colorado
Aurora, CO

Leah J. Hauser, MD
Department of Otolaryngology – Head and Neck
  Surgery
University of Colorado
Aurora, CO

Herman Jenkins, MD
Department of Otolaryngology
University of Colorado School of Medicine
Aurora, CO

Kristina L. Johnston, MA, CCC-SLP
CCC-SLP-Rehabilitation
National Jewish Health
Denver, CO

Sana D. Karam, MD, PhD
Department of Radiation Oncology
University of Denver Colorado
Aurora, CO

Rohit K. Katial, MD, FAAAAI, FACP
Professor of Medicine
Program Director, Allergy/Immunology
Director
Weinberg Clinical Research Unit
Denver, CO

Peggy E. Kelley, MD
Department of Otolaryngology
University of Colorado School of Medicine;
Department of Pediatric Otolaryngology
Children's Hospital Colorado
Aurora, CO

Todd T. Kingdom, MD
Professor and Vice Chair
Department of Otolaryngology – Head and Neck
  Surgery
University of Colorado School of Medicine
Aurora, CO

Ted H. Leem, MD, MS
Department of Otolaryngology
University of Colorado School of Medicine
Aurora, CO

J. Eric Lupo, MD, MS
Clinical Fellow
House Ear Clinic
Los Angeles, CA

Jon Mallen-St. Clair, MD, PhD
Department of Otolaryngology – Head and Neck
  Surgery
University of California, Los Angeles
Los Angeles, CA

Scott Mann, MD
Assistant Professor
Department of Otolaryngology
University of Colorado Denver School of Medicine
Aurora, CO

Jameson K. Mattingly, MD
Department of Otolaryngology
University of Colorado School of Medicine;
Department of Pediatric Otolaryngology
Children's Hospital Colorado
Aurora, CO

Brook K. McConnell, MD
Department of Otolaryngology
University of Colorado School of Medicine;
Department of Pediatric Otolaryngology
Children's Hospital Colorado
Aurora, CO

Jessica D. McDermott, MD
Fellow
Division of Medical Oncology
University of Colorado School of Medicine
Aurora, CO

Benjamin Milam, MD
Resident Physician
Department of Otolaryngology – Head and Neck
  Surgery
University of Colorado
Aurora, CO

David M. Mirsky, MD
Pediatric Neuroradiologist
Children's Hospital Colorado;
Assistant Professor of Radiology
University of Colorado
Aurora, CO

COLABORADORES

Paul Montero, MD
Division of Gastrointestinal, Tumor, and Endocrine Surgery
University of Colorado Hospital
Aurora, CO

Pamela A. Mudd, MD
Assistant Professor
Pediatric Otolaryngology
Children's National Medical Center
Washington, DC

Vignesh Narayanan, MD
Division of Medical Oncology
University of Colorado School of Medicine
Denver, CO

Stephen S. Newton, MD
Assistant Professor of Otolaryngology
University of Colorado;
Pediatric Otolaryngologist
Children's Hospital of Colorado
Colorado Springs, CO

Sarah J. Novis, MD
Department of Otolaryngology – Head and Neck Surgery
University of Michigan
Ann Arbor, MI

Matthew Old, MD, FACS
Assistant Professor
Department of Otolaryngology – Head and Neck Surgery
The James Cancer Hospital and Solove Research Institute
Wexner Medical Center at The Ohio State University
Columbus, OH

Richard R. Orlandi, MD
Sinus and Skull Base Surgery Program
Division of Otolaryngology
University of Utah
Salt Lake City, UT

Anju K. Patel, MD
Otolaryngology Resident
Department of Otolaryngology – Head and Neck Surgery
Tufts Medical Center
Boston, MA

Erik Peltz, DO
Division of Trauma and Acute Care Surgery
University of Colorado Hospital
Aurora, CO

Daniel A. Pollyea, MD, MS
Division of Hematology
University of Colorado School of Medicine
Denver, CO

Kavitha K. Prabaker, MD
Instructor
Department of Internal Medicine
Division of Infectious Diseases
University of Colorado School of Medicine
Aurora, CO

Jeremy D. Prager, MD
Department of Otolaryngology
University of Colorado School of Medicine;
Department of Pediatric Otolaryngology
Children's Hospital Colorado
Aurora, CO

Craig Quattlebaum, MD
Resident Physician
University of Colorado
Aurora, CO

Jeevan B. Ramakrishnan, MD
Raleigh-Capitol Ear, Nose, and Throat, P.A.
Raleigh, NC

Brianne Barnett Roby, MD
Department of Pediatric ENT and Facial Plastic Surgery
Children's Hospitals and Clinics of Minnesota
St. Paul, MN;
Associate Professor
Department of Otolarynology
University of Minnesota
Minneapolis, MN

Victor I. Scapa, MD
Department of Otolaryngology – Head and Neck Surgery
Group Health Permanente
Seattle, WA

Ameer T. Shah, MD
Department of Otolaryngology – Head and Neck Surgery
Tufts Medical Center
Boston, MA

Kaylee Skidmore, MA, CCC-SLP
Speech Language Pathologist
Department of Rehabilitation
University of Colorado Hospital
Aurora, CO

Franki Lambert Smith, MD
Clinical Associate
Dermatology
Mayo Clinic Health System-Franciscan Healthcare
La Crosse, WI

COLABORADORES

Mofiyinfolu Sokoya, MD
Resident
Department of Otolaryngology – Head and Neck Surgery
Facial Plastic and Reconstructive Surgery
University of Colorado School of Medicine
Aurora, CO

John Song, MD
Associate Professor
Department of Otolaryngology
University of Colorado School of Medicine
Aurora, CO

Sven-Olrik Streubel, MD, MBA
Department of Otolaryngology
University of Colorado School of Medicine;
Department of Pediatric Otolaryngology
Children's Hospital Colorado
Aurora, CO

Jeffrey D. Suh, MD
Assistant Professor
Rhinology and Skull Base Surgery
Department of Head and Neck Surgery
David Geffen School of Medicine at UCLA
Los Angeles, CA

Masayoshi Takashima, MD
Director
Sinus Center at BCM;
Associate Professor
Bobby R. Alford Department of Otolaryngology – Head and Neck Surgery
Baylor College of Medicine
Houston, TX

Adam M. Terella, MD
Assistant Professor
Department of Otolaryngology – Head and Neck Surgery
Facial Plastic and Reconstructive Surgery
University of Colorado School of Medicine
Aurora, CO

Lisa Treviso-Jones, MS, CCC-SLP
Speech Language Pathologist
Department of Rehabilitation
University of Colorado Hospital
Aurora, CO

Kristin Uhler, PhD
University of Colorado Denver School of Medicine
Aurora, CO

Craig R. Villari, MD
Department of Otolaryngology – Head and Neck Surgery
Division of Laryngology
University of California, San Francisco
San Francisco, CA

Sean X. Wang, MD
Department of Otolaryngology – Head and Neck Surgery
Division of Laryngology
University of California, San Francisco
San Francisco, CA

Taylor M. Washburn, MD
Instructor
Division of Infectious Disease
University of Colorado Denver
Denver, CO

Timothy V. Waxweiler, MD
Department of Radiation Oncology
University of Denver Colorado
Aurora, CO

Edwin F. Williams, III, MD
Department of Otolaryngology
Albany Medical Center
Albany, NY;
Department of Facial Plastic and Reconstructive Surgery
Williams Center Plastic Surgery Specialists
Latham, NY

Todd M. Wine, MD
Children's Hospital of Colorado
University of Colorado Anschutz Medical Campus
Aurora, CO

Andrew A. Winkler, MD
Associate Professor
Department of Otolaryngology;
Director
Division of Facial Plastic and Reconstructive Surgery
University of Colorado Denver School of Medicine
Aurora, CO

Justin M. Wudel, MD
Renew Facial Plastic Surgery
Edina, MN

William C. Yao, MD
Assistant Professor
Department of Otorhinolaryngology – Head and Neck Surgery
University of Texas Medical School at Houston
Houston, TX

Patricia J. Yoon, MD
Department of Otolaryngology – Head and Neck Surgery
University of Colorado School of Medicine;
Department of Pediatric Otolaryngology
Children's Hospital Colorado
Aurora, CO

SUMÁRIO

100 MAIORES SEGREDOS 1

I GERAL

CAPÍTULO 1 ANATOMIA GERAL E EMBRIOLOGIA COM CORRELATOS RADIOLÓGICOS 9
Cristina Cabrera-Muffly, MD, FACS

CAPÍTULO 2 EMERGÊNCIAS EM OTORRINOLARINGOLOGIA 15
Henry P. Barham, MD ▪ Kenneth T. Bellian, MD, MBA

CAPÍTULO 3 INFECÇÕES CERVICAIS PROFUNDAS 20
Tendy Chiang, MD ▪ Kavitha K. Prabaker, MD

CAPÍTULO 4 ANTIMICROBIANOS E FARMACOTERAPIA 26
Taylor M. Washburn, MD

CAPÍTULO 5 RONCO E APNEIA OBSTRUTIVA DO SONO 32
Masayoshi Takashima, MD ▪ Sarah A. Gitomer, MD

CAPÍTULO 6 DOENÇAS GRANULOMATOSAS E AUTOIMUNES DA CABEÇA E DO PESCOÇO 40
Victor I. Scapa, MD

CAPÍTULO 7 DOR FACIAL E CEFALEIA 46
Benjamin Milam, MD ▪ Vijay R. Ramakrishnan, MD

CAPÍTULO 8 PALADAR E OLFATO 50
Elizabeth A. Gould, BA ▪ Vijay R. Ramakrishnan, MD

II CABEÇA E PESCOÇO

CAPÍTULO 9 ANATOMIA E EMBRIOLOGIA DE CABEÇA E PESCOÇO E SEUS CORRELATOS ANATÔMICOS 57
Ted H. Leem, MD, MS ▪ Benjamin Milam, MD ▪ Mofiyinfolu Sokoya, MD

CAPÍTULO 10 BIOLOGIA DE TUMORES 65
Jessica D. McDermott, MD ▪ Daniel W. Bowles, MD

CAPÍTULO 11 CÂNCER DE PELE 69
Franki Lambert Smith, MD ▪ Mariah Brown, MD

CAPÍTULO 12 DOENÇAS DA CAVIDADE ORAL E DA OROFARINGE 81
Julie A. Goddard, MD, FACS

CAPÍTULO 13 CÂNCER DE HIPOFARINGE, LARINGE E ESÔFAGO 87
Marcia Eustaquio, MD ▪ Craig Quattlebaum, MD

CAPÍTULO 14 DOENÇAS DAS GLÂNDULAS SALIVARES 94
Mofiyinfolu Sokoya, MD ▪ Ted H. Leem, MD, MS

CAPÍTULO 15 DOENÇAS DA TIREOIDE E DA PARATIREOIDE 100
John Song, MD

CAPÍTULO 16 ESVAZIAMENTO CERVICAL 109
John Song, MD

CAPÍTULO 17 TUMORES VASCULARES DA CABEÇA E DO PESCOÇO 116
Matthew Old, MD, FACS

CAPÍTULO 18 TUMORES NASOSSINUSAIS 121
Jon Mallen-St. Clair, MD, PhD ▪ Jeffrey D. Suh, MD

CAPÍTULO 19 CIRURGIA DA BASE DO CRÂNIO 130
William C. Yao, MD ▪ Jeffrey D. Suh, MD ▪ Vijay R. Ramakrishnan, MD

CAPÍTULO 20 TUMORES MALIGNOS HEMATOLÓGICOS 139
Vignesh Narayanan, MD ▪ Daniel A. Pollyea, MD, MS

CAPÍTULO 21 RADIOTERAPIA E TERAPIA SISTÊMICA PARA TRATAMENTO DO CÂNCER DE CABEÇA E PESCOÇO 143
Timothy V. Waxweiler, MD ▪ Sana D. Karam, MD, PhD

III ALERGIA E RINOLOGIA

CAPÍTULO 22 ANATOMIA E EMBRIOLOGIA NASOSSINUSAIS COM CORRELATOS RADIOLÓGICOS 153
Richard R. Orlandi, MD ▪ Jeremiah A. Alt, MD, PhD

CAPÍTULO 23 EPISTAXE 161
Alexander Connelly, MD ▪ Vijay R. Ramakrishnan, MD

CAPÍTULO 24 RINITES 167
Lindsay K. Finkas, MD ▪ Rohit K. Katial, MD, FAAAAI, FACP

CAPÍTULO 25 RINOSSINUSITES AGUDAS E COMPLICAÇÕES INFECCIOSAS 173
Jeffrey Chain, MD

CAPÍTULO 26 RINOSSINUSITE CRÔNICA 178
Leah J. Hauser, MD ▪ Todd T. Kingdom, MD

CAPÍTULO 27 SEPTOPLASTIA E CIRURGIA DAS CONCHAS NASAIS 184
Jeevan B. Ramakrishnan, MD

CAPÍTULO 28 CIRURGIA SINUSAL ENDOSCÓPICA FUNCIONAL 192
Henry P. Barham, MD ▪ Anne E. Getz, MD

CAPÍTULO 29 FÍSTULAS LIQUÓRICAS E ENCEFALOCELE 197
Henry P. Barham, MD ▪ Anne E. Getz, MD

CAPÍTULO 30 CIRURGIA ORBITÁRIA 203
Henry P. Barham, MD ▪ Todd T. Kingdom, MD

IV OTOLOGIA E AUDIOLOGIA

CAPÍTULO 31 ANATOMIA DE EMBRIOLOGIA EM OTOLOGIA, COM CORRELAÇÕES NA RADIOLOGIA 213
Renée Banakis Hartl, MD, AuD

CAPÍTULO 32 PERDA AUDITIVA E OTOTOXICIDADE 221
Cristina Cabrera-Muffly, MD, FACS

CAPÍTULO 33 AVALIAÇÃO DA AUDIÇÃO 227
Sandra Abbott Gabbard, PhD ▪ Stacy Claycomb, AuD ▪ Kristin Uhler, PhD

CAPÍTULO 34	ZUMBIDO 236	
	Renee Banakis Hartl, MD, AuD ▪ Ted H. Leem, MD, MS	
CAPÍTULO 35	AVALIAÇÃO DO SISTEMA VESTIBULAR E DOENÇAS VESTIBULARES 242	
	Carol A. Foster, MD	
CAPÍTULO 36	PRÓTESES AUDITIVAS E DISPOSITIVOS IMPLANTÁVEIS 249	
	Allison Brower, AuD, MS	
CAPÍTULO 37	INFECÇÕES DA ORELHA 256	
	Melissa A. Scholes, MD	
CAPÍTULO 38	COMPLICAÇÕES DAS OTITES MÉDIAS 262	
	Jameson K. Mattingly, MD ▪ Kenny H. Chan, MD	
CAPÍTULO 39	TIMPANOMASTOIDECTOMIA E RECONSTRUÇÃO DA CADEIA OSSICULAR 268	
	Brianne Barnett Roby, MD ▪ Patricia J. Yoon, MD	
CAPÍTULO 40	OTOSCLEROSE 273	
	Jameson K. Mattingly, MD ▪ Herman Jenkins, MD	
CAPÍTULO 41	COLESTEATOMA 278	
	Jameson K. Mattingly, MD ▪ Kenny H. Chan, MD	
CAPÍTULO 42	NERVO FACIAL 283	
	Scott Mann, MD ▪ Stephen P. Cass, MD	
CAPÍTULO 43	CIRURGIA PARA VERTIGEM 292	
	Scott Mann, MD ▪ Stephen P. Cass, MD	
CAPÍTULO 44	OTONEUROLOGIA 297	
	J. Eric Lupo, MD, MS ▪ John C. Goddard, MD	
CAPÍTULO 45	TRAUMA DO OSSO TEMPORAL 305	
	Vincent Eusterman, MD, DDS	

V OTORRINOLARINGOLOGIA PEDIÁTRICA

CAPÍTULO 46	ANATOMIA E EMBRIOLOGIA EM ORL PEDIÁTRICA COM CORRELAÇÕES RADIOLÓGICAS 315	
	Stephen S. Newton, MD ▪ David M. Mirsky, MD	
CAPÍTULO 47	DOENÇAS AGUDAS DAS VIAS AÉREAS EM CRIANÇAS 324	
	Leah J. Hauser, MD ▪ Tendy Chiang, MD	
CAPÍTULO 48	DOENÇAS CRÔNICAS DAS VIAS AÉREAS EM CRIANÇAS 332	
	Brook K. McConnell, MD ▪ Jeremy D. Prager, MD	
CAPÍTULO 49	DOENÇA ADENOTONSILAR, DISTÚRBIO RESPIRATÓRIO DO SONO E APNEIA OBSTRUTIVA DO SONO EM CRIANÇAS 340	
	Norman R. Friedman, MD ▪ Patricia J. Yoon, MD	
CAPÍTULO 50	MALFORMAÇÕES CONGÊNITAS DA CABEÇA E PESCOÇO 349	
	Craig Quattlebaum, MD ▪ Sven-Olrik Streubel, MD, MBA	
CAPÍTULO 51	FENDA LABIAL E PALATINA 355	
	Gregory C. Allen, MD, FACS, FAAP	
CAPÍTULO 52	PERDA AUDITIVA EM CRIANÇAS 363	
	Allison M. Dobbie, MD	

100 MAIORES SEGREDOS

1. A tomografia computadorizada (TC) é melhor para a detecção de fraturas e lesões do osso temporal; a ressonância magnética (RM) (do meato acústico interno com contraste) é o melhor exame para a avaliação de schwannomas vestibulares.
2. A melhor técnica de diagnóstico por imagem para a avaliação de nódulos tireoidianos é a ultrassonografia.
3. A otite externa maligna geralmente ocorre em pessoas imunocomprometidas com uma doença, como o diabetes. O patógeno mais comum é a *Pseudomonas aeruginosa*.
4. A angina de Ludwig é uma infecção odontogênica dos espaços submentonianos e submandibulares, provocando aumento de volume progressivo do assoalho da boca e obstrução das vias aéreas superiores.
5. O diagnóstico de sinusite fúngica invasiva se baseia em achados histopatológicos de invasão fúngica dos tecidos e vasos submucosos, associada à necrose.
6. As infecções do espaço parafaríngeo, pré-vertebral e retrofaríngeo podem se estender ao "espaço de perigo", permitindo a disseminação irrestrita da infecção no mediastino.
7. A apresentação clássica do abscesso peritonsilar inclui trismo, desvio da úvula, voz abafada e edema do palato mole.
8. Fatores de risco elevados para a apneia obstrutiva do sono (AOS):
    a. Idade superior a 65 anos.
    b. Índice de massa corporal (IMC) superior a 30 kg/m^2.
    c. Mulher pós-menopausa.
    d. Etnia afrodescendente ou asiática.
    e. Sexo masculino.
    f. Circunferência do pescoço superior a 43 cm em homens e 40 cm em mulheres.
9. As espécies *Mucor* apresentam hifas não septadas e com ramificações em ângulos amplos à histologia, enquanto as espécies de *Aspergillus* apresentam hifas septadas com ângulos de ramificação de 45 graus.
10. A cefaleia tensional é o tipo mais comum de cefaleia/dor facial.
11. O tratamento de primeira linha da dor facial idiopática persistente é realizado com antidepressivos tricíclicos.
12. Fungiforme, foliado, circunvalado e filiforme são os quatro tipos de papilas da língua. As papilas filiformes não possuem botões gustativos.
13. A segunda fenda branquial é a mais suscetível ao desenvolvimento de anomalias.
14. A profundidade de invasão é o fator prognóstico mais importante no melanoma.
15. Pelo menos uma articulação cricoaritenóidea deve ser preservada na cirurgia laríngea de conservação.
16. O câncer hipofaríngeo é digno de nota pela frequente disseminação submucosa e possui pior prognóstico do que o câncer de laringe.
17. O tumor benigno da glândula salivar mais comum é o adenoma pleomórfico. O tumor maligno mais comum da glândula salivar é o carcinoma mucoepidermoide.

18. O carcinoma papilar é o tumor maligno mais comum da tireoide. Os adenomas foliculares são as neoplasias mais comuns da tireoide.

19. Fatores como local do tumor, estágio, espessura, presença de invasão perineural e angiolinfática e diferenciação neoplásica podem aumentar o risco de acometimento linfático regional.

20. Os tumores do corpo carotídeo são os paragangliomas de cabeça e pescoço mais comuns e se apresentam como uma massa pulsátil no pescoço com achados característicos à TC, à RM ou à angiografia com deslocamento das carótidas externa e interna (sinal de Lyre).

21. Um adolescente do sexo masculino com obstrução nasal unilateral, epistaxe e massa avermelhada preenchendo a cavidade nasal é a apresentação típica de um angiofibroma nasofaríngeo juvenil (JNA).

22. Os achados radiográficos clássicos do JNA são a expansão da fossa pterigopalatina (PPF) à projeção axial (sinal de Holman-Miller), o alargamento dos forames esfenopalatino e vidiano e a destruição óssea do processo pterigoide.

23. O adenocarcinoma dos seios paranasais é associado à exposição à poeira de madeira e couro. O carcinoma espinocelular dos seios paranasais é associado à exposição a cromo, níquel, gás mostarda e aflatoxina.

24. A linha de Ohngren é uma linha imaginária desenhada do canto medial ao ângulo da mandíbula. Os tumores do seio maxilar localizados acima desta linha à apresentação são associados a pior prognóstico.

25. Os nervos cranianos (NCs) III, IV, V1, V2, VI, a artéria carótida interna e os canais venosos estão presentes no seio cavernoso. O NC VI é o nervo mais medial no seio cavernoso e o mais comumente lesionado.

26. A produção de liquor é de aproximadamente 20 mL/h.

27. Os vírus geralmente são responsáveis pelos sintomas da rinossinusite aguda, não as bactérias.

28. Saiba a classificação de Chandler para infecções orbitárias: I, celulite pré-septal; II, celulite orbitária; III, abscesso subperiósteo; IV, abscesso orbitário; V, trombose do seio cavernoso.

29. Os principais mecanismos de suporte da ponta nasal incluem as inserções entre o septo, as cartilagens laterais inferiores e as cartilagens laterais superiores. Os mecanismos menores de suporte da ponta incluem o ligamento interdômico, o septo dorsal, o septo membranoso, o complexo sesamoide, a pele e o tecido subcutâneo da ponta nasal e da espinha maxilar.

30. Como é a anomalia nasal em um paciente com fenda labial/palatina unilateral?
A cartilagem lateral inferior ipsolateral é deslocada inferior, posterior e lateralmente. A ponta nasal, o septo caudal e a columela são deslocados para o lado oposto da fenda. O septo ósseo é desviado em direção ao lado da fenda.

31. A perfuração septal e a deformidade nasal em sela são as complicações mais comuns do hematoma septal não tratado.

32. A síndrome do choque tóxico é uma rara complicação da infecção por *Staphylococcus aureus,* caracterizada por febre alta, erupção cutânea, hipotensão, vômito, diarreia e falência múltipla de órgãos. O tratamento é composto pela remoção do curativo nasal, administração IV de antibióticos e cuidados de suporte/ressuscitação.

33. Saiba a classificação de Keros da profundidade da fossa olfatória (Classe I: 1 a 3 mm, Classe II: 4 a 7 mm, Classe III: 8 mm ou mais).

34. A lamela lateral do cribriforme é o local mais comum de fístula liquórica iatrogênica durante cirurgia endoscópica funcional dos seios da face (FESS).

35. As fístulas liquóricas espontâneas provavelmente são associadas à hipertensão intracraniana idiopática.

36. A doença ocular tireoidiana é decorrente da inflamação autoimune de músculo e gordura, em que o receptor de TSH é o autoantígeno.

37. A cóclea é tonotópica, ou seja, áreas específicas da cóclea são estimuladas por frequências tonais específicas. As propriedades físicas da membrana basilar coclear (base espessa, rígida e estreita e ápice delgado, flexível e amplo) são responsáveis por suas propriedades tonotópicas.
38. A gravidade das deformidades cocleares depende significativamente da idade gestacional à interrupção ou à alteração do crescimento.
39. Principais causas de perda auditiva condutiva (PAC)
    1. Impactação de cerume.
    2. Otite média com efusão (causa mais comum em crianças).
    3. Perfuração da membrana timpânica.
    4. Otosclerose.
40. Principais causas de perda auditiva sensorioneural (PASN)
    1. Presbiacusia.
    2. Exposição ao ruído.
    3. Hereditária.
41. Medicamentos ototóxicos mais comuns
    1. Aminoglicosídeos.
    2. Cisplatina.
    3. Diuréticos de alça.
    4. Salicilatos.
42. O achado radiográfico mais comum na PASN pediátrica é o alargamento do aqueduto vestibular.
43. Média de tons puros é o limiar auditivo médio de condução de ar nas frequências associadas à fala (500, 1.000 e 2.000 Hz).
44. Mascaramento é a apresentação simultânea de som na orelha não examinada (para "mascará-la") durante o exame da outra orelha com estímulo.
45. O nistagmo periférico fica mais rápido e aparente quando o paciente olha na direção da fase rápida: O nistagmo que bate para a direita piora com o olhar à direita, por exemplo. Este fenômeno é chamado Lei de Alexander.
46. A prótese auditiva convencional é composta por quatro principais componentes: microfone, amplificador, receptor e bateria.
47. O *feedback* acústico ocorre quando o som amplificado sai do receptor e volta ao microfone.
48. Os patógenos bacterianos mais comuns na otite média aguda são *Streptococcus pneumoniae* (35% a 40%), *Haemophilus influenza* (30% a 35%) e *Moraxella catarrhalis* (15% a 25%).
49. A amoxicilina continua a ser a terapia de primeira linha para a otite média aguda, já que aproximadamente 80% dos isolados bacterianos ainda são suscetíveis.
50. Para o diagnóstico de otite média, a efusão da orelha média deve estar presente e ser confirmada por otoscopia pneumática ou timpanometria.
51. A mastoidectomia radical (*canal wall* down) está indicada na presença de fístula semicircular do canal ou lesão da parede posterior do meato devida a um colesteatoma, presença de mastoide esclerótico que impede a visualização adequada à mastoidectomia conservadora (*canal wall up*) ou em caso de impossibilidade de acompanhamento ou realização de outras cirurgias para o monitoramento adequado do colesteatoma recorrente.
52. A apresentação mais comum da otosclerose é a perda condutiva progressiva da audição, embora raramente possa haver perda de audição sensorioneural, e muitos pacientes possuem histórico familiar positivo.
53. Os colesteatomas são geralmente classificados em congênitos, adquiridos primários e adquiridos secundários.
54. O fechamento passivo da pálpebra superior pode ocorrer por relaxamento do músculo elevador da pálpebra (inervado pelo nervo oculomotor), de modo que a movimentação da pálpebra superior nem sempre é indicativa de nervo facial intacto.

55. O segmento labiríntico do nervo facial é a parte mais estreita do canal de Falópio, fazendo com que essa área seja mais suscetível à neuropatia por encarceramento durante o aumento de volume do nervo.

56. A deiscência do canal semicircular superior pode mimetizar outras doenças otológicas, já que pode se apresentar com perda auditiva condutiva similar à da otosclerose, plenitude auricular e autofonia similares às da disfunção da tuba auditiva e vertigem similar à da doença de Ménière.

57. O sinal de Hitzelberger é a redução de sensibilidade do meato acústico externo medial, posterior ou superior, causado por um schwannoma vestibular comprimindo o NC VII.

58. As equimoses periorbitárias e mastóideas após fraturas na base do crânio são chamadas "olhos de guaxinim" e "sinal de Battle", respectivamente.

59. Fístulas liquóricas são comuns em fraturas do osso temporal e geralmente se resolvem em 7 dias.

60. As vias aéreas pediátricas são significativamente menores do que as vias aéreas adultas; processos inflamatórios e o estreitamento das vias aéreas podem ser bem mais significativos clinicamente em um bebê do que graus similares de edema em um adulto.

61. A atresia coanal bilateral classicamente se apresenta com desconforto respiratório e cianose ao nascimento, que melhoram com o choro.

62. A laringomalacia é a causa mais comum de estridor no bebê. A paralisia unilateral de prega vocal na população pediátrica tende a apresentar etiologia iatrogênica e representa a segunda causa mais comum de estridor.

63. A causa mais comum de estenose subglótica é a escoriação iatrogênica relacionada à intubação endotraqueal.

64. Os hemangiomas infantis são os tumores mais comuns da infância. A maioria é encontrada na cabeça e no pescoço.

65. A distribuição "em barba" do hemangioma em uma criança com estridor deve levar à suspeita de hemangioma subglótico.

66. A positividade para GLUT-1 diferencia os hemangiomas das malformações vasculares.

67. O propranolol é o tratamento de primeira linha para o hemangioma infantil.

68. A fenda palatina submucosa é associada à maior incidência de insuficiência velofaríngea (IVF) pós-adenoidectomia.

69. Em caso de suspeita de mononucleose, a administração de amoxicilina deve ser evitada, uma vez que pode levar a uma erupção cutânea de cor salmão.

70. As anomalias da fenda branquial acometem estruturas profundas de seu próprio arco e superficiais do arco subsequente.

71. O diagnóstico diferencial de massas nasais mediais pediátricas inclui glioma, dermoide e encefalocele. Exames de diagnóstico por imagem devem sempre ser realizados antes da excisão para diagnóstico e descarte de extensão intracraniana.

72. As fendas labiais e palatinas tendem a ocorrer em conjunto (50%). A fenda palatina isolada ocorre em 35%, e a fenda labial isolada, em 15%. A fenda labial e palatina unilateral esquerda é a mais comum.

73. A indicação mais comum para tonsilectomia é a alteração da respiração durante o sono, seguida pelas tonsilites recorrentes.

74. A maioria dos músculos da mímica facial apresenta "localização superficial", e estes recebem inervação do nervo facial a partir da sua superfície profunda.

75. A projeção nasal se refere ao quanto a ponta se projeta da face. A rotação nasal se refere ao movimento da ponta ao longo de um arco a partir do meato acústico externo.

76. O intervalo da válvula nasal é composto pela cartilagem lateral superior, septo nasal e assoalho nasal. A manobra de Cottle ajuda o diagnóstico do colapso da válvula nasal interna.

77. A deformidade em bico de papagaio (*pollybeak*) é uma complicação da rinoplastia em que a plenitude da ponta superior provoca essa aparência; essa deformidade pode ser causada pela perda do suporte da ponta nasal ou pela formação de tecido cicatricial na porção superior da ponta.

78. As camadas da pálpebra, de anterior a posterior, são pele, músculo orbicular do olho, septo orbitário, gordura pré-aponeurótica, aponeurose do músculo elevador, músculo de Müller e conjuntiva.

79. A profundidade de penetração da fórmula de Baker-Gordon (fenol a 88%, óleo de cróton, septisol e água destilada) é mais dependente da concentração de óleo de cróton do que da concentração de fenol.

80. Os *peelings* químicos de fenol são associados à toxicidade cardíaca e devem ser aplicados a subunidades faciais individuais em intervalos de 15 minutos.

81. A complicação mais comum da ritidoplastia (*lifting* facial) é o hematoma, que ocorre em até 10% dos casos e é mais comum em homens.

82. O nervo mais comumente lesionado na ritidoplastia é o nervo auricular magno. O nervo motor mais comumente lesionado na ritidoplastia é o mandibular marginal.

83. A toxina botulínica age na junção neuromuscular pré-sináptica ao impedir a liberação de acetilcolina, provocando paralisia muscular temporária.

84. A utilização de um enxerto cutâneo de espessura total, quando possível, limita a contração do enxerto e geralmente resulta em melhor compatibilidade de textura e cor.

85. Um dos primeiros achados clínicos da lesão do nervo óptico no olho traumatizado é perda da visão para a cor vermelha.

86. O osso facial mais comumente fraturado é o osso nasal.

87. O local mais comum de fratura da mandíbula é o ângulo.

88. O músculo cricoaritenóideo posterior é o único músculo abdutor das pregas vocais verdadeiras.

89. O músculo cricotireóideo é o único músculo intrínseco da laringe não inervado pelo nervo laríngeo recorrente; é inervado pelo nervo laríngeo superior. O músculo interaritenóideo é o único músculo intrínseco da laringe com inervação bilateral.

90. A papilomatose respiratória recorrente (PRR) é causada, principalmente, pelos subtipos 6 e 1 do papilomavírus humano (HPV).

91. O tratamento primário para os nódulos das pregas vocais é a fonoterapia.

92. A eletromiografia (EMG) laríngea é uma ferramenta para medir o recrutamento de unidades motoras. Em caso de perda de inervação do músculo, há potenciais de fibrilação e ondas positivas. À reinervação, observam-se unidades motoras polifásicas.

93. O que fazer em caso de fogo nas vias aéreas?
    1. Desligue o fluxo de O_2.
    2. Apague o fogo com soro fisiológico.
    3. Retire o tubo danificado.
    4. Reintube da forma mais atraumática possível.
    5. Administre corticosteroides e antibióticos por via IV.
    6. Faça a broncoscopia antes da saída do centro cirúrgico para remoção de qualquer tecido chamuscado ou outros fragmentos e avalie a extensão da lesão das vias aéreas.
    7. Retarde a extubação e repita os exames endoscópicos das vias aéreas.

94. Os pacientes com perda de audição e alargamento do aqueduto vestibular ou displasia de Mondini detectados em técnicas de diagnóstico por imagem devem ser submetidos a exames para detecção de mutações em *SLC26A4*, que são associadas à síndrome de Pendred.

95. O mais importante no procedimento de Sistrunk não é apenas ressecar a porção central do osso hioide, mas também ressecar a musculatura da língua entre o osso hioide e o forame cego da língua.

96. Os antibióticos associados ao maior risco de desenvolvimento de colite por *Clostridium difficile* são a clindamicina, as fluoroquinolonas, as cefalosporinas e as carbapenemas. Os macrolídeos, as penicilinas e as sulfonamidas são menos frequentemente associados.
97. Saiba delinear e diferenciar os esvaziamentos cervicais radicais, radicais modificados e seletivos ou funcionais.
98. A doença sinusal pode se disseminar através dos canais vasculares para a cavidade intracraniana e a órbita.
99. O paciente que necessita de tamponamento nasal posterior deve ser hospitalizado e monitorado por telemetria e oximetria contínua de pulso.
100. A maioria das cicatrizes apresenta melhor aparência, sem revisão, 1 a 3 anos após o evento incitante. Os pacientes devem ser aconselhados a esperar pelo menos 6 a 12 meses antes da realização de uma cirurgia de revisão da cicatriz, a não ser que haja características óbvias sem melhora esperada.

I
GERAL

ANATOMIA GERAL E EMBRIOLOGIA COM CORRELATOS RADIOLÓGICOS

Cristina Cabrera-Muffly, MD, FACS

CAPÍTULO 1

PONTOS-CHAVE

1. Oito ramos da artéria carótida externa:
   - Tireóidea superior.
   - Faríngea ascendente.
   - Lingual.
   - Facial.
   - Occipital.
   - Auricular posterior.
   - Maxilar.
   - Temporal superficial.
2. Camadas de fáscia no pescoço:
   - Fáscia cervical superficial.
   - Camada superficial da fáscia cervical profunda.
   - Camada média da fáscia cervical profunda.
   - Camada profunda da fáscia cervical profunda.
3. Características de linfonodos malignos à tomografia computadorizada (TC) do pescoço com contraste:
   - Tamanho > 1-1,5 cm.
   - Formato arredondado.
   - Centro necrótico.
   - Margens mal definidas.
4. Marcos do nervo facial:
   - Trago.
   - Linha de sutura timpanomastóidea.
   - Inserção do ventre posterior do músculo digástrico na mastoide.
5. Melhor técnica de diagnóstico por imagem por região:
   - Ângulo pontocerebelar – RM com contraste.
   - Pescoço e glândulas salivares – TC com contraste ou ressonância magnética (RM) com contraste.
   - Seios da face – TC sem contraste.
   - Osso temporal – TC sem contraste.
   - Tireoide – Ultrassonografia.

Pérolas

1. A TC é melhor para a detecção de massas e lesões do osso temporal, mas a RM (do meato acústico interno com contraste) é o melhor exame para a avaliação de schwannomas do VIII par.
2. Em caso de suspeita de uma fratura do osso temporal, o melhor exame é a TC com cortes finos dos ossos temporais sem contraste.
3. Caso as conchas nasais estejam realçadas à RM ponderada em T1, isso significa que o estudo foi realizado com contraste.
4. A RM comumente superestima a doença sinusal. O estudo mais adequado para avaliação de doenças sinusais crônicas é a TC sem contraste (Figura 1-1).
5. A melhor técnica de diagnóstico por imagem para avaliação dos nódulos tireoidianos é a ultrassonografia.

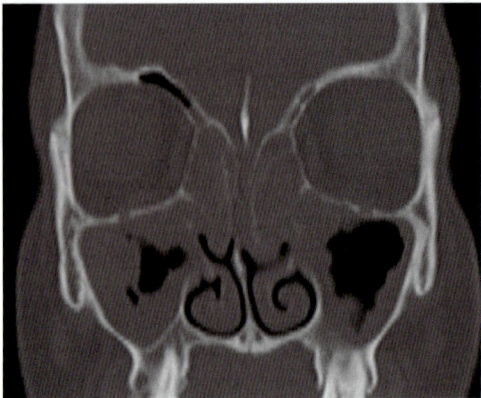

Figura 1-1. Sinusite crônica com polipose nasal à TC.

PERGUNTAS

1. Quando os seios paranasais se desenvolvem?

O seio maxilar é o primeiro a se desenvolver *in utero*. Após o nascimento, este seio cresce em dois estágios, um aos 3 anos de idade e, então, entre 7 e 12 anos de idade. Os neonatos possuem de três a quatro células etmoides ao nascimento, que se multiplicam para dez a quinze células aos 12 anos de idade. O seio esfenoide começa a se pneumatizar aos 3 anos de idade, enquanto o seio frontal é o último a se desenvolver, aos 5 anos. Os seios esfenoide e frontal não atingem o tamanho adulto até a adolescência.

2. Qual é a diferença entre as células etmoides *agger nasi*, de Onodi e de Haller?

A célula *agger nasi* é a mais anterior dentre as células etmoides. Esta célula é encontrada em posição anterior e superior em relação à inserção da concha média na parede lateral. A célula de Onodi é uma célula etmoide que se pneumatiza lateral ou posteriormente à parede anterior do esfenoide. Esta célula pode ser adjacente ao nervo óptico ou à artéria carótida, de modo que é importante reconhecer esta variação durante a cirurgia sinusal. A célula de Haller se forma quando o etmoide se pneumatiza nas paredes orbitais medial e inferior. Se extensa, esta célula pode causar obstrução do óstio maxilar.

3. Nomeie os ramos da artéria carótida interna no pescoço.

Pegadinha! A artéria carótida interna não tem ramos no pescoço.

4. Nomeie os oito ramos da artéria carótida externa no pescoço.

De proximal a distal, os ramos são: artérias tireóidea superior, faríngea ascendente, lingual, facial, occipital, auricular posterior, maxilar e temporal superficial.

5. Nomeie os quatro tipos de papilas da língua. Onde estão localizadas?

Os quatro tipos são papilas circunvaladas, fungiformes, foliadas e filiformes. As papilas circunvaladas estão localizadas na junção, em formato de V, entre os dois terços anteriores e o terço posterior da língua. As papilas fungiformes são encontradas na ponta e nas laterais dos dois terços anteriores da língua. As papilas foliadas são encontradas na base posterolateral da língua. As papilas filiformes são encontradas em toda a língua e não participam do sentido do paladar.

6. Descreva os marcos anatômicos utilizados para se encontrar o nervo facial durante a cirurgia de parótida.

Os marcos anatômicos gerais utilizados para se encontrar o nervo facial durante a cirurgia de parótida são o trago, a linha de sutura timpanomastóidea e o músculo digástrico posterior. O trago se refere à cartilagem do trago, que "indica" a localização do nervo, um centímetro anterior, inferior e sob a cartilagem. Outro método de identificação é seguir a linha de sutura timpanomastóidea inferiormente até o seu ponto mais inferior. De seis a oito milímetros mediais a esse ponto, o nervo facial pode ser encontrado atravessando o forame estilomastóideo. Por fim, o nervo pode ser localizado imediatamente medial à inserção do ventre posterior do digástrico na mastoide.

7. Nomeie cada uma das principais glândulas salivares e descreva os tipos de saliva produzidos por cada uma delas.

Há três pares de glândulas salivares principais: as glândulas parótidas, submandibulares e sublinguais. Cada glândula possui células acinares que produzem uma solução serosa ou mucinosa. As glândulas parótidas produzem, principalmente, saliva serosa. As glândulas sublinguais sintetizam, principalmente, saliva mucinosa, e as glândulas submandibulares produzem uma mistura de ambas.

8. Como as glândulas salivares se desenvolvem embriologicamente?

As glândulas salivares principais se desenvolvem a partir da primeira bolsa faríngea. As glândulas se formam durante a 4ª a 9ª semana de gestação. As parótidas se formam a partir de uma protuberância ectodérmica no mesênquima adjacente. As glândulas submandibulares e sublinguais se formam a partir do crescimento do endoderma no triângulo submandibular ou no assoalho da boca (sublingual).

9. Descreva a embriologia das glândulas paratireóideas.

As glândulas paratireóideas superiores se desenvolvem a partir da quarta bolsa branquial dorsal, enquanto as glândulas paratireóideas inferiores se desenvolvem a partir da terceira bolsa branquial dorsal. Essa aparente inversão ocorre porque a quarta bolsa branquial não migra durante o desenvolvimento, mas a terceira bolsa branquial desce com o timo, repousando inferiormente à quarta bolsa. Tecidos paratireóideos ectópicos são observados em até 20% dos pacientes.

10. Descreva os planos fasciais do pescoço.

A fáscia do pescoço possui duas camadas principais, a fáscia cervical superficial e profunda. A fáscia cervical superficial envelopa o músculo subcutâneo do pescoço, os músculos de expressão facial e o sistema musculoaponeurótico superficial (SMAS). A fáscia cervical profunda se divide em três partes, as camadas superficial, média e profunda. A camada superficial da fáscia cervical profunda envelopa os músculos trapézio, esternocleidomastóideo e masseter, assim como o as glândulas parótidas e submandibulares. A camada média da fáscia cervical profunda contém os músculos infra-hióideos, assim como a traqueia, o esôfago, a tireoide, a faringe e a laringe. A camada profunda da fáscia cervical profunda envelopa as vértebras cervicais e os músculos paraespinhais. Todas as três camadas da fáscia cervical profunda se juntam para formar a bainha carotídea, envelopando a artéria carótida, a veia jugular e o nervo vago (Figura 1-2).

11. Descreva os níveis dos linfonodos do pescoço usados para o estadiamento do câncer de cabeça e pescoço.

O pescoço é dividido em seis áreas para o estadiamento do câncer de cabeça e pescoço. A localização do tumor primário determina a probabilidade de disseminação a cada área em particular. O nível I inclui os triângulos submandibular e submentoniano. Os níveis II a IV repousam ao longo da bainha carotídea,

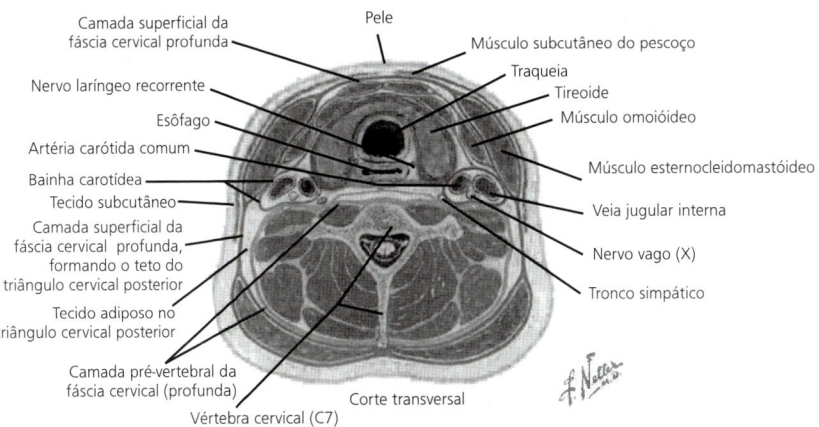

Figura 1-2. Camadas fasciais do pescoço. De Goldstone: Netter's Surgical Anatomy and Approaches, 389-398 © 2014 by Saunders, ilustração de Elsevier Inc.

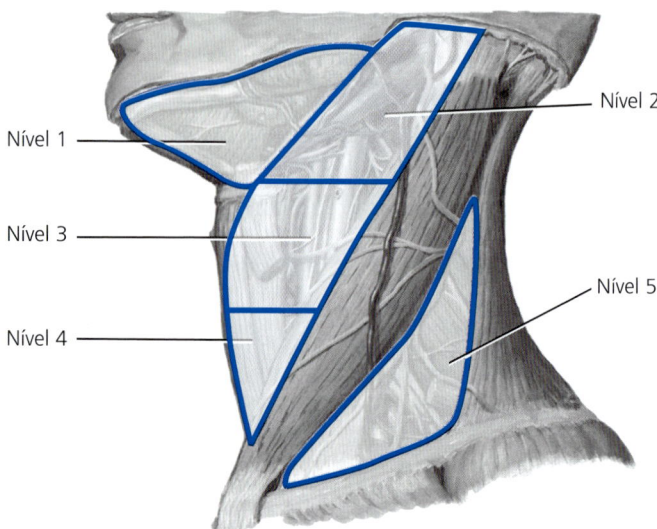

Figura 1-3. Níveis dos linfonodos do pescoço, comumente utilizados durante o estadiamento de cânceres de cabeça e pescoço. De Goldstone: Netter's Surgical Anatomy and Approaches, 389-398, © 2014 by Saunders, ilustração de Elsevier Inc.

em direção superior a inferior. O limite entre os níveis II e III é o osso hioide. O limite entre os níveis III e IV é a cartilagem cricoide. O nível V compreende o triângulo posterior, enquanto o nível VI é o compartimento central (Figura 1-3).

12. **Descreva os derivados do arco branquial e sua relação com a orelha.**
 O primeiro arco branquial participa da formação da cartilagem de Meckel, que inclui a cabeça e o colo do martelo, o corpo e o processo curto da bigorna e o ligamento maleolar anterior. Também participa da formação do tensor do tímpano e da primeira das três protuberâncias de His. O segundo arco branquial participa da formação da cartilagem de Reichert, que inclui o manúbrio do martelo, o processo longo e o processo lenticular da bigorna e grande parte do estribo. Também participa da formação da última das três protuberâncias de His. A primeira bolsa branquial participa da formação da tuba auditiva, das células aéreas da mastoide e da camada interna da membrana timpânica. A primeira fenda branquial participa da formação do meato acústico externo e da camada externa da membrana timpânica.

13. **Descreva os derivados do arco branquial e sua relação com a laringe.**
 O terceiro arco branquial participa da formação do músculo estilofaríngeo, que eleva a laringe. O quarto arco branquial participa da formação da cartilagem tireoide e cuneiforme, do nervo laríngeo superior e do músculo cricotireóideo. O quinto e o sexto arcos branquiais participam da formação das cartilagens cricoide, aritenoide e corniculada, do nervo laríngeo recorrente e de todos os músculos laríngeos intrínsecos (à exceção do cricotireóideo).

14. **Nomeie os 12 nervos cranianos e suas funções.**
  I: Olfatório – olfato.
  II: Óptico – visão.
  III: Oculomotor – motor para todos os músculos do olho, à exceção dos músculos oblíquo superior e reto lateral; parassimpático para o músculo ciliar (acomodação) e para o esfíncter da pupila (constrição da pupila).
  IV: Troclear – motor para o músculo oblíquo superior.
  V: Trigêmeo – sensibilidade da face; motor para os músculos de mastigação, o tensor do tímpano, o tensor do véu palatino, o milioióideo e os músculos digástricos anteriores.
  VI: Abducente – motor para o músculo reto lateral.
  VII: Facial – motor para os músculos da expressão facial, estapédio, auricular externo, occipitofrontal, estiloióideo e músculos digástricos posteriores; parassimpático para a glândula lacrimal (lacrime-

1 ▪ ANATOMIA GERAL E EMBRIOLOGIA COM CORRELATOS RADIOLÓGICOS

jamento) e para as glândulas submandibulares e sublinguais (salivação); paladar nos dois terços anteriores da língua; sensibilidade da concha auricular, pele pós-auricular, parede do meato acústico externo (MAE) e parte da membrana timpânica.
VIII: Vestibulococlear – equilíbrio e audição.
IX: Glossofaríngeo – paladar; motor para o músculo estilofaríngeo; sensibilidade do terço posterior da língua, da membrana timpânica e do meato acústico externo; sensibilidade visceral do corpo carotídeo; parassimpático para a glândula parótida (salivação).
X: Vago – motor para os músculos faríngeos (à exceção do estilofaríngeo), elevador do véu palatino, úvula, palatofaríngeo, palatoglosso, salpingofaríngeo, cricotireóideo e constritor faríngeo (através do nervo laríngeo superior) e todos os músculos intrínsecos da laringe (através do nervo laríngeo recorrente), à exceção do cricotireóideo; inervação parassimpática e sensibilidade das vísceras torácicas e abdominais; sensibilidade da mucosa laríngea, pele pós-auricular, meato acústico externo, membrana timpânica e faringe.
XI: Espinhal acessório – motor para os músculos esternocleidomastóideo e trapézio.
XII: Hipoglosso – motor para a língua, à exceção do músculo palatoglosso.

15. Qual músculo é o único abdutor da prega vocal?
O músculo cricoaritenóideo posterior é o único abdutor da laringe.

16. Nomeie as camadas da prega vocal, de superficial à profunda.
1. Epitélio escamoso.
2. Lâmina própria (três camadas: superficial, intermediária e profunda).
3. Músculo tireoaritenóideo e músculo vocal (corpo da prega vocal).

17. Quais camadas da prega vocal formam o revestimento? Quais formam o ligamento?
O revestimento é formado pelo epitélio e pela lâmina própria superficial. A lâmina própria intermediária e a lâmina própria profunda formam o ligamento vocal.

18. Qual é o melhor tipo de técnica de diagnóstico por imagem para avaliação do osso temporal?
A TC sem contraste é melhor para a avaliação do osso cortical e das lesões em tecido moles por sua capacidade de mostrar detalhes ósseos.

19. Qual é o melhor tipo de técnica de diagnóstico por imagem para avaliação do ângulo pontocerebelar?
A RM, com sua capacidade superior de mostrar o contraste dos tecidos moles, é melhor para a avaliação de tumores e lesões do ângulo pontocerebelar. A RM dos meatos acústicos internos é geralmente realizada com contraste.

20. Qual é o melhor tipo de técnica de diagnóstico por imagem para avaliação da tireoide?
O melhor tipo de técnica de diagnóstico por imagem para a avaliação inicial da tireoide é a ultrassonografia.

21. Em caso de suspeita de um abscesso peritonsilar, a realização de um exame de diagnóstico por imagem é necessária?
Nenhuma técnica de imagem é necessária para o diagnóstico de um abscesso peritonsilar, já que este diagnóstico geralmente é clínico. Em caso de suspeita de abscesso no espaço retrofaríngeo ou parafaríngeo, uma técnica de diagnóstico por imagem pode ajudar o estabelecimento do diagnóstico.

22. Como funciona a PET (tomografia por emissão de pósitrons)?
Um marcador radioativo, chamado fludesoxiglicose (muito similar à glicose) é injetado por via IV. O paciente, então, espera uma hora para permitir a absorção do marcador. As áreas do corpo que são mais metabolicamente ativas (que incorporam mais a glicose) são detectadas pelo aparelho. Um computador, então, transforma esses dados em uma imagem tridimensional. A PET é frequentemente utilizada para determinar a presença de metástases tumorais. Uma vez que as células tumorais tendem a ser metabolicamente mais ativas do que o tecido normal, essas áreas "acendem" no exame.

23. Quais as alterações na aparência de um linfonodo que levam à suspeita de um tumor maligno em uma TC com contraste?
Os linfonodos com mais de 1 centímetro (1,5 centímetro na área jugulodigástrica), que apresentam centro necrótico, margens mal definidas ou formato arredondado (em vez do formato oval usual), são suspeitos de tumor maligno. Os linfonodos com essas características devem ser submetidos à biópsia com agulha ou excisional, dependendo do restante da história clínica (Figura 1-4).

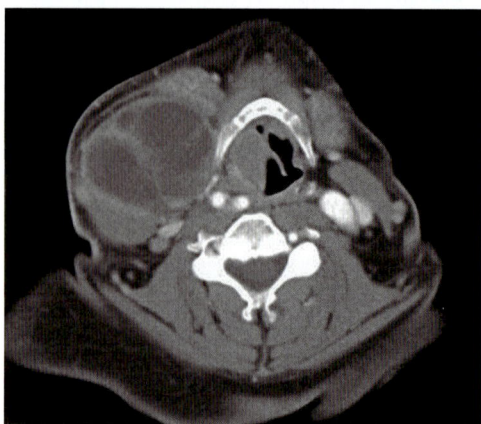

Figura 1-4. Linfonodo maligno à TC – note o tamanho grande, o centro necrótico e o formato arredondado. Cortesia de Ted Leem, M.D., Department of Otolaryngology, University of Colorado.

BIBLIOGRAFIA

Ahmad A, Branstetter BF: CT versus MR: still a tough decision, *Otolaryngol Clin North Am* 41(1):1–22, 2008.
Bailey BJ, Calhoun KH, Healy GB, et al: *Head and Neck Surgery—Otolaryngology*, ed 3, Philadelphia, 2001, Lippincott Williams & Wilkins.
Deschler DG, Day T, editors: *TNM Staging of Head and Neck Cancer and Neck Dissection Classification*, ed 3, Alexandria, Virginia, 2008, American Academy of Otolaryngology—Head and Neck Surgery Foundation.
Grevellec A, Tucker AS: The pharyngeal pouches and clefts: development, evolution, structure, and derivatives, *Semin Cell Dev Biol* 21(3):325–332, 2010.
Myers EN: *Operative Otolaryngology,* Philadelphia, 2008, Saunders Elsevier.
Netter FH: *Atlas of Human Anatomy,* East Hanover, NJ, 1997, Novartis.
Pasha R: *Otolaryngology Head and Neck Surgery: Clinical Reference Guide*, San Diego, 2006, Plural Publishing.

EMERGÊNCIAS EM OTORRINOLARINGOLOGIA

Henry P. Barham, MD ▪ *Kenneth T. Bellian, MD, MBA*

CAPÍTULO 2

PONTOS-CHAVE

1. O manejo das vias aéreas é o principal papel do otorrinolaringologista em emergências.
2. A epiglotite é uma emergência pelo alto potencial de obstrução das vias aéreas.
3. O angioedema envolve a derme reticular e as camadas subcutâneas e submucosas de áreas não dependentes.
4. A otite externa maligna tende a afetar pacientes imunocomprometidos ou idosos.
5. O músculo miloióideo é atravessado como limite na angina de Ludwig.

Pérolas

1. Em pacientes com angioedema recorrente, o angioedema hereditário deve ser considerado, além do uso de medicamentos, como os inibidores da enzima conversora de angiotensina (ACE). Em caso de angioedema hereditário, você deve solicitar a avaliação dos níveis de inibidor de C1 esterase e proteínas do sistema complemento (C4).
2. A otite externa maligna geralmente ocorre em uma pessoa imunocomprometida com uma doença como o diabetes. O patógeno mais comum é *Pseudomonas aeruginosa*.
3. A angina de Ludwig é uma infecção de natureza odontogênica. Surge na área submentoniana e submandibular e provoca aumento de volume do assoalho do boca e subsequente deslocamento posterior da língua. Esta obstrução das vias aéreas superiores pode progredir rapidamente, dificultando ou impossibilitando a intubação.
4. O diagnóstico definitivo da sinusite fúngica invasiva requer análise histopatológica, que confirma a invasão de tecidos submucosos, incluindo vasos, por elementos fúngicos. Também há necrose. Clinicamente, este tecido não tem sensibilidade.
5. A cricotireoidotomia é convertida em traqueotomia formal nas primeiras 24 horas para minimizar o risco de desenvolvimento de estenose subglótica.

PERGUNTAS

1. **Quais são o ABCDEs de qualquer emergência médica?**
   A = Vias **a**éreas
   B = Respiração (***B**reathing*)
   C = **C**irculação
   D = **D**eficiência/**D**rogas (que o paciente utiliza ou que devem ser fornecidas)
   E = **E**xposição/Controle ambiental

2. **O que é epiglotite aguda e por que é uma emergência?**
   A epiglotite é inflamação da epiglote, geralmente devida a uma etiologia infecciosa, que provoca rápida obstrução das vias aéreas. As taxas de mortalidade podem chegar a 20%, fazendo com que o diagnóstico e o tratamento urgentes sejam essenciais. A incidência caiu rapidamente desde a introdução da vacinação contra *Haemophilus influenzae* do tipo B. Antigamente uma doença da infância, hoje é mais comum em adultos. As bactérias mais comumente identificadas incluem *H. influenzae*, *Streptococcus* beta-hemolíticos, *Staphylococcus aureus* e *Streptococcus pneumoniae*. Hoje, acredita-se que George Washington faleceu em decorrência de uma epiglotite bacteriana aguda.

3. **Como a apresentação de epiglotite difere em adultos e crianças?**
   As crianças geralmente apresentam dispneia, sialorreia, estridor ou febre. Os adultos geralmente se queixam de dor de garganta severa, odinofagia e rouquidão. Antigamente, a apresentação era mais aguda, mas hoje a maioria dos pacientes apresenta a doença subaguda. O "sinal do tripé" é classicamente observado à apresentação.

4. Como a epiglotite deve ser diagnosticada e tratada?

O achado radiográfico clássico é o "sinal em impressão do polegar", descrito como um aumento de volume da epiglote nos tecidos moles laterais à radiografia cervical. Em crianças, a visualização direta via laringoscopia no centro cirúrgico é recomendada. A realização da laringoscopia indireta (laringoscopia nasofaríngea com fibra óptica) pode ser considerada em adultos, se o paciente estiver estável o suficiente para tolerar o procedimento. Após o estabelecimento do diagnóstico, o tratamento deve ser composto pelo manejo das vias aéreas e administração imediata de antibióticos. Os pacientes com desconforto respiratório devem ser intubados. Os pacientes considerados medicamente estáveis do ponto de vista respiratório podem ser observados com cuidado (em unidade de terapia intensiva [UTI]) com tratamento médico, incluindo antibióticos com atividade contra *H. influenza* (cefalosporina de segunda ou terceira geração), ar umidificado, adrenalina racêmica e administração intravenosa de corticosteroides. É importante lembrar que sempre deve haver equipamentos para intubação e cricotireoidotomia à beira do leito dos pacientes em observação.

5. Descreva o angioedema.

O angioedema é o aparecimento abrupto de edema não depressível e não pruriginoso com acometimento da derme reticular e das camadas subcutâneas e submucosas de áreas não dependentes. Este edema pode afetar os lábios, o palato mole, a laringe e a faringe, provocando obstrução das vias aéreas. A duração geralmente é de 24 a 96 horas. Aproximadamente 25% da população norte-americana apresenta um episódio de urticária e/ou angioedema durante sua vida. O angioedema agudo é arbitrariamente definido pela duração de sintomas inferior a 6 semanas.

6. O que causa o angioedema?

As causas mais comuns de angioedema agudo incluem medicamentos, alimentos, infecções, venenos de insetos, alérgenos de contato (látex) e contrastes radiológicos. A avaliação do angioedema e/ou da urticária crônica pode ser difícil. Na maioria dos casos, a etiologia jamais é descoberta.

7. Quais são os exames diagnósticos para angioedema?

Além de boa anamnese e exame físico, a laringoscopia com fibra óptica pode ser utilizada para determinação do grau de edema laríngeo. Nos pacientes com angioedema que se queixam de dispneia, rouquidão, alterações vocais ou odinofagia, ou que apresentam estridor ao exame físico, provavelmente há acometimento laríngeo. Todos os pacientes com edema laríngeo devem ser internados em UTI.

8. Qual é o tratamento do angioedema?

Nos pacientes com angioedema ou urticária, o tratamento pode incluir adrenalina, anti-histamínicos e corticosteroides. Na maioria destes pacientes, os anti-histamínicos H1 são o pilar da terapia. Embora eficazes, esses medicamentos também podem causar sedação profunda. Por esse motivo, os anti-histamínicos H1 de segunda geração (loratadina, cetirizina, desloratadina e fexofenadina) passaram a ser o tratamento de escolha para a população adulta. Os bloqueadores H2, como a ranitidina, também são necessários para a interrupção completa da cascata da histamina. A administração de corticosteroides é indicada para pacientes com anafilaxia, edema laríngeo e sintomas graves não responsivos aos anti-histamínicos. O angioedema isolado geralmente é causado por medicamentos, mais comumente inibidores da ACE. Os pacientes com episódios recorrentes devem ser avaliados quanto à presença de angioedema hereditário, uma deficiência do inibidor de C1 esterase, com avaliação laboratorial dos níveis de proteína inibidora de C1 e fator C4 do sistema complemento. O danazol tem sido o pilar terapêutico para a profilaxia, embora novas drogas com melhores perfis de efeitos colaterais estejam sendo estudadas em ensaios clínicos. Durante a doença aguda, o plasma fresco congelado pode ser administrado para reposição dos níveis de inibidor de C1.

9. Descreva a otite externa maligna (OEM).

A OEM é uma infecção otorrinolaringológica que pode ser fatal e acomete o meato acústico externo, o osso temporal e as estruturas adjacentes. De modo geral, a OEM apresenta uma progressão agressiva e é associada a uma alta taxa de mortalidade, entre 50% e 80%. A OEM geralmente ocorre em pacientes idosos imunocomprometidos. A comorbidade mais comumente associada à OEM é o diabetes melito (Tipos 1 e 2).

10. Quais são as bactérias comumente associadas à OEM?

A *Pseudomonas aeruginosa* é o agente causador na maioria dos casos de OEM. Esse microrganismo é particularmente virulento em razão de seu revestimento mucoide, que detém a fagocitose. Além disso, algumas cepas liberam uma neurotoxina que pode vir a causar diversas complicações intracranianas.

Os pacientes com tumores malignos e portadores de HIV são mais suscetíveis à infecção por microrganismos menos comuns, incluindo *Aspergillus, S. aureus, Proteus mirabilis, Klebsiella oxytoca* e espécies de *Candida*.

11. Qual é a apresentação clínica da OEM?
Os pacientes com OEM apresentam otalgia severa e intratável, cefaleias temporais e otorreia purulenta. O principal achado ao exame físico é a presença de tecido de granulação na porção inferior do meato acústico externo, na junção entre osso e cartilagem. Com a progressão da infecção, os pacientes desenvolvem alterações em nervos cranianos, mais comumente associadas ao sétimo nervo craniano. Após o desenvolvimento dessas alterações em nervos cranianos, o prognóstico é ruim. A mortalidade em pacientes com OEM e alterações nos nervos cranianos chega a 100%.

12. Como é feito o diagnóstico da OEM?
O diagnóstico de OEM é confirmado por estudos de imagem, incluindo tomografia computadorizada (TC), ressonância magnética (RM), escaneamento ósseo com tecnécio e cintilografia com citrato de gálio. A TC do osso temporal é considerada, por muitos, a primeira modalidade de diagnóstico por imagem de escolha para avaliação da destruição óssea. É importante reconhecer que 30% a 50% de osso deve ser destruído antes que os achados sejam evidentes à TC. Nos pacientes com achados normais à TC e alta suspeita de OEM, o escaneamento ósseo e a cintilografia com gálio apresentam alta sensibilidade para detecção da erosão óssea.

13. Descreva o tratamento da OEM.
O tratamento de OEM é centrado na terapia antimicrobiana. Os antibióticos anti-*Pseudomonas* são as drogas de escolha, e sua administração deve ser instituída imediatamente. As fluoroquinolonas e os aminoglicosídeos são considerados por muitos os antibióticos de escolha, com taxas de cura próximas a 90%. Além da administração sistêmica de antibióticos, os pacientes devem ser submetidos a uma boa higiene auricular, com debridamento do tecido de granulação. Estudos recentes sugeriram um papel adjuvante da oxigenoterapia hiperbárica no tratamento da OEM.

14. O que é sinusite invasiva aguda e por que é considerada uma emergência?
A sinusite fúngica invasiva aguda (AIFS) é uma causa importante de morbidade e mortalidade na população de pacientes imunocomprometidos. É caracterizada por uma infecção angioinvasiva agressiva e geralmente fatal do nariz, dos seios paranasais e das estruturas vizinhas. É cada vez mais diagnosticada em pacientes imunocomprometidos com tumores malignos hematológicos, imunossupressão e diabetes melito mal controlado.

15. Quais são as principais causas de AIFS?
Os microrganismos fúngicos causadores, que geralmente são saprófitos no ambiente, podem se tornar patogênicos para humanos em determinadas circunstâncias. As espécies mais frequentemente responsáveis pelas infecções invasivas nasossinusais são *Aspergillus* e os zigomicetos *(Rhizopus, Mucor, Rhizomucor)*.

16. Como você diagnostica a AIFS?
O padrão ouro para o diagnóstico é a avaliação histopatológica e a cultura de biópsias nasais. A endoscopia nasal geralmente mostra áreas de isquemia mucosa ou necrose franca, sem sensibilidade. Os estudos radiológicos geralmente mostram achados não específicos de espessamento da mucosa sinusal, reação de tecidos moles e, talvez, destruição óssea. A confirmação histopatológica do diagnóstico requer a presença de elementos fúngicos invasivos nos tecidos e vasos submucosos.

17. Qual é a taxa de sobrevida associada à AIFS?
Apesar da melhora dos tratamentos médicos e cirúrgicos, as taxas de mortalidade continuaram altas e variam entre 20% e 80% na literatura. Os fatores prognósticos negativos incluem a presença de tumor maligno hematológico, a idade avançada e o acometimento intracraniano ou orbitário. O sucesso da sobrevida é determinado pelo diagnóstico precoce, por início imediato da terapia antifúngica orientada pelos resultados da cultura, debridamento cirúrgico e controle da doença subjacente.

18. Descreva a angina de Ludwig.
Descrita por Karl Friedrich Willhelm von Ludwig, é caracterizada por uma celulite rapidamente progressiva dos tecidos moles do pescoço e do assoalho da boca. Com o progressivo aumento de volume dos tecidos moles e a elevação e deslocamento posterior da língua, a obstrução das vias aéreas é a preocupação mais emergencial. Antes do desenvolvimento de antibióticos, a mortalidade da angina de Ludwig

CAPÍTULO 3

INFECÇÕES CERVICAIS PROFUNDAS

Tendy Chiang, MD ▪ *Kavitha K. Prabaker, MD*

PONTOS-CHAVE

1. A avaliação inicial de infecções no espaço cervical profundo (DNSI) deve ser direcionada à identificação da agudeza e da estabilidade médica do paciente; a instabilidade hemodinâmica e das vias aéreas pode requerer a intervenção emergencial.
2. Trismo, disfonia, voz "abafada", estridor e estertor são sinais de comprometimento das vias aéreas e podem exigir a avaliação urgente por meio de laringoscopia com fibra óptica flexível. Taquipneia e dessaturações de oxigênio são manifestações tardias de obstrução das vias aéreas e não devem ser utilizadas para a determinação da estabilidade clínica.
3. O tratamento com antibióticos intravenosos é indicado em pacientes estáveis ainda não submetidos à antibioticoterapia e que não apresentem quaisquer características clínicas ou radiográficas de formação de abscesso.
4. As infecções do espaço parafaríngeo, pré-vertebral e retrofaríngeo podem se estender ao "espaço de perigo", permitindo a disseminação irrestrita da infecção para o mediastino.

Pérolas

1. As infecções no espaço cervical profundo são mais comumente originadas de fontes odontogênicas em adultos, enquanto a tonsilite e a faringite são as etiologias mais comuns em crianças.
2. Houve um dramático aumento na incidência de infecções por *Staphylococcus aureus* resistente à meticilina (MRSA) desde o início da década de 2000, particularmente das infecções transmissíveis por MRSA entre crianças, que é, nos dias de hoje, um microrganismo comum observado nas DNSI.
3. A apresentação clássica do abscesso peritonsilar inclui trismo, desvio da úvula, voz abafada e edema do palato mole.

PERGUNTAS

1. Quais são as infecções no espaço cervical profundo?

As infecções no espaço cervical profundo (DNSI) compreendem um amplo espectro de doenças infecciosas do pescoço. As DNSI geralmente são classificadas de acordo com o espaço fascial ocupado pela infecção.

2. Quais são os fatores de risco associados ao desenvolvimento de DNSI?

Os fatores de risco para o desenvolvimento de DNSI incluem o baixo nível de educação, a moradia em local a mais de uma hora de distância de um hospital de grande porte, a presença de tonsilas, as infecções por *Streptococcus*, o abuso de drogas e a má higiene dentária.

3. Descreva como o pescoço é organizado em termos de planos fasciais.

O pescoço é compartimentalizado em duas divisões principais de fáscia: a fáscia cervical superficial e a fáscia cervical profunda.

A fáscia cervical superficial inclui o tecido subcutâneo e envelopa os músculos da expressão facial. É contínua ao sistema musculoaponeurótico superficial (SMAS) e se estende inferiormente, envolvendo o músculo subcutâneo do pescoço.

A fáscia cervical profunda é dividida em camada superficial, média e profunda.

- **A camada superficial** reveste a parótida e as glândulas submandibulares, os músculos da mastigação, o trapézio, o esternocleidomastóideo e forma o ligamento estilomandibular.
- **A camada média** é composta por duas divisões: a *divisão visceral* reveste a laringe, a faringe, a traqueia, o esôfago, a tireoide e as paratireoides; a *divisão muscular* reveste os músculos infra-hióideos.
- **A camada profunda** também é composta por duas divisões: a *divisão pré-vertebral* envelopa os músculos paraespinhais e as vértebras; a *divisão alar* repousa acima da camada pré-vertebral e recobre

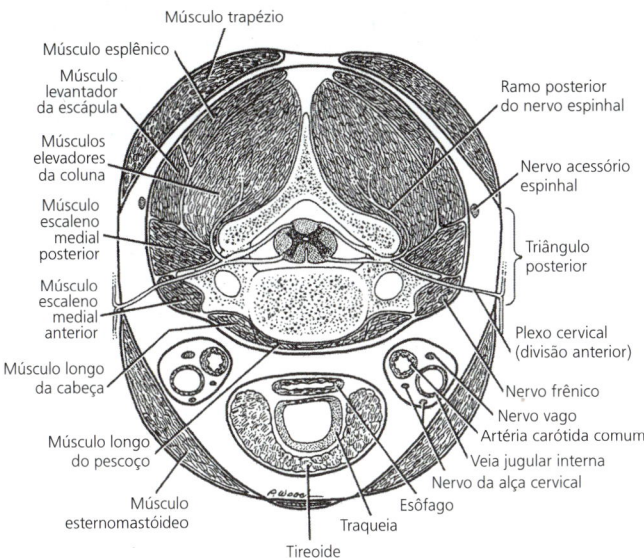

Figura 3-1. Estruturas contidas pela fáscia cervical profunda: corte transversal à altura do NC VII. De Graney DO: Anatomy. In Cummings CW, et al. [eds]: Otolaryngology – Head and Neck Surgery, 3 ed, St. Louis, 1998, Mosby.

o tronco simpático. A bainha carotídea representa a confluência das camadas profundas da fáscia cervical profunda (Figura 3-1).

4. Identifique os espaços cervicais profundos, assim como os sítios anatômicos que participam de infecções nesses espaços.
Os espaços cervicais profundos podem ser supra-hióideos, infra-hióideos ou abarcar todo o comprimento do pescoço. É importante entender os limites dos espaços cervicais profundos, uma vez que as infecções geralmente acompanham esses limites (ou sua ausência) ao se disseminarem. As DNSI geralmente são decorrentes da supuração dos linfonodos pela infecção em um sítio anatômico primário.
a. Supra-hióideo:
   i. Peritonsilar: tonsila.
   ii. Parafaríngeo: tonsila, faringe.
   iii. Submandibular: odontogênica, gengiva, glândula submandibular.
   iv. Sublingual: odontogênica, gengiva, glândula sublingual.
b. Infra-hióideo: visceral.
c. Abarca todo o comprimento do pescoço
   i. Retrofaríngeo: fossas nasais, seios paranasais, nasofaringe, corpos vertebrais.
   ii. Pré-vertebral: disseminação hematógena a partir das vértebras e dos discos intervertebrais.
   iii. Espaço de "perigo": parafaríngeo, infecções do espaço retrofaríngeo.
   iv. Bainha carotídea: parafaríngeo, infecções do espaço retrofaríngeo.

5. Quais doenças podem se apresentar de maneira similar às DNSI?
As anomalias congênitas podem mimetizar uma DNSI ou se tornarem clinicamente mais aparentes ao serem infectadas. Cistos do ducto tireoglosso, malformações linfáticas e cistos de fendas branquiais podem rapidamente aumentar em tamanho e causar sinais e sintomas idênticos aos da DNSI. O histórico prévio de uma massa ou plenitude intermitente sugere a presença de uma lesão congênita subjacente.
Os processos neoplásicos podem se apresentar com rápido aumento de volume cervical e também características consistentes com um processo infeccioso. Febre, sudorese noturna e perda de peso podem ser sinais de linfoma. Novas massas cervicais em adultos tendem a ser malignas em comparação com pacientes pediátricos.

6. Qual é o "espaço de perigo"?

O espaço de perigo é limitado pela fáscia alar anteriormente e pela fáscia pré-vertebral posteriormente. Esse espaço se estende da base do crânio até a cavidade torácica, formando uma via irrestrita para a disseminação de infecções no mediastino e provocando mediastinite. As infecções do espaço parafaríngeo, retrofaríngeo e pré-vertebral podem facilmente se estender até essa área.

7. Qual é a complicação grave mais comum da DNSI?

A mediastinite é a complicação grave mais comum da DNSI e geralmente provoca taquicardia, dispneia e dor torácica pleurítica. A radiografia torácica pode mostrar o alargamento mediastinal. Uma melhor avaliação através de TC de tórax com contraste é necessária para identificação de coleções fluidas que necessitem de drenagem. A administração intravenosa de antibióticos de amplo espectro, a consulta precoce com a equipe de cirurgia torácica e a vigilância estrita na unidade de terapia intensiva são recomendadas.

8. Como as infecções do espaço pré-vertebral são diferenciadas de infecções de outros espaços cervicais profundos?

As infecções do espaço pré-vertebral geralmente são decorrentes da disseminação hematogênica ou por contiguidade de infecções associadas a discites ou osteomielites vertebrais. Bactérias Gram-positivas, especialmente *Staphylococcus aureus*, são os patógenos mais comuns nestas infecções; a presença de anaeróbios é incomum.

9. Quais são as etiologias mais comuns da DNSI?

A etiologia da DNSI varia com a idade. A faringite e a tonsilite bacteriana, com resultante supuração de linfonodos parafaríngeos, retrofaríngeos e jugulodigástricos, são as etiologias mais comuns em crianças. As infecções odontogênicas são a etiologia mais comum em adultos; as bactérias da placa dentária erodem o esmalte dos dentes e formam abscessos periapicais, que podem penetrar na mandíbula ou maxila, acessando os espaços profundos do pescoço. Outras etiologias incluem celulite, trauma, corpo estranho, uso de drogas intravenosas ou lesões congênitas, como cistos do ducto tireoglosso ou anomalias de fendas branquiais.

10. Quais são os agentes patogênicos mais comuns nas infecções no espaço cervical profundo?

Uma vez que a maioria destas infecções tem origem odontogênica, os patógenos geralmente pertencem à flora oral normal. Essas infecções geralmente são polimicrobianas, com participação de um grande número de bactérias anaeróbias, especialmente em caso de disseminação das infecções para os espaços cervicais mais profundos. As bactérias comuns incluem: espécies de *Streptococcus*, *Peptostreptococcus*, *Actinomyces*, *Fusobacterium* e *Prevotella*. *Staphylococcus aureus* (incluindo MRSA), *Pseudomonas aeruginosa* e outros bastonetes Gram-negativos são mais comuns em hospedeiros imunocomprometidos, diabéticos e nas infecções pós-cirúrgicas.

11. Qual é o papel do *Staphylococcus aureus* resistente à meticilina (MRSA) nas infecções dos espaços cervicais profundos nos Estados Unidos?

As espécies de *Streptococcus*, particularmente aquelas do *grupo A*, ainda são os patógenos mais comumente responsáveis por infecções não purulentas da pele e tecidos moles, como celulite e erisipela. As infecções purulentas de pele e tecidos moles que acometem a cabeça e o pescoço (abscessos, furúnculos, carbúnculos, infecções de ferida), por outro lado, são mais comumente causadas por *S. aureus*. Houve um dramático aumento na incidência de MRSA desde o início dos anos 2000, particularmente da forma transmissível da doença, entre crianças. Até 70% dos abscessos cervicais pediátricos se devem a MRSA em algumas comunidades. Nos pacientes com menos de 16 meses de idade com abscessos cervicais laterais, é 10 vezes mais provável que a infecção seja causada por *S. aureus* do que por outro microrganismo.

12. Quais sinais e sintomas são comuns na DNSI?

Os sintomas mais comuns são dor cervical, febre, disfagia, aumento de volume cervical e odinofagia. A dor referida, com otalgia e odinofagia, também é comum.

13. Quais são os principais achados ao exame físico na avaliação de um paciente com DNSI?

O exame completo de cabeça e pescoço é essencial em todos os pacientes com DNSI. A anamnese inicial deve dar atenção a rouquidão, dispneia, estridor, estertor e voz "abafada". A disfonia deve ser avaliada por laringoscopia com fibra óptica flexível para detecção do possível comprometimento das vias aéreas, caso o paciente esteja estável.

A inspeção e a palpação da cabeça e pescoço devem começar à distância do sítio primário de infecção, deixando esta parte do exame por último. A avaliação da área acometida deve enfocar seu tamanho, a presença de induração, aumento de volume ou flutuação e qualquer alteração de cor ou alteração celulítica da pele sobrejacente. A periferia de qualquer alteração celulítica deve ser marcada para permitir a vigilância precisa. A presença de crepitação sugere a infecção por microrganismos produtores de gás.

As neuropatias cranianas podem sugerir uma disseminação retrógrada da infecção inicial de tecidos moles, fossas nasais ou seios paranasais através do sistema venoso sem válvulas da porção medial da face.

14. O que é trismo e por que é importante?

O trismo se refere à menor capacidade de abrir a boca. Na DNSI, é um sinal de inflamação dos espaços parafaríngeo, massetérico, pterigoide e/ou temporal. Embora comumente observado em infecções odontogênicas, o trismo também é associado a infecções peritonsilares, parafaríngeas e no assoalho de boca. O trismo grave pode dificultar o manejo de secreções e provocar comprometimento das vias aéreas, atrapalhando a intervenção nas vias aéreas, caso necessária.

15. Quais exames diagnósticos devem ser realizados em caso de suspeita de infecções no espaço cervical profundo?

Os principais exames para diagnóstico da DNSI incluem hemograma completo e avaliações radiográficas. As apresentações atípicas (indolores, de crescimento lento, associadas à perda de peso e à sudorese noturna) devem levar à suspeita de tumor maligno. As etiologias infecciosas atípicas devem ser avaliadas por meio de reação ao derivado proteico purificado (PPD) de tuberculina com radiografia torácica, exame para detecção do vírus da imunodeficiência humana (HIV) e títulos de *Bartonella henselae*.

As radiografias simples em projeção anterior-posterior e lateral do pescoço auxiliam na avaliação do espaço retrofaríngeo (Figura 3-2). A ultrassonografia e a tomografia computadorizada são as modalidades radiográficas mais comumente empregadas na avaliação da DNSI. A ultrassonografia é eficaz na diferenciação da alteração celulítica de uma coleção fluida e pode também ser utilizada para orientação e localização da cavidade do abscesso. A tomografia computadorizada com contraste pode mostrar um abscesso na forma de um foco hipodenso central com contraste da borda periférica.

16. Como as infecções do espaço submandibular podem ser diferenciadas das infecções do espaço sublingual?

As infecções do espaço submandibular envolvem a área inferior ao músculo miloióideo. Essas infecções geralmente são decorrentes de abscessos apicais do segundo ou terceiro molar. As infecções

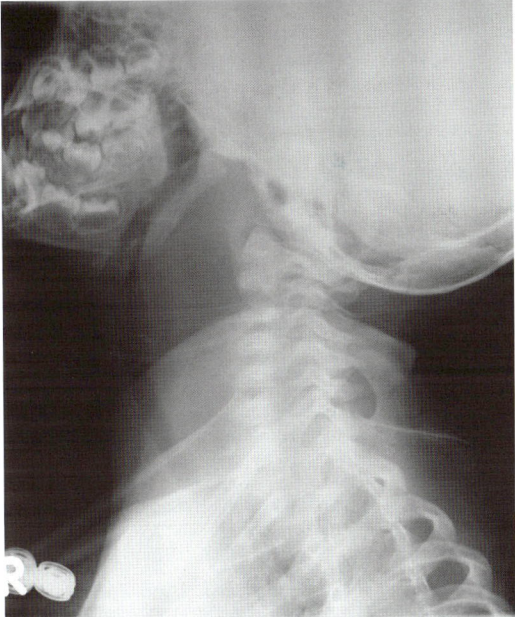

Figura 3-2. Radiografia simples lateral do pescoço de um paciente pediátrico com um abscesso retrofaríngeo e espessamento pré-vertebral significativo.

sublinguais, que, por outro lado, envolvem o espaço superior ao músculo miloióideo, geralmente são decorrentes de infecções dos incisivos mandibulares.

17. Qual DNSI é associada a maior risco ao conteúdo da bainha carotídea?

Os espaços parafaríngeo e retrofaríngeo são adjacentes à bainha carotídea. As infecções da bainha carotídea podem causar complicações, como a síndrome de Horner (ptose, miose, anidrose por acometimento da cadeia simpática cervical), paralisias de nervos cranianos, ruptura da artéria carótida e flebite séptica da veia jugular. Essas alterações podem provocar plenitude cervical, uma massa cervical pulsátil com equimose e sangramento vermelho brilhante pelo nariz, pela boca ou pelo meato acústico externo.

18. Quais são os sinais clássicos de abscesso peritonsilar?

O abscesso peritonsilar é um diagnóstico clínico e geralmente não requer outros exames, inclusive radiográficos. Os pacientes geralmente apresentam trismo, voz abafada, desvio da úvula e edema do palato mole.

O tratamento do abscesso peritonsilar envolve incisão e drenagem cirúrgica. Este procedimento é geralmente tolerado apenas com anestesia local na clínica ou pronto-socorro em pacientes cooperativos, como adolescentes e adultos. Os pacientes pediátricos geralmente requerem anestesia geral para tratamento.

O abscesso peritonsilar isolado requer a realização de tratamento completo com antibióticos orais após a drenagem. A tonsilectomia é indicada no caso de abscessos peritonsilares recorrentes.

19. Quais são as indicações para a intervenção cirúrgica na DNSI?

As indicações para a intervenção cirúrgica dependem da estabilidade médica do paciente. Os pacientes que ainda não receberam antibióticos, não apresentam qualquer comprometimento das vias aéreas e não têm quaisquer características radiográficas de formação de abscesso podem ser, a princípio, tratados com antibioticoterapia sistêmica. Com quaisquer sinais de comprometimento das vias aéreas, ausência de melhora importante após 24 a 72 horas de antibioticoterapia intravenosa ou sinais clínicos ou radiográficos de formação de abscesso, os pacientes devem ser submetidos a incisão e drenagem.

O objetivo da incisão e da drenagem deve incluir a coleta de amostras para cultura, a dissecção romba da cavidade do abscesso e a eliminação de loculações no interior da cavidade do abscesso, para promover a drenagem. O curativo é colocado e gradualmente removido durante o período pós-cirúrgico para prevenção de novos acúmulos de fluido.

20. O que é síndrome de Lemierre?

A síndrome de Lemierre é a tromboflebite séptica da veia jugular interna, geralmente decorrente da extensão hematogênica através das veias tonsilares. Os sintomas típicos de faringite levam a febre, letargia, dor cervical e aumento de volume. Os êmbolos sépticos podem se disseminar para os pulmões, provocando infiltrados nodulares à radiografia torácica. A TC com contraste do pescoço mostra a oclusão da veia jugular interna. O *Fusobacterium necrophorum* é o patógeno isolado em mais de 90% das culturas. O metronidazol é o tratamento de escolha.

21. Qual é a principal característica das infecções por *Actinomyces israelii* com acometimento da cabeça e do pescoço?

As infecções causadas por essas bactérias frequentemente atravessam os planos fasciais, formando tratos sinusais que drenam o material granuloso comumente chamado "grânulo de enxofre". O *Actinomyces* é um microrganismo anaeróbio facultativo Gram-positivo e ramificado. Cinquenta por cento dos casos acometem a cabeça e o pescoço. As infecções geralmente são observadas como uma massa insensível, dura e de progressão lenta na área perimandibular ("inchaço maxilar"). O tratamento é feito com a administração prolongada de penicilina ou amoxicilina.

22. O que é angina de Ludwig e qual sua principal complicação?

A angina de Ludwig é uma infecção de disseminação rápida do espaço submandibular e sublingual, geralmente de origem odontogênica. A infecção superior ao músculo miloióideo torna o paciente suscetível ao rápido aumento de volume do assoalho da boca e da língua, provocando obstrução das vias aéreas. Os pacientes geralmente apresentam trismo, febre, sialorreia, disfonia e disfagia. Ao exame, observam-se aumento de volume e tensão no assoalho da boca e protrusão da língua, que podem rapidamente progredir para desconforto respiratório. A intubação pode rapidamente se tornar difícil, se não impossível. A traqueostomia emergencial pode ser indicada, além da administração de antibióticos e drenagem cirúrgica.

23. Quais são os esquemas antibióticos empíricos adequados para o tratamento da DNSI?

Os antibióticos empíricos devem ser administrados por via parenteral e ter atividade contra espécies de *Streptococcus* e anaeróbios orais. As culturas adequadas devem ser realizadas, se possível, antes do início de qualquer terapia antimicrobiana. A penicilina G associada a metronidazol ou ampicilina-sulbactam são boas escolhas. Nos pacientes alérgicos à penicilina, a clindamicina, a moxifloxacina, a levofloxacina associada a metronidazol ou a ciprofloxacina associada a metronidazol podem ser utilizados.

A duração total da terapia antimicrobiana geralmente é de 10 a 14 dias. Uma sensível melhora clínica deve ser observada antes da conversão da terapia intravenosa para oral.

24. Qual é a causa mais comum de linfoadenopatia regional unilateral crônica em crianças?
A doença da arranhadura do gato (CSD) provoca linfoadenopatia pela infecção por *Bartonella henselae*, geralmente várias semanas após a inoculação. O histórico de exposição a gatos é observado na maioria dos pacientes. A linfoadenopatia geralmente se resolve em 2 meses, mas pode persistir por até 1 ano. O tratamento precoce (nos primeiros 30 dias) com azitromicina por 5 dias reduziu significativamente o volume do linfonodo, enquanto o tratamento tardio (após 30 dias) não alterou a taxa de resolução. O tratamento cirúrgico é reservado aos casos de desconforto persistente, supuração e para fins diagnósticos.

25. Descreva a apresentação típica da linfadenite cervical causada pela infecção micobacteriana atípica.
As infecções micobacterianas atípicas geralmente provocam linfoadenopatia firme e indolor que tende a não responder à antibioticoterapia. O processo infeccioso se torna mais superficial com o passar do tempo, provocando uma alteração violácea na pele sobrejacente, com exsudação e escoriação. A resolução natural ocorre em um período de meses a anos. O tratamento médico é composto por antibioticoterapia prolongada acompanhada por excisão cirúrgica para prevenção da ruptura cutânea e cicatrização desfavorável.

26. Qual é a manifestação mais comum da tuberculose da cabeça e do pescoço?
A escrófula é a linfadenite tuberculosa da região cervical. De modo geral, se apresenta como uma massa unilateral, indolor e firme, sem febre ou outros sintomas sistêmicos. O diagnóstico é feito por biópsia com cultura. O tratamento inclui a excisão completa do linfonodo, além de administração de drogas antimicobacterianas.

27. Discuta os fatores de risco e a apresentação típica da fascite necrosante.
A fascite necrosante é uma DNSI rapidamente progressiva dos planos fasciais que geralmente ocorre em pacientes imunossuprimidos (com diabetes, doença crônica, submetidos à quimioterapia, desnutridos) e provoca dor desproporcional aos achados do exame físico. As bactérias produtoras de gás podem produzir crepitação, e bolhas podem ser observadas em técnica de diagnóstico por imagem dos tecidos moles. A progressão da doença é rápida; o tratamento médico precoce, com antibióticos de amplo espectro administrados por via IV e debridamento cirúrgico agressivo do tecido infectado, é necessário.

BIBLIOGRAFIA
Barber BR, Dziegielewski PT, Biron VL, et al: Factors associated with severe deep neck space infections: targeting multiple fronts, *J Otolaryngol Head Neck Surg* 43:35, 2014.

Daramola OO, Flanagan CE, Maisel RH, et al: Diagnosis and treatment of deep neck space abscesses, *J Otolaryngol Head Neck Surg* 141:123–130, 2009.

Duggal P, Naseri I, Sobol SE: The increased risk of community-acquired methicillin-resistant *Staphylococcus aureus* neck abscesses in young children, *Laryngoscop* 121:51–55, 2011.

Fraser L, Moore P, Kubba H: Atypical mycobacterial infection of the head and neck in children: a 5-year retrospective review, *Otolaryngol Head Neck Surg* 138:311–314, 2008.

Hull MW, Chow AW: An approach to oral infections and their management, *Curr Infect Dis Rep* 7:17, 2005.

Mandell GL, Bennett JE, Dolin R, editors: *Mandell, Douglas, and Bennett's Principles and Practice of Infectious Diseases*, ed 7, Philadelphia, 2010, Churchill Livingstone Elsevier, pp 855–870.

Marioni G, Rinaldi R, Staffieri C, et al: Deep neck infection with dental origin: analysis of 85 consecutive cases (2000–2006), *Acta Otolaryngol* 128(2):201–206, 2008.

Massei F, Gori L, Macchia P, et al: The expanded spectrum of bartonellosis in children, *Infect Dis Clin North Am* 19:691–711, 2005.

Munson PD, Boyce TG, Salomao DR, et al: Cat-scratch disease of the head and neck in a pediatric population: surgical indications and outcomes, *Otolaryngol Head Neck Surg* 139:358–363, 2008.

Reynolds SC, Chow AW: Severe soft tissue infections of the head and neck: a primer for critical care physicians, *Lung* 187:271, 2009.

Smego RA Jr, Foglia G: Actinomycosis, *CID* 26(6):1255–1261, 1998.

Velargo PA, Burke EL, Kluka EA: Pediatric neck abscesses caused by methicillin-resistant *Staphylococcus aureus*: a retrospective study of incidence and susceptibilities over time, *Ear Nose Throat J* 89(9):459–461, 2010.

Quadro 4-1. Classes Clinicamente Relevantes de Penicilina e Espectro de Atividade

Classes de Penicilinas e Espectro de Atividade

PENICILINAS NATURAIS	PENICILINAS ANTI-*STAPHYLOCOCCUS*	AMINO-PENICILINAS	CARBOXI-PENICILINAS	ACILUREIDO-PENICILINAS
Penicilina G e V	Oxacilina, nafcilina, dicloxacilina	Ampicilina, amoxicilina	Ticarcilina-clavulanato	Piperacilina-tazobactam
GPC, GNC, e alguns GNR. Também espiroquetas e *Actinomyces*	Estafilococos sensíveis à meticilina, cepas de *Streptococcus* sensíveis à penicilina, GPC anaeróbicos	Essencialmente igual às penicilinas naturais, incluindo *Haemophilus influenza*	Maior cobertura Gram-negativa, incluindo *Pseudomonas aeruginosa*	Excelente cobertura Gram-positiva e Gram negativa, incluindo *Pseudomonas aeruginosa*
Suscetível a todas as β-lactamases	Não ativas contra microrganismos Gram-negativos	Suscetível a β-lactamases	Menos ativas contra *Streptoccoccus sp.* resistente à penicilina	Maior atividade contra algumas β-lactamases

GPC, cocos Gram-positivos; GNC, cocos Gram-negativos; GNR, bastonetes Gram-negativos.

As **cefalosporinas de terceira geração** (ceftriaxona e ceftazidima intravenosas, cefixima e celditorina orais) apresentam maior atividade contra microrganismos Gram-negativos. Algumas das drogas desta classe, como a ceftriaxona, também apresentam atividade contra *S. pneumoniae* resistente à penicilina.

As **cefalosporinas de quarta geração** (a cefepima é a única droga desta classe disponível nos Estados Unidos) apresentam atividade mais ampla contra microrganismos Gram-negativos, incluindo *P. aeruginosa*.

As **cefalosporinas de quinta geração ou ativas contra *Staphylococcus aureus* resistente à meticilina (MRSA)** (o único agente aprovado desta classe é a ceftarolina) apresentam excelente atividade contra MRSA e outros microrganismos Gram-positivos, incluindo *S. pneumoniae*. A atividade Gram-negativa desta droga é similar à da ceftriaxona. Atualmente, a ceftarolina é aprovada pela Food and Drug Administration (FDA) dos Estados Unidos apenas para o tratamento de pneumonia e infecções de pele e tecidos moles, mas provavelmente será aprovada para outras indicações no futuro.

6. **Como a classe de antibióticos das penicilinas, as cefalosporinas possuem um anel β-lactâmico. As cefalosporinas podem ser usadas com segurança em pacientes com histórico de alergia à penicilina?**

A realização do teste cutâneo com penicilina, se disponível, é recomendada. Muitos pacientes que relatam um histórico de alergia à penicilina (assumida como uma alergia a qualquer antibiótico da classe das penicilinas) apresentam, na verdade, resultados negativos no teste cutâneo com penicilina. Caso esse teste seja negativo, não há maior risco de reatividade cruzada com as cefalosporinas. No entanto, se o resultado do teste cutâneo com penicilina for positivo, o paciente é mais suscetível a apresentar uma reação à cefalosporina, e os antibióticos devem ser administrados através de desafio gradual, dessensibilização rápida ou ser completamente evitados.

O teste cutâneo com penicilina frequentemente não está disponível. Dentre os pacientes com histórico de alergia à penicilina, somente 10% apresentam resultados positivos no teste cutâneo com penicilina, e estudos demonstraram que 3,4% dos pacientes com teste cutâneo positivo apresentam alergia a cefalosporinas. Assim, o risco é baixo, mas ainda existe. Nesse caso, a natureza da alergia à penicilina deve ser considerada. Em caso de reação grave (anafilaxia), as opções são evitar as cefalosporinas ou administrar os antibióticos através de um desafio gradual.

7. **Além das penicilinas e das cefalosporinas, as carbapenemas também são antibióticos β-lactâmicos. Qual é sua gama de atividade antimicrobiana?**

Há quatro carbapenemas disponíveis para uso nos Estados Unidos – ertapenem, imipenem, doripenem e meropenem. Todos apresentam uma gama de atividade antimicrobiana muito ampla, incluindo micror-

Quadro 4-2. Atividade Antimicrobiana das Fluoroquinolonas

Cobertura comum	Bacilos Gram-negativos, incluindo *Enterobacteriaceae*, e patógenos respiratórios, como *Haemophilus influenza*
	Patógenos respiratórios Gram-positivos, como *Neisseria sp.* e *Moraxella catarrhalis*
	Patógenos respiratórios atípicos que podem causar pneumonia, como *Legionella pneumophilia*, *Mycoplasma pneumoniae* e *Chlamydophila pneumonia*
Ciprofloxacina	Atividade Gram-negativa mais ampla, incluindo *Pseudomonas aeruginosa*. Atividade limitada contra *Streptococcus sp.* (geralmente não utilizada em infecção na cabeça e no pescoço)
Levofloxacina, moxifloxacina, gatifloxacina	Melhor atividade contra *Streptococcus sp.* A levofloxacina também tem atividade contra *Pseudomonas aeruginosa*

ganismos Gram-positivos, Gram-negativos (incluindo aqueles resistentes a drogas ativas contra Gram-negativos) e anaeróbicos. O ertapenem tem o espectro menos amplo dentre as carbapenemas, já que não é ativo contra *Enterococcus sp.* e *P. aeruginosa*.

8. **Há diferenças na cobertura antimicrobiana entre os diversos agentes da classe de antibióticos das fluoroquinolonas. Descreva o mecanismo de ação das fluoroquinolonas e as diferenças de cobertura entre as drogas desta classe.**

    As fluoroquinolonas são antibióticos bactericidas que inibem a síntese de DNA bacteriano (Quadro 4-2).

9. **Os macrolídeos são frequentemente utilizados nas infecções de cabeça e pescoço. Como agem e qual é sua atividade antimicrobiana?**

    Há três membros da classe de antibióticos dos macrolídeos – eritromicina, azitromicina e claritromicina. São antibióticos bacteriostáticos que inibem a síntese proteica dependente de RNA. A eritromicina apresenta atividade antimicrobiana bastante ampla, sendo eficaz contra microrganismos Gram-positivos e Gram-negativos. A azitromicina e a claritromicina são os agentes mais novos da classe e foram desenvolvidos com uma gama de atividade antimicrobiana ainda mais ampla. A azitromicina e a claritromicina são absorvidas mais facilmente do que a eritromicina e provocam menos efeitos colaterais gastrointestinais.

10. **Descreva o espectro de atividade da clindamicina.**

    A clindamicina tem boa atividade contra microrganismos Gram-positivos, como *Staphylococcus aureus* (inclusive MRSA) e *Streptococcus sp.*, incluindo *S. pyogenes*, *S. pneumonia* e membros do grupo *viridans*. A qualidade especial da clindamicina é sua cobertura anaeróbica. Há um adágio sobre o uso da clindamicina em "infecções anaeróbicas acima do diafragma", já que é ativa contra os anaeróbios encontrados na cavidade oral, incluindo *Peptostreptococcus sp.* e *Veillonella sp.*

11. **Descreva os sinais e sintomas da colite por *Clostridium difficile*.**

    Os pacientes com colite por *Clostridium difficile* geralmente se queixam de diarreia aquosa difusa, até várias vezes por dia. A leucocitose é uma manifestação muito comum e pode ser observada antes do desenvolvimento dos sintomas de diarreia. Febre, diarreia sanguinolenta e dor abdominal podem ser observadas na doença grave. O uso prévio de antibióticos é o fator de risco primário para o desenvolvimento da doença. Os antibióticos associados a maior risco são a clindamicina, as fluoroquinolonas, as cefalosporinas e as carbapenemas. Os macrolídeos, as penicilinas e as sulfonamidas são menos frequentemente associados.

12. **O trimetoprim-sulfametoxazol (TMP-SMX) é um antibiótico bactericida que inibe a produção bacteriana de ácido fólico. Descreva o espectro de ação antimicrobiana da droga e seus principais efeitos colaterais.**

    O TMP-SMZ é um antibiótico de espectro bastante extenso, com atividade contra uma ampla gama de bactérias aeróbicas Gram-positivas e Gram-negativas. Exemplos incluem *Staphylococcus aureus* (sensível e resistente à meticilina), *S. pneumoniae*, *M. catarrhalis* e *H. influenza* e bacilos aeróbicos Gram-negativos entéricos.

Os efeitos colaterais mais comuns do TMP-SMX são o desconforto gastrointestinal e as reações dermatológicas, como a erupção cutânea. Reações dermatológicas mais graves podem ocorrer, incluindo a síndrome de Stevens-Johnson e a necrólise epidérmica tóxica. Nefrotoxicidade também pode ser observada.

13. Descreva o mecanismo de ação das tetraciclinas e seu espectro de atividade.

As tetraciclinas (doxiciclina, minociclina, tetraciclina) são antibióticos bacteriostáticos que inibem a síntese proteica bacteriana. As tetraciclinas são ativas contra uma ampla gama de microrganismos Gram-positivos e Gram-negativos, incluindo patógenos respiratórios, como *S. pneumonia, H. influenza* e *Mycoplasma pneumoniae*. A tigeciclina, uma nova tetraciclina IV, também tem atividade contra microrganismos Gram-negativos resistentes à droga. As tetraciclinas não devem ser utilizadas em crianças ou gestantes por seu efeito sobre dentes e ossos em desenvolvimento.

14. Nomeie os antibióticos com atividade contra MRSA.

O agente IV mais comumente utilizado é a vancomicina, que é um inibidor da síntese de parede celular bacteriana. Outros agentes intravenosos com atividade contra MRSA incluem a daptomicina, a linezolida e a ceftarolina.

Há também diversos agentes orais com atividade contra MRSA, como o TMP-SMX, a clindamicina, as tetraciclinas e a linezolida oral. As fluoroquinolonas apresentam atividade contra *Staphylococcus aureus*, incluindo MRSA, mas não devem ser utilizadas como monoterapia nessas infecções, já que o desenvolvimento de resistência pode ser rápido.

15. As infecções fúngicas de cabeça e pescoço são incomuns, mas podem ser devastadoras. Quais são as classes de medicamentos antifúngicos e quais infecções tratam?

Os azólicos são os medicamentos antifúngicos mais comumente usados. Exemplos de medicamentos desta classe são o fluconazol, o itraconazol, o posaconazol e o voriconazol. O fluconazol é comumente utilizado nas infecções causadas por *Candida* sp., enquanto o voriconazol é a terapia de primeira linha na aspergilose.

A micafungina, a caspofungina e a anidulafungina são equinocandinas. Essas drogas são usadas na candidíase invasiva causada por determinadas espécies de *Candida,* incluindo *Candida krusei* e *Candida glabrata*.

O polieno anfotericina B é geralmente reservado para as infecções fúngicas graves, incluindo a rinossinusite invasiva provocada pela mucormicose. As diferentes formulações do medicamento são a anfotericina B convencional e a anfotericina B lipossomal. A forma lipossomal da droga apresenta menor nefrotoxicidade e, por isso, é mais comumente utilizada.

Quadro 4-3. Resumo das Características dos Antibióticos Utilizados em Infecções de Cabeça e Pescoço

CLASSE	ATIVIDADE	MECANISMO DE AÇÃO
Penicilinas	Bactericida	Inibem a síntese de parede celular
Cefalosporinas	Bactericida	Interferem com a síntese de parede celular
Carbapenemas	Bactericida	Inibem a síntese de parede celular
Fluoroquinolonas	Bactericida	Inibem a DNA girase
Macrolídeos	Bacteriostática	Inibem a síntese proteica
Clindamicina	Bacteriostática	Inibe a síntese proteica
Trimetoprim-sulfametoxazol	Bacteriostática	Antagonista de folato/inibe a síntese de folato
Vancomicina	Bactericida	Inibe a síntese de parede celular e a síntese de RNA
Tetraciclinas	Bacteriostática	Inibem a síntese proteica
Aminoglicosídeos	Bactericida	Inibem a síntese proteica

16. O vírus do herpes simples (HSV) é uma causa frequente de infecções orolabiais. Quais são os medicamentos antivirais orais utilizados nesta infecção?

O aciclovir é utilizado comumente nas infecções orolabiais por HSV. Outros medicamentos antivirais orais usados no tratamento das infecções por HSV são o valaciclovir e o fanciclovir.

BIBLIOGRAFIA

Andes DR, Craig WA: Cephalosporins. In *Mandell, Douglas, and Bennett's Principles and Practice of Infectious Diseases* (vol 1), ed 7, Philadelphia, 2009, Churchill Livingstone, pp 323-339.

Chang C, Mahmood MM, Teuber SS, et al: Overview of penicillin allergy, *Cinic Rev Allerg Immunol* 43:84-97, 2012.

Jorgenson MR, DePestel DD, Carver PL: Ceftaroline fosamil: a novel broad-spectrum cephalosporin with activity against methicillin-resistant *Staphylococcus aureus, Ann Pharmacother* 45(11):1384-1398, 2011.

Kachrimanidou M, Malisiovas N: Clostridium difficile infection: a comprehensive review, *Crit Rev Microbiol* 37(3):178-187, 2011.

Nathwani D, Wood MJ: Penicillins: A current review of their clinical pharmacology and therapeutic use, *Drugs* 45(6):866-894, 1993.

Roberts MC: Tetracycline therapy: update, *Clin Infect Dis* 36(4):462-467, 2003.

Wolfson JS, Hooper DC: Fluoroquinolone antimicrobial agents, *Clin Microbiol Rev* 2(4):378-424, 1989.

Zhanel GG, Dueck M, Hoban DJ, et al: Review of macrolides and ketolides: focus on respiratory tract infections, *Drugs* 61(4):443-498, 2001.

Zhanel GG, Wiebe R, Dilay L, et al: Comparative review of the carbapenems, *Drugs* 67(7):1027-1052, 2007.

Zinner SH, Mayer KH: Sulfonamides and trimethoprim. In *Mandell, Douglas, and Bennett's Principles and Practice of Infectious Diseases*, ed 7, Philadelphia, 2009, Churchill Livingstone, pp 475-486.

CAPÍTULO 5
RONCO E APNEIA OBSTRUTIVA DO SONO
Masayoshi Takashima, MD ▪ *Sarah A. Gitomer, MD*

PONTOS-CHAVE
1. A anamnese e o exame físico podem ajudar a diferenciar entre o ronco e a apneia do sono. A anamnese e o exame físico meticulosos, as informações do parceiro de cama e a Escala de Sonolência de Epworth podem ajudar a determinar quais pacientes precisam ser submetidos a outros exames diagnósticos, como a polissonografia.
2. A apneia obstrutiva do sono (AOS) é um problema importante nos Estados Unidos, com graves complicações de saúde. Embora haja grande disponibilidade de tratamentos não invasivos, como a pressão positiva contínua nas vias aéreas (CPAP), a adesão a essas terapias é altamente variável. Por esse motivo, a cirurgia pode ser uma excelente opção em muitos pacientes com AOS.
3. A identificação do local de obstrução das vias aéreas deve ser feita antes de qualquer tentativa de cirurgia para correção da AOS. A sonoendoscopia com indução por drogas pode ajudar a definir o local de obstrução. Há uma grande variedade de técnicas cirúrgicas utilizadas no tratamento da AOS. A cirurgia deve ser individualizada para cada paciente, com base na presença de variações anatômicas, na gravidade da apneia do sono e na preferência do paciente.

Pérolas
1. Fatores de risco elevado para AOS
   a. Idade superior a 65 anos.
   b. Índice de massa corporal (IMC) superior a 30 kg/m^2.
   c. Mulher pós-menopausa.
   d. Etnia afrodescendente ou asiática.
   e. Sexo masculino.
   f. Circunferência do pescoço superior a 43 centímetros em homens e 40 centímetros em mulheres.
2. Embora a gravidade da AOS seja frequentemente associada à obesidade, um paciente magro também pode apresentar AOS grave.
3. Os pacientes com AOS que tendem a responder melhor ao tratamento cirúrgico são aqueles com tonsilas palatinas com volume aumentado que se tocam na linha média (*kissing*) ou 4+.
4. A traqueotomia continua a ser o padrão ouro no tratamento da AOS. Com a cirurgia, o fluxo de ar é completamente desviado das vias aéreas superiores, e o procedimento é eficaz em quase todos os pacientes, incluindo aqueles com doença grave.
5. Nos pacientes com anomalias craniofaciais, a deformidade esquelética frequentemente deve ser corrigida antes da realização da cirurgia em tecidos moles para tratamento da AOS.

PERGUNTAS

1. Qual é a diferença entre ronco e AOS? O que são os distúrbios respiratórios do sono (SDBs)? O que é a síndrome de resistência das vias aéreas superiores (UARS)?
O ronco é simplesmente a respiração ruidosa durante o sono que ocorre pela vibração do tecido flácido das vias aéreas superiores. Os SDBs são caracterizados pelo ronco e por sintomas sugestivos de AOS, incluindo sonolência diurna e ronco. Os SDBs existem em um contínuo de gravidade. Na UARS, há sintomas de AOS, mas não atendimento aos seus critérios, como o índice de apneia-hipopneia (IAH) e/ou o índice de distúrbio respiratório (IDR). A AOS, a forma mais grave de SDB, afeta a qualidade de vida e pode ser fatal. A AOS é definida por IAH ou IDR acima de 5 durante o sono, verificado à polissonografia. A AOS é causada pelo colapso do tecido das vias aéreas superiores, que provoca obstrução das vias aéreas.

5 ■ RONCO E APNEIA OBSTRUTIVA DO SONO

2. Qual é a prevalência do ronco? E da apneia do sono?
O ronco é muito comum na população. Com base em autorrelatos e questionários, 40% dos homens de meia-idade e 28% das mulheres de meia-idade roncam. Esses números aumentam para 84% e 73%, respectivamente, na sétima década de vida. Estima-se que até 3% a 7% dos homens e 2% a 5% das mulheres apresentam AOS. Demonstrou-se que a prevalência é ainda maior em populações obesas, idosos, pós-menopausa e minorias étnicas. O risco de AOS é maior quando a pessoa possui um parente próximo (pais, filhos, irmãos) com AOS.

3. O que causa o ronco? E a AOS?
O ronco é causado por variações no fluxo de ar em porções dinâmicas das vias aéreas superiores, que provocam vibrações dos tecidos moles. Mais comumente, ocorre na área da úvula, do palato mole, dos pilares tonsilares e/ou das paredes faríngeas. Ocasionalmente, também pode ocorrer na base da língua. A AOS é secundária ao colapso nos níveis anatômicos já mencionados, mas também pode ser causada por obstrução pelas tonsilas linguais ou pela epiglote. A obesidade geralmente contribui para o ronco e a apneia em razão de maior peso dos tecidos do pescoço, presença de mais gordura no espaço parafaríngeo, que estreita a faringe, redundância do palato mole e abundância de tecido na base da língua.

4. O que é AOS?
A AOS é um conjunto de doenças e síndromes em que há períodos de *apneia*, uma interrupção temporária da respiração (definida como a interrupção intermitente do fluxo de ar durante o sono com duração de 10 segundos ou mais), como principais ocorrências. Foi descrita pela primeira vez no início do século XIX. Um dos primeiros relatos foi escrito por Charles Dickens em 1837 e intitulado *As Aventuras do Sr. Pickwick*. Subsequentemente, William Osler cunhou o termo "pickwickiano" em 1918 para descrever o paciente obeso e hipersonolento. A patogênese e a fisiopatologia da AOS foram extensamente estudadas. Durante o sono, as vias aéreas superiores são ocluídas, provocando um episódio de apneia obstrutiva. Em decorrência disso, o paciente sofre um breve despertar. Com o retorno da respiração, o paciente geralmente volta rapidamente a dormir. Essa sequência se repete inúmeras vezes.

5. Quais são as subclassificações da apneia do sono?
Com o passar dos anos, diversas síndromes de apneia do sono foram descritas e classificadas em três tipos principais: *central, obstrutiva* e *mista*. A apneia central do sono se refere à apneia com origem no sistema nervoso central. A apneia obstrutiva do sono se refere à apneia devida principalmente ao colapso das vias aéreas superiores durante o sono. A apneia mista se refere à apneia com características centrais e obstrutivas. Dos três principais tipos de apneia, a AOS é o mais comum e objeto de maior interesse científico e estudo.

6. Quais são os sintomas comuns da AOS?
Ronco, sono inquieto, episódios testemunhados de asfixia ou respiração ofegante durante o sono, sonolência diurna excessiva, cefaleias matinais, nictúria, alterações de humor (depressão, irritabilidade, ansiedade, tendência a agressões), má concentração, perda de memória, sudorese noturna, bruxismo.

7. Quais comorbidades médicas podem predispor à apneia do sono?
- **Hipotireoidismo:** Parece haver uma associação entre o hipotireoidismo e a AOS, além da presença de uma IMC maior isoladamente. Acredita-se que a deposição de mucoproteína e ácido hialurônico nas vias aéreas superiores pode estar relacionada à maior compressão das vias aéreas. O tratamento do hipotireoidismo subjacente geralmente melhora a apneia do sono, independentemente da alteração do peso ou da função pulmonar.
- **Acromegalia:** O aumento de volume da língua e as alterações esqueléticas, incluindo o maior tamanho da cabeça, também podem influenciar as vias aéreas e predispor os pacientes ao desenvolvimento de AOS.
- **Obesidade:** A obesidade é muito comum na população com AOS. Embora a presença de sobrepeso não seja necessária para o desenvolvimento de AOS, a obesidade do tronco predispõe os pacientes à apneia do sono. Em pacientes com diâmetro inicial pequeno das vias aéreas, mesmo um ganho modesto de peso pode causar AOS.
- **Doença do Refluxo Gastroesofágico (DRGE):** A DRGE é comumente associada à AOS. As alterações das pressões intratorácicas e a obesidade predispõem ao refluxo, e foi demonstrado que a inflamação causada pela DRGE não tratada piora a apneia do sono.
- **Síndrome do Ovário Policístico (PCOS):** A desregulação hormonal da PCOS pode aumentar a frequência de episódios apneicos em mulheres com predisposição anatômica ao colapso faríngeo. As alterações hormonais associadas às mulheres pós-menopausa também elevam a incidência de AOS.

8. Quais complicações médicas podem surgir caso a AOS não seja tratada?
Hipertensão arterial sistêmica, infarto do miocárdio, acidentes vasculares, insuficiência cardíaca congestiva, *cor pulmonale*, aterosclerose, fibrilação atrial, arritmias ventriculares, hipertensão pulmonar, glaucoma, redução do limiar convulsivo, redução da libido, morte.

9. Quais são as consequências médicas da AOS em crianças?
- Transtorno do déficit de atenção com hiperatividade (TDAH).
- Retardo do crescimento.
- Enurese noturna.

10. O que deve ser pesquisado no exame clínico em consultório em um paciente com ronco e AOS?
Um exame completo de cabeça e pescoço deve ser realizado. O nariz deve ser examinado à procura de sinais de obstrução por desvios de septo, hipertrofia das conchas nasais ou rinite alérgica. De modo geral, a melhora da congestão nasal reduz a intensidade e a frequência do ronco. O exame da cavidade oral pode revelar uma possível obstrução devida ao aumento de volume das tonsilas, redundância do palato mole e da úvula, redundância das paredes faríngeas laterais e/ou abundância de tecido na base da língua. Os pacientes também podem apresentar palato duro alto e arqueado, retrognatia e micrognatia. A classificação do posicionamento da língua de Friedman pode ser utilizada juntamente com o IMC e a avaliação do tamanho das tonsilas para prever a resposta do paciente à uvulopalatofaringoplastia (UPFP) e à tonsilectomia (Figura 5-1). O sistema classifica a visualização da úvula e dos pilares tonsilares quando o paciente abre a boca e mantém a língua em posição neutra. Os graus maiores são associados à melhor resposta à UPFP. A manobra de Müller pode ajudar a confirmar o diagnóstico e o local de obstrução (Figura 5-2).

11. O que é a manobra de Müller?
A manobra de Müller é realizada como parte de um extenso exame físico e envolve a passagem de uma fibra óptica flexível do nariz à hipofaringe para visualização de toda hipofaringe e laringe. O examinador, então, aperta as narinas, fechando-as, e o paciente fecha os lábios enquanto tenta inalar. Em caso de colapso da hipofaringe e/ou da laringe, o resultado do exame é positivo. O exame positivo ajuda a delinear a localização da obstrução anatômica associada à AOS.

12. Como é feito o diagnóstico da AOS?
O padrão ouro para o diagnóstico da AOS é a polissonografia monitorada realizada em laboratório. A anamnese e o exame físico, em conjunto com estudos suplementares, como a Escala de Sonolência de Epworth (ESS), ajudam a identificar os pacientes que seriam beneficiados pelo estudo do sono para diagnóstico da doença. Os estudos do sono medem a atividade cerebral, os movimentos da musculatura dos membros inferiores, o ritmo cardíaco, os movimentos oculares, a saturação de oxigênio, o esforço respiratório e o movimento do ar pelo nariz e pela boca. A polissonografia pode diferenciar o ronco sem AOS, a AOS pura e a apneia central do sono e pode caracterizar a gravidade da apneia. Esse exame requer que o paciente passe uma noite em um laboratório formal do sono. Os dispositivos de monitoramento portátil para estudos domésticos do sono, que não são tão abrangentes quanto os estudos laboratoriais, foram recentemente aprovados pelo Center for Medicare and Medicaid Services (CMS) dos Estados Unidos como adequados para o diagnóstico de AOS.

13. O que define a apneia obstrutiva do sono à polissonografia em adultos? Qual é a diferença entre IAH e IDR?
O critério diagnóstico da AOS é o índice de apneia-hipopneia (IAH) superior a 5 ou o índice de distúrbio respiratório (IDR) superior a 5. O IAH é definido como o número de episódios obstrutivos apneicos ou hipopneicos que um paciente tem por hora. À polissonografia, a apneia obstrutiva é definida como a interrupção do fluxo de ar devida à obstrução anatômica das vias aéreas por 10 segundos e a hipopneia é definida como a redução da ventilação em pelo menos 30% em relação ao valor basal por 10 segundos e associada à dessaturação de oxigênio de, pelo menos, 4%. O IDR é similar ao IAH, mas também inclui as estimulações relacionadas ao esforço respiratório (RERAs). As RERAs não atendem aos critérios de apneia ou hipopneia, mas ainda provocam o despertar do sono. O IAH ou IDR entre 5 e 15 é considerado indicativo de AOS branda, de 16 a 30, AOS moderada, e qualquer número acima de 30 é considerado AOS grave.

14. Os estudos do sono são sempre realizados em crianças?
Estudos formais do sono geralmente não são realizados tão frequentemente em crianças quanto em adultos. Alguns médicos utilizam a oximetria de pulso por 24 horas ou a sonografia, que é o registro dos sons respiratórios noturnos. De modo geral, os achados à anamnese e ao exame físico (como tonsilas palatinas e adenoides de tamanho aumentado) consistentes com a AOS são suficientes para a indicação cirúrgica em uma criança. Outras causas de distúrbio respiratório do sono incluem cistos nasofa-

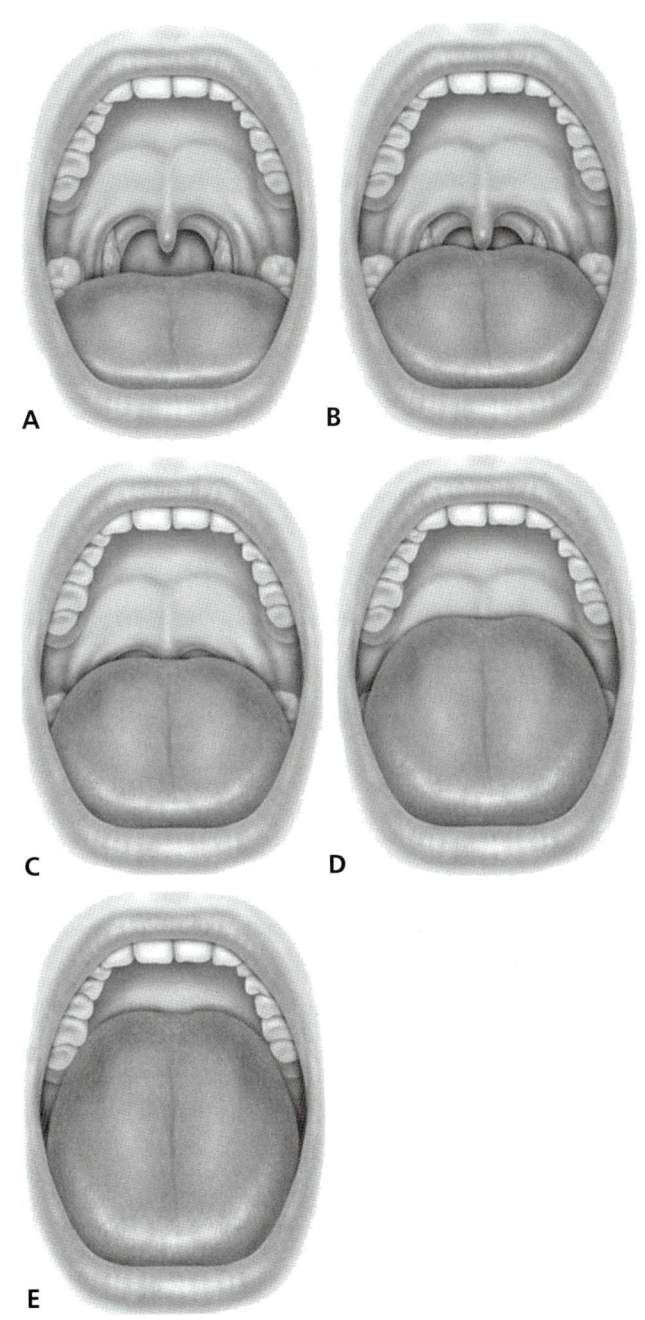

Figura 5-1. Posição da língua segundo Friedman. **A**, I: visualização de toda a úvula e das tonsilas/pilares.
B, IIa: visualização de maior parte da úvula, mas as tonsilas/pilares não estão visíveis. **C**, IIb: visualização de todo o palato mole até a base da úvula. **D**, III: visualização de parte do palato mole, mas não das estruturas distais.
E, IV: visualização apenas do palato duro. Permissão de reimpressão concedida pelo Dr. Michael Friedman.

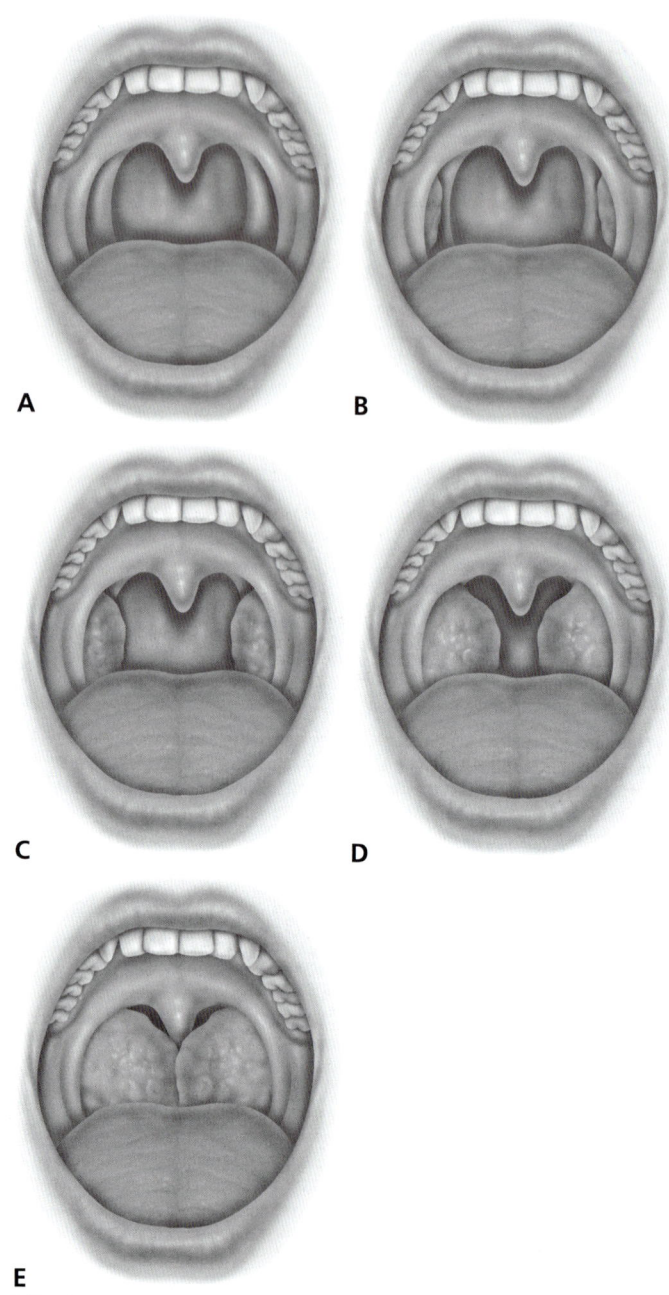

Figura 5-2. A, Tonsila de grau 0, após a cirurgia. **B,** Tonsila de grau 1. **C,** Tonsila de grau 2. **D,** Tonsila de grau 3. **E,** Tonsila de grau 4. Permissão de reimpressão concedida pelo Dr. Michael Friedman.

ríngeos, encefaloceles, atresia coanal, desvios do septo nasal e malformações craniofaciais ou ortodônticas. Em caso de dúvidas, a realização de um estudo formal do sono ainda é indicada.

15. Descreva o padrão clássico do sono observado na AOS.

De modo geral, os pacientes com AOS adormecem rápido e apresentam múltiplas estimulações durante o sono. O paciente tende a apresentar relativamente mais sono nos estágios I e II e menos sono nos estágios III, IV e com movimentos oculares rápidos (REM). Esta ausência de sono profundo leva aos sintomas de privação de sono.

16. A maioria dos eventos obstrutivos ocorre durante qual estágio do sono?

A maioria dos eventos obstrutivos ocorre durante os estágios mais profundos do sono, incluindo os estágios III e IV e o sono REM. Nesses estágios, os músculos estão mais relaxados, e, assim, há maior probabilidade de colapso das vias aéreas superiores. Os pacientes com AOS são, portanto, privados do sono profundo. Isso explica os padrões de sono inquieto e a sonolência diurna. Na verdade, a principal característica da eficácia do tratamento da AOS é a recuperação do sono REM ou seu aumento significativo (aumento clínico dos sonhos) em virtude da correção da prévia privação do sono.

17. Todos os indivíduos que roncam devem ser submetidos a um estudo do sono?

Quando o ronco é acompanhado por sintomas de AOS, como hipersonolência, cefaleia matinal e sono inquieto, o exame meticuloso e o estudo do sono são indicados. Quando o ronco causa problemas sociais, mas não é acompanhado por sintomas de apneia do sono, o quadro não é tão claro.
Infelizmente, mesmo as "apneias" testemunhadas pelos parceiros de cama podem não ser preditivas de AOS. O único método razoavelmente preciso para detecção de AOS continua a ser o estudo formal do sono. Portanto, as atuais recomendações sugerem a realização de um estudo do sono antes de qualquer cirurgia para correção da apneia do sono ou ronco.

18. Quais são alguns dos tratamentos para o ronco?

A perda de peso, a tonsilectomia e a melhora da respiração nasal são os tratamentos mais comuns do ronco, já que reduzem as vibrações do palato mole. O enrijecimento do palato mole também pode ser obtido através de diversas técnicas. A técnica padrão, a UPFP, pode ser realizada com instrumentos frios, Bovie ou coblação. Outro procedimento realizado em consultório, sob anestesia local, é a uvulopalatoplastia a *laser* (LAUP), que provoca uma escoriação no palato mole e é realizada em múltiplos estágios. Um novo avanço na cirurgia de palato é a ablação da submucosa com radiofrequência, que também pode ser um procedimento estadiado de escoriação/enrijecimento palatino realizado em consultório. A roncoplastia é realizada através da injeção de agentes esclerosantes no palato, o que provoca escoriação e encurtamento, além de enrijecimento palatino. A colocação de implantes de malha de poliéster no pilar do palato mole também pode ser realizada para tratar o ronco.

19. Quais são as opções terapêuticas conservadoras, não cirúrgicas, para o tratamento da AOS?

- A redução ou eliminação do consumo de álcool ou sedativos, que podem causar relaxamento excessivo dos tecidos e exacerbar o colapso dos tecidos moles.
- O tratamento de doenças subjacentes: medicamentos antirrefluxo, reposição de hormônio tireoidiano, terapia de reposição hormonal.
- Foi demonstrado que a perda de peso melhora a gravidade da AOS.
- A CPAP envolve a administração de ar pelo nariz ou pela boca por meio de um dispositivo externo em uma determinada pressão. A pressão do fluxo de ar mantém as vias aéreas abertas, particularmente durante a fase inspiratória, quando a pressão negativa provoca o colapso das paredes faríngeas. A pressão positiva em dois níveis nas vias aéreas (BiPAP) é similar à CPAP, mas esses dispositivos são capazes de gerar um segundo nível, inferior, de pressão durante a expiração, o que melhora o conforto do paciente.
- Há também múltiplos tipos de aparelhos odontológicos que podem ser utilizados para o tratamento do ronco e de distúrbios respiratórios brandos do sono. Esses aparelhos corrigem o avanço mandibular ou o posicionamento da língua.
- A mudança da posição em que os pacientes dormem é outra técnica conservadora que pode melhorar os sintomas brandos, já que muitas pessoas apresentam piora da AOS em posição supina.

20. Quais são os procedimentos minimamente invasivos disponíveis para tratamento da apneia do sono?

- **Procedimento com Pilar:** Sob anestesia local, um implante de malha de poliéster na linha média e dois implantes laterais são inseridos no músculo do palato mole.
- **Suspensão da Base da Língua:** Um parafuso de titânio ligado a uma sutura é inserido na porção interna da sínfise mandibular. A sutura, então, passa pela base da língua, suspendendo-a e impedindo seu colapso.

CAPÍTULO 6

DOENÇAS GRANULOMATOSAS E AUTOIMUNES DA CABEÇA E DO PESCOÇO

Victor I. Scapa, MD

PONTOS-CHAVE
1. Muitas doenças autoimunes e granulomatosas sistêmicas podem, a princípio, cursar com sintomas nasossinusais. A doença refratária ou grave deve levar à suspeita de uma possível enfermidade granulomatosa.
2. A anamnese detalhada, o exame cuidadoso e o alto índice de suspeita podem dar ao otorrinolaringologista uma oportunidade de diagnóstico de um processo inflamatório sistêmico no início da progressão da doença, permitindo, assim, o início mais rápido do tratamento.
3. A revisão histopatológica cuidadosa, assim como a avaliação laboratorial, pode ajudar no estabelecimento do diagnóstico.
4. O tratamento médico adequado é essencial nos casos de doenças autoimunes e granulomatosas sistêmicas. A intervenção cirúrgica geralmente é reservada a alguns casos/indicações.

Pérolas
1. A sarcoidose é caracterizada por granulomas não caseosos à histologia e pode estar associada à linfoadenopatia hilar e ao nível sérico elevado de enzima conversora de angiotensina (ECA).
2. A granulomatose com poliangite (GPA) é associada à formação de granulomas necróticos e à positividade da coloração do anticorpo anticitoplasma de neutrófilo (c-ANCA). Até 16% dos pacientes podem desenvolver estenose subglótica.
3. A síndrome de Churg-Strauss (CSS) é uma doença vasculítica sistêmica que provoca eosinofilia, asma e doença nasossinusal. A miocardite eosinofílica e a vasculite da artéria coronária são as principais causas de morte entre os pacientes com a síndrome.
4. Dentre as doenças granulomatosas bacterianas do nariz e dos seios da face estão o rinoescleroma, a tuberculose, a lepra, a sífilis e a actinomicose.
5. As espécies de *Mucor* apresentam hifas ramificadas não septadas e de ângulo amplo à histologia, enquanto as espécies de *Aspergillus* apresentam hifas septadas em ângulos de 45 graus.

PERGUNTAS

1. O que é sarcoidose?
A sarcoidose é uma doença inflamatória sistêmica que provoca a formação de granulomas não caseosos. Embora as manifestações pulmonares sejam mais comuns, múltiplos órgãos podem ser afetados, incluindo o fígado, a pele, o coração e os olhos. Uma pequena porcentagem dos pacientes pode apresentar acometimento do sistema nervoso central, uma doença conhecida como neurossarcoidose. A doença em cabeça e pescoço ocorre em 10% a 15% dos pacientes. Os sintomas podem incluir formação de crostas nas fossas nasais, hiposmia, gotejamento pós-nasal, epistaxe, infecções sinusais, obstrução nasal, aumento de volume da glândula parótida, xerostomia e uveíte. A sarcoidose também pode afetar a laringe supraglótica, provocando tosse, rouquidão e dispneia. A causa da sarcoidose não é bem compreendida. Os fatores etiológicos podem incluir predisposição genética, agentes infecciosos ou exposição ocupacional. Esta doença afeta mais comumente populações afrodescendentes, e a maioria dos diagnósticos ocorre entre os 20 e 40 anos de idade. A progressão clínica pode variar da resolução espontânea à doença grave e prolongada.

6 ▪ DOENÇAS GRANULOMATOSAS E AUTOIMUNES DA CABEÇA E DO PESCOÇO

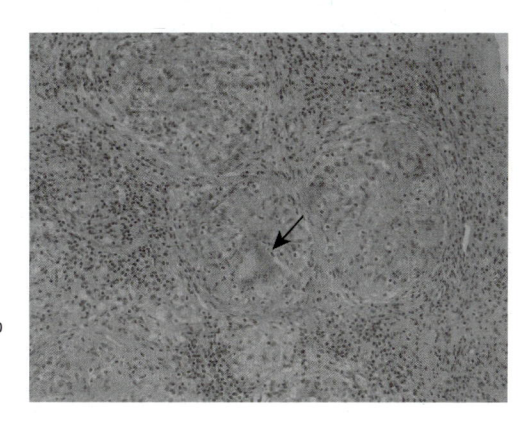

Figura 6-1. Sarcoidose nasossinusal. A biópsia mostra a formação de granuloma não caseoso. A seta destaca uma célula gigante multinucleada. Coloração de hematoxilina e eosina, aumento original ×10.

2. Quais achados físicos e resultados laboratoriais podem ser sugestivos de sarcoidose?

O exame físico pode revelar a presença de inflamação da mucosa nasossinusal e alterações polipoides. A doença nasossinusal mais avançada pode ser associada a perfurações septais, deformidade nasal em sela ou nódulos perolados na submucosa. O diagnóstico da sarcoidose requer a exclusão de outras possíveis causas de inflamação granulomatosa, incluindo as infecciosas. A biópsia tecidual mostra a formação de granulomas não caseosos com células gigantes multinucleadas (Figura 6-1). A concentração sérica de enzima conversora de angiotensina (ECA) pode estar elevada, assim como os níveis séricos ou urinários de cálcio (pela maior ativação da vitamina D no interior dos granulomas). A linfoadenopatia hilar é um achado comum em radiografias de tórax.

3. Como a sarcoidose é tratada?

A sarcoidose nasossinusal geralmente é tratada com irrigações nasais, administração nasal tópica de corticosteroides e, ocasionalmente, injeções intralesionais de corticosteroide. A realização de cirurgia sinusal endoscópica pode ser considerada em casos de doença refratária ao tratamento medicamentoso em alguns pacientes com sinusite crônica e sarcoidose. A sarcoidose grave pode exigir o tratamento com corticosteroides sistêmicos ou outras drogas imunomoduladoras, como metotrexato, azatioprina ou ciclofosfamida.

4. O que é síndrome de Heerfordt?

A síndrome de Heerfordt é uma forma rara de sarcoidose que provoca aumento de volume da glândula parótida, uveíte, paralisia do nervo facial e febre.

5. Descreva a granulomatose com poliangite.

A granulomatose com poliangite (GPA) é uma doença vasculítica sistêmica, anteriormente conhecida como granulomatose de Wegener. Embora a causa da GPA não seja bem compreendida, acredita-se que a doença seja mediada por mecanismos autoimunes. Muitos pacientes apresentam queixas nasossinusais, incluindo congestão, dor, epistaxe, formação de crostas e secreção de odor desagradável. O exame revela a presença de inflamação e eritema na mucosa, com possível formação de crostas. A perfuração septal é um achado comum, e a deformidade nasal em sela pode ocorrer nos casos mais graves. Outras manifestações da GPA na cabeça e no pescoço incluem hiperplasia gengival, perda auditiva (condutiva ou sensorioneural), obstrução do ducto nasolacrimal e conjuntivite. Até 16% dos pacientes podem desenvolver estenose subglótica. A GPA de aparecimento na infância apresenta maior probabilidade de desenvolvimento de estenose subglótica. O acometimento pulmonar e a glomerulonefrite progressiva podem causar morbidade significativa.

6. Como GPA é diagnosticada e tratada?

O exame histológico das lesões suspeitas revela a presença de granulomas necróticos, células inflamatórias e células gigantes multinucleadas. Os vasos sanguíneos de tamanho pequeno e médio sofrem alterações vasculíticas. A avaliação laboratorial mostra a elevação da concentração de proteína C reativa (PCR) e da velocidade de hemossedimentação (VHS). A presença de c-ANCA é associada à GPA. Mais de 90% dos pacientes diagnosticados com GPA são brancos, e homens e mulheres são igualmente acometidos. O tratamento médico é feito com corticosteroides e outras drogas imunomoduladoras, como ciclofosfamida, azatioprina ou metotrexato. O tratamento cirúrgico da estenose subglótica ou a realização de traqueostomia podem ser necessários em pacientes com comprometimento das vias aéreas.

7. Qual doença granulomatosa nasossinusal é associada à eosinofilia?

A síndrome de Churg-Strauss (CSS) é uma doença vasculítica sistêmica que provoca eosinofilia, asma e doença nasossinusal. Nos estágios iniciais da doença, ocorrem asma e sintomas nasossinusais, incluindo formação de crostas, rinorreia, obstrução nasal e formação de pólipos nasais. Os estágios mais tardios da doença são caracterizados por hipereosinofilia e vasculite. Os sintomas associados à doença avançada podem incluir perda de peso, febre, mal-estar, sudorese noturna e acometimento gastrointestinal. A miocardite eosinofílica e a vasculite da artéria coronária são as principais causas de morte entre os pacientes com a síndrome. A biópsia tecidual revela a presença de vasculite necrótica, que afeta os vasos de tamanho pequeno a médio, assim como granulomas eosinofílicos. A avaliação laboratorial pode revelar o aumento da PCR e da VHS e a ocorrência de eosinofilia. O exame para detecção de anticorpo perinuclear anticitoplasma de neutrófilo (p-ANCA) também pode ser positivo. A doença nasossinusal geralmente é tratada com irrigações nasais e uso tópico nasal de corticosteroides. A cirurgia sinusal endoscópica e a polipectomia nasal podem ser necessárias para alívio sintomático. O tratamento da CSS geralmente inclui a administração de corticosteroides sistêmicos e, talvez, outras drogas imunomoduladoras.

8. Qual doença autoimune é proeminentemente caracterizada por xerostomia, xeroftalmia e xerorrinia?

A síndrome de Sjögren é uma doença autoimune crônica que ataca as glândulas exócrinas, reduzindo a função salivar e lacrimal. Os principais sintomas são aumento de volume da parótida, xerostomia, xeroftalmia e xerorrinia. Os pacientes afetados pela síndrome de Sjögren são mais comumente do sexo feminino do que do masculino e apresentam maior incidência de linfoma não Hodgkin em comparação com a população geral. O exame laboratorial para detecção de anticorpos anti-SS-A/Ro e anti-SS-B/La pode ser positivo. A biópsia da glândula salivar menor é realizada às vezes para estabelecimento do diagnóstico. A confirmação histológica da síndrome de Sjögren requer a presença de, pelo menos, um agregado com mais de 50 linfócitos em uma região de 4 mm^2 do tecido da glândula salivar. O tratamento dos sintomas relacionados à cabeça e ao pescoço é sintomático e pode incluir o uso de umidificadores, saliva artificial, sialogogos e irrigações nasais com soro fisiológico. A administração sistêmica de pilocarpina e cevimelina pode ser utilizada no tratamento da xerostomia, mas é associada a muitos efeitos adversos. A sialoendoscopia é uma possível opção terapêutica para os pacientes com parotidite recorrente associada à síndrome de Sjögren.

9. Como o lúpus eritematoso sistêmico afeta a cabeça e o pescoço?

O lúpus eritematoso sistêmico (LES) é uma doença autoimune crônica que pode afetar múltiplos sistemas orgânicos. Os principais sintomas relacionados à cabeça e ao pescoço são ulcerações orais e uma erupção cutânea malar. O acometimento da mucosa nasal é possível, e há alguns relatos de perfuração do septo nasal. Nódulos glóticos em bambu foram identificados em pacientes com LES, assim como outras doenças autoimunes, como artrite reumatoide e síndrome de Sjögren. A maioria dos pacientes acometidos pertence ao sexo feminino, e a progressão clínica é variável, variando de casos brandos à doença grave e fatal. A deposição de imunocomplexos é uma característica proeminente do LES.

10. Qual doença autoimune pode causar aumento de volume auricular e nasal episódico?

A policondrite recorrente é uma rara doença autoimune que tem como alvo os tecidos cartilaginosos das orelhas, do nariz e das vias aéreas. Os sintomas geralmente são de natureza episódica. A condrite auricular é a manifestação mais comum desta doença, com eritema que não acomete os lóbulos e aumento de volume dos pavilhões auriculares. A condrite nasal também é relativamente comum, provocando episódios recorrentes de dor e eritema nasal. Em longo prazo, a doença pode provocar deformidade em nariz de sela e colapso nasal. O acometimento grave das vias aéreas pode requerer a colocação de *stent* traqueal ou a realização de traqueostomia. O tratamento médico é feito com corticosteroides sistêmicos e, possivelmente, outras drogas imunomoduladoras.

11. O que é síndrome de Behçet?

A síndrome de Behçet é uma doença autoimune vasculítica de pequenos vasos caracterizada por úlceras aftosas orais recorrentes, úlceras genitais e uveíte. A doença mais avançada pode afetar o sistema nervoso central, o trato gastrointestinal, os rins ou as articulações dos membros. Trombose da artéria coronária, assim como aneurismas da artéria pulmonar, também podem ocorrer. Há relatos de casos esporádicos de acometimento da mucosa nasal. A concentração dos marcadores inflamatórios não específicos geralmente está elevada durante a avaliação laboratorial da doença ativa. Os critérios clínicos para o diagnóstico incluem úlceras aftosas orais recorrentes e dois dos seguintes: úlceras genitais, lesões cutâneas, lesões oculares ou teste positivo de patergia (formação de pápula em resposta a uma perfuração com agulha). O tratamento médico pode ser realizado com corticosteroides ou outras drogas imunomoduladoras.

6 ▪ DOENÇAS GRANULOMATOSAS E AUTOIMUNES DA CABEÇA E DO PESCOÇO

12. **Liste os patógenos bacterianos que podem causar infecções granulomatosas.**
    Klebsiella rhinoscleromatis (rinoescleroma), *Mycobacterium tuberculosis* (tuberculose), *Mycobacterium leprae* (lepra), *Treponema pallidum* (sífilis), espécies de *Actinomyces* (actinomicose) e *Bartonella henselae* (doença da arranhadura do gato).

13. **Descreva o rinoescleroma.**
    O rinoescleroma é uma doença granulomatosa crônica que acomete o nariz e, possivelmente, outros locais do trato respiratório superior. A doença é causada por um bacilo encapsulado Gram-negativo chamado *Klebsiella rhinoscleromatis*. Alguns estudos sugerem que a doença também pode ser causada por uma predisposição genética herdada que leva à inflamação crônica. As regiões endêmicas incluem o leste da África, a América Central e do Sul, a Europa Central e o subcontinente indiano. A doença é subdividida em três estágios: *catarral, granulomatoso e esclerótico*. O estágio catarral é caracterizado por rinorreia purulenta e de odor desagradável. Massas granulomatosas friáveis são observadas no segundo estágio. Pode haver epistaxe e deformidade nasal devidas à destruição das cartilagens do nariz. No estágio final, há fibrose dos tecidos e maior deformidade. Os achados histológicos incluem a formação de granuloma e *células de Mikulicz*, grandes histiócitos com bacilos intracelulares. O tratamento é realizado com antibioticoterapia prolongada.

14. **Quais estruturas da cabeça e do pescoço podem ser afetadas pelo bacilo álcool-ácido resistente *Mycobacterium tuberculosis*?**
    A tuberculose extrapulmonar pode afetar diversas estruturas da cabeça e do pescoço, incluindo os linfonodos cervicais, a laringe, a orelha média e as fossas nasais. Os achados podem incluir linfoadenopatia cervical, formação de tecido de granulação na laringe, otorreia refratária ou hipertrofia nodular da mucosa nasal. O exame histológico dos tecidos acometidos mostra a formação de granulomas caseosos e não caseosos. A coloração positiva para resistência a álcool-ácido e os resultados da cultura são utilizados para confirmar o diagnóstico. O tratamento geralmente envolve a administração prolongada de antibióticos específicos.

15. **Qual doença é causada por *Mycobacterium leprae*?**
    A lepra é uma infecção crônica causada pelo bacilo álcool-ácido resistente *Mycobacterium leprae*. Na maioria dos casos, há o acometimento da mucosa nasal com achado inicial de espessamento nodular. Com a progressão da doença, os granulomas aumentam, e os pacientes podem apresentar obstrução e deformidade nasal. O diagnóstico pode ser confirmado com biópsia tecidual e coloração positiva para a resistência a álcool-ácido. O tratamento é feito por meio da administração prolongada de drogas específicas, como dapsona ou rifampicina.

16. **Qual doença granulomatosa é causada por uma espiroqueta sexualmente transmissível?**
    Sífilis é uma infecção granulomatosa sexualmente transmissível causada pela espiroqueta *Treponema pallidum*. Múltiplas fases de infecção são descritas: primária, secundária, latente e terciária. Na sífilis primária, há um cancro indolor no local da inoculação inicial. A sífilis secundária ocorre semanas mais tarde e mais frequentemente acomete a pele, as membranas mucosas e os linfonodos. Os pacientes não apresentam sintomas ativos durante a fase latente. Na doença terciária, pode haver a formação de goma desfigurante. Em caso de acometimento do septo nasal, os pacientes podem desenvolver obstrução nasal, perfuração septal ou colapso nasal. A sífilis também pode causar perda auditiva sensorioneural, assim como doença laríngea. O teste sorológico para *T. pallidum* ou a microscopia em campo escuro podem ser usados para confirmar o diagnóstico. A penicilina continua a ser o tratamento de primeira linha de escolha para a sífilis.

17. **Descreva a infecção causada pelo gênero *Actinomyces*.**
    Diversas espécies do gênero *Actinomyces* podem causar infecções granulomatosas na cabeça e no pescoço. Estas bactérias Gram-positivas, principalmente anaeróbicas, são parte da flora oral normal. A actinomicose pode, então, se desenvolver após um tratamento odontológico ou trauma mandibular ou ainda ser decorrente da má higiene oral e doença periodontal. A infecção pode provocar a formação de massa e abscesso. O exame histológico revela a presença de bactérias Gram-positivas filamentosas e ramificadas, além de grânulos sulfurosos. O tratamento médico de escolha é composto pela administração prolongada de penicilina. O debridamento cirúrgico pode ser necessário em alguns casos.

18. **Liste as doenças granulomatosas fúngicas que pode ocorrem na cabeça e no pescoço.**
    Diversas doenças granulomatosas fúngicas podem ocorrer na cabeça e no pescoço, incluindo blastomicose, histoplasmose, coccidioidomicose, mucormicose e aspergilose. Muitas dessas espécies de fungos podem causar doença grave e com risco de morte em hospedeiros imunocomprometidos. Nesses casos, o uso agressivo de medicamentos antifúngicos é indicado.

II
CABEÇA E PESCOÇO

ANATOMIA E EMBRIOLOGIA DE CABEÇA E PESCOÇO E SEUS CORRELATOS ANATÔMICOS

Ted H. Leem, MD, MS ▪ Benjamin Milam, MD ▪ Mofiyinfolu Sokoya, MD

CAPÍTULO 9

PONTOS-CHAVE

1. Os seis arcos branquiais formam os derivados esqueléticos e musculares da cabeça e do pescoço, enquanto as seis bolsas faríngeas formam o endotélio e as glândulas da cabeça e do pescoço. Cada um é associado a um nervo e uma artéria.
2. O desenvolvimento embriológico aberrante pode causar anomalias da fenda branquial. Essas anomalias podem, subsequentemente, ser infectadas e requerer remoção cirúrgica. As anomalias podem estar relacionadas a primeira, segunda, terceira e quarta fendas branquiais. A anomalia mais comum é a da segunda fenda branquial. As anomalias da fenda branquial podem ser associadas a fístulas, de trajeto profundo em seus derivados associados do arco aórtico.
3. A linfadenectomia cervical (esvaziamento cervical) é baseada nos padrões de drenagem linfática dos linfonodos regionais delineados por subníveis do pescoço.
4. O trato aerodigestório superior é dividido em fossas nasais, cavidade oral, nasofaringe, orofaringe, hipofaringe e laringe.
5. As infecções do espaço cervical profundo podem se disseminar pelo pescoço e para outras partes do corpo através do espaço retrofaríngeo, do espaço de perigo e do espaço pré-vertebral.

Pérolas

1. A segunda fenda branquial é a mais comumente associada ao desenvolvimento de anomalias.
2. O palato mole separa a nasofaringe da orofaringe, e o osso hioide separa a orofaringe da hipofaringe.
3. O espaço retrofaríngeo contém linfonodos laterais e mediais. O câncer com maior tendência a metástase para esses linfonodos é o câncer nasofaríngeo.
4. O espaço retrofaríngeo se estende da base do crânio até o mediastino, o espaço de perigo se estende da base do crânio até o diafragma e o espaço pré-vertebral se estende do clivo ao cóccix.
5. A fossa pterigopalatina é um espaço profundo da face que contém a artéria maxilar, o ramo maxilar do nervo trigêmeo e o gânglio pterigopalatino.

PERGUNTAS

1. Quais são os derivados esqueléticos dos seis arcos branquiais?

Quadro 9-1

ARCO BRANQUIAL	DERIVADOS ESQUELÉTICOS
1º	Corpo e ramo da mandíbula, ligamento esfenomandibular, ligamento maleolar anterior, martelo (à exceção do manúbrio) e bigorna (à exceção de seu processo longo)
2º	Ligamento estiloióideo, processo estiloide, manúbrio do martelo, processo longo da bigorna, supraestrutura do estribo e corpo do hioide e corno menor do osso hioide
3º	Corpo e corno maior do osso hioide
4º, 5º e 6º	Cartilagens da tireoide, cricoide, aritenoide, corniculada e cuneiforme

2. Quais são os derivados musculares dos seis arcos branquiais?

Quadro 9-2

ARCO BRANQUIAL	DERIVADOS MUSCULARES
1º	Músculos da mastigação: músculos temporal, masseter e pterigoide medial e lateral, assim como os músculos tensor do tímpano, tensor do véu palatino, o ventre anterior do músculo digástrico e o miloióideo
2º	Músculos da expressão facial: o ventre posterior do digástrico, o estiloióideo e o estapédio
3º	Músculo estilofaríngeo
4º, 5º e 6º	Músculos faríngeos (músculos constritor superior, médio e inferior), músculo estriado da metade superior do esôfago, assim como todos os músculos extrínsecos e intrínsecos da laringe

3. O que formam as seis bolsas faríngeas?

As bolsas faríngeas são compostas por endoderma e, portanto, dão origem a estruturas glandulares.

Quadro 9-3

BOLSA FARÍNGEA	DERIVADOS DA BOLSA
1º	Revestimento epitelial da orelha média e da membrana timpânica
2º	Revestimento epitelial da tonsila palatina
3º	Superior: glândulas paratireoides inferiores; inferior: timo
4º	Glândulas paratireoides superiores
5º e 6º	Células parafoliculares (C)

4. Qual nervo craniano inerva os derivados de cada arco branquial?

Quadro 9-4

ARCO BRANQUIAL	NERVOS CRANIANOS
1º	Nervo trigêmeo
2º	Nervo facial
3º	Nervo glossofaríngeo
4º, 5º e 6º	Nervo vago

5. Onde se localizam os possíveis cistos e fístulas da fenda branquial?

Os trajetos de cistos e fístulas geralmente seguem um padrão profundo aos derivados associados do arco aórtico. As anomalias da primeira fenda branquial são duplicações da parte membranosa do meato acústico externo. Essas lesões geralmente são divididas em dois tipos. O tipo I é de origem ectodérmica e é uma anomalia de duplicação do meato acústico externo. Esse cisto pode ter localização anterior-inferior em relação ao lóbulo. O tipo II é de origem ectodérmica e mesodérmica e também apresenta duplicação da cartilagem. As fístulas da primeira fenda branquial de tipo II geralmente estão abaixo do ângulo da mandíbula e atravessam a glândula parótida, em grande proximidade ao nervo facial, seja inferior ao meato acústico externo ou no interior do meato, na junção osteocartilaginosa.

As anomalias da segunda fenda branquial geralmente se localizam abaixo do ângulo da mandíbula e na borda anterior do músculo esternocleidomastóideo. O possível trajeto desta fístula é profundo à artéria carótida externa, aos músculos estiloióideo e digástrico e superficial à abertura da artéria carótida interna na fossa tonsilar.

As anomalias da terceira fenda branquial geralmente são anteriores ao músculo esternocleidomastóideo e, no pescoço, são inferiores às anomalias da primeira ou segunda fenda branquial. O possível trajeto desta fístula é profundo ao nervo glossofaríngeo e à artéria carótida interna e superficial à abertura do nervo vago na faringe, na membrana tireoióidea ou no seio piriforme.

As anomalias da quarta fenda branquial ocorrem predominantemente no lado esquerdo e são observadas como massas tireoidianas ou paratraqueais na porção inferior da lateral do pescoço. O possível trajeto dessa fístula é profundo ao nervo laríngeo superior e superficial à abertura do nervo laríngeo recorrente na hipofaringe. Na presença destes trajetos, é importante tentar sua excisão cirúrgica em conjunto com o cisto.

6. Qual é a anomalia da fenda branquial mais comum?
As anomalias da segunda fenda branquial são as mais comuns, representando aproximadamente 95% de todas as lesões. As anomalias da primeira fenda branquial são as segundas mais comuns. As anomalias da terceira e da quarta fendas branquiais são raras.

7. Quais são os limites e subsítios da cavidade oral?
- Anterior: vermelhão do lábio.
- Superior: junção entre palato duro e mole.
- Lateral: pilares tonsilares.
- Posterior/inferior: papilas circunvaladas da língua.
- Subsítios: lábio, língua oral (dois terços anteriores), mucosa bucal, assoalho da boca, palato duro, gengiva superior e inferior (bordas alveolares) e trígono retromolar.

8. Quais são os limites da nasofaringe?
- Anterior: fossa nasal posterior.
- Superior: seio esfenoide.
- Posterior: primeira e segunda vértebras.
- Inferior: palato mole.
- Lateral: tuba auditiva, toro tubário e fosseta de Rosenmuller (local mais comum de origem do carcinoma nasofaríngeo).

9. Quais são os limites e subsítios da orofaringe?
- Anterior: cavidade oral.
- Superior: palato mole.
- Posterior: parede faríngea posterior.
- Inferior: hioide.
- Subsítios: base da língua (terço posterior), tonsila palatina/parede faríngea lateral, palato mole e parede faríngea posterior.

10. Qual é a localização mais comum do carcinoma espinocelular (SCCA) associado ao papilomavírus humano (HPV)?
A orofaringe, especificamente as tonsilas e a base da língua, é a localização mais comum do SCCA associado ao HPV.

11. Quais são os limites e subsítios da hipofaringe?
- Anterior: laringe.
- Superior: osso hioide e pregas faringoepiglóticas.
- Posterior: espaço retrofaríngeo.
- Inferior: entrada do esôfago, no músculo cricofaríngeo.
- Subsítios: os seios piriformes, a região pós-cricoide e a parede faríngea posterior.

12. Descreva os subsítios da hipofaringe.
Os seios piriformes são uma pirâmide invertida com base à altura da prega faringoepiglótica e seu ápice se estende até imediatamente abaixo da cartilagem cricoide. O segundo subsítio, a região pós-cricoide, é a parede anterior da hipofaringe. Esse subsítio se estende da região imediatamente inferior à face

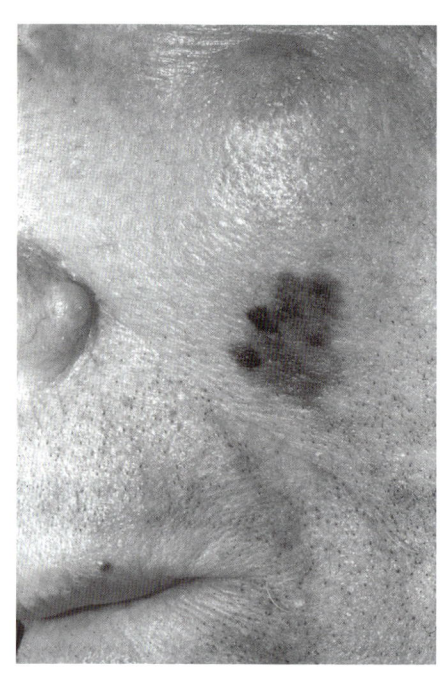

Figura 11-7. Lentigo maligno. Área pigmentada irregular na pele exposta ao sol. De Fitzpatrick JE, Aeling JL. Dermatology Secrets in Color, 2 ed, Philadelphia, 2000, Hanley & Belfus.

20. O que é profundidade de Breslow?

A profundidade de Breslow é uma medida, em milímetros, da profundidade tumoral, da camada granular da epiderme à base do melanoma. Essa medida é o indicador prognóstico mais importante dos melanomas. O nível de Clark, uma medida da profundidade do melanoma baseada na anatomia da pele, não é mais utilizado no estadiamento do melanoma, mas ainda pode ser relatado por alguns patologistas.

21. Como é feito o estadiamento do melanoma?

O melanoma é estadiado conforme o sistema TNM da American Joint Committee on Cancer (AJCC). Este sistema de estadiamento foi publicado pela primeira vez em 2000 e modificado em 2009 para inclusão de dados acerca da taxa mitótica e das micrometástases (Quadro 11-3).
- As micrometástases são diagnosticadas após a linfadenectomia sentinela ou eletiva.
- As macrometástases são definidas como metástases clinicamente detectáveis em linfonodos e confirmadas pela linfadenectomia terapêutica ou metástases em linfonodos com extensão extracapsular macroscópica.
- As metástases em trânsito estão a mais de 2 cm de distância do tumor primário, mas não além dos linfonodos regionais, enquanto as lesões satélites estão a menos de 2 cm da neoplasia primária (Quadro 11-4).

22. O que é biópsia de linfonodo sentinela e como é realizada?

A biópsia de linfonodo sentinela (SLNB) é realizada para determinar se houve ou não disseminação do câncer da pele para os linfonodos de drenagem regional. A condição do linfonodo sentinela é um importante indicador prognóstico utilizado no estadiamento do melanoma. Um marcador radioativo e/ou um corante azul é injetado no local com o melanoma e então o linfonodo (ou, ocasionalmente, os diversos linfonodos) com maior incorporação desses marcadores é removido e examinado quanto à presença de células tumorais. Normalmente, a ampla excisão local do melanoma é realizada durante a SLNB para impedir a destruição de estruturas linfáticas, o que poderia alterar o padrão normal de drenagem. Caso a SLNB seja positiva, a dissecção completa dos linfonodos é recomendada. A SLNB é uma ferramenta prognóstica, e não uma modalidade terapêutica, já que os estudos não mostraram um benefício claro de sobrevida para os pacientes submetidos ao procedimento.

23. Quando a biópsia de linfonodo sentinela é recomendada a pacientes com melanoma?

A SLNB é recomendada a pacientes com melanoma com profundidade de Breslow superior a 1,0 mm. Nos pacientes com melanomas entre 0,75 mm e 0,99 mm, especialmente aqueles com ulceração ou figuras mitóti-

Quadro 11-3. Classificação TNM dos Melanomas

CLASSIFICAÇÃO T	ESPESSURA	PRESENÇA DE ULCERAÇÃO/MITOSES	% DE SOBREVIDA EM 5 ANOS
Tis	NA	NA	
T1	≤ 1,0 mm	a: Sem ulceração e mitose < $1/mm^2$	97
		b: Com ulceração ou mitoses ≥ $1/mm^2$	90
T2	1,01-2,0 mm	a: Sem ulceração	90
		b: Com ulceração	78
T3	2,01-4,0 mm	a: Sem ulceração	78
		b: Com ulceração	65
T4	> 4,0 mm	a: Sem ulceração	65
		b: Com ulceração	45
CLASSIFICAÇÃO N	NÚMERO DE LINFONODOS METASTÁTICOS		MASSA METASTÁTICA EM LINFONODOS
N0	0		NA
N1	1 linfonodo		a: Micrometástase
b: Macrometástase
N2	2-3 linfonodos		a: Micrometástase
b: Macrometástase
c: Metástase(s) em trânsito/satélite(s) sem linfonodo(s) metastático(s)
N3	4 ou mais linfonodos metastáticos, linfonodos emaranhados ou metástase(s) em trânsito/satélite(s) com linfonodo(s) metastático(s)		
CLASSIFICAÇÃO M	LOCAL		NÍVEL SÉRICO DE DESIDROGENASE LÁCTICA (LDH)
M0	Ausência de metástases a distância		NA
M1a	Metástases a distância em pele, tecido subcutâneo ou linfonodos		Normal
M1b	Metástases pulmonares		Normal
M1c	Todas as outras metástases viscerais
Qualquer metástase a distância		Normal
Elevado

Dados do *website* do American Joint Committee on Cancer, https://cancerstaging.org/Pages/default.aspx.

cas (pT1b), recomenda-se a discussão dos prós e contras do SLNB e o oferecimento de tratamento. A SLNB não é indicada em pacientes que apresentam evidência de doença metastática no momento do diagnóstico.

24. Qual é o tratamento do melanoma delgado?

O tratamento do melanoma primário localizado é a excisão cirúrgica. As margens cirúrgicas do melanoma são baseadas na profundidade de Breslow (Quadro 11-5). Discute-se se margens maiores do que 2 cm devem ou não ser obtidas em melanomas mais espessos (profundidade de Breslow > 2 mm).

25. Qual é o tratamento do melanoma metastático?

Após a disseminação do melanoma para os linfonodos ou outros sítios a distância, a mortalidade aumenta de forma drástica, e as opções terapêuticas são mais limitadas. O melanoma metastático não é

Quadro 11-4. Agrupamento dos Estágios do Melanoma Cutâneo

	% DE SOBREVIDA EM 5 ANOS	Estadiamento Clínico			Estadiamento Patológico		
		T	N	M	T	N	M
0		Tis	N0	M0	Tis	N0	M0
IA	97	T1a	N0	M0	T1a	N0	M0
IB	93	T1b T2a	N0	M0	T1b T2a	N0	M0
IIA	82 79	T2b T3a	N0	M0	T2b T3a	N0	M0
IIB	68 71	T3b T4a	N0	M0	T3b T4a	N0	M0
IIC	53	T4b	N0	M0	T4b	N0	M0
III		Qualquer T	N1 N2 N3	M0			
IIIA	78				T1-4a T1-4a	N1a N2a	M0 M0
IIIB	59				T1-4b T1-4b T1-4a T1-4a T1-4a	N1a N2a N1b N2b N2c	
IIIC	40				T1-4b T1-4b T1-4b Qualquer T	N1b N2b N2c N3	M0
IV	9-27	Qualquer T	Qualquer N	Qualquer M1	Qualquer T	Qualquer N	Qualquer M1

Dados do *website* do American Joint Committee on Cancer, https://cancerstaging.org/Pages/default.aspx.

Quadro 11-5. Margens Excisionais do Melanoma

PROFUNDIDADE DE BRESLOW DO MELANOMA	MARGEM EM CM
Melanoma *in situ* (excluindo o lentigo maligno, que pode precisar de margens maiores)	0,5
≤ 1 mm	1
1,01-2,0 mm	1-2
> 2 mm	2

muito responsivo à radioterapia ou à quimioterapia tradicional. Recentemente, o tratamento do melanoma progrediu com o desenvolvimento de terapias moleculares direcionadas, como o vemurafenib. Esse agente quimioterápico tem como alvo uma mutação na via BRAF, presente em 40% a 60% dos melanomas. Os primeiros estudos citam uma redução relativa de 64% no risco de morte e de 74% na progressão da doença. No entanto, outras mutações no melanoma fazem com que o medicamento se torne ineficaz e levam à progressão da doença. A combinação de inibidores de BRAF a inibidores de MEK, como o trametinib, aumentam ainda mais a sobrevida livre de progressão no melanoma avançado. Os efeitos colaterais do vemurafenib incluem artralgias, reações cutâneas, fotossensibilidade e o desenvolvimento de carcinoma espinocelular. Outro importante medicamento novo para os pacientes com melanoma metastático é o ipilimumab. Esse medicamento é um anticorpo monoclonal contra CTLA-4 que ativa os linfócitos T para atacar as células tumorais. Os principais efeitos colaterais do ipilimumab são de natureza autoimune, incluindo colite, hipofisite, hepatite e iridociclite.

26. Qual é a associação entre a luz ultravioleta e o câncer de pele?

A radiação ultravioleta (UVR) emitida pelo Sol é composta por ultravioleta C (UVC), ultravioleta B (UVB) e ultravioleta A (UVA). A UVC é bloqueada de forma quase completa pela atmosfera da Terra, assim como parte da UVB; 95% da UVR que atinge a superfície do planeta é UVA, e o restante, UVB. Demonstrou-se, repetidas vezes, que a exposição à radiação ultravioleta aumenta o risco de desenvolvimento de câncer de pele não melanoma e melanoma ao induzir mutações no DNA e causar imunossupressão cutânea, o que reduz o reparo do DNA. Acreditava-se que UVB era responsável pela maioria dos cânceres de pele; no entanto, hoje acredita-se que o papel da UVA é maior. Câmeras de bronzeamento artificial, com emissão predominantemente de luz UVA, foram associadas ao maior risco de desenvolvimento de CBC, CEC e melanoma. A UVC é profundamente carcinogênica, mas não participa da formação do câncer de pele por ser bloqueada pela atmosfera e não atingir a superfície terrestre (Quadro 11-6).

27. Quais são os métodos importantes de fotoproteção?

A fotoproteção deve ser recomendada para todos os pacientes, especialmente aqueles com alto risco para câncer de pele ou histórico da doença. A fotoproteção é multifatorial e inclui evitar o sol nos horários de pico da radiação UV (das 10 horas da manhã às 2 da tarde) e o uso de roupas protetoras, chapéus de abas largas e protetor solar nas áreas expostas. A fotoproteção é medida conforme o fator de proteção UV (FPU) para roupas e chapéus e fator de proteção solar (FPS) para protetores solares. Os protetores solares são formulados com compostos orgânicos e inorgânicos que absorvem e dispersam a luz UV. Os protetores solares devem ser de "amplo espectro", ou seja, bloquear UVB e UVA para melhor fotoproteção. É importante notar que os protocolos para determinação do FPS de protetores solares incluem a aplicação de 2 mg/cm^2 do produto, mas a maioria das pessoas utiliza densidades muito menores. Assim, as reaplicações frequentes (a cada 2 a 4 horas) e o uso de produtos com alto FPS são recomendados.

CONTROVÉRSIAS

28. Como é feito o estadiamento dos carcinomas espinocelulares?

O estadiamento do carcinoma espinocelular é tradicionalmente realizado com o sistema do AJCC, revisto pela última vez em 2010 (Quadro 11-7). Recentemente, em 2013, um sistema alternativo de estadiamento foi proposto para melhorar a estratificação dos CECs, especificamente dos tumores T2. O sistema alternativo de estadiamento dividiu T2 em T2a e T2b pelo risco significativamente maior de metástases em linfonodos em tumores T2b. O sistema alternativo também não inclui o estágio T4.

Quadro 11-6. Espectro Ultravioleta

TIPO DE RADIAÇÃO ULTRAVIOLETA	COMPRIMENTO DE ONDA EM NM
UVC	270-290
UVB	290-315
UVA	315-400

Quadro 11-7. Sistema de Estadiamento Tumoral do Carcinoma Espinocelular segundo o American Joint Committee on Cancer (AJCC)

Tx	O tumor primário não pode ser avaliado
T0	Não há evidências de tumor primário
Tis	Carcinoma *in situ*
T1	Tumor ≤ 2 cm com < 2 características de alto risco*
T2	Tumor > 2 cm OU Tumor com > 2 características de alto risco
T3	Tumor com invasão de maxila, mandíbula, órbita ou osso temporal
T4	Tumor com invasão do esqueleto (axial ou apendicular) ou invasão perineural da base do crânio

*Fatores de alto risco segundo o AJCC: espessura de Breslow > 2 mm, nível de Clark ≥ 4, localização na orelha ou lábio, baixa diferenciação. De Farasat S, Yu SS, Neel VA, et al. A new American Joint Committee on Cancer staging system for cutaneous squamous cell carcinoma: creation and rationale for inclusion of tumor (T) characteritics, J Am Acad Dermatol 64(6):1051-1059, 2011.

29. Quando as biópsias de linfonodo sentinela devem ser realizadas em carcinomas espinocelulares?

Não há ensaios clínicos randomizados que estabeleçam quando as SLNBs são adequadas em CECs. Uma meta-análise recente reviu relatos e séries de caso utilizando o sistema do AJCC e o sistema alternativo de estadiamento (veja anteriormente) para determinar quais CECs apresentam alto risco para positividade do linfonodo sentinela. Os resultados mostraram que os pacientes da categoria T2b do sistema alternativo de estadiamento apresentavam 29% risco de SLNB positiva e que os pacientes com cânceres T3 tinham 50% de risco de SLNB positiva. Mais estudos são necessários para que se possam fazer recomendações definitivas acerca da SLNB no carcinoma espinocelular.

30. A cirurgia de Mohs deve ser realizada no melanoma *in situ*?

Uma vez que a cirurgia de Mohs emprega cortes congelados para visualização do tecido, alguns profissionais argumentam que o artefato de congelamento pode dificultar muito a identificação correta dos melanócitos em lâminas coradas com hematoxilina e eosina. Alguns cirurgiões Mohs acreditam que o melanoma *in situ* é tratado de forma mais adequada com a técnica lenta (modificada) de Mohs. Com essa técnica, o tecido é embebido em parafina e seccionado *en face* para realização dos cortes permanentes. Se necessário, colorações especiais podem ser realizadas com marcadores melanocíticos, como MART-1 ou SOX-10. A desvantagem desse protocolo é o maior tempo de espera para o paciente (já que apenas um estágio pode ser realizado por dia) e o fato de o tecido deixar as mãos do cirurgião para o processamento patológico, aumentando o risco de erro na fixação ou mapeamento. Por outro lado, muitos cirurgiões Mohs defendem a realização da cirurgia de Mohs no melanoma *in situ* usando colorações imuno-histoquímicas especiais, geralmente MART-1, no tecido congelado, em seus próprios laboratórios. As vantagens desta técnica são o menor tempo de espera para os pacientes e o maior controle nas mãos do cirurgião para o mapeamento.

BIBLIOGRAFIA

Amber K, McLeod MP, Nouri K: The Merkel cell polyomavirus and its involvement in Merkel cell carcinoma, *Dermatol Surg* 39(2):232–238, 2013.

Balch CM, Gershenwald JE, Soong SJ, et al: Final version of 2009 AJCC melanoma staging and classification, *J Clin Oncol* 27:6199–6206, 2009.

Bolognia J, Jorizzo JL, Rapini RP: *Dermatology*, St. Louis, MO, 2008, Mosby/Elsevier. Print.

Chapman PB, Hauschild A, Robert C: Improved survival with vemurafenib in melanoma with BRAF V600E mutation, *N Eng J Med* 364:2507–2516, 2011.

Costantino D, Lowe L, Brown DL: Basosquamous carcinoma-an under-recognized, high-risk cutaneous neoplasm: case study and review of the literature, *J Plast Reconstr Aesthet Surg* 59(4):424–428, 2006.

Jambusaria-Pahlajani A, Kanetsky PA, Kria PS, et al: Evaluation of AJCC tumor staging for cutaneous squamous cell carcinoma and a proposed alternative tumor staging system, *JAMA Dermatol* 149(4):402–410, 2013.

Mudigonda T, Levender MM, O'Neill JL, et al: Incidence, risk factors, and preventative management of skin cancers in organ transplant recipients: a review of single- and multicenter retrospective studies from 2006 to 2010, *Dermatol Surg* 39:345–364, 2013.

Rigel DS, Friedman RJ, Kopf AW: Lifetime risk for development of skin cancer in the U.S. population: current risk is now 1 in 5, *J Am Acad Dermatol* 35:1012–1013, 1996.

Schmitt AR, Brewer JD, Bordeaux JS, et al: Staging for cutaneous squamous cell carcinoma as a predictor of sentinel lymph node biopsy results: meta-analysis of American Joint Committee on Cancer criteria and a proposed alternative system, *JAMA Dermatol* 150(1):19–24, 2014.

Sladden MJ, Balch C, Barzilai DA, et al: Surgical excision margins for primary cutaneous melanoma, *Cochrane Database Syst Rev* (4):CD004835, 2009.

DOENÇAS DA CAVIDADE ORAL E DA OROFARINGE

Julie A. Goddard, MD, FACS

CAPÍTULO 12

PONTOS-CHAVE
1. Apesar de sua proximidade, os cânceres da cavidade oral e da orofaringe tendem a se comportar de forma diferente e, assim, são tratados de maneiras distintas.
2. As lesões pré-malignas da cavidade oral devem ser avaliadas e acompanhadas. Não existem lesões pré-malignas específicas da orofaringe.
3. A profundidade de invasão é utilizada nas decisões terapêuticas do câncer oral e a metástase em linfonodo cervical é um dos principais determinantes do prognóstico.
4. O papilomavírus humano (HPV) mudou a avaliação e o tratamento do câncer orofaríngeo.

Pérolas
1. O câncer da cavidade oral tende a se disseminar para os linfonodos de níveis I, II e III. O câncer orofaríngeo mais comumente atinge os linfonodos em níveis II, III e IV.
2. O estadiamento dos tumores da cavidade oral e da orofaringe geralmente pode ser memorizado pelos critérios de tamanho: T1 = 0 a 2 cm, T2 = 2 a 4 cm, T3 = > 4 cm, T4 = extensão às estruturas adjacentes.
3. O câncer da cavidade oral é tratado principalmente com cirurgia, enquanto o câncer orofaríngeo é comumente tratado com radioterapia.

PERGUNTAS

1. **Descreva a anatomia da cavidade oral e nomeie seus oito subsítios.**
   A cavidade oral se estende do vermelhão do lábio (junção mucocutânea) às papilas circunvaladas da língua, inferiormente, e a junção entre palato duro e palato mole, superiormente. Os oito subsítios são:
   1. Lábios.
   2. Mucosa bucal.
   3. Crista alveolar/gengiva inferior (mandibular).
   4. Crista alveolar/gengiva superior (maxilar).
   5. Trígono retromolar.
   6. Palato duro.
   7. Assoalho da boca.
   8. Língua oral (dois terços anteriores).

2. **Qual é o tipo mais comum de tumor maligno na cavidade oral?**
   O carcinoma espinocelular. Como em todos os locais da cabeça e do pescoço, o carcinoma espinocelular (CEC) é, de longe, o tipo mais comum de tumor observado. Mais de 90% dos cânceres da cavidade oral são CEC. Outros tumores malignos da cavidade oral são os cânceres das glândulas salivares menores, o sarcoma de Kaposi, outros sarcomas, o melanoma e, raramente, o linfoma.

3. **Os tumores malignos das glândulas salivares menores são mais comumente observados em qual parte da cavidade oral? Qual é o tipo mais comum?**
   Na cavidade oral, os tumores malignos das glândulas salivares menores ocorrem mais comumente no palato duro. O carcinoma cístico adenoide é o tumor mais comum das glândulas salivares menores da cavidade oral.

4. **Quais são os subsítios da cavidade oral mais comumente afetados pelo carcinoma espinocelular?**
   1. **Lábios:** A incidência varia conforme a localização geográfica, mas, de modo geral, 15% a 30% dos cânceres da cavidade oral ocorrem nos lábios. O acometimento do lábio inferior é muito mais comum

do que o do lábio superior (> 90% dos tumores ocorrem no lábio inferior). Embora a American Joint Committee on Cancer (AJCC) ainda considere o tumor labial como um CEC da cavidade oral, esse câncer pode ser considerado separadamente, já que o vermelhão do lábio é exposto a fatores ambientais externos (como a radiação ultravioleta [UV] do sol) e, às vezes, se comporta mais como um CEC cutâneo.
2. **Língua Oral:** 20% a 30% dos cânceres da cavidade oral ocorrem na língua oral. A parte lateral da língua é mais comumente acometida do que a dorsal.

5. **Discuta as três lesões ou doenças clínicas pré-malignas da cavidade oral.**
   1. **Leucoplasia:** Placa ou lesão queratótica de coloração branca que não pode ser deslocada. É frequentemente causada por trauma ou irritação crônica da mucosa oral. A maioria das lesões é benigna, mas é muito difícil prever o potencial maligno/taxa de transformação. A biópsia inicial com acompanhamento ou a excisão é recomendada dependendo dos achados patológicos.
   2. **Eritroplasia:** Placa mucosa vermelha sem causa mecânica ou inflamatória óbvias. Esta lesão tem potencial maligno muito maior do que a leucoplasia (estimado em 7 vezes maior) e pode ser observada combinada à leucoplasia. A terapia recomendada é mais agressiva do que a usada na leucoplasia, incluindo a excisão completa com margens adequadas.
   3. **Líquen Plano Oral:** Linhas delgadas observadas principalmente na mucosa bucal (mas as alterações podem ser encontradas em toda a cavidade oral). A causa exata é desconhecida, mas acredita-se que a doença seja mediada por mecanismos imunológicos (já que há infiltração linfocítica das camadas epiteliais). O líquen plano oral é associado a dor e queimação, e sua progressão clínica é intermitente. O tratamento é feito com corticosteroides tópicos ou sistêmicos e, ocasionalmente, outros imunossupressores. O risco vitalício de transformação maligna é de 5% a 10%.
   Observação: As descrições anteriores são *clínicas*, e não *patológicas*, das doenças pré-malignas. A *displasia*, que pode ser observada em qualquer dessas lesões, é a descrição patológica da alteração pré-maligna, ou seja, dos graus de modificação celular. A displasia pode ser descrita como branda, moderada e grave. Os termos displasia grave e carcinoma *in situ* são frequentemente usados de forma intercambiável pelos patologistas.

6. **Os CECs da cavidade oral são comumente causados pelo papilomavírus humano (HPV)?**
   Não. Embora o CEC *orofaríngeo* seja muito comumente causado pelo vírus HPV (segundo alguns relatos, mais de 80% dos casos), somente uma pequena porcentagem (menos de 3%) dos cânceres da cavidade oral são realmente provocados pelo HPV.

7. **As metástases regionais do CEC da cavidade oral tendem a aparecer em qual área do pescoço? Por que isso é clinicamente significativo?**
   A doença nodal regional relacionada ao CEC da cavidade oral tende a ocorrer principalmente nos linfonodos cervicais superiores de nível I (linfonodos submentonianos e submandibulares), nível II e nível III (linfonodos jugulares superiores e médios). Esta drenagem linfática relativamente previsível dos subsítios da cavidade oral levou ao uso do chamado esvaziamento cervical supraomoióideo (com inclusão dos níveis I, II e III) no procedimento eletivo de dissecção de linfonodos em pacientes com cânceres da cavidade oral. O achado de doença nodal microscópica nos níveis III e IV, sem doença de nível I e II, em mais de 15% dos pacientes com câncer na *língua oral* fez com que alguns especialistas recomendassem a inclusão do nível IV nos esvaziamentos cervicais eletivos nesses casos.

8. **Como é feito o estadiamento do câncer da cavidade oral?**
   O estadiamento do CEC da cavidade oral é realizado de acordo com o sistema tumor, linfonodo, metástase (TNM) da American Joint Committee on Cancer (AJCC), atualmente em sua sétima edição. Na cavidade oral, o tamanho do tumor é o principal fator determinante do estágio T.
   - Tx: Ausência de informações acerca do tumor primário.
   - T0: Ausência de evidências de tumor primário.
   - Tis: Carcinoma *in situ*.
   - T1: Tumor < 2 cm.
   - T2: Tumor com 2 a 4 cm de tamanho.
   - T3: Tumor com tamanho > 4 cm.
   - T4a: Doença local moderadamente avançada.
     - Lábio: o tumor invade o osso cortical, o nervo alveolar inferior, o assoalho da boca ou a pele da face.
     - Cavidade oral: o tumor invade apenas estruturas adjacentes (p. ex., o osso cortical [mandíbula ou maxila], a musculatura profunda [extrínseca] da língua [genioglosso, hioglosso, palatoglosso, estiloglosso], seio maxilar, pele de face). Observação: a erosão superficial apenas do osso/alvéolo dentário pelo tumor gengival primário não é suficiente para classificação como T4.

12 ▪ DOENÇAS DA CAVIDADE ORAL E DA OROFARINGE

- T4b: doença local muito avançada. O tumor invade o espaço da mastigação, as placas pterigoides ou a base do crânio e/ou encerra a artéria carótida interna.

O estadiamento dos linfonodos é igual ao da maioria dos cânceres espinocelulares de cabeça e pescoço.

- Nx: Os linfonodos regionais não podem ser avaliados.
- N0: Ausência de metástase em linfonodo regional.
- N1: Metástase em um único linfonodo ipsolateral, com 3 cm ou menos em sua dimensão maior.
- N2a: Metástase em um único linfonodo ipsolateral, com mais de 3 cm, mas não mais do que 6 cm.
- N2b: Metástase em múltiplos linfonodos ipsolaterais, nenhuma com mais de 6 cm em sua dimensão maior.
- N2c: Metástase em linfonodos bilaterais ou contralaterais, nenhuma com mais de 6 cm em sua dimensão maior.
- N3: Metástase em um linfonodo, com mais de 6 cm em sua dimensão maior.

9. Como a profundidade de invasão é utilizada no tratamento de cânceres da língua oral em estágio inicial?
A profundidade de invasão tumoral é correlacionada ao risco de metástase em linfonodos (e também ao prognóstico e ao risco de recidiva). A profundidade de invasão se refere à extensão do tumor abaixo do epitélio superficial. A profundidade de invasão e a espessura do tumor não são tecnicamente sinônimos, já que os tumores exofíticos podem ser muito espessos, mas apresentam baixa profundidade de invasão nas estruturas subjacentes. No câncer da língua oral, a profundidade de invasão foi estudada como um fator decisivo para o tratamento eletivo do pescoço sem acometimento clínico dos linfonodos. Diversos ensaios apoiam a profundidade de invasão tumoral de 4 mm como limite para o tratamento eletivo do pescoço. Os tumores com profundidade de invasão de 4 mm ou mais são associados à incidência de mais de 20% de metástase microscópica em linfonodos e, assim, o tratamento eletivo do pescoço é indicado.

10. Quais são os primeiros exames diagnósticos realizados em pacientes com câncer da cavidade oral ou da orofaringe?
Anamnese e exame físico completo, técnica de diagnóstico por imagem (mais comumente, tomografia computadorizada (TC) do pescoço com contraste; a ressonância magnética (RM) com gadolínio pode ser útil, especialmente se um artefato dentário obscurecer a visualização do tumor à TC), avaliação dentária, biópsia de tecido e radiografia de tórax. A radiografia de tórax ainda é considerada uma forma aceitável de avaliação de metástases a distância ou detecção de um segundo tumor maligno primário, embora a TC e a tomografia computadorizada por emissão de pósitrons (PET/TC) de tórax sejam hoje utilizadas. No entanto, o uso da PET/TC como modalidade primária de diagnóstico por imagem para o estadiamento de todos os pacientes com câncer de cabeça e pescoço é controverso e debatido de forma contínua. De modo geral, a maioria dos pacientes é submetida à avaliação laboratorial, incluindo exames de função hepática (embora resultados anormais que levem ao achado de metástases no fígado à apresentação inicial sejam raros).

11. Qual é o tratamento recomendado para o câncer da cavidade oral?
A cirurgia primária é aceita como terapia de primeira linha em todos os locais da cavidade oral. A excisão cirúrgica de todas as estruturas acometidas, incluindo uma margem de tecido normal, é realizada. A margem patologicamente negativa de 5 mm é geralmente aceita, mas, pela retração do tecido, as margens clínicas medidas e removidas pelo cirurgião durante o procedimento são de 1 a 1,5 cm.

12. Quais fatores indicam a administração de terapia adjuvante pós-cirúrgica após a ressecção de CEC da cavidade oral para minimizar o risco de recidiva locorregional?

Fatores Relacionados ao Tumor
1. Lesões T3 ou T4 com avanço local.
2. Histologia de alto grau.
3. Presença de invasão perineural ou linfovascular à patologia.
4. Bordas com infiltração, em vez de bem delimitadas.
5. Margens positivas ou próximas (< 5 mm no espécime patológico) de ressecção cirúrgica.
6. Preocupação do cirurgião quanto à adequação da ressecção, independentemente das margens cirúrgicas à histologia.

Fatores Relacionados aos Linfonodos
7. Estágio N superior a N1.
8. Contaminação cirúrgica (biópsia excisional ou incisional de linfonodos antes da cirurgia definitiva).
9. Presença de extensão extracapsular.

   Observação: As margens positivas e a presença de extensão extracapsular são características ainda maiores de risco de recidiva e são usadas como indicações para instituição da quimioterapia com radioterapia no período pós-operatório.

13. Quais são os subsítios da orofaringe?

A orofaringe é limitada pela junção entre o palato duro e o palato mole e pelas papilas circunvaladas anteriormente, pela superfície superior do palato mole superiormente e pela prega faringoepiglótica inferiormente. Seus subsítios são:
1. Tonsilas.
2. Base de língua e valécula epiglótica.
3. Palato mole.
4. Pilares tonsilares (músculo palatoglosso e palatofaríngeo).
5. Paredes faríngeas.

14. Qual é a drenagem linfática primária da orofaringe?

A drenagem linfática é feita principalmente para as estruturas linfáticas jugulares dos níveis II, III e IV. As metástases em linfonodos são mais comumente observadas no nível II. As metástases isoladas em linfonodos dos níveis I e V raramente são observadas nos tumores da orofaringe. Os subsítios da orofaringe conhecidos especificamente por apresentarem rica drenagem linfática bilateral são a base da língua e o palato mole (assim como a parede posterior da faringe, um sítio primário muito menos comum para o CEC). As estruturas orofaríngeas também drenam para os linfonodos retrofaríngeos e parafaríngeos.

15. O que é mais comumente observado como uma massa cervical isolada: o CEC da cavidade oral ou da orofaringe?

O câncer orofaríngeo comumente provoca uma massa cervical isolada sem outros sintomas, enquanto o câncer oral tende a causar sintomas na cavidade oral, como dor, sangramento, úlcera/lesão visível e alteração na fala, além de otalgia.

16. Liste os sintomas comuns do câncer de orofaringe.

O câncer orofaríngeo comumente provoca dor ou sensação de plenitude na garganta, disfagia, odinofagia, otalgia referida, massa cervical, alteração vocal (voz abafada), hálito pútrido ou gosto ruim na boca e expectoração de secreções sanguinolentas. Com a doença mais avançada, os pacientes podem apresentar trismo, dificuldade de movimentação da língua por causa de infiltração profunda ou obstrução das vias aéreas.

17. Como as neoplasias orais e faríngeas provocam dor referida na orelha ipsolateral?

A otalgia é referida da faringe pelos nervos cranianos IX e X, que também são responsáveis pela inervação sensorial da orelha. A língua e o assoalho da boca são inervados pelo ramo lingual do quinto par de nervos cranianos, V3. V3 também é responsável pela sensibilidade do meato acústico externo, da membrana timpânica e da articulação temporomandibular através do nervo auriculotemporal. Em alguns pacientes, a otalgia é muito mais proeminente do que a dor oral ou de garganta.

18. Por que o diagnóstico de "cisto da fenda branquial" em um ex-fumante de 55 anos de idade é preocupante?

Os subsítios da orofaringe muito comumente apresentam metástases císticas em linfonodos. Uma vez que a localização cervical mais comum dessas lesões é o nível II do pescoço, tais metástases estão na mesma área que os cistos da segunda fenda branquial. Essas metástases císticas podem apresentar uma parede delgada e conter fluido de aparência clara/serosa, exatamente como um cisto de fenda branquial. De modo geral, não é possível confiar na aspiração com agulha fina (AAF) para o estabelecimento do diagnóstico, já que os fluidos obtidos de ambos os tipos de massa cervical podem ser similares à microscopia; células espinhosas degeneradas e fragmentos podem ser observados no fluido de uma metástase maligna ou de um cisto de fenda branquial. Embora seja possível que pessoas mais velhas apresentem uma anomalia branquial congênita, isso é incomum, e a massa cervical cística em um adulto deve ser considerada câncer até prova em contrário.

19. A incidência de muitos tumores malignos de cabeça e pescoço nos Estados Unidos caiu de forma lenta no passado recente (provavelmente pela redução do tabagismo); no entanto, a taxa de câncer da orofaringe está aumentando de forma significativa. Por que isso ocorre?

A incidência do câncer de orofaringe associado ao papilomavírus humano (HPV) está aumentando de forma dramática nos Estados Unidos e em alguns países europeus. Desde o final da década de 1990 e início da década de 2000, o HPV passou à frente na discussão acerca do CEC da orofaringe. Os sítios primários mais associados ao HPV são as tonsilas e a base da língua. De modo geral, o prognóstico do CEC HPV positivo é significativamente melhor do que o da doença HPV negativa, e pesquisas estão sendo realizadas para determinar as causas dessa diferença.

20. Qual subtipo de HPV é considerado o de maior risco de se associar ao tumor maligno orofaríngeo?
O HPV 16 é, de longe, o subtipo de HPV mais comumente associado ao CEC de orofaringe. Os tipos 18, 31 e 33 são também considerados de alto risco, embora, na verdade, não sejam observados no câncer orofaríngeo com muita frequência. A superexpressão da proteína p16 pode ser avaliada por imuno-histoquímica em espécimes patológicos e é bastante utilizada como marcador substituto para tumores HPV positivos.

21. Como o HPV causa o câncer orofaríngeo?
As proteínas virais E6 e E7 provocam inativação/degradação do gene de supressão tumoral p53, permitindo que as células malignas prossigam pelos pontos de verificação normal do ciclo celular e continuem a se multiplicar.

22. Como os pacientes com câncer orofaríngeo diagnosticados hoje diferem daqueles observados 30 anos atrás?
Hoje, vemos o câncer orofaríngeo com maior frequência em pacientes mais jovens (de 40 a 50 anos de idade) com histórico pequeno ou nulo de tabagismo. Especificamente, a incidência está aumentando na população caucasiana de sexo masculino (embora também no sexo feminino). Esses são os clássicos pacientes com câncer orofaríngeo associado ao HPV. Os tumores associados ao HPV provocam metástases precoces em linfonodos, mas os pacientes acometidos apresentam prognóstico geral melhor do que aqueles com neoplasias HPV negativas. Isso sugere a necessidade de inclusão da presença ou não da infecção nas informações de estadiamento e, talvez, a revisão do futuro esquema de classificação.

23. Como o tratamento primário do CEC da orofaringe difere daquele do CEC da cavidade oral?
O tratamento primário recomendado para o câncer da cavidade oral é a excisão cirúrgica, enquanto o câncer orofaríngeo tende a ser tratado principalmente com radioterapia, com ou sem quimioterapia. Inicialmente, com base nos estudos das décadas de 1990 e 2000 relativos à terapia com "preservação de órgão" do câncer laríngeo, que demonstraram resultados oncológicos similares entre o tratamento não cirúrgico e a laringectomia, surgiram novas evidências acerca da terapia não cirúrgica do câncer orofaríngeo, com resultados oncológicos similares aos da cirurgia combinada à radioterapia pós-operatória e morbidade significativamente menor. Assim, o tratamento baseado em radioterapia passou a ser o padrão terapêutico na maioria dos CECs orofaríngeos pelos últimos 30 anos. Com a melhor tecnologia permitindo o acesso menos invasivo à orofaringe (TLM e TORS; veja adiante), o tratamento cirúrgico do câncer orofaríngeo está sendo revisto e é assunto de muitas pesquisas atuais.

24. Descreva as duas técnicas de abordagem minimamente invasiva à orofaringe.
Com as técnicas a seguir, os cirurgiões podem acessar a orofaringe para ressecção de tumores através da via transoral.
1. Microcirurgia Transoral com *Laser* de CO_2 (TLM): descrita pela primeira vez na década de 1970, esta é uma técnica inicialmente utilizada na cirurgia laríngea e, depois, em tumores da orofaringe e da hipofaringe. A TLM usa laringoscópios de diversos tipos para acessar a faringe e um microscópio para visualização em maior aumento do tumor. Um *laser* de CO_2 é utilizado como instrumento de secção e coagulação. Esta técnica é tradicionalmente limitada pela linha de visualização – as estruturas vistas estão em linha reta com o laringoscópio usado e o *laser* de CO_2 trafega em linha reta a partir do microscópio (apesar de o uso de uma fibra de *laser* de CO_2 ter permitido a angulação do feixe).
2. Cirurgia Robótica Transoral (TORS): nesta técnica, descrita em 2005, o cirurgião posicionado em um console a distância utiliza braços robóticos inseridos na boca do paciente para realização da dissecção. A endoscopia binocular de alta definição em ângulo de zero ou 30 graus é utilizada para maior visualização, e os braços robóticos podem receber diversos instrumentos de preensão, cauterização ou secção (incluindo a fibra de *laser*). Esta técnica passou a ser muito mais usada do que a TLM para o acesso à orofaringe.

25. Como a presença de metástase em linfonodos cervicais afeta o prognóstico geral do câncer da cavidade oral e da orofaringe?
A metástase em linfonodos cervicais é associada ao mau prognóstico, com diminuição das taxas de sobrevida de até 50% em comparação com pacientes sem acometimento dos linfonodos cervicais.

BIBLIOGRAFIA
Bernier J, Domenge C, Ozsahin M, et al: Postoperative irradiation with or without concomitant chemotherapy for locally advanced head and neck cancer, *N Engl J Med* 350:1045, 2004.
Byers RM, Weber RS, Andrews T, et al: Frequency and therapeutic implications of "skip metastases" in the neck from squamous cell carcinoma of the oral tongue, *Head Neck* 19:14, 1997.

Chaturvedi AK, Engels EA, Pfeiffer RM, et al: Human papillomavirus and rising oropharyngeal cancer incidence in the United States, *J Clin Oncol* 29:4294, 2011.

Cooper JS, Pajak TF, Forastiere AA, et al: Postoperative concurrent radiotherapy and chemotherapy for high-risk squamous-cell carcinoma of the head and neck, *N Engl J Med* 350:1937, 2004.

Edge S, Byrd DR, Compton CC, et al: *AJCC Cancer Staging Manual*, ed 7, New York, 2010, Springer.

Holsinger FC, Sweeney AD, Jantharapattana K, et al: The emergence of endoscopic head and neck surgery, *Curr Oncol Rep* 12:216, 2010.

Huang SH, Hwang D, Lockwood G, et al: Predictive value of tumor thickness for cervical lymph node involvement in squamous cell carcinoma of the oral cavity: a meta-analysis of reported studies, *Cancer* 115:1489, 2009.

Liang XH, Lewis J, Foote R, et al: Prevalence and significance of human papillomavirus in oral tongue cancer: the Mayo Clinic experience, *J Oral Maxillofac Surg* 66:1875, 2008.

Machado J, Reiss PP, Zhang T, et al: Low prevalence of human papillomavirus in oral cavity carcinomas, *Head Neck Oncol* 12:2, 2011.

Monroe MM, Gross ND: Management of the clinical node-negative neck in early-stage oral cavity squamous cell carcinoma, *Otolaryngol Clin N Am* 45:1181, 2012.

Myers EM, Suen JY, Myers JN, et al: *Cancer of the Head and Neck*, ed 4, Philadelphia, 2003, Saunders.

Shah JP, Patel SG, Singh B: *Jatin Shah's Head and Neck Surgery and Oncology*, ed 4, Philadelphia, 2012, Elsevier Mosby.

Zafereo ME: Evaluation and staging of squamous cell carcinoma of the oral cavity and oropharynx—limitations despite technological breakthroughs, *Otolaryngol Clin N Am* 46:599, 2013.

CÂNCER DE HIPOFARINGE, LARINGE E ESÔFAGO

Marcia Eustaquio, MD ▪ Craig Quattlebaum, MD

PONTOS-CHAVE

1. O subsítio mais comumente afetado pelo câncer laríngeo é a glote.
2. Os fumantes são aproximadamente 20 vezes mais propensos ao desenvolvimento de câncer laríngeo do que os não fumantes. O tabagismo e o consumo de álcool são fatores sinérgicos de risco para o desenvolvimento de câncer laríngeo.
3. A cirurgia conservadora e a radioterapia são opções terapêuticas para preservação da voz no câncer laríngeo em estágio inicial.
4. A supraglote apresenta drenagem linfática bilateral.
5. Os cânceres hipofaríngeos apresentam prognóstico ruim e são geralmente descobertos em estágios mais avançados do que os cânceres laríngeos.

Pérolas

1. O tabagismo durante o tratamento do câncer laríngeo aumenta a chance de insucesso terapêutico e recidiva.
2. A cirurgia e a radioterapia apresentam resultados bons e similares no tratamento do carcinoma espinocelular (CEC) glótico em estágio inicial.
3. O paciente com fixação da prega vocal deve ser sempre submetido a exames diagnósticos para estabelecimento de uma etiologia; este achado é importante no estadiamento do CEC laríngeo e hipofaríngeo.
4. Pelo menos uma articulação cricoaritenoide deve ser preservada na cirurgia laríngea de conservação.
5. O câncer hipofaríngeo é digno de nota pela frequente disseminação submucosa, e seu prognóstico é pior do que o do câncer de laringe.

PERGUNTAS

1. Descreva as divisões anatômicas gerais da laringe.

Verticalmente, a laringe é subdividida em três regiões: a supraglote, a glote e a subglote. A divisão desses três subsítios reflete o desenvolvimento embriológico e as barreiras naturais à disseminação do câncer. A supraglote pode ser imaginada como uma caixa tridimensional que contém a epiglote supraióidea e infraióidea, as pregas ariepiglóticas, as aritenoides, os ventrículos e as falsas pregas vocais. A supraglote se estende da superfície superior da epiglote e borda superior das pregas ariepiglóticas até um plano horizontal que passa pela margem lateral do ventrículo e pela superfície superior das pregas vocais verdadeiras. A supraglote apresenta drenagem linfática para os linfonodos jugulares superiores e médios. A glote começa na superfície superior da prega vocal verdadeira e se estende inferiormente em 1 cm. Lateralmente, é limitada pela cartilagem tireoide e pelo ventrículo lateral na extensão mais superior. Contém as comissuras anteriores e posteriores. As pregas vocais, em si, possuem poucos vasos linfáticos e, assim, a invasão deve ser profunda para que haja disseminação linfática unilateral. A subglote começa na borda inferior da glote (1 cm abaixo da supraglote) e continua até a borda inferior da cartilagem cricoide.

2. Quanto às divisões da laringe, qual a localização mais comum do câncer laríngeo?

O câncer laríngeo ocorre mais comumente na glote (60%), seguida pela supraglote (35%) e pela subglote (2%); os outros 3% são tumores transglóticos, com acometimento de diversos subsítios. Uma proporção enorme, 95% dos cânceres glóticos, ocorre nas pregas vocais verdadeiras. Pelas barreiras naturais à disseminação e os sintomas precoces, o câncer laríngeo é geralmente confinado ao órgão no momento do diagnóstico (60% dos casos).

3. Qual é a incidência do câncer laríngeo?

O câncer laríngeo é o segundo tumor maligno mais comum da cabeça e do pescoço (após a cavidade oral/orofaringe). Atualmente, nos Estados Unidos, há mais de 12.000 novos casos de câncer laríngeo ao ano. Um terço desses pacientes falece por causa da doença. O número de novos casos está caindo em cerca de 2% a 3% por ano pela redução do tabagismo. O câncer laríngeo é 3,8 vezes mais comum em homens do que em mulheres, embora a disparidade sexual tenha diminuído nos últimos anos em virtude da maior proporção de mulheres fumantes.

4. Quais são os fatores de risco para o desenvolvimento do câncer laríngeo?

O tabagismo e o consumo de álcool são os fatores primários de risco para o desenvolvimento do câncer laríngeo. Acredita-se que o risco seja diretamente proporcional à duração e à intensidade de exposição. O tabagismo e o consumo de álcool são sinérgicos em aumentar o risco de desenvolvimento de câncer, em vez de meros aditivos. O risco realmente cai lentamente após a interrupção, mas não volta ao valor inicial por, pelo menos, 20 anos. Os pacientes que continuam a fumar durante o tratamento apresentam maior risco de recidiva e desenvolvimento de um segundo tumor primário. Discute-se se o refluxo faringolaríngeo pode ser um fator de risco, embora uma relação causal ainda não tenha sido estabelecida.

5. Quais são os tipos de câncer encontrados na laringe?

O CEC é o tipo mais comum de tumor maligno encontrado na laringe, sendo responsável por mais de 95% de todos os tumores. Dentre as variações do CEC, estão o carcinoma verrucoso (2% a 4%) e o carcinoma de células fusiformes. O carcinoma verrucoso tem prognóstico melhor, enquanto as variantes de células fusiformes são mais agressivas. Os dois subtipos geralmente são tratados com excisão cirúrgica.

Tumores não epiteliais menos comuns são o carcinoma cístico adenoide, o carcinoma mucoepidermoide, os sarcomas (p. ex., fibrossarcoma, condrossarcoma, lipossarcoma), os tumores neuroendócrinos (p. ex., paragangliomas, carcinoides), as lesões contíguas (ou seja, da tireoide) e as lesões metastáticas.

6. Quais são os sintomas apresentados por um paciente com câncer laríngeo?

O paciente pode apresentar rouquidão, disfagia, odinofagia, otalgia referida, bolo faríngeo, perda de peso e massa cervical. Os cânceres glóticos tendem a causar rouquidão precoce, enquanto a obstrução das vias aéreas e a hemoptise são achados mais tardios. Os cânceres supraglóticos geralmente causam disfagia e odinofagia. A otalgia pode ocorrer devida à extensão faríngea. A rouquidão é secundária à extensão transglótica ou ao acometimento aritenoide. A obstrução das vias aéreas pode ser gradual na doença extensa ou de aparecimento agudo, por uma obstrução de tipo parcial. Os tumores supraglóticos geralmente são descobertos tardiamente e têm prognóstico pior, já que os sintomas surgem com a progressão além da supraglote. Os carcinomas subglóticos provocam sinais e sintomas de obstrução precoce das vias aéreas, como estridor bifásico.

7. Discuta os exames realizados para o diagnóstico do câncer laríngeo.

A anamnese e o exame físico devem ser relacionados a sintomas como dispneia, estridor, disfagia, odinofagia, otalgia, perda de peso e rouquidão. Atenção especial deve ser dada aos fatores de risco para o desenvolvimento de carcinoma, principalmente tabagismo, consumo de álcool e histórico de câncer. É importante determinar o estado geral de saúde e a condição funcional, já que tais fatores têm papel importante na decisão terapêutica. O exame completo de cabeça e pescoço deve ser realizado, com visualização e palpação cuidadosa da cavidade oral, da orofaringe e do pescoço. A laringoscopia deve ser realizada na presença de quaisquer lesões, devendo caracterizar localização, tamanho, natureza endofítica ou exofítica, mobilidade da prega vocal e grau de desobstrução das vias aéreas.

Nos casos que não representem um tumor glótico primário em estágio T1, outras técnicas de diagnóstico por imagem devem ser solicitadas para avaliação da extensão da doença e do potencial metastático. A tomografia computadorizada (TC) do pescoço com contraste é a modalidade mais utilizada. A ressonância magnética (RM) também pode ser empregada e é mais sensível na diferenciação do acometimento de tecidos moles e cartilagem. A tomografia com emissão de pósitrons (PET) pode ajudar no diagnóstico de metástases em casos em estágios avançados. A endoscopia cirúrgica deve ser feita com visualização direta, palpação e obtenção de amostras de tecido. Em alguns casos, a remoção de grande parte do tumor e/ou a estabilização das vias aéreas também é indicada.

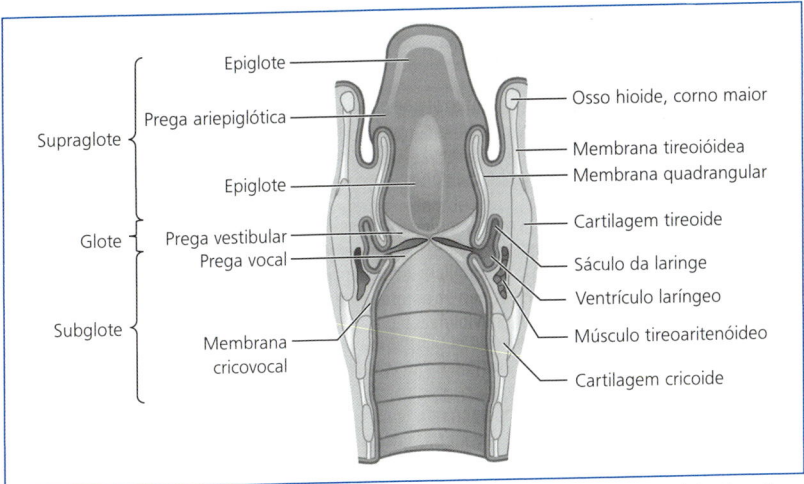

Figura 13-1. Visão coronal da laringe interna, mostrando a membrana quadrangular e o cone elástico (membrana cricovocal). De Bogart BI e Ort V. Elsevier's Integrated Anatomy and Embriology, 1 ed, Philadelphia, 2007, Elsevier.

8. Qual é o significado da paralisia da prega vocal?

A prega vocal fixa ou paralisada parece imóvel ao exame e pode ser associada a rouquidão ou aspiração. A prega pode ser imobilizada de diversas formas, incluindo o efeito de massa do tumor e o acometimento da articulação cricoaritenoide ou do nervo laríngeo recorrente. A imobilidade da corda vocal aumenta o estadiamento dos cânceres laríngeos e hipofaríngeos para T3, diferentemente do que ocorre com a prega vocal parcialmente imóvel ou paralisada. A prega vocal com mobilidade reduzida leva à caracterização do tumor como, pelo menos, T2.

9. Quais estruturas membranosas ajudam a impedir a disseminação do câncer para fora da laringe?

Há duas membranas fibroelásticas que ajudam a impedir a disseminação do câncer da laringe. O *cone elástico* sustenta as pregas vocais e se estende da cartilagem cricoide até os ligamentos vocais. É a parte inferior da membrana elástica da laringe. A *membrana quadrangular* sustenta a supraglote e começa superiormente, na margem lateral da epiglote, e segue inferiormente até as falsas pregas vocais. Esta é a parte superior da membrana elástica da laringe. A membrana quadrangular e o cone elástico são separados pelo ventrículo laríngeo e formam o limite medial do espaço paraglótico (Figura 13-1).

10. Discuta as vias de disseminação local e metástase linfonodais do CEC nas diferentes regiões laríngeas.

O câncer laríngeo pode se disseminar por extensão direta ou através dos vasos linfáticos. A extensão local pode ocorrer pelo espaço paraglótico, um espaço preenchido por substância fibroadiposa limitado pelo cone elástico e pela membrana quadrangular em sua porção medial, pela membrana tireoióidea e pela lâmina da cartilagem tireoide lateralmente e pela mucosa medial do seio piriforme em sua porção posterior. A entrada de uma massa neste espaço, comumente a partir do ventrículo laríngeo, permite a extensão transglótica. O acometimento do espaço paraglótico aumenta o estadiamento de qualquer carcinoma laríngeo para T3. O espaço pré-epiglótico é um espaço preenchido por substância fibroadiposa superiormente limitado pelo ligamento hioepiglótico, anteriormente pela membrana tireoióidea e pela cartilagem tireoide e posteriormente pela epiglote e pela membrana tireoepiglótica. Em sua porção lateral, é contínuo ao espaço paraglótico. O câncer glótico pode invadir a cartilagem tireoide pela comissura anterior, através do ligamento de Broyle, e o espaço pré-epiglótico através da lacuna da epiglote.

Há também disseminação linfática regional. Os vasos linfáticos da supraglote acompanham as artérias laríngeas superiores e drenam para os linfonodos jugulares superiores e médios nos níveis 2 e 3. Os vasos linfáticos bilaterais permitem a disseminação do câncer para os linfonodos ipsolaterais ou contralaterais. A incidência de metástase em linfonodos varia de 0% a 57%, dependendo do estágio do tumor primário. A glote não apresenta drenagem linfática digna de nota; a disseminação nodal regional do câncer glótico é inferior a 10%. O carcinoma subglótico se estende até a membrana cricotireóidea, a atravessa e chega aos vasos linfáticos paratraqueais laterais e cervicais, assim como aos linfonodos pré-laríngeos mediais (de Delphian). A área pós-cricóidea também apresenta rica drenagem linfática.

Quadro 13-1. Estadiamento do Tumor		
Supraglote	T1	Limitado a um subsítio, com mobilidade normal da prega vocal
	T2	Invade a mucosa de mais de um subsítio adjacente da supraglote ou da glote ou uma região fora da supraglote, sem fixação da laringe
	T3	Limitado à laringe com fixação da prega vocal e/ou invasão da área pós-cricoide, dos tecidos pré-epiglóticos, do espaço paraglótico e/ou erosão da lâmina interna da cartilagem tireoide
	T4a	Invade a cartilagem tireoide e/ou tecidos além da laringe
	T4b	Invade o espaço pré-vertebral, encerra a artéria carótida ou invade as estruturas mediastinais
Glote	T1a	Limitado a uma prega vocal
	T1b	Acomete ambas as pregas vocais
	T2	Se estende à supraglote e/ou subglote e/ou com alteração da mobilidade da prega
	T3	Limitado à laringe com fixação da prega vocal ou acometimento da camada interna da cartilagem
	T4a	Invade a cartilagem tireoide e/ou os tecidos além da laringe
	T4b	Invade o espaço pré-vertebral, encerra a artéria carótida ou invade as estruturas mediastinais
Subglote	T1	Limitado à subglote
	T2	Se estende à(s) prega(s) vocal(is) com mobilidade normal/alterada
	T3	Limitado à laringe com fixação da prega vocal
	T4a	Invade a cartilagem cricoide ou tireoide e/ou os tecidos além da laringe
	T4b	Invade o espaço pré-vertebral, encerra a artéria carótida ou invade as estruturas mediastinais

11. Como é feito o estadiamento do tumor primário no carcinoma laríngeo?
Os cânceres da laringe são descritos usando-se o sistema de classificação TNM (tumor, linfonodo, metástase) do American Joint Committee on Cancer (AJCC). O estadiamento dos cânceres é baseado em seu local de origem na supraglote, glote ou subglote. O estadiamento do acometimento nodal regional e das metástases a distância é realizado de maneira similar a de outros locais na cabeça e no pescoço (Quadro 13-1).

12. Como é o tratamento do câncer laríngeo?
A condição funcional do paciente, a localização do câncer e seu estágio são essenciais para a determinação da modalidade adequada. Os cânceres em estágio inicial, geralmente definidos como lesões em Estágio 1 e Estágio 2, tendem a ser tratados com modalidade única. A radioterapia e a excisão cirúrgica demonstraram ser estatisticamente equivalentes em termos de sobrevida livre de doença e geral. Os cânceres laríngeos avançados, em Estágios 3 e 4, devem ser tratados com múltiplas modalidades. Para os tumores de grande volume, isso pode significar cirurgia conservadora em alguns casos ou laringectomia total com radioterapia pós-operatória, acompanhada ou não por quimioterapia. Evidências de alto nível favorecem a combinação de quimioterapia e radioterapia, em vez da radioterapia isolada, como modalidade terapêutica primária para cânceres em estágio avançado.

13. Quais são as opções cirúrgicas para o câncer laríngeo em estágio inicial?
Muitos cânceres laríngeos em estágio inicial podem ser tratados com cirurgia conservadora, com excelentes taxas de controle local. A ressecção cirúrgica tradicional incluiu abordagens abertas, mas as técnicas robóticas transorais e transorais com *laser* são agora mais comumente utilizadas. As lesões T1 e T2 geralmente são passíveis de cirurgia, mas outros fatores, como a natureza exofítica ou endofítica do tumor e sua localização precisa, são importantes. Os tumores exofíticos localizados na parte central da prega ou na epiglote são mais facilmente excisados do que os tumores endofíticos próximos à aritenoide ou à comissura anterior, por exemplo. As contraindicações à cirurgia de conservação laríngea incluem: extensão subglótica superior a 5 mm, extensão para o espaço pós-cricoide, acometimento da base da língua ou do seio piriforme, invasão de cartilagem, fixação bilateral das pregas vocais ou acometimento bilateral das aritenoides. Os tumores glóticos T1a são tratados com cordectomia, enquanto as lesões T1 ou T2 maiores podem ser passíveis de laringectomia parcial vertical pela abordagem

aberta ou transoral. As lesões supraglóticas T1 e T2 podem ser tratadas com laringectomia supraglótica (horizontal) ou laringectomia parcial supracricoide através da abordagem aberta ou transoral.

14. **Qual é a diferença entre a hemilaringectomia horizontal e laringectomia parcial vertical?**
Em ambos os casos, a ressecção deve ter boa qualidade oncológica, com preservação de pelo menos uma unidade cricoaritenoide (a cartilagem cricoide, uma cartilagem aritenoide, a musculatura associada e o nervo laríngeo superior e recorrente). A hemilaringectomia horizontal ou laringectomia supraglótica é indicada em tumores supraglóticos T1 e T2 em estágio inicial ou algumas neoplasias T3 sem acometimento da prega vocal verdadeira ou das cartilagens associadas. O procedimento aberto remove a supraglote bilateral, mas poupa as pregas vocais verdadeiras e as aritenoides. Os resultados relativos à voz e à deglutição geralmente são bons. Em caso de acometimento de uma prega vocal ou da articulação cricoaritenóidea, uma laringectomia supracricoide pode ser realizada. O procedimento deixa uma articulação cricoaritenóidea intacta e remove uma parte da cartilagem tireoide. A laringectomia parcial vertical ou hemilaringectomia é indicada em lesões glóticas T1, T2 e algumas neoplasias T3 (sem acometimento da comissura ou das cartilagens associadas). Este procedimento remove a prega vocal ipsolateral, a falsa prega, o ventrículo e a cartilagem tireoide sobrejacente. No período pós-operatório, os pacientes apresentam voz glótica funcional.

15. **Quais são os subsítios da hipofaringe e suas considerações oncológicas importantes?**
    1. O *seio piriforme* é a extensão inferior da hipofaringe. O seio é subdividido em paredes anterior, lateral, posterior e apical. Os limites mediais do seio piriforme são a laringe, as pregas ariepiglóticas, as aritenoides e a cartilagem cricoide. O seio piriforme é a localização mais comum do câncer hipofaríngeo (65% a 75%). O câncer pode se estender até a subglote, a cartilagem tireoide, a região pós-cricóidea ou articulação cricoaritenóidea. De cada quatro pacientes com câncer hipofaríngeo no seio piriforme, três apresentam metástases regionais, com prognóstico pior.
    2. O *espaço pós-cricóideo* se estende da face posterior das aritenoides até a entrada do esôfago, anterior à parede faríngea posterior. Aqui, o câncer pode invadir diretamente a cartilagem cricoide e também acometer o nervo laríngeo recorrente por disseminação lateral até a fenda traqueoesofágica.
    3. A *parede faríngea posterior* se estende da altura do osso hioide até o músculo cricofaríngeo, que marca a transição para o esôfago cervical. A potencial extensão posterior ao espaço retrofaríngeo pode provocar o acometimento dos tecidos pré-vertebrais.

16. **Quais são as opções vocais para pacientes submetidos à laringectomia total?**
Imediatamente após a cirurgia, todos os pacientes devem receber uma lousa ou quadro com figuras para auxiliar a comunicação durante a internação. Na reabilitação prolongada, os métodos de fala mais comumente utilizados são a eletrolaringe (também chamada laringe eletrônica), a fala esofágica e a prótese traqueoesofágica. A eletrolaringe é o método mais comum de fala pós-laringectomia. Esse dispositivo de baixo custo é mais fácil de controlar do que as demais técnicas de fala. A eletrolaringe usa as vibrações, induzidas pelo paciente, do trato aerodigestório superior para criação de uma voz mecânica. As desvantagens incluem a necessidade de uma fonte independente de energia, a dificuldade de compreensão pelas outras pessoas (principalmente ao telefone) e a necessidade de equipamento adicional. A fala esofágica é outra opção com boa qualidade de voz para algumas pessoas, mas seu aprendizado é mais difícil. Com este método, os pacientes usam a vibração da mucosa faringoesofágica, juntamente com o aprisionamento oral do ar, para produzir a fala. Esta técnica requer muita paciência e prática, mas não há necessidade de equipamentos. Por fim, a introdução de uma prótese traqueoesofágica é outro método comum de tratamento vocal. Este método permite que o ar expirado do estoma traqueal entre no esôfago através de uma fístula traqueoesofágica cirurgicamente criada. Este método faz com que a voz fique mais potente e natural. A punção traqueoesofágica exige a realização de um procedimento que pode ser complicado pela ruptura do tecido adjacente ou por um trato fistuloso. Este procedimento é ocasionalmente feito ao mesmo tempo que a laringectomia ou de forma separada, após o término do tratamento e a cicatrização. O sucesso da técnica pode ser prejudicado por espasmo do músculo constritor faríngeo e pelo maior risco de aspiração. O uso proficiente da prótese traqueoesofágica requer prática e treinamento com fonoaudiólogo, e a prótese em si exige destreza, pode ser cara e deve ser substituída e limpa com regularidade.

17. **Qual é o prognóstico dos cânceres laríngeos e hipofaríngeos? Houve melhora nos últimos anos?**
A sobrevida de pacientes com câncer laríngeo não melhorou nas últimas décadas. Apenas o câncer glótico em estágio inicial tem bom prognóstico. A sobrevida de pacientes com câncer hipofaríngeo aumentou discretamente nesse mesmo período. Infelizmente, a maioria dos tumores hipofaríngeos e laríngeos são diagnosticados de forma tardia e, assim, as taxas de sobrevida são baixas. Veja o Quadro 13-2.

Quadro 13-2. Dados de Sobrevida da American Cancer Society

	ESTÁGIO	TAXA DE SOBREVIDA EM 5 ANOS
Supraglote	I	59%
	II	59%
	III	53%
	IV	34%
Subglote	I	65%
	II	56%
	III	47%
	IV	32%
Glote	I	90%
	II	74%
	III	56%
	IV	44%
Hipofaringe	I	53%
	II	39%
	III	36%
	IV	24%

Dados de American Joint Committee on Cancer: Larynx. In AJCC Cancer Staging Manual, 7 ed, New York, 2010, Springer, p. 41-49.

18. Quais são os fatores de risco para o desenvolvimento do câncer esofágico?

Os fatores predominantes de risco para o desenvolvimento do CEC de esôfago são o tabagismo e o consumo de álcool. Outros fatores de risco são a baixa condição socioeconômica, a baixa ingestão de frutas e vegetais frescos, o consumo excessivo de chá quente e o fumo com narguilé. O maior risco de desenvolvimento de adenocarcinoma foi também demonstrado em fumantes, mas o álcool não foi implicado como fator de risco independente. Acredita-se que o fator primário de risco para o desenvolvimento de adenocarcinoma seja a displasia (esôfago de Barrett) decorrente da doença do refluxo gastroesofágico (DRGE). Foi postulado que o aumento da taxa de obesidade é responsável pela elevação da incidência do adenocarcinoma esofágico por aumentar a gravidade da DRGE como fator de risco independente.

19. Qual é o tipo mais comum de câncer esofágico nas diferentes partes do órgão?

O câncer esofágico é relativamente incomum e tem prognóstico ruim. Em todo o mundo, o CEC é a forma mais comum de câncer esofágico. Isso ocorria nos Estados Unidos, mas, nos últimos 40 anos, a epidemiologia da doença naquele país mudou, e o adenocarcinoma é hoje responsável por mais de 70% de todos os novos casos. O esôfago pode ser dividido em terço proximal, médio e distal. O adenocarcinoma é mais comumente encontrado no terço distal, enquanto o CEC pode ser observado em todo o comprimento do esôfago, com predileção pelos dois terços superiores.

CONTROVÉRSIAS

20. Discuta as opções para o tratamento dos cânceres glóticos em estágio inicial.

A radioterapia e a cirurgia conservadora oferecem taxas excelentes e iguais de cura. A decisão, portanto, geralmente depende das preferências do paciente. Os benefícios da cirurgia incluem o tratamento único, a confirmação histopatológica das margens livres de tumor e a reserva da radioterapia para tratamento futuro, se necessária. A radioterapia oferece uma alternativa não cirúrgica e, de modo geral, resultado vocal melhor em comparação com procedimentos abertos ou quando os tumores acometem toda a espessura da prega. As desvantagens da radioterapia incluem a duração do tratamento, o custo e a menor chance de preservação laríngea em caso de recidiva. Um ponto importante a lembrar é que a definição T1-T2 de "cânceres glóticos em estágio inicial" compreende uma ampla gama de tumores.

Cada caso deve ser avaliado, preferencialmente por uma equipe multidisciplinar, quanto à facilidade de ressecção cirúrgica e à realização de radioterapia e aos riscos e benefícios de cada modalidade.

21. **Como o pescoço N0 deve ser tratado no câncer laríngeo?**

As opções terapêuticas para o tratamento do pescoço N0 incluem observação, esvaziamento cervical eletivo e radioterapia. Antes de decidir por um plano terapêutico, a localização do câncer primário e quaisquer tratamentos prévios devem ser considerados. Nos tumores glóticos sem extensão à supraglote, o tratamento eletivo do pescoço não é necessário, já que há pouca drenagem linfática da glote. Nos tumores glóticos mais avançados com extensão supraglótica ou tumores primários da supraglote em estágio T2 ou mais, discute-se a realização ou não do tratamento eletivo do pescoço. Não há ensaios controlados randomizados, e a literatura é baseada principalmente em revisões retrospectivas. Muitos desses trabalhos não mostram o benefício do tratamento; no entanto, algumas das séries de maior porte sustentam o tratamento eletivo do pescoço com base no melhor controle locorregional. No caso do câncer laríngeo recorrente após a radioterapia, em caso de inexistência de evidências clínicas de doença cervical, não há evidências fortes para indicar o tratamento eletivo do pescoço. Nesses casos, o esvaziamento cervical eletivo também pode aumentar a taxa de complicações pós-cirúrgicas.

BIBLIOGRAFIA

American Cancer Society statistics on laryngeal and hypopharyngeal cancer, 2014. Accessed February 9, 2014, at https://www.cancer.org/cancer/laryngealandhypopharyngealcancer/detailedguide.
Armstrong WB, Vokes DE, Maisel RH: Malignant tumors of the larynx. In Flint P et al., editors: *Cummings Otolaryngology: Head and Neck Surgery*, ed 5, Philadelphia, 2010, Mosby, p 1482.
Flint PW: Minimally invasive techniques for management of early glottic cancer, *Otolaryngol Clin North Am* 35:1055–1066, 2002.
Forastiere A, Koch W, Trotti A, et al: Head and neck cancer, *N Engl J Med* 345:1890–1900, 2001.
Gilbert J, Forastiere AA: Organ preservation trials for laryngeal cancer, *Otolaryngol Clin North Am* 35:1035–1054, 2002.
Goudakos JK, Markou K, Nikolaou A, et al: Management of the clinically negative neck (N0) of supraglottic laryngeal carcinoma: a systematic review, *EJSO* 35:223–229, 2008.
Redaelli de Zinis LO, Nicolai P, Tomenzoli D, et al: The distribution of lymph node metastases in supraglottic squamous cell carcinoma: Therapeutic implications, *Head Neck* 24:913–920, 2002.
Talamini R, Bosetti C, La Vecchia C, et al: Combined effect of tobacco and alcohol on laryngeal cancer risk: a case-control study, *Cancer Causes Control* 13:957–964, 2002.
Tufano RP: Organ preservation surgery for laryngeal cancer, *Otolaryngol Clin North Am* 35:1067–1080, 2002. Zhang Y: Epidemiology of esophageal cancer, *World J Gastroenterol* 19(34):5598–5608, 2013.

CAPÍTULO 14

DOENÇAS DAS GLÂNDULAS SALIVARES

Mofiyinfolu Sokoya, MD ▪ *Ted H. Leem, MD, MS*

PONTOS-CHAVE

1. Conhecer as várias formas de identificação do nervo facial durante a cirurgia de parótida. Essas formas podem ser combinadas para triangulação da provável localização do nervo facial.
2. Nem todas as massas parotídeas são neoplasias primárias da glândula. A doença metastática com acometimento da glândula parótida deve ser incluída no diagnóstico diferencial de uma neoplasia da parótida.
3. A cirurgia de parótida deve ser realizada na ausência de bloqueio neuromuscular para ajudar na identificação da estimulação do nervo facial durante sua dissecção.

Pérolas

1. A caxumba é ainda possível em crianças vacinadas.
2. As massas de glândulas salivares devem ser avaliadas através de biópsia com aspiração com agulha fina (AAF) e técnicas de diagnóstico por imagem. Esses métodos fornecem informações acerca da natureza da doença.
3. O tumor benigno mais comum em glândulas salivares é o adenoma pleomórfico.
4. O tumor maligno mais comum em glândulas salivares é o carcinoma mucoepidermoide.
5. Os exames para diagnóstico da infecção por HIV são importantes em um paciente que apresenta uma massa parotídea cística.

PERGUNTAS

1. Descreva a anatomia, incluindo as estruturas adjacentes e a inervação neurovascular envolvida, da glândula parótida.
- A glândula parótida (Figura 14-1) está localizada na face lateral, sendo limitada pelo masseter anterior e medialmente; o arco zigomático superiormente; a cartilagem tragal e o músculo esternocleidomastóideo (ECM) posteriormente, e o ramo da mandíbula e o ECM inferiormente.
- A artéria carótida externa repousa medialmente à parótida e dá origem à artéria maxilar e à artéria superficial temporal, que atravessa a glândula. A drenagem venosa segue para as veias maxilar e superficial temporal, que formam a veia retromandibular, que se une à veia jugular externa através da veia facial posterior.
- O ducto de Stensen é superficial ao músculo masseter e adentra a mucosa oral adjacente ao segundo molar superior.
- Após emergir através do forame estilomastóideo, o nervo facial **se ramifica** para formar o ventre pós-auricular e posterior do digástrico antes de penetrar na porção posterior da glândula parótida.
- A inervação secretomotora parassimpática é provida pelo nervo glossofaríngeo.

2. Descreva a anatomia relevante da glândula submandibular.
A glândula submandibular é inferior e profunda à mandíbula, no triângulo submandibular. Esse triângulo é definido pelos ventres anterior e posterior do músculo digástrico e pelo corpo mandibular. O ducto de Wharton é profundo ao nervo lingual e adentra a cavidade oral no assoalho anterior da boca. A inervação secretomotora parassimpática é provida pelo nervo corda do tímpano.

3. Descreva a anatomia da glândula sublingual.
A glândula sublingual é adjacente ao frênulo lingual e superficial ao músculo miloióideo. A inervação parassimpática é provida pelo nervo corda do tímpano. A glândula sublingual drena para a cavidade oral através dos ductos de Rivinus.

14 ■ DOENÇAS DAS GLÂNDULAS SALIVARES

Figura 14-1. Anatomia da glândula parótida e estruturas adjacentes. De Drake R, Vogl AW, Mitchell AWM: Gray's Anatomy for Students. Philadelphia, PA, 2009, Elsevier.

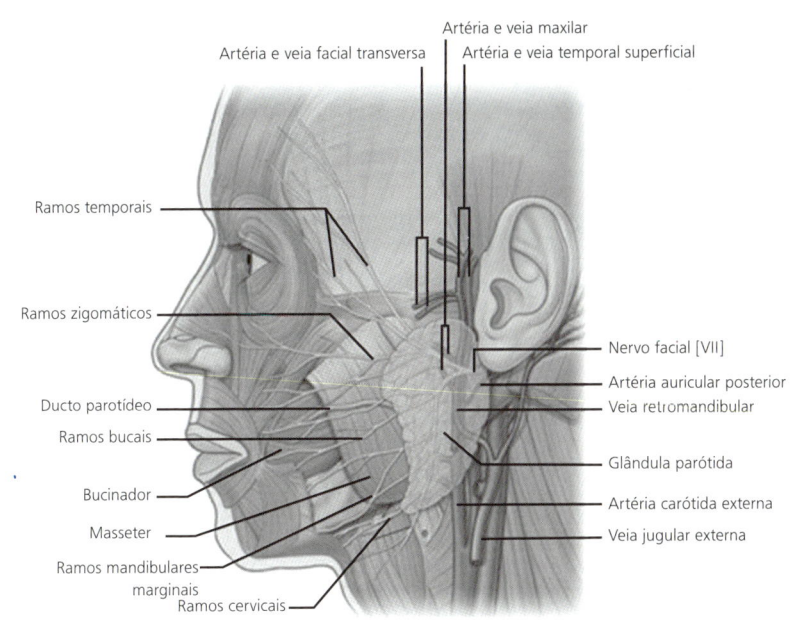

4. **Quais são as bactérias mais comumente implicadas na sialoadenite supurativa aguda? Como a infecção é tratada?**
   O *Staphylococcus aureus* é a bactéria que mais comumente causa sialoadenites. O tratamento é composto por antibióticos com resistência à β-lactamase, como amoxicilinab-clavulanato, além de hidratação, compressas quentes e sialagogos (como rodelas de limão).

5. **Quais são algumas das opções terapêuticas disponíveis para o tratamento da sialolitíase?**
   1. Tratamento conservador com sialagogos, compressas quentes, antibióticos e hidratação.
   2. Sialolitotomia aberta.
   3. Sialoendoscopia com uso de extratores de cálculos (*wire baskets*), balões ou fórceps de apreensão.
   4. Litotripsia (a *laser*, com onda de choque – não aprovada pela Food and Drug Administration [FDA] nos Estados Unidos).
   5. Excisão da glândula salivar.

6. **Qual é a infecção viral mais comum da parótida?**
   A caxumba ainda é a causa mais comum de parotidite viral. O pico de incidência ocorre entre 4 e 6 anos de idade, e o acometimento bilateral é comum. A doença é associada à orquite, à encefalite e à perda de audição sensorioneural. A maioria dos casos de caxumba, mas não todos, foi eliminada pela vacinação.

7. **Qual é a anomalia da parótida mais comumente associada à infecção pelo vírus da imunodeficiência humana (HIV)?**
   A anomalia da parótida mais comumente associada à infecção pelo HIV é a doença cística linfoepitelial difusa. A presença de HIV deve ser descartada em qualquer paciente com doença cística na parótida.

8. **Descreva as doenças granulomatosas comuns das glândulas salivares e algumas características pertinentes.**
   1. Tuberculose: diagnosticada por ensaio com derivado proteico purificado (PPD), AAF, demonstração de bacilos álcool-ácidos resistentes à cultura e radiografia torácica.
   2. Micobactérias atípicas: os exames diagnósticos incluem radiografia torácica, PPD e cultura de tecido.

3. Actinomicose: *Actinomyces* Gram-positivos com grânulos sulfurosos patognomônicos. O tratamento inclui penicilina G, eritromicina e clindamicina.
4. Doença da arranhadura do gato: causada por *Bartonella henselae*. Tratada com azitromicina.
5. Toxoplasmose: causada por *Toxoplasma gondii*. Tratada com pirimetamina e sulfadiazina com ácido folínico.
6. Sarcoidose: os granulomas não caseosos são característicos desta doença. De modo geral, a sarcoidose responde ao tratamento com corticosteroides.

9. Qual é o exame diagnóstico de escolha para a síndrome de Sjogren?

A biópsia de três a cinco glândulas salivares menores é feita a partir de uma biópsia do lábio inferior para detecção de infiltração linfocítica. O exame positivo requer mais de 1 foco por 4 mm^2, onde cada foco contém, pelo menos, 50 linfócitos.

10. Liste os tumores benignos das glândulas salivares. Qual é o mais comum? Qual deles pode se apresentar bilateralmente?

- Adenoma pleomórfico.
- Carcinoma basocelular.
- Linfadenoma sebáceo.
- Oncocitoma.
- Mioepitelioma.
- Papiloma ductal invertido.
- Adenoma monomórfico.
- Adenoma de células claras.
- Tumor de Warthin.
- Cistadenoma papilar oncocítico.
- Sialoadenoma papilífero.
- Hemangioma.

O tumor benigno mais comum das glândulas salivares é o adenoma pleomórfico. O tumor de Warthin se apresenta bilateralmente em até 10% dos casos (Quadro 14-1).

Quadro 14-1. Incidência Relativa de Tumores Benignos das Glândulas Salivares

Distribuição de *2807 Neoplasias Salivares*		
HISTOLOGIA	**NÚMERO DE PACIENTES**	**PORCENTAGEM**
Adenoma pleomórfico	1.274	45,4
Tumor de Warthin	183	6,5
Cisto benigno	29	1,0
Lesão linfoepitelial	17	0,6
Oncocitoma	20	0,7
Adenoma monomórfico	6	0,2
Carcinoma mucoepidermoide	439	15,7
Carcinoma cístico adenoide	281	10,0
Adenocarcinoma	225	8,0
Tumor misto maligno	161	5,7
Carcinoma de célula acinar	84	3,0
Carcinoma epidermoide	53	1,9
Outra (anaplásica)	35	1,3
Total	2.807	100

In Flint PW et al.: Cummings Otolaryngology: Head & Neck Surgery. Elsevier-Mosby, 2010. De Spiro RH: Salivary neoplasms: overview of a 35-year experience with 2,807 patients. *Head Neck Surg* 8:177-184, 1986.

14 ▪ DOENÇAS DAS GLÂNDULAS SALIVARES

11. O tumor de Warthin é o epônimo de qual lesão? Quais são algumas de suas características epidemiológicas?
Tumor de Warthin é um epônimo para cistadenoma linfomatoso papilar. Tende a ser observado em mulheres na sexta ou sétima década de vida. Também é relacionado à exposição à fumaça de cigarro, embora seja benigno.

12. Liste os tumores malignos das glândulas salivares. Qual é o mais comum? Qual deles pode se apresentar bilateralmente?
- Carcinoma mucoepidermoide.
- Carcinoma cístico adenoide.
- Carcinoma de célula acinar.
- Carcinoma basocelular.
- Tumor epitelial-mioepitelial.
- Carcinoma de células claras hialinizantes.
- Carcinoma espinocelular.
- Carcinoma não diferenciado.
- Tumor misto maligno.
- Carcinoma do ducto salivar.
- Adenocarcinoma.
- Carcinoma ex-adenoma pleomórfico.
- Adenocarcinoma polimórfico de baixo grau.
- Metástases.

O tumor maligno mais comum da glândula parótida é o carcinoma mucoepidermoide. O carcinoma de célula acinar é bilateral em 3% a 5% dos casos (Quadro 14-2).

13. Descreva os primeiros exames diagnósticos de uma massa na glândula salivar.
A biópsia com AAF e as técnicas de diagnóstico por imagem (tomografia computadorizada [TC] com contraste ou ressonância magnética [RM]) são frequentemente solicitadas durante os exames diagnósticos. A combinação pode ajudar a diferenciar processos benignos e malignos e geralmente permite o estabelecimento do diagnóstico.

14. Descreva o estadiamento dos tumores da glândula salivar.
TX: O tumor primário não pode ser avaliado.
T0: Ausência de evidências de tumor primário.

Quadro 14-2. Incidência Relativa de Tumores Malignos das Glândulas Salivares

Incidência Relativa de Neoplasias Malignas da Glândula Salivar		
TIPO HISTOLÓGICO	NÚMERO	PORCENTAGEM
Mucoepidermoide	439	34
Carcinoma cístico adenoide	281	22
Adenocarcinoma NOS	225	18
Tumores mistos malignos	161	13
Carcinoma de célula acinar	84	7
Carcinoma espinocelular	53	4
Outro (anaplásico etc.)	35	3
Total	1.278	

In Flint PW, et al.: Cummings Otolaryngology: Head & Neck Surgery. Elsevier-Mosby, 2010. De Spiro RH: Salivary neoplasms: overview of a 35-year experience with 2,807 patients. Head Neck Surg 8:177-184, 1986.

T1: O tumor tem ≤ 2 cm em sua dimensão maior, sem extensão extraparenquimatosa.
T2: O tumor tem > 2 cm, mas ≤ 4 cm em sua dimensão maior, sem extensão extraparenquimatosa.
T3: Tumor > 4 cm e/ou com extensão extraparenquimatosa.
T4a: Doença moderadamente avançada. O tumor invade pele, mandíbula, meato acústico externo e/ou nervo facial.
T4b: Doença muito avançada. O tumor invade a base do crânio e/ou as placas pterigoides e/ou encerra a artéria carótida.
NX: Os linfonodos regionais não podem ser avaliados.
N0: Ausência de metástase em linfonodo regional.
N1: Metástase em um único linfonodo ipsolateral, ≤ 3 cm em sua dimensão maior.
N2: Metástase em um único linfonodo ipsolateral, > 3 cm, mas ≤ 6 cm em sua dimensão maior.

N2a: Metástase em um único linfonodo ipsolateral, > 3 cm, mas ≤ 6 cm em sua dimensão maior.
N2b: Metástases em múltiplos linfonodos ipsolaterais, ≤ 6 cm em sua dimensão maior.
N2c: Metástases em linfonodos bilaterais ou contralaterais, ≤ 6 cm em sua dimensão maior.

N3: Metástase em um linfonodo, > 6 cm em sua dimensão maior.

15. Descreva a histologia do carcinoma mucoepidermoide. Como isso afeta o prognóstico?
O carcinoma mucoepidermoide se destaca pela presença de células mucinosas e epidermoides. A quantidade de células mucinosas e o nível de diferenciação epidermoide determinam o grau do tumor. Os tumores de baixo grau apresentam maior quantidade de células mucinosas em comparação com as bem diferenciadas células epidermoides. Os tumores de alto grau apresentam escassez de células mucinosas com preponderância de células epidermoides mal diferenciadas.

16. Descreva a histologia do carcinoma cístico adenoide. Como isso afeta o prognóstico?
O carcinoma cístico adenoide é dividido em três subtipos histológicos:
- O padrão tubular é caracterizado por células tumorais dispostas em nichos cercados por quantidades variáveis de estroma eosinofílico, geralmente hialinizado. Este subtipo tem o melhor prognóstico.
- O subtipo cribiforme é mais frequente. É composto por ilhotas de células basaloides adjacentes a espaços de aparência cística e tamanho variável, formando um padrão em "queijo suíço". Seu prognóstico é intermediário (Figura 14-2).
- O padrão sólido contém agregados de células basaloides sem formação tubular ou cística. Seu prognóstico é o pior.

17. O que é a manobra de Hayes-Martin na remoção da glândula submandibular?
Os vasos faciais são profundos ao nervo mandibular marginal. A ligadura dos vasos e a subsequente retração superior retiram o nervo do campo cirúrgico e o protegem contra lesões iatrogênicas.

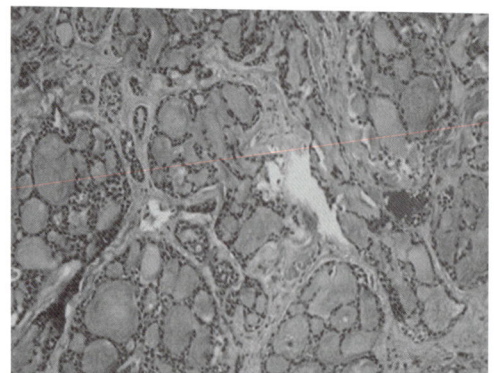

Figura 14-2. Carcinoma cístico adenoide cribiforme (grau II) com células basaloides dispostas ao redor de múltiplas coleções arredondadas de material basofílico central, com aparência em "queijo suíço" (200×). De Flint PW, Haughey BH, Lund VJ, et al., editors: Cummings Otolaryngology: Head & Neck Surgery, ed 5, Philadelphia, 2010, Mosby.

18. **Durante uma parotidectomia, quais são algumas formas de identificação do nervo facial?**
    - 1 cm profundo e inferior ao trago.
    - 6 a 8 mm anterior e inferior à linha de sutura timpanomastóidea.
    - Superior à parte cefálica do ventre posterior do músculo digástrico.
    - Superficial/lateral ao processo estiloide.
    - Dissecção retrógrada após encontrar o ramo mandibular marginal onde atravessa a artéria e a veia facial na borda anterior do músculo masseter.
    - Dissecção retrógrada após encontrar o ramo zigomático onde atravessa o arco zigomático a dois terços da distância entre o trago e o canto lateral do olho.
    - Mastoidectomia com dissecção anterógrada do nervo.

19. **Liste as indicações para a radioterapia pós-cirúrgica de uma neoplasia da parótida.**
    - Tumores de alto grau.
    - Doença residual macroscópica ou microscópica.
    - Metástase em linfonodos.
    - Extensão extraparótida.
    - Tumores com acometimento do nervo facial.
    - Alguns cânceres lobares profundos.
    - Doença recorrente.

20. **O que é síndrome de Frey? Como é tratada?**
    A síndrome de Frey é definida pela hiperidrose gustativa da pele sobrejacente ao local cirúrgico de uma paratidectomia. A síndrome é provocada pelo crescimento pós-cirúrgico de ramos da inervação parassimpático pré-ganglionar da parótida nas glândulas sudoríparas superficiais. É melhor evitá-la, mas a síndrome pode ser tratada. Os tratamentos incluem: injeção de botox, antitranspirantes tópicos, cirurgia para colocação de uma camada entreposta de tecido ou aloenxerto entre a pele e o leito da parótida e a neurectomia de Jacobson (interrupção cirúrgica do nervo de Jacobson, que leva os nervos parassimpáticos pré-ganglionares para a parótida).

CONTROVÉRSIAS

21. **Qual é a utilidade do monitoramento do nervo facial durante uma parotidectomia?**
    O uso do monitoramento do nervo facial durante uma parotidectomia é uma questão de preferência do cirurgião. O monitor pode ser útil na confirmação de um nervo anatomicamente identificado. Essa não deve ser a única forma de identificação. Não há dados que comprovem que sua utilização reduza as taxas de lesão do nervo facial.

22. **Qual é o papel do esvaziamento cervical eletivo no tratamento de um tumor maligno da glândula salivar?**
    O esvaziamento cervical eletivo é geralmente reservado para os tumores de alto grau, já que o risco de metástase microscópica no pescoço é superior a 20%. A radioterapia pode ser utilizada, mas o tratamento cirúrgico do pescoço permite o estadiamento preciso. Evidências recentes indicam que o risco de metástases em linfonodos pode ser maior do que o anteriormente relatado, mesmo em tumores de baixo grau, e podem apoiar a necessidade de realização dos esvaziamentos cervicais.

BIBLIOGRAFIA

Cummings CW, Flint PW: *Cummings Otolaryngology Head & Neck Surgery*, ed 5, Philadelphia, 2010, Elsevier-Mosby.
Drake R, Vogl AW, Mitchell AWM: *Gray's Anatomy for Students*, Philadelphia, PA, 2009, Elsevier.
Jaso J, Malhotra R: Adenoid cystic carcinoma, *Arch Pathol Lab Med* 135(4):511–515, 2011.
Lee KJ: *Essential Otolaryngology: Head and Neck Surgery*, ed 8, San Francisco, CA, 2003, McGraw-Hill, pp 731–732.
Pather N, Osman M: Landmarks of the facial nerve: implications for parotidectomy, *Surg Radiologic Anat* 28(2):170–175, 2006.
Steger J, Tennyson H, Gal TJ, et al: Salivary gland tumors. In *ENT Secrets*, ed 2, Philadelphia, 2005, Elsevier-Mosby, pp 211–217.

CAPÍTULO 15

DOENÇAS DA TIREOIDE E DA PARATIREOIDE

John Song, MD

PONTOS-CHAVE

1. Os nódulos tireoidianos encontrados de forma incidental à tomografia por emissão de pósitrons (PET) merecem atenção especial, já que alguns estudos sugerem que até dois terços desses nódulos são posteriormente diagnosticados como tumores malignos.
2. As características de risco patológico da ablação de resquício com iodo radioativo (RAI) incluem:
   - Tamanho do tumor primário.
   - Presença de invasão linfovascular.
   - Invasão da cápsula da tireoide.
   - Número de linfonodos acometidos.

Pérolas

1. A avaliação dos nódulos tireoidianos palpáveis deve sempre incluir a ultrassonografia e a aspiração com agulha fina (AAF).
2. A exposição à radiação ionizante durante a infância e o forte histórico familiar de câncer de tireoide são fatores conhecidos para maior risco de desenvolvimento de câncer de tireoide.
3. O carcinoma papilar é o tumor maligno mais comum da tireoide. Os adenomas foliculares são as neoplasias mais comuns da tireoide.
4. A presença de metástase em linfonodos no câncer de tireoide deve sempre ser tratada com um esvaziamento cervical abrangente. A biópsia seletiva de linfonodos ou nodulectomia (*berry-picking*) não é recomendada.
5. Os exames moleculares para detecção de mutações genéticas comuns em pacientes com câncer de tireoide podem auxiliar o diagnóstico de nódulos tireoidianos com citopatologia indeterminada.

PERGUNTAS: TUMOR DE TIREOIDE

1. Qual é a incidência dos nódulos tireoidianos?
Os nódulos clinicamente palpáveis são observados em 4% a 7% da população, enquanto a taxa de encontro incidental de nódulos à ultrassonografia é maior (20% a 67% dos pacientes), sendo que mais da metade das tireoides contêm mais de um nódulo. Os nódulos são mais comuns em mulheres (razão entre mulheres e homens de 4:1). O câncer de tireoide ocorre em 5% a 10% dos nódulos palpáveis.

2. Quais são os exames diagnósticos para um nódulo tireoidiano?
- Anamnese e exame físico abrangentes, incluindo visualização das pregas vocais (laringoscopia).
- Exames laboratoriais, incluindo ensaio da função tireoidiana e determinação de cálcio sérico.
- Avaliação ultrassonográfica do nódulo.

3. Quais características indicam um maior risco de desenvolvimento de tumor maligno na tireoide?
- Idade inferior a 30 anos e superior a 60 anos.
- Sexo masculino.

- Histórico familiar positivo.
- Exposição à radiação durante a infância.
- Nível elevado de hormônio tireoestimulante (TSH)/tireoidite de Hashimoto.
- Crescimento rápido.
- Dor.
- Sintomas de compressão.
- Rouquidão.
- Linfonodos cervicais.

4. **Quais características ultrassonográficas são indicações para a realização de AAF?**
   - Todos os nódulos com mais de 1 cm ou menores em caso de presença de outras características de alto risco (veja adiante).
   - Microcalcificação.
   - Margens irregulares.
   - Nódulo sólido, em vez de cístico.
   - Vascularização interna.
   - Múltiplos nódulos.
   - Aumento de volume de linfonodos cervicais do mesmo lado do pescoço.

5. **Qual é a precisão diagnóstica da citologia na AAF?**
   A precisão é de 95%; a taxa de resultados falsos negativos é de 2,3% e a de falsos positivos é de 1,1%.

6. **Quais são as categorias citopatológicas dos nódulos tireoidianos à AAF?**
   - Benigna: 70%.
   - Maligna: 5%.
   - Suspeita: 10%.
   - Indeterminada: 15%.
      Das lesões suspeitas, 10% a 20% provavelmente serão diagnosticadas como carcinomas foliculares à patologia cirúrgica. Nos casos de lesões foliculares, o exame com I-123 pode ser útil. Se a lesão for "quente", é improvável que seja maligna.

7. **Qual é o papel dos exames moleculares no câncer de tireoide?**
   O exame molecular permite a confirmação dos nódulos da categoria citopatológica "indeterminada" (30% de todos os nódulos) como câncer ou lesões benignas. Os proponentes argumentam que isso impediria a realização de cirurgias desnecessárias e as abordagens cirúrgicas duplas (lobectomia seguida por tireoidectomia completa).

8. **Quais são os exames moleculares atualmente disponíveis para o câncer de tireoide?**
   - Exame de painel de mutações: exames para detecção das mutações mais comumente observadas no câncer de tireoide, incluindo BRAF, RAS, RET/PTC e rearranjos PAX8/PPARY. Quando positivo, esse exame "confirma" o diagnóstico de um provável tumor maligno com valor preditivo positivo de 100%. No entanto, 30% dos cânceres de tireoide atualmente não possuem uma mutação conhecida.
   - Exame de expressão gênica: exames para detecção de 142 genes expressos diferentemente em nódulos benignos e malignos. O exame "confirma" os nódulos como benignos, e seu valor preditivo negativo é superior a 95%. O exame é patenteado e caro (US$ 3.000).

9. **Qual é o acompanhamento recomendado para um nódulo tireoidiano benigno?**
   A maioria dos autores recomenda a realização seriada de ultrassonografias (a cada 6 a 12 meses) para a detecção de alterações de tamanho ou das características internas. Quaisquer alterações significativas podem justificar a repetição da AAF. Em caso de recidiva dos cistos após múltiplas AAFs, deve-se considerar a realização de excisão cirúrgica para estabelecimento do diagnóstico. A supressão por meio da administração de tiroxina exógena NÃO é recomendada.

10. **Qual é o diagnóstico diferencial dos cânceres de tireoide?**
    - Carcinoma papilar: 70% a 85%.
    - Carcinoma folicular: 15% a 20%.
    - Carcinoma de células de Hurthle: 3% a 5%.
    - Carcinoma medular: 3% a 10%.
    - Carcinoma anaplásico: < 2%.
    - Carcinoma insular ou mal diferenciado: raro.
    - Outros: linfoma, carcinoma espinocelular, metástases.

11. Como é o estadiamento TNM do câncer de tireoide bem diferenciado?

Quadro 15-1. Estadiamento TNM do Câncer de Tireoide Bem Diferenciado

T1	O tumor tem 2 centímetros (cm) ou menos e é limitado à tireoide
T1a	O tumor tem 1 cm ou menos
T1b	O tumor tem mais de 1 cm, mas menos de 2 cm
T2	O tumor tem pelo menos 2 cm, mas não mais do que 4 cm e é limitado à tireoide
T3	O tumor tem mais de 4 cm, mas não se estende além da tireoide
T4	O tumor tem qualquer tamanho e se estende além da tireoide
T4a	O tumor se disseminou além da tireoide para os tecidos moles adjacentes, a laringe, a traqueia, o esôfago ou o nervo laríngeo recorrente
T4b	O tumor se disseminou além das regiões descritas em T4a (acima)
N0	Não há evidências de câncer nos linfonodos regionais
N1	O câncer se disseminou para os linfonodos
N1a	O câncer se disseminou para o compartimento central: linfonodos pré-traqueais, paratraqueais e pré-laríngeos
N1b	O câncer se disseminou além do compartimento central, incluindo os linfonodos unilaterais, bilaterais, contralaterais ou mediastinais
M0	Câncer sem metástases a distância
M1	Câncer com metástases a distância
Mx	Metástases a distância não avaliadas

12. Qual é o estadiamento dos cânceres de tireoide bem diferenciados?

Quadro 15-2. Estadiamento do Câncer de Tireoide Bem Diferenciado

Tumores Papilares ou Foliculares de Tireoide em Pacientes < 45 anos de idade
Estágio I: Qualquer T, qualquer N, M0
Estágio II: Qualquer T, qualquer N, M1

Tumores Papilares ou Foliculares de Tireoide em Pacientes > 45 anos de idade
Estágio I: T1 N0 M0
Estágio II: T2 ou T3 N0 M0
Estágio III: T4 N0 M0 ou qualquer T qualquer N M1
Estágio IVA: T4a, qualquer N M0 ou T1-3 N1b M0
Estágio IVB: T4b, qualquer N M0
Estágio IVC: Qualquer T, qualquer N M1

13. Quais são os indicadores clínicos de prognóstico do câncer de tireoide?
- **AMES:** Idade; Metástase; Extensão e Tamanho do tumor primário
  - Baixo risco: idade < 40 (M) ou < 50 (F); tumor < 4 cm e no interior da tireoide.
  - Alto risco: idade > 41 (M) ou > 51 (F); invasão extratireóidea; tamanho > 5 cm.
- **MACIS:** Metástase; idade; completude da ressecção; invasão; tamanho do tumor
  - Alto risco: idade > 40; invasão da tireoide; ressecção incompleta do tumor; tamanho > 4 cm.

14. Qual é a diferença entre tireoidectomia total (TT), tireoidectomia quase total (NT) e tireoidectomia subtotal?
A tireoidectomia total é a remoção completa de todos os tecidos tireoidianos visíveis. Na tireoidectomia quase total, o cirurgião elege deixar uma quantidade muito pequena de tecido tireoidiano ao redor das

paratireoides ou do nervo laríngeo recorrente para reduzir a morbidade. A tireoidectomia subtotal é mal delineada e deixa grandes quantidades de tecido tireoidiano. A tireoidectomia subtotal NÃO é uma cirurgia aceitável nos casos de câncer de tireoide.

15. **Qual é o tratamento para o câncer papilar ou folicular de tireoide em Estágios I e II?**
O tratamento do câncer de tireoide bem diferenciado é a tireoidectomia total. A lobectomia, isoladamente, é associada ao maior risco de recidiva local e morte, à exceção em alguns cânceres papilares microscópicos de tireoide (micro PTC) com menos de 1 cm (veja a Pergunta 25). A tireoidectomia total também permite a RAI com I-131 ablação da tireoide, o que pode melhorar a especificidade dos ensaios de tireoglobulina e permite a detecção da doença persistente por meio de escaneamento corpóreo total.

16. **Qual é o tratamento para o câncer papilar ou folicular de tireoide em Estágio III?**
A recomendação atual inclui:
    - Tireoidectomia total, mais remoção de linfonodos acometidos ou outros locais de doença extratireoidiana.
    - Ablação com I-131, permitindo a tireoidectomia total em caso de incorporação do marcador pelo tumor
    - Radioterapia com feixe externo em caso de incorporação mínima de I-131.

17. **Qual é o tratamento para o câncer papilar ou folicular de tireoide em Estágio IV?**
    - Cirurgia: tireoidectomia total e esvaziamento cervical conforme a indicação. O tratamento de metástases a distância geralmente não é curativo, mas pode ser um bom paliativo. As metástases com incorporação do marcador podem ser submetidas à ablação com I-131. A radioterapia com feixe externo é usada em lesões localizadas que não são responsivas à RAI.
    - A ressecção das metástases limitadas, especialmente das sintomáticas, deve ser considerada na ausência de incorporação de I-131 pelo tumor. A remoção de estruturas que provocam déficits funcionais (ou seja, laringe, faringe, traqueia) deve ser bastante discutida com o paciente.
    - A realização de quimioterapia com inibidores dos receptores de fator de crescimento endotelial vascular (VEGF) deve ser considerada em pacientes não responsivos ao I-131.

18. **Qual é o papel do esvaziamento cervical no câncer de tireoide bem diferenciado?**
Os cânceres papilares e medulares da tireoide apresentam alta propensão à disseminação para os linfonodos regionais, enquanto os carcinomas foliculares raramente metastatizam dessa forma. Uma avaliação cuidadosa do compartimento central (zona VI) e lateral (zonas II-IV) do pescoço deve ser realizada antes da cirurgia. O esvaziamento cervical eletivo além do compartimento central é controverso. Alguns autores defendem o esvaziamento de rotina do compartimento central em PTC com mais de 3 cm. A zona Ib (glândula submandibular) raramente é acometida pela metástase locorregional e pode ser preservada na cirurgia para tratamento do câncer de tireoide.

19. **O que é neoplasia endócrina múltipla (MEN)?**
O termo **neoplasia endócrina múltipla (MEN)** compreende diversas síndromes distintas com tumores de glândulas endócrinas, cada uma com seu padrão característico.
    - MEN tipo I: adenomas de pâncreas, hipófise, paratireoides.
    - MEN tipo IIa: carcinoma medular de tireoide, feocromocitoma, hiperplasia de paratireoides.
    - MEN tipo IIb: MEN IIa e neuromas mucosos; ausência de acometimento das paratireoides.

20. **Qual é o estadiamento do câncer medular de tireoide (MTC)?**

Quadro 15-3. Estadiamento do Câncer Medular de Tireoide	
Estágio I:	T1 N0 M0
Estágio II:	T2, T3 N0 M0
Estágio III:	T1-3 N1a M0
Estágio IVA:	T4a, qualquer N M0 ou T1-3, N1b M0
Estágio IVB:	T4b, qualquer N, M0
Estágio IVC:	Qualquer T, qualquer N, M1

21. Quais características importantes são exclusivas ao câncer medular de tireoide?
- Os mais agressivos dentre os cânceres bem diferenciados de tireoide (PTC e câncer folicular da tireoide [FTC]).
- Derivam de células parafoliculares ou C e podem secretar calcitonina e antígeno carcinoembrionário (CEA), assim como prostaglandinas, histaminases e serotonina.
- Alta propensão à invasão de músculo e traqueia, assim como disseminação hematógena aos pulmões e às vísceras (50% à apresentação).
- A mutação do proto-oncogene *RET* no códon 634 provoca MEN IIa; a mutação no códon 918 causa MEN IIb.
- A MEN de tipo IIb é a mais agressiva. O carcinoma medular familiar de tireoide (FMTC) tem melhor prognóstico, e a MEN IIa apresenta prognóstico intermediário.
- Lesões unifocais esporádicas: 70%; familiares/genéticas: 30%.

22. Quais são os exames diagnósticos do câncer medular de tireoide?
Os pacientes positivos para a mutação RET devem ser submetidos à triagem para detecção de tumores MEN tipo II: (i) feocromocitoma: concentração urinária de catecolamina em 24 horas e exame abdominal para descartar a presença de feocromocitoma; (ii) adenoma de paratireoides: concentração sérica de cálcio e paratormônio (PTH). Os familiares devem ser submetidos à triagem genética do proto-oncogene *RET* e triagem para detecção de tumores MEN tipo II. As técnicas de diagnóstico por imagem devem avaliar a presença de metástase locorregional e a distância e incluem ressonância magnética (RM), PET, sestamibi e ensaios com somatostatina marcada com índio.

23. Qual é o tratamento do câncer medular de tireoide?
A tireoidectomia total e o esvaziamento cervical (conforme necessário) com ressecção de quaisquer estruturas adicionais acometidas são recomendados. As crianças com MTC devem ser submetidas à tireoidectomia total com menos de 2 anos de idade. O acompanhamento prolongado, com determinação dos níveis séricos de calcitonina e CEA, é recomendado.

24. O que é câncer anaplásico de tireoide?
- Tumor maligno extremamente agressivo que geralmente ocorre em pacientes idosos.
- 80% ocorrem em uma massa tireoidiana preexistente, sugerindo a perda de diferenciação maligna do tumor presente.
- É associado ao crescimento súbito de uma massa preexistente, que é associado a dor, rouquidão, disfagia e dispneia.

25. Como é o estadiamento do câncer anaplásico de tireoide?
- **Estágio IV:** Todos os tumores anaplásicos da tireoide são classificados como estágio IV, independentemente do tamanho ou da localização do tumor e da presença de metástases.
- **IVA:** Tumor anaplásico com disseminação às estruturas adjacentes, T4a.
- **IVB:** Tumor com disseminação além das estruturas adjacentes, T4b.
- **IVC:** Há evidências de metástase (qualquer N ou M).

26. Qual é o tratamento do câncer anaplásico de tireoide?
Quase todos os casos são avançados no momento do diagnóstico, e a sobrevida mediana é inferior a 6 meses. A doxorrubicina, a radioterapia e a cirurgia paliativa (remoção do tumor e traqueostomia) podem ser consideradas para redução da carga tumoral e melhora da qualidade de vida. O câncer anaplásico descoberto de forma incidental e a doença localmente limitada têm prognóstico um pouco melhor.

27. Como a RAI é realizada?
A RAI é feita com a interrupção da administração de hormônio tireoidiano ou o tratamento com TSH humano recombinante (rhTSH). Estudos mostram que o rhTSH mantém a qualidade de vida e reduz a dose de radiação administrada em comparação com a interrupção da administração de hormônio tireoidiano.

28. Qual é o tratamento do câncer recorrente de tireoide?
- 10% a 30% dos pacientes desenvolvem recidiva e/ou metástases.
- 80% desenvolvem recidiva com doença apenas no pescoço; 20% desenvolvem recidiva com metástases a distância (pulmões).
- 50% dos pacientes operados em razão de recidiva dos tumores podem ser considerados livres da doença após uma segunda cirurgia.
- As recidivas detectadas ao escaneamento com I-131 e não clinicamente aparentes podem ser tratadas com a ablação com I-131, com prognóstico excelente.
- Os pacientes com câncer avançado de tireoide refratário ao iodo podem responder à terapia com inibidor de multitirosina quinase.

PERGUNTAS: TUMOR DE PARATIREOIDES

29. Qual é a embriologia das paratireoides?
As paratireoides superiores se desenvolvem a partir da quarta bolsa branquial e as paratireoides inferiores se desenvolvem a partir da terceira bolsa faríngea, junto com o timo. Embora a maioria das pessoas apresente quatro paratireoides, 3% a 7% têm cinco a sete glândulas e 3% a 5% têm menos de quatro glândulas.

30. Quais são as características normais das paratireoides?
As paratireoides pesam, em média, 35 a 50 mg e possuem de 1 a 5 mm de diâmetro. Seu suprimento sanguíneo primário é feito pela artéria tireoidiana inferior ou, mais raramente, do ramo posterior da artéria tireoidiana superior.

31. O que é hiperparatireoidismo primário?
O hiperparatireoidismo primário é causado pela produção excessiva de PTH. A etiologia geralmente se deve a:
- Adenoma solitário de paratireoides (85%).
- Múltiplas glândulas hiperplásicas (10% a 15%).
- Múltiplos adenomas (3% a 4%).
- Carcinoma de paratireoide (< 1%).

O hiperparatireoidismo primário pode ser relacionado à superexpressão do oncogene PRAD1 ou exposição à radiação em baixas doses, mas a verdadeira etiologia é desconhecida.

32. O que são hiperparatireoidismo secundário e terciário?
O hiperparatireoidismo secundário é observado em pacientes com insuficiência renal crônica, que eleva a concentração de fosfato e reduz os níveis de 1-alfa-hidroxilase no rim, diminuindo a concentração de vitamina D. A doença é associada à hipercalcemia branda, mas à elevação dos níveis de PTH. A cirurgia é recomendada em caso de osteopenia, sendo geralmente realizada a paratireoidectomia subtotal (três glândulas e meia). O hiperparatireoidismo terciário é resultante do hiperparatireoidismo secundário prolongado, que provoca função autônoma das paratireoides, mesmo quando as causas subjacentes são corrigidas. O cinacalcet (agente calcimimético) pode ser eficaz no tratamento de pacientes com hiperparatireoidismo secundário.

33. Quais são os sintomas clássicos de hipercalcemia?
"Lamentos, gemidos, cálculos e distúrbios psíquicos" (*moans, groans, stones and psychic overtones*, em inglês): os sintomas mais comuns incluem alterações gastrointestinais (náusea, constipação, úlcera péptica, pancreatite), fraqueza muscular, cálculos renais, hipertensão, arritmia cardíaca, polidipsia e sintomas neuropsiquiátricos, incluindo depressão, fadiga e perda de memória. Os cálculos renais e as doenças ósseas, como a osteíte fibrosa cística, são raros desde o advento do exame de rotina de PTH.

34. Qual é o diagnóstico diferencial da hipercalcemia?

Quadro 15-4. Causas de Hipercalcemia
Câncer metastático de pulmão, mama, próstata, mama primário
Mieloma múltiplo: leucemia, linfoma
Tumores secretores de PTH: câncer de pulmão de células pequenas, câncer de ovário, timoma
Doenças granulomatosas: sarcoidose, tuberculose, histoplasmose, lepra, Wegener
Drogas: diuréticos da classe das tiazidas, lítio, teofilina, hipervitaminose A e D
Imobilização
Síndrome do leite alcalino
Hipercalcemia hipocalciúrica familiar benigna
Insuficiência adrenal
Hiperfosfatasia
Doença óssea de Paget

35. Como é feito o diagnóstico do hiperparatireoidismo primário?
- Maior concentração sérica total de cálcio e níveis maiores ou muito altos de PTH.
- Concentração sérica de fosfato baixa ou no limite inferior da normalidade.
- Em caso de elevação da concentração de PTH, *mas* concentração sérica de cálcio normal ou no limite inferior da normalidade, descartar a insuficiência ou má absorção de vitamina D.
- Em caso de elevação dos níveis de cálcio e fosfato, descartar o diagnóstico de hipervitaminose D.

36. Quais são as técnicas de diagnóstico por imagem usadas na localização do hiperparatireoidismo primário?
- Localização Não Invasiva
  - Sestamibi com tecnécio 99 m (Tc99 m MIBI): o sestamibi localiza a mitocôndria das células das paratireoides. A obtenção das imagens em fase tardia, em 2 horas, permite a saída do sestamibi da tireoide, mas não das paratireoides. A taxa de detecção de adenomas isolados é alta, com sensibilidade de 100% e especificidade de 90%. A técnica é menos útil na hiperplasia de quatro glândulas.
  - Tc 99 m MIBI mais tomografia computadorizada por emissão de fóton único (SPECT): a adição do SPECT aumenta a resolução da imagem tridimensional, e alguns relatam a melhor detecção de adenomas na bainha carotídea ou no mediastino.
  - Tc 99 m + subtração de tálio 201: o tálio é incorporado pelas paratireoides, mas menos pela tireoide. A imagem de subtração subsequente pode detectar o aumento de volume das paratireoides. As taxas de sensibilidade são variadas (30% a 90%), mas a disponibilidade desta técnica é superior à da MIBI.
  - Ultrassonografia: é superior e mais rápida do que as demais técnicas para identificação de adenomas paratireoides intratireóideos, além de não utilizar radiação. A localização de adenomas ectópicos retroesofágicos, de traqueia e mediastino é mais difícil com o uso da ultrassonografia. A taxa de resultados falso positivos é de 15% a 20%.
  - RM: os adenomas apresentam alta intensidade de sinal em imagens ponderadas em T2. A RM pode ser utilizada na identificação dos adenomas ectópicos e em pacientes submetidos a uma nova exploração após a primeira cirurgia.
- Localização Invasiva
  - Sonda gama intraoperatória: o Tc 99 m MIBI é injetado 2 horas antes da cirurgia, e as paratireoides radioativas são localizadas por meio de sondas gama portáteis.
  - Angiografia/arteriografia de paratireoides.
  - Obtenção de amostra venosa para mensuração de PTH: a obtenção angiográfica de amostras de veias seletivas é preferida, mas até mesmo a coleta de sangue de grandes vasos (como a veia jugular interna) pode ajudar a lateralizar a glândula e ser usada na nova exploração.
  - Aspiração com agulha fina (AAF) da paratireoide com orientação por ultrassonografia

37. Quais são as localizações ectópicas mais comuns das paratireoides?
As paratireoides ectópicas podem ser encontradas no mediastino superior, na cápsula do timo, no retroesôfago, na bainha carotídea e medial ao polo superior da tireoide. A paratireoide inferior apresenta maior variabilidade em sua localização final porque desce em conjunto com o timo. A paratireoide superior tende a ser mais associada ao lobo lateral da tireoide.

38. Qual é a recomendação mais recente dos National Institutes of Health (NIH) dos Estados Unidos para a realização de cirurgia no paciente assintomático com hiperparatireoidismo primário?

Quadro 15-5. Orientações dos NIH de 2008 para Cirurgia no Hiperparatireoidismo Primário Assintomático

Concentração sérica de cálcio (acima do limite superior ou normal):	1,0 mg/dL
Concentração de cálcio na urina de 24 horas:	não é mais uma indicação
Função renal:	GFR < 60 mL/minuto
Densidade óssea:	Escore T < 2,5 em qualquer local; e/ou fratura prévia ou fragilidade
Idade:	< 50 anos
O paciente deseja a cirurgia ou não pode ser acompanhado de forma confiável	

15 ■ DOENÇAS DA TIREOIDE E DA PARATIREOIDE

39. Como o monitoramento intraoperatório de PTH é usado na cirurgia das paratireoides?
A meia-vida do PTH é de 3 a 5 minutos. Na cirurgia de paratireoides, o objetivo é observar uma redução do nível de PTH superior a 50% aos 10 minutos após a remoção de um adenoma ou hiperplasia das paratireoides. O monitoramento intraoperatório de PTH permite a cirurgia com enfoque das paratireoides (ou seja, de uma glândula) e pode impedir a exploração desnecessária das quatro glândulas.

40. Como é realizado o autotransplante de tecido das paratireoides?
O tecido das paratireoides pode ser autotransplantado no momento da cirurgia ou criopreservado por até 18 meses e transplantado em uma data posterior. O transplante ocorre mais comumente no músculo esternocleidomastóideo (ECM) no pescoço ou no músculo braquiorradial do braço. O tecido paratireóideo transplantado geralmente funciona em 3 meses, e a taxa de sucesso do procedimento é de 50%. Uma vantagem do transplante no braço é a capacidade de remoção do tecido paratireóideo sob anestesia local em caso de desenvolvimento de hiperplasia.

41. Quais são as opções cirúrgicas para tratamento do hiperparatireoidismo?
- Doença em uma única glândula mais resultado positivo ao exame com MIBI: exploração unilateral direcionada com monitoramento intraoperatório de PTH para análise da adequação da ressecção.
- Síndrome MEN: exploração cervical bilateral e identificação das quatro glândulas.
- Resultado negativo ao exame com MIBI: exploração bilateral com biópsia seletiva de glândulas suspeitas e monitoramento intraoperatório de PTH para análise da adequação da ressecção.
- Hiperparatireoidismo secundário ou terciário: ressecção de 3,5 glândulas ou paratireoidectomia total com possível autotransplante ou criopreservação de tecido paratireóideo.

42. Quais estratégias são usadas na reexploração das paratireoides?
Na reexploração, a estratégia é a dissecção lateral a medial, do ECM ao tecido retroesofágico sobrejacente à coluna cervical. Inferiormente, o timo é ressecado. Medialmente, o espaço pré-vertebral (retroesofágico, retrofaríngeo) é explorado. O lobo da tireoide é mobilizado e palpado para detecção das paratireoides intratireóideas. A bainha carotídea é aberta do hioide ao mediastino. Caso a exploração unilateral seja negativa, a exploração contralateral é, então, realizada. A exploração mediastinal deve apenas ser realizada após uma técnica de diagnóstico por imagem (ou seja, MIBI e RM).

CONTROVÉRSIAS

43. A presença de metástase em linfonodo nos cânceres bem diferenciados de tireoide piora o prognóstico?
Esta dúvida não foi esclarecida. Alguns estudos demonstram maior risco de recidiva local e menor sobrevida doença-específica na presença de metástase em linfonodos, enquanto outros mostram uma diferença de sobrevida somente em pacientes com mais de 45 anos de idade.

44. Qual é a cirurgia ideal para tratamento do câncer micropapilar da tireoide (< 1 cm)?
De acordo com o National Cancer Institute (NCI) dos Estados Unidos, a lobectomia tireóidea pode ser suficiente no tratamento de pequenos (< 1 cm) carcinomas papilares de baixo risco, unifocais e intratireoidianos na ausência de radioterapia prévia da cabeça e do pescoço ou metástases em linfonodos cervicais detectadas em exames radiológicos ou clínicos. A lobectomia é associada a uma menor incidência de complicações, mas aproximadamente 5% a 10% dos pacientes apresentam recidiva na tireoide contralateral. A realização completa da tireoidectomia geralmente é curativa nesses casos.

45. Qual é o papel da RAI nos pacientes com câncer de tireoide de baixo risco?
Nos pacientes de baixo risco (ressecção completa do tumor; ausência de acometimento de linfonodos; pacientes com mais de 45 anos de idade com a doença T1 ou T2 em estágio I), não houve diferença na sobrevida geral e doença-específica entre grupos submetidos ou não à RAI. As complicações em longo prazo da RAI incluem segundos tumores malignos, sialoadenite e disfunção da glândula lacrimal e salival. A redução da quantidade de exposição à radiação por meio da diminuição da dose de RAI e sua administração combinada ao rhTSH foram exploradas nos pacientes com câncer de tireoide de baixo risco.

46. Os exames moleculares para o diagnóstico do câncer de tireoide têm boa relação custo-benefício?
Essa dúvida não foi esclarecida. Estudos recentes mostram que, se a cirurgia desnecessária e as abordagens em duas cirurgias forem eliminadas pelo exame molecular, há redução do custo, apesar do alto preço dos exames. O valor adicional do exame molecular pode ser seu uso como controle de qualidade da citopatologia e exame prognóstico da agressividade de um câncer de tireoide.

BIBLIOGRAFIA

Bilimoria KY, Bentrem DJ, Ko CY, et al: Extent of surgery affects survival for papillary thyroid cancer, *Ann Surg* 246(3):375–381, discussion 381–384, 2007.

Bilezikian JP, Khan AA, Potts JT Jr: Guidelines for the management of asymptomatic primary hyperparathyroidism: summary statement from the third international workshop, *J Clin Endocrinol Metab* 94(2):335–339, 2009.

Carling T, Udelsman R: Thyroid tumors. In DeVita VT Jr, Lawrence TS, Rosenberg SA, editors: *Cancer: Principles and Practice of Oncology*, ed 9, Philadelphia, 2011, Lippincott Williams & Wilkins, pp 1457–1472.

Kebebew E, Clark OH: Medullary thyroid cancer, *Curr Treat Options Oncol* 1(4):359–367, 2000.

Mazzaferri EL: Thyroid cancer in thyroid nodules: finding a needle in the haystack, *Am J Med* 93:359–362, 1992.

Mazzaferri EL: Management of a solitary thyroid nodule, *N Engl J Med* 328:553–559, 1993.

Mazzaferri EL, Jhiang SM: Long-term impact of initial surgical and medical therapy on papillary and follicular thyroid cancer, *Am J Med* 97(5):418–428, 1994.

Schlumberger M, Catargi B, Borget I, et al: Strategies of radioiodine ablation in patients with low-risk thyroid cancer, *N Engl J Med* 366(18):1663–1673, 2012.

Shaha AR: Controversies in the management of thyroid nodule, *Laryngoscope* 110(2 Pt 1):183–193, 2000.

Thyroid. In Edge SB, Byrd DR, Compton CC et al., editors: *AJCC Cancer Staging Manual*, ed 7, New York, 2010, Springer, pp 87–96.

Walsh RM, Watkinson JC, Franklyn J: The management of the solitary thyroid nodule: a review, *Clin Otolaryngol* 24:388–397, 1999.

ESVAZIAMENTO CERVICAL

John Song, MD

PONTOS-CHAVE

1. O acometimento clínico ou oculto de linfonodos regionais pode ser encontrado em até 50% dos pacientes com carcinoma espinocelular da cabeça e do pescoço (CECCP). A presença de linfoadenopatia cervical é indicador prognóstico mais significativo no CECCP.
2. O conhecimento e a identificação dos linfonodos de primeiro escalão em diversos locais de tumores primários na cabeça e no pescoço permitem o esvaziamento cervical seletivo dos linfonodos com maior risco de desenvolvimento de doença metastática.
3. O primeiro músculo a ser visualizado na dissecção de nível I/IL é o ventre anterior do músculo digástrico, e NÃO o músculo miloióideo. O miloióideo é sempre profundo às estruturas linfáticas de nível Ia e segue perpendicular e medial ao ventre anterior do digástrico. A retração medial do músculo miloióideo ajuda a identificar as estruturas mais profundas da fossa submandibular, incluindo o nervo lingual, o nervo hipoglosso e o gânglio e o ducto submandibular.
4. O músculo digástrico geralmente é chamado "amigo do residente" por ser lateral a muitas das estruturas mais importantes do pescoço, incluindo a veia jugular interna (VJI), a artéria carótida e o nervo hipoglosso. A dissecção do músculo digástrico em direção anterior a posterior impede a ocorrência de lesão nessas estruturas.
5. A melhor forma de prevenir o extravasamento de quilo é a dissecção lateral à VJI ao se realizar a dissecção abaixo do músculo omoióideo (ou seja, nível IV). Uma ligadura cuidadosa dos vasos linfáticos deve ser realizada para prevenir a laceração dessas frágeis estruturas. O aumento da pressão intratorácica durante a cirurgia pode ajudar a identificar a fonte do extravasamento de quilo.

Pérolas

1. O assoalho do esvaziamento cervical posterior é formado pelo músculo esplênio da cabeça e pelos músculos elevadores da escápula superiormente e pelos músculos escalenos (anterior, médio, posterior) inferiormente.
2. Fatores como o local, o estágio e a espessura do tumor, a presença de invasão perineural e angiolinfática e a diferenciação tumoral podem aumentar o risco de acometimento linfático regional.
3. É importante ser capaz de delinear e diferenciar os esvaziamentos cervicais radicais, radicais modificados e seletivos ou funcionais.

PERGUNTAS

1. De acordo com o American Joint Committee on Cancer (AJCC), o que constitui o grupo de linfonodos do nível I?

O Nível I inclui as bacias de linfonodos submentonianos (Ia) e submandibulares (Ib). Anatomicamente, o nível Ia inclui o triângulo formado pelo ventre anterior do músculo digástrico bilateralmente e o osso hioide. O músculo miloióideo forma o assoalho do nível Ia. O nível Ib é delimitado pelo ventre posterior do músculo digástrico e pela mandíbula e inclui os linfonodos perivasculares ao redor da artéria e da veia facial (Figura 16-1).

2. O que constitui o grupo de linfonodos do nível II?

O nível II inclui o os linfonodos jugulares mais superiores e é dividido em nível IIa (linfonodos anteriores ao nervo acessório espinhal: nervo craniano [NC] XI) e o nível IIb (linfonodos posteriores ao NC XI). Anatomicamente, este nível inclui os linfonodos adjacentes aos grandes vasos da base do crânio até a bifurcação carotídea e do músculo esternoióideo até a borda posterior do músculo esternocleidomastóideo (ECM) (Figura 16-1).

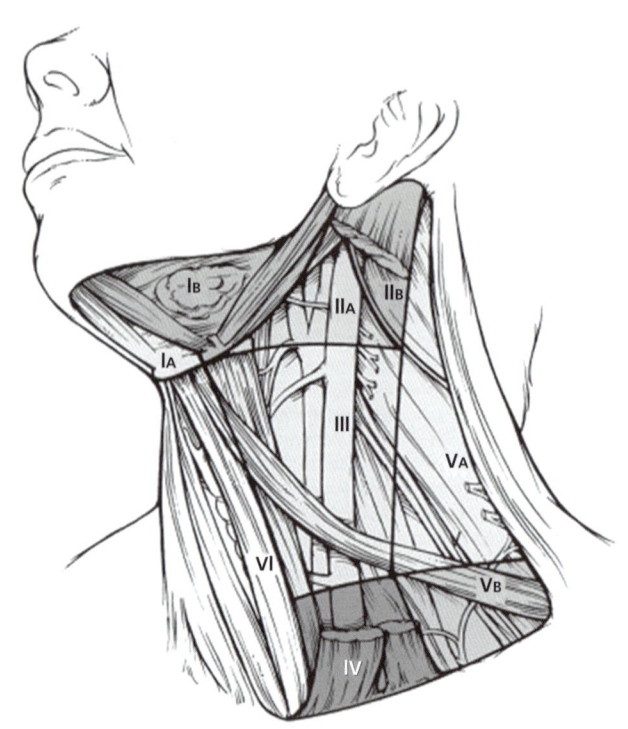

Figura 16-1. Os seis subníveis do pescoço para descrição da localização dos linfonodos nos níveis I, II e V. IA, grupo submentoniano; IB, grupo submandibular; IIA, linfonodos jugulares superiores ao longo da bainha carotídea, incluindo o grupo subdigástrico; IIB, linfonodos jugulares superiores no recesso submuscular; VA, linfonodos acessórios espinhais; e VB, linfonodos supraclaviculares e cervicais transversos. Redesenhada de arte obtida com a cortesia de Douglas Denys, MD. From Cummings Otolaryngology: Head & Neck Surgery, 5 ed, Philadelphia, 2010, Mosby Elsevier, p. 1705.

3. O que constitui o grupo de linfonodos do nível III?
O nível III inclui os linfonodos jugulares mediais, da bifurcação carotídea até o músculo omoióideo e do músculo esternoióideo até a borda posterior do ECM (Figura 16-1).

4. O que constitui o grupo de linfonodos do nível IV?
O nível IV inclui os linfonodos jugulares mais inferiores, estendendo-se do músculo omoióideo até a clavícula e do músculo esternoióideo até a borda posterior do ECM (Figura 16-1).

5. O que constitui o grupo de linfonodos do nível V?
O nível V inclui o triângulo posterior, delimitado pela borda posterior do ECM, pela borda anterior do músculo trapézio e pela clavícula inferiormente. Inclui o nível Va (linfonodos espinhais acessórios) e Vb (linfonodos supraclaviculares e cervicais transversos) (Figura 16-1).

6. O que constitui o grupo de linfonodos do nível VI?
O nível VI inclui os linfonodos do compartimento central, estendendo-se do osso hioide à incisura supraesternal e lateralmente até as artérias carótidas. Estes linfonodos incluem os pré-traqueais, paratraqueais e delfinianos (pré-cricoides). Os linfonodos peritireoidianos e que acompanham os nervos laríngeos recorrentes também estão no nível VI (Figura 16-1).

7. Quais sítios primários apresentam maior propensão à metástase nesses grupos de linfonodos?
Nível Ia: Porção anterior da língua oral, assoalho da boca, crista alveolar inferior e gengiva, lábio inferior.
Nível Ib: Cavidade oral (incluindo língua, assoalho lateral da boca e mucosa bucal), fossas nasais anteriores, seio maxilar, glândula submandibular.

Nível II: Esta bacia de linfonodos drena a maioria dos sítios do CECCP, incluindo a cavidade oral, as fossas nasais, a nasofaringe, a orofaringe, a hipofaringe, a laringe e a glândula parótida.
Nível III: Cavidade oral, orofaringe, nasofaringe, hipofaringe, laringe.
Nível IV: Hipofaringe, tireoide, laringe, esôfago cervical.
Nível V: Tumores malignos cutâneos da porção posterior do couro cabeludo e do pescoço, nasofaringe, orofaringe.
Nível VI: Tireoide, laringe (glótica e subglótica), esôfago cervical, ápice do seio piriforme (Figura 16-1).

8. **Qual é o estadiamento AJCC da doença nodal nos tumores de cabeça e pescoço (à exceção de nasofaringe e tireoide)?**

Quadro 16-1. Estadiamento AJCC da Doença Nodal nos Tumores de Cabeça e Pescoço	
NX	Os linfonodos regionais não podem ser avaliados
N0	Não há metástase em linfonodo regional
N1	Metástase em um único linfonodo ipsolateral, com 3 cm ou menos em sua dimensão maior
N2	Metástase em um único linfonodo ipsolateral, com mais de 3 cm, mas não mais de 6 cm em sua dimensão maior; ou metástase em múltiplos linfonodos ipsolaterais, nenhuma com mais de 6 cm em sua dimensão maior; ou metástase em linfonodos bilaterais ou contralaterais, nenhuma com mais de 6 cm em sua dimensão maior
N2a	Metástase em um único linfonodo ipsolateral, com mais de 3 cm mas não mais de 6 cm em sua dimensão maior
N2b	Metástase em múltiplos linfonodos ipsolaterais, nenhuma com mais de 6 cm em sua dimensão maior
N2c	Metástase em linfonodos bilaterais ou contralaterais, nenhuma com mais de 6 cm em sua dimensão maior
N3	Metástase em um linfonodo, com mais de 6 cm em sua dimensão maior

U, L: A designação de "U" ou "L" pode ser dada além da indicação do nível de metástase, acima da borda inferior da cartilagem cricoide (U) ou abaixo da borda inferior da cartilagem cricoide (L). De http://www.springer.com/gb/book/9780387884400.

9. **Qual é o estadiamento nodal AJCC dos tumores nasofaríngeos?**

Quadro 16-2. Estadiamento Nodal AJCC dos Tumores Nasofaríngeos	
N0	Ausência de metástase em linfonodo regional
N1	A metástase unilateral em linfonodo(s) tem 6 cm ou menos em sua dimensão maior, acima da fossa supraclavicular
N2	A metástase bilateral em linfonodos tem 6 cm ou menos em sua dimensão maior, acima da fossa supraclavicular
N3	A metástase em linfonodo(s) tem mais de 6 cm e/ou acomete a fossa supraclavicular
N3a	O tumor tem dimensão superior a 6 cm
N3b	O tumor se estende à fossa supraclavicular

De http://www.cancer.gov/cancertopics/pdq/treatment/nasopharyngeal/HealthProfessional/page3.

10. Qual é o estadiamento nodal AJCC dos tumores da tireoide?

Quadro 16-3. Estadiamento Nodal AJCC dos Tumores da Tireoide

NX	Os linfonodos regionais não podem ser avaliados
N0	Ausência de metástase em linfonodo regional
N1	Há metástase em linfonodo regional
N1a	Há metástase para o nível VI (linfonodos pré-traqueais, paratraqueais e pré-laríngeos/Delphian)
N1b	Há metástase para os linfonodos unilaterais, bilaterais ou cervicais contralaterais ou mediastinais superiores

De http://www.cancer.gov/cancertopics/pdq/treatment/thyroid/HealthProfessional/page3.

11. O que é esvaziamento cervical radical (ECR)?

Esta modalidade de esvaziamento cervical, primeiramente popularizada por George Crile no começo do século XX e, depois, por Hayes Martin na década de 1950, apoia o conceito de ressecção radical *en bloc* dos linfonodos cervicais em pacientes com cânceres de cabeça e pescoço. O ECR inclui a remoção dos linfonodos de níveis I a V, assim como do ECM, da VJI e do nervo acessório espinhal (NC XI). As morbidades resultantes do ECR incluem a disfunção do ombro devida ao sacrifício do NC XI (discinesia da escápula [escápula alada], incapacidade de levantar o braço acima de 90 graus, dor no ombro) e cirurgia bilateral limitada devida ao sacrifício da VJI.

12. Quais são as indicações para a realização do ECR?

O ECR é indicado em pacientes com metástase em linfonodos cervicais com extensão além da cápsula do linfonodo, com invasão do ECM, do nervo acessório espinhal ou da VJI.

13. O que é esvaziamento cervical radical modificado (ECRM)?

No ECRM, os linfonodos dos níveis I a V são removidos, mas uma ou mais das estruturas não linfáticas (nervo acessório espinhal, ECM ou VJI) são poupadas. Isso reduz significativamente a morbidade associada ao ECR.

14. Quais são as indicações para a realização do ECRM?

A não ser que haja fixação ou infiltração das estruturas não linfáticas pelo tumor, o ECM, a VJI e o nervo acessório espinhal são preservados. Uma vez que o nervo hipoglosso e o nervo lingual são rotineiramente preservados no esvaziamento cervical, o sacrifício de um nervo acessório espinhal não acometido em uma ressecção *en bloc* do pescoço não pode ser justificado. Nos esvaziamentos cervicais bilaterais, a remoção de ambas as veias jugulares internas pode provocar edema venoso significativo e linfedema facial crônico e pode ser fatal em 10% dos pacientes quando realizada simultaneamente. Pelo menos uma VJI deve ser preservada nos procedimentos bilaterais. Em caso de invasão de ambas as VJIs pela doença, um esvaziamento cervical estadiado, com intervalo de pelo menos 2 semanas, deve ser realizado para permitir o desenvolvimento das circulações colaterais.

15. O que é esvaziamento cervical seletivo (ECS)?

Em um ECS, a ressecção *en bloc* de um ou mais grupos de linfonodos é realizada com a preservação de estruturas não linfáticas. Apenas os grupos de linfonodos considerados em maior risco de metástase são removidos, preservando, assim, as estruturas funcionais e estéticas do pescoço.

16. Quais são as indicações para realização do ECS?

Em pacientes com CECCP anteriormente não tratados, o nível de metástase em linfonodos ocorre em um padrão previsível. Isso permite a identificação dos linfonodos de primeiro escalão em maior risco em diversos sítios de tumor primário (veja Pergunta 7). O ECS pode ser utilizado no tratamento juntamente com a ressecção dos tumores em casos com doença limitada ao pescoço, no estadiamento cirúrgico do pescoço clinicamente N0 ou no direcionamento da terapia adjuvante nos casos de acometimento de múltiplos linfonodos ou presença de disseminação extracapsular.

17. Qual é a extensão do ECS nestes sítios primários de CECCP?
- Cavidade oral: Níveis I, II, III (esvaziamento cervical supraomoióideo).
- Orofaringe, hipofaringe, laringe: Níveis II-IV (esvaziamento cervical lateral).
- Porção posterior do couro cabeludo: Níveis II-V, linfonodos retroauriculares e suboccipitais (esvaziamento cervical posterolateral).
- Região pré-auricular, porção anterior do couro cabeludo: Níveis II-Va, parótida e linfonodos faciais.
- Área anterior e lateral da face: Níveis I-III, parótida e linfonodos faciais.
- Tireoide, esôfago, tumor laríngeo avançado: Nível VI (esvaziamento cervical anterior ou central).
Outros níveis também podem ser dissecados na presença de tumores avançados.

18. Qual é o papel da linfocintilografia no esvaziamento cervical?
O uso da linfocintilografia e da biópsia de linfonodos sentinelas (SNLB) em pacientes com melanoma de cabeça e pescoço é bem estabelecido e um bom fator preditivo da sobrevida livre de doença, com baixas taxas de resultados falsos negativos. Nos tumores malignos mucosos da cabeça e do pescoço, a SNLB pode ser usada para (1) realizar o estadiamento da doença no pescoço clinicamente N0; (2) identificar fluxos linfáticos nas bacias atípicas de linfonodos que não puderam ser tratadas nos ECSs clássicos; (3) determinar alterações no fluxo linfático decorrentes da cirurgia e da radioterapia que são suscetíveis ao desenvolvimento de metástase da doença recorrente ou residual. A SNLB como método para evitar o esvaziamento cervical é considerada experimental e não amplamente aceita como padrão de tratamento.

19. Quais são algumas das complicações do esvaziamento cervical?
Extravasamento de Quilo: Mais comumente associado ao esvaziamento do nível IV. Ocorre em 1% a 2% dos esvaziamentos cervicais. A lesão do ducto torácico ocorre na entrada da VJI, lateralmente, imediatamente superior à junção da VJI com a veia subclávia. O volume diário superior a 500 mL requer exploração cirúrgica e ligadura do ducto. O volume inferior a 500 mL pode ser tratado de forma conservadora, com bandagens compressivas, dieta pobre em gordura e drenagem da ferida. A administração da nutrição parenteral total pode ser considerada em extravasamentos com alto volume.
Edema Facial e Cerebral: São associados à ligadura bilateral da VJI e também ocorrem em pacientes previamente submetidos à radioterapia. O edema pode ser evitado por meio de esvaziamento estadiado do pescoço e pela preservação de uma ou mais das veias jugulares externas. O edema cerebral decorrente da ligadura da VJI pode levar à secreção inadequada do hormônio antidiurético (ADH). A administração intravenosa de fluidos deve ser feita cuidadosamente nos esvaziamentos cervicais bilaterais em que há ligadura da VJI e a osmolaridade do soro e da urina deve ser bem monitorada durante o período pré-operatório.
Ruptura Carotídea: Esta complicação catastrófica é associada a fístula salivar, ruptura de retalho devida à radioterapia prévia, desnutrição, infecção e diabetes. As incisões mal posicionadas e projetadas de retalhos podem expor a carótida e aumentar o risco de ruptura. A colocação de tecido vascularizado sobre a carótida é indicada nos casos de fístulas salivares extensas ou exposição carotídea.

20. Qual é a diferença entre o esvaziamento cervical de resgate e o esvaziamento cervical planejado?
O *esvaziamento cervical de resgate* é aquele que é realizado nos casos de resposta incompleta ao tratamento de preservação dos órgãos (radioterapia ou quimiorradioterapia). O esvaziamento cervical de resgate pode ser realizado imediatamente após a quimiorradioterapia ou tardiamente, como nos casos de recidiva da doença.
O *esvaziamento cervical planejado* é aquele que é realizado logo após a quimiorradioterapia como parte de um plano terapêutico para a doença nodal de grande volume (doença N2b ou N3 extensa), independentemente da resposta ao tratamento. A justificativa para o esvaziamento cervical planejado é a possível presença de nichos de células viáveis do carcinoma espinocelular (CEC) em grandes linfonodos antes do tratamento, que podem se tornar focos da doença recorrente.

21. Tipos de esvaziamento cervical após a quimiorradioterapia ou radioterapia.
Há três categorias de esvaziamento cervical após a quimiorradioterapia:
1. **Falência do Sítio Primário:** O esvaziamento cervical é realizado ao mesmo tempo em que a cirurgia de resgaste no sítio primário. De modo geral, é realizada independentemente da condição dos linfonodos ao término do tratamento.
2. **Esvaziamento Cervical de Resgate:** O esvaziamento cervical é realizado apenas em caso de persistência da doença nodal após o tratamento. A avaliação da doença nodal é realizada de 8 a 10 semanas após o tratamento, por meio de PET ou TC ou RM.
3. **Esvaziamento Cervical Planejado:** Alguns cirurgiões recomendam a realização do esvaziamento cervical planejado em caso de doença nodal de alto volume (N3), independentemente da resposta ao tratamento. Na doença nodal de baixo volume (N1 ou N2), a cirurgia é realizada apenas em caso de persistência da doença nodal na avaliação realizada de 8 a 10 semanas após o tratamento.

CONTROVÉRSIAS

22. Aspiração com agulha fina (AAF) em comparação com biópsia aberta (excisional ou incisional) de linfonodos cervicais suspeitos.

Uma biópsia aberta pode não aumentar as taxas de recidiva local, complicações e metástase a distância como se acreditava anteriormente, desde que o tratamento adequado seja instituído logo. No entanto, como a sensibilidade e a especificidade de detecção do CEC pela FNA chegam a 99%, a necessidade de realização de uma biópsia aberta deve ser limitada aos linfonodos com suspeita de linfoma. O esvaziamento cervical em um campo violado por uma biópsia aberta pode exigir a ressecção de estruturas que normalmente seriam poupadas no ECS, provocando maiores déficits funcionais e estéticos ao paciente. Somente por esse motivo, a biópsia aberta nunca deve ser utilizada como procedimento diagnóstico de primeira linha no CEC de cabeça e pescoço.

23. Tratamento cirúrgico do pescoço clinicamente negativo (N0).

Justificam a realização de cirurgia no pescoço N0: (1) a redução da recidiva locorregional; (2) a redução do risco de metástase a distância; (3) o melhor benefício geral de sobrevida; e (4) o estadiamento patológico dos linfonodos regionais. Embora a maioria dos estudos não indique a existência de quaisquer benefícios gerais de sobrevida associados ao tratamento eletivo do pescoço N0 em comparação com a observação clínica cuidadosa, muitas instituições continuam a apoiar a realização do tratamento eletivo quando o risco de metástase oculta é superior a 15%. O ECS com remoção das bacias de linfonodos de maior risco é melhor do que a ECRM no tratamento eletivo do pescoço N0.

24. A artéria carótida acometida pelo tumor deve ser sacrificada no esvaziamento cervical?

Esta é uma das questões mais controversas relativas ao esvaziamento cervical. Os oponentes indicam as taxas relativamente altas de mortalidade (30%) e complicações no sistema nervoso central (SNC) (45%) associadas à ressecção carotídea, com somente 15% dos pacientes vivos e livres da doença em 1 ano apesar do sacrifício da carótida. Os proponentes argumentam que os melhores métodos de avaliação da circulação colateral, por meio do polígono de Willis (exame de oclusão com balão endovascular, TC com inalação de xenônio, xenônio intra-arterial, PET), a ligadura planejada e a reconstrução da artéria carótida podem resultar em taxas aceitáveis de complicações no SNC (12%) e melhor sobrevida livre de doença em 1 ano (45%). Outros demonstraram taxa de sobrevida livre de doença em 2 anos de 22%. Alguns cirurgiões defendem a retirada do tumor residual macroscópico da artéria carótida como um meio-termo entre essas duas abordagens. A discussão franca com o paciente, assim como o exame pré-operatório meticuloso, deve ser realizada em quaisquer casos em que a ressecção da artéria carótida seja cogitada.

25. O ECRM e o ECS são comparáveis no controle da doença locorregional?

A maioria dos estudos realizados até hoje apoia o ECS para o tratamento de alguns pacientes com doença cervical N0 e N+. As taxas de controle locorregional obtidas com o ECS são comparáveis às obtidas com o ECRM na doença N0 (5% de recidiva) e N+ (10% de recidiva), especialmente quando a radioterapia pós-cirúrgica é adicionada aos grupos com múltiplos linfonodos positivos ou que apresentam disseminação extracapsular (ECS). Taxas de controle regional superiores a 94% são observadas em estudos multicêntricos de grande porte que investigam a eficácia do ECS no CECCP clinicamente N+.

26. O ECS ou o ECRM devem ser realizados após a quimiorradioterapia?

No passado, a maioria dos cirurgiões defendia a realização do ECRM após radioterapia ou quimiorradioterapia para abarcar todos os cinco níveis de linfonodos na cirurgia de resgate ou planejada. Dados atuais, no entanto, sugerem que em algumas doenças N1, e mesmo N2, o ECS pode ser tão eficaz quanto o ECRM no controle locorregional após o tratamento. Mesmo naqueles pacientes com doença N2 ou N3 extensa antes do tratamento, pouquíssimos apresentaram recidivas fora dos níveis II a IV, sugerindo que o esvaziamento do nível V pode ser desnecessário na maioria dos esvaziamentos cervicais de resgate. Uma exceção digna de nota é a porção posterior do couro cabeludo, onde o nível V é a bacia de linfonodos de primeiro escalão. Nos demais sítios primários da cabeça e do pescoço, é provável que o ECS seja mais adequado para o esvaziamento cervical de resgate, a não ser que haja fixação ou infiltração do tecido adjacente pela metástase em linfonodos.

BIBLIOGRAFIA

Bocca E, Pignataro O, Oldini C, et al: Functional neck dissection: an evaluation and review of 843 cases, *Laryngoscope* 94:942–945, 1984.

Collins SL: Controversies in management of cancer of the neck. In Thawley SE, et al, editors: *Comprehensive Management of Head and Neck Tumors*, ed 2, Philadelphia, 1999, WB Saunders, pp 1479–1563.

Deschler DG, Day T, editors: *TNM Staging of Head and Neck Cancer and Neck Dissection Classification*, ed 3, Alexandria, 2008, American Academy of Otolaryngology-Head and Neck Surgery Foundation, Inc.

Gavilan C, Gavilan J: Five-year results of functional neck dissection for cancer of the larynx, *Arch Otolaryngol Head Neck Surg* 115:1193–1196, 1989.

Lindberg R: Distribution of cervical lymph node metastases from squamous cell carcinoma of the upper respiratory and digestive tracts, *Cancer* 29:1446–1449, 1972.

Martin H: The treatment of cervical metastatic cancer, *Ann Surg* 114:972–985, 1941.

Robbins KT, Shaha AR, Medina JE, et al: Consensus statement of the classification and terminology of neck dissection, *Arch Otolaryngol Head Neck Surg* 134:536–538, 2008.

Shah JP: Patterns of cervical lymph node metastasis from squamous cell carcinomas of the upper aerodigestive tract, *Am J Surg* 160:405–409, 1990.

Snyderman CH, D'Amico F: Outcome of carotid artery resection for neoplastic disease: A meta-analysis, *Am J Otolaryngol* 13:373–380, 1992.

CAPÍTULO 17

TUMORES VASCULARES DA CABEÇA E DO PESCOÇO

Matthew Old, MD, FACS

PONTOS-CHAVE

1. A maioria dos paragangliomas é não funcional, embora as suspeitas de sintomas simpáticos (rubor, palpitações, sudorese) devam ser avaliadas com cuidado, particularmente se o paciente for submetido à cirurgia.
2. O tratamento compreende cirurgia, observação ou radioterapia, dependendo de fatores relacionados ao paciente, taxa de crescimento da neoplasia e suspeita de tumor maligno.
3. A história natural de um hemangioma é o desenvolvimento rápido e, então, a involução; assim, a abordagem conservadora é recomendada na maioria dessas lesões, a não ser na presença de acometimento significativo das vias aéreas.

Pérolas

1. Os tumores do corpo carotídeo são os paragangliomas mais comuns na cabeça e no pescoço.
2. Os paragangliomas do corpo carotídeo se apresentam como uma massa cervical pulsátil com achados característicos de deslocamento das artérias carótidas externa e interna (sinal de Lyre) à tomografia computadorizada (TC), ressonância magnética (RM) ou angiografia.
3. Os paragangliomas familiares constituem 10% a 28% dos casos; os demais são esporádicos. Há multicentricidade em 10% dos casos esporádicos e 30% a 40% dos casos familiares.
4. Os paragangliomas familiares são herdados de forma autossômica dominante com *imprinting* genômico. Cinquenta por cento da prole dos homens carreadores desenvolvem paragangliomas. As mulheres podem herdar o traço (e desenvolver paragangliomas), mas o transmitem de forma silente.
5. Um adolescente do sexo masculino com obstrução nasal unilateral, epistaxe e massa avermelhada que preenche a cavidade nasal constitui a apresentação típica dos angiofibroma nasofaríngeo juvenil.

PERGUNTAS

1. O que são paragangliomas? De quais tecidos são derivados?

Os paragangliomas são tumores vasculares benignos ou malignos de tecidos moles que surgem em qualquer ponto em que haja paragânglios originários da crista neural. Os paragânglios são encontrados na adventícia vascular ou em áreas intraneuronais, liberando catecolaminas e neurotransmissores. A maioria degenera após o nascimento, mas alguns persistem, principalmente no sistema nervoso autônomo.

2. Quais são os nomes comumente usados e confundíveis dos paragangliomas?

Estes tumores têm diversas terminologias, como quemodectoma, paragangliomas não cromafins, tumores do corpo carotídeo e tumores glômicos. Em virtude da função fisiológica do corpo carotídeo como quimiorreceptor, os tumores do corpo carotídeo são conhecidos como quemodectomas. O termo *quemodectoma* se aplica somente aos paragangliomas do corpo carotídeo, já que o corpo carotídeo e o corpo aórtico são os únicos paragânglios com função quimiorreceptora. *Não cromafim* se refere à coloração histológica que diferencia todos os paragangliomas do tecido reativo ao cromafim da medula da adrenal. *Glômico* é o termo mais frequentemente utilizado de forma errônea na literatura, já que, tecnicamente, é um termo relacionado a um tumor cutâneo benigno histologicamente distinto. A Organização Mundial da Saúde (OMS) designou estes paragangliomas de acordo com sua localização (ou seja, paragangliomas carotídeos, vagais, jugulares e timpânicos).

17 ■ TUMORES VASCULARES DA CABEÇA E DO PESCOÇO

3. **Onde os paragangliomas são comumente encontrados?**
   O local mais comum é a medula da adrenal (feocromocitoma) com 90%, seguido pelo abdome (8,5%), tórax (1,2%) e, então, cabeça e pescoço (0,3%). A bifurcação do corpo carotídeo (tumor do corpo carotídeo) é a localização mais comum do paraganglioma de cabeça e pescoço. Os paragangliomas jugulares (tumor glômico jugular) são os segundos mais comuns na cabeça e no pescoço, seguidos pelos paragangliomas no promontório da orelha média (tumor glômico timpânico) e pelos paragangliomas vagais. Localizações raras podem incluir a laringe, a tireoide, os seios paranasais ou quaisquer outras estruturas que possuam paragânglios.

4. **Como é a apresentação dos paragangliomas?**
   A maioria dos paragangliomas é descoberta de forma incidental em técnicas de diagnóstico por imagem. Os tumores do corpo carotídeo geralmente se apresentam como uma massa cervical pulsátil móvel na direção horizontal, mas não na vertical. Estima-se que a taxa de crescimento seja de 0,5 cm por ano. Os paragangliomas timpânicos são encontrados à otoscopia como uma massa eritematosa retrotimpânica. Por sua localização no osso temporal, os sintomas à apresentação podem incluir zumbido pulsátil e acometimento de nervos cranianos (IX, X e XI), caso o tumor seja extenso.

5. **Paraganglioma timpânico (tumor glômico timpânico) é o mesmo que paraganglioma jugular?**
   Não. Os paragangliomas timpânicos são originários da orelha média, no promontório da cóclea. A morbidade associada à ressecção cirúrgica é mínima. Esses tumores provocam zumbido pulsátil, perda auditiva condutiva e/ou uma massa retrotimpânica azulada, percebida ao exame. Os tumores jugulares são originários do tecido paraganglionar do bulbo da jugular. Seu local de origem é o osso temporal, e seu crescimento provoca grande destruição óssea. Os tumores do forame jugular colocam os nervos cranianos IX, X e XI em risco e, nessa região, a ressecção compreende um procedimento combinado na base do crânio e pode ter morbidade significativa relacionada a esses nervos.

6. **Qual é o aspecto mais importante do diagnóstico de um paciente com paraganglioma?**
   É importante realizar a anamnese completa para assegurar a inexistência de sinais de um tumor funcional (rubor, intolerância ao calor, palpitações etc.). Caso tais sinais sejam observados, deve-se realizar a avaliação urinária de metanefrinas e ácido vanilmandélico (VMA), a análise sérica de catecolaminas e, se tais exames forem positivos, o paciente deve ser encaminhado a um endocrinologista. Os tumores funcionais são raros e compreendem apenas aproximadamente 1% a 3% dos paragangliomas da cabeça e do pescoço. O segundo aspecto mais importante é o exame físico, que deve incluir a avaliação meticulosa dos nervos cranianos.

7. **Qual é a técnica de diagnóstico por imagem ideal para os paragangliomas?**
   A TC com contraste ou a RM com gadolínio (e a angiografia com TC/RM, se necessária) geralmente estabelece o diagnóstico e mostra a extensão anatômica superior. O fluxo vascular nulo, geralmente demonstrado pela técnica de diagnóstico por imagem, é um forte fator preditivo de paraganglioma. A ultrassonografia pode ajudar o exame inicial a determinar a diferença entre um tumor vascular e um linfonodo. A realização de angiografia era muito comum antes do advento da tecnologia de angiografia por TC ou RM, mas agora é reservada à embolia pré-operatória, caso o cirurgião a deseje. O sinal angiográfico clássico de um paraganglioma do corpo carotídeo é o deslocamento das artérias carótidas interna e externa à bifurcação (sinal de Lyre) (Figura 17-1).

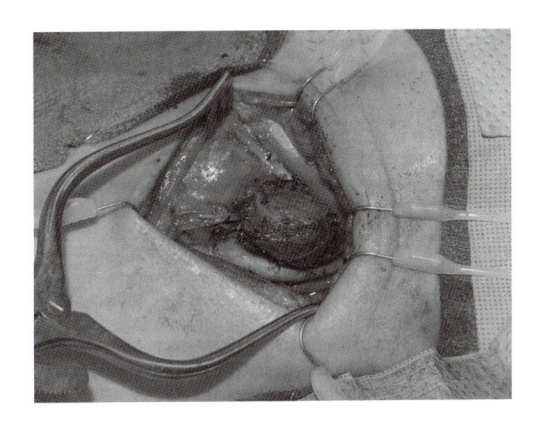

Figura 17-1. Paraganglioma do corpo carotídeo durante a dissecção. Note a carótida interna, posterior, e o hipoglosso, superior.

8. Qual é o padrão de herança dos paragangliomas familiares?

Embora a maioria dos paragangliomas tenha natureza esporádica, até 30% são familiares. Uma maior incidência de tumores multicêntricos é observada em pacientes com o padrão familiar (30% a 40% em comparação com 10% nos paragangliomas esporádicos). Os parangliomas familiares são herdados de forma autossômica dominante com *imprinting* genômico. Cinquenta por cento da prole dos homens com o gene desenvolvem paragangliomas, mas, quando transmitido pela mãe, o gene é desligado, e a prole não apresenta a doença. O gene primário (*PGL1*) codifica o complexo succinato desidrogenase; os paragangliomas malignos são mais comuns em pacientes com a subunidade ferro-enxofre, mitocondrial, da succinato desidrogenase (ubiquinona) (SDHB).

9. Discuta as opções terapêuticas para os paragangliomas.

As opções terapêuticas incluem cirurgia, observação e radioterapia, dependendo de fatores relacionados ao paciente, taxa de crescimento da neoplasia, do potencial de malignização e da multicentricidade. Os tumores geralmente permanecem estáveis por muitos anos ou crescem de forma muito lenta, de modo que a observação pode ser uma opção razoável em alguns pacientes. Classicamente, a cirurgia é o pilar do tratamento e é a única forma de erradicação completa do tumor. No entanto, com o passar dos anos, uma abordagem mais conservadora, baseada principalmente em fatores relacionados ao paciente (idade, comorbidades, déficits em nervos cranianos, taxas de crescimento), passou a ser utilizada pela possibilidade de morbidade cirúrgica em determinados casos (paragangliomas jugulares ou vagais, tumores bilaterais do corpo carotídeo).

10. Qual é a histologia clássica de um paraganglioma?

Há três tipos de células: capilares, células principais (Tipo I) e células sustentaculares (Tipo II). O padrão de disposição dessas células é chamado Zellballen. Esses tumores são altamente vasculares e originários da crista neural.

11. O potencial maligno de um paraganglioma pode ser determinado pela análise histológica do tumor primário?

Não. Os paragangliomas apresentam potencial maligno baixo, e o único método de determinar a presença de câncer é a observação da doença em linfonodos ou de metástases a distância. Os paragangliomas vagais têm o maior potencial de malignização (16%) em comparação com os tumores do corpo carotídeo (6%) e jugulotimpânicos (4%).

12. Discuta o tratamento do paraganglioma jugular.

Os paragangliomas jugulares geralmente surgem no osso temporal e são associados a destruição óssea significativa. Esses tumores tendem a acometer estruturas do forame jugular (nervos cranianos IX, X e XI). A ressecção cirúrgica compreende a cirurgia radical da base do crânio e, com frequência, o sacrifício destes nervos cranianos. O exame pré-operatório dos nervos cranianos é essencial, já que a cirurgia pode provocar aspiração, disfagia e possível lesão do nervo facial; em razão de riscos, a radioterapia é uma alternativa atraente. No entanto, em pacientes jovens e naqueles que já apresentam comprometimento dos nervos cranianos pelo tumor, a compensação geralmente ocorre antes da cirurgia. Nestes pacientes, o resultado da cirurgia é muito melhor do que naqueles com nervos cranianos normais. As modernas técnicas de cirurgia da base do crânio permitem a realização da ressecção total com excelente reabilitação do paciente; no entanto, a realização de radioterapia deve ser bastante considerada, com base em fatores relativos ao paciente.

13. O que pode acontecer em caso de excisão de um tumor bilateral do corpo carotídeo (ou de um tumor e outro no corpo carotídeo em lados opostos) (Figura 17-2)?

A denervação bilateral dos corpos carotídeos provoca graves paroxismos de hipertensão e hipotensão, chamados insuficiência barorreflexa. Essa insuficiência é controlada no período perioperatório com nitroprussiato de sódio, clonidina, fenoxibesamina e ansiolíticos (a ansiedade pode exacerbar as flutuações). Pode haver compensação, mas a taxa e o momento de sua ocorrência são variáveis. Nessas situações, a radioterapia unilateral ou a observação deve ser considerada em pelo menos um dos tumores.

14. Qual é o papel da radioterapia no tratamento de paragangliomas?

Melhores técnicas e a maior experiência com o uso da radioterapia no tratamento dos paragangliomas demonstraram uma taxa de controle de 90% dos tumores benignos, definida pela interrupção do crescimento ou regressão da neoplasia. A resolução completa dos tumores é extremamente rara. Com as novas técnicas e doses de 45 gy para fracionamento padrão, as complicações são raras. Ainda assim, a maioria dos indivíduos ainda prefere a excisão cirúrgica das lesões.

17 ▪ TUMORES VASCULARES DA CABEÇA E DO PESCOÇO

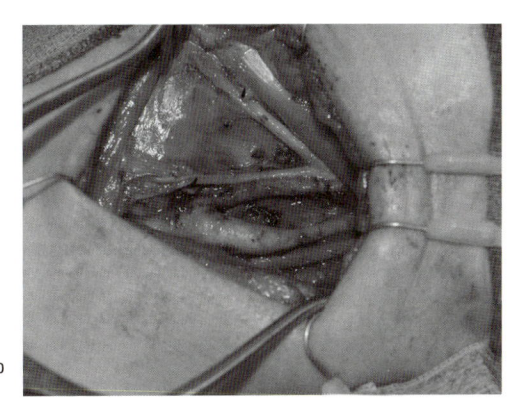

Figura 17-2. Após a remoção de tumor do corpo carotídeo. Note o deslocamento das carótidas, da alça do hipoglosso e do nervo hipoglosso apenas sob os digástricos. O nervo vago é posterior à carótida interna.

15. **Um menino de 12 anos de idade apresenta histórico de obstrução nasal unilateral e episódios de epistaxe grave. O exame físico revela a existência de uma grande massa arroxeada na nasofaringe. Você deve solicitar a biópsia dessa massa?**
    Não. A etapa seguinte deve ser uma TC com contraste para confirmar o possível diagnóstico de angiofibroma nasofaríngeo juvenil, que ocorre exclusivamente no sexo masculino e geralmente causa congestão nasal, obstrução nasal unilateral, epistaxe e, às vezes, anosmia. Esses tumores são responsivos a hormônios e tendem a ocorrer durante a adolescência. Embora histologicamente benignos, esses tumores podem ser localmente invasivos e se estender intracranialmente. O tratamento compreende cirurgia, com ou sem embolia pré-operatória. A radioterapia é reservada aos casos não passíveis de ressecção. Estes tumores vasculares são associados a uma alta taxa de recidiva quando não excisados de forma completa, mas finalmente regridem quando o paciente atinge a idade adulta.

16. **Um bebê desenvolve um hemangioma de crescimento rápido na bochecha. Qual é o tratamento adequado?**
    Discuta a história natural destas lesões com os pais e tente evitar a realização de cirurgia. Os hemangiomas são os tumores mais comuns de cabeça e pescoço em crianças. São mais frequentemente encontrados no sexo feminino do que no masculino (3: 1). O histórico típico é um período de rápido aumento de volume seguido pela involução gradual. Cinquenta por cento dessas lesões involuem até os 5 anos de idade e 70% aos 7 anos de idade.

17. **Uma criança portadora de um grande hemangioma facial desenvolve uma coagulopatia. Qual é essa doença? Como é tratada?**
    Esta é uma síndrome similar à coagulação intravascular disseminada, com aprisionamento de plaquetas no tumor e denominada síndrome de Kasabach-Merritt. O tratamento é feito com transfusão de fatores de coagulação e plaquetas, conforme necessário, além do tratamento da lesão responsável.

18. **Uma criança portadora de um hemangioma facial apresenta estridor. Qual é sua suspeita diagnóstica e o que fazer?**
    Hemangioma subglótico ou de outras partes da via aérea. A realização de laringoscopia direta e broncoscopia é justificada, com a possibilidade de traqueostomia em caso de comprometimento grave das vias aéreas. Os hemangiomas podem ocorrer nas vias aéreas, assim como na pele. Cerca de 50% das crianças com hemangiomas subglóticos também apresentam lesões cutâneas. A terapia médica pode ser composta por corticosteroides e/ou betabloqueadores.

19. **Um jovem do sexo masculino apresenta uma mancha purpúrea na face direita. Qual é seu diagnóstico?**
    Síndrome de Sturge-Weber. Essa é uma síndrome congênita de etiologia desconhecida caracterizada por nevos purpúreos na distribuição do primeiro e do segundo ramos do trigêmeo, assim como angioma das leptomeninges cerebrais. É importante realizar avaliações neurológicas e oftalmológicas e técnicas de diagnóstico por imagem do cérebro, já que essa síndrome pode causar convulsões, calcificações cerebrais e achados oftalmológicos. As manchas purpúreas podem ser tratadas com *laser*.

20. **Quais são os tipos de *lasers* usados no tratamento de lesões vasculares cutâneas?**
    Hoje, o *laser* mais adequado ao tratamento das lesões vasculares cutâneas é o *laser* corante pulsado. É excelente nas manchas purpúreas. Os *lasers* de argônio e potássio-titanil-fosfato (KTP) apresentam

comprimentos de onda específicos para hemoglobina, o que aumenta sua capacidade de tratamento de tais lesões. Os *lasers* de ítrio-alumínio-garnet (YAG) (e também os de argônio) foram associados à involução e à cessação do crescimento dos hemangiomas, embora uma abordagem conservadora geralmente seja preferível nessas lesões.

BIBLIOGRAFIA

Barnes L, Everson J, Reichart P *et al.*, editors: *World Health Organization Classification of Tumours: Pathology and Genetics of Tumours of the Head and Neck*, Lyon, 2005, IARC.

Burnichon N, Rohmer V, Amar L, et al: The succinate dehydrogenase genetic testing in a large prospective series of patients with paragangliomas, *J Clin Endocrin Metab* 94(8):2817–2827, 2009.

Chino JP, Sampson JH, Tucci DL, et al: Paraganglioma of the head and neck: long-term local control with radiotherapy, *Am J Clin Oncol* 32(3):304–307, 2009.

Martin TPC, Irving RM, Maher ER: The genetics of paragangliomas: a review, *Clin Otolaryngol* 32:7–11, 2007.

Mendenhall WM, Hinerman RW, Amdur RJ, et al: Treatment of paragangliomas with radiation therapy, *Otolaryngol Clin North Am* 34(5):1007–1020, 2001.

Netterville JL, Reilly KM, Rovertson D, et al: Carotid body tumors. A review of 30 patients with 46 tumors, *Laryngoscope* 105:115–126, 1995.

Netterville JL, Jackson CG, Miller FR, et al: Vagal paraganglioma: a review of 46 patients treated during a 20-year period, *Arch Otolaryngol Head Neck* 124:1133–1140, 1998.

Old MO, Netterville JL: Paragangliomas of the Head and Neck. In Bernier J, editor: *Head and Neck Cancer: Multimodality Management*, New York, 2011, Springer.

Powell J: Update on hemangiomas and vascular malformations, *Curr Opin Pediatr* 11:457–463, 1999.

Sevilla MA, Hermsen MA, Weiss MM, et al: Chromosomal changes in sporadic and familial head and neck paragangliomas, *Oto Head and Neck Surg* 140:724–729, 2009.

TUMORES NASOSSINUSAIS

Jon Mallen-St. Clair, MD, PhD ▪ *Jeffrey D. Suh, MD*

PONTOS-CHAVE

1. Os tumores nasossinusais são raros e responsáveis por 3% dos cânceres do trato aerodigestivo superior.
2. O carcinoma espinocelular é o tumor nasossinusal maligno mais comum.
3. As exposições ocupacionais são os principais fatores de risco para o desenvolvimento de tumores nasossinusais malignos. Os fatores de risco para o desenvolvimento de adenocarcinoma são a exposição ao pó de madeira e o trabalho com couro.
4. Os tumores nasossinusais malignos geralmente são descobertos em um estágio tardio, já que o diagnóstico é retardado em virtude da apresentação clínica não específica, que geralmente mimetiza doenças benignas.
5. A cirurgia, seguida pela radioterapia, é o pilar do tratamento dos tumores nasossinusais malignos. Nos tumores benignos e malignos, a obtenção de margens limpas é essencial à redução do risco de recidiva local. A melhor abordagem (endoscópica ou aberta) depende de diversos fatores, incluindo a localização, o tipo e o tamanho do tumor e o conforto do cirurgião.

Pérolas

1. A linha de Ohngren é uma linha imaginária que vai do canto medial ao ângulo da mandíbula. Esse marcador é importante porque os tumores do seio maxilar localizados acima dessa linha à apresentação são associados a um prognóstico pior e tendem à disseminação superior e posterior e também à invasão perineural e da base do crânio.
2. O adenocarcinoma é associado à exposição ao pó de madeira e couro. O carcinoma espinocelular é associado à exposição a cromo, níquel, gás mostarda e aflatoxina.
3. Os achados radiográficos clássicos do angiofibroma nasofaríngeo juvenil (JNA) são a expansão da fossa pterigopalatina (PPF) à projeção axial (sinal de Holman-Miller), o alargamento dos forames esfenopalatino e vidiano e a destruição óssea do processo pterigoide.

PERGUNTAS

EPIDEMIOLOGIA GERAL

1. **Quais são os aspectos epidemiológicos importantes do câncer nasossinusal?**
   O câncer nasossinusal é raro, sendo responsável por somente 3% dos tumores malignos do trato aerodigestivo superior. O câncer nasossinusal se divide em diversos subtipos histológicos, o que, pelo menos em parte, explica os diferentes comportamentos e apresentações desses tumores. Os tumores nasossinusais malignos tendem a ser diagnosticados na quinta e na sexta décadas de vida. A doença é mais comum em caucasianos e afeta duas vezes mais homens do que mulheres. Diversas exposições ocupacionais são associadas a esses cânceres, incluindo fumaças industriais, níquel, couro e pó de madeira (mais detalhes adiante, neste capítulo). Há também uma maior taxa de cânceres nasossinusais em fumantes e pessoas que consomem grandes quantidades de álcool. A sobrevida em 5 anos de pacientes com todos os tumores malignos nasais e paranasais é de 40%, embora esse número varie conforme a histopatologia da neoplasia.

2. **Há diferença nas taxas de prevalência de tumores malignos entre as neoplasias das fossas nasais e dos seios paranasais?**
   Os tumores das fossas nasais tendem a ser benignos em comparação com aqueles encontrados nos seios paranasais. Os tumores das fossas nasais são quase igualmente divididos em neoplasias benignas e malignas. O tumor benigno mais comum das fossas nasais é o papiloma invertido (PI). A maioria dessas neoplasias ocorre na parede nasal lateral. O tumor maligno mais comum das fossas nasais é o carcinoma espinocelular (CEC). Os tumores dos seios paranasais tendem a ser malignos, e não benignos, e os CECs também representam a maioria dessas neoplasias.

3. Quais são os sintomas iniciais mais comuns dos tumores nasossinusais? Quais sintomas levam à suspeita de tumor maligno?
Os sintomas nasais unilaterais são os sintomas iniciais mais comuns dos tumores nasossinusais, incluindo obstrução, rinorreia, congestão e epistaxe. Esses sintomas geralmente são subestimados, pois podem mimetizar sinusites ou alergias crônicas. No entanto, os sintomas nasais unilaterais persistentes, ou com piora, ou ainda o desenvolvimento de sintomas orbitários, como perda de visão, lacrimejamento (epífora), diplopia ou exoftalmia, justificam a realização de um exame detalhado.

A parestesia ou a dor em V2 (nervo maxilar), o aumento de volume vestibular e a dormência da face ou do palato são incomuns na sinusite e são sintomas que levam à suspeita de tumor maligno. A invasão do seio cavernoso por tumores esfenoides pode provocar a disfunção dos nervos cranianos III, IV, V1, V2 e VI. Assim, os indicadores mais importantes de tumor maligno incluem as neuropatias cranianas e as complicações orbitárias.

TUMORES NASOSSINUSAIS BENIGNOS

4. Quais são os diferentes tipos de papilomas nasais?
Os papilomas nasais são caracterizados conforme sua aparência histológica.
- **Papiloma Exofítico (Fungiforme):** O subtipo mais comum, sendo responsável por 50% dos papilomas nasais. Estes papilomas geralmente ocorrem no septo nasal e são similares aos papilomas encontrados em outros locais do corpo em termos de histopatologia. Diferentemente dos outros tipos de papilomas nasais, o papiloma exofítico não tem potencial maligno.
- **Papiloma Invertido (Endofítico):** É originário da mucosa schneideriana, mais comumente localizado na parede nasal lateral ou no seio maxilar; no entanto, qualquer seio paranasal pode ser acometido (Figura 18-1). Esses papilomas são responsáveis por 47% dos papilomas nasais e associados a alta taxas de recidiva, se não removidos de forma completa. Os papilomas invertidos são associados a 8% a 10% de chance de transformação maligna em carcinoma espinocelular. O papiloma invertido é associado à infecção pelo HPV.
- **Papiloma Oncocítico (Cilíndrico):** Os papilomas oncocíticos geralmente surgem na parede nasal lateral e são os mais raros dentre os três tipos, sendo responsáveis por apenas 3% dos papilomas nasais. Acredita-se que esses tumores tenham raro potencial maligno, geralmente relatado entre 4% e 17% (Figura 18-1).

5. Qual é o tratamento padrão do papiloma invertido?
A ressecção cirúrgica completa, com margens limpas, é o tratamento de escolha de todos os papilomas nasossinusais. A identificação e a remoção do tumor no local de origem conferem a maior chance de cura. A radioterapia, com ou sem quimioterapia, é reservada aos tumores com transformação maligna.

A cirurgia aberta tradicional utiliza rinotomia lateral ou *degloving* da porção medial da face para acesso à fossa nasal para remoção do tumor. As abordagens endoscópicas ou auxiliadas por endosco-

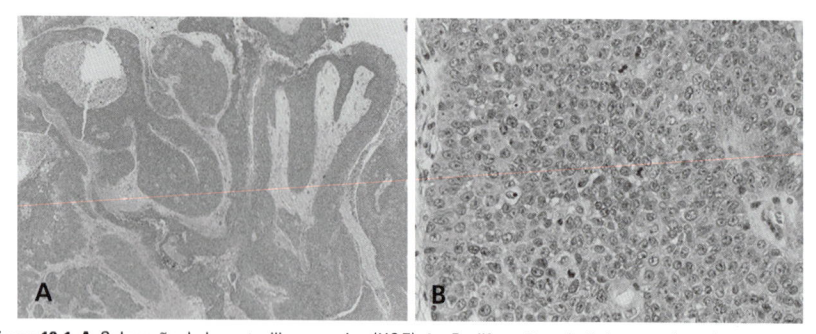

Figura 18-1. A, Coloração de hematoxilina e eosina (H&E), 4×: Proliferação epitelial com padrão de crescimento endofítico, característico do papiloma de Schneiderian de tipo invertido. **B,** H&E, 40×: A proliferação epitelial apresenta arquitetura desorganizada, e as células epiteliais mostram características atípicas francas, incluindo extenso pleomorfismo, maior razão núcleo/citoplasma, nucléolos proeminentes, maior atividade mitótica e figuras atípicas de mitose, indicativos de displasia grave.

pia substituíram, em grande parte, as abordagens abertas na maioria dos casos de PI e reduziram a taxa de recidiva tumoral de 20% para 12%.

6. O que é JNA?
O JNA é um tumor vascular benigno, mas agressivo. É observado exclusivamente em adolescentes do sexo masculino. Estes tumores crescem de forma lenta, são localmente invasivos e não metastatizam. No entanto, podem ser bastante volumosos à apresentação clínica e acometer a cavidade intracraniana, a órbita, a fossa pterigopalatina ou a fossa infratemporal. Os JNAs geralmente provocam epistaxe unilateral e recorrente. A TC/RM com angiografia pode ajudar na visualização da vascularização do tumor e confirmar o diagnóstico. A biópsia é associada a alto risco de hemorragia e não é recomendada.

7. O que é o sistema de classificação de Fisch do JNA?
Fisch I: Limitado à cavidade nasal.
Fisch II: Estende-se à fossa pterigomaxilar ou aos seios, com destruição óssea.
Fisch III: Invade a órbita, a fossa infratemporal ou a área paraselar.
Fisch IV: Estende-se ao seio cavernoso, ao quiasma óptico ou à fossa hipofisária.

8. Qual é o tratamento do JNA?
Os tumores geralmente são embolizados antes da remoção cirúrgica para redução do sangramento intraoperatório. As técnicas endoscópicas geralmente são utilizadas nos tumores Fisch I e II, enquanto as lesões mais avançadas podem exigir ressecção craniofacial ou auxiliada por endoscopia. A radioterapia pode ser usada em tumores não passíveis de ressecção.

9. Quais outros tumores benignos são encontrados na cavidade nasal? Quais são as características exclusivas desses tumores?
- Os **osteomas** são os tumores nasossinusais benignos mais comuns e são neoplasias de crescimento lento originárias de osso maduro. Múltiplos osteomas podem ser associados à síndrome de Gardner. Esses tumores geralmente são descobertos de forma incidental à TC de seios paranasais, embora possam causar sintomas devidos à obstrução da drenagem sinusal normal ou efeito direto de massa. A localização mais comum dos osteomas nos seios paranasais é o seio frontal, onde ocorrem mais de 80% dessas neoplasias.
- Os **hemangiomas** são raros e tendem a ocorrer no septo ou na concha nasal inferior.
- Os **granulomas piogênicos** são lesões polipoides benignas e friáveis, geralmente encontradas no septo, que podem ser causadas por irritação, trauma físico e fatores hormonais. Há uma predileção pelo sexo feminino e maior incidência durante o primeiro trimestre da gestação.
- Os **hemangiopericitomas** são tumores vasculares derivados das células do pericito (pericito de Zimmerman) que cercam os capilares e as vênulas pós-capilares; são responsáveis por cerca de 1% de todos os tumores vasculares. Os hemangiopericitomas geralmente são tumores bem diferenciados com baixo potencial de recidiva com a ressecção completa. O tratamento de escolha é a ressecção cirúrgica.
- Os **tumores da glândula salivar** originários das glândulas salivares menores nos seios são raros. O mais comum é o adenoma pleomórfico.
- Os **cordomas** são tumores benignos, localmente agressivos, originários da notocorda. De modo geral, são encontrados no clivo e provocam paralisia de nervos cranianos.

TUMORES NASOSSINUSAIS MALIGNOS

10. Descreva a epidemiologia dos tumores nasossinusais malignos.
Os tumores nasossinusais malignos são raros e representam 3% dos tumores malignos de cabeça e pescoço. São mais comumente detectados entre a quinta e a sexta décadas de vida.

11. Quais são os tipos patológicos mais comuns de tumor nasossinusal maligno?
O carcinoma espinocelular e o adenocarcinoma são os subtipos histológicos mais comuns. Os demais incluem estesioneuroblastoma, carcinoma cístico adenoide, carcinoma mucoepidermoide, melanoma mucoso, carcinoma nasossinusal não diferenciado, sarcoma e linfoma.

12. Quais são as características distintivas dos seguintes tumores nasossinusais malignos?
- **Carcinoma Espinocelular:** É o tumor nasossinusal maligno mais comum, representando aproximadamente 80% desses casos.
- **Adenocarcinoma:** Mais comumente observado nos seios etmoides, com maior incidência em pessoas que trabalham com madeira e couro.

- **Carcinoma Nasossinusal Não Diferenciado (SNUC):** Estes tumores geralmente surgem nas proximidades da fossa olfatória. O prognóstico dessas neoplasias é muito ruim, já que progridem rapidamente, provocam extensa destruição tecidual local, e as metástases são comuns.
- **Estesioneuroblastoma:** Estes tumores são originários do epitélio olfatório e apresentam distribuição bimodal, acometendo adolescentes e idosos. Essas neoplasias frequentemente acometem a base do crânio e a órbita. Há dois sistemas de estadiamento do estesioneuroblastoma: Kadish e Dulguerov-Calcaterra.
  - Kadish
    A: Tumores confinados à fossa nasal.
    B: Tumor na fossa nasal com extensão aos seios paranasais.
    C: Tumor com extensão à órbita, à base do crânio ou cérebro ou ainda com metástase a distância.
  - Dulguerov-Calcaterra
    T1: Tumor com acometimento da fossa nasal ou dos seios paranasais (com exceção das células aéreas esfenoides ou etmoides superiores).
    T2: Tumor com acometimento da fossa nasal ou dos seios paranasais, incluindo o esfenoide ou com extensão à placa cribriforme.
    T3: Extensão à órbita ou à fossa craniana anterior.
    T4: Extensão ao cérebro.
- **Mucoepidermoide:** Tumor das glândulas salivares raramente observado nas fossas nasais.
- **Carcinoma Cístico Adenoide:** Caracterizado por crescimento insidioso, metástase a distância e invasão perineural. A vigilância prolongada é importante pelo maior risco de recidiva tumoral tardia.

13. **Existem exposições ocupacionais que aumentem o risco de desenvolvimento de determinados tumores nasossinusais?**
    O adenocarcinoma é associado à exposição ao pó de madeira e couro, assim como a solventes orgânicos. O carcinoma espinocelular é associado à exposição a cromo, níquel, gás mostarda e aflatoxina. A exposição à fumaça de cigarro, ao álcool e a alimentos salgados ou defumados aumenta o risco de desenvolvimento de todos os tipos de tumor nasossinusal maligno.

14. **Qual é o tumor nasossinusal mais comum na população pediátrica?**
    Os tumores nasossinusais são raros na população pediátrica. Os sarcomas representam aproximadamente 75% dos tumores nasossinusais malignos nesta população.

15. **Qual é o prognóstico dos tumores nasossinusais malignos?**
    A sobrevida em 5 anos foi relatada entre 20% e 50%, mas pode variar com base na localização e na histologia do tumor. As neoplasias do seio maxilar localizadas acima da linha de Ohngren (uma linha que vai do canto medial ao ângulo da mandíbula) são associadas à sobrevida menor (veja mais detalhes na Pergunta 25).

16. **Quais são os subsítios dos tumores nasossinusais malignos?**
    - **Seios Paranasais:** Cada seio pode ser acometido por um tumor. O seio maxilar é o subsítio mais comum (70%), seguido pelo seio etmoide (20%), pelo seio esfenoide (3%) e pelo seio frontal (menos de 1%).
    - **Fossa Nasal:** Segundo subsítio geral mais comum; no entanto, é mais associado a tumores benignos.
      Os tumores nasossinusais malignos também podem se disseminar à fossa craniana anterior através dos seios frontais e etmoides, à fossa craniana média através do seio esfenoide, à fossa pterigopalatina, à fossa infratemporal e à cavidade orbitária.

17. **Quais são as modalidades terapêuticas utilizadas no tratamento dos tumores nasossinusais malignos e quais são as limitações dos tratamentos adjuvantes?**
    A ressecção cirúrgica é o pilar da terapia para a doença em estágio inicial. A radioterapia é realizada após a cirurgia, dependendo da histologia da neoplasia (tumores de alto grau) e presença de margens positivas ou de evidências de invasão perineural. A quimioterapia também é considerada na doença avançada ou quando há metástases. A radioterapia é limitada pela grande proximidade da órbita e do cérebro. Os tumores não passíveis de ressecção podem ser tratados com quimiorradioterapia.

18. **Quais são as contraindicações à cirurgia?**
    Sisson delineou quatro fatores que impossibilitam a remoção cirúrgica dos tumores nasossinusais.
    1. Acometimento significativo do parênquima cerebral (extensão superior).
    2. Invasão da fáscia pré-vertebral (extensão posterior).

3. Invasão do seio cavernoso (extensão lateral).
4. Acometimento bilateral das órbitas ou do quiasma óptico.

19. **Quais são os benefícios da terapia com prótons no tratamento dos tumores nasossinusais malignos?**
Pode ser difícil tratar os tumores nasossinusais com os protocolos convencionais de radioterapia em razão da proximidade de muitos órgãos sensíveis, incluindo os nervos ópticos, a órbita e o cérebro. A terapia com prótons tem uma possível vantagem em comparação com o tratamento convencional com elétrons ou fótons, já que a penetração gama é finita e é mais fácil configurar uma dose uniforme para um volume tumoral alvo. Esta técnica foi aplicada em múltiplas situações em que os tumores se localizam muito próximo a órgãos vitais. Diversas séries de casos indicaram o melhor controle tumoral, com menores taxas de complicação, ao comparar a terapia com prótons à radioterapia convencional no tratamento do estesioblastoma e dos cordomas da base do crânio. Apesar desses sucessos iniciais, ainda não há ensaios clínicos que comparem, de forma direta, o tratamento convencional à terapia com prótons.

20. **Qual é o padrão de drenagem dos linfonodos nos tumores nasossinusais malignos? De modo geral, como é feito o tratamento do pescoço?**
A via de drenagem dos linfonodos depende do subsítio. A fossa nasal anterior apresenta via de drenagem anterior para os linfonodos perifaciais e de nível IA/IB. Por outro lado, a fossa nasal média e posterior, assim como os seios paranasais, drenam para os linfonodos retrofaríngeos e jugulodigástricos superiores, com taxa relativamente baixa de metástase cervical oculta (< 10%). Em caso de invasão da órbita pelo tumor, pode haver drenagem para os linfonodos periparotídeos. De acordo com essa informação, o pescoço N0 geralmente não é tratado por meio de esvaziamento cervical eletivo. A doença nodal clínica, por outro lado, é um indicador de mau prognóstico e deve ser tratada com esvaziamento cervical e radioterapia pós-cirúrgica.

Correlatos Cirúrgicos e Anatômicos

21. **Quais são os sintomas associados à invasão orbitária e quais são as indicações para exenteração orbital?**
A invasão orbitária é associada a sintomas rapidamente progressivos, incluindo diplopia, proptose, piora da acuidade, edema palpebral, quemose e epífora. A exenteração orbital é indicada em tumores localizados no ápice orbitário ou que apresentam erosão do osso orbitário com invasão pela região periorbitária (periósteo da órbita) e nos músculos extraoculares. No entanto, o prognóstico desses pacientes é ruim mesmo após a exenteração orbitária, de modo que a instituição de medidas paliativas também pode ser considerada.

22. **Quais são as abordagens cirúrgicas utilizadas no tratamento dos tumores nasossinusais malignos?**
    - Abordagem endoscópica: anteriormente limitada a tumores benignos, é agora cada vez mais utilizada na doença maligna e na doença avançada. As vantagens da abordagem endoscópica incluem redução da morbidade, ausência de incisões externas, menor tempo de hospitalização e melhor visualização de estruturas e margens.
    - Abordagens abertas transfaciais
        - Rinotomia lateral: a incisão começa na porção medial da sobrancelha e se estende pela parede nasal lateral, ao redor da cartilagem alar até o filtro e pelo lábio. Essa é a abordagem clássica para a maxilectomia medial, dando acesso ao seio maxilar, à parede orbitária medial, à fossa nasal e aos seios etmoides e esfenoides (Figura 18-2). A secção do lábio é realizada para melhorar a exposição do palato duro. Pode ser combinada a uma abordagem sublabial ou transpalatina em tumores que acometem o assoalho do nariz ou a parte inferior da maxila.
        - Weber-Ferguson: abordagem de rinotomia lateral, combinada à incisão para secção do lábio com extensão sublabial. Uma incisão subciliar/transconjuntival também é realizada para obtenção de melhor acesso à maxila para realização da maxilectomia total.
        - *Degloving* da porção medial da face: envolve incisões gengivobucais, assim como incisões intercartilaginosas bilaterais. A vantagem desta abordagem é evitar a formação de uma cicatriz externa e prover visualização adequada das paredes maxilares inferior e medial.
        - Translocação facial: envolve o uso de extensos retalhos faciais com sacrifício do ramo frontal do nervo facial. A abordagem permite a ampla exposição da base do crânio, da fossa infratemporal e da fossa pterigopalatina.
        - Abordagem infratemporal: o acesso é feito por uma incisão pré-auricular ou pós-auricular que se estende de modo coronal. Há alto risco de dano do ramo frontal do nervo facial.

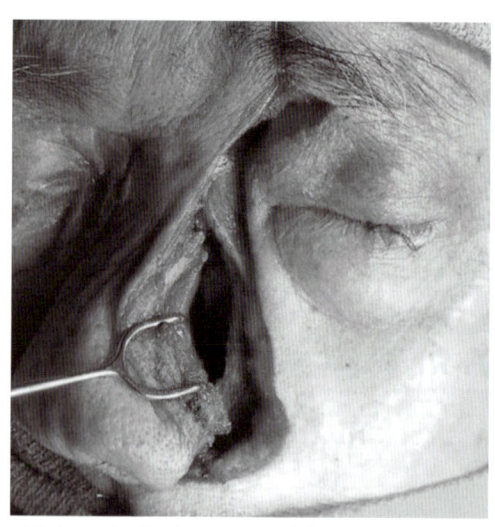

Figura 18-2. Incisão lateral de rinotomia utilizada para acesso à fossa nasal e aos seios paranasais.

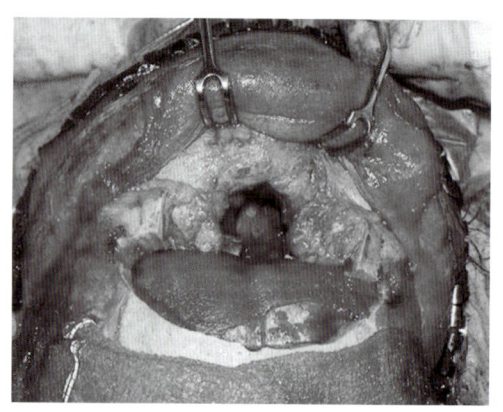

Figura 18-3. Incisão coronal e craniotomia frontal utilizadas como parte da ressecção craniofacial. A placa cribriforme foi removida, e o lobo frontal é exposto.

- Ressecção craniofacial: abordagem combinada superoinferior. Envolve a remoção *en bloc* do tumor da base anterior do crânio, incluindo a dura-máter, a placa cribriforme e os seios etmoides (Figura 18-3).

23. **Quais são os limites anatômicos dos diferentes tipos de maxilectomias? Quais são as indicações para realização destas cirurgias?**
    - **Maxilectomia Medial:** Remoção da parede nasal lateral e da porção medial da maxila, com ou sem esfenoetmoidectomia. Pode ser realizada por meio de abordagem endoscópica ou aberta. Esta técnica é comumente utilizada em tumores do seio maxilar.
    - **Maxilectomia Inferior:** Envolve a remoção da parte inferior do seio maxilar. Indicada em tumores que acometem o processo alveolar maxilar ou em lesões limitadas ao palato duro.
    - **Maxilectomia Total:** Inclui a remoção *en bloc* de toda a maxila. Indicada em tumores com acometimento do antro maxilar.
    - **Maxilectomia Radical:** Maxilectomia total com exenteração orbitária (Figura 18-4).

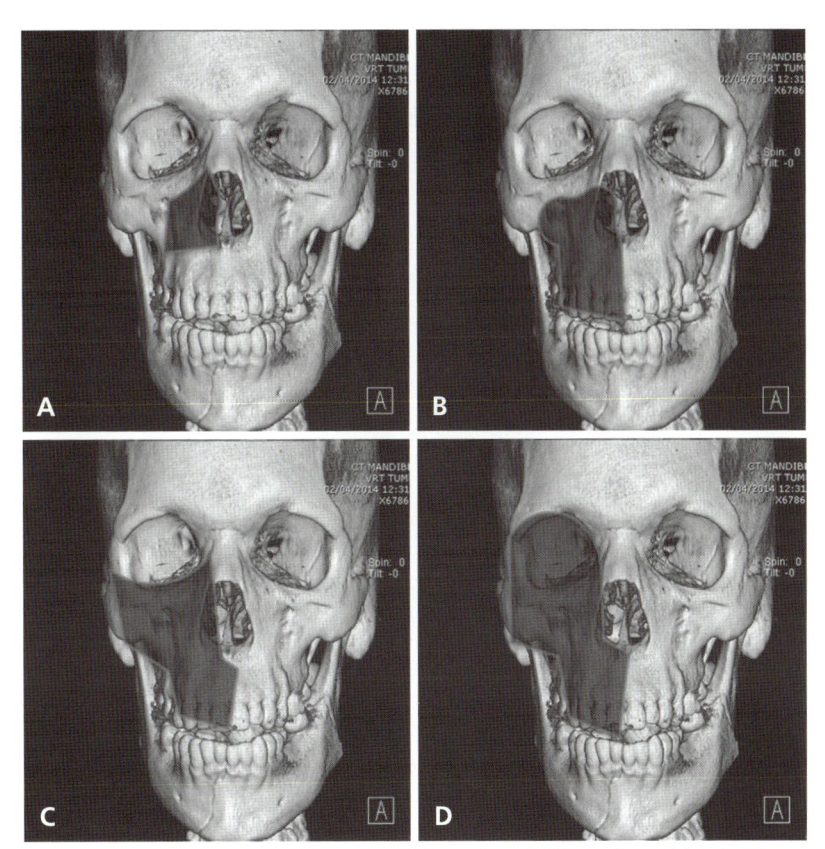

Figura 18-4. Ilustração dos defeitos da maxilectomia. Maxilectomia medial **(A)**, maxilectomia inferior **(B)**, maxilectomia total **(C)** e maxilectomia radical **(D)**.

24. Quais são as complicações cirúrgicas mais comuns?

As complicações geralmente podem ser previstas com base na origem do tumor. As complicações gerais que podem ocorrer após a remoção de qualquer tumor nasossinusal são sangramento, infecção pós-cirúrgica e perda do olfato. As complicações intracranianas podem incluir meningite, fístula liquórica e pneumoencéfalo de tensão. As complicações orbitárias incluem hematoma, enfisema, lesão do nervo óptico, epífora por lesão do ducto nasolacrimal e diplopia por lesão de quaisquer dos músculos extraoculares. Lesões dos nervos cranianos III, IV, V1, V2 e VI também podem ser observadas (veja a Pergunta 3).

CORRELATOS ANATÔMICOS

25. O que é linha de Ohngren? Qual é a importância deste marcador anatômico?

A linha de Ohngren (Figura 18-5) é uma linha imaginária que vai do canto medial ao ângulo da mandíbula. Este marcador é importante porque os tumores do seio maxilar localizados acima dessa linha à apresentação clínica são associados a um prognóstico pior e tendem a disseminação superior e posterior e também à invasão perineural e da base do crânio.

26. O que é fossa pterigopalatina? Quais estruturas importantes estão localizadas neste espaço?

A fossa pterigopalatina (PPF) é um espaço piramidal localizado abaixo do ápice da órbita.
- Limites: superiormente, o ápice da órbita; anteriormente, a parede posterior do seio maxilar; posteriormente, as placas pterigoides. Abre-se lateralmente na fossa infratemporal.

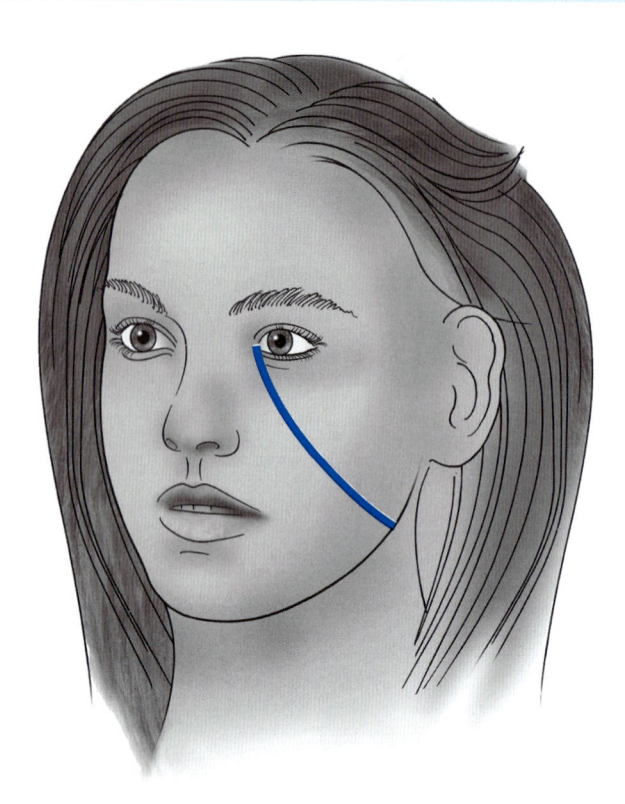

Figura 18-5. Linha de Ohngren. Tumores localizados acima dessa linha são associados a um pior prognóstico, pela proximidade com a base do crânio.

- Conteúdo: gordura, forame redondo (contém o nervo maxilar, V2), nervo vidiano, gânglio e nervo pterigopalatino, nervos palatinos menor e maior e artéria maxilar interna.

27. O que é fossa infratemporal e quais estruturas importantes estão localizadas neste espaço?
- Limites: anteriormente, a maxila e, posteriormente, a fossa glenoide e a mandíbula. Medialmente, as placas pterigoides laterais. Conecta-se à PPF através da fissura pterigomaxilar.
- Conteúdo: músculos pterigoides e plexo venoso, forame oval e V3, forame espinhoso, artéria maxilar interna.

28. Qual subsítio do câncer paranasal é mais associado a lesões em nervos cranianos?
O seio esfenoide, por sua proximidade ao seio cavernoso e ao nervo óptico. O seio cavernoso contém a artéria carótida interna e os nervos cranianos III, IV, V1, V2 e VI. O nervo abducente está em posição mais medial no seio cavernoso e geralmente é afetado anteriormente por tumores do seio esfenoide com disseminação ao seio cavernoso.

29. O que é síndrome do seio cavernoso?
A síndrome do seio cavernoso (CSS) é caracterizada por oftalmoplegia causada pela compressão dos nervos cranianos III/IV e VI. Também é caracterizada por dormência na distribuição de V1 e V2 e por uma possível síndrome de Horner ipsolateral. A lesão completa provoca dilatação e fixação da pupila e hipoestesia de V1/V2. Isso pode ser causado por um efeito de massa pelo tumor na base do crânio ou ser secundário à trombose de uma infecção de disseminação retrógrada.

BIBLIOGRAFIA

Batsakis JG: Pathology consultation: Nasal papillomas, *Ann Otol Rhinol Laryngol* 90(2):190–191, 1981.
Bhattacharyya N: Cancer of the nasal cavity: Survival and factors influencing prognosis, *Arch Otolaryngol Head Neck Surg* 128(9):1079–1083, 2002.
Busquets JM, Hwang PH: Endoscopic resection of sinonasal inverted papilloma: A meta-analysis, *Otolaryngol Head Neck Surg* 134(3):476–482, 2006.
Caplan LS, Hall I, Levine RS, et al: Preventable risk factors for nasal cancer, *Ann Epidemiol* 10(3):186–191, 2000.
Igaki H, Tokuuye K, Okumura T, et al: Clinical results of proton beam therapy for skull base chordoma, *Int J Radiat Oncol Biol Phys* 60(4):1120–1126, 2004.
Leong SC: A systematic review of surgical outcomes for advanced juvenile nasopharyngeal angiofibroma with intracranial involvement, *Laryngoscope* 123(5):1125–1131, 2013.
Nishimura H, Ogino T, Kawashima M, et al: Proton-beam therapy for olfactory neuroblastoma, *Int J Radiat Oncol Biol Phys* 68(3):758–762, 2007.
Reder LS, Kokot N: Management of the neck in sinonasal malignancy. In Chiu AG, Ramakrishnan VR, Suh JD, editors: *Sinonasal Tumors*, New Delhi, India, 2012, Jaypee Brothers Medical Publishers, pp 142–144.
Rokade A, Sama A: Update on management of frontal sinus osteomas, *Curr Opin Otolaryngol Head Neck Surg* 20(1):40–44, 2012.
Suh JD, Ramakrishnan VR, Chi JJ, et al: Outcomes and complications of endoscopic approaches for malignancies of the paranasal sinuses and anterior skull base, *Ann Otol Rhinol Laryngol* 122(1):54–59, 2013.
Vorasubin N, Vira D, Suh JD, et al: Schneiderian papillomas: comparative review of exophytic, oncocytic, and inverted types, *Am J Rhinol Allergy* 27(4):287–292, 2013.
Weymuller EA, Davis GA: Malignancies of the paranasal sinus. In Flint P, Haughey B, Lund V *et al.*, editors: *Cummings Otolaryngology: Head and Neck Surgery*, ed 5, Philadelphia, PA, 2010, Mosby Elsevier, pp 1636–1642.
Zevallos JP, Jain KS, Roberts D, et al: Sinonasal malignancies in children: a 10-year, single-institutional review, *Laryngoscope* 121(9):2001–2003, 2011.
Zheng W, McLaughlin JK, Chow WH, et al: Risk factors for cancers of the nasal cavity and paranasal sinuses among white men in the United States, *Am J Epidemiol* 138(11):965–972, 1993.

CIRURGIA DA BASE DO CRÂNIO

William C. Yao, MD • Jeffrey D. Suh, MD • Vijay R. Ramakrishnan, MD

CAPÍTULO 19

PONTOS-CHAVE

1. A escolha adequada da abordagem cirúrgica requer uma avaliação meticulosa para obtenção dos objetivos do procedimento, ao mesmo tempo em que se tenta minimizar a ocorrência de lesão nas estruturas neurovasculares adjacentes.
2. Uma equipe multidisciplinar, composta por otorrinolaringologista, neurocirurgião, neurorradiologista, neuropatologista, oncologista especializado em radioterapia e médico oncologista auxilia no tratamento dos tumores da base do crânio.
3. O retalho de septo nasal é um método popular de reconstrução que pode fechar defeitos extensos de forma satisfatória.
4. Em caso de fístula liquórica após o reparo, considere instituir um tratamento conservador com drenagem lombar, se o volume for pequeno, e reparo, se o volume for extenso. Além disso, reconheça a possível necessidade de intervenção precoce nas liquorreias contínuas, em virtude do risco de desenvolvimento de meningite pós-cirúrgica.
5. O pneumoencéfalo clinicamente significativo deve ser tratado com medidas conservadoras e evacuação, para prevenção de maior comprometimento neurológico.
6. A cirurgia endoscópica da base do crânio tem uma curva de aprendizado para o otorrinolaringologista e o neurocirurgião. É melhor começar com casos simples ou aqueles em que o endoscópio é utilizado como adjunto em uma abordagem aberta.

Pérolas
1. A incisão de Weber-Ferguson é composta pela extensão da secção labial de uma rinotomia lateral e incisão subciliar com extensão ao canto lateral.
2. O nervo craniano (NC) VI é o nervo mais medial no seio cavernoso e é o mais comumente lesionado.
3. Os NCs III, IV, V1, V2, VI, a artéria carótida interna e os canais venosos são encontrados no seio cavernoso.
4. O nervo vidiano é composto por fibras parassimpáticas e simpáticas do nervo petroso maior e do nervo petroso profundo. O canal repousa medialmente ao forame redondo. O ramo maxilar do nervo trigêmeo passa pelo forame redondo.
5. A produção de liquor é de aproximadamente 20 mL/h.
6. A crista etmoide é um marco confiável para a localização endoscópica da artéria esfenopalatina.

PERGUNTAS

CONCEITOS BÁSICOS

1. **Quais são os compartimentos da base do crânio?**
   A base do crânio é separada em três compartimentos ou fossas: anterior, média e posterior. O compartimento anterior se estende do seio frontal ao processo clinoide anterior e o *planum sphenoidale* (teto do esfenoide). A fossa craniana média se estende da asa maior do esfenoide ao clivo, incluindo a sela túrcica. A fossa posterior é composta pelo occipital e começa na porção basal do osso occipital (Figura 19-1).

2. **Quais são as diferenças que mais comumente levam à realização de cirurgia da base do crânio (SBS)?**
   As doenças nasossinusais benignas incluem o papiloma invertido, o angiofibroma nasal juvenil, a displasia fibrosa e o osteoma. Tumores intracranianos comuns na base do crânio incluem os tumores da hi-

pófise, o craniofaringioma e o meningioma. Os tumores nasossinusais malignos incluem o neuroblasloma olfatório (estesioneuroblastoma), o carcinoma nasossinusal não diferenciado (SNUC), o carcinoma espinocelular, o adenocarcinoma e o melanoma.

3. Como a base do crânio pode ser acessada?
A base do crânio pode ser acessada através de abordagens abertas, endoscópicas, microscópicas ou combinadas (abertas e endoscópicas). O objetivo de qualquer abordagem é fornecer a melhor visualização e exposição das estruturas neurovasculares adjacentes e dos tumores.

4. Quais tipos de abordagens são utilizados no acesso à base do crânio?

Quadro 19-1. Abordagens Abertas à Base do Crânio

Porção Anterior da Base do Crânio	Porção Média da Base do Crânio

Abordagem subfrontal
Seio transfrontal–retalho osteoplásico
Frontotemporal–orbitozigomática
Seio transfrontal
Transfacial
Osteotomia de LeFort
Translocação facial
Abordagem pela fossa infratemporal lateral
Abordagens de tipo Fisch
   Tipo A: Transposição anterior do NC VII
   Tipo B: Sigmoide à extremidade petrosa
   Tipo C: Abordagem estendida para inclusão do seio cavernoso
	Além das abordagens da porção anterior da base do crânio:
	Transoral
	Transeptal
	Secção do palato
	Secção da mandíbula
	Fossa craniana média subtemporal

	Porção Posterior da Base do Crânio
	Abordagem transoral Secção do palato Abordagem translabiríntica Retrossigmoide Suboccipital

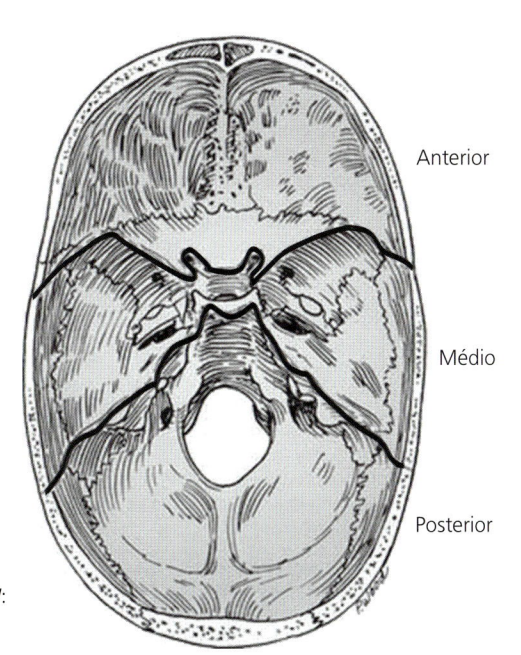

Figura 19-1. Corte axial da base do crânio. As linhas escuras separam os três compartimentos da base do crânio: anterior, médio e posterior. Imagem editada de Flint PW: Cummings Otolaryngology: Head and Neck Surgery, 2010, Philadelphia. Mosby Elsevier.

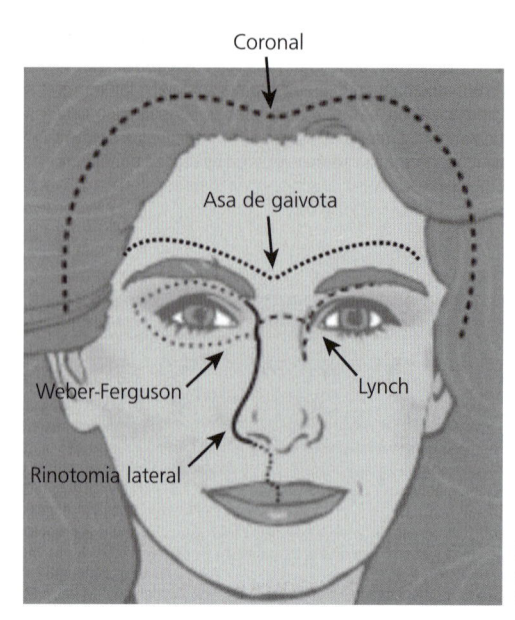

Figura 19-2. Ilustração das diversas incisões externas que permitem o acesso à base do crânio.

5. Quais incisões podem ser utilizadas para o acesso à porção anterior da base do crânio?

As abordagens abertas à fossa anterior podem usar as incisões coronais, do sulco palpebral, da sobrancelha, asa de gaivota, Lynch (orbital medial), rinotomia lateral, Weber-Ferguson ou *degloving* da porção medial da face (Figura 19-2).

6. Quais exames e testes auxiliares devem ser realizados antes da ressecção de um tumor maligno da base do crânio?

Para o planejamento cirúrgico, exames laboratoriais básicos, incluindo hemograma, painel metabólico básico (glicemia e concentração sérica de ureia, dióxido de carbono, creatinina, cloreto, potássio e sódio) e coagulograma, devem ser realizados, assim como exames de imagem do sítio primário (por tomografia computadorizada [TC] de cortes finos e ressonância magnética [RM]). Outros exames laboratoriais podem ser solicitados dependendo do tipo do tumor (p. ex., para tumores de hipófise: hormônio adrenocorticotrófico [ACTH], prolactina [PRL], hormônio luteinizante/foliculoestimulante [LH/FSH], hormônio do crescimento [GH], hormônio liberador de tireotrofina [TRH]) e de sua localização (arteriografia). Caso indicada, uma avaliação meticulosa para detecção de metástases a distância deve ser realizada.

7. Quais técnicas de diagnóstico por imagem devem ser realizadas?

A TC de cortes finos (com cortes de 1 mm) deve ser realizada para a avaliação da anatomia óssea da base do crânio; o uso de contraste pode ajudar a definir a lesão e a vascularização adjacente. A RM com e sem contraste é útil no delineamento da lesão em relação às estruturas adjacentes, ajuda no diagnóstico diferencial radiológico e faz a avaliação da invasão de tecidos moles e disseminação perineural. A TC, a RM ou as imagens fundidas de TC RM ajudam na orientação intraoperatória. A tomografia por emissão de prótons (PET) pode ser utilizada para descartar a presença de metástases a distância.

8. O que é cirurgia endoscópica da base do crânio (ESBS)?

A ESBS é uma extensão da cirurgia sinusal endoscópica. O endoscópio é utilizado para melhorar a visualização e a iluminação e pode tornar desnecessária a realização de incisões faciais, como a rinotomia lateral. Relatos recentes mostraram que as ressecções endoscópicas de tumores da base do crânio podem ter resultados oncológicos similares aos das abordagens abertas tradicionais em casos adequadamente selecionados.

9. Quando a abordagem endoscópica à base do crânio é adequada?

As possíveis indicações para cirurgia endoscópica transnasal da base do crânio estão aumentando em número. As áreas acessíveis através das abordagens endonasais endoscópicas incluem toda a porção anterior da base do crânio, grande parte da fossa craniana média e partes da fossa posterior. A ESBS realizada através de pequenas incisões também está levando à realização de abordagens laterais e neurocirúrgicas minimamente invasivas.

10. Quais são as vantagens da abordagem endoscópica à base do crânio?
Em comparação com a cirurgia aberta, a abordagem endoscópica permite a visualização mais direta com menor manipulação dos tecidos moles adjacentes. Isso pode permitir a ressecção mais precisa da lesão pela melhor visualização e por manipulação mínima das estruturas neurovasculares próximas. Em comparação com a visualização microscópica tradicional, os endoscópios fornecem um campo operatório dinâmico, além da capacidade de visualizar cantos, por meio do uso de endoscópios angulados. A ESBS pode evitar a formação de cicatrizes, reduzir os tempos de internação e reduzir a dor no pós-operatório.

11. Quais são as limitações da ESBS?
Nem todas as áreas da base do crânio podem ser visualizadas e instrumentalizadas com segurança através da via endoscópica transnasal. Os tumores malignos que acometem a órbita e a pele da face são considerados uma contraindicação à ESBS. Como regra geral, a abordagem endoscópica não deve comprometer a capacidade de obtenção da ressecção oncológica adequada, e é recomendável atravessar as principais estruturas neurovasculares.

12. Em quais situações a radioterapia e/ou quimioterapia adjuvante devem ser consideradas?
A modalidade terapêutica primária na maioria dos tumores malignos da base do crânio é a ressecção cirúrgica. Há algumas exceções a essa regra (p. ex., linfoma e plasmocitoma). A radioterapia adjuvante é considerada quando há alta propensão de recidiva tumoral, o que inclui a presença de invasão perineural, tumor de alto grau e margens próximas ou positivas. A quimioterapia pode ser considerada na terapia de indução e na doença metastática ou ainda ser utilizada como tratamento adjuvante em histologias quimiossensíveis. A radioterapia pode ser empregada no tratamento de determinadas doenças benignas da base do crânio, como meningioma, schwannoma, tumores vasculares e cordoma.

13. O que é radiocirurgia estereotática?
A radiocirurgia estereotática utiliza radiação ionizante no tratamento de alvos bem definidos, com alta exatidão e precisão. Esta técnica pode ser aplicada em áreas adjacentes a estruturas neurovasculares importantes, como a base do crânio. Esta cirurgia tende a ser mais utilizada em adenoma de hipófise, schwannoma, meningioma, malformações arteriovenosas e metástases.

14. Onde o liquor é produzido e absorvido?
O liquor é produzido pelo plexo coroide nos ventrículos laterais e é reabsorvido nos seios venosos da dura-máter, pelos vilos aracnoides. O volume total de liquor é de aproximadamente 150 mL. Um adulto produz aproximadamente 20 mL/h e 550 mL/dia. A pressão intracraniana (PIC) normal em adultos varia de 10 a 20 cm H_2O.

15. Quais são as três camadas das meninges?
Dura-máter, aracnoide e pia-máter. A dura-máter é separada em uma camada superficial e camadas meníngeas.

16. Descreva os segmentos da artéria carótida.
A artéria carótida interna pode ser dividida em sete segmentos anatômicos: C1, cervical; C2, petroso; C3, lácero; C4, cavernoso; C5, clinoide; C6, oftálmico; e C7, comunicante. Em inglês, um mnemônico para lembrar os ramos no crânio é *P*lease *L*et *C*hildren *C*onsume *O*ur *C*andy (Figura 19-3).

Abordagem

17. Como são classificadas as abordagens na ESBS transnasal?
As abordagens à base ventral do crânio são classificadas de acordo com sua localização no plano sagital ou coronal (Quadro 19-2 e Figuras 19-4 e 19-5).

18. O que é crista etmoidal?
A crista etmoidal é um marco ósseo localizado imediatamente anterior ao forame esfenopalatino.

19. Como a porção lateral do seio esfenoide pode ser acessada?
O recesso lateral de um seio esfenoide pneumatizado pode ser acessado por meio do uso de instrumentos angulados após uma esfenoidotomia ampla ou pela abordagem transpterigoide, através da parede posterior do seio maxilar e da fossa pterigopalatina.

20. O que é canal vidiano?
O canal vidiano corre pela porção inferolateral do seio esfenoide, contendo o nervo vidiano e um ramo arterial da artéria carótida interna. O canal vidiano pode ser utilizado como marco cirúrgico para se encontrar a artéria carótida interna (Figura 19-6).

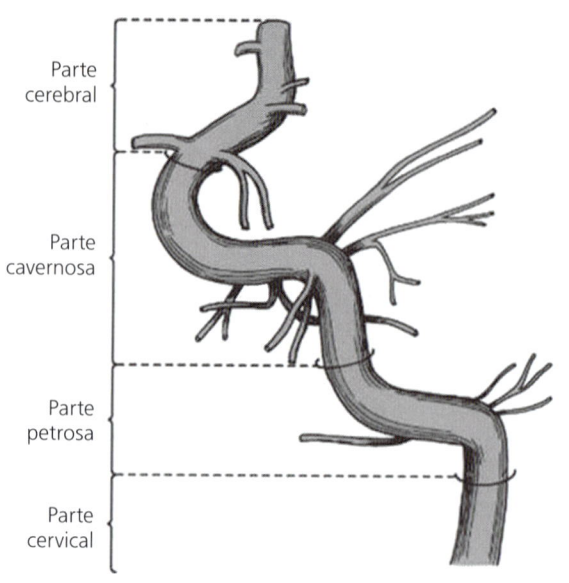

Figura 19-3. Imagem da artéria carótida interna atravessando a base do crânio. Imagem de Myers, EN: Operative Otolaryngology: Head and Neck Surgery, 2 ed, Philadelphia, 2008, Elsevier.

Quadro 19-2. Abordagens Endonasais à Porção Ventral da Base do Crânio

Plano Sagital
Transfrontal
Transcribriforme
Transplanum/tubérculo
Transelar
Transclival
Transodontoide

Coronal
Plano Coronal Anterior
- Supraorbitária
- Transorbitária

Plano Coronal Médio
- Ápice petroso medial
- Abordagem petroclival
- Espaço quadrangular
- Seio cavernoso
- Abordagem transpterigoide/infratemporal

Plano Coronal Posterior
- Infrapetroso
- Transcondilar
- Trans-hipoglosso
- Espaço parafaríngeo
  - Medial (Forame jugular)
  - Lateral

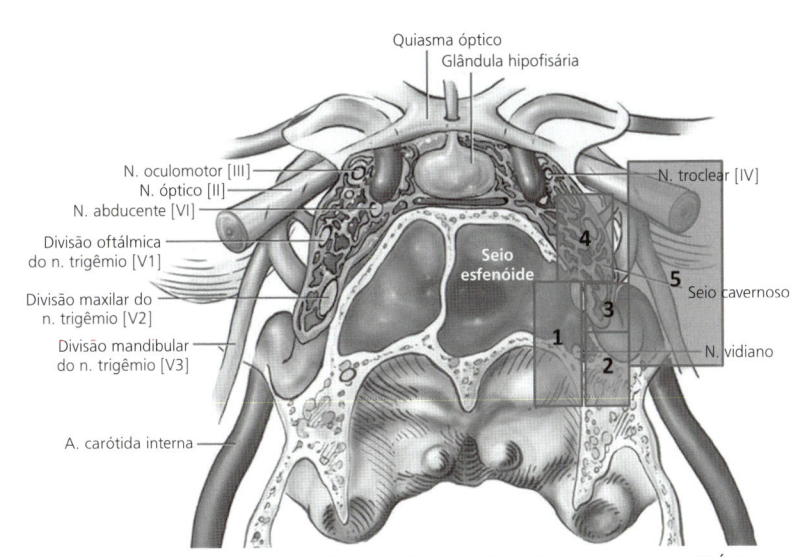

Figura 19-4. Descrição esquemática das abordagens cirúrgicas endonasais no plano coronal. [1] Ápice petroso medial, [2] petroclival, [3] espaço quadrangular, [4] seio cavernoso superior, [5] abordagem transpterigoide/infratemporal. Imagem editada de Palmer JN: Atlas of Endoscopic Sinus and Skull Base Surgery. 2013, Philadelphia, Saunders Elsevier.

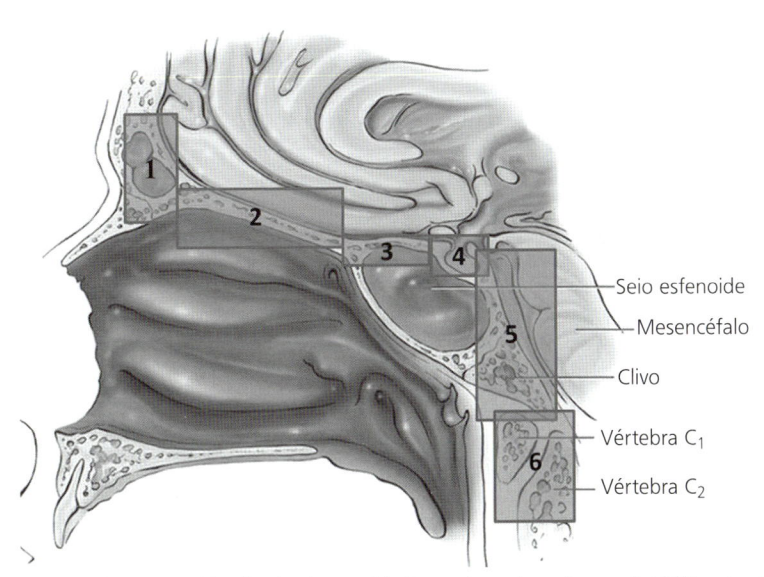

Figura 19-5. Descrição esquemática das abordagens cirúrgicas endonasais no plano sagital. [1] Transfrontal, [2] transcribriforme, [3] transplanum, [4] transesfenoide, [5] transclival, [6] transodontoide. Imagem editada de Palmer JN. Atlas of Endoscopic Sinus and Skull Base Surgery. 2013, Philadelphia, Saunders Elsevier.

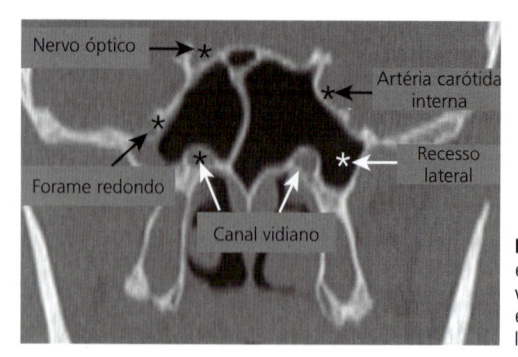

Figura 19-6. Corte coronal do osso esfenoide. A seta branca representa o canal vidiano. As estrelas pretas nomeiam cada estrutura. O * branco indica o recesso lateral do osso esfenoide.

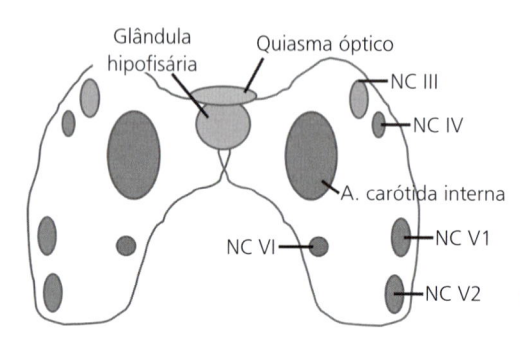

Figura 19-7. Diagrama coronal do seio cavernoso.

21. Quais estruturas estão presentes no seio cavernoso?
No seio cavernoso, repousam os nervos cranianos III, IV e VI, assim como o ramo oftálmico/maxilar do nervo trigêmeo (NC V1 + V2) e a artéria carótida. O NC VI é o mais medial e, portanto, o mais comumente lesionado (Figura 19-7).

RECONSTRUÇÃO

22. Como um defeito da base do crânio é reconstruído?
O defeito na base do crânio pode ser reparado em camadas, utilizando-se materiais autólogos ou sintéticos. A camada da dura-máter pode ser reconstruída com fáscia temporal, fáscia lata ou materiais alógenos. O defeito ósseo pode ser reconstruído com cartilagem ou osso do septo, concha nasal ou enxertos parciais de crânio, se desejado. A superfície mucosa pode ser reparada com enxertos mucosos livres, fáscia, tecido adiposo autólogo ou retalhos rotacionais pedunculados (ou seja, retalho nasosseptal). Se necessário, abordagens externas utilizando pericrânio também podem ser consideradas. Curativos, colas para tecido ou técnicas diretas de sutura podem ser utilizados para fixar o material do enxerto.

23. Descreva o retalho nasosseptal.
O retalho nasosseptal é o principal retalho mucoso pediculado e é baseado no ramo septal posterior da artéria esfenopalatina. Seu tamanho pode ser personalizado, e seu amplo arco de rotação o torna versátil.

24. O que é transferência mucosa livre?
A transferência mucosa livre utiliza um enxerto mucoso coletado de outra área da fossa nasal, similar a um enxerto de pele. Locais comuns de coleta do enxerto incluem as conchas inferior ou média, o septo e o assoalho nasal.

25. Quais retalhos livres são preferidos para a reconstrução de defeitos extensos?
Opções comuns de retalho incluem os retalhos da porção anterolateral da coxa, da área radial do antebraço, do músculo grande dorsal e os retalhos miocutâneos do reto. Em caso de necessidade de retalho osteocutâneo, as opções são o retalho livre da fíbula e o retalho da escápula.

COMPLICAÇÕES

26. Quais são as complicações da cirurgia da base do crânio?
As complicações comuns da cirurgia aberta da base do crânio incluem anosmia, associada à disfunção do paladar, maus resultados estéticos e complicações neurológicas, como lesão de nervos cranianos ou aquelas secundárias à retração do cérebro. As principais complicações da cirurgia da base do crânio incluem rinoliquorreia, meningite, hemorragia intracraniana, complicações orbitárias, como diplopia ou perda de visão, lesão vascular, acidentes vasculares encefálicos e morte.
As complicações das abordagens endoscópicas são similares às da abordagem aberta; no entanto, o resultado estético é melhor e há menor retração do cérebro. As complicações mais comuns são hiposmia, que é associada à disfunção do paladar, além de epistaxe e cicatrização prolongada do local da ferida.

27. Quais são as taxas de complicações da cirurgia aberta e endoscópica da base do crânio?
Há uma taxa de 5% a 20% de complicações cirúrgicas e de 8% a 40% de complicações médicas. Diversos estudos atuais demonstram que as complicações médicas e cirúrgicas são mais frequentes e graves com as abordagens abertas em comparação com as abordagens endoscópicas.

28. Quais são sinais de insucesso da reconstrução?
Os sintomas incluem rinorreia clara e gotejamento pós-nasal constante. Outros sinais podem incluir meningite, cefaleias graves, convulsões e piora do pneumoencéfalo.

29. Em caso de identificação de uma fístula liquórica, quais são as opções terapêuticas não cirúrgicas?
Se o defeito for pequeno e houver confiança na reconstrução original, o tratamento conservador, com repouso, uso de laxantes e drenagem lombar, pode ser considerado. Os antibióticos são ocasionalmente administrados para profilaxia de meningite. Medicamentos podem ser prescritos para reduzir a produção de liquor (acetazolamida, furosemida, digoxina) ou reduzir a PIC (corticosteroides).

30. O que causa o pneumoencéfalo pós-cirúrgico?
Quase todos os pacientes submetidos à cirurgia da base do crânio apresentam algum grau de pneumoencéfalo pós-cirúrgico em uma técnica de diagnóstico por imagem. O pneumoencéfalo significativo é relatado em 5% a 10% dos pacientes em caso de obstrução de dreno durante a reconstrução, seja pela maior pressão negativa do lado intracraniano (drenagem excessiva de liquor pelo dreno lombar) ou maior pressão extracraniana (tosse, assoar o nariz, uso de pressão positiva contínua nas vias aéreas [CPAP]).

31. Quais são as consequências do pneumoencéfalo?
Os pacientes com pneumoencéfalo podem apresentar cefaleias, tontura, náusea e vômitos, convulsões, déficits neurológicos ou sintomas neurológicos por efeitos de massa nas estruturas adjacentes.

32. Qual é o tratamento do pneumoencéfalo sintomático?
O curativo nasal deve ser removido e o dreno lombar pinçado. Se grave, a drenagem emergencial por aspiração com agulha deve ser realizada, caso a área possa ser acessada com segurança. Pode ser necessário rever a reconstrução. Em casos refratários, o desvio das vias aéreas (traqueotomia) pode ser considerado.

CONTROVÉRSIAS

33. Resultados oncológicos da cirurgia endoscópica *versus* aberta para ressecção de tumores malignos.
O tratamento endoscópico dos tumores da base do crânio parece ter resultados similares aos das abordagens abertas em casos adequadamente selecionados. A ressecção *en bloc* verdadeira não parece ser necessária para a obtenção de bons resultados oncológicos. O cirurgião deve avaliar a possibilidade de ressecção completa do tumor com margens negativas por meio da abordagem endoscópica.

34. Qual é o papel dos drenos lombares?
Os drenos lombares podem reduzir a PIC e, assim, reduzir a pressão aplicada à reconstrução da base do crânio; no entanto, podem ser associados à morbidade significativa e possíveis complicações. O uso do dreno lombar logo após o reparo varia entre os diferentes cirurgiões e não deve ser universalmente realizado de forma rotineira. Quando realizado, a duração de drenagem também fica a critério do cirurgião.

35. **Melhor tipo de reconstrução.**
A maioria dos métodos de reconstrução parece ter eficácia similar e, portanto, não há uma definição universal de "melhor tipo de reconstrução". De modo geral, defeitos pequenos (< 1 cm) podem ser fechados em uma única camada, enquanto o reparo em múltiplas camadas é preferido em defeitos maiores. Alguns cirurgiões preferem utilizar uma camada rígida de osso ou cartilagem para reconstruir a base do crânio, embora isso não seja obrigatório. Foi demonstrado que o tecido mucoso vascularizado (p. ex., o retalho nasosseptal) melhora os resultados do reparo de defeitos extensos; no entanto, nesses casos, uma única camada de tecido não vascularizado também pode gerar bons resultados.

36. **Uso peroperatório de antibióticos.**
A administração pós-operatória de antibióticos é uma importante consideração na cirurgia da base do crânio pela conexão temporária entre o espaço intracraniano e o mundo exterior. As taxas de infecção pós-cirúrgica da ferida após a ESBS são de aproximadamente 2% e parecem ser maiores na cirurgia aberta da base do crânio. A ampla cobertura, com administração IV de cefalosporinas, com ou sem vancomicina (ou amoxicilina/clavulanato oral), é geralmente recomendada. Não há estudos que sustentem a administração da antibioticoterapia pós-operatória prolongada, embora a maioria dos cirurgiões prefira o uso de antibióticos sistêmicos ou tópicos em alguma forma após a cirurgia.

BIBLIOGRAFIA

Bleier BS: Comprehensive techniques in CSF leak repair and skull base reconstruction, *Adv Oto Rhino Laryngol* 74:1–11, 2013.
Bolger WE, Borgie RC, Melder P: The role of the crista ethmoidalis in endoscopic sphenopalatine artery ligation, *Am J Rhinol* 13(2):81–86, 1999.
Kennedy DW, Hwang PH: *Rhinology: Disease of the Nose, Sinuses and Skull Base*, New York, 2012, Thieme.
Lund VJ, Stammberger H, Nicolai P, et al: European position paper on endoscopic management of tumours of the nose, paranasal sinuses and skull base, *Rhinol Suppl* 1(22):1–143, 2010.
Myers EN: *Operative Otolaryngology: Head and Neck Surgery*, ed 2, Philadelphia, 2008, Elsevier.
Teknos TN, Smith JC, Day TA, et al: Microvascular free tissue transfer in reconstructing skull base defects: lessons learned, *Laryngoscope* 112(10):1871–1876, 2002.
Timperley DG, Banks C, Robinson D, et al: Lateral frontal sinus access in endoscopic skull base surgery, *Int Forum All Rhinol* 1(4):290–295, 2011.
Schirmer CM, Heilman CB, Bhardwaj A, et al: Pneumocephalus: case illustrations and review, *Neurocrit Care* 13(1):152–158, 2010.
Simmen DB, Raghavan U, Briner HR, et al: The anatomy of the sphenopalatine artery for the endoscopic sinus surgeon, *Am J Rhinol* 20(5):502–505, 2006.
Suh JD, Ramakrishnan VR, Chi JJ, et al: Outcomes and complications of endoscopic approaches for malignancies of the paranasal sinuses and anterior skull base, *Ann Otol Rhinol Laryngol* 122(1):54–59, 2013.
Wormald PJ: Endoscopic *Sinus Surgery: Anatomy, Three-Dimensional Reconstruction, and Surgical Technique*, ed 3, New York, 2013, Thieme.

TUMORES MALIGNOS HEMATOLÓGICOS

Vignesh Narayanan, MD ▪ Daniel A. Pollyea, MD, MS

CAPÍTULO 20

PONTOS-CHAVE
1. O aumento de volume indolor de linfonodos é a manifestação mais comum de linfoma na cabeça e no pescoço.
2. Os tumores malignos hematológicos podem acometer tecidos extranodais dos seios paranasais, das glândulas salivares e da tireoide.
3. Os sintomas "B" incluem febre, perda de peso e sudorese noturna. São associados a mau prognóstico.
4. Os antibióticos não têm utilidade na maioria dos pacientes com linfoadenopatia indolor.
5. A biópsia incisional de linfonodos é a forma preferida de obtenção de tecido diagnóstico em casos com suspeita de linfoma, embora a citometria de fluxo de amostras obtidas por aspiração com agulha fina (AAF) possa definir o diagnóstico em alguns casos.
6. A mucosite oral grave é uma complicação temida de alguns esquemas intensivos de quimioterapia e do transplante de células-tronco hematopoiéticas.
7. A ototoxicidade dos agentes quimioterápicos pode ser irreversível.
8. A anosmia e a disgeusia decorrentes da quimioterapia podem contribuir para a caquexia relacionada ao câncer.

Pérolas
1. Os linfonodos linfomatosos apresentam consistência elástica.
2. A adenopatia mediastinal pode causar rouquidão pela compressão do nervo laríngeo recorrente.
3. A dor de garganta pode ser o primeiro sintoma da neutropenia grave.
4. A introdução de pedaços de gelo na boca durante a quimioterapia pode prevenir o desenvolvimento de mucosite por causar vasoconstrição; o enxágue da boca com solução salina tamponada pode tratar a mucosite.

PERGUNTAS

CLASSIFICAÇÃO, ANAMNESE E EXAME

1. Quais são as principais classes de tumores malignos hematológicos?
Os tumores malignos hematológicos compreendem as leucemias, os linfomas e o mieloma múltiplo. As leucemias são agudas ou crônicas e classificadas com base na linhagem mieloide ou linfoide. Os linfomas ainda são classificados como neoplasias de células B (Hodgkin e não Hodgkin) ou T.

2. Quais são as manifestações dos tumores malignos hematológicos na cabeça e no pescoço?
Estas manifestações podem ser amplamente divididas em nodais e extranodais.
- **Nodais:** A linfoadenopatia cervical é uma das apresentações mais comuns dos linfomas e também é observada na leucemia linfocítica crônica (LLC). O acometimento do anel de Waldeyer também é frequentemente observado.
- **Extranodal:** O acometimento dos tecidos linfoides das glândulas salivares, da tireoide e dos seios paranasais pode levar ao surgimento de massas nessas regiões. O linfoma endêmico de Burkitt tem uma propensão distinta a causar massas nos ossos faciais. Os plasmocitomas extramedulares podem ser originários dos tecidos nasossinusais. A linfoadenopatia mediastinal pode provocar compressão da veia cava superior e, consequentemente, pletora facial. Outras apresentações são resumidas no Quadro 20-1.

3. Em um paciente com linfoadenopatia cervical, quais características devem alertar o clínico da possibilidade de linfoma?
(1) Aumentos não explicados de temperatura acima de 38° C durante o mês anterior, (2) perda não intencional de peso, de pelo menos 10% do peso corpóreo durante os seis meses anteriores, e (3) sudorese

Quadro 20-1. Manifestações ORL dos Tumores Malignos Hematológicos	
I. Nodais	Linfoadenopatia Acometimento do anel de Waldeyer
II. Extranodais	Obstrução nasal Acometimento dos seios paranasais Erosão do osso facial Infiltração tireoideana Acometimento da glândula salivar
III. Vasculares	Síndrome da veia cava superior (SVC)
IV. Neurológicas	Paralisia de nervo craniano (em caso de acometimento do SNC) Acometimento do nervo mentoniano Paralisia do nervo laríngeo recorrente
VI. Citopenias	Anemia: palidez mucosa Trombocitopenia: epistaxe, petéquias mucosas, púrpura Neutropenia: dor de garganta

noturna intensa durante o mês anterior são os sintomas classicamente chamados "B" e são associados a mau prognóstico. Embora não específicos, aproximadamente 25% dos pacientes com linfoma de Hodgkin e até 40% dos pacientes com linfoma não Hodgkin apresentam sintomas "B". Outras características sugestivas incluem fadiga e, nos casos de linfoma de Hodgkin, prurido e dor após o consumo de álcool.

4. Quais são as características, ao exame físico, da linfoadenopatia em pacientes com linfoma?
À palpação, os linfonodos linfomatosos apresentam a típica consistência "elástica" firme, enquanto os tumores sólidos metastáticos são associados à linfoadenopatia pétrea, endurecida. Os linfonodos acometidos pelo linfoma são insensíveis e podem ser fundidos e fixos às estruturas subjacentes.

5. O que é granuloma letal de linha média?
Este termo é usado para descrever uma forma agressiva de linfoma extranodal de células T e *natural killer* mediado pela infecção pelo vírus Epstein-Barr. É comum no Leste da Ásia e na América Latina. Os pacientes apresentam massas destrutivas nas fossas nasais, nos seios paranasais ou no palato, ocasionalmente com extensão para as vias aéreas superiores e o anel de Waldeyer. A biópsia dessas lesões geralmente revela a presença de necrose extensa, com infiltração linfomatosa e invasão vascular. A doença localizada responde à quimiorradioterapia concomitante, mas a doença em estágio avançado é rapidamente fatal, apesar do tratamento.

Diagnóstico

6. Os pacientes com linfoadenopatia cervical devem ser submetidos à antibioticoterapia empírica?
A antibioticoterapia empírica geralmente não tem utilidade pela enorme quantidade de etiologias possíveis, podendo retardar o diagnóstico. Há dados insuficientes para apoiar esta prática. A biópsia de linfonodos suspeitos deve ser realizada sem demora.

7. Quais são as indicações para realização da biópsia de linfonodo cervical nos casos com suspeita de linfoma?
De modo geral, os linfonodos com mais de 2 cm de diâmetro ou 2,25 cm^2 (com diâmetro biperpendicular de 1,5 × 1,5 cm) são associados ao maior rendimento diagnóstico. A linfoadenopatia persistente por mais de 4 a 6 semanas e o aumento progressivo de tamanho são outras indicações.

8. Qual é a importância da realização da biópsia excisional de linfonodos nos casos com suspeita de linfoma?
A biópsia excisional é preferida porque assegura a obtenção da quantidade adequada de tecido para a realização de diversos exames histológicos, imunológicos e de biologia molecular. Também permite o

exame cuidadoso de toda a arquitetura do linfonodo, incluindo as zonas normais e anormais, e da integridade da cápsula. Isso é crucial para a classificação precisa do subtipo de linfoma.

9. **Qual é o papel da biópsia de fragmentos e da aspiração com agulha fina em linfonodos suspeitos?**
Quando a biópsia excisional de linfonodos é associada a riscos em virtude de localização desfavorável ou nos casos de suspeita de carcinoma espinocelular, a aspiração com agulha fina pode ser utilizada como a primeira etapa do estabelecimento do diagnóstico; no entanto, na presença de células de linfoma, a biópsia excisional ainda pode ser indicada.

10. **Quais exames laboratoriais são indicados em pacientes com suspeita de tumores malignos hematológicos?**
Hemograma, avaliação do esfregaço de sangue periférico, taxa de sedimentação eritrocitária, perfil de coagulação (tempo de trombina/razão internacional normalizada e tempo de pró-trombina) (TP/INR e TTP), painel metabólico abrangente e nível sérico de desidrogenase láctica (LDH) são exames básicos úteis em pacientes com suspeita de tumores malignos hematológicos. A avaliação da positividade para o HIV e hepatites virais, além da obtenção dos níveis de ácido úrico, também podem ser justificadas.

COMPLICAÇÕES DO TRATAMENTO

11. **Nomeie alguns dos primeiros indicadores otorrinolaringológicos das complicações associadas ao tratamento dos tumores malignos hematológicos.**
A dor de garganta é uma das primeiras manifestações da agranulocitose. A palidez mucosa é decorrente da anemia grave causada pela mielossupressão. A epistaxe e as petéquias palatinas podem indicar trombocitopenia devida à quimioterapia.

12. **Quais toxicidades relativas à cabeça e ao pescoço são decorrentes do tratamento dos tumores malignos hematológicos?**
Ototoxicidade, xerostomia induzida por radiação, hipotireoidismo, fibrose dos músculos do pescoço, lesão carotídea e desenvolvimento de segundos tumores malignos são algumas complicações observadas. A doença crônica do enxerto *versus* hospedeiro após o transplante de células-tronco hematopoiéticas também pode causar xerostomia grave.

13. **O tratamento dos tumores malignos hematológicos pode causar ototoxicidade?**
Sim. Cisplatina, vimblastina, mostarda nitrogenada, trióxido de arsênio e bleomicina foram implicados no desenvolvimento de perdas auditivas. A ototoxicidade geralmente é dose-dependente, e os sintomas variam desde um zumbido discreto até a perda de audição sensorioneural de altas frequências e dano vestíbulo-coclear permanente.

14. **Quais agentes são utilizados no tratamento dos tumores malignos hematológicos que podem alterar o olfato?**
A anosmia e a hiposmia foram descritas em pacientes tratados com citosina arabinosídeo e metotrexato, que, respectivamente, provocam morte de células mucosas e alteração do crescimento dessas células. A bleomicina e a cisplatina também podem causar disgeusia significativa e até mesmo ageusia.

15. **O que é mucosite e como é classificada?**
Mucosite é um termo utilizado para descrever a inflamação e a perda da integridade mucosa do trato gastrointestinal. A mucosite é uma complicação comum em pacientes submetidos a transplantes de células-tronco hematopoiéticas, especialmente com os esquemas de condicionamento que usam altas doses de melfalan e radioterapia. A boca e a orofaringe são frequentemente acometidas, e as manifestações clínicas variam de dor branda, que não limita a ingestão oral, até ulcerações graves, que podem provocar uma perda de peso significativa e até mesmo morte (Quadro 20-2).

16. **Qual é a patogênese da mucosite?**
A quimioterapia e a radioterapia provocam danos no DNA, mediados por espécies reativas de oxigênio. Isso leva à liberação de citocinas pró-inflamatórias, que causam dano tecidual e ulceração. A colonização secundária por bactérias, fungos ou vírus provoca manifestações graves que podem ser fatais (Quadro 20-3).

17. **Descreva o tratamento da mucosite.**
Medidas preventivas: (1) higiene oral; (2) a crioterapia durante a infusão (colocação de pedaços de gelo na boca por 30 minutos) pode causar vasoconstrição e reduzir a concentração da droga na mucosa orofaríngea; (3) bochecho com fosfato de cálcio (saliva artificial, Caphosol®); (4) administração intravenosa de glutamina; e (5) fator de crescimento de queratinócitos.

Quadro 20-2. Graus de Mucosite Oral

Grau 1	Assintomática ou sintomas brandos; não há necessidade de intervenção
Grau 2	Dor moderada, sem interferência com a ingestão oral. Há necessidade de modificações dietéticas
Grau 3	Dor grave, interferindo com a ingestão oral
Grau 4	Risco de morte, com necessidade de intervenção urgente
Grau 5	Morte

Quadro 20-3. Efeitos Adversos Decorrentes do Tratamento de Tumores Malignos Hematológicos

TOXICIDADE	DROGAS IMPLICADAS
Ototoxicidade	Cisplatina, vimblastina, bleomicina, mostarda nitrogenada, trióxido de arsênio
Hiposmia/anosmia	Citosina arabinosídeo, metotrexato
Disgeusia/ageusia	Cisplatina, metotrexato, melfalan
Mucosite oral	Bleomicina, citarabina, doxorrubicina, etoposídeo, metotrexato, radioterapia

Tratamento da mucosite estabelecida: (1) Bochecho com sal e bicarbonato de sódio a cada 4 horas, preparado com uma colher de sopa de bicarbonato de sódio e meia colher de sopa de sal em 950 mL de água; (2) bochecho com "enxaguante bucal mágico", com partes iguais de lidocaína viscosa, difenidramina, bicarbonato de sódio e hidróxido de magnésio e alumínio; e (3) analgésicos sistêmicos.

BIBLIOGRAFIA

Ackerman BH, Kasbekar N: Disturbances of taste and smell induced by drugs, *Pharmacother* 17(3):482–496, 1997.
Amador-Ortiz C, Chen L, Hassan A, et al: Combined core needle biopsy and fine-needle aspiration with ancillary studies correlate highly with traditional techniques in the diagnosis of nodal-based lymphoma, *Am J Clin Pathol* 135(4):516, 2011.
Anderson T, Chabner BA, Young RC, et al: Malignant lymphoma: the histology and staging of 473 patients at the National Cancer Institute, *Cancer* 50(12):2699, 1982.
Common terminology criteria for adverse events (CTCAE) Version 4.0. Available at: http://evs.nci.nih.gov/ftp1/CTCAE/CTCAE_4.03_2010-06-14_QuickReference_5x7.pdf. Accessed February 2013.
Kwong YL: The diagnosis and management of extranodal NK/T-cell lymphoma, nasal-type and aggressive NK-cell leukemia, *J Clin Exp Hematop* 51(1):21, 2011.
Lister TA, Crowther D, Sutcliffe SB, et al: Report of a committee convened to discuss the evaluation and staging of patients with Hodgkin's disease: Cotswolds meeting, *J Clin Oncol* 7(11):1630, 1989.
Orient JM: Sapira's art and science of bedside diagnosis. In *Examination of Lymph Nodes*, ed 3, Philadelphia, 2005, Lippincott Williams & Wilkins, p 165.
Swerdlow SH, Campo E, Harris NL *et al.*, editors: *World Health Organization Classification of Tumours of Haematopoietic and Lymphoid Tissues*, Lyon, 2008, IARC Press.
Suzuki R: NK/T-cell lymphomas: pathobiology, prognosis and treatment paradigm, *Curr Oncol Rep* 14(5):395–402, 2012.
Worthington HV, Clarkson JE, Bryan G, et al: Interventions for preventing oral mucositis for patients with cancer receiving treatment, *Cochrane Database Syst Rev* 13(4):CD000978, 2011.

RADIOTERAPIA E TERAPIA SISTÊMICA PARA TRATAMENTO DO CÂNCER DE CABEÇA E PESCOÇO

Timothy V. Waxweiler, MD ▪ *Sana D. Karam, MD, PhD*

CAPÍTULO 21

PONTOS-CHAVE

1. A radioterapia (RT) utiliza radiação ionizante para tratar localmente cânceres, enquanto a terapia sistêmica utiliza quimioterapia citotóxica e agentes biológicos dirigidos molecularmente para tratar cânceres sistemicamente.
2. Comparada à cirurgia, a radioterapia pode oferecer uma alternativa curável para o tratamento de cânceres de cabeça e pescoço, por vezes com o benefício adicional de preservação orgânica.
3. A avaliação dentária imediata, com extrações de dentes necessárias e excelente higiene dental durante a vida são críticas para todos os pacientes de câncer de cabeça e pescoço que possam necessitar de radioterapia para minimizar o risco de osteorradionecrose de longo prazo.
4. No ambiente combinado, a quimioterapia age principalmente potencializando os efeitos da RT para melhorar o controle local do tumor.
5. A cisplatina é a terapia sistêmica padrão para tratamento do câncer de cabeça e pescoço com radioterapia concomitante, embora a escolha final de terapia sistêmica esteja sob o critério do oncologista.

Pérolas

1. A quimiorradioterapia pós-operatória é indicada para margens positivas ou extensão extracapsular nodal.
2. As doses definitivas de radiação para câncer de cabeça e pescoço (CP) variam de 66 a 70 Gray (Gy).
3. A radioterapia definitiva é uma alternativa de tratamento efetiva para lesões não melanomatosas da pele.
4. A probabilidade de complicações de longo prazo depende da dose total de radiação aplicada, da dose por fração, do prazo em que é administrada e dos locais anatômicos incluídos nos campos de radiação.
5. Não foi demonstrado que a quimioterapia por indução melhore o controle da doença ou a sobrevida geral.

PERGUNTAS

1. O que é radioterapia (RT) e quais as técnicas comumente utilizadas no tratamento de cânceres de cabeça e pescoço?

Radioterapia, também chamada de terapia de radiação, é o tratamento localizado de câncer e outras doenças com radiação ionizante. A radiação ionizante induz a morte mitótica das células por meio de danos ao DNA através de uma variedade de interações atômicas, incluindo geração de radicais livres e quebras diretas de cadeias de DNA. A meta principal de toda RT é maximizar a morte celular do alvo (p. ex., células cancerosas) enquanto minimiza os danos aos tecidos normais saudáveis. A radiação é mais comumente administrada a partir de uma fonte externa (isto é, radioterapia de raios externos [EBRT]), utilizando elétrons, fótons, prótons, e outras partículas pesadas, mas também pode ser administrada introduzindo-se temporária ou permanentemente fontes radioativas no interior do corpo do paciente (isto é, braquiterapia). Os pacientes não ficam radioativos quando tratados com EBRT. As técnicas modernas de EBRT utilizadas com maior frequência para tratamento de cânceres de cabeça e pescoço são a radioterapia conformada tridimensional (3DCRT) e o método mais complexo de radioterapia de intensidade moderada (IMRT). Proporções/energias de doses variadas, múltiplos arcos/ângulos de raios e formas de colimadores dinâmicos de folhetos múltiplos se combinam para otimizar a administração da radiação. A radioterapia orientada por imagem (IGRT) utiliza as capacidades para exames de imagem da máquina de tratamento (p. ex., raios X e varreduras por TC de raios cônicos) a fim de verificar a configuração do paciente. A radioterapia estereotáxica corporal (SBRT) é uma técnica adicional utilizada com frequência no ambiente paliativo ou de reirradiação, que administra altas doses de radiação em cinco ou menos tratamentos (Figura 21-1).

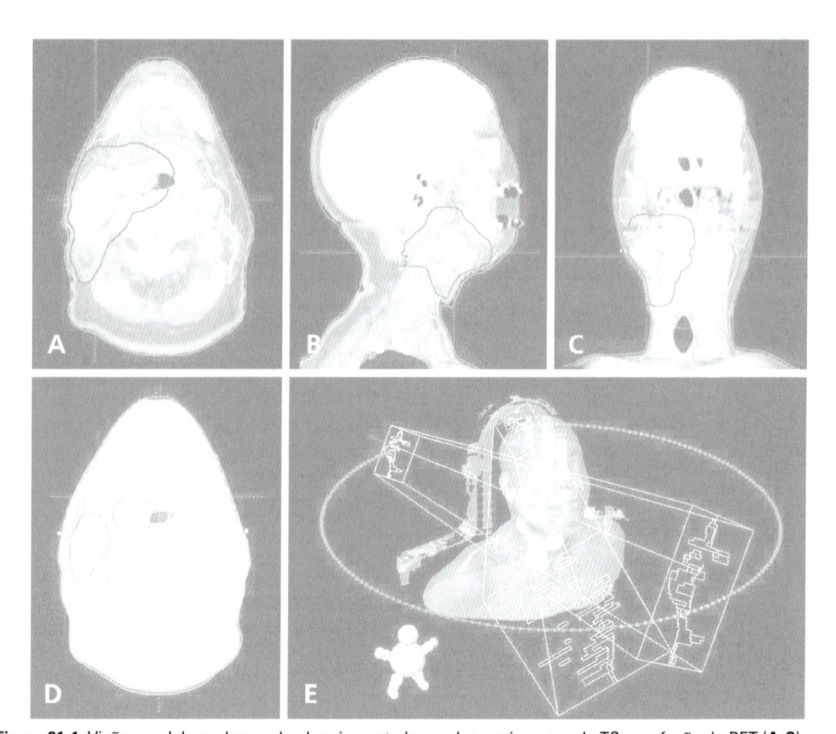

Figura 21-1. Visão geral dos volumes de planejamento baseados em imagens de TC com fusão de PET (**A-C**), visualização da administração da dose esperada, sendo os círculos internos a dose mais alta (**D**), e visualização em 3D de arcos e formas dos feixes com relação ao paciente (**E**).

2. **Quem deveria avaliar um paciente antes de iniciar a RT com ou sem terapia sistêmica?**
   Pacientes que estão sendo submetidos a tratamento de radiação para cânceres de cabeça e pescoço requerem coordenação em tempo hábil e suporte de um grande número de cuidadores. A avaliação multidisciplinar e discussão entre esses cuidadores do caso de um paciente podem ser críticas para fornecer cuidados ideais. Os seguintes especialistas irão com frequência estar envolvidos:
   - **Oncologista Responsável pela Radioterapia:** Avaliação formal de cabeça e tronco e revisão de todos os exames de imagem disponíveis são necessárias para determinar os alvos de radiação, dosagem e cronograma adequados.
   - **Oncologista Clínico:** Avaliação médica oncológica formal é recomendada para qualquer paciente candidato a terapias sistêmicas.
   - **Dentista ou Cirurgião-Dentista:** Qualquer paciente que possa vir a receber radiação na região da mandíbula, maxilares ou dentes deve receber uma avaliação formal e qualquer tratamento dentário necessário (p. ex., extração de dentes não saudáveis, obturações, bandejas de flúor) antes de iniciar a RT. A maioria das instituições requer um mínimo de duas a quatro semanas de cura antes de iniciar a radioterapia. Uma demora na avaliação dentária é uma das causas mais comuns e significativas de retardo no início da RT. Em pacientes com dentes claramente não saudáveis que são submetidos a uma ressecção cirúrgica inicial, as extrações dentárias são com frequência realizadas pelo otorrinolaringologista, em antecipação à RT adjuvante.
   - **Nutricionista:** Avaliações regulares do estado nutricional para pacientes de câncer de CP antes, durante e após a RT e terapia sistêmica são críticas. Nutricionistas também podem ensinar e dar apoio a pacientes com tubos de alimentação.
   - **Fonoaudiólogo (para Fala e Deglutição):** Uma avaliação básica em pacientes com problemas antecipados de fala ou deglutição.
   - **Patologista, radiologista e Otorrinolaringologista:** O envolvimento é recomendado, para ajudar no planejamento da RT.

- **Consultores Adicionais:** Podem incluir radiologia intervencional, audiologia, oftalmologia, neurocirurgia, cirurgia plástica, medicina física e reabilitação, serviço social, serviços de toxicodependência e cuidados paliativos.

3. **Além das consultorias multidisciplinares iniciais, quais são as etapas específicas necessárias para um paciente com câncer de cabeça e pescoço receber radioterapia?**
   - **Simulação por TC:** Varreduras com TC de planejamento, ou simulação, são realizadas no departamento de radiação oncológica no momento em que são produzidos dispositivos de imobilização customizados para o paciente, incluindo uma máscara moldada termoplástica, um bocal, e um descanso de cabeça. RM, PET/TC e varreduras adicionais podem ser realizadas para dar assistência tanto para a classificação quanto para o planejamento do tratamento. Sempre que possível, o paciente deve receber essas varreduras adicionais na posição do tratamento de radioterapia utilizando sua máscara, bocal e descanso de cabeça, para auxiliar na imobilização. Manter posições semelhantes em todas as modalidades de exames de imagem otimiza a precisão das fusões de imagens usadas no *software* de planejamento de delineação do alvo (Figura 21-1).
   - **Volumes de Planejamento Tumoral:** O oncologista responsável pela radiação irá, então, utilizar um *software* de planejamento para delinear a área macroscópica do tumor, áreas de doença microscópica em potencial e tecidos normais. Esse processo é conhecido como "volumes de planejamento tumoral", necessitando, com frequência, de várias horas e podendo envolver mais de vinte volumes distintos ou estruturas.
   - **Planejamento:** Um dosimetrista, um médico e o oncologista responsável pela radioterapia trabalham, então, juntos para criar o plano ideal de administração da radioterapia para o alvo, enquanto restringem a dose para os tecidos normais. Esses planos são, com frequência, revisados por várias pessoas e passam por checagens de garantia de qualidade na máquina de tratamento.
   - **Tratamento:** O tratamento de radioterapia para pacientes com câncer de CP envolve, com frequência, radioterapia diária, uma vez ao dia, por 6 a 7 semanas, com consultas semanais de *check-up* com o oncologista responsável pela radioterapia, para avaliar e tratar toxicidades.

4. **Como a radioterapia e a cirurgia são comparáveis entre si?**
   Tanto a RT quanto a cirurgia são terapias locais. A RT definitiva se esforça para preservar os órgãos, com o objetivo de manter as funções críticas, como deglutição, fala normal e proteção das vias aéreas, e tenta maximizar a qualidade de vida dos pacientes que poderiam, por outro lado, ser submetidos a cirurgias com morbidade significativa. Além disso, a RT geralmente é definida diariamente de segunda a sexta-feira por 6 a 8 semanas em base ambulatorial, sem a necessidade de anestesia, tornando-a uma modalidade ideal para candidatos fracos à cirurgia. Esse comprometimento de tempo prolongado pode ser problemático para pacientes não complacentes ou idosos e aqueles que moram a longas distâncias de uma instalação de radioterapia oncológica. A cirurgia é vantajosa por fornecer um procedimento único e avaliação patológica ideal para tumores primários e doença nodal. Embora efeitos colaterais agudos da cirurgia ocorram, principalmente no prazo pós-operatório imediato, toxicidades agudas da RT geralmente se desenvolvem gradualmente durante todo o curso do tratamento. A extensão da doença e o envolvimento de estruturas críticas limitam tanto os cirurgiões em sua capacidade de conseguir a ressecção completa da doença quanto os oncologistas responsáveis pela radioterapia em sua capacidade para tratar seus locais de doença com doses completas definitivas. Ambas as especialidades devem equilibrar o tratamento agressivo com toxicidades locais de longo prazo.

5. **Quais são as doses gerais utilizadas em RT para cânceres de CP?**
   Um Gray (Gy) representa um joule por quilograma e é a unidade padrão de dose absorvida utilizada na radioterapia clínica oncológica. Uma variedade de doses e cronogramas de fracionamento são utilizados no tratamento de cânceres de CP. No ambiente normal de radioterapia diária, doses diárias de 180 a 225 cGy (1,8 a 2,25 Gy) são utilizadas. Doses genéricas, não sítio-específicas, variam com base no ambiente (RT definitiva para doença macroscópica = 66 a 70 Gy; cobertura de pescoço eletiva de alto risco = 60 Gy; cobertura de pescoço eletiva de baixo risco = 54 Gy; e RT pós-operatória = 66 Gy).

6. **Quem não pode ser tratado com RT?**
   Pacientes que não devem receber radioterapia são aqueles com doenças vasculares de colágeno, outras condições de hipersensibilidade (p. ex., ataxia-telangectasia), mulheres grávidas, particularmente nos dois primeiros trimestres, e aqueles que excederam as doses máximas cumulativas de RT em estruturas críticas. Alguns pacientes podem ser tratados novamente, geralmente com uma dose mais baixa, após haver passado algum tempo desde o último tratamento. Além disso, doenças e condições de reparo de DNA (p. ex., síndrome de Li-Fraumeni e xeroderma pigmentoso) colocam os pacientes sob alto risco de cânceres secundários induzidos por radiação.

7. O que é a terapia sistêmica e como funciona tanto com e sem radiação?

Quimioterapia e agentes biológicos são os dois grupos principais de terapias sistêmicas. Esses tratamentos administram drogas citotóxicas ou agentes terapêuticos molecularmente dirigidos que viajam através da corrente sanguínea com a meta de tratar as células cancerosas por todo o corpo. Drogas citotóxicas interferem com a replicação de DNA, formação de microtúbulos e outros processos celulares que enfraquecer a mitose e/ou induzir apoptose. Embora esses agentes apresentem a tendência de danificar principalmente as células com altas taxas mitóticas (p. ex., câncer, tecidos mucosos e medula óssea), eles são bastante indiscriminados. Agentes biológicos, por sua vez, geralmente empregam anticorpos que têm como alvos específicos proteínas onipresentes entre uma população de células cancerosas clonais, como um antígeno de superfície, e/ou componentes críticos para um caminho de sinalização. Com frequência, a quimiorradioterapia concomitante (CRT) ou a radioterapia com terapias dirigidas fornece um efeito sinergético, permitindo controle melhorado do tumor. A terapia sistêmica pode colocar as células cancerosas em um estado radiossensível por manipulação dos caminhos proliferativos.

8. Quais são os agentes sistêmicos mais comumente utilizados no tratamento de cânceres de CP não metastáticos e suas toxicidades associadas?

Cisplatina é a terapia sistêmica mais comumente utilizada, tanto na indução quanto no ambiente concomitante. Para quimiorradioterapia concomitante, a cisplatina é administrada em altas doses, semanalmente ou a cada 3 semanas. Os agentes sistêmicos utilizados com maior frequência para tratamento de cânceres de cabeça e pescoço não metastáticos, junto com os seus principais efeitos adversos, estão relatados no Quadro 21-1.

9. Como é a terapia sistêmica utilizada nos tratamentos de cânceres de cabeça e pescoço?

A terapia sistêmica pode ser administrada nos seguintes ambientes com metas diferentes:

- **Neoadjuvante ou de Indução:** Administrada antes do tratamento definitivo, isto é, cirurgia ou radioterapia para redução do volume/extensão do câncer, o que permite tratamento local menos extenso, e, em alguns casos, permite a preservação do órgão.
- **Adjuvante:** Administrada após o tratamento definitivo, com esperança de reduzir a recorrência, local ou distalmente (não é o padrão atual de tratamento de cânceres de cabeça e pescoço).
- **Concomitante ou Concorrente com Radioterapia:** Utilizada para aumentar a eficácia da radioterapia por meio de radiossensibilização. Nesse ambiente, não se acredita que a terapia sistêmica melhore significativamente o controle de doença metastática não detectável.
- **Metastática:** Utilizada principalmente para prolongar o controle da doença e mitigar os sintomas.

10. Quem deve receber terapia de indução?

Múltiplos testes randomizados não demonstraram benefícios significativos da quimioterapia de indução antes do tratamento definitivo dos CEC de cabeça e pescoço. Existem algumas evidências de redução de metástases à distância e melhor preservação dos órgãos nos cânceres de hipofaringe e nasofaringe, mas o papel da quimioterapia de indução permanece controverso. Atualmente, a quimioterapia de indução deve ser considerada somente em testes clínicos ou em condições selecionadas (p. ex., obstrução das vias aéreas superiores ou abscessos dentários), devido à demora no início da quimiorradioterapia definitiva concomitante. Revisões do tumor por conselhos multidisciplinares e tratamento em centros de cuidados terciários especializados são altamente recomendados ao considerar terapia de indução.

Quadro 21-1. Agentes Sistêmicos Comumente Utilizados no Tratamento de Câncer de Cabeça e Pescoço e Suas Toxicidades Associadas

AGENTE	TOXICIDADES OBSERVADAS
Cisplatina	Perda de audição, falência renal, neuropatia periférica, anormalidades eletrolíticas, toxicidade GI
Carboplatina	Anormalidades eletrolíticas, mielossupressão
5-Fluorouracil	Mucosite, síndrome mão-pé, fotossensibilidade, erupções macropapulares
Pacitaxel	Neuropatia periférica, artralgia, mialgia
Docetaxel	Neuropatia periférica, edema, astenia
Cetuximabe	Erupção acneiforme, dermatite, hipomagnesemia, neutropenia

Obs.: Efeitos colaterais adicionais observados em muitos desses agentes incluem mielossupressão, diarreia, náusea/vômitos, alopecia e reações de hipersensibilidade.

11. Qual o papel do cetuximabe no tratamento de cânceres de CP?
O cetuximabe é um anticorpo monoclonal que tem como alvo o domínio extracelular do receptor de fator de crescimento endotelial (EGFR). O EGFR é com frequência mutante e/ou superexpressado nos cânceres de CP. Embora a cisplatina permaneça o padrão ouro da terapia sistêmica em ambiente de quimiorradioterapia concomitante, o cetuximabe é uma alternativa aprovada pelo FDA, com um perfil de efeitos colaterais diferentes, tornando-o uma alternativa adequada em situações selecionadas (p. ex., em seguida a um regime de indução baseado em cisplatina).

12. Quais tumores podem ser definitivamente tratados com radioterapia como modalidade única de tratamento e quando deve ser acrescentada terapia sistêmica concomitante?
A cirurgia é, com frequência, preferida no ambiente em que a ressecção completa com margem eficiente pode ser esperada sem causar morbidade significativa; no entanto, quase todos os cânceres de cabeça e pescoço classificados como T1 e T2 e N0-1 são candidatos a RT isolada definitiva. Esses incluem tumores primários da língua, tonsilas palatinas, laringe e hipofaringe. As exceções incluem cânceres da nasofaringe, para os quais o raio externo da RT é o tratamento padrão, a despeito do estágio T ou N. Tumores das glândulas salivares e do assoalho da boca geralmente são tratados principalmente com cirurgia, mesmo quando diagnosticados em um estágio inicial.

A terapia sistêmica concomitante deve ser adicionada à radioterapia para tumores mais avançados (p. ex., T3-T4, N2-N3) de cabeça e pescoço. Testes múltiplos randomizados e meta-análises demonstraram benefícios quanto à sobrevida absoluta nesse ambiente.

13. Quais são as indicações padrão para RT adjuvante e/ou terapia sistêmica após ressecção cirúrgica de um tumor CEC de cabeça e pescoço?
Margens positivas, tumores T3-4, nódulos linfáticos positivos múltiplos ou volumosos, extensão extracapsular nodal (EEN), invasão perineural (IPN), invasão linfovascular (ILV), ou doenças nodais nos níveis IV ou V. Além disso, cânceres na cavidade oral com profundidade de invasão superior a 2 mm ou margens próximas devem receber radioterapia adjuvante. Na maioria dos casos, deve-se oferecer a radioterapia, quando viável, aos pacientes com doenças recorrentes tratadas com cirurgia de salvamento.

14. Quais são as indicações padrões para quimioterapia concomitante com RT após ressecção cirúrgica de um tumor CEC de cabeça e pescoço?
A adição de quimioterapia concomitante à radioterapia adjuvante geralmente é recomendada para pacientes com margens positivas de EEN. Dois grandes estudos randomizados (isto é, RTOG 95-01 e EORTC 22931) examinaram a radioterapia adjuvante com ou sem cisplatina concomitante, com resultados demonstrando controle local, sobrevida livre da doença e, possivelmente, benefícios de sobrevida gerais ao utilizar modalidades de tratamento combinadas.

15. Quais são as indicações para RT adjuvante após ressecção cirúrgica de tumores das glândulas salivares?
Para tumores das glândulas salivares, a RT adjuvante deve ser oferecida a pacientes com margens próximas ou positivas, tumores pT3-4, grau intermediário/alto, histologia de carcinoma cístico adenoide, invasão óssea, IPN, IVL e doença positiva nodular patológica. A adição de quimioterapia concorrente pode ser considerada caso a caso e é o assunto de múltiplos e contínuos estudos. Para tumores nas glândulas salivares, a radioterapia pós-operatória também melhora a sobrevida geral, além de permitir um controle regional local em pacientes com histologia de alto grau ou tumores localmente avançados.

16. Qual é o tempo recomendado entre a cirurgia e o início da RT adjuvante para a maioria dos cânceres de CP?
Geralmente são recomendadas de quatro a seis semanas, porque há uma correlação direta entre o tempo de início da RT pós-operatória e os resultados do controle do tumor, mas os pacientes devem estar bem cicatrizados antes de se iniciar a radioterapia. Diversos estudos validaram a importância de o "pacote de tempo" em tempo hábil ser = 13 semanas a partir da data da cirurgia até a finalização da radioterapia adjuvante. Retardos ou pausas no tratamento estão associados a resultados ruins por duas razões principais: (1) cânceres de CP exibem repopulação acelerada e (2) existe uma tendência inerente de que pacientes com doença avançada tolerem mal o tratamento, requerendo esses retardos e pausas.

17. Ao administrar RT em um paciente com câncer de CP de sítio primário desconhecido, que áreas devem ser tratadas?
Possíveis sítios mucosos primários que comumente metastatizam, incluindo a nasofaringe e a orofaringe e o pescoço, bilateralmente (cobertura unilateral é controversa). A laringe, hipofaringe e a cavidade oral podem ser tratadas, se houver suspeita de que o paciente esteja sob alto risco nessas áreas.

18. O *status* do HPV, *status* p16, ou quaisquer outros marcadores moleculares afetam as doses recomendadas de RT?
Não. Atualmente nenhum marcador molecular dá suporte à intensificação ou à desintensificação das recomendações padrões para dosagem de RT. Embora pacientes com HPV (+) câncer de orofaringe p16 (+) apresentem resultados melhores e os dados retrospectivos mostrem resultados favoráveis com a desintensificação da dose, não existe nenhuma evidência de nível 1 para a desintensificação. A redução da intensificação do tratamento é uma área ativa de pesquisa.

19. Quais pacientes de câncer de pele de cabeça e pescoço devem ser considerados para radioterapia definitiva?
Pacientes com lesões volumosas, que precisariam de cirurgias com morbidade significativa, aqueles com lesões da face central ou outras localizações nas quais a cirurgia resultaria em defeitos estéticos (p. ex., asas do nariz) e candidatos não cirúrgicos.

20. Quais são as indicações para terapia adjuvante após ressecção cirúrgica para cânceres de pele de cabeça e pescoço?
Invasão perineural, margens cirúrgicas positivas, invasão da parótida ou de uma das orelhas, primariamente com características de alto risco (isto é, profundidade da invasão > 2 mm, nível de Clarke ≥ IV, diferenciação ruim).

21. Quais características de um câncer de pele primário justificam radioterapia nodal eletiva?
Vários linfonodos positivos (> 3), extensão extracapsular, tumores extensos (> 4 cm), invasão profunda de estruturas subjacentes (p. ex., cartilagem) ou câncer na orelha, particularmente pré-auricular.

22. Quais são os efeitos adversos comuns da RT para a região da cabeça e pescoço e como são administrados?
Os efeitos colaterais agudos da RT geralmente aparecem nas semanas 2 a 3, progredindo gradualmente através da semana após o primeiro tratamento de radioterapia, e se resolvem em 4 a 6 semanas após o término. As toxicidades são, com frequência, mais intensas quando há terapia sistêmica concomitante. A administração de apoio ideal é necessária para evitar pausas no tratamento, as quais comprovadamente reduzem a eficácia do tratamento. Tratamentos de apoio para os sintomas mais comuns incluem os seguintes:
- Fadiga: um regime de exercícios ativo e práticas gerais de estilo de vida saudável, psicoestimulantes e antidepressivos.
- Reações na pele: hidratantes e umectantes sem perfume.
- Mucosite, disfagia, odinofagia: modificações na dieta, chá verde, mel Manuka, lidocaína líquida, difenidramina l, antiácidos, AINHs, narcóticos, sucralfato, esteroides e hidratação/apoio nutricional ideal, que algumas vezes inclui a introdução de um tubo de alimentação.
- Xerostomia: enxaguantes bucais (incluindo combinações de água, fermento, sal, peróxido de hidrogênio), biotina, pilocarpina, amifosteno profilático e higiene oral adequada.

Dependendo do lugar que está recebendo a radiação, também podem ocorrer rouquidão, otite média, olhos secos, conjuntivite/queratite, congestão nasossinusal e epistaxe.

23. Por que a hidratação/nutrição é importante para pacientes que estão recebendo radioterapia e/ou terapias sistêmicas para tumores de cabeça e pescoço?
A maioria desses pacientes está nutricionalmente deficiente em razão da morbidade do tumor em si. Mucosite, náusea, vômitos e anorexia por multimodalidade de tratamentos se somam à deficiência nutricional, compondo a perda de peso. Má nutrição ou hidratação podem levar a hospitalização e pausas no tratamento. Além disso, pacientes que perdem quantidades significativas de peso podem não alinhar corretamente suas máscaras de radiação, o que pode requerer replanejamento, com pausas no tratamento. Pausas no tratamento, embora algumas vezes necessárias, reduzem as taxas de cura e devem ser evitadas sempre que possível. A alimentação com gastrostomia enteral com frequência é utilizada quando os pacientes recebem radioterapia bilateral no pescoço, para dar apoio à nutrição e à hidratação.

24. Quais são as complicações potenciais em longo prazo da RT?
Complicações sérias da radioterapia são incomuns (incidência inferior a 10%), mas são difíceis de administrar quando ocorrem. A probabilidade de um paciente desenvolver complicações em longo prazo depende da dose total de radiação administrada, da dose por fração, do prazo em que foi dada e dos sítios anatômicos incluídos no portal de radiação. Em geral, o risco aumenta com as doses administradas em períodos mais curtos de tempo e em volumes maiores de tecido. As complicações incluem xerostomia, mudanças na pele, hipotireoidismo, osteorradionecrose, exposição óssea, edema na laringe, com

mudanças na voz, estenose esofágica, déficits de visão/audição, fibrose, incluindo trismo, e indução de cânceres secundários. A xerostomia é um dos efeitos colaterais de longo prazo mais comuns e preocupantes da radioterapia de cabeça e pescoço. Quando possível, devem ser realizadas tentativas de minimizar as doses para as glândulas parótida e submandibular, sem sacrificar a cobertura do tumor. O ressecamento bucal também aumenta o risco de desenvolvimento de cáries dentárias, com risco subsequente de aumento de osteorradionecrose.

25. Qual é o benefício de radioterapia de intensidade modulada (IMRT) no tratamento de cânceres de CP?
A IMRT se tornou a técnica padrão de RT para cânceres de cabeça e pescoço nos últimos 15 anos, e múltiplos testes demonstraram uma capacidade de atingir taxas semelhantes de controle local com redução na incidência de toxicidades agudas e de longo prazo ao diminuir a dose de radiação para órgãos críticos (p. ex., glândulas salivares, por xerostomia, músculos constritores, por disfagia).

26. Quando um esvaziamento cervical deve ser realizado após RT definitiva?
Pacientes com doença nodal macroscópica residual clínica ou radiográfica ou doença nodal inicialmente volumosa devem ser considerados quanto ao esvaziamento pós-RT. É necessário um equilíbrio, visto que os tumores podem levar de semanas a meses para responder à radioterapia, e ainda assim pode se desenvolver fibrose em um prazo semelhante, o que pode tornar a cirurgia difícil. A resposta à radioterapia geralmente é avaliada por PET/TC 12 semanas após o tratamento.

27. Quando a reirradiação deve ser considerada?
Doença recorrente, quando o paciente não é elegível para cirurgia de salvamento ou com cirurgia de pós-salvamento com características de alto risco, pode ser considerada para reirradiação. No ambiente de reirradiação, o risco tanto de toxicidades agudas quanto de longo prazo é aumentado. A radioterapia estereotáxica corporal (SBRT) é uma técnica em investigação para uso no ambiente de reirradiação como meio de administração de altas doses de radiação significativamente configurada para áreas de recidiva enquanto poupa tecidos normais.

BIBLIOGRAFIA

Bonner JA, Harari PM, Giralt J, et al: Radiotherapy plus cetuximab for locoregionally advanced head and neck cancer: 5-year survival data from a phase 3 randomized trial, and relation between cetuximab-induced rash and survival, *Lancet Oncol* 11(1):21, 2010.

Cooper JS, Zhang Q, Pajak TF, et al: Long-term follow-up of the RTOG 9501/intergroup phase III trial: postoperative concurrent radiation therapy and chemotherapy in high-risk squamous cell carcinoma of the head and neck, *Int J Radiat Oncol Biol Phys* 84(5):1198–1205, 2012.

Mahmood U, Koshy M, Goloubeva O, et al: Adjuvant radiation therapy for high-grade and/or locally advanced major salivary gland tumors, *Arch Otolaryngol Head Neck Surg* 137(10):1025, 2011.

NCCN Clinical Practice Guidelines in Oncology: Head and Neck Cancers Version 2. 2013. Available from http://www.nccn.org/professionals/physician_gls/pdf/head-and-neck.pdf.

Pignon JP, le Maître A, Maillard E, et al: Meta-analysis of chemotherapy in head and neck cancer (MACH-NC): an update on 93 randomised trials and 17,346 patients, *Radiother Oncol* 92(1):4, 2009.

Terhaard CH, Lubsen H, Rasch CR, et al: The role of radiotherapy in the treatment of malignant salivary gland tumors, *Int J Radiat Oncol Biol Phys* 61(1):103, 2005.

III
ALERGIA E RINOLOGIA

ANATOMIA E EMBRIOLOGIA NASOSSINUSAIS COM CORRELATOS RADIOLÓGICOS

Richard R. Orlandi, MD ▪ Jeremiah A. Alt, MD, PhD

CAPÍTULO 22

PONTOS-CHAVE

1. Padrões embriológicos de pneumatização dos seios esfenoide e frontal ajudam a entender as variações anatômicas que podem ser observadas nesses seios.
2. Embora possa haver grande variação na anatomia sinusal, os padrões de drenagem dos seios são bastante constantes. Compreender as relações entre as vias de dois seios frontais, esfenoides e maxilares.
3. O conhecimento da vascularização arterial que supre o nariz e seios paranasais facilita a compreensão de como evitar e tratar sangramentos durante e após cirurgias sinusais.
4. Doenças dos seios paranasais podem se estender de forma hematogênica ou direta às estruturas adjacentes na cabeça. A compreensão de como isso pode se manifestar clinicamente é crítica para detecção inicial e tratamento.

Pérolas

1. Os seios paranasais se formam como invaginações da cavidade nasal. Os seios etmoides e maxilares estão presentes ao nascimento, e todos os seios continuam a se desenvolver após o nascimento, sendo os esfenoides e frontais os últimos a se desenvolverem.
2. O complexo osteomeatal (COM) é uma unidade anatômica funcional. A obstrução nessa área pode levar a sinusites etmoidais anteriores e maxilares e, possivelmente, sinusites frontais.
3. A TC com reconstrução triplanar é o método preferido para avaliar os seios radiograficamente.
4. Doenças sinusais podem se disseminar por meio de canais vasculares para o interior das cavidades intracraniana e orbitária.

PERGUNTAS

1. Descreva o septo e as conchas nasais.

O septo nasal é a partição na linha média que separa os lados direito e esquerdo da cavidade nasal. É formado pela cartilagem quadrangular, pela placa perpendicular do osso etmoide, pelo vômer e pela crista maxilar. Há três cornetos, ou *conchas nasais*, pareados em cada lado. As conchas nasais médias e superiores são parte do osso etmoide, enquanto a concha inferior é um osso próprio.

2. Defina os seios paranasais.

Os seios paranasais são áreas pneumatizadas nos ossos da face e da base do crânio. Comunicam-se com as fossas nasais através de pequenos óstios, o que permite a troca de ar e drenagem do muco secretado.

3. Que epitélio reveste os seios paranasais?

Os seios são revestidos por epitélio colunar ou respiratório ciliado pseudoestratificado. Os cílios batem de forma coordenada para transportar muco desde o ponto de sua secreção no seio em direção até o seu óstio natural. De lá, os cílios na mucosa do interior das fossas nasais movem as secreções em direção à nasofaringe.

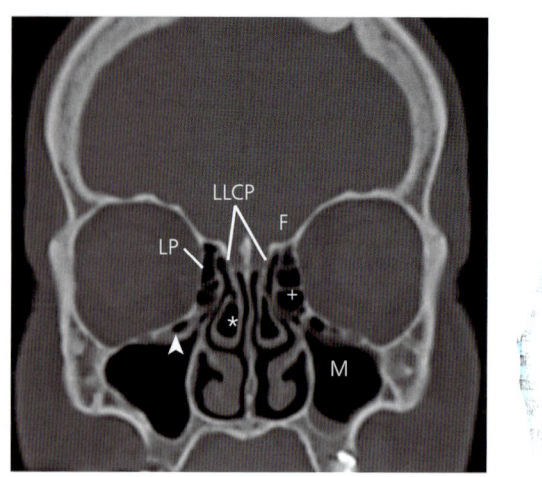

Figura 22-1. Corte coronal de tomografia computadorizada (TC) em um algoritmo de janela óssea mostrando pneumatização na cabeça da concha nasal média (*), também chamada de concha bolhosa. Células aéreas etmoidais infraorbitárias (células de Haller) são observadas como células aéreas pneumatizadas abaixo do assoalho orbitário inferior (seta). Isso pode estreitar a drenagem do seio maxilar (M). A parede lateral da cavidade etmoide é a lâmina papirácea (LP). A fenda olfatória e a lamela lateral da placa cribriforme (LLCP) são demonstradas. Observe a relação da LLCP com a inserção da lamela basal da concha nasal média, assim como as fóveas etmoidais (F) lateralmente. A LLCP é comumente assimétrica. Essa variação anatômica assimétrica deve ser reconhecida no planejamento pré-cirúrgico para evitar fístulas liquóricas iatrogênicas. A bolha etmoidal é observada adjacente à LP (+).

4. Qual é a função dos seios paranasais?

A resposta curta é que a função é desconhecida. Existem várias teorias sobre a possível função dos seios, incluindo aliviar o peso do crânio, aumentar a ressonância vocal, absorção de força mecânica durante trauma, a fim de proteger os olhos e o cérebro, e produção ou reservatório de óxido nítrico, uma substância aerócrina postulada que pode regular a função pulmonar. Todas essas teorias têm evidências contra e a favor.

5. Onde está localizado o seio maxilar?

O seio maxilar está localizado no interior do corpo das maxilas. Medialmente é delimitado pela parede nasal lateral, superiormente pelo assoalho da órbita (contendo o nervo e artéria infraorbitários), posteriormente pelas fossas pterigopalatina e infratemporal, e inferiormente pelo processo alveolar e palato duro. As raízes dos dentes maxilares atingem o assoalho do seio maxilar (Figura 22-1).

6. Onde estão localizados os seios etmoides?

Os seios etmoides formam uma série de células, semelhante a favos de mel, mediais às órbitas e inferiores à base craniana anterior. São funcionalmente divididas em células etmoides anteriores e posteriores por uma porção da concha nasal média chamada lamela basal. As células anteriores são limitadas medialmente pela concha nasal média e drenam para o meato médio. As células etmoides posteriores são limitadas medialmente pela concha nasal superior e drenam para o meato superior. As células etmoides são limitadas lateralmente pela lâmina papirácea da órbita. Posteriormente às células etmoides posteriores se encontra o osso esfenoide, que contém o seio esfenoide. As fossas nasais são inferiores às células aéreas etmoidais e o osso frontal é superior. Conforme as células etmoidais se formam embriologicamente, elas se expandem para o interior do osso frontal superiormente e fazem depressões rasas nele, chamadas de fóveas etmoidais. O osso frontal é contíguo à placa cribriforme do etmoide medialmente, e uma pequena porção da placa cribriforme se situa superiormente às células etmoidais. Essa área tende a ser muito delgada, sendo facilmente perfurada durante cirurgias sinusais, o que pode levar a fístulas liquóricas.

7. Onde o seio esfenoide está localizado?

O seio esfenoide pneumatiza o osso esfenoide e é posterior ao seio etmoide. A sela túrcica e a glândula pituitária estão localizadas superiormente ao seio esfenoide. No interior da parede lateral do seio esfe-

Figura 22-2. Corte coronal de tomografia computadorizada (TC) em um algoritmo de janela óssea mostrando uma célula aérea esfenoetmoide direita (célula de Onodi) que está localizada superior e lateralmente ao seio esfenoide (S). O nervo óptico (ON) e a artéria carótida (C) são observados como protrusões ósseas na célula aérea esfenoetmoide (O), e não no seio esfenoide. O nervo vidiano (VN) e a divisão maxilar do nervo trigêmeo (V2) podem ser observados inferior e lateralmente.

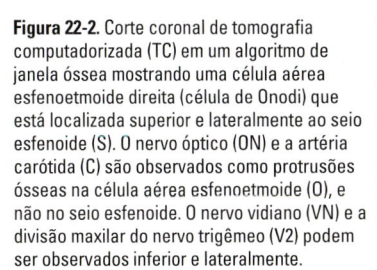

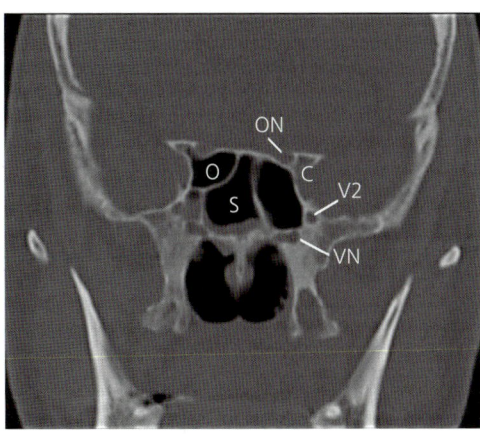

noide encontra-se o seio venoso cavernoso, que contém a artéria carótida interna. O nervo óptico também se localiza no interior da parede lateral do seio esfenoide. Posteriormente ao seio esfenoide está a fossa craniana posterior (Figura 22-2). O seio esfenoide pode pneumatizar lateralmente no interior da região pterigoide do esfenoide e, assim, repousa inferiormente aos lobos temporais do cérebro.

8. Onde está localizado o seio frontal?

Os seios frontais são espaços aéreos no interior dos ossos frontais, possuindo, assim, uma parede anterior e uma posterior. A parede anterior se situa profundamente em relação à pele da fronte. Os lobos frontais do cérebro estão localizados posteriormente ao seio frontal. Inferiormente os seios frontais se situam adjacentes às órbitas lateralmente e aos seios etmoides anteriores medialmente.

9. Em que ponto, durante a gestação, os seios começam a se desenvolver?

Os seios começam a se formar no terceiro mês fetal, mas somente os seios etmoides e maxilares estão presentes no nascimento. Eles se formam como invaginações da cavidade nasal em desenvolvimento, que invadem os ossos ao redor.

10. Os seios continuam a se desenvolver no período pós-natal?

Sim. Os seios maxilares continuam a crescer em tamanho conforme a face cresce, em geral. O seio maxilar aumenta significativamente novamente após a erupção da dentição permanente. Os seios etmoides continuam a se desenvolver no período pós-natal até por volta dos 12 anos de idade. Os seios frontais pneumatizam lentamente no período pós-natal, raramente atingindo qualquer tamanho significativo durante a primeira década de vida. Após isso, rapidamente se pneumatizam no osso frontal, atingindo seu tamanho final próximo ao final da segunda década de vida. Da mesma forma, o seio esfenoide se desenvolve pouco até por volta da idade de 7 anos, após o que rapidamente pneumatiza e atinge o tamanho final durante a adolescência (Figura 22-3).

11. Como os seios são avaliados radiograficamente?

O advento da tomografia computadorizada (TC) multiplanar de corte finos de alta resolução melhorou de forma dramática a avaliação da anatomia complexa dos seios paranasais. As TCs iniciais utilizavam aquisição direta de imagens em cortes coronais e axiais. Atualmente, a aquisição direta do plano axial com reconstrução nos planos coronal e sagital é comum. Essa técnica de imagem triplanar permite o estudo das relações anatômicas complexas entre os seios paranasais e a base do crânio. Das três visualizações, as imagens coronais podem ser consideradas as mais úteis, porque elas se assemelham à visualização endoscópica dos cirurgiões. A inflamação dos seios é observada na TC como espessamento do mucoperiósteo dos seios paranasais.

Radiografias simples dos seios raramente são utilizadas pela falta de detalhes anatômicos observados na TC. A RM pode aumentar as informações da TC ao fornecer análise de tecidos moles, como nos casos em que as secreções não podem ser diferenciadas de uma neoplasia. Pela falta de detalhes ósseos, elas não são comumente utilizadas para avaliações padrões dos seios paranasais.

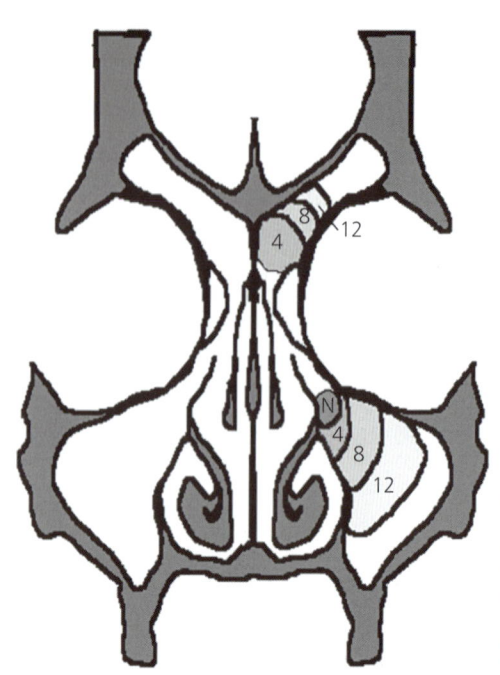

Figura 22-3. Representação coronal do desenvolvimento dos seios frontal e maxilar. O seio frontal começa a se desenvolver aos 4 anos de idade e não amadurece completamente até os 12 anos de idade. O recém-nascido (N) possui um seio maxilar pequeno que continua a se expandir em uma direção lateral inferior, atingindo a pneumatização adulta após os 12 anos de idade.

12. O que é o complexo osteomeatal e que estruturas formam essa área?

O complexo osteomeatal (COM) é uma área anatômica funcional no interior do meato médio, sendo composta por:
- Bolhas etmoidais.
- Processo uncinado.
- Infundíbulo etmoidal.
- Hiato semilunar.

Os COMs são as vias de drenagem comuns dos seios etmoides anteriores e seios maxilares. Dependendo da inserção superior do processo uncinado, eles também podem drenar os seios frontais. Processos inflamatórios envolvendo os COMs podem levar a obstrução ou processos inflamatórios nesses seios paranasais.

13. O que é a bolha etmoidal?

As bolhas etmoidais são as células etmoidais anteriores mais consistentes e geralmente as maiores. Sua parede lateral é a lâmina papirácea. Geralmente apresentam uma forma arredondada anteriormente, correndo paralelas ao processo uncinado (Figura 22-1).

14. O que é um processo uncinado?

O termo *processo uncinado* significa osso "em forma de gancho". É uma dobra de osso em forma de crescente ou gancho que corre superoposteriormente imediatamente anterior à bolha etmoidal no interior dos seios etmoidais anteriores. O processo uncinado e a face anterior da bolha tendem a correr paralelamente um ao outro, formando uma pequena fenda chamada hiato semilunar. O processo uncinado se insere na parede lateral do nariz e possui uma borda livre posteriormente. Forma, portanto, um espaço em forma de fenda, que corre de superior a posterior no interior dos seios etmoidais anteriores. Esse espaço é chamado *infundíbulo etmoidal*.

15. Qual a diferença entre o hiato semilunar e o infundíbulo etmoidal?

O hiato semilunar é uma lacuna bidimensional (hiato significa "lacuna") entre a bolha etmoidal e o processo uncinado. O infundíbulo etmoidal é uma fenda tridimensional entre o processo uncinado e a pare-

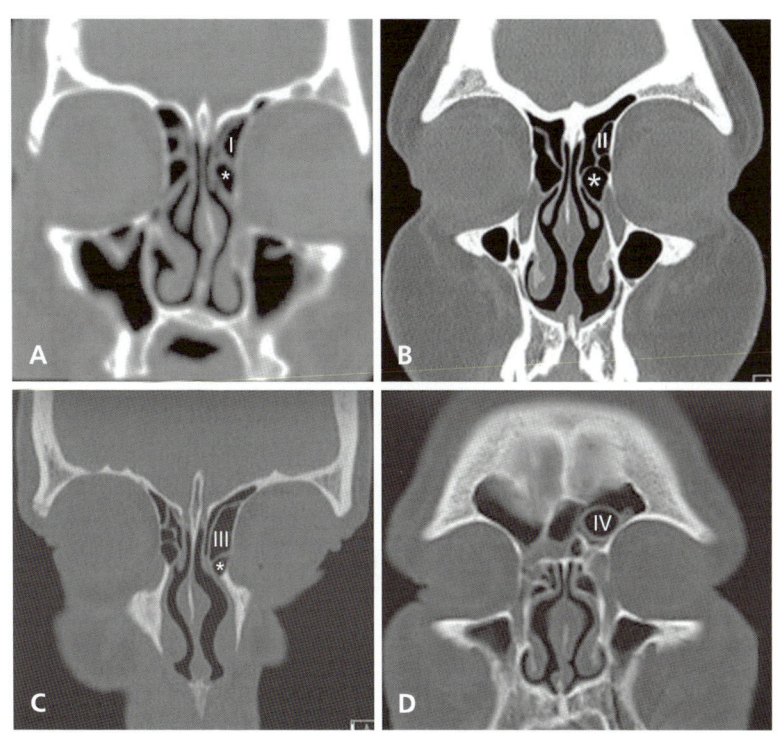

22 ▪ ANATOMIA E EMBRIOLOGIA NASOSSINUSAIS COM CORRELATOS RADIOLÓGICOS

Figura 22-4. Imagens de tomografia computadorizada (TC) em algoritmos de janela óssea demonstrando os diversos tipos de células frontais (Classificação de Kuhn I-IV). **A,** Célula tipo I, diretamente acima das células *agger nasi* (*). **B,** Célula Tipo II. **C,** Célula de Kuhn Tipo III. Os cortes coronais da TC mostram células aéreas frontais de Kuhn Tipo III bilaterais. **D,** Célula frontal de Kuhn Tipo IV isolada no interior do seio frontal esquerdo.

de nasal lateral/lâmina papirácea. Cirurgicamente, o infundíbulo etmoidal pode ser acessado através do hiato semilunar. Em outras palavras, a fenda é atingida através da lacuna semilunar.

16. O que é *agger nasi*?
O termo *agger nasi* significa "monte nasal" e se refere à área na parede lateral da fossa nasal que se projeta medialmente, exatamente superior à porção anterior da inserção superior da concha nasal média. É geralmente pneumatizado, formando uma célula *agger nasi* (Figura 22-4).

17. Como os seios drenam para o interior das fossas nasais?
Cada seio se comunica com a fossa nasal através de um óstio. O diâmetro dos óstios varia, mas geralmente possuem de 1 a 3 mm. Cada célula etmoidal tem um óstio, posicionado de forma variável. As células etmoidais anteriores drenam como um grupo para o meato médio, e as células etmoidais posteriores drenam coletivamente para o meato superior.

Os seios esfenoide, frontal e maxilar apresentam padrões de drenagem definidos de forma mais confiável.
- O óstio sinusal maxilar drena para uma estrutura chamada infundíbulo etmoidal. De lá, ele drena para o meato médio da fossa nasal.
- O seio frontal também pode drenar para o infundíbulo etmoidal do seio etmoide anterior. Entretanto, caso o processo uncinado se insira na lâmina papirácea, o seio frontal irá passar por cima do infundíbulo etmoidal e drenar diretamente para o meato médio.
- O óstio sinusal esfenoide drena para o recesso esfenoetmoidal, entre a concha nasal superior e o septo nasal.

Uma vez que as secreções atinjam as fossas nasais, elas são carreadas para a nasofaringe e, então, para o sistema digestivo, onde elas e quaisquer detritos que carreguem são destruídos.

18. Que variações são observadas na anatomia dos seios etmoides?

Células aéreas etmoidais infraorbitárias (células de Haller) podem estar presentes lateralmente no interior do seio etmoide, adjacentes ao assoalho orbitário inferior e à extensão medial do teto do seio maxilar. É importante identificar essas células, uma vez que elas podem potencialmente estreitar o infundíbulo etmoidal e a drenagem do seio maxilar. Os cortes coronais da TC fornecem a melhor visualização para o diagnóstico dessas células aéreas (Figura 22-1).

O termo *concha bolhosa* é utilizado para descrever a pneumatização das conchas nasais médias. A concha média bolhosa pode estreitar o COM, comprimindo o processo uncinado lateralmente (Figura 22-1).

19. Que variações são observadas na anatomia do seio esfenoide?

Células esfenoetmoidais (células de Onodi) são células etmoides posteriores que pneumatizam no interior do osso esfenoide. Essa célula pode se estender superior, posterior e lateralmente apresentando, portanto, um relacionamento íntimo com o nervo óptico e a artéria carótida em sua parede lateral. A célula esfenoetmoidal é mais bem visualizada nos cortes coronais da TC com o aparecimento da divisão horizontal do seio esfenoide. No entanto, os cortes coronais, sagitais e axiais devem ser revisados para esclarecer se a origem da célula se encontra no etmoide posterior, e não no esfenoide, que é medial e inferior (Figura 22-2).

20. Que estruturas formam o recesso frontal?

A via de drenagem frontal não forma um ducto verdadeiro, mas, em vez disso, um espaço em forma de ampulheta, formado por várias estruturas variáveis ao seu redor. Geralmente essas estruturas divisórias dão:
- Células *agger nasi* anteriormente.
- Concha nasal média medialmente.
- Base craniana da fossa anterior posterosuperiormente.
- Lâmina papirácea lateralmente.
- Bolha etmoidal posteroinferiormente.

21. O que são células frontais?

O padrão de pneumatização dos seios etmoides é altamente variável de indivíduo para indivíduo. Algumas vezes, os etmoides, ou outras células aéreas, podem estar presentes superiormente no interior da via de drenagem dos seios frontais. Elas foram agrupadas em quatro tipos ou padrões principais (Figura 22-4):
- Tipo 1: uma única célula etmoidal repousa imediatamente superior à célula *agger nasi*.
- Tipo 2: mais de uma célula etmoidal acima da célula *agger nasi*.
- Tipo 3: uma célula etmoidal significativamente pneumatizada pode se estender além do recesso frontal para o interior do seio frontal.
- Tipo 4: uma célula aérea isolada no interior do seio frontal.

Todos esses tipos de células podem estreitar a drenagem do seio frontal.

22. Explique os conceitos de cirurgia sinusal endoscópica funcional (FESS)?

A cirurgia sinusal endoscópica funcional enfatiza a restauração da drenagem normal ("função") dos seios através de seus óstios naturais. Parte ou todos os trabeculados etmoidais podem ser removidos para promover a drenagem das células etmoidais. Os óstios afetados dos seios frontal, esfenoide ou maxilar podem, então, ser ampliados para promover sua drenagem para o interior das fossas nasais. A mucosa remanescente é maximamente preservada, para restaurar a limpeza mucociliar normal. Anteriormente à FESS, acreditava-se que a mucosa ficava irreversivelmente doente e, portanto, deveria ser removida. Essa remoção destruía a limpeza mucociliar normal, levando a seios disfuncionais que dependiam da gravidade para drenar.

23. Descreva a vascularização arterial do nariz e seios paranasais.

O nariz e os seios etmoides são principalmente supridos por três artérias cujos ramos formam anastomoses entre si:
- As artérias etmoides anterior e posterior são ramos da artéria oftálmica, ramo da artéria carótida interna. Elas surgem na órbita e passam pelo teto dos seios etmoides através dos forames nas lâminas papiráceas. Elas suprem a maior parte dos seios etmoides e do septo nasal superior.
- A artéria esfenoplatina é um ramo terminal da artéria maxilar interna, que é ramo da artéria carótida externa. Possui dois ramos principais, um dos quais passa exatamente inferior ao óstio sinusal esfenoide e supre o septo nasal posterior. Um segundo ramo penetra na concha nasal média. Ramos menores suprem o assoalho nasal e a concha nasal inferior.

22 ▪ ANATOMIA E EMBRIOLOGIA NASOSSINUSAIS COM CORRELATOS RADIOLÓGICOS

- Os seios frontal, maxilar e esfenoide são supridos por pequenas artérias que perfuram suas paredes ósseas.

24. Descreva a drenagem venosa do nariz e seios paranasais.
A drenagem venosa do nariz e seios paranasais segue para o interior dos seios venosos na fossa pterigopalatina, que então se comunicam com o seio cavernoso venoso, lateralmente ao seio esfenoidal. Parte da drenagem venosa pode passar através da lâmina papirácea.
    O seio frontal drena intracranialmente através de pequenas veias que perfuram a tábua posterior do osso frontal.
    A infecção dos seios paranasais pode se disseminar para o interior da órbita ou da cavidade craniana através dessas vias venosas.

25. Nomeie e descreva as lamelas que se originam das cristas ósseas (etmoidoconchais) na parede lateral nasal durante o desenvolvimento embriológico.
- A primeira lamela é formada a partir de uma porção ascendente e uma descendente, tornando-se a célula *agger nasi* e o processo uncinado, respectivamente.
- A segunda lamela se torna a bolha etmoidal.
- A terceira lamela se torna a lamela basal da concha nasal média. Fornece uma distinção clara entre as células aéreas etmoidais anteriores e posteriores.
- A quarta lamela se torna a concha nasal superior.
- A quinta lamela é mais variada, mas surge da fusão da quinta e da sexta cristas etmoidoconchais para se tornar a concha nasal suprema (caso presente).

26. Quais áreas devem ser especificamente avaliadas na TC antes de uma cirurgia de seio?
Processos inflamatórios no interior dos seios são avaliados atentando-se para quaisquer espessamentos mucosos. Os seios frontais, etmoides anteriores, etmoides posteriores, maxilares e esfenoides, e os COMs são avaliados bilateralmente. Variantes anatômicas que podem contribuir para a obstrução ou que podem impactar na cirurgia são observadas.
    As seguintes áreas podem estar envolvidas em complicações potenciais e devem ser investigadas durante os estágios de planejamento da cirurgia:
- Integridade da lamina papirácea.
- Anatomia da placa cribriforme – especificamente, a profundidade da fossa olfatória e a simetria entre os dois lados.
- Integridade da base craniana etmoidal.
- Localização da artéria etmoidal anterior – corre ao longo da base do crânio ou corre em um mesentério ósseo posicionado mais inferiormente?
- Células esfenoetmoidais (Onodi) estão presentes?
- Anatomia do nervo óptico – coberta por osso ou deiscente?
- Anatomia da carótida interna – coberta por osso ou deiscente?

CONTROVÉRSIAS

27. O quanto a anatomia contribui para a rinossinusite?
Rinossinusite crônica é um processo inflamatório que envolve edema no interior dos seios paranasais e das fossas nasais. Sua etiologia permanece enganadora e provavelmente é multifatorial. Variações anatômicas podem desempenhar um papel em alguns casos, mas, em geral, o impacto parece ser pequeno. A simples correção de questões anatômicas sinusais sem atenção à inflamação mucosa que a acompanha somente ocasionalmente resolve a rinossinusite crônica.
    Rinossinusites agudas recorrentes são uma forma menos comum de inflamação sinusal. Estudos recentes implicaram o estreitamento do infundíbulo etmoidal como um possível fator de risco para essa condição.

28. Ao realizar cirurgia endoscópica funcional do seio, de que tamanho o cirurgião deve fazer o óstio cirúrgico?
Promover a drenagem sinusal e a ventilação através dos óstios naturais dos seios é a fundação do tratamento cirúrgico da rinossinusite. O tamanho exato dos novos óstios, ou a questão de aumentá-los ou não, permanecem controversos por décadas após o desenvolvimento de técnicas sinusais endoscópicas. Em uma extremidade do espectro está a remoção do processo uncinado, apenas para abrir o infundíbulo etmoidal, sem aumentar o óstio maxilar. Da mesma forma, os óstios podem ser dilatados pela me-

dialização de um uncinado preservado, utilizando técnicas de dilatação com balão. Os óstios dos seios esfenoide e frontal pode ser tratados da mesma forma. Na outra extremidade do espectro está a criação de óstios maximamente aumentados até seus limites anatômicos.

Rinossinusites crônicas existem em uma variedade de manifestações, variando desde uma simples obstrução dos COMs até uma polipose eosinofílica extensa. Alguns cirurgiões assumem a posição pragmática de "pequenos orifícios para pequenas doenças, grandes orifícios para grandes doenças."

Enquanto houver poucas evidências para orientar o cirurgião no sentido da resolução da controvérsia, a adesão rígida a qualquer dogma provavelmente é desaconselhável.

BIBLIOGRAFIA

Deutshmann MW, Yeung J, Bosch M, et al: Radiologic reporting for paranasal sinus computed tomography: a multi-institutional review of content and consistency, *Laryngoscope* 123:1100–1105, 2013.

Stammberger H: *Functional Endoscopic Sinus Surgery*, Philadelphia, 1991, B.C. Decker.

Stammberger HR, Kennedy DW: Paranasal sinuses: anatomic terminology and nomenclature, *Ann Otol Rhinol Laryngol Suppl* 167:7–16, 1995.

Wise S, DelGaudio J, Orlandi RR: Sinonasal anatomy and development. In Kennedy DW, Hwang PH, editors: *Rhinology: Diseases of the Nose, Sinuses, and Skull Base*, Philadelphia, 2012, Thieme.

EPISTAXE

Alexander Connelly, MD • Vijay R. Ramakrishnan, MD

CAPÍTULO 23

PONTOS-CHAVE

1. Epistaxes anteriores são mais comuns e se originam com mais frequência do plexo de Kiesselbach, na área de Little, enquanto sangramentos posteriores comumente se originam da área de distribuição da artéria esfenopalatina.
2. A avaliação mais importante em um paciente com epistaxe é uma estimativa grosseira da gravidade da epistaxe e, se necessário, ABCs e sinais vitais. Isso desempenha um papel chave inicial na avaliação e no planejamento.
3. Há vários fatores modificáveis que devem ser mantidos em mente no tratamento da epistaxe, como medicações em uso, ambiente doméstico/no trabalho e umidade interna no local de residência, havendo muitas medidas conservadoras que podem ser empregadas antes das opções cirúrgicas em casos não urgentes.
4. Em casos de epistaxes de repetição sem uma causa identificada, condições como coagulopatias, anormalidades vasculares, uso de drogas, doenças hereditárias, condições inflamatórias e autoimunes precisam ser exploradas mais profundamente.
5. Ao considerar uma intervenção para tratamento de uma epistaxe posterior, a ligadura da artéria esfenopalatina é um meio mais eficaz e de custo efetivo para controlar a epistaxe quando comparada ao tamponamento posterior e a hospitalização ou embolização, embora a embolização possa ser preferida em um mau candidato à cirurgia.

Pérolas

1. A granulomatose de Wegener, hoje em dia denominada granulomatose com poliangite (GPA), afeta as vias aéreas superiores, rins e pulmões e pode se apresentar para o otorrinolaringologista com epistaxe, perda auditiva ou estenose subglótica.
2. Condições a serem consideradas em um paciente com epistaxe refratária associada a trombocitopenia incluem hemorragia maciça, coagulação intravascular disseminada (e questões médicas subjacentes associadas, como sepse), microangiopatia trombótica, trombocitopenia por heparina ou induzida por drogas, púrpura trombocitopênica idiopática e supressão da medula óssea.
3. Um paciente que requer tamponamento nasal posterior deve ser admitido no hospital e mantido sob telemetria e oximetria de pulso contínuas.
4. Em geral, a ligadura endoscópica da artéria esfenopalatina para tratamento de epistaxes posteriores é mais eficaz de maior custo-benefício em relação à embolização arterial.
5. Em um adolescente que se apresenta com obstrução nasal unilateral e epistaxe, deve-se levantar a suspeita de um angiofibroma nasofaríngeo juvenil (JNA). O JNA é um tumor raro, benigno, altamente vascularizado, que se origina próximo à fossa pterigopalatina medial (PPF). O diagnóstico é feito por histórico clássico e radiologia (alargamento da PPF e curvatura anterior da parede do seio maxilar posterior, ou sinal de Holman-Miller); a biópsia deve ser evitada, pelo risco de hemorragia.

PERGUNTAS

1. Discutir a epidemiologia da epistaxe.

A epistaxe ocorre comumente em todas as faixas etárias, com uma distribuição bimodal em jovens idosos. A maioria dos episódios é benigna e autolimitada. A epistaxe pode ser amplamente categorizada em epistaxe infantil *versus* adulta, ou epistaxe primária *versus* secundária, o que é importante para a tomada de decisão diagnóstica e terapêutica.

2. Quais vasos sanguíneos irrigam a mucosa nasal?

As artérias etmoidais anterior e posterior suprem a porção superior das fossas nasais e do septo; elas se originam do ramo oftálmico da artéria carótida interna. A artéria esfenopalatina é o ramo terminal da artéria maxilar interna (ramo da carótida externa) e supre a porção posterior da parede nasal lateral

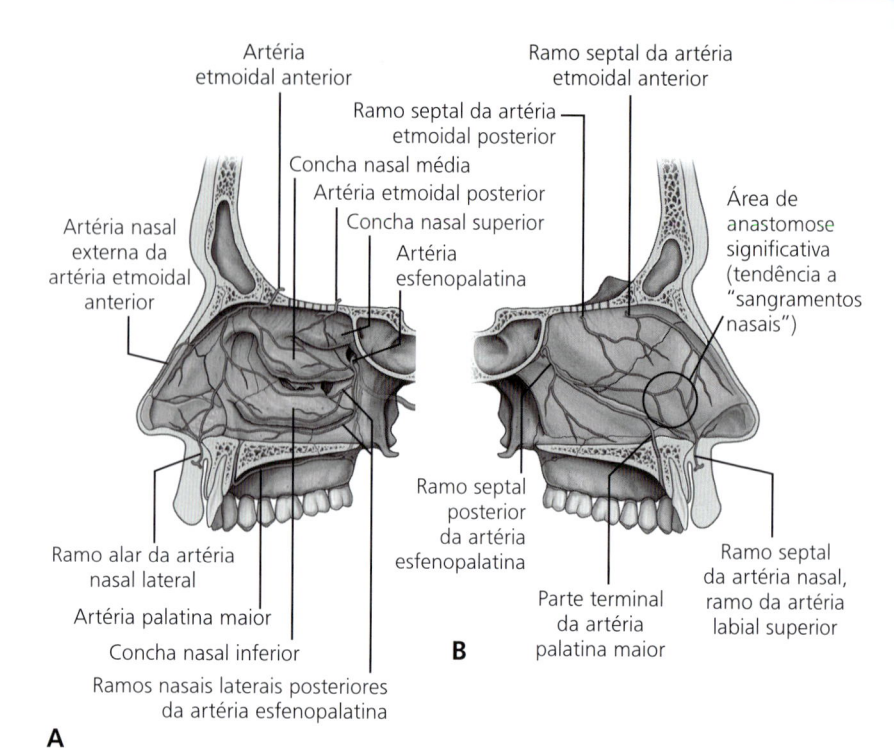

Figura 23-1. Suprimento arterial das cavidades nasais. **A,** Parede lateral da fossa nasal direita. **B,** Septo (parede medial da fossa nasal direita). De Drake RL, Vogl AW, Mitchel AWM: Gray's Anatomy for Students. 2 ed., St Louis, 2009, Elsevier.

posterior e da fossa nasal. A artéria facial, também ramo da carótida externa, fornece suprimento adicional para a porção anterior das fossas nasais (Figura 23-1).

3. O que é o plexo de Kiesselbach? O que é o plexo de Woodruff? Onde estão localizados?
O plexo de Kiesselbach é uma confluência de vasos oriundos tanto dos sistemas da artéria carótida interna quanto externa. Supre uma área anteroinferior do septo nasal conhecida como área de Little, o local mais comum da epistaxe.

O plexo de Woodruff é um plexo de veias de paredes finas localizado no segmento posterior no meato inferior. Acreditava-se previamente que essa área fosse arterial e também se acreditava ser ela um contribuinte principal para sangramentos posteriores, mas esse não parece ser o caso.

4. O que quer dizer epistaxe "anterior" e "posterior"?
A maioria dos sangramentos (90% a 95%) se origina anteriormente; muitos dos sangramentos anteriores ocorrem na área de Little, a partir de vasos do plexo de Kiesselbach. Os sangramentos anteriores ocorrem com muito mais frequência do que os sangramentos posteriores por sua localização (manipulação digital do nariz/trauma local, ressecamento), são facilmente acessíveis e tratados através de medidas conservadoras, como hidratação, compressão, descongestionamento ou cauterização tópica. Sangramentos posteriores geralmente são oriundos da área de distribuição da artéria esfenopalatina. O foco exato da origem é de localização mais desafiadora, e esses sangramentos são, portanto, mais propensos a requererem tamponamento nasal como parte da intervenção.

5. O que deve ser incluído na avaliação do histórico de um paciente com novo início de epistaxe?
No ambiente de emergência, a ênfase deve ser colocada na administração das vias aéreas, respiração e circulação e reposição de volume, conforme necessário, com cristaloides +/- produtos sanguíneos, e

o foco deve estar na rápida localização da fonte através de endoscopia nasal, com controle subsequente da hemorragia. No ambiente de não emergência, um histórico cuidadoso e completo e exame físico devem ser realizados. O histórico deve incluir tempo, frequência, lateralidade e severidade da epistaxe (que pode ser quantificada através do volume de sangue observado ou número de tecidos), explorando condições de predisposição, como trauma, cirurgia recente, coagulopatia, câncer, medicações e uso de drogas ilícitas, questões médicas crônicas associadas e sintomas atuais indicativos de perda sanguínea, como tonturas ou dispneia. Histórico familiar de doença hemorrágica ou epistaxe também deve ser questionado.

6. Quais são as medidas iniciais utilizadas para controlar uma epistaxe leve?
(1) Instruir o paciente para assoar delicadamente o nariz. Isso remove sangue/coágulos. (2) Administração intranasal de *spray* nasal descongestionante como oximetazolina (um agonista alfa-1 seletivo/agonista alfa-2 parcial). (3) Instruir o paciente para comprimir as asas do nariz contra o septo (pressão hemostática), mantendo a compressão por 10 a 15 minutos ou mais, se necessário. (4) Colocar uma compressa fria sobre a ponte do nariz, se disponível.

7. Por que é útil ter o paciente inclinado para frente além das medidas sugeridas na pergunta anterior?
Manter a cabeça inclinada para trás pode resultar em drenagem posterior do sangue, aumentando o potencial para aspiração sanguínea e/ou irritação gástrica, com êmese sanguínea resultante. Além disso, o fato de o sangue progredir para a faringe e ser deglutido dificulta a quantificação do sangramento.

8. Quais são os componentes chaves do exame físico inicial de um paciente com epistaxe?
A avaliação física inicial deve incluir a verificação de perviedade das vias aéreas, respiração e circulação adequadas (ABCs), obtenção de sinais vitais e verificação do *status* mental. Avaliar quanto a sinais de choque (ansiedade, pele fria/úmida, oligúria ou anúria, fraqueza, palidez, diaforese, estado mental alterado) e sinais de coagulopatia, como petéquias ou púrpura.

9. Como o nariz é examinado na avaliação da epistaxe?
A anestesia pode ser obtida com *sprays* tópicos embebidos em anestésicos/analgésicos ou tiras de algodão, com preparações, como 2% de lidocaína ou 4% de cocaína. A oximetazolina também pode ser administrada, por sua ação vasoconstritora; um *spray* de fenilefrina pode ser utilizado, como alternativa. O paciente pode expectorar sangue/coágulos, conforme tolerado para melhor visualização da fossa nasal, e manter a posição de assoar.

Um espéculo nasal pode ser inicialmente utilizado, e sucção pode ser empregada para ajudar a remover o sangue e os coágulos e inspecionar sítios anatômicos relevantes, como o plexo de Kiesselbach, septo e conchas nasais. Além do sangramento, o médico pode detectar ulcerações, lacerações e erosões da mucosa. Isso será suficiente para a maioria dos sangramentos anteriores, mas pode não ser para muitos sangramentos posteriores. A endoscopia deve ser utilizada, se a fonte de sangramento não for clara à rinoscopia anterior, se houver suspeita de epistaxe posterior pelo histórico, se as medidas conservadoras não foram bem-sucedidas ou se houver suspeitas de um tumor ou lesão pelo histórico.

10. Você deve solicitar exames laboratoriais de sangue na avaliação anterior?
Atualmente não é recomendado que se obtenha rotineiramente hemograma ou coagulograma na avaliação inicial, a menos que o histórico seja sugestivo de perda de sangue significativa, episódios severos recorrentes, suspeita de coagulopatia ou uso atual de medicação anticoagulante.

11. O que é epistaxe primária *versus* secundária? Após determinar se o sangramento é primário ou secundário por natureza, como você deve proceder?
A epistaxe primária (idiopática) é um sangramento espontâneo sem qualquer precipitante identificado, enquanto aquelas com uma causa identificada são chamadas secundárias. Epistaxes primárias com uma fonte identificada, especialmente quando anteriores, devem ser tratadas com medidas terapêuticas diretas, como emolientes tópicos, aplicação de agentes hemostáticos tópicos e/ou cauterização focal, se necessária. Sangramentos primários posteriores podem ser tratados com tamponamento nasal, cauterização química e/ou eletrocauterização, ligadura arterial ou embolização.

Na epistaxe secundária, além dos esforços ressuscitadores e modalidades locais, a doença subjacente deve ser tratada. Causas comuns de epistaxe secundária incluem doença hepática, doenças hematológicas (p. ex., leucemia) e uso de medicações anticoagulantes, como warfarina ou agentes antiplaquetários (veja seção Controvérsias para discussão posterior). Outras causas de epistaxe secundária incluem trauma, cirurgia recente, doenças hereditárias e neoplasias.

23. Qual é o papel da profilaxia antibiótica no tamponamento nasal?

A administração ou não de antibióticos sistêmicos profiláticos para prevenção de síndrome de choque tóxico em pacientes submetidos a tamponamento nasal é controversa. A síndrome de choque tóxico é uma complicação extremamente rara, e, por esse motivo, faltam estudos adequados. Embora controversa, a administração de antibióticos com tamponamento nasal é comumente realizada. Se utilizada, o antibiótico escolhido deve apresentar cobertura antiestafilocócica (p. ex., amoxicilina-clavulanato).

24. Qual é a ligação entre hipertensão e epistaxe?

Diversas séries de casos demonstraram uma relação entre hipertensão e epistaxe, embora estudos populacionais não tenham confirmado essa relação. Mesmo se não for um fator causador, a pressão sanguínea elevada pode estar associada à ansiedade do paciente em razão da epistaxe e das intervenções, e a resolução pode ser lenta. A melhor abordagem é oferecer conforto e tratar a hipertensão, se possível, uma vez que esta pode piorar a epistaxe, se não for tratada.

BIBLIOGRAFIA

Biswas D, Mal RK: Are systemic prophylactic antibiotics indicated with anterior nasal packing for spontaneous epistaxis? *Acta Otolaryngol* 129(2):179, 2009.
Chiu TW, Shaw-Dunn J, McGarry GW: Woodruff's plexus, *J Laryngol Otol* 122(10):1074–1077, 2008.
Current Opinion in Otolaryngology & Head and Neck Surgery: Issue 19(1):P 30-35, 2011.
Douglas R, Wormald PJ: Update on epistaxis, *Curr Opin Otolaryngol Head Neck Surg* 15(3):180–183, 2007.
French A: Case 2: A teenage boy with epistaxis, *Paediatr Child Health* 14(2):99–102, 2009.
Moore KL, Dalley AF, Agur AM: *Clinically Oriented Anatomy*, ed 6, Philadelphia, 2010, Lippincott Williams & Wilkins, p 959.
Riviello RJ: Otolaryngologic procedures. In *Clinical Procedures in Emergency Medicine*, ed 4, Philadelphia, 2004, WB Saunders, p 1300.
Shakeel M, Trinidade A, Iddamalgoda T, et al: Routine clotting screen has no role in the management of epistaxis: reiterating the point, *Eur Arch Otorhinolaryngol* 267(10):1641–1644, 2010.
Soyka MB, Nikolaou G, Rufibach K, et al: On the effectiveness of treatment options in epistaxis: an analysis of 678 interventions, *Rhinology* 49(4):474–478, 2011.
Villwock JA, Jones K: Recent trends in epistaxis management in the United States: 2008–2010, *JAMA Otolaryngol Head Neck Surg* 139(12):1279–1284, 2013.
Walker FDL, Rutter C, McGarry GW: The use of anticoagulants in epistaxis patients, *Rhinology* 46(346), 2008.
Wax MK, American Academy of Otolaryngology: *Primary Care Otolaryngology*, ed 3, Alexandria, VA, 2011, Head and Neck Surgery Foundation.
www.uptodate.com/contents/contents/approach-to-the-adult-with-epistaxis?source=search_result&search=epistaxis&selectedTitle=1%7E150.

RINITES

Lindsay K. Finkas, MD ▪ Rohit K. Katial, MD, FAAAAI, FACP

CAPÍTULO 24

PONTOS-CHAVE
1. A rinite alérgica pode se apresentar com sintomas sazonais ou perenes.
2. A presença de transferrina β2 na secreção nasal indica fístula liquórica.
3. A rinite medicamentosa está associada ao uso de descongestionantes nasais vendidos sem receita médica, que contêm componentes α-adrenérgicos, por mais de 3 a 5 dias.
4. A imunoterapia com alérgenos é o único tratamento para rinite alérgica disponível que modifica a doença.

Pérolas
1. Há uma sobreposição forte de doença nasal alérgica e asma nos pacientes.
2. O tabagismo e exposições profissionais podem desencadear rinite em pessoas não alérgicas.
3. Cirurgias são reservadas para casos refratários de rinite nos quais o tratamento clínico falhou.
4. Testes cutâneos raramente induzem anafilaxia, e sua realização é uma contraindicação relativa em mulheres grávidas.

PERGUNTAS

1. O que é rinite?
Rinite é uma inflamação tecidual e hiperfunção nasal que leva a congestão nasal, obstrução, rinorreia, prurido nasal e/ou espirros. Embora a rinite geralmente não seja uma ameaça à vida, está associada a uma significativa queda de produtividade e redução de qualidade de vida.

2. Como a rinite é classificada?
As rinites podem ser classificadas de acordo com a etiologia em estruturais, não inflamatórias e inflamatórias. As causas não inflamatórias de rinite incluem rinite não alérgica, rinite gustativa, rinite induzida por hormônios, rinite atrófica, rinoliquorreia e rinite induzida por drogas. As rinites inflamatórias incluem rinite alérgica, rinite infecciosa, rinite não alérgica com eosinofilia, pólipos nasais e rinites associadas a doenças sistêmicas.

3. Quais são as causas estruturais da rinite?
Conchas bolhosas, pólipos nasais, desvios de septo, hipertrofia de adenoides, tumores nasossinusais e corpos estranhos nasais podem causar rinite. Corpos estranhos nasais são mais comumente encontrados na população pediátrica. Pólipos nasais são alterações estruturais e inflamatórias por natureza, com sintomas nasais obstrutivos associados, e podem ser acompanhados por asma ou doença respiratória exacerbada pela aspirina.

4. Como distinguir a rinorreia clara da rinite secundária a uma fístula liquórica?

Fístulas liquóricas se apresentam com rinorreia clara, com frequência unilateral. Há geralmente um histórico de trauma precedente, embora a fístula liquórica possa ser espontânea ou idiopática. Aproximadamente 70% a 80% dos casos de fístula liquórica são atribuídos a trauma acidental. Se houver qualquer dúvida quanto ao diagnóstico de fístula liquórica, avalia-se a existência de transferrina β2 qualitativa na secreção nasal. A transferrina β2 é encontrada somente no liquor e sua presença na secreção nasal indica, portanto, uma fístula liquórica.

5. O que é a rinite eosinofílica não alérgica (RENA) e como ela é diferenciada da rinite alérgica?

A RENA é uma rinite perene, e os sintomas comuns incluem congestão e secreção nasal clara. A citologia nasal demonstra níveis aumentados de eosinófilos, de forma semelhante ao verificado na rinite alérgica, embora esses pacientes não demonstrem sensibilização nos testes cutâneos (*prick tests*) ou nos testes laboratoriais específicos para IgE.

6. O que é rinite medicamentosa e como é tratada?

A rinite medicamentosa é uma congestão de rebote que ocorre com o uso em longo prazo de descongestionantes intranasais contendo compostos α-adrenérgicos, como fenilefrina, oximetolazina ou xilometolazina. O efeito rebote é devido à infrarregulação (*downregulation*) dos receptores α-adrenérgicos, assim como dessensibilização. *Sprays* nasais contendo essas medicações devem ter seu uso limitado em 3 a 5 dias para se evitar o efeito rebote. O tratamento da rinite medicamentosa envolve o desmame do *spray* descongestionante intranasal, prescrição de corticosteroides intranasais e, em alguns casos, corticosteroides sistêmicos. Em casos refratários, a redução cirúrgica da concha nasal inferior pode ser necessária.

7. O que é rinite hormonal?

A rinite hormonal é observada com maior frequência nas grávidas, e cerca de 20% a 30% das grávidas irão desenvolver rinite gestacional. Imagina-se que a rinite gestacional seja devida a mudanças nos níveis de estrogênio e progesterona, embora o mecanismo permaneça indeterminado. Os sintomas geralmente se resolvem em 2 semanas após o parto. Hipotireoidismo também foi implicado como uma causa potencial de rinite crônica.

8. O que é rinite atrófica?

A rinite atrófica é caracterizada por ressecamento e congestão nasais. Os sintomas de rinite atrófica incluem formação de crostas, secreção nasal purulenta, obstrução nasal e halitose. Essa forma de rinite geralmente se apresenta nas populações de meia-idade. A causa da rinite primária atrófica é desconhecida, sendo incomum na América do Norte, mas apresenta prevalência crescente em áreas com temperaturas quentes. Rinites atróficas secundárias são observadas em indivíduos submetidos a múltiplas cirurgias nasossinusais agressivas, mas também estão associadas a trauma e doenças granulomatosas. Rinites atróficas secundárias geralmente são observadas na população mais velha.

9. O que é a rinite ocupacional?

A rinite ocupacional é uma forma de rinite associada a exposições ambientais. A rinite ocupacional tem prevalência de aproximadamente 5% a 15% em todo o mundo. Essas rinites podem ser alérgicas ou não alérgicas e podem ser posteriormente classificadas com base na substância causadora do sintoma. As substâncias provocadoras podem ser irritativas, corrosivas ou imunogênicas. As irritativas incluem perfumes, tintas, poeira e cigarro. As rinites corrosivas estão associadas a altos níveis de exposição a produtos químicos como cloro, dióxido de enxofre e amônia. A exposição imunológica resulta em uma resposta mediada por IgE e inclui pelos de animais e grãos. Para diagnosticar rinites ocupacionais, é útil que os pacientes mantenham um diário dos momentos de aparecimento dos sintomas.

10. O que é rinite gustativa?

A rinite gustativa é uma rinite não inflamatória que se apresenta com sintomas de rinorreia e/ou gotejamento pós-nasal após as refeições. É mais comum com comidas condimentadas ou quentes e também é mais comum nos idosos. A prevalência atual é desconhecida, e acredita-se que o mecanismo seja devido a uma ativação parassimpática.

11. Quais são as drogas comumente associadas à rinite?

Inibidores da enzima conversora de angiotensina, bloqueadores β-adrenérgicos, amilorida, hidralazina, muitas medicações psicotrópicas e inibidores de fosfodiesterase-5.

12. O que são "saudação alérgica", "olheiras alérgicas" e "bocejo alérgico"?

Pacientes (particularmente crianças) com rinorreia persistente limpam frequentemente o nariz utilizando a palma da mão em um movimento de baixo para cima, o que é conhecido como saudação alérgica. Consequentemente, esses pacientes podem apresentar uma dobra horizontal na pele da porção inferior do nariz, próximo à ponta. Além disso, pacientes com rinite alérgica podem apresentar áreas escurecidas sob os olhos, que são conhecidas como olheiras alérgicas, causadas pelo edema e congestão de pequenos vasos sanguíneos sob a pele. O bocejo alérgico é uma característica abertura da boca, uma vez que a obstrução nasal leva à respiração bucal.

13. Como a rinite alérgica pode ser diferenciada de outras causas de rinite?

A rinite alérgica sazonal geralmente apresenta uma variação sazonal, e os sintomas cessam após a primeira geada. Os achados no exame físico sugestivos de rinite alérgica incluem conchas nasais pálidas e úmidas, olheiras alérgicas e saudação alérgica. Testes cutâneos e testes específicos para IgE também são utilizados para diferenciar a rinite alérgica da não alérgica. A citologia nasal também pode ser realizada; no entanto, não é utilizada comumente. Testes de provocação com alérgenos específicos também foram utilizados em ambientes de pesquisa.

14. Como a rinite alérgica é classificada?

A rinite alérgica é classificada com base na gravidade e frequência. A rinite alérgica intermitente apresenta sintomas em menos de 4 dias por semana ou por menos de 4 meses. A rinite alérgica persistente apresenta sintomas que ocorrem por mais de 4 dias por semana ou mais de 4 meses. A gravidade é dividida em leve e moderada/grave. Na doença leve, o sono é normal, e não se verifica nenhum prejuízo nas atividades diárias, lazer e/ou esportes. A doença leve não interfere com a escola e trabalho. A doença moderada a grave tem pelo menos um dos seguintes fatores presente: distúrbio do sono, atividades diárias, lazer e/ou esportes prejudicados, prejuízo nos estudos ou no trabalho; ou sintomas problemáticos.

15. Qual é a fisiopatologia da rinite alérgica?

Os alérgenos presentes na mucosa nasal são fagocitados por células apresentadoras de antígenos, que apresentam os antígenos para linfócitos CD4. A apresentação para as células T CD4 envolve a apresentação de peptídeos através do complexo classe II de MCH. Então, as células T CD4+ se diferenciam em um subconjunto TH2, onde IL-4, IL-5 e IL-13 medeiam o recrutamento e a sobrevida de eosinófilos. IL-4 e IL-13 também são necessárias para promover a secreção de IgE pelas células B. A resposta alérgica envolve uma fase inicial e uma fase tardia. As reações da fase inicial ocorrem minutos após a exposição ao alérgeno e são devidas à liberação de mediadores pré-formados nos mastócitos e basófilos, que são equipados com IgE. A ligação de alérgenos específicos promove a liberação desses mediadores, incluindo histamina, triptase prostaglandina D2, leucotrieno C4, leucotrieno B4, proteína básica maior e fator ativador de plaquetas. Isso resulta nos sintomas de prurido, espirros, congestão e rinorreia. As reações da fase tardia ocorrem horas após a exposição ao alérgeno, com pico em 6 horas após a exposição. O principal sintoma da reação tardia é a congestão nasal. As reações da fase tardia envolvem infiltração celular e recrutamento para a mucosa nasal, com envolvimento de eosinófilos, neutrófilos, monócitos e basófilos, levando a uma inflamação duradoura (Figura 24-1).

16. Identifique as estações clássicas nas quais pólens em particular estão presentes.
- Árvores: primavera.
- Grama: primavera/verão.
- Ervas daninhas: verão/outono.

17. O que são alérgenos perenes?

Alérgenos perenes incluem pelos de animais (gato, cachorro), ácaros, baratas e mofos.

18. Qual é o papel da cirurgia no tratamento da rinite?

A cirurgia é indicada para aqueles pacientes com alterações estruturais significativas, como desvio de septo e pólipos nasais. A redução das conchas nasais pode ser considerada em pacientes refratários ao tratamento clínico.

19. Quais são as classes gerais de medicamentos disponíveis para o tratamento de rinite?

Corticosteroides, tópicos e sistêmicos, constituem um tratamento efetivo para o tratamento das causas inflamatórias e não inflamatórias de rinite. Anti-histamínicos tópicos e orais também são tratamentos

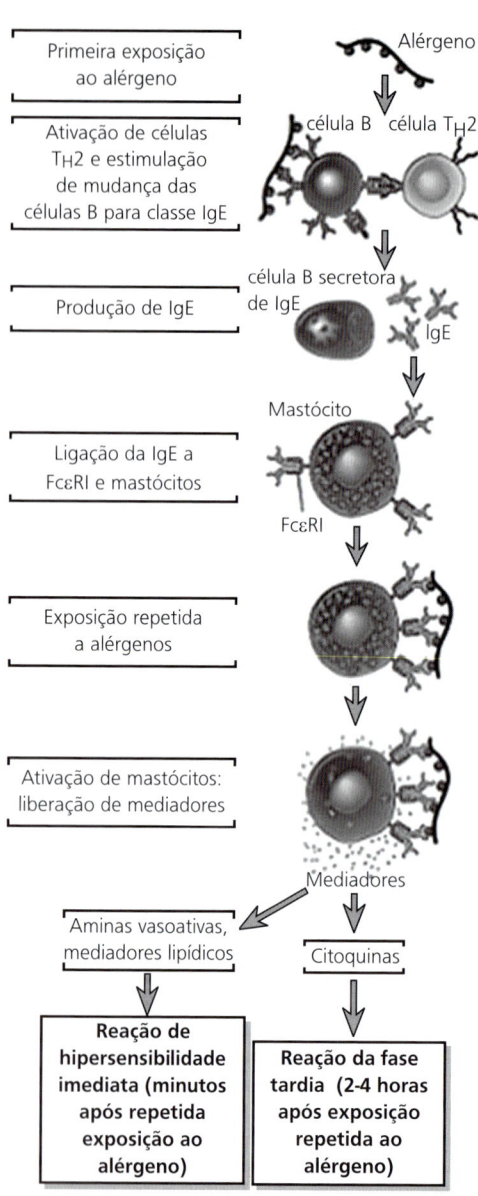

Figura 24-1. Doenças de hipersensibilidade imediata são iniciadas pela introdução de um alérgeno, que estimula reações T_H2 e produção de IgE. A IgE sensibiliza os mastócitos ao se ligar a FcεRI, e exposições subsequentes ao alérgeno ativam os mastócitos, que secretam os mediadores responsáveis pelas reações patológicas de hipersensibilidade imediata. De Abbas A. Lichtman, Pillai S: IgE-dependent immune responses and allergic disease. In Cellular and Molecular Immunology, Elsevier Saunders, 2012, p. 425-444.

Quadro 24-1. Classe de Medicamento e Efetividade no Tratamento dos Sintomas de Rinite

CLASSE DE MEDICAMENTO	RINORREIA	PRURIDO NASAL	ESPIRROS	CONGESTÃO	SINTOMAS OCULARES
Esteroides nasais	+	+	+	+	–/+
Anti-histamínicos orais	+	+	+	–	+
Anti-histamínicos intranasais	+	+	+	+	+
Descongestionantes (orais e nasais)	–	–	–	+	–
Antileucotrienos	+	–/+	+	–/+	–/+
Cromonas	–/+	–/+	–/+	–/+	–
Anticolinérgicos nasais	+	–	–	–	–

+ é efetivo, - não é efetivo, -/+ é possivelmente efetivo.

disponíveis, anticolinérgicos intranasais são úteis para tratamento da rinorreia. Cromonas tópicas, que funcionam como estabilizadores de mastócitos, e antileucotrienos também podem ser utilizados para o tratamento da rinite alérgica. Descongestionantes tópicos e orais também estão disponíveis para tratamento temporário de rinite sem receita médica, mas apresentam efeitos colaterais significativos quando utilizados de forma prolongada. Ver Quadro 24-1.

20. Quais são as desvantagens dos descongestionantes orais?

Descongestionantes orais estão associados a taquicardia e pressão sanguínea elevada e devem ser evitados por pacientes hipertensos. Efeitos adversos adicionais incluem tremor, insônia, tonturas e irritabilidade.

21. Quais são os efeitos colaterais comuns dos esteroides intranasais?

Esteroides intranasais podem causar ressecamento, epistaxe, irritação nasal ou sensação de picada, ou, raramente, perfuração septal. Deve-se tomar cuidado ao utilizar esteroides intranasais em pacientes com pressão intraocular aumentada.

22. O que é único a respeito do tratamento com imunoterapia alergênica?

A imunoterapia é o único tratamento disponível que modifica a doença, sendo efetiva para o tratamento de rinite alérgica. A imunoterapia alergênica resulta em um aumento inicial nos níveis de IgE, seguido por uma redução lenta nos níveis de IgE específicos. Isso é seguido por um aumento nos níveis de IgG específico para os alérgenos. Também se acredita que o tratamento com imunoterapia alergênica resulte em uma mudança de uma resposta Th2-mediada para uma resposta Th1-mediada, assim como em uma indução de células T reguladora. Os efeitos também podem persistir por longo tempo após a descontinuação do tratamento.

BIBLIOGRAFIA

Abbas A, Lichtman A, Pillai S: IgE-dependent immune responses and allergic disease. In *Cellular and Molecular Immunology*, Philadelphia, 2012, Elsevier Saunders, pp 425–444.
Allen MW, Schwartz DL, Rana V, et al: Long-term radiotherapy outcomes for nasal cavity and septal cancers, *Int J Radiat Oncol Biol Phys* 71:401, 2008.
Bernstein JA: Characterizing rhinitis subtypes, *Am J Rhinol Allergy* 27(6):457–460, 2013.
Corren J, Fauad MB, Pawankar R: Allergic and nonallergic rhinits. In Franklin Adkinson N Jr *et al.*, editors: *Middleton's Allergy: Principles and Practice*, ed 8, Philadelphia, 2014, Elsevier Saunders, pp 664–684.
Durham SR, Walker SM, Varga EM, et al: Long-term clinical efficacy of grass-pollen immunotherapy, *N Engl J Med* 341(7):468–475, 1999.

Gautrin D, Desrosiers M, Castano R: Occupational rhinitis, *Curr Opin Allergy Clin Immunol* 6:77, 2006. Greiner AN, Hellings PW, Rotiroti G, et al: Allergic rhinitis, *Lancet* 378:2112, 2011.

Kerr JT, Chu FW, Bayles SW: Cerebrospinal fluid rhinorrhea: diagnosis and management, *Otolaryngol Clin North Am* 38(4):597–611, 2005.

Meltzer EO, Bukstein DA: The economic impact of allergic rhinitis and current guidelines for treatment, *Ann Allergy Asthma Immunol* 106(2 Suppl):S12–S16, 2011.

Wallace DV, Dykewicz MS, Bernstein DI, et al: The diagnosis and management of rhinitis: an updated practice parameter, *J Allergy Clin Immunol* 122:S1, 2008.

RINOSSINUSITES AGUDAS E COMPLICAÇÕES INFECCIOSAS

Jeffrey Chain, MD

PONTOS-CHAVE

1. Antibióticos são frequentemente administrados para o tratamento das rinossinusites agudas, mas as diretrizes que dão apoio ao uso adequado devem ser seguidas.
2. Complicações infecciosas de rinossinusite são raras, mas podem incluir disseminação orbitária e intracraniana.
3. Deve-se suspeitar de sinusite fúngica invasiva aguda em pacientes diabéticos ou imunocomprometidos com doença aguda de progressão rápida.

Pérolas
1. Vírus geralmente são responsáveis pelos sintomas nas rinossinusites agudas, não bactérias.
2. Conheça a classificação de Chandler para infecções orbitárias: I, celulite pré-septal; II, celulite orbitária; III, abscesso subperiósteo; IV, abscesso orbitário; V, trombose no seio cavernoso.
3. Complicações infecciosas agudas do lobo frontal podem resultar de disseminação da infecção através das vias venosas que se comunicam diretamente com o seio frontal.

PERGUNTAS

1. Como é definida a rinossinusite aguda?
Rinossinusite aguda é a inflamação sintomática da mucosa do nariz e dos seios paranasais com duração de até 4 semanas. As causas mais comuns dessa condição são as infecções virais e bacterianas. Rinossinusite aguda recorrente (RSAR) é definida como quatro ou mais episódios de rinossinusite bacteriana aguda (RSBA) por ano, sem sintomas persistentes entre os episódios.

2. Qual é a fisiopatologia da rinossinusite aguda?
A inflamação da mucosa do nariz e dos seios paranasais com edemas subsequentes é o fator iniciador dessa doença. Com mais frequência, essa inflamação é causada por uma IVAS viral e/ou rinite alérgica. Esse edema pode causar obstrução da drenagem sinusal normal, prejuízo da limpeza mucociliar e alterações funcionais locais do sistema imunológico. Essas mudanças criam um ambiente ideal para colonização e crescimento de patógenos.

3. Quão comum é a rinossinusite aguda?
A rinossinusite é uma grande carga para o sistema de saúde, com 13,4% dos adultos diagnosticados com RS anualmente. A incidência tende a ser mais alta em mulheres (quase o dobro), e adultos entre 45 e 74 anos de idade são mais comumente afetados. A RSA é a quinta causa principal de prescrições antibióticas. 21% dos antibióticos prescritos para adultos são para tratamento de RSA.

4. Quão comuns são as complicações infecciosas das rinossinusites agudas?
Complicações infecciosas de RSA são extremamente raras em indivíduos imunocompetentes, com uma taxa inferior a 0,01% por episódio de RSA em crianças, e menos ainda em adultos. Em pacientes imunocomprometidos (diabetes melito, HIV positivos, imunossuprimidos em razão de quimioterapia), a taxa de complicações provavelmente é mais alta.

5. Como o médico pode diferenciar uma rinossinusite viral (RSV) de uma rinossinusite bacteriana aguda (RSBA)?

Sinais e sintomas específicos e seus momentos são os itens do histórico mais importantes para o diagnóstico de uma RSBA. Os sintomas necessários para diagnosticar uma RSBA são rinorreia purulenta, obstrução nasal e pressão ou dor facial. Ocasionalmente, febre e hiposmia são consideradas como "grandes" sintomas requeridos para o diagnóstico. Os seguintes são considerados sintomas "menores": tosse (mais comum em crianças), mal-estar, dor nos dentes maxilares e plenitude ou pressão auricular. O tempo de curso geralmente aceito para RSBA é a persistência dos sintomas por, pelo menos, 10 dias (mas menos de 12 semanas) ou sintomas de piora após 5 dias que estavam inicialmente melhorando ("doença dupla" ou "curso de piora"). Também justifica-se a consideração de RSBA em pacientes com sintomas graves com duração de 3 a 4 dias, incluindo febre alta (> 39º C), secreção nasal purulenta ou dor facial.

6. Quais bactérias são os patógenos mais comuns na RSBA?

Compreender a bacteriologia da RSBA é de suprema importância para escolher o regime antibiótico mais eficaz para tratar a doença. *Streptococcus pneumoniae, Haemophilus influenzae* e *Moraxella catarrhalis* (mais comum em crianças) geralmente são aceitos como os patógenos mais comuns nessa doença. *Streptococcus pyogenes, Staphylococcus aureus,* bacilos Gram-negativos e anaeróbios são menos comuns.

7. Qual á a relevância dos organismos resistentes a antibióticos e da vacinação na RSBA?

H. influenzae (30%) e *M. catarrhalis* (90%) apresentam uma prevalência crescente de organismos produtores de beta-lactamase. A prevalência de *S. pneumoniae* parece estar diminuindo em virtude da vacinação pneumocócica. No entanto, sua resistência a penicilina e macrolídeos é de aproximadamente 30%. O conhecimento da resistência regional a antibióticos regional é importante para ajudar a orientar a terapia.

8. Quais são as metas do tratamento da RSBA?

Ao tratar a RSBA, as metas primárias do médico são tentar diminuir a duração e gravidade dos sintomas, evitar complicações infecciosas, evitar progressão para rinossinusite crônica (RSC) e restaurar a qualidade de vida do paciente. As metas secundárias incluem minimizar os efeitos colaterais das medicações e antibióticos desnecessários, que podem promover a emergência de resistência dos microrganismos.

9. Quando devem ser prescritos antibióticos para o tratamento da RSBA?

Estudos realizados em pacientes adultos e pediátricos confirmam que pacientes com RSBA tratados com antibióticos apresentam resolução mais rápida dos sintomas quando comparados aos que usam placebo. Se critérios rigorosos forem utilizados para estabelecer o diagnóstico, a terapia antimicrobiana empírica deve ser iniciada assim que o diagnóstico de RSBA for feito. Uma outra opção de "espera vigilante (*watchful waiting*)" ou "observação" foi descrita, quando os antibióticos não são prescritos, a menos que o paciente não melhore com a administração dos sintomas. Alguns estudos citam uma chance de 60% a 70% de melhora espontânea em pacientes com RSBA após 7 a 12 dias, o que sustenta a abordagem "espera vigilante".

10. Quais antibióticos devem ser prescritos para ABRS?

Tanto em crianças quanto em adultos, a amoxicilina ou amoxicilina-clavulanato é recomendada como terapia antimicrobiana empírica inicial. A preferência por amoxicilina-clavulanato deve-se à prevalência crescente de *H. influenzae* e *M. catarrhalis* produtores de beta-lactamase desde a instituição das vacinas antpneumocócicas. A amoxicilina-clavulanato em altas doses (90 mg/kg/dia por via oral 2 vezes ao dia ou 2 g/dia por via oral 2 vezes ao dia) é recomendada em comunidades com alta prevalência de *S. pneumoniae* não suscetível à penicilina ou em populações de pacientes em alto risco para resistência a antibióticos. Antibióticos de segunda linha incluem macrolídeos (claritromicina ou azitromicina), trimetoprim-sulfametoxazol (TMP-SMX), doxiciclina, cefalosporinas de segunda ou terceira geração (cefpodoxima, cefixima, cefdinir), clindamicina e fluroquinolonas respiratórias (levofloxacina ou moxifloxacina). Macrolídeos possuem uma taxa aproximada de 30% de resistência a *S. penumoniae*. O TMP-SMX apresenta uma resistência de 30% a 40% tanto para *S. pneumoniae* quanto para *H. influenzae*. A doxiciclina pode ser utilizada somente em adultos, pelo risco de aparecimentos de manchas nos dentes em crianças com menos de 8 anos de idade. Em crianças, uma dose única de ceftriaxona (50 mg/kg IV ou IM), seguida por cefalosporina oral de segunda ou terceira geração, é uma opção. Em razão das taxas variáveis de resistência entre *S. pneumoniae*, as cefalosporinas orais são recomendadas em combinação com a clindamicina.

11. Por quanto tempo os antibióticos devem ser prescritos e quando antibióticos empíricos devem ser trocados se forem ineficazes?

A duração ideal do tratamento antibiótico é controversa. Novas diretrizes recomendam antibióticos empíricos por 5 a 10 dias em adultos (chamados de antibióticos de "curto prazo") e 10 a 14 dias em crianças para tratamento de RSBA não complicada. Outros estudos recomendam um curso de antibiótico de 2 semanas. Se os sintomas piorarem após 48 a 72 horas ou se não houver melhora após 3 a 7 dias, os pacientes devem ser avaliados para se verificar a presença de patógenos resistentes ou uma etiologia não infecciosa.

12. **Quais outros tratamentos, além de antibióticos, devem ser considerados para o tratamento das RSAs?**
    Irrigações nasais com solução salina e corticosteroides intranasais são geralmente os tratamentos adjuvantes mais comumente recomendados para RSA. Descongestionantes tópicos ou orais, anti-histamínicos e mucolíticos também são comumente recomendados. Alguns tipos de analgésicos, em geral, inicialmente acetaminofeno e ibuprofeno, também devem ser considerados.

13. **Que testes podem ser realizados para ajudar a diagnosticar a RSBA?**
    O diagnóstico de RSBA é feito com base no histórico, especialmente em nível ambulatorial. A tomografia computadorizada (TC) dos seios paranasais não é específica e geralmente não é indicada em RSBA não complicada. Estudos indicam que, durante IVAs virais não complicadas, a maioria dos pacientes apresentará anormalidades significativas nos estudos de imagem. Culturas das cavidades sinusais que recuperem mais de 10^4 unidades formadoras de colônia (CFU) por mL constituem o padrão ouro para o diagnóstico de RSBA. Por questões de desconforto para o paciente, tempo e custo, as culturas orientadas endoscopicamente do meato médio são utilizadas como substitutas para outras culturas sinusais diretas.

14. **Quando é apropriado realizar exames complementares em pacientes com RSBA?**
    A TC ou a RM devem ser reservadas para pacientes com RSAR (mais de quatro episódios), casos graves ou quando houver suspeitas de complicações supurativas, sendo a TC geralmente a modalidade inicial preferida, já que ela é superior para definir a anatomia óssea dos seios paranasais. Deve ser utilizado contraste se houver suspeita de abscesso intraorbitário ou intracraniano. A RM com gadolínio é recomendada quando houver suspeitas de complicações da RSBA no sistema nervoso central. Culturas colhidas por via endoscópica do meato médio podem ser muito úteis, especialmente em pacientes com alto risco de resistência a antibióticos (com menos de 2 anos de idade ou mais de 65 anos de idade, em creches ou asilos, que utilizaram antibióticos anteriormente no último mês, em hospitalização recente, comorbidades, imunossupressão). Algumas vezes, uma avaliação alérgica/imunológica também pode ser útil em pacientes com RSAR para identificar fatores de predisposição que causam inflamação mucosa.

15. **Quais são as complicações supurativas da RSBA?**
    As sequelas da RSBA podem ser divididas em complicações intraorbitárias e intracranianas. A complicação mais comum é envolvimento orbitário, que se deve a sinusites etmoidais. A segunda complicação infecciosa mais comum é a meningite, geralmente devida à sinusite esfenoidal. A terceira complicação mais comum são os abscessos epidurais (Figura 25-1) ou subdurais, devidos a sinusites frontais.

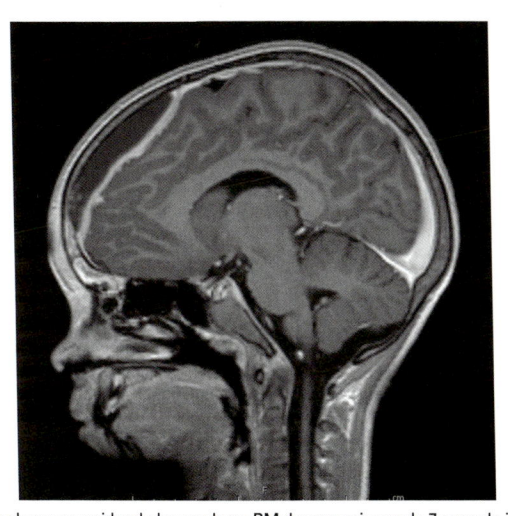

Figura 25-1. Volumoso abscesso epidural observado na RM de uma criança de 7 anos de idade com sinusite frontal.

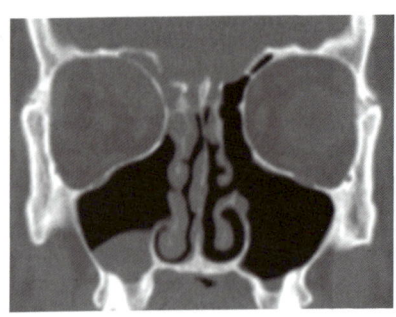

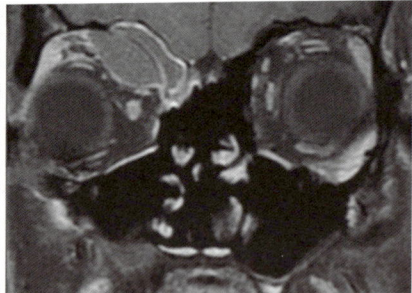

Figura 25-2. Abscesso subperiósteo na órbita direita. Observe a doença sinusal no seio frontal direito.

Abscessos cerebrais, trombose venosa, mucocele ou mucopiocele e o "tumor de puffy Pott" (osteomielite do osso frontal) também são complicações possíveis.

16. Como são classificadas as complicações orbitárias da RSBA?
A classificação de Chandler, publicada em 1970, ainda é utilizada para classificar as complicações orbitárias das RSBAs. O estágio 1 é a *celulite pré-septal*, que, acredita-se, ocorra em razão do prejuízo da drenagem venosa por sinusite e edema. O próximo estágio é a *celulite orbitária*, que causa prejuízos aos movimentos extraoculares, proptose e quemose. O terceiro estágio é o *abscesso subperiósteo*, no qual a secreção purulenta se acumula entre a lâmina papirácea e a periórbita medial (Figura 25-2). A acuidade visual pode ser prejudicada, e o globo pode se deslocar inferolateralmente. O estágio 4 é o *abscesso orbital*, geralmente acompanhado por grave deficiência visual e oftalmoplegia completa. O último estágio é a *trombose do seio cavernoso*, caracterizada por sintomas oculares bilaterais, dentre outros sinais e sintomas do sistema nervoso central.

17. É necessário tratamento cirúrgico para abscessos orbitários subperiósteos em crianças?
Geralmente, abscessos pequenos (< 0,5 a 1 mL em volume) localizados medialmente, sem redução da acuidade visual ou envolvimento sistêmico, podem ser administrados clinicamente. Esses pacientes requerem avaliação oftalmológica, e é indicada cirurgia se não houver melhora em 24 a 48 horas, se ocorrer redução da acuidade visual e/ou envolvimento sistêmico progressivo. Geralmente, uma etmoidectomia com drenagem do abscesso é a cirurgia escolhida.

18. Como são administradas as complicações intracranianas das RSBAs?
A administração desses problemas complicados geralmente requer a colaboração de um neurocirurgião e um infectologista. Antibióticos de amplo espectro, com penetração adequada através da barreira hematoencefálica, são necessários. Esteroides sistêmicos podem ser temporariamente utilizados para reduzir o processo inflamatório. Geralmente os seios que abrigam a infecção requerem drenagem cirúrgica endoscópica. Além disso, a cirurgia pode ser necessária para drenagem de abscessos intracranianos, caso eles se desenvolvam. Para pacientes com trombose, anticoagulantes geralmente são prescritos. Com frequência esses pacientes requerem monitoramento em unidade de terapia intensiva.

19. Qual é o papel dos fungos na rinossinusite aguda?
Infecções fúngicas podem causar risossinusite em uma de três formas. A *rinossinusite fúngica alérgica* ocorre quando pacientes atópicos inalam fungos causadores de hipersensibilidade tipo I mediada por IgE e inflamação da mucosa. O diagnóstico é realizado em pacientes com polipose nasal e alergias, detectando-se a presença de mucina alérgica contendo eosinófilos, cristais de Charcot-Leyden e, possivelmente, hifas fúngicas. A *bola fúngica* ou *micetoma* é uma infecção fúngica não invasiva que geralmente ocorre em pacientes imunocompetentes não atópicos. A *sinusite fúngica invasiva* ocorre em pacientes imunocomprometidos e envolve invasão de vasos sanguíneos e erosão de tecidos ósseos/moles. Embora todos os episódios de RSAs fúngicas sejam geralmente tratados cirurgicamente para remoção dos fungos, as *sinusites fúngicas invasivas* requerem debridamento cirúrgico agressivo e terapia antifúngica sistêmica, por sua alta morbidade e mortalidade (Figura 25-3).

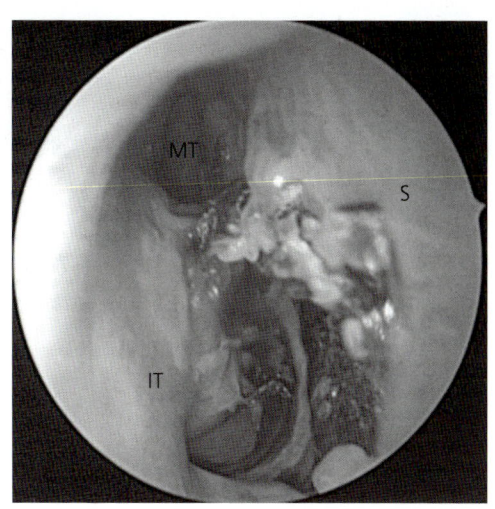

Figura 25-3. Endoscopia nasal rígida da fossa nasal direita em um paciente com sinusite fúngica invasiva. MT, concha nasal média; IT, concha nasal inferior; S, septo.

BIBLIOGRAFIA

Chow AW, Benninger MS, Brook I, et al: IDSA clinical practice guideline for acute bacterial rhinosinusitis in children and adults, *Clin Infect Dis* 54(8):e72–e112, 2012.
Coenraad S, Buwalda J: Surgical or medical management of subperiosteal orbital abscess in children: a critical appraisal of the literature, *Rhinology* 47(1):18–23, 2009.
Fokkens WJ, Lund VJ, Mullol J, et al: European position paper on rhinosinusitis and nasal polyps 2012, *Rhinology* 50(S23):1–298, 2012.
Meltzer EO, Hamilos DL, Hadley JA, et al: Rhinosinusitis: Developing guidance for clinical trials, *Otolaryngol Head Neck Surg* 135(5):S31–S80, 2006.
Rosenfeld RM, Andes D, Bhattacharyya N, et al: Clinical practice guidelines: Adult sinusitis, *Otolaryngol Head Neck Surg* 137(3):S1–S31, 2007.
Rosenfeld RM, Singer M, Jones S: Systematic review of antimicrobial therapy in patients with acute rhinosinusitis, *Otolaryngol Head Neck Surg* 137(3):S32–S45, 2007.
Sinus and Allergy Health Partnership: Antimicrobial treatment guidelines for acute bacterial rhinosinusitis, *Otolaryngol Head Neck Surg* 130(1):S1–S45, 2004.
Wald ER, Applegate KE, Bordley C, et al: Clinical practice guideline for the diagnosis and management of acute bacterial sinusitis in children aged 1 to 18 years, *Pediatrics* 132(1):e262–e280, 2013.

RINOSSINUSITE CRÔNICA

Leah J. Hauser, MD ▪ Todd T. Kingdom, MD

PONTOS-CHAVE
1. A rinossinusite crônica (RSC), tanto em adultos quanto em crianças, é definida com base em diretrizes específicas, incluindo critérios subjetivos e objetivos.
2. A RSC é um processo inflamatório multifatorial caracterizado por uma interação hospedeiro-ambiente local disfuncional.
3. O tratamento clínico da RSC envolve agentes que têm como alvo o processo inflamatório, adicionalmente aos antibióticos, e, sobretudo, lavagens nasais com solução salina e corticosteroides tópicos.
4. Foi estabelecida a eficácia do tratamento cirúrgico para pacientes com RSC e falha no tratamento clínico.

Pérolas
1. Há uma associação importante entre asma, RSC, inflamação das vias aéreas e polipose nasal. Além disso, há uma incrível incidência de doenças respiratórias exacerbadas por aspirina (AERDs).
2. A importância das bactérias (e todos os microrganismos) na etiologia da RSC e o papel dos antibióticos no seu tratamento permanecem mal definidos e compreendidos.
3. A cirurgia em pacientes nos quais o tratamento clínico falhou tem um papel importante no tratamento da RSC.

PERGUNTAS

1. Defina rinossinusite crônica (RSC).
RSC é a inflamação crônica da mucosa que reveste os seios paranasais que persiste por, pelo menos, 12 semanas. Clinicamente, a rinossinusite é definida por sintomas clínicos (subjetivos) e alterações detectadas pela endoscopia nasal e/ou pela TC (objetivos).

2. Quais são os sintomas associados à RSC em adultos e em crianças?
Os sintomas mais comuns incluem congestão ou obstrução nasal, rinorreia (anterior ou posterior), dor e pressão facial e hiposmia. Outros sintomas que podem estar associados são tosse, cefaleias, desconforto na garganta, irritação na laringe, rouquidão, halitose, plenitude auricular, dores dentárias e mal-estar. Em geral, os mesmos sintomas são observados nas rinossinusites agudas e crônicas, mas o padrão dos sintomas e a cronicidade são diferentes.

3. Quais são os achados da endoscopia nasal e da TC que são típicos da RSC?
Sinais endoscópicos incluem pólipos nasais (Figura 26-1), secreção mucopurulenta (principalmente do meato médio) (Figura 26-2) e edema da mucosa (também, principalmente, no meato médio). Os achados da TC incluem espessamento da mucosa dos seios paranasais e do complexo osteomeatal e presença de fluido nos seios paranasais (opacificação) (Figura 26-3).

4. Como a RSC é diagnosticada em adultos?
Como estabelecido anteriormente, o diagnóstico da RSC é baseado em critérios objetivos e subjetivos (Quadro 26-1).

5. Como a RSC é diagnosticada em crianças?
Os critérios diagnósticos para crianças são bastante semelhantes aos critérios dos adultos; no entanto, a tosse é aceita como um sintoma de RSC na população pediátrica. Além disso, TCs são solicitadas com menos frequência, em virtude da preocupação com exposição desnecessária à radiação (Quadro 26-2).

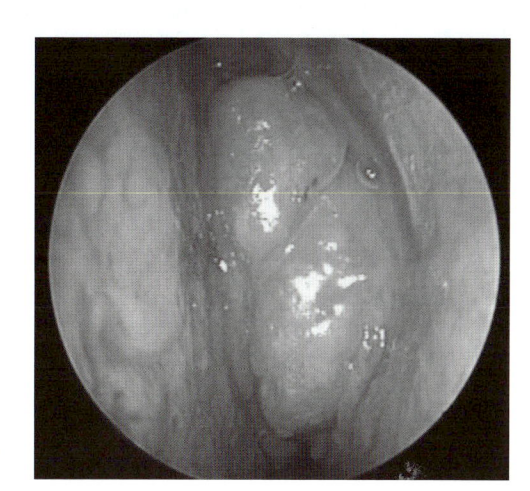

Figura 26-1. Endoscopia nasal, fossa nasal esquerda. Pólipos nasais surgindo do meato médio.

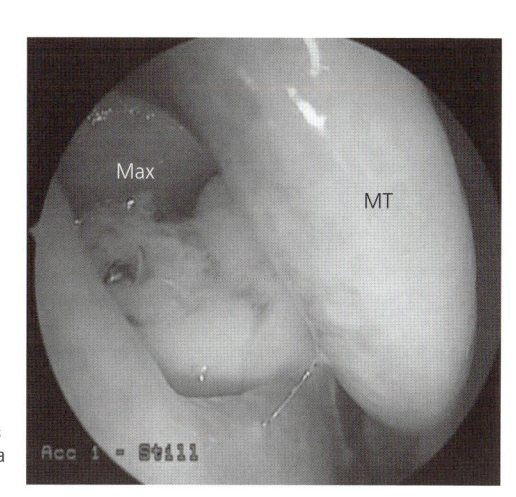

Figura 26-2. Endoscopia nasal, fossa nasal direita mostrando agrupamento de secreções purulentas no seio maxilar direito. MT, concha nasal média; Max, seio maxilar.

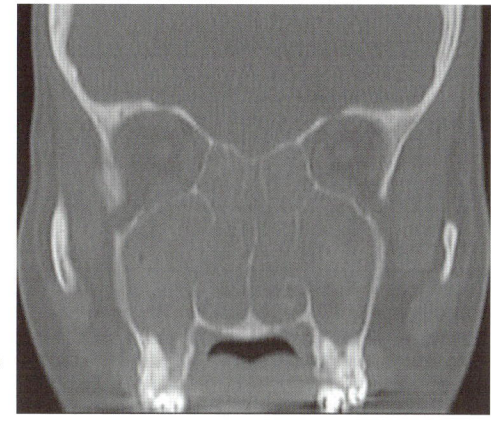

Figura 26-3. Corte coronal de TC sem contraste mostrando opacificação de todos os seios paranasais.

Quadro 26-1. Diagnóstico da RSC em Adultos

Subjetivo
≥ 12 semanas de 2 ou mais sintomas:

Ambos	• Bloqueio/obstrução/congestão nasal **OU** • Rinorreia anterior/gotejamento nasal posterior
+/–	Dor/pressão facial
+/–	Redução ou perda do olfato

Objetivo
Sinais endoscópicos e/ou alterações na TC

Sinais endoscópicos	• Pólipos nasais • Secreção mucopurulenta • Edema mucosal
Alterações na TC	• Obstrução do complexo ostiomeatal • Espessamento mucoso ou opacificação dos seios paranasais

Fonte: Dados do European Position Paper on Rhinosinusitis. Rhinology 2012 foram utilizados para criar essa tabela.

Quadro 26-2. Diagnóstico de RSC em Crianças

Subjetivo
≥ 12 semanas de 2 ou mais sintomas:

Ambos	• Bloqueio/obstrução/congestão nasal **OU** • Rinorreia anterior/gotejamento nasal posterior
+/–	Dor/pressão facial
+/–	Tosse

Objetivo
Sinais endoscópicos e/ou alterações na TC

Sinais endoscópicos	• Pólipos nasais • Secreção mucopurulenta • Edema da mucosa
Alterações na TC	• Obstrução do complexo ostiomeatal • Espessamento mucoso ou opacificação dos seios paranasais

Fonte: Dados do European Position Paper on Rhinosinusitis. Rhinology 2012 foram utilizados para criar essa tabela.

6. **O qunto a RSC é comum?**
   Com base na National Health Interview Survery, cerca de 13% da população dos EUA relata que sofre de "sinusite". No entanto, foi provado que a incidência de RSC diagnosticada por médicos é de somente cerca de 1% da população. Portanto, muitos pacientes apresentam sintomas por eles atribuídos à CRS que são, na verdade, devidos a outras causas, mais comumente rinite alérgica e cefaleias crônicas. A RSC possui um impacto negativo significativo na qualidade de vida, visto que os pacientes relatam dores corporais mais intensas e menor funcionalidade social do que pacientes com dores crônicas nas costas, DPOC e ICC.

7. **Descreva a fisiopatologia da RSC.**
   A fisiopatologia da RSC continua a ser um tópico de muita pesquisa e debate; no entanto, em geral se trata de um processo inflamatório multifatorial, caracterizado por uma interação hospedeiro-ambiente local disfuncional. Possíveis fatores contribuintes incluem a produção anormal de citocinas pró e anti-inflamatórias pelo hospedeiro (como é observado nos pólipos nasais), infiltração de tecido eosinofílico, alterações na barreira mecânica epitelial nasossinusal ou na resposta imunológica, alterações na fun-

ção ciliar, alergias e asma. Fatores genéticos também podem ser importantes, incluindo imunodeficiências primárias e fibrose cística. O papel das bactérias no desenvolvimento da RSC continua a ser obscuro, mas é amplamente aceito que as bactérias contribuem para o início ou a propagação da resposta inflamatória de alguma forma. A formação da comunidade bacteriana (microbioma), a produção de biofilmes, a presença de bactérias intracelulares ou intramucosas e superantígenos de *Staphylococcus* estão atualmente sendo estudados para determinar sua associação com a RSC. Acredita-se, hoje em dia, que as bactérias provavelmente sejam um importante modificador da doença.

Talvez os dois gatilhos subjacentes potenciais mais importantes da sinusite sejam as infecções virais respiratórias superiores e inflamações nas vias aéreas superiores devidas a outras causas. Esses fatores podem incluir alergia (atopia), hipersensibilidades ambientais, disfunção mucociliar (primária e adquirida), alterações anatômicas (desvio septal, polipose nasal), imunodeficiências e hipersensibilidades fúngicas. Em geral, o resultado final desse processo inflamatório é o edema da mucosa. De forma semelhante à sinusite aguda, isso pode levar à obstrução das vias de drenagem dos seios, causando estase de secreções e uma alteração fisiológica geral na cavidade sinusal.

8. Qual seio está frequentemente envolvido na RSC?
Em contraste com a sinusite aguda, os seios etmoidais anteriores são os mais comumente afetados na RSC, seguidos pelos seios maxilares, etmoidais posteriores, esfenoidais e, então, os frontais.

9. Quais vias inflamatórias são características da RSC?
Há múltiplos marcadores inflamatórios que são característicos da RSC. Em geral, a RSC com pólipos nasais (RSCcPN) constitui uma doença distinta da RSC sem PN (RSCsPN) em termos de vias inflamatórias; no entanto, ambas mostram um aumento nos leucotrienos pró-inflamatórios e uma redução nas prostaglandinas anti-inflamatórias. A RSCcPN é caracterizada por um aumento sérico e tecidual dos eosinófilos e na via mediada por Th2 (incluindo IL-4, IL-5, e IL-13), enquanto a RSCsPN é caracterizada por uma predominância da via mediada por Th1, fibrose e altos níveis de TGF-β. Os pacientes com asma apresentam eosinofilia tecidual aumentada e predominância de inflamação mediada por Th2, de forma similar aos pacientes com RSCcPN. Parece, no entanto, que a inflamação eosinofílica é importante na maioria das formas de RSC.

10. Quais microrganismos estão associados à RSC?
Os mesmos microrganismos encontrados na doença aguda também são prevalentes na RSC, mas espécies de *Staphylococcus* coagulase negativas, *S. aureus*, *Pseudomonas aeruginosa*, bastões Gram-negativos e anaeróbios são mais frequentemente associadas à RSC. De um modo geral, bastões Gram-negativos e espécies estafilocócicas se tornam patógenos mais importantes na RSC.

11. Qual é a relação entre alergia e RSC?
Atopia e alergias levam à elaboração de múltiplos mediadores inflamatórios de fase inicial e tardia, muitos dos quais também são ativos na RSC. Teoricamente, alergias ativas contribuiriam para a inflamação nasal e, portanto, podem ser modificadores de doença na RSC; no entanto, isso foi extremamente estudado, e somente metade desses estudos conseguiu encontrar uma associação entre as duas. Portanto, o papel da alergia na RSC permanece controverso e não completamente definido. Em geral, pacientes com sintomas de alergia devem ser testados e tratados, e isso também pode ser considerado para aqueles com RSC refratária.

12. Como os fungos desempenham um papel na RSC?
O papel dos fungos na RSC continua a ser uma área de pesquisa ativa. A *rinossinusite fúngica alérgica* (AFRS) e a *bola fúngica* (micetoma) representam dois subconjuntos de RSC nos quais o fungo desempenha um papel. Ambas são encontradas em pacientes imunocompetentes, em contraste com a sinusite fúngica aguda invasiva.

Os critérios diagnósticos da *AFRS* incluem polipose nasal, imagens de tomografia computadorizada (TC) com evidências de infiltrações ou calcificações sinusais hiperdensas, presença de mucina eosinofílica e identificação de fungos não invasivos através de cultura ou histopatologia. Esses pacientes tendem a apresentar polipose significativa, e a mucina espessa e eosinofílica pode agir por um período prolongado de tempo como uma densidade benigna de tecido mole nos seios paranasais, com possível expansão para estruturas próximas, incluindo a órbita e o crânio. O tratamento é uma combinação de terapia clínica e cirúrgica, semelhante a outros casos de sinusite crônica. Não foi demonstrado que o tratamento com antifúngicos sistêmicos ou tópicos melhorem os resultados do tratamento nessa população.

Uma *bola de fungo* (micetoma) é uma coleção de dejetos de fungos espessados e muco em um seio paranasal isolado. Os sintomas são semelhantes à RSC, ou os pacientes podem ocasionalmente ser assintomáticos. O seio maxilar é a localização mais comum. A aparência característica na TC é de uma hiperdensidade heterogênea em um seio, com microcalcificações. Intraoperatoriamente, bolas de fungos com aspecto de uma massa de dejetos espessos e quebradiços e hifas de fungos são detectadas com frequência. O tratamento é a remoção endoscópica, e medicações antifúngicas geralmente não são necessárias.

13. Qual é a associação entre asma e RSC?

Como as vias aéreas superiores e inferiores (nariz e brônquios) são conectadas anatomicamente e ambas são revestidas por epitélio respiratório pseudoestratificado, elas são, com frequência, afetadas por processos patológicos similares, e isso é observado especificamente na RSC e asma. A asma está presente em até 50% dos pacientes com RSC sem pólipos nasais; esse número sobe para 80% nos pacientes com RSC e pólipos nasais. Ambas as doenças compartilham vias inflamatórias semelhantes, especialmente eosinofilia e inflamação mediada por Th2. Em geral, o tratamento agressivo da RSC melhora os sintomas da asma. Essa associação levou ao estabelecimento do conceito de "via aérea única" para esse grupo de pacientes.

14. O que é doença respiratória exacerbada por aspirina (AERD)?

A doença respiratória exacerbada por aspirina (AERD) é um subtipo de RSC caracterizado pela presença de pólipos nasais, sensibilidade à aspirina, asma e RSC eosinofílica. Anteriormente conhecida como tríade de Samter, hoje em dia o termo AERD é o mais aceito para essa importante condição. Essa tríade, ou mais precisamente tétrade, está presente em aproximadamente 10% a 25% dos pacientes com RSCcPN e em 25% a 40% dos pacientes com RSCcPN e asma. Acredita-se que esses pacientes apresentem uma disfunção na via metabólica do ácido araquidônico, com um aumento resultante nos leucotrienos pró-inflamatórios e uma redução das prostaglandinas anti-inflamatórias, tanto no soro quanto na mucosa respiratória. Broncoespasmos, edema de mucosas e um influxo de eosinóflos são o resultado quando há exposição à aspirina ou a medicamentos anti-inflamatórios não esteroidais. Esses pacientes também tendem a apresentar polipose mais severa do que outros pacientes com RSCcPN. Além do tratamento padrão para RSCcPN, a dessensibilização à aspirina é com frequência uma opção terapêutica.

15. O que é fibrose cística e como está associada à RSC?

Fibrose cística (FC) é uma doença genética recessiva autossômica do gene regulador da transmembrana fibrose cística (CFTR). Um canal de cloreto deficiente resulta em secreções espessas e função mucociliar deficiente. As manifestações clínicas incluem doença pulmonar crônica, insuficiência pancreática e RSC (com ou sem PN). Pacientes com FC apresentam com frequência doença sinusal grave, requerendo múltiplas cirurgias e tratamento clínico máximo. Exacerbações nos pulmões e doença sinusal são, com frequência, concomitantes e semelhantes à asma. O tratamento da doença sinusal (incluindo cirurgia) pode melhorar os sintomas pulmonares. A RSC pode ser o sintoma de apresentação em alguns pacientes que são heterozigotos em virtude de uma mutação de CFTR.

16. Como o tratamento da RSC difere do tratamento da RSBA?

O tratamento clínico da RSC difere do tratamento clínico da RSBA no sentido de que (1) o papel da inflamação crônica é maior, (2) os patógenos bacterianos podem diferir, e (3) a duração do tratamento é geralmente maior. Além disso, o tratamento cirúrgico é considerado em casos selecionados de RSC refratários ao tratamento clínico.

17. Discuta o papel de agentes anti-inflamatórios no tratamento de RSC.

A maior parte do tratamento clínico da rinossinusite crônica é direcionada ao controle do componente inflamatório da doença, sendo, com frequência, mais importante do que o tratamento antimicrobiano. Opções chaves de tratamento incluem lavagens com solução salina, esteroides intranasais por períodos prolongados, esteroides sistêmicos, modificadores de leucotrienos, tratamento da asma e imunoterapia para doença alérgica. A extensão e o tipo de tratamento irão depender dos sintomas clínicos e dos achados objetivos, do estágio da doença e dos gatilhos subjacentes suspeitados.

18. Descreva o papel do tratamento antimicrobiano na RSC.

A incidência de *S. aureus, Staphylococcus epidermidis, P. aeruginosa,* e outros microrganismos Gram-negativos parece ser maior na RSC do que na RSBA. Isso representa um problema em muitos casos, em razão das sensibilidades antibióticas reduzidas para esses microrganismos. O resultado final pode ser um número limitado de opções de antibióticos orais, aumentando potencialmente a necessidade de opções por vias de administração alternativas (p. ex., tópicas). Nos casos em que houver suspeita de que a infecção bacteriana seja um fator importante, a abordagem típica será o tratamento com antibióticos orientado por cultura, por um período de 3 a 6 semanas. A duração do tratamento irá depender dos sintomas do paciente, dados de culturas repetidas, endoscopia nasal e achados da TC. Há, infelizmente, poucas evidências atuais definindo ou sustentando o uso rotineiro de antibióticos no tratamento da RSC. O papel preciso das bactérias na RSC permanece definido de forma fraca.

19. Qual é o papel da intervenção cirúrgica na RSC?

A cirurgia é um componente-chave e uma consideração importante no tratamento abrangente da RSC. A cirurgia sinusal endoscópica (FESS) é indicada para doenças que não respondem ao tratamento clínico. O objetivo da cirurgia é facilitar a drenagem natural dos seios, erradicar bactérias patogênicas e remover pólipos nasais ou outras doenças da mucosa. De maneira geral, a cirurgia não é uma cura para a RSC, mas uma opção de tratamento adjunto para pacientes selecionados. O tratamento clínico permanece como a opção principal, sendo eficaz na maioria dos pacientes. Dados de resultados recentes demonstram melhora significativa nos pacientes com RSC que foram submetidos à FESS em seguida ao fracasso do tratamento clínico. De fato, os dados mostraram grande melhora no grupo cirúrgico quando comparado a um grupo de pacientes que continuaram com o tratamento clínico.

BIBLIOGRAFIA

Fokkens WJ, Lund VJ, Mullol J, et al: European position paper on rhinosinusitis and nasal polyps 2012, *Rhinol Suppl* 23:1–298, 2012.
Giklick RE, Metson R: The health impact of chronic sinusitis in patients seeking otolaryngologic care, *Otolaryngol Head Neck Surg* 113(1):104–109, 1995.
Kim JK, Kountakis SE: The prevalence of Samter's Triad in patients undergoing functional endoscopic sinus surgery, *Ear Nose Throat J* 86(7):396–399, 2007.
Nicolai P, Lombardi D, Tomenzoli D, et al: Fungus ball of the paranasal sinuses: Experience in 160 patients treated with endoscopic sugery, *Laryngoscope* 119(11):2275–2279, 2009.
Rosenfeld RM, Andes D, Bhattacharyya N, et al: Clinical practice guideline: Adult sinusitis, *Otolaryngol Head Neck Surg* 137:S1–S31, 2007.
Sacks PL, Harvey RJ, Rimmer J, et al: Antifungal therapy in the treatment of chronic rhinosinusitis: a meta-analysis, *Am J Rhinol Allergy* 26(2):141–147, 2012.
Soler ZM, Oyer SL, Kern RC, et al: Antimicrobials and chronic rhinosinusitis with or without polyposis in adults: an evidence-based review with recommendations, *Int Forum Allergy Rhinol* 3(1):31–47, 2013.
Smith TL, Kern RC, Palmer JN, et al: Medical therapy vs surgery for chronic rhinosinusitis: a prospective, multi-institutional study, *Int Forum Allergy Rhinol* 1(4):235–241, 2011.
Smith TL, Kern RC, Palmer JN, et al: Medical therapy vs surgery for chronic rhinosinusitis: a prospective, multi-institutional study with 1-year follow up, *Int Forum Allergy Rhinol* 3:4–9, 2013.
Soler ZM, Wittenberg E, Schlosser RJ, et al: Health state utility values in patients undergoing endoscopic sinus surgery, *Laryngoscope* 121:2672–2678, 2011.
Tan BK, Chandra RK, Pollak J, et al: Incidence and associated premorbid diagnoses of patients with chronic rhinosinusitis, *J Allergy Clin Immunol* 131(5):1350–1360, 2013.
Wilson KF, McMains C, Orlandi RR: The association between allergy and chronic rhinosinusitis with and without nasal polyps: an evidence-based review with recommendations, *Int Forum Allergy Rhinol* 4:93–103, 2014.

SEPTOPLASTIA E CIRURGIA DAS CONCHAS NASAIS

Jeevan B. Ramakrishnan, MD

PONTOS-CHAVE
1. As várias abordagens para septoplastia incluem endonasal (Killian, incisões com hemitransfixação, incisões com transfixação), aberta, endoscópica e endoscópica assistida.
2. Durante a septoplastia, deve-se tomar cuidado para manter pelo menos 1,5 cm de estrutura de cartilagem septal dorsal e caudal durante a ressecção para evitar perda pós-operatória de suporte da ponta do nariz e deformidade nasal em sela.
3. Antes de finalizar uma septoplastia, cinco áreas do septo devem ser verificadas para certificar-se de que não haja mais obstruções que necessitem de tratamento: o septo dorsal, o septo caudal, o septo médio, a crista maxilar e o septo posterior/ósseo. Os pontos de inserção das conchas médias nas paredes nasais laterais devem ser prontamente visíveis através da rinoscopia anterior ou endoscopia nasal.
4. Durante a septoplastia, o reparo de rupturas, ou lacerações, nos retalhos mucosos e o reposicionamento da cartilagem anteriormente removida na bolsa mucopericondral podem ajudar a reduzir o risco de perfuração septal no pós-operatório.
5. Medicações utilizadas durante a cirurgia nasal são potencialmente perigosas, quando utilizadas de maneira imprópria. O uso seguro dessas medicações requer familiaridade com sua farmacologia, posologia e tratamento de complicações.

Pérolas
1. Os mecanismos de suporte mais importantes da ponta do nariz incluem as conexões entre o septo, as cartilagens laterais inferiores e as cartilagens laterais superiores. Os mecanismos de suporte secundários da ponta do nariz incluem o ligamento interdômico, o septo dorsal, o septo membranoso, o complexo sesamoide, a pele e o tecido subcutâneo da ponta do nariz e a espinha maxilar.
2. O suprimento de sangue para a concha nasal inferior provém de um ramo da artéria nasal lateral posterior.
3. Quais são as anormalidades do nariz em um paciente com fenda labial/palatina unilateral? A cartilagem lateral inferior ipsolateral é deslocada inferior, posterior e lateralmente. A ponta do nariz, o septo caudal e a columela são deslocados em direção ao lado sem fenda. O septo ósseo é desviado para o lado com a fenda.
4. O ciclo nasal se refere à natureza cíclica da distribuição do fluxo sanguíneo na fossa nasal. Aproximadamente a cada 4 horas, o fluxo sanguíneo aumenta em uma fossa nasal em relação ao outro lado. Normalmente isso ocorre de forma imperceptível. Algumas vezes, os pacientes apresentarão obstrução nasal em báscula relacionada a isso, se houver desvio de septo associado e/ou hipertrofia das conchas nasais.
5. Perfuração septal e deformidade nasal em sela do nariz são as complicações mais comuns de um hematoma septal não tratado.
6. Durante a cirurgia nasal, medicações são injetadas por via intranasal. Quase imediatamente, o paciente se torna gravemente hipertenso e taquicárdico. Descobre-se que oximetazolina foi acidentalmente injetada em vez de um anestésico local. Qual seria o próximo passo? A injeção intravascular de oximetazolina causa estimulação de receptores alfa 1, resultando em vasoconstrição, hipertensão e taquicardia. O tratamento inicial deve incluir a administração de um bloqueador alfa, como a fentolamina, seguida por outras terapias de reanimação.
7. A síndrome do choque tóxico é uma complicação rara de infecções por *S. aureus* caracterizada por febre alta, erupções, hipotensão, vômitos, diarreia e falência múltipla de órgãos. O tratamento consiste em remoção do tampão nasal, antibióticos IV e cuidados de apoio/reanimação.

PERGUNTAS

1. **Qual é a apresentação clínica de um paciente com desvio do septo nasal e quando a correção cirúrgica deve ser considerada?**
   O desvio septal nasal pode ser congênito, de desenvolvimento ou secundário a trauma nasal. Acredita-se que cerca de 50% da população em geral apresente algum desvio em seus septos nasais, e a maioria desses é assintomática. Pacientes sintomáticos com frequência irão apresentar obstrução nasal, podendo também apresentar rinorreia, hiposmia, dificuldade para dormir, ressecamento e dor. Se o desvio for severo, ele pode tocar as conchas nasais, a parede nasal lateral e o meato médio, e pode predispor os pacientes à sinusite crônica e/ou recorrente. A correção cirúrgica deve ser considerada em pacientes adequados com sintomas crônicos relacionados ao desvio do septo nasal que estão afetando de forma significativa a qualidade de vida.

2. **Quais são as várias abordagens para o septo nasal durante uma septoplastia?**
   Geralmente, a septoplastia é realizada através de uma abordagem endonasal. Incisões unilaterais são realizadas exatamente posteriores à junção mucocutânea, conhecida como incisão de Killian, ou mais anteriormente na junção mucocotânea, conhecida como incisão de hemitransfixação. Esse último tipo de incisão permite melhor acesso ao septo caudal, quando comparado à incisão de Killian, e permite o descolamento dos retalhos mucopericondrais, caso necessário. Uma incisão de tranfixação completa é realizada na junção mucocutânea em um lado e é estendida através da junção mucocutânea contralateral. Novamente, esse tipo de incisão permite o acesso ao septo caudal, à columela e à crura medial. As incisões das transfixações hemi e completa podem causar rompimento do tecido ligamentar septo columelar e podem, teoricamente, levar à perda do apoio da ponta do nariz. Finalmente, um acesso completo a todo o septo pode ser obtido através uma abordagem em *degloving* ou rinoplastia externa, caso manobras mais avançadas sejam necessárias para o tratamento de anormalidades no septo dorsal e/ou caudal (Figura 27-1).

3. **O que é uma septoplastia endoscópica?**
   A maioria dos otorrinolaringologistas realiza septoplastias utilizando um fotóforo para visualização do campo cirúrgico. Atualmente, muitos otorrinolaringologistas utilizam o endoscópio para melhor visualização. As vantagens dessa abordagem incluem ampliação do campo cirúrgico, melhor ergonomia, melhores acesso e visualização da fossa nasal posterior e potencial para dissecção mais limitada em certos casos. As desvantagens incluem uma incapacidade potencial para tratar de forma adequada desvios severos do septo anterior e caudal. Uma vez que o endoscópio é, com frequência, utilizado através de incisões tradicionalmente utilizadas para visualização com fotóforo, um termo mais preciso para esse procedimento poderia ser "septoplastia assistida por endoscópio".

4. **Quais são os passos de septoplastia típica?**
   1. Descongestionar as fossas nasais com *spray* de oximetazolina tópica. Injetar lidocaína misturada a epinefrina no interior do septo lateralmente, em um plano subpericondral.
   2. Realizar uma incisão próxima ao septo caudal. Descolar o retalho no plano subpericondral com movimentos amplos de varredura do descolador. O descolamento é realizado posteriormente, conforme necessário (Figura 27-2).
   3. Desarticular a cartilagem septal do septo ósseo e remover o septo ósseo, conforme necessário.
   4. Remover a cartilagem septal conforme necessário, tomando cuidado para manter os *struts* dorsal e caudal com uma largura de pelo menos 1 a 1,5 cm, para suporte adequado da ponta e do dorso do nariz.
   5. Reparar quaisquer lacerações nos retalhos mucosos primariamente, se possível, com sutura absorvível.
   6. Considerar reposicionar anteriormente a cartilagem removida no interior da bolsa mucopericondral, para reduzir o risco de perfuração septal, tomando cuidado para não causar obstrução posterior da fossa nasal ao fazê-lo. Também considerar documentar a quantidade de cartilagem removida ou remanescente no relato operatório, caso seja necessária uma revisão da cirurgia.
   7. A incisão na mucosa é então fechada com suturas absorvíveis. Nesse ponto, o septo pode ser acolchoado com sutura absorvível e/ou *splints* podem ser posicionados.

5. **Qual é o curso pós-operatório típico após septoplastia/cirurgia das conchas nasais?**
   A maioria dos pacientes tem alta logo após a cirurgia. Alguns pacientes são mantidos em pernoite para observação se há preocupação com complicações ou apneia de sono significativa. A recuperação pode levar de vários dias a várias semanas. Durante esse tempo, os pacientes geralmente apresentarão congestão nasal, dor nasal e mediofacial moderada, rinorreia com sangramento intermitente leve e fa-

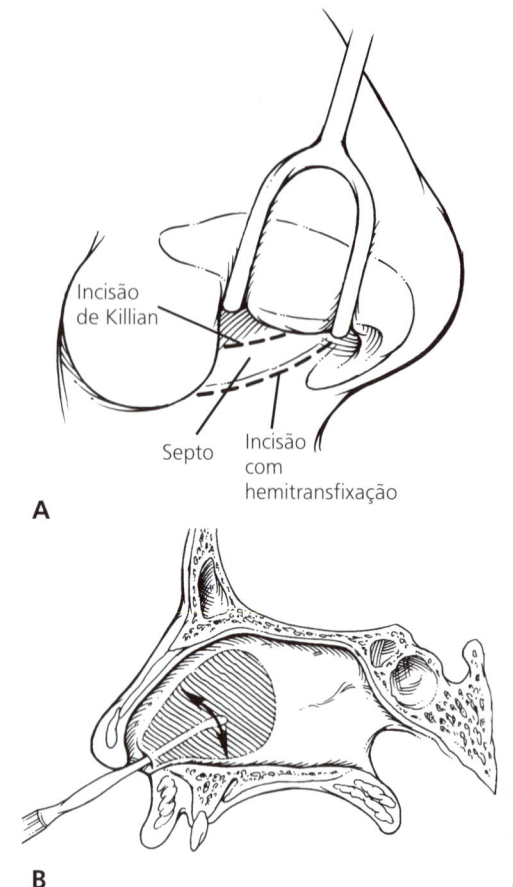

Figura 27-1. A e **B,** Várias abordagens para o septo nasal ao realizar uma septoplastia. De Cummings, C, Flint P, Harker L. Cummings Otorinolayngology Head & Neck Surgery, 4th ed., 2005, 1001-1027.

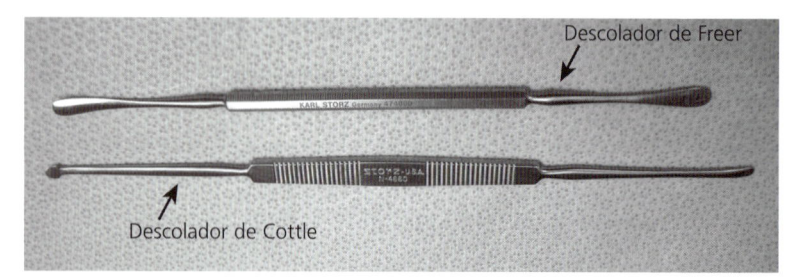

Figura 27-2. Instrumental para septoplastia típica.

diga generalizada. Os pacientes também podem apresentar náusea, dificuldade de sono e boca seca. Antibióticos, analgésicos e antieméticos geralmente são prescritos. Os pacientes são instruídos a umedecer as fossas nasais com solução salina com frequência e a manter a cabeça elevada. Os pacientes devem planejar, pelo menos, uma semana de folga no trabalho ou na escola antes de retornar. Atividades leves são permitidas durante a primeira semana após a cirurgia, e atividades completas podem gradualmente ser reassumidas após 1 a 2 semanas. Os pacientes são reavaliados de 1 a duas semanas após a cirurgia. A cura completa da mucosa ocorre em 3 a 4 semanas após a cirurgia.

6. Quais são os possíveis riscos envolvidos na septoplastia/cirurgia das conchas nasais?

Os riscos da cirurgia devem ser discutidos com os pacientes no pré-operatório como parte do processo de consentimento informado. Os riscos incluem infecção, sangramento excessivo, ressecamento/formação de crostas nasais, congestão nasal persistente, hematoma/abscesso septal, perfuração septal, sinéquias, alteração do olfato/paladar, dormência, fístula liquórica, deformidade estética, complicações da anestesia e necessidade de reoperação.

7. Qual é a anatomia da concha nasal inferior?

A concha nasal inferior é um osso próprio, que se liga à maxila medial. O tecido submucoso medial é composto principalmente por canais venosos e tecido erétil, enquanto o tecido submucoso lateral é, em sua maior, parte glandular. A válvula de Hasner, um retalho de tecido no orifício do ducto nasolacrimal, abre-se no interior do meato inferior.

8. Quais são as medicações tópicas geralmente utilizadas durante a septoplastia/cirurgia das conchas nasais?

Oximetazolina e fenilefrina são medicações comumente aplicadas de forma tópica nas fossas nasais como descongestionantes. Epinefrina tópica também pode ser utilizada, se desejado. Essas medicações são agonistas dos receptores α_1, causando vasoconstrição e descongestionamento da mucosa nasal, resultando em redução da absorção sistêmica de anestésicos locais, melhor visualização, melhor espaço para trabalho e hemostasia. A cocaína[1] tópica é menos comumente utilizada hoje em dia, mas também é um descongestionante e anestésico muito efetivo. Podem ser aplicados no pré-operatório e/ou no intraoperatório, conforme necessário. Deve-se tomar cuidado para utilizar essas medicações apenas de forma tópica, e não injetá-las intravascularmente por acidente. Tal medida pode causar hipertensão, taquicardia e arritmias imediatas, que ameaçam a vida e podem levar a infarto do miocárdio ou acidentes vasculares encefálicos.

9. Quais anestésicos são usados durante a septoplastia/cirurgia das conchas nasais? A cirurgia pode ser realizada com anestesia local?

No passado, as cirurgias nasais eram realizadas comumente sob anestesia local com sedação leve. Atualmente, a maioria das cirurgias nasais é realizada sob anestesia geral, para maior conforto do paciente. Durante a cirurgia, um anestésico local misturado com epinefrina diluída é injetado na submucosa do septo/conchas nasais. Isso resulta em hidrossecção do plano injetado, o que facilita a dissecção cirúrgica, melhora a hemostasia, como resultado da vasoconstrição causada pela epinefrina diluída, e ajuda no controle da dor no período pós-operatório imediato.

Os anestésicos locais são divididos em amidos e ésteres. Os amidos são metabolizados no fígado e os ésteres são metabolizados no fígado e no plasma. A lidocaína e a bupivicaína (amidos) são os anestésicos locais mais comumente utilizados durante cirurgias nasais. A dose máxima de lidocaína é de 4 mg/kg (com epi 7,5 mg/kg), e a dose máxima de bupivicaína é de 3 mg/kg. A dose máxima de cocaína[2] (éster) é de 2 a 3 mg/kg ou 200 mg. Sinais de reações adversas a anestésicos locais devem ser reconhecidos e tratados imediatamente, caso necessário. Os sinais de toxicidade por epinefrina incluem agitação, ansiedade, um sentimento de desgraça iminente, dores de cabeça, palpitações, desconforto respiratório, hipertensão e taquicardia. Reações alérgicas são extremamente raras e geralmente atribuídas aos conservantes presentes no anestésico. Reações alérgicas verdadeiras são quase sempre causadas por anestésicos de éster. Os sinais podem variar desde uma simples erupção na pele até anafilaxia. Finalmente, anestésicos locais administrados em doses tóxicas podem resultar em progressão de excitação do SNC cardiovascular para depressão. Primeiramente, o paciente pode mostrar ansiedade, desorientação, fala desconexa, convulsões, taquicardia, hipertensão, vômitos e sudorese. Isso é seguido por perda de consciência, apneia, bradicardia, hipotensão e colapso cardiovascular. O tratamento deve consistir em cuidados de apoio, incluindo suporte suplementar de O_2 nas vias aéreas, fluidos IV e medicações de suporte adequadas, que podem incluir medicações anticonvulsivas ou benzodiazepínicos.

10. Qual é a única reação adversa a doses tóxicas de prilocaína e benzocaína?

A dose máxima de benzocaína é 200 mg, e a dose máxima de prilocaína é 7 mg/kg. Acima dessas doses, pode ocorrer metemoglobinemia, resultando em hipóxia, dispneia, cianose, mudanças no estado mental e cefaleia. Casos graves podem resultar em arritmias, convulsões, coma e morte. A oximetria do pulso é imprecisa para avaliar a oxigenação com essa condição. O tratamento inclui O_2 suplementar e uma infusão lenta IV de 1 a 2 mg/kg de 1% de azul de metileno.

---

[1] N. do T.: a cocaína não está disponível para uso médico no Brasil.
[2] N. do T.: a cocaína não está disponível para uso médico no Brasil.

11. Quais são algumas das técnicas que ajudam na hemostasia durante e após a septoplastia/cirurgia das conchas nasais?

Uma boa hemostasia é importante durante a cirurgia nasal para garantir uma visualização adequada, a qual permite um procedimento mais profundo e completo. Também é importante após a cirurgia, para reduzir o risco de hemorragia e para melhorar o conforto e a experiência pós-operatória do paciente. A hemostasia começa no pré-operatório, com a revisão das medicações do paciente e interrupção dos anticoagulantes, AINHs, vitaminas e suplementos herbáceos uma a duas semanas antes da cirurgia. O reinício dessas medicações no pós-operatório deve ser retardado por uma a duas semanas, se possível, mas pode ser necessário reiniciar antes disso, dependendo das comorbidades do paciente. A inflamação da mucosa é tratada pré-operatoriamente com esteroides nasais tópicos, anti-histamínicos, esteroides orais e antibióticos, conforme indicado. No dia da cirurgia, descongestionantes tópicos são aplicados exatamente antes da cirurgia e/ou durante a cirurgia. Anestésicos locais misturados com epinefrina diluída são injetados no septo e nas conchas nasais, resultando em vasoconstrição. O paciente é, então, posicionado com a cabeça elevada em 30 graus, o que reduz a congestão venosa. Uma técnica cirúrgica cuidadosa com minimização do trauma nasal é necessário. Finalmente, tampões nasais, absorvíveis ou não, podem ser introduzidos nas fossas nasais no final do procedimento, mas não foi demonstrado que esse procedimento reduza de forma significativa as taxas de hemorragia.

12. Qual é a apresentação clínica de um paciente com hipertrofia das conchas nasais e quando a cirurgia deve ser considerada?

Pacientes com hipertrofia das conchas nasais geralmente apresentam queixas crônicas de obstrução, podendo também apresentar rinorreia, pressão facial, plenitude auricular e dificuldade de dormir. A obstrução com frequência é descrita como bilateral, em báscula, piorando durante o sono na posição de decúbito dorsal e melhorando na posição vertical com exposição a vapor (p. ex., no chuveiro), com exercícios e com o uso de descongestionantes. Um histórico alérgico é comum. A cirurgia deve ser considerada quando os sintomas relacionados à hipertrofia das conchas nasais afetarem significativamente a qualidade de vida, apesar dos tratamentos clínicos, incluindo esteroides nasais, anti-histamínicos, solução salina nasal e descongestionantes.

13. Como é realizada a cirurgia das conchas nasais?

Uma vez que seja identificado um candidato adequado, a cirurgia pode ser realizada com anestesia local ou geral. A cirurgia com frequência é realizada em conjunto com uma septoplastia e geralmente envolve as conchas nasais inferiores. O objetivo da cirurgia é reduzir o tamanho da concha nasal, melhorando, assim, as vias aéreas nasais sem sacrificar a função. Há uma ampla variedade de técnicas para redução das conchas nasais, e isso é mais adequadamente atingido através de uma ressecção submucosa de tecidos moles e/ou osso, preservando, assim, a mucosa funcional subjacente tanto quanto possível. Algumas das várias técnicas que foram descritas incluem ressecção das conchas nasais (total/parcial), cauterização a *laser*, eletrocauterização (monopolar ou bipolar), crioterapia, coblação, ablação por radiofrequência, ressecção submucosa e fratura lateral.

14. O que é a síndrome do nariz vazio?

Também chamada de ozena ou rinite atrófica crônica, a síndrome do nariz vazio é uma condição incomum na qual o paciente experimenta sintomas crônicos de obstrução nasal, apesar de uma via aérea nasal amplamente patente. Sintomas adicionais podem incluir ressecamento, formação de crostas, sangramento, rinorreia e dor. Geralmente, os pacientes possuem um histórico de cirurgia nasal anterior. Ao exame, as conchas nasais foram removidas, e pode haver uma perfuração septal. Acredita-se que a distorção grave da anatomia intranasal resultem em uma redução na sensação de fluxo de ar normal, resultando, assim, em uma sensação subjetiva de congestão. As opções de tratamento são limitadas, e incluem o uso de solução salina nasal, pomadas tópicas e antibióticos, quando indicados. Foi relatado algum sucesso com o procedimento de aumento cirúrgico da parede nasal inferolateral. A melhor estratégia é evitar essa complicação com planejamento pré-operatório cuidadoso e técnica cirúrgica adequada.

15. Quando é indicada cirurgia da concha nasal média?

A concha nasal média é uma estrutura intranasal importante, que facilita a umidificação, o fluxo de ar normal, a drenagem sinusal adequada e o olfato. Ao contrário das conchas nasais inferiores, as conchas nasais médias não desenvolvem comumente hipertrofia mucosa ou submucosa e não variam tanto em tamanho com as mudanças no fluxo sanguíneo. Como resultado, a cirurgia das conchas nasais médias é menos comum. Em alguns casos, a concha nasal média pode ser uma concha bolhosa, com uma célula cheia de ar recoberta por osso delgado no seu interior, fazendo com que seja muito maior do que o normal. Isso pode contribuir para os sintomas de obstrução nasal, desvio de septo e drenagem mucociliar deficiente dos seios. Em casos de polipose nasal severa, a concha nasal média pode desenvolver degeneração polipoide. Nesses casos, a redução da concha nasal média pode ser considerada.

16. O que é a válvula nasal?
A válvula nasal se refere à área mais estreita da fossa nasal anterior, através da qual o ar flui. Anormalidades da válvula nasal resultam em sintomas de obstrução nasal. A válvula possui componentes internos e externos. A válvula nasal interna se refere à área da fossa nasal delimitada pelo septo, pela cabeça da concha nasal inferior e cartilagem lateral superior. A válvula nasal externa se refere à área delimitada pela columela, pela crura lateral da cartilagem lateral inferior e pelas asas do nariz. A área entre as válvulas interna e externa é conhecida como área intervalvular.

17. Como a válvula nasal é avaliada?
Ao avaliar um paciente com sintomas de congestão nasal, a parte externa do nariz e a válvula nasal devem ser examinadas juntamente com a anatomia intranasal. O dorso nasal, as paredes laterais do nariz, a ponta do nariz, as asas do nariz e a columela são examinados por visualização anterior, visualização de perfil e visualização da base, em repouso e durante a inspiração. A manobra de Cottle é realizada deslocando a bochecha lateralmente. A manobra de Cottle modificada é realizada apoiando-se a parede nasal lateral por via intranasal com um porta-algodão montado ou cureta otológica durante a inspiração. Em pacientes com anormalidades na válvula nasal, essas manobras irão resultar em uma melhora marcante na respiração nasal. É importante detectar anormalidades na válvula nasal no pré-operatório, uma vez que elas podem causar sintomas persistentes de obstrução nasal após septoplastia/cirurgia das conchas nasais.

18. O que é colapso da válvula nasal?
O colapso da válvula nasal se refere à obstrução nasal causada por uma anormalidade na válvula nasal. Essa obstrução pode ser congênita ou adquirida como consequência de cirurgia anterior, trauma ou paralisia facial. Os sintomas de congestão geralmente são constantes, melhoram com o uso de dilatadores nasais ou deslocamento lateral das bochechas e pioram com exercícios. O "colapso" pode ser estático ou dinâmico, dependendo da anatomia do paciente.

19. Como é tratado o colapso da válvula nasal?
Opções de tratamento não cirúrgico incluem uso de dilatadores nasais ou dispositivos de *stent* intranasais descartáveis. Há uma ampla variedade de opções de tratamentos cirúrgicos, dependendo dos achados do exame físico. Os procedimentos incluem a colocação de *spreader grafts*, suturas *flaring*, enxerto *butterfly*, enxertos *batten*, enxertos de estrutura crural lateral, enxertos de rebordos alares e técnicas de sutura ancoradas em ossos, para citar alguns. A cirurgia pode ser realizada por meio de abordagem fechada ou aberta. Os enxertos de cartilagem são obtidos do septo, na orelha ou na costela.

20. Qual é a apresentação clínica e o tratamento de um hematoma/abscesso septal?
Essa condição pode ocorrer como resultado de cirurgia nasal ou trauma nasal recentes. Os sintomas incluem início agudo de obstrução nasal severa, dor, edema e, possivelmente, febre. O exame mostra oclusão de uma ou ambas as fossas nasais com flutuação do septo. O tratamento é incisão imediata e drenagem do fluido sob anestesia local ou geral e colocação de *splints* nasais por uma semana para evitar recorrência. A demora no tratamento pode resultar em necrose da cartilagem septal, perfuração septal e deformidade nasal em sela.

21. Qual é a apresentação clínica e o tratamento de uma perfuração septal?
As perfurações septais podem causar sintomas como um som de assobio com a respiração, ressecamento, formação de crostas, sangramento, dor, congestão e rinorreia, ou podem ser assintomáticas. O diagnóstico diferencial inclui cirurgia anterior, trauma, uso de drogas (*sprays* nasais, recreativas), vasculite, infecção atípica, doença granulomatosa ou malignidade. Ao exame, o tamanho e a localização da perfuração devem ser observados. Opções de tratamento não cirúrgico incluem uso de solução salina nasal e pomadas tópicas. Opções de tratamento cirúrgico incluem a colocação de um botão septal de silastic ou reparo cirúrgico. As perfurações de 5 mm ou menos podem ser reparadas primariamente por um enxerto interposicional por via endonasal. Para perfurações de 5 mm a 2 cm, uma abordagem aberta deve ser considerada, e retalhos mucosos locais serão necessários. Perfurações com mais de 2 cm são mais difíceis de serem reparadas com sucesso. A cirurgia é contraindicada em pacientes usuários ativos de cocaína ou portadores de doença infecciosa, inflamatória ou maligna.

22. Qual é a apresentação clínica e o tratamento da deformidade nasal em sela?
Os pacientes com deformidade nasal em sela apresentam uma depressão ou concavidade envolvendo o dorso do terço médio do nariz. Isso geralmente é causado por trauma nasal anterior ou cirurgia nasal extremamente agressiva durante a redução da bossa do nariz, ou de remoção excessiva da estrutura septal dorsal durante a septoplastia. A correção cirúrgica é realizada através de uma abordagem aberta para exposição do dorso nasal. A área deficiente é então aumentada com cartilagem da concha (orelha) ou da costela, utilizando uma técnica de enxerto do tipo *onlay*.

23. O que é síndrome de choque tóxico?
A síndrome de choque tóxico é uma complicação rara por infecção de *S. aureus*. A toxina TSST-1 produzida pela bactéria causa febre alta, ulcerações na pele, hipotensão, vômitos, diarreia e falência multiorgânica. Isso raramente está associado a tamponamento nasal. Como resultado, pacientes com tamponamento nasal ou *splints* geralmente são cobertos com antibióticos antiestafilocócicos. O tratamento inclui remoção do tamponamento nasal, antibióticos IV e cuidados de suporte/reanimação.

24. Quais considerações estão envolvidas na cirurgia nasal de revisão?
Cerca de 5% a 10% dos pacientes apresentam sintomas persistentes ou recorrentes de obstrução nasal após cirurgia nasal. Um histórico e exame cuidadosos devem ser realizados, e uma TC deve ser considerada para avaliar a doença sinusal. As observações operatórias anteriores devem ser revisadas, se possível, e um diagnóstico diferencial completo para obstrução nasal deve ser considerado na avaliação. Se for considerada uma cirurgia de revisão, as opções cirúrgicas incluem septoplastia de revisão para desvio persistente, redução revisional de concha nasal para hipertrofia recorrente e cirurgia da válvula nasal. Uma abordagem aberta pode ser necessária para modificação das estruturas septais remanescentes, colocação de enxertos de cartilagem ou cirurgia de válvula nasal.

25. Quais são algumas das limitações para a abordagem endonasal para septoplastia?
A abordagem endonasal para septoplastia consiste na realização de uma incisão de Killian ou de transfixação para acessar a cartilagem septal e o osso. Essa abordagem permite limitados acesso e manipulação do septo dorsal, ângulo septal, septo caudal e espinha nasal. O desvio da linha média nessas áreas é uma causa comum de insucesso de septoplastia primária. Se o desvio for observado em uma ou mais dessas áreas, deve ser considerada uma abordagem aberta para o septo, para exposição adequada. O desvio do septo dorsal e o ângulo septal podem ser corrigidos por desbaste conservador e *spreader grafts* (estendidos). Um desvio do ângulo septal posterior pode ser corrigido por desbaste conservador e/ou reposicionamento da cartilagem da espinha nasal. O desvio no septo caudal pode ser corrigido com um enxerto septal do tipo *batten*, reposicionamento, técnica de *tongue in groove*, enxerto de extensão septal caudal ou outras modificações.

26. É seguro realizar cirurgia nasal em crianças?
O septo nasal é importante no desenvolvimento do nariz infantil para o nariz adulto. Por isso, com raras exceções, a septoplastia geralmente não é realizada até, pelo menos, os 16 anos de idade, quando o desenvolvimento do nariz geralmente está completo. Cirurgia das conchas nasais pode ser realizada com segurança em crianças mais novas, se necessário, mas deve ser feita de forma conservadora para minimizar o risco de complicações de longo prazo.

CONTROVÉRSIAS

27. O que é neuralgia de Sluder?
É um termo antigo, hoje em dia conhecido como neuralgia dos gânglios esfenopalatinos ou cefaleia por ponto de contato. Os sintomas incluem dor mediofacial, geralmente unilateral e localizada. Os descongestionantes algumas vezes fornecem alívio dos sintomas, enquanto outras medicações geralmente não o fazem. O exame físico e a TC podem mostrar septo desviado em contato com a concha nasal e/ou parede nasal lateral, sem doença sinusal significativa. A dor pode ser exacerbada pela manipulação do desvio septal e aliviada com aplicação de anestésico tópico. Alguns consideram isso um problema estrutural e recomendam septoplastia para tratamento, enquanto outros a consideram uma condição neurológica que requer tratamento clínico.

28. A concha nasal média deve ser sempre preservada durante a cirurgia nasal/sinusal?
A opinião prevalecente desencoraja a remoção da concha média, a fim de preservar suas funções de umidificação, depuração mucociliar, olfato e como um importante marco cirúrgico. Em certos casos, alguns argumentam que é benéfico remover a concha média, assim como uma grande concha bolhosa

média e degeneração polipoide grave. As vantagens da ressecção incluem melhor acesso aos seios no pós-operatório, para vigilância, instrumentação e penetração de irrigações tópicas. Estudos recentes não mostraram diferenças significativas entre pacientes com e sem ressecções da concha nasal média.

29. É necessária a colocação de *splints* nasais após a cirurgia nasal?
Tradicionalmente, os *splints* são colocados como curativo/tampão nas fossas nasais após a cirurgia nasal, especialmente septoplastia. Isso serve para eliminar o espaço morto entre os retalhos mucosos, evitar hematomas septais, melhorar a cicatrização da mucosa e evitar formação de sinéquias. Quando manobras agressivas forem realizadas para corrigir um desvio severo, o *splint* também pode servir para estabilizar a cartilagem septal remanescente. Os *splints* geralmente são removidos cerca de uma semana após a cirurgia. A colocação dos *splints* pode resultar em desconforto após a cirurgia e ser uma fonte potencial de infecção. Estudos recentes mostraram que pacientes nos quais os *splints* não foram colocados após a cirurgia septal apresentaram taxas de sucesso e complicações semelhantes àqueles nos quais estes foram colocados, sugerindo que os *splints* podem não ser absolutamente necessários.

30. A cirurgia nasal é eficaz para o tratamento de ronco e/ou apneia de sono obstrutiva?
A importância da respiração nasal para o sono normal é bem conhecida. No entanto, estudos recentes mostraram que, em geral, a cirurgia nasal não parece melhorar de forma significativa o ronco ou a apneia do sono de forma objetiva. Esses mesmos estudos mostraram melhoria nos sintomas subjetivos, qualidade de vida e aderência ao CPAP, então parece haver um papel para a cirurgia nasal em pacientes com desordens respiratórias do sono. O efeito da cirurgia nasal no ronco e na qualidade do sono pode ser avaliado pré-operatoriamente pedindo-se ao paciente que utilize dilatadores nasais e/ou descongestionantes tópicos por algumas noites na hora de dormir. Se o ronco e/ou a qualidade do sono forem significativamente melhorados, então a cirurgia nasal provavelmente ajudará, e vice-versa.

BIBLIOGRAFIA
Ballert J, Park S: Functional rhinoplasty: Treatment of the dysfunctional nasal sidewall, *Facial Plast Surg* 22:49–54, 2006.
Cummings C, Flint P, Harker L: *Cummings Otolaryngology Head & Neck Surgery*, ed 4, Philadelphia, 2005, Elsevier Mosby, pp 1001–1027.
Kennedy D, Hwang P: *Rhinology Diseases of the Nose, Sinuses, and Skull Base*, New York, 2012, Thieme Medical Publishers.
Kridel R: Considerations in the etiology, treatment, and repair of septal perforations, *Facial Plast Surg Clin N Am* 12:435–450, 2004.
Lee KJ: *Essential Otolaryngology Head & Neck Surgery*, ed 8, New York, 2003, McGraw-Hill.
Passali F, Passali G, Damiani V, et al: Treatment of inferior turbinate hypertrophy: a randomized clinical trial, *Ann Otol Rhinol Laryngol* 112:683–688, 2003.
Soler Z, Hwang P, Mace J, et al: Outcomes after middle turbinate resection: revisiting a controversial topic, *Laryngoscope* 120(4):832–837, 2010.

CAPÍTULO 28
CIRURGIA SINUSAL ENDOSCÓPICA FUNCIONAL

Henry P. Barham, MD ▪ Anne E. Getz, MD

PONTOS-CHAVE

1. Os objetivos da cirurgia sinusal incluem técnica cirúrgica atraumática, preservação da mucosa e restauração da fisiologia normal do seio.
2. As grandes complicações mais comuns da cirurgia sinusal incluem hemorragia, lesão intracraniana/fístula liquórica e lesão intraorbitária.
3. As medidas utilizadas para melhorar a visualização e reduzir a perda de sangue durante a cirurgia de seio incluem anestesia intravenosa total (TIVA), elevação da cabeça do leito > 15 graus, bloqueadores α1 tópicos (epinefrina ou oximetazolina) e infiltração local de epinefrina.

Pérolas
1. Conhecer a classificação de Keros quanto à profundidade da fossa olfatória (Classe I: 1 a 3 mm, Classe II: 4 a 7 mm, Classe III: 8 mm e maior).
2. A complicação mais comum da cirurgia sinusal é a hemorragia.

PERGUNTAS

1. O que é FESS?

Cirurgia sinusal endoscópica funcional. O objetivo da cirurgia sinusal endoscópica "funcional" é corrigir anormalidades anatômicas ou obstruções subjacentes, ao mesmo tempo em que preserva a mucosa, a fim de restaurar o fluxo mucociliar e a função sinusal normal. O termo *funcional* está diretamente relacionado a técnicas utilizadas para preservar as vias de drenagem naturais. O campo da rinologia passou por grandes avanços recentemente, com avanços em técnicas de imagem, visualização endoscópica, orientação por imagens e compreensão da anatomia e fisiopatologia das rinossinusites.

2. Qual é o papel da intervenção cirúrgica na rinossinusite?

A rinossinusite crônica é uma doença clínica na qual a cirurgia pode desempenhar um papel quando o tratamento clínico isolado não for suficiente. O tratamento clínico é a principal e, com frequência, a única modalidade de tratamento para a maioria dos pacientes. Quando o tratamento clínico fracassa em controlar os sintomas de forma adequada, a cirurgia pode ser indicada. Em casos de sinusite crônica ou recorrente, a intervenção cirúrgica deve ser direcionada para melhorar as vias de drenagem natural dos seios. Em casos de rinossinusite aguda, a intervenção cirúrgica é direcionada à descompressão de um seio agudamente infectado associado a possíveis complicações, como formação de abscesso.

3. Quais medidas devem ser tomadas antes da intervenção cirúrgica para o tratamento de rinossinusite?

Histórico e exame físico detalhados devem ser realizados em qualquer paciente, para ajudar a determinar quais pacientes potencialmente se beneficiariam da intervenção cirúrgica. A endoscopia nasal deve ser realizada pré-operatoriamente para avaliar a anatomia nasal específica, além da avaliação da mucosa nasal. A tomografia computadorizada (TC) de cortes finos é uma mensuração objetiva importante, realizada para identificar a anatomia específica de um paciente e utilizada na preparação para a cirurgia sinusal. Os exames de imagem devem ser, idealmente, estudados em orientação triplanar (axial, coronal e sagital). Como em qualquer cirurgia, todas as medicações pré-operatórias (incluindo medicações que não necessitam de receita médica) devem ser discutidas com cada paciente, para que se identifiquem quaisquer medicações que possam aumentar o risco de sangramento.

4. Quais são os objetivos principais da cirurgia sinusal endoscópica funcional?
1. Dissecção anatômica completa dos seios paranasais para restaurar as vias de drenagem normais. Essa dissecção deve ser completa e preservar a mucosa.
2. Evitar complicações. Os seios paranasais se situam muito próximos a estruturas críticas, incluindo órbitas/olhos, base do crânio, artéria carótida e nervo óptico.

5. Quais são as causas mais comuns de obstrução das vias aéreas nasais e como elas são tratadas cirurgicamente?
Desvios do septo nasal desviado e hipertrofia das conchas nasais inferiores são duas das causas mais comuns de obstrução nas vias aéreas nasais que podem ser cirurgicamente corrigidas. A septoplastia é um procedimento realizado para retificar o septo desviado. A redução e fratura lateral das conchas nasais inferiores obstrutivas geralmente são realizadas para melhorar as vias aéreas nasais.

6. Como se deve proceder durante a dissecção dos seios paranasais?
Com base em sua localização anterior, o seio maxilar é tratado, com frequência, primeiramente. A obstrução do complexo ostiomeatal é tratada por meio de uma antrostomia maxilar. O óstio natural do seio maxilar é exposto primeiramente, removendo-se o processo uncinado. Uma vez que o óstio natural seja identificado, é aumentado conforme indicado (esse óstio é aumentado para incluir óstios acessórios, quando presentes).

As células etmoidais anteriores são tratadas, então, abrindo-se a bolha etmoidal. Uma vez que isso tenha sido completado, pode-se proceder de anterior para posterior na direção inferomedial. A lamela basal da concha nasal média, que constitui a divisão anatômica entre os seios etmoides anterior e posterior, é, então, identificada. Procedendo-se posteriormente a partir da lamela basal, a dissecção é então realizada até que a face anterior (rostro) do seio esfenoide seja encontrada, marcando o limite posterior do seio etmoide posterior na ausência de uma célula de Onodi (célula etmoidal posterior pneumatizada superiormente, no seio esfenoidal).

Medialmente, a concha nasal superior pode ser utilizada para identificação do esfenoide no recesso esfenoetmoidal. O recesso esfenoetmoidal está localizado inferomedialmente à concha nasal superior na maioria dos casos. Se necessário, o terço inferior da concha nasal superior pode ser removido para expor o óstio esfenoidal. O óstio esfenoidal deve ser aumentado inferiormente e medialmente, para evitar lesão na base do crânio, evitando-se a artéria septal posterior (ramo terminal medial da artéria esfenopalatina) inferiormente.

As partições etmoidais remanescentes são seccionadas em uma direção posterior para anterior a partir da face anterior do seio esfenoide ao longo da base do crânio etmoide superiormente, com os limites da dissecção incluindo a lâmina papirácea lateralmente, a concha nasal média medialmente e o recesso frontal anteriormente.

7. Como deve ser tratado cirurgicamente o seio frontal?
A sinusotomia frontal endoscópica se tornou a abordagem padrão para tratamento de rinossinusites com envolvimento do recesso e do seio frontal. Avanços recentes na visualização endoscópica e instrumentação angulada melhoraram o tratamento cirúrgico da sinusite frontal. Embora comumente considerado o seio de tratamento cirúrgico mais difícil, por sua localização anterior e superior, anatomia circundante e riscos associados, a cirurgia endoscópica do seio frontal se tornou cada vez mais segura e bem-sucedida. As sucessivas abordagens utilizadas para melhorar a drenagem do seio frontal incluem etmoidectomia anterior, dissecção completa de todos as células etmoidais anteriores e frontais no interior do recesso frontal (também conhecido como procedimento Draf I), abrindo amplamente o óstio frontal (Draf IIa), ressecção do assoalho do seio frontal a partir do septo nasal medialmente até a lâmina papirácea lateralmente (também conhecido como procedimento Draf IIb) e conexão dos dois seios frontais, de órbita a órbita, com remoção de cada assoalho de seio frontal, porção inferior do septo frontal intersinusal e da porção superior do septo nasal (também conhecido como procedimento de Draf III, Lothrop modificado, ou sinusotomia frontal transeptal). Abordagens externas ou abertas podem ser utilizadas em casos selecionados, incluindo uma trepanação, incisão de Lynch ou retalho bicoronal com retalho osteoplástico, que podem ser utilizadas para remoção de tumores, cranialização ou procedimento de obliteração.

8. Qual a razão comum para o fracasso cirúrgico de uma antrostomia maxilar?
O fracasso em incorporar o verdadeiro óstio maxilar, localizado anterossuperiormente, na antrostomia cirúrgica, resultando em duas aberturas separadas. Essa é uma configuração para recirculação do muco a partir do óstio natural até o óstio cirúrgico, resultando em disfunção e estase de secreções no interior do seio maxilar.

9. **Quais são as quatro lamelas que servem como marcos anatômicos para completar uma cirurgia sinusal?**
   - Primeira lamela: processo uncinado.
   - Segunda lamela: bolha etmoidal.
   - Terceira lamela: lamela basal da concha nasal média (componente horizontal da concha nasal média; ela representa a divisão anatômica entre as células aéreas etmoidais anteriores e posteriores).
   - Quarta lamela: concha nasal superior.

10. **Quais são as complicações menores da cirurgia sinusal?**
    Sangramento, hiposmia/anosmia, dormência, obstrução nasal e sinéquias. É normal ocorrerem pequenas quantidades de sangramento após cirurgias sinusais, que raramente (menos de 1%) requerem intervenção. A avaliação pré-operatória e a discussão de todas as medicações (prescrição, sem receita médica e suplementos) conhecidas por causarem sangramento crescente e aderência estrita aos princípios da hemostasia podem ajudar a minimizar o risco de sangramento. Hiposmia e raramente anosmia podem ocorrer. Embora isso geralmente seja considerado uma complicação menor, pode ser bastante angustiante para o paciente. Cuidado para evitar dissecção excessiva das porções superiores das conchas nasais médias e superiores, e desnudamento da mucosa no interior da fenda olfatória pode ajudar a evitar essa situação. Infecções, alergia e a presença de pólipos nasais podem levar a uma deficiência olfativa no pós-operatório. Um ponto importante para discutir com os pacientes é que a redução do olfato no pré-operatório pode ou não melhorar no pós-operatório. Dormência no nariz, lábio superior, ou dentes superiores centrais pode ocorrer no pós-operatório, mas geralmente é autolimitada. Obstrução e dor nasal são complicações menores e autolimitadas comuns. Crostas e sinéquias pós-operatórias podem ocorrer, tanto nas fossas nasais quanto nos seios paranasais, devendo ser debridadas durante as consultas pós-operatórias iniciais, para evitar formação de cicatrizes maduras e disfunção potencial resultante. Essa complicação pode ser mitigada pela realização pelo paciente de frequentes irrigações com solução salina no pós-operatório e avaliação endoscópica precoce com debridamento pelo cirurgião.

11. **Quais são as maiores complicações da cirurgia sinusal?**
    Lesão orbitária, lesão intracraniana e hemorragia. A parede medial da órbita, ou lâmina papirácea, é a fronteira lateral do seio etmoide. Essa proximidade da órbita com os seios paranasais torna a lesão orbitária um risco inerente. A lâmina papirácea, que separa os seios etmoides da órbita, é um dos ossos mais delgados do corpo humano. A transgressão desse osso e o sangramento para o interior da órbita óssea podem causar complicações, que variam desde equimoses periorbitais e enfisema até hematoma orbitário e cegueira. Anisocoria, oftalmoplegia e proptose são sinais ameaçadores, que exigem ação imediata. Em casos de pressão orbitária aumentada, esteroides, manitol e/ou descompressão orbitária por meio de cantotomia lateral e cantólise ou descompressão endoscópica devem ser realizados imediatamente, para aliviar a pressão e preservar a visão. Danos aos músculos extraoculares, mais comumente ao reto medial, podem ocorrer, levando à diplopia permanente. Uma dissecção anterior excessivamente agressiva para a antrostomia maxilar pode resultar em lesão do sistema nasolacrimal. Lesões do sistema nasolacrimal podem resultar em epífora ou dacriocistite recorrente, podendo requerer cirurgia correcional.

    Complicações intracranianas podem ocorrer em razão da proximidade da base do crânio com os seios etmoides, frontais e esfenoidais. O osso que separa os seios paranasais da cavidade intracraniana também é bastante delgado, da ordem de milímetros. A lesão ocorre mais comumente na placa cribriforme e no teto do seio etmoide, onde o osso é mais delgado. Complicações associadas à penetração intracraniana incluem fístula liquórica, meningite, lesão na artéria carótida, pneumocéfalo de tensão e lesão cerebral direta. A penetração intracraniana deve ser imediatamente identificada e reparada.

    A lesão das artérias etmoidal, esfenopalatina ou carótida interna (ACI) pode resultar em uma grande hemorragia. No caso de lesão da ACI, isquemia e morte são possíveis. O reparo endoscópico direto de uma lesão da ACI é tecnicamente difícil, dado o sangramento de alto fluxo e a visualização difícil. O tratamento geralmente envolve curativos agressivos, para tamponar a hemorragia, e transferência para a radiologia intervencional, para possível embolização da ACI. Lesões das artérias etmoidais anteriores junto à base do crânio podem resultar em hemorragia intracraniana, assim como hematoma intraorbitário e cegueira resultante. A artéria maxilar interna tem seu curso posteriormente à parede posterior do seio maxilar, no interior da fossa pterigopalatina. Seu ramo terminal, a artéria esfenopalatina, emerge no interior do nariz através do forame esfenopalatino, localizado na porção inferior da lamela basal da concha nasal média. Lesões dessa artéria podem resultar em epistaxe significativa.

28 ▪ CIRURGIA SINUSAL ENDOSCÓPICA FUNCIONAL

12. O que quer dizer a sigla IGS e quais são as indicações para o seu uso?
Cirurgia orientada por imagem (IGS) é um sistema de navegação computadorizado que rastreia instrumentos cirúrgicos no espaço utilizando imagens de TC (ou RM) pré-operatórias do paciente, exibindo a localização do instrumento de modo triplanar (axial, coronal e sagital). As indicações incluem: pólipos nasais, cirurgia sinusal de revisão, cirurgia frontal ou esfenoidal, cirurgia orbitária, cirurgia para doença na base do crânio ou fístula liquórica. A IGS nunca é um substituto para o conhecimento anatômico do cirurgião.

13. Que tipo de anestesia geral demonstrou melhorar a visualização na cirurgia sinusal?
A anestesia intravenosa total (TIVA). A TIVA mostrou melhorar a visualização do campo cirúrgico ao correlacionar a taxa cardíaca reduzida e a melhor visualização do campo cirúrgico, com perda sanguínea reduzida. Uma taxa cardíaca mais baixa tem o benefício adicional de pressões arteriais médias mais baixas, evita o excesso de mudanças de fluidos e pressões venosas centrais mais baixas. Evitar anestésicos inalatórios previne a vasodilatação periférica que acompanha esses agentes.

14. Como o posicionamento dos pacientes afeta a visualização?
Foi demonstrado que a elevação da cabeça do paciente, ou a posição de Trendelenburg reverso, melhora a visualização do campo cirúrgico.

15. Como as medicações tópicas afetam a cirurgia sinusal?
Pequenas compressas nasais embebidas em oximetazolina, neosinefrina ou epinefrina 1:1.000 podem ser introduzidas nas fossas nasais para causar vasoconstrição e ajudar a melhorar o gotejamento generalizado de sangue na mucosa. Elas apresentam uma baixa taxa de complicações (0,001%), mas devem ser utilizadas com cautela em pacientes pediátricos e pacientes com riscos cardiovasculares ou hipertensão.

16. Que injeções locais podem ser utilizadas na cirurgia sinusal?
Injeções vasoconstritoras/anestésicas locais são importantes para reduzir a perda sanguínea e otimizar a visualização. Uma injeção anterior na parede lateral nasal, na inserção da raiz da concha nasal média, é eficaz para hemostasia anterior durante a cirurgia dos seios maxilares, etmoides anteriores e frontais. Uma injeção posterior na região do forame esfenopalatino ou uma injeção transoral no forame palatino maior é eficaz para a hemostasia posterior durante a cirurgia dos seios etmoides posterior e seios esfenoidais. Geralmente 1% de lidocaína com 1:100.000 ou 1:200.000 de epinefrina é utilizada.

17. Qual é o fator mais importante para evitar grandes complicações durante a cirurgia sinusal endoscópica?
O conhecimento amplo da anatomia é fundamental para prevenção de complicações cirúrgicas graves. A revisão pré-operatória meticulosa e detalhada das imagens de TC do paciente é um requisito absoluto antes da cirurgia.

18. Qual é a incidência de grandes complicações em cirurgia sinusal endoscópica?
A taxa geral de grandes complicações é estimada em menos de 1%.

19. Quais são os fatores anatômicos importantes a considerar ao se revisar as imagens de TC dos seios antes da cirurgia, para evitar complicações?
Primeiramente, deve-se sempre verificar a orientação correta do paciente e esquerda/direita nas imagens. Verificar a integridade da lâmina papirácea e confirmar que não há deiscência. Prestar atenção à altura dos seios maxilares em relação à altura do dos seios etmoides. Seios maxilares altos resultam em uma altura relativamente curta dos etmoides, o que pode desorientar o cirurgião, uma vez que a base do crânio pode estar mais baixa do que o previsto. Avaliar a configuração da base do crânio em termos de altura, inclinação, simetria e profundidade da placa cribriforme. Avaliar a posição da artéria etmoidal anterior, e sua posição, no interior da base óssea do crânio ou com trajeto abaixo da base óssea do crânio (risco alto de lesão). Verificar a integridade da base óssea do crânio e observar se há quaisquer áreas de deiscência. No interior do seio esfenoidal, inspecionar o osso dos canais ópticos e da carótida. Essas estruturas podem, com frequência, ser parcialmente descentes, colocando essas estruturas sob grande risco.

20. Que sistema de classificação radiológica é usado para avaliar a base do crânio etmoide?
A classificação de Keros é um método para classificar a profundidade da fossa olfatória (Figura 28-1). A profundidade da fossa olfatória é determinada pela altura da placa cribriforme, sendo classificada em três categorias; o Tipo 1 tem uma profundidade de 1 a 3 mm (26% da população), o Tipo 2 tem uma profundidade de 4 a 7 mm (73% da população), e o Tipo 3 tem uma profundidade de 8 a 16 mm (1% da população).

CLASSIFICAÇÃO DE KEROS

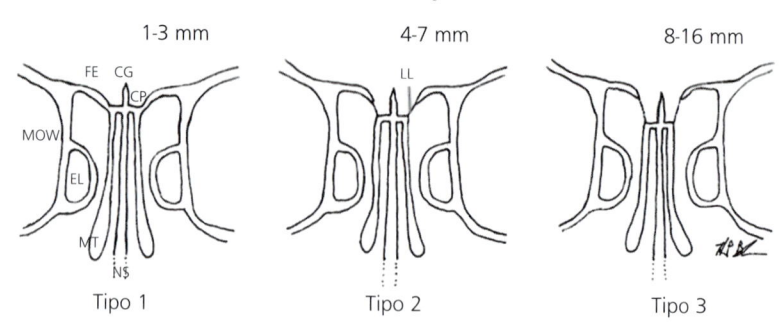

1-3 mm | 4-7 mm | 8-16 mm

Tipo 1 | Tipo 2 | Tipo 3

MOW: Parede orbitária medial
MT: Concha nasal média
LL: Lamela lateral
NS: Septo nasal
FE: Fóvea etmoidal
CP: Placa cribriforme
CG: *Crista galli*
EL: Labirinto etmoidal

Figura 28-1. Classificação de Keros da profundidade da fossa olfativa.

21. O que é o procedimento de Caldwell-Luc?

Esse procedimento foi desenvolvido para tratamento de seios maxilares "irreversivelmente doentes", com remoção da mucosa e criação de uma drenagem dependente de gravidade. O seio maxilar é aberto através de uma abordagem sublabial, a mucosa sinusal é removida, e uma grande antrostomia meatal inferior é criada. Essa técnica raramente é utilizada na era da cirurgia sinusal endoscópica funcional.

BIBLIOGRAFIA

Ahn H, Chung S, Dhong H, et al: Comparison of surgical conditions during propofol or sevoflurane anaesthesia for endoscopic sinus surgery, *Br J Anaesth* 100:50–54, 2008.

Fraire ME, Sanchez-Vallecillo MV, Zernotti ME, et al: Effect of premedication with systemic steroids on surgical field bleeding and visibility during nasosinusal endoscopic surgery, *Acta Otorrinolaringol Esp* 64(2):133–139, 2013.

Hathorn IF, et al: Comparing the reverse Trendelenburg and horizontal position for endoscopic sinus surgery: a randomized controlled trial, *Otolaryngol Head Neck Surg* 148(2):308–313, 2013.

Higgins TS, Hwang PH, Kingdom TT, et al: Systematic review of topical vasoconstrictors in endoscopic sinus surgery, *Laryngoscope* 121:422–432, 2011.

Khosla AJ, Pernas FG, Maeso PA: Meta-analysis and literature review of techniques to achieve hemostasis in endoscopic sinus surgery, *Int Forum Allergy Rhinol* 3(6):482–487, 2013.

Krings JG, Kallogjeri D, Wineland A, et al: Complications of primary and revision functional endoscopic sinus surgery for chronic rhinosinusitis, *Laryngoscope* 124(4):838–845, 2014.

Ramakrishnan VR, Kingdom TT, Nayak JV, et al: Nationwide incidence of major complications in endoscopic sinus surgery, *Int Forum Allergy Rhinol* 2(1):34–39, 2012.

Senior BA, Kennedy DW, Tanabodee J, et al: Long-term results of functional endoscopic sinus surgery, *Laryngoscope* 108:151–157, 1998.

Stankiewicz JA: Complications of endoscopic sinus surgery, *Otolaryngol Clin North Am* 22:749–758, 1989.

Timperley D, Sacks R, Parkinson RJ, et al: Perioperative and intraoperative maneuvers to optimize surgical outcomes in skull base surgery, *Otolaryngol Clin North Am* 43:699–730, 2010.

FÍSTULAS LIQUÓRICAS E ENCEFALOCELE

Henry P. Barham, MD ▪ *Anne E. Getz, MD*

PONTOS-CHAVE
1. Trauma é a causa mais comum de fístula liquórica.
2. O reparo endoscópico de fístulas liquóricas é eficaz e com menor morbidade quando comparado a abordagens abertas.
3. Uma técnica meticulosa é a chave para o sucesso no reparo de defeitos na base do crânio.
4. Os materiais utilizados e os procedimentos empregados são menos importantes do que a qualidade do reparo.

Pérolas
1. A lamela lateral da lâmina cribriforme é o local mais comum de aparecimento de fístulas liquóricas iatrogênicas durante a cirurgia sinusal endoscópica funcional (FESS).
2. O tratamento conservador com frequência é a primeira etapa do tratamento de fístulas liquóricas resultantes de trauma agudo.
3. Fístulas liquóricas espontâneas provavelmente estão associadas a hipertensão intracraniana idiopática.

PERGUNTAS

1. Quais são as causas mais comuns de fístulas liquóricas?
- Trauma
    - Não cirúrgico: etiologia mais comum (70% a 80%). De 1% a 3% das lesões cranianas agudas resultam em fístula liquórica. Setenta por cento das fístulas fecham espontaneamente com observação e tratamento conservador, que pode incluir repouso no leito, elevação da cabeceira do leito e drenagem lombar. No geral, há um risco de 30% a 40% de instalação de meningite com tratamento conservador.
    - Cirúrgico (planejado e não planejado):
        FESS (< 1% de incidência de fístula liquórica): o local mais comum da lesão na base do crânio é a lamela lateral da lâmina cribriforme. Há um risco maior para a base do crânio etmoide posterior quando o seio maxilar é altamente pneumatizado na dimensão superoinferior, o que resulta em uma altura etmoide posterior relativamente reduzida (Figura 29-1).
        Cirurgia Neurológica: abordagem transesfenoidal para lesões selares e suprasselares (0,5% a 15% de incidência de fístula liquórica).
- Neoplasia: os mecanismos incluem invasão direta pelo tumor e/ou efeito de massa levando a hipertensão intracraniana.
- Congênito: fracasso no fechamento de espaços em desenvolvimento, com herniação resultante de conteúdos intracranianos. O forame cego é a localização mais comum (50%).
- Espontâneo: é com frequência resultado de hipertensão intracraniana idiopática (IIH), que, por sua vez, resulta de uma redução da reabsorção de liquor. As características e sintomas do paciente incluem meia-idade, obesidade, mulher, cefaleia do tipo pressão, zumbidos pulsáteis e disfunção do equilíbrio.

2. O que é síndrome da sela vazia e como é tratada?
Síndrome da sela vazia é uma aparência radiográfica de selas preenchidas por liquor em virtude de achatamento da glândula pituitária (Figura 29-2). A glândula pituitária é uma glândula endócrina situada na sela túrcica que tem como função o controle de outras glândulas endócrinas (glândulas adrenais, tireoide, ovários, testículos) por meio de secreção de hormônios controladores. A síndrome da sela vazia pode ser observada na IIH, que geralmente afeta mulheres obesas. Os pacientes geralmente irão se apresentar com

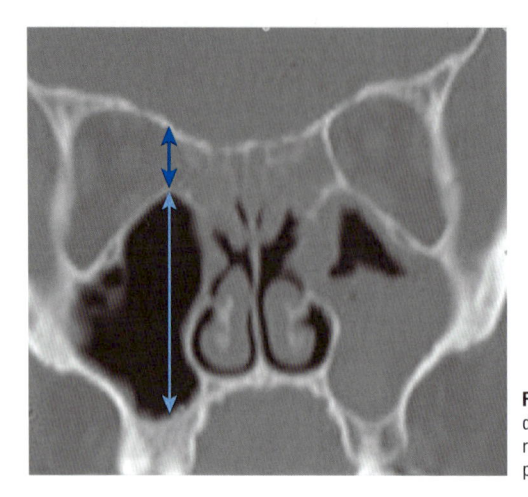

Figura 29-1. Uma altura relativamente curta do seio etmoide (*seta superior*) como resultado de um seio maxilar altamente pneumatizado e alto (*seta inferior*).

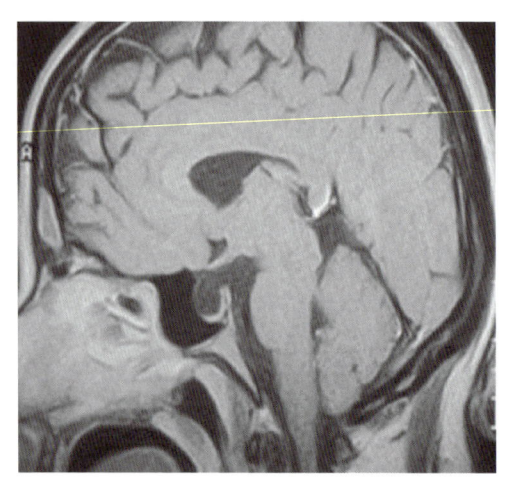

Figura 29-2. RM sagital de uma sela túrcica "vazia" preenchida por liquor.

cefaleias, zumbido pulsátil e diplopia. Um achado do exame físico é o edema do disco óptico bilateral secundário ao aumento da pressão intracraniana (PIC). O tratamento é focado na redução da PIC por meio de tratamento farmacológico, que consiste em acetazolamida e furosemida, para reduzir a PIC, e tratamento da cefaleia, o que pode incluir amitriptilina e propranolol. Em casos graves, com distúrbios visuais, a intervenção cirúrgica pode ser necessária, incluindo descompressão do nervo óptico ou derivação liquórico. A síndrome da sela vazia pode ser observada em conjunção com fístulas liquóricas espontâneas.

3. O que é encefalocele?

A encefalocele é uma herniação do tecido neural através de um defeito na base do crânio (Figuras 29-3 e 29-4) e é definida pelo tipo de tecido que hernia através do defeito. Uma meningocele contém meninges herniadas, uma meningoencefalocele contém massa encefálica herniada e meninges, e uma meningoencefalocistocele é composta por massa encefálica herniada e meninges que se comunicam com um ventrículo cerebral.

4. Onde ocorre a encefalocele?

Encefaloceles podem ocorrer no crânio e na coluna vertebral. Vinte por cento ocorrem no interior do crânio, e 15% dessas estão associadas às fossas nasais. Encefaloceles nasais são divididas em dois ti-

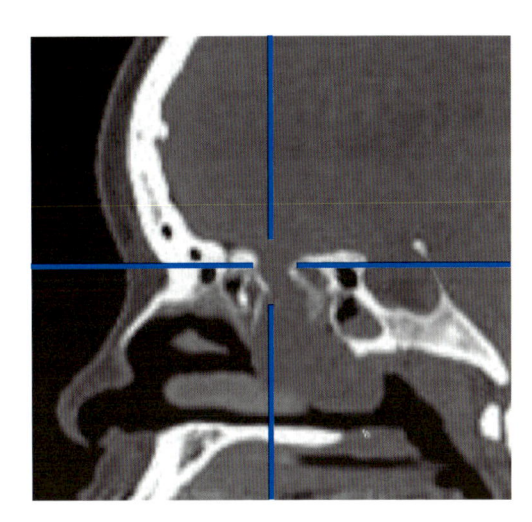

Figura 29-3. Encefalocele volumosa na base etmoide do crânio. A cruz da mira localiza o defeito na base óssea do crânio.

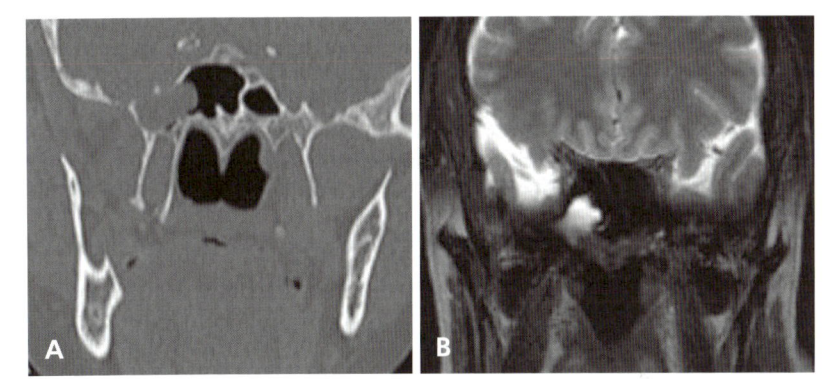

Figura 29-4. TC **(A)** e RM **(B)** de uma meningocele se projetando para o interior do recesso lateral do seio esfenoidal direito.

pos: sincipital e basal. Encefaloceles sincipitais (anterior e superior) respondem por aproximadamente 60% das encefaloceles nasais e geralmente se apresentam como uma massa compressível mole sobre a glabela. Encefaloceles basais ocorrem através da base do crânio mais posteriormente e respondem por aproximadamente 40% das encefaloceles nasais. Elas permanecem ocultas por muitos anos, uma vez que se localizam mais posteriormente do que o tipo sincipital.

5. Como a encefalocele é diagnosticada?
Os pacientes irão com frequência apresentar rinorreia ou meningites recorrentes e podem apresentar um dorso nasal largo ou hipertelorismo. Encefaloceles podem caracteristicamente transiluminar, expandir-se com a manobra de Valsalva e demonstrar um sinal de Furstenberg positivo (aumento com a compressão de veias jugulares internas). Exames radiológicos, incluindo tomografia computadorizada (TC) e ressonância magnética (RM), podem ser utilizados para avaliar o tamanho e a localização de encefalocele (Figuras 29-3 e 29-4).

6. Descreva a fisiologia da produção de liquor.
O liquor é produzido pelo plexo coroide nos ventrículos laterais, terceiro e quarto, a uma taxa de 0,35 mL/min (20 mL/hora ou 350 a 500 mL/dia) nos estados fisiológicos normais. O volume total de CSF circulante é de 90 a 150 mL. Todo o volume do liquor é reciclado de três a cinco vezes ao dia. A pressão intracraniana típica é de 5 a 15 cm H_2O e é considerada elevada quando superior a 15 cm H_2O.

IV
Otologia e audiologia

ANATOMIA DE EMBRIOLOGIA EM OTOLOGIA, COM CORRELAÇÕES NA RADIOLOGIA

Renée Banakis Hartl, MD, AuD

PONTOS-CHAVE
1. A orelha é dividida anatomicamente em orelha externa, média e interna. A orelha externa começa no pavilhão auricular e termina na membrana timpânica; a orelha média é composta pela cavidade timpânica, com a cadeia ossicular no seu interior, fazendo a ponte entre a membrana timpânica e a cóclea; a orelha interna contém os órgãos da audição e de equilíbrio e o nervo vestibulococlear (NC VIII).
2. As estruturas das orelhas externas e médias são embriologicamente derivadas do primeiro e segundo arcos branquiais e da primeira fenda e bolsa branquial, enquanto os placoides óticos bilaterais dão surgimento às estruturas da orelha interna.
3. O órgão final da audição é a cóclea, que contém células ciliares internas inervadas de forma aferente, que são as responsáveis pela transdução da informação auditiva.
4. Os três canais semicirculares são orientados em planos distintos para detectar mudanças na aceleração angular, enquanto o utrículo e o sáculo detectam acelerações lineares e são orientados nos planos horizontal e vertical, respectivamente.
5. A informação auditiva passa através do sistema nervoso central pelo seguinte caminho: nervo auditivo, núcleos cocleares, complexo olivar superior, lemnisco lateral, colículos inferiores, corpo geniculado medial e córtex auditivo.

Pérolas
1. Anormalidades na orelha externa, incluindo fendas e apêndices pré-auriculares, assim como malformações do pavilhão e do meato acústico externo, podem estar associadas a síndromes congênitas, eventualmente requerendo exames otológicos e genéticos adicionais.
2. A função dos ossículos é transformar a energia acústica, superando a incompatibilidade de impedância entre o meato acústico externo contendo ar e a cóclea preenchida por fluido.
3. A cóclea é tonotópica, significando que áreas específicas da cóclea são estimuladas por frequências tonais específicas. As propriedades físicas da membrana basilar coclear (espessa, rígida, base estreita e fina, ápice flexível e amplo) são responsáveis pelas propriedades tonotópicas.
4. A gravidade das deformidades cocleares depende significativamente da idade gestacional em que ocorreu a parada no crescimento ou ruptura das estruturas.

PERGUNTAS

1. Que estruturas compreendem a orelha externa?

A orelha externa é composta pelo pavilhão auricular e pelo meato acústico externo, terminando na membrana timpânica (Figura 31-1). O terço lateral do meato é cartilaginoso, contendo folículos pilosos, juntamente a glândulas ceruminosas e sebáceas. Os dois terços mediais do meato são ósseos e livres de pelos e estruturas anexas. O comprimento do meato acústico externo, cerca de 2,5 cm em adultos, confere a ele uma frequência de ressonância de 3 a 4 kHz.

2. O que são os montículos de His? Que estruturas eles formam em última instância?

Os montículos são seis pequenos botões de células mesenquimais envolvendo a extremidade dorsal da primeira fenda branquial. Os montículos 1, 2, e 3 surgem a partir do arco mandibular branquial (ou primeiro arco), enquanto os montículos 4, 5, e 6 se desenvolvem a partir do arco hioide (ou segundo). No final, essas estruturas mesenquimais confluem para formar o pavilhão auricular. Embora a embriologia exata seja controversa, ensina-se de forma clássica que o primeiro montículo forma o trago, o segundo

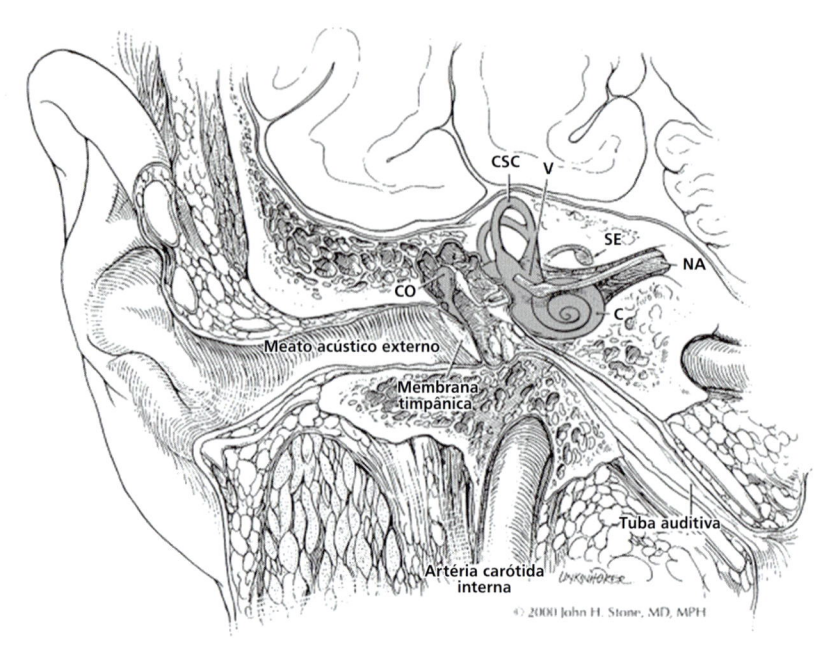

Figura 31-1. Anatomia do orelha. De Flint PW, et al.: Cummings Otolaringology: Head & Neck Surgery, 5th ed. Philadelphia, 2010, Mosby Elsevier, p. 1825.

e o terceiro formam a hélice, o quarto e o quinto se desenvolvem para formar a anti-hélice, e o antítrago é formado pelo sexto (Figura 31-2).

3. **Qual é a função do pavilhão auricular? Como sua estrutura única contribui para a função auditiva?**
    O pavilhão auricular em forma de cone serve para coletar e direcionar o som para o meato acústico externo em direção à membrana timpânica. A forma do pavilhão auricular também cria ressonâncias de frequência alta, pequenas e únicas, que contribuem para a capacidade de localizar o som em um espaço vertical.

4. **De que estrutura branquial o meato acústico externo se desenvolve?**
    O meato acústico externo se desenvolve a partir da primeira fenda branquial (ou fenda branquial mandibular).

5. **O que são fendas e apêndices pré-auriculares? Qual o seu significado clínico?**
    Fendas e apêndices pré-auriculares são malformações benignas dos tecidos moles pré-auriculares. Fendas são depressões na pele localizadas anteriormente ao meato acústico externo. Elevações epiteliais ou pedunculadas da pele são conhecidas como apêndices pré-auriculares. Anormalidades estruturais, incluindo fendas e apêndices pré-auriculares, malformações dos pavilhões e meatos acústicos externos estenóticos ou atrésicos, podem cursar com perda auditiva e podem estar associadas a síndromes congênitas. A presença desses achados requer a realização de um exame clínico completo, para detecção de eventuais outras anomalias congênitas, avaliação audiométrica e, possivelmente, testes genéticos.

6. **Que síndromes congênitas estão associadas a anormalidades da orelha externa?**
    - **Síndrome de Treacher-Collins (Disostose Mandibulofacial):** Condição dominante autossômica rara com penetração completa e expressão variável, apresentando fissuras palpebrais inclinadas para baixo, malformações auriculares com ou sem afecções e fístulas cegas pré-auriculares, estenose ou atresia dos meatos acústicos externos, anormalidades ossiculares, hipoplasia malar, ponte nasal achatada, hipoplasia mandibular, fenda palatina e anormalidades dentárias.
    - **Síndrome de Goldenhar (Síndrome Oculoauriculovertebral):** Doença rara com padrão de herança desconhecido, caracterizada por desenvolvimento anômalo do primeiro e segundo arcos branquiais, o que, com frequência, resulta em malformações craniofaciais unilaterais, incluindo microssomia

Feto precoce   Feto tardio   Recém-nascido

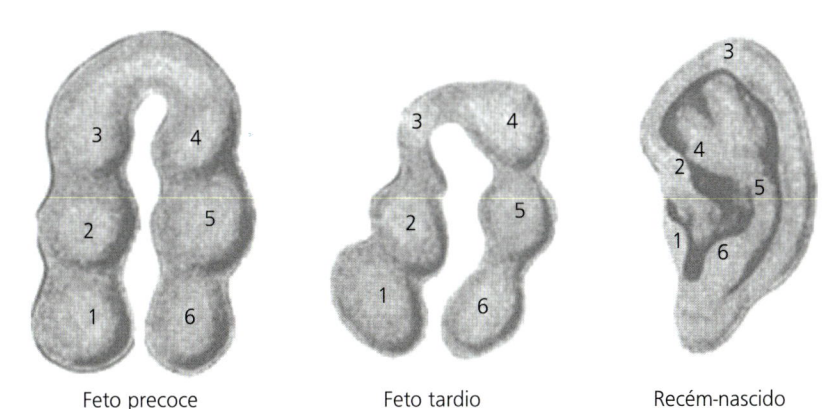

Figura 31-2. Montículos auriculares. Por volta da quinta semana de gestação, a área ao redor da primeira fenda branquial se torna irregular, formando o sexto montículo auricular de His. Os montículos seguintes se desenvolvem nas estruturas correspondentes: 1 – trago, 2 e 3 – hélice e 4 e 5 – anti-hélice, 6 – antitrago. De Flint PW, et al.: Cummings Otolaryngology: Head & Neck Surgery, 5th ed. Philadelphia, 2010, Mosby Elsevier, p. 2742.

hemifacial, anomalias nos olhos, estrabismo, anotia, afecções na pele pré-auricular e estenose ou atresia dos meatos acústicos externos. Também está associada a escolioses severas.
- **Síndrome Branquiotorenal:** Doença dominante autossômica rara, caracterizada por agenesia ou hipoplasia dos rins, fendas e apêndices pré-auriculares, malformação ou ausência da orelha média e cistos ou fístulas em fendas branquiais.
- **Síndrome de CHARGE:** Síndrome rara, com aglomeração de malformações associadas, incluindo coloboma ocular, defeitos cardíacos, atresia das coanas, retardamento de crescimento/desenvolvimento, defeitos genitais (hipogonadismo) e anomalias auriculares (pavilhões assimétricos, com orelhas pendentes e caídas).
- **Sequência de DiGeorge:** Deleção cromossômica 22q11, resultando em ausência ou hipoplasia do timo e/ou das glândulas paratireoides, com anomalias cardiovasculares e craniofaciais, incluindo orelhas caídas, micrognatismo, hipertelorismo, filtro curto, fenda palatina e atresia coanal.
- **Síndrome de Crouzon:** Síndrome dominante autossômica rara, caracterizada por fusão prematura dos ossos cranianos (craniossinostose). Outras características físicas incluem exoftalmo, hipotelorismo, estrabismo, nariz em formato de bico, maxila hipoplásica, orelhas caídas e estenose ou atresia do meato acústico externo.

7. Descreva a orelha média. Quais estruturas podem ser encontradas em seu interior?
A orelha média é uma cavidade preenchida por ar com volume de 1 a 2 cm^3, que abriga os ossículos, os músculos estapédio e tensores do tímpano e os nervos corda do tímpano (que contêm fibras gustativas para os dois terços anteriores da língua e fibras parassimpáticas para as glândulas submandibulares e sublinguais). A orelha média é delimitada lateralmente pela membrana timpânica e medialmente pela parede lateral da orelha interna (cápsula ótica). É contínua às células aéreas da mastoide, através do antro, e à nasofaringe, através da tuba auditiva (Figura 31-1).

8. O que são os ossículos? Qual é sua origem embriológica? Qual é sua função?
A cadeia ossicular é composta por martelo, bigorna e estribo. O martelo se prende lateralmente à membrana timpânica, o estribo se acopla medialmente à orelha interna através da janela oval, e a bigorna faz a ponte entre esses dois ossos. O primeiro arco branquial dá origem à cabeça e ao colo do martelo e ao corpo da bigorna. O segundo arco branquial dá origem ao processo longo do martelo, ao processo longo da bigorna e à supraestrutura do estribo. A platina do estribo deriva tanto do segundo arco branquial quanto da cápsula ótica. A função dos ossículos é transformar a energia acústica e superar a incompatibilidade de impedância entre o meato acústico externo contendo ar e a cóclea totalmente preenchida por fluidos.

9. O que é único sobre as derivações embriológicas da membrana timpânica?
A membrana timpânica é composta por três camadas, cada uma derivada de uma camada germinal diferente. A camada epitelial externa deriva da ectoderme, a camada fibrosa média deriva da mesoderme, e a camada epitelial interna deriva da endoderme. Células mesenquimais derivadas da crista neural

ao redor da margem lateral da membrana formam o anel timpânico, que começa a se ossificar no terceiro mês de gestação.

10. Quais os músculos presentes no interior da orelha média? Quais nervos cranianos inervam esses músculos?
Os músculos estapédios e tensores dos tímpanos podem ser encontrados no interior da orelha média. O músculo estapédio é inervado pelo nervo facial (NC VII), e um ramo da divisão mandibular do nervo trigêmeo (NC V3) inerva os tensores dos tímpanos.

11. Qual a função dos músculos estapédios e tensores dos tímpanos?
A contração de ambos os músculos pode ser induzida por estímulos acústicos de alta intensidade, com um efeito mais pronunciado nas frequências mais baixas. Quando contraídos, esses músculos enrijecem a cadeia ossicular, resultando em aumento da impedância da orelha média e consequente redução na transmissão do som para a orelha interna. A função exata dessa musculatura permanece, de certa forma, controversa, embora tenha sido proposto que esses reflexos sirvam como um mecanismo de proteção da cóclea contra sons intensos ou para reduzir a intensidade do ruído de fundo de baixa frequência, preservando a informação de alta frequência da fala.

12. Que estrutura é responsável pela aeração da orelha média?
A tuba auditiva, através de sua conexão com a nasofaringe, aera e drena a orelha média. Sua disfunção pode causar sensação de plenitude auricular ou sensação de estalidos e está implicada na fisiopatologia das otites médias. A anatomia imatura da tuba auditiva das crianças as predispõe a infecções na orelha média.

13. Descreva o osso temporal. Que estruturas importantes ele contém?
O osso temporal é uma estrutura piramidal (ápice apontando medialmente), que forma parte da base e da porção lateral do crânio. Suas maiores divisões são os segmentos ósseos escamoso, petroso, timpânico e mastoide. O osso temporal abriga os órgãos auditivos e vestibulares. Parte dos cursos da artéria carótida interna, veia jugular interna e nervo facial passam através dele. Nele também estão incluídas a cavidade da orelha média e as células aéreas mastóideas.

14. Descreva o trajeto tortuoso do nervo facial através do osso temporal.
Após emergir do meato acústico interno, o nervo facial apresenta um trajeto através do osso temporal em forma de Z, com três segmentos: os segmentos *labiríntico, timpânico* e *mastóideo* (Figura 31-3). O segmento labiríntico começa assim que o nervo emerge do meato acústico interno, viajando superiormente à cóclea. Exatamente lateral e superiormente à cóclea, angula-se anteriormente de forma aguda até o gânglio geniculado, realizando, então, uma curva ligeiramente inferior e outra posterior mais aguda. Essa curva fechada constitui o primeiro joelho do nervo facial. O segmento timpânico se estende a partir desse ponto, posterior e lateralmente, ao longo da parede medial da cavidade timpânica, acima da janela oval e abaixo da protuberância do canal semicircular lateral, até atingir a eminência piramidal. Nesse ponto, o nervo desce de forma aguda inferiormente, para formar o segundo joelho. O segmento mastóideo segue inferiormente na parede posterior da cavidade timpânica e na parede anterior da mastoide, até emergir da base do crânio pelo forame estilomastóideo.

15. Por que a avaliação radiológica completa do nervo facial envolve tanto estudos de TC quanto de RM?
Ao avaliar o nervo facial durante a investigação de uma possível lesão, tanto uma TC dedicada quanto uma RM são úteis. A TC pode demonstrar a integridade do canal nervoso facial ósseo enquanto a RM pode revelar melhor o próprio nervo facial em si.

16. Quais estruturas completam a orelha interna?
Os sistemas labirínticos ósseo e membranoso compreendem a orelha interna. O labirinto ósseo consiste em uma camada de osso denso, conhecida como cápsula ótica, e o espaço perilinfático incluso, que contém fluido perilinfático. O sistema do labirinto membranoso está inserido no labirinto ósseo e consiste em uma série de cavidades contínuas preenchidas por fluido endolinfático. Esse sistema compreende o órgão auditivo final (cóclea), que é responsável pela detecção de som, e os órgãos vestibulares finais (utrículo, sáculo e canais semicirculares), que percebem as acelerações lineares e angulares.

17. O que é endolinfa? O que é perilinfa? Como elas diferem?
Perilinfa é o fluido contido no interior do labirinto ósseo, que circunda o labirinto membranoso. Endolinfa é o fluido contido no interior do labirinto membranoso. A perilinfa apresenta composição eletrolítica semelhante à do fluido extracelular (rica em sódio, pobre em potássio), enquanto a endolinfa é rica em potássio

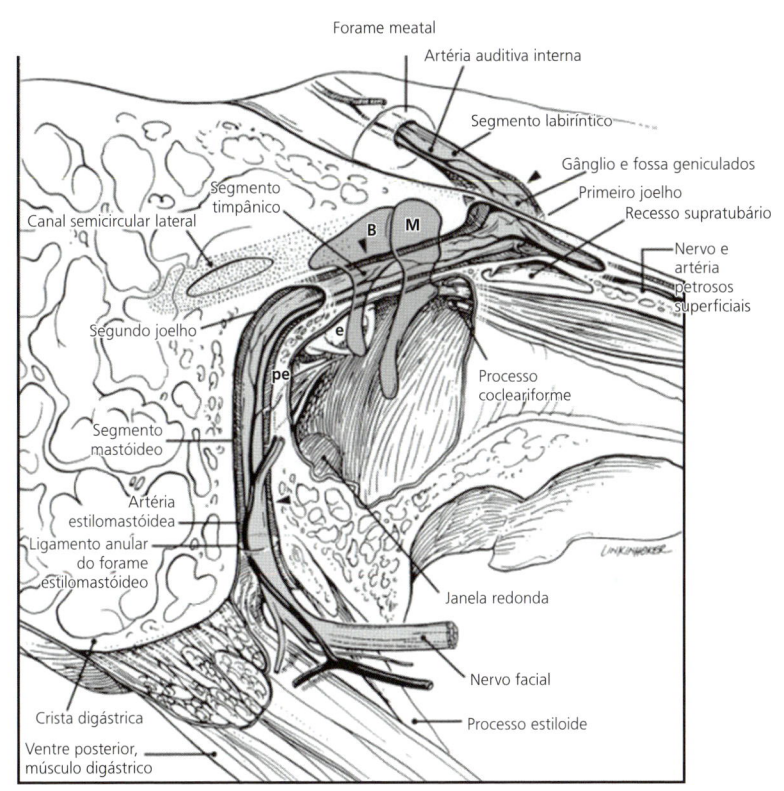

Figura 31-3. Anatomia do nervo facial intratemporal. De Flint PW, et al.: Cummings Otolaringology: Head & Neck Surgery, 5th ed. Philadelphia, 2010, Mosby Elsevier, p. 1826.

e pobre em sódio, de forma semelhante ao fluido intracelular. A diferença nas características dos fluidos estabelece um grande gradiente eletroquímico (cerca de 80 a 100 mV) através do labirinto membranoso, o que permite a transdução de energia acústica para um impulso neural. Esse gradiente (ou potencial endococlear) é mantido pela estria vascular, situada na parede externa do labirinto membranoso na cóclea.

18. **O que é a membrana basilar? Quais propriedades físicas únicas ela possui?**
A membrana basilar é a estrutura de apoio na qual o órgão de Corti se assenta. A área abaixo da membrana basilar contém perilinfa, enquanto o órgão de Corti acima está banhado em endolinfa. Essa membrana corre por toda a extensão da cóclea, e suas propriedades físicas são responsáveis pelo arranjo tonotópica das frequências na cóclea. A base da membrana basilar é rígida, espessa e estreita, enquanto o ápice é largo, fino e flexível.

19. **O que é a "onda viajante"?**
Credita-se a G. Von Bekesy a descrição do padrão de movimento da membrana basilar, ou onda viajante, em resposta ao som. Cada ponto da membrana basilar se move na mesma frequência do estímulo acústico; no entanto, a amplitude e a fase da resposta variam consideravelmente com base nessas propriedades físicas. Altas frequências causam o maior deslocamento físico da membrana basilar próximo à base da cóclea, e o ápice é a localização da resposta de amplitude mais ampla para as frequências mais baixas.

20. **O que é o órgão de Corti?**
O órgão de Corti contém as células receptoras auditivas, chamadas células ciliadas, uma série de outras células estruturais e as de apoio. As células ciliadas se situam na membrana basilar e são sobrepostas pela membrana tectorial. Há dois tipos de células ciliares na cóclea: células ciliares internas e células ciliadas externas.

IV • OTOLOGIA E AUDIOLOGIA

21. Como a inervação das células ciliadas internas e externas da cóclea diferem?
Células ciliadas internas são predominantemente inervadas de forma aferente. Fibras nervosas aferentes carregam informações das células ciliadas para o cérebro. Em contraste, as células ciliadas externas são predominantemente inervadas de forma eferente. Fibras eferentes carregam informações do cérebro para as células ciliadas.

22. Como as células ciliadas cocleares são estimuladas?
As células ciliadas têm esse nome em virtude da presença de estereocílios, que são evaginações da superfície apical da membrana da célula ciliada, similares a pelos, na superfície da célula. As membranas tectorial e basilar são conectadas em um ponto central. O som move essas duas estruturas de forma distinta, causando uma força de cisalhamento que dobra os estereocílios. O movimento dos estereocílios abre e fecha canais de íons, produzindo uma despolarização nas células ciliadas internas. Essa despolarização, por sua vez, libera neurotransmissores que estimularão as fibras nervosas aferentes, sinalizando ao cérebro a presença de uma frequência sonora específica. As células ciliadas específicas são estimuladas por um som específico, na dependência do mapa tonotópico da membrana basilar.

23. O que são os utrículos e os sáculos? O que são os canais semicirculares?
O utrículo e o sáculo são órgãos vestibulares responsáveis por detectar a aceleração em um plano linear. O utrículo detecta acelerações horizontais e o sáculo detecta acelerações verticais, incluindo a força gravitacional. Os canais semicirculares detectam acelerações rotacionais ou angulares. Há três canais (lateral ou horizontal, superior ou anterior e posterior), que são orientados em planos diferentes. Os canais verticais (superior e posterior) são orientados grosseiramente em 45 graus em relação ao plano sagital, e o canal horizontal está inclinado para cima, cerca de 30 graus anteriormente a partir do plano horizontal.

24. De qual estrutura embrionária a membrana labiríntica da orelha interna se desenvolve? De qual camada germinal essa estrutura é derivada?
As estruturas da orelha interna e da inervação sensorial correspondente se desenvolvem a partir dos placoides óticos bilaterais, que são espessamentos ectodérmicos laterais à borda do tubo neural. Esses placoides se invaginam para se tornarem as fossas ósseas e, subsequentemente, se tornarem envoltos por mesênquimas, na forma de estruturas vesiculares conhecidas como otocistos. Esses otocistos bilaterais irão eventualmente se diferenciar nas estruturas membranosas do labirinto. A cápsula ótica ossifica ao redor da membrana labiríntica entre as semanas 16 e 24 da gestação para formar o labirinto ósseo. A audição fetal é possível cerca de dois a três meses antes do nascimento, uma vez que as células ciliadas e o desenvolvimento neural auditivo estão essencialmente completos por volta das semanas 26 a 28 de gestação.

25. Que tipos de defeitos podem resultar de desenvolvimento coclear anormal? Que modalidade de imagem é preferida para diagnosticar esses defeitos?
Malformações da orelha interna são descritas como limitadas ao labirinto membranoso ou envolvendo tanto o labirinto ósseo quanto o membranoso. Displasias do labirinto membranoso podem ser completas, limitadas à cóclea e ao sáculo ou envolverem somente o giro basal da cóclea. Acredita-se que a displasia membranosa seja responsável por mais de 90% dos casos de surdez congênita, mas somente pode ser identificada histopatologicamente. Somente cerca de 5% a 15% dos indivíduos congenitamente surdos apresentam envolvimento da cápsula ótica, sendo possível, assim, que as anormalidades sejam demonstradas em exames de imagem. Essas doenças incluem aplasia coclear, hipoplasia coclear, partição coclear incompleta e cavidade comum. A agenesia mais grave é uma aplasia completa de todo o labirinto ósseo (tanto coclear quanto vestibular). O Quadro 31-1 descreve as malformações ósseas em detalhes. A TC de alta resolução é a modalidade de exame de imagem preferida para diagnosticar malformações combinadas dos labirintos ósseo e membranoso.

26. Que doença rara dos canais semicirculares está associada a uma anomalia do osso temporal? Qual é a modalidade de exame de imagem preferida para esse diagnóstico?
A síndrome de deiscência do canal superior (SDCS) é caracterizada por perda auditiva condutiva, vertigem induzida por som ou pressão e autofonia, resultantes de ausência de osso sobre o canal semicircular posterior. A causa exata permanece elusiva, mas foi proposto que a presença de osso deiscente na SDCS esteja relacionada à ossificação incompleta da cápsula ótica, fazendo com que a ausência ou o adelgaçamento do osso seja suscetível a lesões relacionadas a trauma. A TC de alta resolução é o estudo de imagem de escolha para o diagnóstico da SDCS (Figura 31-4).

31 ▪ ANATOMIA DE EMBRIOLOGIA EM OTOLOGIA, COM CORRELAÇÕES NA RADIOLOGIA

Quadro 31-1. Malformações Ósseas da Orelha Interna

NOME	LOCALIZAÇÃO	IDADE GESTACIONAL DE PARADA NO DESENVOLVIMENTO	APARÊNCIA
Aplasia coclear	Labirinto ósseo e membranoso da cóclea	5ª semana	Somente vestíbulo e CSCs presentes
Hipoplasia coclear	Labirinto ósseo e membranoso da cóclea	6ª semana	Cóclea hipoplásica consistindo de um único giro ou menos
Partição incompleta (Mondini)	Labirinto ósseo e membranoso da cóclea	7ª semana	Cóclea com 1,5 giro, ausência parcial ou completa do septo interescalar
Cavidade comum	Todo o labirinto ósseo e membranoso	4ª semana	Cóclea e vestíbulo são confluentes, formando um espaço ovoide cístico sem arquitetura interna
Aplasia labiríntica completa (Michel)	Todo o labirinto ósseo e membranoso	Antes da 4ª semana	Ausência completa de estruturas na orelha interna

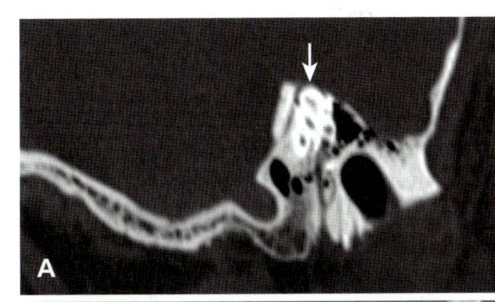

Figura 31-4. Deiscência do canal superior. TC do osso temporal no plano paralelo (**A**) e plano perpendicular (**B**). As setas demonstram a localização da deiscência do canal superior direito. De Elmali M, et al.: Semicircular canal dehiscence: frequency and distribution on temporal bone CT and its relationship with the clinical outcomes. Eur J Radiol, 82(10);e607, 2013.

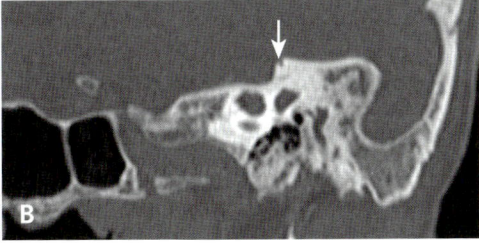

27. Qual estrutura labiríntica acredita-se ser um órgão auditivo vestigial? Que teste eletrofisiológico consegue utilizar essa sensibilidade acústica?

O sáculo funciona como um receptor acústico em espécies menores desprovidas de cóclea. Em humanos, foi demonstrado que o sáculo responde a estímulos auditivos. Uma teoria proposta para explicar essa sensibilidade em humanos é que o sáculo reteve a sensibilidade acústica como um órgão auditivo vestigial. O potencial vestibular miogênico evocado (ou VEMP) é um teste eletrofisiológico utilizado clinicamente para avaliar a função de equilíbrio que utiliza essa capacidade retida.

28. Descreva o caminho neural das informações auditivas a partir da periferia do cérebro.

Após as células serem estimuladas, os neurônios aferentes do NC VIII transmitem informações para os núcleos cocleares. De lá, os estímulos viajam para os complexos olivares superiores, os lemniscos laterais, os colículos inferiores e os corpos geniculados mediais até o córtex auditivo e as áreas associadas no cérebro. A informação auditiva de cada orelha permanece ipsilateral até o nível do núcleo olivar superior, ponto em que há cruzamento significativo de sinais. O caminho aferente do reflexo estapediano faz sinapse no complexo olivar superior, resultando em uma resposta reflexa que pode ser medida bilateralmente.

29. Onde a informação auditiva é processada no cérebro?

A informação auditiva é processada no córtex temporal do cérebro. O córtex auditivo primário está localizado na área conhecida como giro de Heschl, na superfície superior do lobo temporal, próximo à fissura de Sylvian. Essa área é responsável principalmente pela integração e pelo processamento da informação auditiva e está arranjada de forma tonotópica, com altas frequências representadas medialmente e baixas frequências representadas lateralmente. O córtex de associação auditiva está localizado lateralmente ao córtex auditivo primário e é parte da área de Wernicke, que é responsável pela recepção da linguagem.

BIBLIOGRAFIA

Bekesy GV: *Experiments in Hearing*, New York, 1960, McGraw-Hill.
Elmali M, Polat AV, Kucuk H, et al: Semicircular canal dehiscence: frequency and distribution on temporal bone CT and its relationship with the clinical outcomes, *Eur J Radiol* 82(10):e606–e609, 2013.
Flint PW, Haughey BH, Lund VJ, et al: *Cummings Otolaryngology: Head & Neck Surgery*, ed 5, Philadelphia, 2010, Mosby Elsevier.
Gorlin RJ, Toriello HV, Cohen MM: *Hereditary Hearing Loss and Its Syndromes*, New York, 1995, Oxford University Press.
Lalwani AK: *Current Diagnosis and Treatment in Otolaryngology—Head and Neck Surgery*, ed 3, New York, 2012, McGraw Hill Companies Inc.
Lee KJ: *Essential Otolaryngology: Head and Neck Surgery*, ed 8, New York, 2002, McGraw-Hill.
Mallo M: Embryological and genetic aspects of middle ear development, *Int J Dev Biol* 42:11–22, 1998.
Pasha R: *Otolaryngology Head and Neck Surgery, Clinical Reference Guide*, San Diego, 2000, Singular.

PERDA AUDITIVA E OTOTOXICIDADE
Cristina Cabrera-Muffly, MD, FACS

PONTOS-CHAVE
1. Ao avaliar um paciente com perda auditiva, deve-se realizar testes com o diapasão (Weber e Rinne) para ajudar a determinar o tipo de perda auditiva. Se a avaliação com diapasão não estiver de acordo com o audiograma, discutir com o audiologista.
2. É importante avaliar atrasos na aquisição de linguagem em crianças com audiometria e um exame auditivo abrangente.
3. Avaliação e indicação médicas devem ser realizadas em todos os pacientes antes da adaptação de uma prótese auditiva. Isso inclui anamnese e exame físico completos, para exclusão de outras causas além da presbiacusia, a mais comum.
4. Medicações ototóxicas comuns incluem antibióticos aminoglicosídeos, medicações quimioterápicas contendo platina, diuréticos de alça e salicilatos.
5. Em um paciente com otite média com efusão prolongada unilateral, realizar uma nasofaringoscopia, para excluir uma obstrução massiva da abertura da tuba auditiva.

Pérolas
1. Principais causas de PAC
   - Cerume impactado.
   - Otite média com efusão (causa mais comum em crianças).
   - Perfuração da membrana timpânica.
   - Otosclerose.
2. Principais causas de PASN
   - Presbiacusia.
   - Exposição a ruídos.
   - Hereditária.
3. Tratamento para PASN súbita
   - Confirmar com audiograma.
   - Altas doses de esteroides orais com decréscimo gradativo ou injeção transtimpânica de esteroides.
   - RM dos MAIs para avaliar a existência de um schwannoma vestibular.
4. Quando solicitar exames de imagem para perdas auditivas
   - Trauma no osso temporal.
   - Suspeita de colesteatoma.
   - Suspeita de tumor (shwannoma vestibular, tumor glômico etc.).
   - Crianças (especialmente antes de qualquer intervenção cirúrgica além dos tubos de ventilação).
5. O achado radiográfico mais comum em PASNs na faixa pediátrica é o aqueduto vestibular alargado.

PERGUNTAS

1. **O que é perda auditiva sensorioneural (PASN)?**
   A perda auditiva sensorioneural é causada por processamento inadequado de som pelo órgão final da audição, a cóclea (*sensorial*), ou transmissão ruim pelo oitavo nervo craniano (*neural*) até o sistema nervoso central. A função da cóclea é converter energia sonora em impulsos elétricos, que são, então, transmitidos até os centros auditivos no cérebro. Na perda auditiva sensorioneural, esse caminho é interrompido.

2. **O que é perda auditiva condutiva (PAC)?**
   A perda auditiva condutiva é causada por uma transmissão deficiente de som para a orelha interna. Anormalidades no meato acústico externo, na membrana timpânica, nos ossículos e na orelha média são responsáveis por esse tipo de perda auditiva. A perda condutiva máxima é de 60 decibéis, e PACs acima de 50 decibéis são mais provavelmente causadas por alterações na cadeia ossicular.

3. **O que o histórico deve incluir ao se avaliar uma perda auditiva?**
   Ao avaliar qualquer tipo de perda auditiva, é importante perguntar sobre lateralidade, duração, progressão, gravidade atual, fatores associados (como otalgia, otorreia, zumbido, vertigem e plenitude auricular), uso de medicação ototóxica, trauma craniano, histórico familiar (para avaliar fatores genéticos), doença autoimune e cirurgia otológica anterior.

4. **O que o exame físico deve incluir ao se avaliar um paciente com perda auditiva?**
   Um exame completo de cabeça e pescoço deve ser realizado, com foco nos exames otológicos e neurológicos. O exame otológico deve incluir exame dos pavilhões, meatos acústicos externos, membrana timpânica e orelha média. Testes com diapasão (Weber e Rinne) e otoscopia pneumática também devem ser realizados rotineiramente.

5. **Como é possível diferenciar entre PASN e PAC em um audiograma?**
   As duas principais formas de se diferenciar entre PASN e PAC em um audiograma são a presença de uma diferença (*gap*) aéreo-óssea e um timpanograma anormal. Uma diferença aéreo-óssea (Figura 32-1) está presente em perdas auditivas condutivas ou mistas (PASN associada a PAC) e é causada por diferenças entre os limiares dos estímulos conduzidos pelo ar e conduzidos pelos ossos. Durante o teste com vibrador ósseo na audiometria, um paciente com PAC ouvirá melhor o estímulo, uma vez que a transmissão do som através do osso mastoide contorna o local do bloqueio na orelha média ou externa.

   O timpanograma mede a complacência da membrana timpânica. Uma complacência aumentada (tipo A-d) pode indicar descontinuidade da cadeia ossicular, enquanto uma complacência reduzida (tipo A-r ou A-s) pode indicar otosclerose, e ambas podem causar uma perda auditiva condutiva. Uma complacência pobre (tipo B) no timpanograma pode indicar uma perfuração da membrana timpânica ou efusão na orelha média.

6. **Quais são as causas comuns de PASN?**
   As causas mais comuns são presbiacusia, exposição a ruído (p. ex., máquinas, artilharia, música alta) e hereditariedade. Causas menos comuns incluem trauma acústico, ototoxicidade, perda auditiva idiopática súbita, perda auditiva autoimune, doença de Ménière, tumores e infecções (p. ex., meningite, labirintite viral).

7. **O que é presbiacusia?**
   Presbiacusia é perda auditiva relacionada à idade. Esse é o tipo mais comum de perda auditiva em adultos, sendo responsável pela maior parte das perdas auditivas que se iniciam na idade adulta. A presbiacusia é bilateral, simétrica, com perda em altas frequências lentamente progressiva. Inicia-se em adultos acima de 60 anos, e a causa exata é desconhecida. Próteses auditivas são o tratamento mais eficaz.

8. **Que diretrizes estão em vigor para triagem auditiva neonatal (TANU)?**
   O Governo Federal dos Estados Unidos exige triagem auditiva em recém-nascidos, mas os programas são regulamentados pelos estados[1]. O teste mais comumente utilizado é o teste de emissões otoacústicas (EOA), que testa a resposta das células ciliadas externas à estimulação acústica. O outro teste comumente realizado é o dos Potenciais Evocados Auditivos de Tronco Encefálico (PEATE ou BERA), no qual o oitavo nervo e o Sistema Nervoso Central produzem ondas elétricas em resposta à estimulação acústica. Em qualquer dos casos, se o teste for anormal, o recém-nascido é encaminhado para testes posteriores.

9. **Qual é a incidência de perda auditiva congênita?**
   Um a três bebês por 1.000.

---

[1] N. do T.: o mesmo se aplica ao Governo Federal do Brasil.

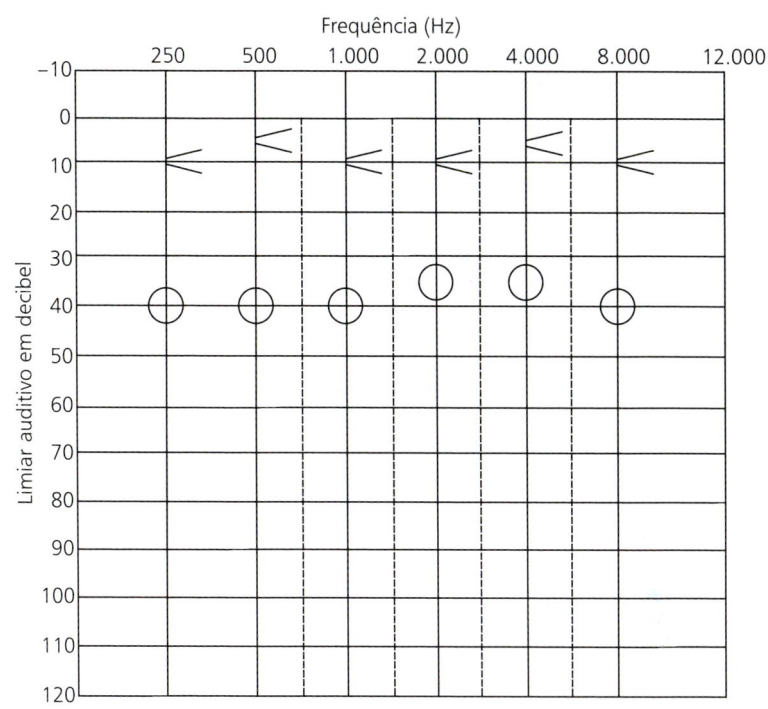

Figura 32-1. Audiograma demonstrando uma diferença aéreo-óssea. De Jafek BW, Murrow BW: ENT Secrets, 3 ed. Philadelphia, Mosby, 2005.

10. Que fatores de risco predispõem as crianças à perda auditiva?

Fatores de risco que foram correlacionados com perda auditiva congênita são (de acordo com o Joint Committee on Infant Hearing):
- Histórico familiar de perda auditiva permanente iniciada na infância.
- Infecções intrauterinas (ToRCH = toxoplasmose, outras [sífilis, parvovírus, varicela], rubéola, citomegalovírus, herpes).
- Doença que requer admissão na Unidade de Tratamento Intensivo Neonatal por mais de 48 horas.
- Anomalias craniofaciais, especialmente envolvendo os pavilhões ou o meato acústico externo.
- Sinais característicos de síndromes conhecidas como causadoras de perda auditiva.

Outros fatores associados a taxas aumentadas de perda auditiva congênita na literatura:
- Peso baixo ao nascer (menos de 1.500 gramas).
- Hipóxia.
- Hiperbilirrubinemia.
- Classificação baixa no APGAR.
- Trauma craniano.
- Medicações ototóxicas.

11. Quais são os marcos de desenvolvimento para fala e audição pediátricas?

0 a 3 meses: assustado por sons altos, acalmado por vozes familiares.
6 meses: sons localizados.
9 meses: responder ao ser chamado pelo nome e poder imitar sons.
12 meses: dizer as primeiras palavras.
18 meses: poder seguir comandos simples.
2 anos: dizer 20 ou mais palavras e juntar sentenças de 2 palavras.

tes, levando a perfuração da membrana timpânica, danos à cadeia ossicular e até mesmo fístulas paralinfáticas ou defeitos no tegmen. Colesteatomas podem se tornar infectados e levar a otorreia recorrente.

26. Quando deve ser realizada uma nasofaringoscopia na avaliação da PAC?
Efusões serosas unilaterais com duração superior a três meses ou sem histórico precedente de otite média aguda devem ser avaliadas com uma nasofaringoscopia, para avaliar uma eventual obstrução da abertura da tuba auditiva. Além disso, qualquer efusão serosa associada a epistaxes recorrentes, cefaleia, alterações visuais ou à presença de uma massa indolor no pescoço devem ser avaliadas com uma nasofaringoscopia para avaliar a presença de carcinoma nasofaríngeo.

27. Quando a PAC deve ser avaliada com exames de imagem?
PACs que surgem após traumas cranianos devem ser avaliadas com uma TC do osso temporal. Suspeitas de colesteatoma ou massa na orelha média (como tumor glômico) também devem ser avaliadas com TC do osso temporal. Antes do tratamento cirúrgico de PACs em crianças, exames de imagem geralmente são realizados para se verificar anormalidades na orelha interna, tais como aqueduto vestibular alargado.

28. Quais tratamentos cirúrgicos são utilizados para tratamento de PACs?
Uma membrana timpânica perfurada pode ser reparada com uma timpanoplastia. Efusões da orelha média podem ser tratadas com uma miringotomia, com ou sem colocação de um tubo de ventilação. Uma estapedecotmia pode ser realizada para tratamento da otosclerose, na qual parte dos estribos são substituídas por uma prótese. Colesteatomas são tratados com mastoidectomia, para remoção de todos os restos escamosos e queratinosos. Se a cadeia ossicular for rompida, uma prótese de reconstrução parcial ou total pode ser utilizada para reconstruir a cadeia.

29. Quais são as indicações para colocação de tubos de ventilação em crianças?
De acordo com as diretrizes de prática clínica de 2013 sobre tubos de timpanostomia em crianças, os tubos devem ser colocados em crianças que apresentem efusão persistente na orelha média por mais de três meses e naquelas com evidências documentadas de dificuldades auditivas, problemas vestibulares, desconforto auditivo, ou que estejam sob alto risco de retardo na fala. Os tubos também devem ser colocados em crianças com otite média aguda recorrente, se uma efusão persistente estiver presente quando a criança for avaliada no consultório.

30. O que é deiscência do canal semicircular e como causa perda auditiva?
Essa condição, também chamada fístula labiríntica, pode causar uma PAC ao criar uma terceira janela na orelha interna (as duas primeiras janelas são a oval e a redonda). Isso é mais comumente causado por uma diferença no osso ao longo do canal semicircular superior, próximo à dura. A PAC ocorre pela perda de energia sonora através da fístula. O sinal de Tullio (tontura ou nistagmo após um som alto) e o sinal de Hennebert (tontura ou nistagmo após manobra de Valsalva ou otoscopia pneumática) geralmente são positivos, se a fístula estiver presente.

BIBLIOGRAFIA

Ashad S, Bojrab DI, Burgio DL, et al: Otology and neurotology. In Pasha R, editor: *Otolaryngology Head and Neck Surgery: Clinical Reference Guide*, San Diego, 2006, Plural Publishing, pp 295–390.

Brockenbrough JM, Rybak LP, Matz GJ: Ototoxicity. In Bailey B, editor: *Head and Neck Surgery—Otolaryngology*. Philadelphia, PA, 2001, pp 1893–1899.

Durrant JD, Campbell K, Fausti S, et al: *Ototoxicity Monitoring*, Washington, 2009, American Academy of Audiology.

Joint Committee on Infant Hearing; American Academy of Audiology: American Academy of Pediatrics; American Speech-Language-Hearing Association; Directors of Speech and Hearing Programs in State Health and Welfare Agencies: Year 2000 position statement: principles and guidelines for early hearing detection and intervention programs, *Pediatrics* 106(4):798–817, 2000.

Noise: American Speech-Language-Hearing Association, 2014. http://www.asha.org/public/hearing/Noise. Last accessed April 13, 2015.

Rosenfeld RM, Schwartz SR, Pynnonen MA, et al: Clinical practice guideline: tympanostomy tubes in children, *Otolaryngol Head Neck Surg* 149(1 Suppl):S1–S35, 2013.

Ryan AF, Harris JP, Keithley EM: Immune-mediated hearing loss: basic mechanisms and options for therapy, *Acta Otolaryngol Suppl* (548):38–43, 2002.

Stachler RJ, Chandrasekhar SS, Archer SM, et al: Clinical practice guideline: sudden hearing loss, *Otolaryngol Head Neck Surg* 146(3 Suppl):S1–S35, 2012.

AVALIAÇÃO DA AUDIÇÃO

Sandra Abbott Gabbard, PhD, Stacy Claycomb, AuD ▪ Kristin Uhler, PhD

PONTOS-CHAVE

1. Há dois grandes tipos de perda auditiva – condutiva e sensorioneural – assim como há perdas mistas.
2. A capacidade de o paciente entender a fala é mensurada pelo teste de discriminação.
3. O PEATE (BERA) rastreia a condutividade elétrica do sinal auditivo até o tronco encefálico.

Pérolas

1. A mensuração dos decibéis da intensidade sonora está em uma escala logarítmica.
2. A média de tons puros é a média do limiar auditivo de condução aérea nas frequências relacionadas à fala (500, 1.000, e 2.000 Hz).
3. Mascaramento é a apresentação simultânea de som para a orelha *não testada* ("mascará-lo") ao mesmo tempo em que se está realmente testando a outra orelha com o estímulo.
4. Um teste de Stenger pode ser realizado para excluir uma simulação de doença quando há uma diferença de, pelo menos, 20 dB entre as duas orelhas. Um tom de 10 dB acima do limiar da melhor orelha é dado ao mesmo tempo em que se apresenta um tom de 10 dB abaixo do limiar da pior orelha. O paciente deve responder, se a perda auditiva for real, mas pacientes com simulação de doença não irão responder, e isso é relatado como um teste de Stenger positivo.

PERGUNTAS

1. **Que perguntas você faz a um paciente com queixa de perda auditiva?**
   Como em qualquer avaliação, é importante obter primeiro um histórico detalhado do problema. Detalhes como início, curso desde o início, orelha(s) envolvida(s), fatores de exacerbação e de alívio e sintomas relacionados são importantes. Também se indaga quanto à presença de zumbido, vertigem, plenitude auricular e otalgia. Um histórico familiar, médico e social detalhado, incluindo exposição a ruído, deve ser colhido, para pesquisa de fatores de risco. Os pacientes também devem ser indagados quanto a alterações funcionais temporárias e permanentes envolvendo outros nervos cranianos, além de um exame completo dos pares cranianos. Traumas recentes, contusos ou penetrantes, também podem levar a perdas auditivas.

2. **Descreva os dois tipos gerais de perda auditiva. Como eles diferem?**
   1. A perda auditiva condutiva (PAC) resulta de qualquer impedimento à passagem do som a partir da orelha externa até a janela oval. Anatomicamente, esse caminho inclui o meato acústico externo, a membrana timpânica e os ossículos. Tal perda pode ser devida a cerume impactado, perfuração na membrana timpânica, corpos estranhos, otite média ou otosclerose. Perdas condutivas são, com frequência, corrigíveis clinica ou cirurgicamente.
   2. A perda auditiva sensorioneural (PASN) resulta de anormalidades além da janela oval. Essas anormalidades podem afetar as células sensoriais da cóclea ou as fibras neurais do oitavo nervo craniano. A presbiacusia, perda auditiva relacionada ao envelhecimento, é um exemplo de PASN. Tumores do oitavo nervo craniano também podem levar a tal perda. Perdas sensorineurais são habitualmente permanentes e, em geral, não tratáveis clinicamente. Próteses auditivas geralmente beneficiam esses pacientes. Os pacientes também podem apresentar uma perda auditiva mista, que combina PAC e PASN (p. ex., resultante de otite média crônica coexistente com dano coclear) (Figura 33-1).

12. O que é mioclonia palatal?

Mioclonia palatal é a contração regular e rítmica do palato mole e musculatura faríngea. Os músculos envolvidos são o tensor do véu palatino, elevador do véu palatino, salpingofaríngeo e constritor faríngeo superficial.

13. Como a mioclonia palatal pode ser avaliada?

A melhor forma de detectar a mioclonia palatal é por meio de uma nasofaringoscopia flexível com o paciente desperto, para visualização do palato a partir de uma posição elevada superior na nasofaringe. Examinar o palato a partir de uma orofaringoscopia pode levar à cessação temporária da mioclonia enquanto a boca estiver completamente aberta. Do ponto de vista de uma abordagem prática, os dois métodos de exames devem ser utilizados.

14. O que é mioclonia estapediana?

As contrações rítmicas do músculo estapédio na orelha média são conhecidas por causar zumbidos do tipo clique. O tensor do tímpano também pode gerar uma mioclonia semelhante na orelha média.

15. Como a mioclonia estapediana pode ser avaliada?

Mioclonias do estapédio ou da musculatura do tensor do tímpano são mais bem detectadas por meio da imitanciometria. Mudanças na impedância da orelha média podem ser mensuradas de forma objetiva na ausência de estímulos externos e com frequência correlacionadas de forma subjetiva pelo paciente com a percepção de clique.

16. Quais doenças sistêmicas estão associadas à mioclonia?

Esclerose múltipla, acidentes vasculares encefálicos, neoplasias intracranianas, trauma, sífilis, malária, várias causas psicogênicas e outros processos degenerativos.

17. Descreva a relação entre a perda auditiva e o zumbido.

A maioria dos pacientes com zumbido (cerca de 85%) apresenta algum grau de perda auditiva, embora nem todos os pacientes com perda auditiva desenvolvam zumbido e nem todos os pacientes com zumbido apresentem audição anormal. Cerca de 10% dos pacientes com zumbido apresentam audição normal.

18. Quais mudanças objetivas na função otológica foram encontradas em pacientes com zumbido e audição clinicamente "normal"?

Estudos recentes demonstraram que pacientes com zumbido e limiares de audição dentro dos limites audiometricamente normais apresentam amplitudes significativamente menores da onda I do PEATE, quando comparados a indivíduos com limiares semelhantes sem zumbido (Schaette, 2013). Isso sugere que um possível dano coclear inicial causando uma redução do *input* neuronal possa ser um fator que contribua para o desenvolvimento do zumbido, mesmo em pacientes com audição clinicamente normal.

19. Qual é a relação entre exposição a ruído e zumbido?

Após uma exposição breve e isolada a um ruído intenso, a maioria dos indivíduos experimenta uma perda parcial temporária na sensibilidade auditiva e a zumbido que desaparece em horas ou dias após a exposição. A exposição excessiva e repetida a ruído aumenta o risco dessas alterações se tornarem permanentes.

20. O que é hiperacusia? Qual é a relação entre hiperacusia e zumbido?

A hiperacusia é uma tolerância diminuída a estímulos sonoros de intensidade e frequência geralmente confortáveis. Indivíduos com hiperacusia frequentemente relatam que estímulos ou sons suaves em certa frequência são insuportáveis ou dolorosos. Alguns pesquisadores acreditam que o zumbido e a hiperacusia são duas manifestações das mesmas alterações no processamento auditivo e estão associadas à redução do *input* coclear, e que quase todos os pacientes com hiperacusia eventualmente experimentam zumbido.

21. Quais medicações comumente causam zumbido?

O zumbido é um efeito colateral conhecido de muitas medicações (para uma lista completa, ver Quadro 34-1). As medicações mais comumente associadas a zumbido como efeito colateral são os salicilatos e os aminoglicosídeos.

22. Quais são os efeitos dos salicilatos em altas doses com relação ao zumbido e à audição?

Altas concentrações séricas de salicilatos e algumas drogas inflamatórias não esteroidais (AINHs) levam a uma perda auditiva em curva plana bilateral e zumbido. A perda auditiva é uma perda sensorioneural de leve a moderada, de cerca de 20 a 40 dB. A taxa de incidência de ototoxicidade induzida por salicilatos é inferior a 1%. Os salicilatos agem como inibidores competitivos dos cloretos pelo local de ligação aniônica da prestina, a proteína motora da célula ciliada externa, resultando em uma alteração reversível da função da célula ciliada externa. Tanto perda auditiva quanto o zumbido são reversíveis após 24 a 72 horas da descontinuação da medicação ofensiva.

Quadro 34-1. Medicações que Comumente Causam Zumbido

CLASSE	EXEMPLOS
Inibidores da ECA	Enalapril, fosinopril
Anestésicos	Diclonina, bupivacaína, lidocaína
Antibióticos	Aztreonam, ciprofloxacino, estolato de eritromicina, etil sucinato de eritromicina/sulfisoxamole, gentamicina, imipenen-cilastatina, sulfisoxazole, sulfametoxazol + trimetoprim, vancomicina
Antidepressivos	Alprazolam, amitriptilina, desipramina, doxepina, fluoxetina, imipramina, maprotilina, nortriptilina
Anti-histamínicos	Aspirina + prometazina + pseudoefedrina, clorfeniramina + fenilpropanolamina, clemastina, pseudoefedrina + clorfeniramina, pseudoefedrina + tripolidina
Antimaláricos	Cloroquina, primetamina + sulfadoxina
Betabloqueadores	Betaxolol, carteolol, metoprolol, nadolol, timolol
Canais de cálcio	Diltiazem, nicardipina, bloqueadores de nifedipina
Diuréticos	Acetazolamida, amilorida, ácido etacrínico
Narcóticos	Dezocina, pentazocina
AINHs	Dicoflenaco, diflunisal, flurbiprofeno, ibuprofeno, indometacina, meclofenamale, naproxeno, sulindac, tolmetina
Sedativos/Hipnóticos/Ansiolíticos	Azatadina, buspirona, clorfeniramina, fenilpropanolamina
Diversos	Albuterol, alopurinol, subsacililato de bismuto, carbamazepina, ciclobenzaprina, ciclosporina, difenidramina, flecainida, hidrocloroquina, iohexol, isotretinoina, lítio, metilergonovina, nicotina polacrilex, prazosina, omeprazol, quinidina, vacina recombinante de hepatite B, salicilatos, nitroprussiato de sódio, sulfassalazina, tocainida

ECA, enzima conversora de angiotensina; AINHs, anti-inflamatórios não hormonais.

23. **Qual a porcentagem de pacientes com schwannomas vestibulares que apresentam zumbido como sintoma de apresentação?**
Dez por cento dos pacientes com schwannomas vestibulares apresentam zumbido como sintoma de apresentação; entretanto, mais de 80% irão apresentar zumbido em algum momento durante o curso da doença.

24. **Como a estimulação auditiva é utilizada no tratamento do zumbido?**
Vários métodos de tratamento envolvem o uso de estimulação auditiva. A maioria das formas iniciais de tratamento era baseada no mascaramento do zumbido ou no uso de estímulos sonoros externos, para cobrir ou mascarar o zumbido. Geradores de sons ambientais, rádios, televisores, ventiladores e dispositivos customizados, utilizados como próteses auditivas com geradores de mascaramento de banda larga, todos mostraram auxiliar na redução do zumbido, com graus variados de sucesso. Também foi demonstrado que próteses auditivas auxiliam na redução do zumbido, quando a frequência do zumbido estiver situada dentro da faixa de amplificação do dispositivo. Dispositivos individualizados de estimulação sonora focam na geração de um ambiente acústico enriquecido, para compensar a perda auditiva com estímulos musicais de espectro de frequência customizados.

25. O que é terapia de habituação do zumbido?
A terapia de habituação do zumbido (TRT) é uma modalidade de tratamento composta por estratégias de aconselhamento específico e terapia sonora. O aconselhamento da TRT foca na educação com relação à base neurofisiológica do zumbido e no desacoplamento da percepção de sinal do zumbido das respostas emocionais baseadas em estresse. A terapia sonora concomitante tenta reduzir a intensidade do sinal do zumbido através de uma habituação gradual. Ao reclassificar o zumbido e desengajar as respostas orientadas emocionalmente, a TRT procura não alterar o zumbido no ouvido fisiologicamente, mas, em vez disso, reduzir o impacto negativo na qualidade de vida.

26. Quais agentes farmacológicos são utilizados como terapia adjuvante para zumbido?
Nenhum agente farmacológico demonstrou causar qualquer redução de longo prazo no zumbido superior à causada pelo placebo. Embora o papel da medicação seja limitado no que se refere a afetar a percepção de zumbido de um indivíduo, diversas drogas podem ser utilizadas para mediar o estresse e a ansiedade que, com frequência, acompanham o zumbido. Antidepressivos tricíclicos e IRSSs foram utilizados com sucesso moderado no tratamento da depressão associada. Benzodiazepínicos constituem um tratamento adequado a ser tentado em pacientes com estresse grave causado por zumbido, embora devam ser utilizados com cautela. De forma interessante, foi demonstrado que a lidocaína IV pode melhorar o zumbido, mas sua administração e efeitos colaterais tornam esse tipo de tratamento impraticável. Para zumbidos causados por mioclonia, a toxina botulínica foi utilizada para paralisar temporariamente os músculos envolvidos.

27. Descreva o mecanismo de ação da lidocaína no tratamento do zumbido.
A lidocaína e diversos anestésicos relacionados agem como depressores do sistema nervoso central ao inibir o influxo de sódio e, assim, reduzir o número de potenciais de ação. Uma teoria para explicar o zumbido remete à alta taxa de disparos basal do sistema auditivo normal e a perda de seus inibidores naturais. Pensa-se que os anestésicos aumentem ou substituam esse processo de inibição natural, controlando o zumbido. Atualmente, a lidocaína intravenosa é a única medicação que pode abolir de forma confiável o zumbido em muitos pacientes. Entretanto, seu uso clínico é impraticável, em virtude da curta duração do efeito e da necessidade de administração intravenosa.

28. Qual é o papel da medicina alternativa e complementar no tratamento do zumbido?
Não foi demonstrado em estudos randomizados que qualquer tratamento disponível na medicina complementar ou alternativa seja efetivo em reduzir a percepção do zumbido. Meditação, acupuntura, respiração controlada, *biofeedback* e hipnoterapia não demonstraram ser capazes de reduzir o zumbido, mas técnicas de relaxamento são, com frequência, benéficas para o tratamento de sintomas colaterais do zumbido relacionados ao estresse. Técnicas de relaxamento, com frequência, são incorporadas à terapia comportamental cognitiva (TCC), que busca identificar e modificar de forma metódica comportamentos mal-adaptativos associados à percepção anormal do zumbido.

29. O que é estimulação magnética transcraniana (TMS) e como pode ser benéfica no tratamento do zumbido?
A estimulação magnética transcraniana (TMS) é baseada na indução eletromagnética para gerar, de forma não invasiva, correntes elétricas cerebrais de baixo nível. Propõe-se que essas correntes induzidas possam inibir as regiões cerebrais hiperexcitadas, as quais, seriam uma fonte de percepção de zumbido subjetiva. Atualmente, há um suporte limitado da literatura apoiando essa modalidade de tratamento.

30. Quais tratamentos cirúrgicos estão disponíveis para o zumbido?
O papel da cirurgia no tratamento do zumbido é limitado. O tratamento cirúrgico de condições patológicas frequentemente associadas ao zumbido, como malformações vasculares, otosclerose, schwannomas vestibulares e doença da articulação temporomandibular, pode melhorar as percepções subjetivas, mas a maioria dos pacientes com zumbido não apresenta nenhuma doença identificável. Foi demonstrado que o implante coclear reduz ou elimina completamente o zumbido em até 86% dos pacientes com perda auditiva bilateral profunda, embora uma pequena porcentagem dos pacientes relate uma piora ou o aparecimento de um novo zumbido após a cirurgia. Para zumbidos relacionados a mioclonias, a colocação de tubos de ventilação é, por vezes, efetiva.

BIBLIOGRAFIA
Andersson G, Vretblad P, Larsen HC, et al: Longitudinal follow-up of tinnitus complaints, *Arch Otolaryngol Head Neck Surg* 127:175–179, 2001.
Baguley D, McFerran D, Hall D: Tinnitus, *Lancet* 382:1600–1607, 2013.

Berry JA, Gold SL, Frederick EA, et al: Patient-based outcomes in patients with primary tinnitus undergoing tinnitus retraining therapy, *Arch Otolaryngol Head Neck Surg* 128:1153–1157, 2002.
Dauman R: Bouscau-Faure F: Assessment and amelioration of hyperacusis in tinnitus patients, *Acta Otolaryngol* 125(5):503–509, 2005.
Eggermont JJ, Roberts LE: The neuroscience of tinnitus, *Trends in Neuroscience* 27(11):676–682, 2004.
Folmer RL, Griest SE: Chronic tinnitus resulting from head or neck injuries, *Laryngoscope* 113:821–827, 2003.
Isaacson JE, Moyer MT, Schuler HG, et al: Clinical associations between tinnitus and chronic pain, *Otolaryngol Head Neck Surg* 128:706–710, 2003.
Jastreboff PJ: Phantome auditory perception (tinnitus): mechanisms of generation and perception, *Neurosci Res* 8:221–254, 1990.
Jastreboff PJ, Hazell JWP: *Tinnitus Retraining Therapy: Implementing the Neurophysiologic Model*, London, 2004, Cambridge University Press.
Langguth B, Kreuzer PM, Kleinjung T, et al: Tinnitus: causes and clinical management, *Lancet Neurol* 12:920–930, 2013.
Lockwood AH, Salvi RJ, Burkard RF: Tinnitus, *N Engl J Med* 347:904–910, 2002.
Nelson JJ, Chen K: The relationship of tinnitus, hyperacusis, and hearing loss, *Ear Nose Throat J* 83(7):472–476, 2004.
Schaette R: Tinnitus in men, mice (as well as other rodents), and machines, *Hear Res* 311:63–71, 2014. PMID: 24374091.
Tyler RS: *Tinnitus Treatment*, New York, 2006, Thieme.
Weissman JL, Hirsch BE: Imaging of tinnitus: a review, *Radiology* 216:342–349, 2000.

CAPÍTULO 35

AVALIAÇÃO DO SISTEMA VESTIBULAR E DOENÇAS VESTIBULARES

Carol A. Foster, MD

PONTOS-CHAVE

1. **Características do Nistagmo na VPPB**: O nistagmo da VPPB é classicamente um nistagmo de posicionamento torsional para cima, desencadeado pelo teste de Dix-Hallpike, com a orelha afetada para baixo. Possui uma característica paroxística, subindo até um pico e então desaparecendo durante vários segundos mais. Há uma latência de vários segundos antes que apareça, e o nistagmo é fatigável com a repetição das manobras de Dix-Hallpike.
2. **Migrânea Vestibular**: Há histórico de cefaleias recorrentes, severas e nauseantes, ou auras recorrentes; os acessos de vertigem variam em duração, de segundos a minutos, até dias. É comum em pessoas com mais de 50 anos de idade, e há um risco aumentado para VPPB e tríade de Ménière nesse grupo.
3. **Tríade de Ménière**: A perda auditiva é flutuante, piora durante os acessos de vertigem e está associada a uma sensação de plenitude ou pressão na orelha. O zumbido é flutuante, pode ter uma característica de rugido e é mais intenso durante os acessos de vertigem. A vertigem geralmente dura horas, é severa e está associada a vômitos.
4. **Características da Resposta Calórica Normal**: A irrigação com água fria faz com que o nistagmo bata na direção contrária à orelha irrigada, enquanto a irrigação com água quente faz com que o nistagmo bata na direção da orelha irrigada. Um recurso mnemônico útil para orientação de nistagmo é **COWS**[1] (*C*old *O*pposite *W*arm *S*ame). A orelha com a resposta mais fraca é a orelha afetada.
5. **Como Testar o Sensor de cada Orelha Interna**
    a. Canal semicircular horizontal: *Head Impulse Test* horizontal, exame calórico, testes na cadeira rotatória.
    b. Canal semicircular anterior: *Head impulse test* vertical, manobra de Dix-Hallpike.
    c. Canal semicircular posterior: *Head impulse test* vertical, manobra de Dix-Hallpike.
    d. Utrículo: cVEMP.
    e. Sáculo: cVEMP.

Pérolas

1. Nistagmos periféricos se tornam mais rápidos e mais aparentes quando o paciente olha na direção da fase rápida: um nistagmo à direita piora ao olhar para a direita. Isso é chamado de Lei de Alexander.
2. Você pode com frequência determinar qual é a orelha afetada na VPPB do canal horizontal ou anterior perguntando ao paciente se ele anteriormente teve uma VPPB de canal posterior tratada, e em qual lado. Geralmente o mesmo lado será afetado. De forma alternativa, você pode fazer manobras de tratamento para ambos os lados.
3. O desequilíbrio de origem multissensorial pode ser melhorado com a utilização de dispositivos de auxílio à marcha. Bengalas são úteis no início da doença, mas, conforme a doença progride, um andador estilo *rolling walker* é o tratamento mais eficaz.
4. Deve-se investigar a queixa de roncos em pacientes com cefaleias e vertigens. A apneia de sono está associada a cefaleias matinais, piora da migrânea e pode estar associada a tonturas breves recorrentes e às doenças progressivas da orelha interna, como a doença de Menière.
5. Perdas vestibulares periféricas inferiores a 50% geralmente são de difícil detecção pelo teste de impulso. Testes calóricos são mais capazes de detectar essas lesões de leves a moderadas.

---

[1]Sigla em inglês para Oposto Frio, Quente, o Mesmo.

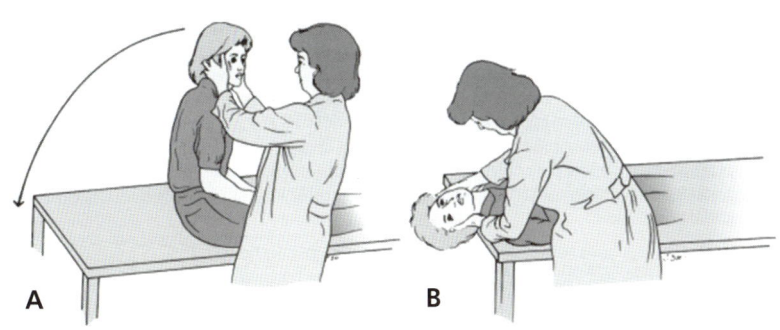

Figura 35-1. O teste de Dix-Hallpike. A manobra de Dix-Hallpike para orelha direita. **A,** Com o examinador no lado direito do paciente sentado, a cabeça é rodada 45 graus na direção ao ombro direito. **B,** O paciente é reclinado rapidamente para a posição supina, com a cabeça voltada para a direita. A posição deve ser mantida por 15-30 segundos enquanto os olhos são observados para verificar a existência de nistagmo. Reimpressa de Crane BW et al.: Peripheral vestibular discorders. In Flint PW, et al: Cummings Otolaryngology: Head and Neck Surgery, 5 ed, Philadelphia 2011, Mosby/Elsevier.

PERGUNTAS

1. **Quando você avalia um paciente tonto, o que o seu exame deve incluir?**
   Observação cuidadosa quanto à presença de nistagmos e exame das orelhas e da audição são sempre necessários. O exame neurológico deve incluir uma avaliação dos nervos cranianos e um exame da função cerebelar, testando coordenação, marcha e equilíbrio. O pescoço deve ser avaliado quanto a sopros na artéria carótida. O exame das pernas e dos pés para verificar lesões sensoriais ou restrições na amplitude de movimentos é importante. No final do exame, você deve sempre realizar uma manobra de Dix-Hallpike (Figura 35-1), para excluir vertigem posicional paroxística benigna (VPPB), e o *head impulse test*, para excluir perda vestibular.

2. **Como você pesquisa adequadamente nistagmos em um paciente?**
   O nistagmo possui componentes lento e rápido. O componente lento é gerado pelo sistema vestibular e faz com que o olho rode suavemente. A fase rápida representa uma resposta corretiva, um movimento sacádico, que retorna rapidamente os olhos à sua posição normal. Por convenção, a direção do nistagmo é determinada pelo seu componente mais rápido, uma vez que, para o observador, os olhos parecem estar indo na direção dos movimentos sacádicos. Você deve avaliar a existência de um nistagmo espontâneo observando os olhos do paciente centralizados e então focados na esquerda e na direita. Oriente o paciente para mover os olhos para cima e, então, para baixo. Observe a direção do nistagmo em cada posição dos olhos.

3. **Como é realizada a manobra de Dix-Hallpike?**
   A manobra de Dix-Hallpike é um teste para VPPB (Figura 35-1). O paciente está sentado na mesa de exame com o examinador no lado a ser testado. Enfatize para os pacientes que os olhos devem ser mantidos abertos durante toda a manobra, de forma que você possa observar se há presença de nistagmo. Para testar a orelha direita, segure a cabeça do paciente girada em 45 graus para a direita e, então, mova rapidamente o paciente para a posição supina até que a cabeça fique projetada para fora da borda da mesa. Continue a apoiar a cabeça do paciente durante todo o teste. Após pelo menos 30 segundos, auxilie o paciente a reassumir a posição sentada. O teste é então repetido à esquerda. Se o paciente for idoso, frágil ou apresentar alterações no pescoço, o teste pode ser feito abaixando a cabeça sobre a mesa, em vez de permitir que a cabeça fique projetada para fora da borda da mesa.

4. **O que constitui uma manobra de Dix-Hallpike anormal?**
   Embora esse teste tenha muitas implicações, ele é mais valioso quando utilizado para o diagnóstico de uma VPPB do canal semicircular posterior. Um nistagmo rotatório e a sensação de vertigem, que começam vários segundos após o paciente assumir a posição de cabeça pendente, são característicos da VPPB. O nistagmo desaparece em menos de um minuto, reverte a direção ao sentar e é fatigável ou diminui de intensidade com a repetição dos testes. Por exemplo, se o paciente apresentar uma alteração na orelha esquerda, ele irá apresentar um nistagmo misto, vertical e rotatório, quando posicionado com a orelha esquerda para baixo, e os polos superiores dos olhos estarão posicionados como se estivessem direcionados para o chão.

5. A VPPB também pode afetar os canais semicirculares horizontais ou anteriores?
Sim, na manobra de Dix-Hallpike, a VPPB do canal horizontal causa um paroxismo violento, com um nistagmo puramente horizontal com duração de até um minuto e frequentemente acompanhado por vômitos. A VPPB do canal anterior causa um nistagmo típico, que bate para baixo, podendo persistir por alguns minutos durante a manobra de Dix-Hallpike. A repetição da manobra de Dix-Hallpike imediatamente após uma manobra terapêutica para VPPB pode fazer com que partículas caiam dentro do canal semicircular horizontal. A VPPB do canal anterior também apresenta maior probabilidade de surgir em pacientes que foram recentemente tratados com manobras terapêuticas para VPPB do canal posterior no consultório ou em casa.

6. Que outras doenças causam nistagmo com a manobra de Dix-Hallpike?
Outras doenças das vias vestibulares centrais ou periféricas podem causar um nistagmo posicional patológico. Esse tipo de nistagmo geralmente não desaparece enquanto a cabeça permanece na posição projetada para fora da mesa, nem é fatigável pela repetição dos testes. Pode aparecer quando o paciente for lentamente trazido para a posição supina e não requer um movimento rápido, como na manobra de Dix-Hallpike, para ser desencadeado.

7. Quais são os sintomas usuais da VPPB?
Em geral, episódios súbitos de vertigem são precipitados por movimentos de cabeça específicos, normalmente na cama à noite. Por exemplo, o paciente pode se queixar de vertigem desencadeada pelo ato de rolar na cama, dormir de bruços ou levantar-se. Esses episódios são breves, durando menos de um minuto. Alterações auditivas e zumbido não são comuns. Embora a VPPB se torne mais frequente com a idade, ela pode ocorrer em pacientes de qualquer grupo de idade. Essa condição geralmente se resolve espontaneamente em um período de semanas ou meses. O insucesso das manobras terapêuticas é um indicador para realização de um exame vestibular formal.

8. Como a VPPB é tratada?
Essa doença geralmente desaparece sem tratamento após várias semanas, mas o curso pode, com frequência, ser encurtado dramaticamente por meio de manobras terapêuticas com movimentos de cabeça desenvolvidas para direcionar as partículas para fora do canal afetado. A manobra de Epley, também chamada de procedimento de reposicionamento canalicular, mostrou-se bastante útil, com uma taxa de sucesso de aproximadamente 90%. Outras manobras liberatórias também foram descritas.

9. Um paciente retorna após um terceiro episódio de VPPB. Há algum exercício que possa ser feito em casa para essa condição?
Uma manobra de meia cambalhota mostrou ser um exercício caseiro útil (Figura 35-2). A cabeça é invertida na posição de cambalhota, girada na direção do cotovelo do lado afetado, sendo, então, levantada primeiramente até o nível das costas e, então, posicionada completamente ereta, pausando por 30 segundos em cada posição. Pacientes que não podem realizar a meia cambalhota podem realizar a manobra de Epley ou a manobra de Semont em casa, mas geralmente irão requerer assistência. É melhor esperar 15 minutos entre as repetições de manobras, para se evitar o deslocamento de partículas recém-removidas de volta para os canais semicirculares.

10. Você suspeita que os sintomas vestibulares de um paciente estão relacionados à migrânea. Em que evidências você baseia seu diagnóstico?
A tontura associada à migrânea é a causa mais comum de tontura crônica em adultos jovens. Embora essa doença com frequência tenha um curso benigno entre os ataques, ela pode causar debilidade séria. Acredita-se que a migrânea seja de origem genética, sendo a causa mais comum de tontura em crianças e adultos jovens. A vertigem pode ocorrer como componente de uma aura, como parte da fase de cefaleia ou entre as cefaleias, variando em duração de segundos a dias. Tipicamente, as cefaleias são de moderada a severa, duram horas e estão associadas a náuseas, fotofobia ou fonofobia. As cefaleias podem se apresentar com aura, com frequência consistindo em ilusões visuais, como um escotoma cintilante, ou podem ocorrer sem aura. Há uma associação entre migrânea e outras doenças com vertigens mais severas, particularmente a doença de Ménière.

11. Como a tontura associada à migrânea é tratada?
A migrânea com vertigem pode ser tratada com supressores, como a meclizina ou a prometazina, se os ataques forem não frequentes. No entanto, o tratamento profilático é necessário, se os ataques ocorrerem mais de uma vez em poucas semanas. Antidepressivos tricíclicos, como a amitriptilina, são uma boa escolha de primeira linha; betabloqueadores, bloqueadores de canais de cálcio, topiramato, divalproex e acetazolamida também são efetivos em alguns indivíduos. Os medicamentos devem ser tentados por, pelo menos, um mês antes que outro tipo de tratamento seja instituído, uma vez que os efeitos

A, Olhar diretamente para o teto

B, Colocar a cabeça na posição de cambalhota

Setas escuras curvas mostram os movimentos da cabeça.

Setas mais claras próximas aos olhos mostram a direção que você deve encarar.

C, Rodar a cabeça para encarar o cotovelo direito

D, Colocar a cabeça rapidamente ao nível das costas

E, Levantar a cabeça completamente ereta

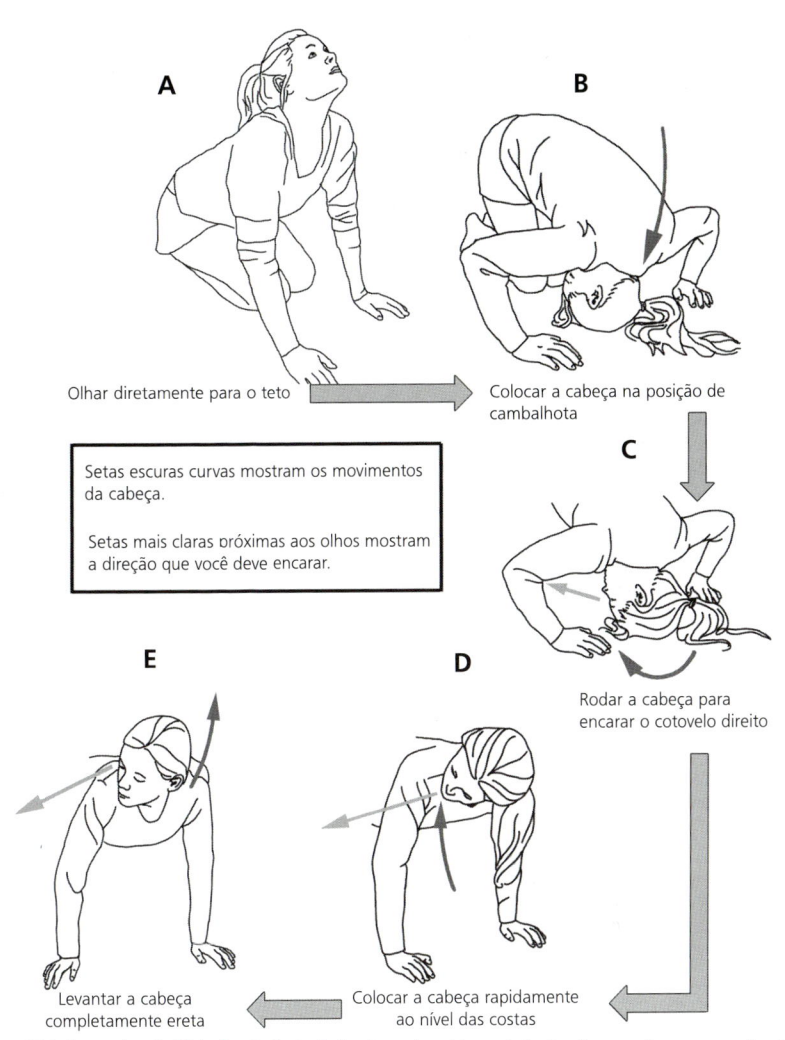

Figura 35-2. A manobra da Meia Cambalhota. A, A cabeça é rapidamente inclinada para cima, encarando o teto. **B,** A cabeça é, então, colocada para baixo, na direção do chão. **C,** A cabeça é rodada para encarar o cotovelo no lado afetado e é mantida nessa posição rodada (p. ex., cotovelo direito para canal posterior direito na VPPB). **D,** A cabeça rodada é rapidamente erguida até o nível das costas. **E,** A cabeça rodada é, então, bruscamente elevada até a posição ereta completa. Cada posição é mantida até que a tontura cesse ou que se tenham passado 30 segundos. Reimpresso de Foster CA, et al.: Canal conversion and re-entry: a risk of Dix-Hallpike during canalith repositioning procedures, Otology & Neurotology 33:199-203, 2012.

das medicações são, com frequência, cumulativos, ao longo de várias semanas. Tratamentos mais recentes para migrânea direcionados para a fase da cefaleia, como os triptanos, geralmente não são eficazes para as crises de vertigens associadas à migrânea.

12. Por que as pessoas idosas desenvolvem desequilíbrio?
O equilíbrio normal depende da integridade do sistema vestibular, de visão e rastreamento visual, sensibilidade e propriocepção nas extremidades inferiores. Geralmente, a visão, o rastreamento visual e o aporte sensorial dos pés se tornam deficientes com a idade. Quando essas alterações se associam a

qualquer doença vestibular, ou ao declínio gradual na função vestibular relacionado à idade, ocorre um desequilíbrio multissensorial. As pessoas afetadas geralmente se sentem tontas apenas quando caminham, ou sua tontura é aliviada ao utilizarem um carrinho de compras, por exemplo.

13. Qual é o curso típico das infecções virais do oitavo nervo?
Essa vestibulopatia unilateral aguda pode ser precedida por uma doença viral não específica. Após um período de horas a dias, o paciente apresenta uma vertigem de início súbito. A vertigem atinge o pico rapidamente e então declina gradualmente, de poucos dias a semanas. Os sintomas cocleares variam, desde uma audição normal até uma perda auditiva leve em altas frequências e até mesmo a uma surdez profunda em uma das orelhas. Se não houver perda auditiva, a doença é chamada *neurite vestibular*. A destruição total de todas as funções auditivas e vestibulares em uma orelha pode ocorrer em infecções causadas por certos vírus, como sarampo, caxumba e herpes-zóster. Após os sintomas severos regredirem, o paciente pode apresentar uma tontura leve aos movimentos bruscos, que pode persistir por meses. Com o tempo, no entanto, o sistema vestibular do paciente compensa, e a tontura geralmente desaparece.

14. Como são tratadas as infecções da orelha interna?
Um breve curso de esteroides deve ser iniciado nos primeiros dias, se possível. Supressores vestibulares, como meclizina, diazepam ou prometazina, são utilizados para controlar os vômitos. Os supressores devem ser descontinuados após uma semana, uma vez que interferem com o processo normal de compensação das lesões vestibulares. Pacientes que permanecem sintomáticos são bons candidatos para reabilitação vestibular.

15. Descreva o *head impulse test*.
Esse teste do sistema vestibular, também chamado de *head impulse test* (em pacientes despertos) ou "teste dos olhos de boneca" (em pacientes em coma), utiliza rotações rápidas da cabeça para demonstrar lesões vestibulares de alto grau em doenças como a neurite vestibular. Deve-se pedir aos pacientes despertos que olhem fixamente nos seus olhos durante o teste (Figura 35-3). Encare o paciente enquanto estiver segurando sua cabeça e então rapidamente vire a cabeça deste para a direita e para a esquerda. Normalmente, o olhar do paciente permanece "travado" nos olhos do examinador. O teste é anormal se o olhar do paciente puder ser afastado do seu pelo rápido movimento da cabeça. Em pacientes com perda vestibular periférica, uma série de "acompanhamentos", ou movimentos sacádicos de refixação (sinal de Halmagyi), podem ocorrer à medida que os olhos do paciente tentam recuperar o foco no examinador. Se os resultados do teste forem anormais com uma rotação da cabeça para a direita, o paciente apresenta uma lesão vestibular à direita; se for anormal para a esquerda, a orelha esquerda está lesionada.

16. Quais estudos devem ser realizados em pacientes com suspeita de doenças da orelha interna que não a VPPB?
Inicialmente, uma audiometria e uma videonistagmografia (VNG) devem ser realizadas. Se esses testes ou o exame neurológico apresentarem achados assimétricos ou localizados, estudos mais profundos estão indicados; você deve solicitar uma ressonância magnética com contraste de gadolínio incluindo a fossa posterior e os meatos acústicos internos. Se houver suspeita de uma malformação congênita do osso temporal, uma tomografia computadorizada de cortes finos sem contraste deve ser o estudo mais útil. Se o paciente apresentar crises vertiginosas prolongadas (mais de uma hora), estudos laboratoriais podem ser benéficos, incluindo hemograma, velocidade de hemossedimentação e teste de anticorpos antinucleares. Os testes para excluir HIV, sífilis, diabetes, coagulopatias e anormalidades lipídicas podem ser úteis, quando ditados pelo histórico do paciente.

17. O que é doença de Ménière?
É um conjunto de sintomas associados a uma doença cronicamente progressiva e destrutiva, que envolve tanto a cóclea quanto o labirinto, resultando com o tempo em perda auditiva permanente e lesão vestibular. Pode afetar uma ou ambas as orelhas e segue um curso de recidivas e remissões. As crises geralmente duram de 30 minutos a várias horas. Várias doenças, como as autoimunes, infecção por vírus da imunodeficiência humana e sífilis, podem causar sintomas idênticos, então o termo doença de Ménière é utilizado somente nos casos em que a causa é desconhecida. O termo é, com frequência, utilizado de forma intercambiável com a sua descrição patológica, *hidropsia endolinfática*. Pacientes com vertigem recorrente, mas sem evidências de perda auditiva progressiva ou lesão vestibular permanente, não atendem aos critérios diagnósticos para essa doença.

18. Que histórico devo obter de pacientes com doença de Ménière?
Em pacientes com menos de 50 anos, deve-se indagar quanto a cefaleias com migrânea, uma vez que essas estão comumente associadas à doença de Ménière nessa faixa etária. Deve-se indagar a todos

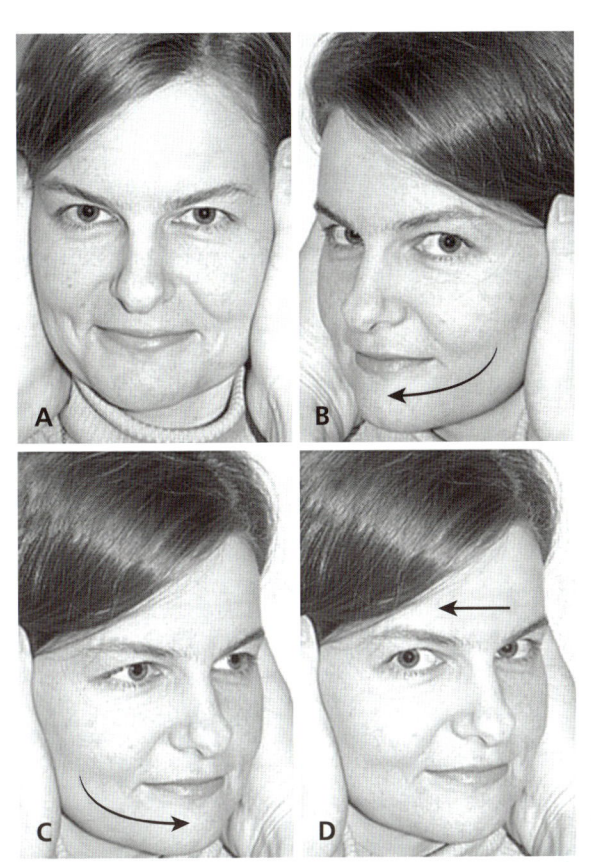

Figura 35-3. O *head impulse test*. **A,** Posição inicial; **B,** quando a cabeça é rodada rapidamente na direção da orelha direita normal, os olhos permaneceram fixos no examinador; **C,** quando a cabeça é rodada rapidamente na direção da orelha esquerda anormal, os olhos se movem com a cabeça e perdem a fixação no examinador; **D,** os olhos, então, retornam em uma sacada de refixação para a direita, recuperando o foco nos olhos do examinador. Reimpressa de Hullar TE *et al.*: Approach to the patient with dizziness. In Flint PW, et al: Cummings Otolaryngology: Head and Neck Surgery, 5 ed, Philadelphia 2010, Mosby/Elsevier.

os pacientes sobre ronco, uma vez que há uma associação com apneia do sono. Fatores de risco vasculares, como tabagismo, diabetes, vasculite, infarto do miocárdio ou acidentes vasculares encefálicos, também estão associados.

19. Descreva os usos e as limitações das provas calóricas.

As provas calóricas detectam anormalidades comparando as duas orelhas. As provas calóricas examinam somente a função dos canais semicirculares horizontais. Cada orelha é irrigada duas vezes, com água fria e água quente, e as resultantes das velocidades da fase lenta do nistagmo são medidas. A simetria das respostas pareadas é, então, calculada, gerando dois resultados, ambos expressos como porcentagem: 1) paresia do canal ou fraqueza unilateral, descrevendo o lado e a extensão de uma deficiência vestibular periférica; e 2) preponderância direcional, sugerindo uma tendência subjacente a nistagmo. Se ambas as orelhas apresentarem deficiências idênticas, ou se as deficiências afetarem somente os canais verticais ou os órgãos otolíticos, pode resultar um teste falso negativo.

20. Como os órgãos otolíticos podem ser testados?

O teste de potencial evocado miogênico vestibular (VEMP) consegue avaliar a função dos órgãos otolíticos (Figura 35-3). Os eletrodos posicionados sobre os músculos esternocleidomastóideos detectam formas de onda eletromiográficas resultantes da estimulação dos sáculos por sons altos (cervicais ou cVEMP). A ausência da forma de onda em um lado é uma anormalidade significativa. No entanto, o teste é menos confiável em pacientes acima de 60 anos de idade e naqueles com dores, rigidez ou fraqueza no pescoço. Atrasos na resposta podem indicar uma lesão retrococlear no lado afetado, e um limiar de som reduzido para resposta pode ser um sinal de deiscência no canal semicircular. Eletrodos posicionados abaixo dos olhos podem detectar formas de onda resultantes da estimulação sonora do utrículo (ocular ou oVEMP).

21. Quais são os sintomas da deiscência no canal semicircular superior?

Os pacientes geralmente relatam uma vertigem torsional deflagrada pela exposição a sons de alto volume. Assoar o nariz, espirrar ou esforços físicos podem desencadear as crises. Alguns também relatam ouvir sons corporais internos, como seu pulso ou a mastigação, amplificados em uma das orelhas. Outros relatam um zumbido breve que ocorre quando os olhos se movem de um lado para outro.

22. Há testes para avaliar a função dos canais semicirculares verticais?

Head impulse tests realizados no plano dos canais semicirculares anteriores ou posteriores podem revelar movimentos sacádicos de refixação se houver perda da função no canal testado. A cabeça deve ser virada para um lado e, então, inclinada de forma brusca, para cima ou para baixo, para a realização desse teste. Você pode observar algumas vezes os movimentos sacádicos de refixação olhando nos olhos dos pacientes enquanto realiza os testes, mas há sistemas comerciais que são mais capazes de detectar e relatar essas respostas de alta aceleração.

BIBLIOGRAFIA

Dix MR, Hallpike CS: The pathology, symptomatology, and diagnosis of certain common disorders of the vestibular system, *Proc Royal Soc Med* 45:341–534, 1952.
Foster C, Zaccaro K, Strong D: Canal conversion and re-entry: a risk of Dix-Hallpike during canalith repositioning procedures, *Otol Neurotol* 33:199–203, 2012.
Foster C, Ponnappan A, Zaccaro K, et al: A comparison of two home exercises for benign positional vertigo: half somersault vs. Epley maneuver, *Audiol & Neurotol EXTRA* 2:16–23, 2012.
Halmagyi GM: Diagnosis and management of vertigo [see comment], *Clin Med* 5:159–165, 2005.
Halmagyi GM, Curthoys IS: A clinical sign of canal paresis, *Archives Neurol* 45:737–739, 1988.
Halmagyi GM, Weber KP, Aw ST, et al: Impulsive testing of semicircular canal function, *Prog Brain Res* 171:187–194, 2008.
Jacobson G, Shepherd N: *Balance Function Assessment and Management*, San Diego CA, 2008, Plural Publishing Inc.
Kerber KA, Baloh RW: The evaluation of a patient with dizziness, *Neurol: Clin Pract* 1:24–33, 2011.
Rosengren SM, Kingma H: New perspectives on vestibular evoked myogenic potentials, *Curr Opinion Neurol* 26:74–80, 2013.
Serra A, Leigh RJ: Diagnostic value of nystagmus: spontaneous and induced ocular oscillations, *J Neurol, Neurosurgery Psychiatry* 73:615–618, 2002.

PRÓTESES AUDITIVAS E DISPOSITIVOS IMPLANTÁVEIS

Allison Brower, AuD, MS

CAPÍTULO 36

PONTOS-CHAVE
1. Uma prótese auditiva é recomendada para qualquer paciente com perda auditiva e queixas de dificuldade de comunicação.
2. O tipo do paciente, a configuração e gravidade da perda auditiva, suas necessidades de comunicação e estilo de vida, todos contribuem para determinação da melhor opção de amplificação individualizada.
3. As indicações para uma prótese auditiva de condução óssea incluem: malformações congênitas da orelha média e/ou orelha externa, otorreia crônica ou surdez unilateral.
4. Os implantes cocleares revolucionaram o tratamento da surdez, e os critérios se expandiram para incluir aqueles indivíduos com audição residual significativa que não se beneficiaram adequadamente de próteses auditivas.
5. Duas orelhas são melhores do que uma - seja com duas próteses auditivas, uma prótese auditiva e um implante coclear ou dois implantes cocleares.

Pérolas
1. Uma prótese auditiva convencional possui quatro componentes principais: microfone, amplificador, receptor e bateria.
2. *Feedback* acústico ocorre quando o som amplificado vaza para fora do receptor e de volta para o microfone.
3. Há diversas opções de tratamento disponíveis para surdez unilateral, incluindo dispositivos CROS/BiCROS, próteses auditivas de condução óssea adaptadas em uma faixa na cabeça, próteses auditivas transcutâneas/percutâneas ancoradas em osso e dispositivos de condução óssea utilizados nos dentes.
4. A RM é contraindicada em pacientes com ICs convencionais e próteses auditivas totalmente implantáveis pelo risco de deslocamento do dispositivo.
5. Em casos de meningite, pela possibilidade de ossificação coclear, o teste de prótese auditiva pode ser contornado, e a criança implantada com menos de 12 anos de idade.

PERGUNTAS

1. Quais são os principais componentes de uma prótese auditiva digital e como cada um contribui para a função do dispositivo?

Grosso modo, a prótese auditiva digital possui cinco componentes principais: o microfone, o conversor analógico digital, o microchip, o conversor digital/analógico e o receptor. O microfone externo da prótese auditiva capta as ondas sonoras, que são convertidas em um sinal elétrico. O sinal é, então, passado através de um conversor digital/analógico e enviado para o microchip, que é essencialmente um pequeno chip de computador. O microchip filtra o sinal em bandas e canais e manipula o som de acordo com a perda auditiva do usuário. O sinal manipulado é reconvertido para um sinal analógico através do conversor digital/analógico. O sinal analógico é enviado para o receptor onde é reconvertido em um sinal acústico audível para o paciente.

2. Quando um paciente deve ser encaminhado a um audiologista para adaptação de uma prótese auditiva?

Uma avaliação para adaptação de uma prótese auditiva deve ser recomendada para aqueles pacientes que exibem perda auditiva e relatam uma deficiência de comunicação com outras pessoas. Com a tecnologia aprimorada de próteses auditivas atualmente disponível, as próteses auditivas podem melhorar a qualidade de vida de praticamente qualquer paciente com perda auditiva, independentemente do tipo, da gravidade ou configuração.

CAPÍTULO 37

INFECÇÕES DA ORELHA

Melissa A. Scholes, MD

PONTOS-CHAVE

Fundamentos do Diagnóstico da Otite Média
- Abaulamento moderado a severo da membrana timpânica ou nova otorreia não associada a otite externa.
- Leve abaulamento da membrana timpânica e menos de 48 horas de otalgia ou hiperemia da membrana timpânica.
- Efusão na orelha média deve estar presente, diagnosticada pela otoscopia pneumática ou timpanometria.

Pérolas
1. Para um diagnóstico de otite externa aguda, deve haver um início rápido (geralmente em até 48 horas) dos sintomas e sinais de inflamação no meato acústico externo.
2. Os patógenos bacterianos mais comumente relacionados à otite média aguda são *Streptococcus pneumoniae* (35% a 40%), *Haemophilus influenza* (30% a 35%) e *Moraxella catarrhalis* (15% a 25%).
3. A amoxicilina permanece como o tratamento de primeira linha para tratamento da otite média aguda, uma vez que aproximadamente 80% das bactérias isoladas permanecem suscetíveis.
4. Para um diagnóstico de otite média, uma efusão na orelha média confirmada por otoscopia pneumática ou timpanometria deve estar presente.
5. A otalgia é um sintoma importante das otites externas médias, devendo ser adequadamente tratada.

PERGUNTAS

1. O que é otite externa (OE)?
A otite externa é uma infecção da pele do meato acústico externo (MAE) que pode se estender para estruturas adjacentes, como pavilhão auricular, trago, membrana timpânica e linfonodos regionais.

2. Qual é a patogênese da OE?
A OE ocorre quando os mecanismos protetores do meato acústico externo são interrompidos. O cerume, produzido pelas glândulas no meato acústico externo cartilaginoso, possui atividade bacteriostática e também protege o meato acústico externo ao agir como uma barreira à umidade. O cerume também é ligeiramente ácido, o que ajuda a inibir infecções. Hastes flexíveis de algodão podem contribuir para a OE não somente ao remover o cerume protetor, mas também ao lesionar a pele do meato acústico externo. Se a pele do meato acústico externo for lesionada por uma unha, plugues na orelha ou corpos estranhos, também pode ocorrer uma infecção. Ambientes hidratados e úmidos também contribuem para as infecções ao enfraquecer as barreiras de pele. *Staphylococcus aureus* e *Pseudomonas aeruginosa* são os organismos causadores mais comuns.

3. Quais são os fatores de risco para otite externa aguda (OEA)? Como se previne a OEA?
A exposição à água é o fator mais comumente associado à OEA, como é observado em climas úmidos ou por contato direto com a água no banho ou na piscina (a chamada "orelha de nadador"). A OEA pode ser evitada reduzindo-se a exposição do meato acústico externo à água. As medidas preventivas incluem o uso de gotas acidificantes na orelha, remoção de cerume impactado, a secagem do meato acústico externo com um secador de cabelo (em temperatura fria), o uso de tampões otológicos para natação e evitar trauma direto no meato acústico externo.

4. Quais são os sinais e sintomas da OEA?
A OEA geralmente se apresenta com otalgia intensa de início rápido. A dor com frequência é desproporcional ao exame e é exacerbada pela palpação do trago e dos pavilhões auriculares. Sinais inflamató-

rios estão presentes no meato acústico externo, como hiperemia, edema e otorreia. Noventa e oito por cento das OEAs são bacterianas. Sinais e sintomas incluem otorreia purulenta, otalgia, plenitude auricular na orelha afetada, edema do meato acústico externo e presença de debris no meato acústico externo. Para ser classificada como aguda, a dor deve ter, pelo menos, 48 horas de duração. A otorreia pode levar a um eczema da orelha externa.

5. **O que é otite externa crônica (OEC)?**
Otite externa crônica é definida como otorreia com sintomas de otite externa que estão presentes por mais de 6 semanas. A dor, com frequência, não é tão severa quanto a da OEA. A OEC pode ocorrer após tratamento inadequado de uma OE.

6. **O que é otite externa maligna? Quais são as outras complicações da OE?**
Otite externa maligna é uma infecção da base do crânio que pode ocorrer após OEs agudas ou crônicas. É observada com mais frequência em pacientes diabéticos e imunocomprometidos. A infecção pode se disseminar intracranialmente e causar déficits em nervos cranianos e é uma condição que ameaça a vida, requerendo terapia antibiótica intravenosa e correção do imucomprometimento subjacente. Outros sintomas da otite média maligna incluem uma dor aguda profunda que piora com os movimentos da cabeça, otorreia, febre, disfonia, disfagia e paralisia facial. Com menos gravidade, a OE pode se disseminar e causar celulite facial. A otorreia crônica também pode causar irritação da pele da orelha e do pescoço.

7. **Como tratar a OE?**
A melhor opção de tratamento da OE é o debridamento da orelha, com remoção de pele descamada e do cerume, restauração do pH normal, antibioticoterapia tópica e remoção dos agentes causadores. Gotas de fluoroquinolona são a terapia de primeira linha. Se quaisquer sintomas sistêmicos estiverem presentes ou a infecção tiver se disseminado para fora do meato acústico externo, antibióticos sistêmicos que cubram *S. aureus* são adequados. Para pacientes com OE recorrente, duas a três gotas de uma solução 1:1 de vinagre branco e álcool etílico 70% podem ser instiladas no meato acústico externo antes e após atividades aquáticas.

8. **O que é miringite bolhosa?**
Miringite bolhosa é a formação de bolhas serosas ou hemorrágicas na membrana timpânica. Está associada a infecções virais, por *Streptococcus pneumoniae* ou infecções por estafilococos. É, com frequência, muito dolorosa e pode causar uma perda auditiva condutiva. Tratamento de apoio está indicado, incluindo analgésicos e anti-inflamatórios. Caso haja sinais de infecção bacteriana, então antibióticos tópicos ou orais são adequados.

9. **O que é otite média (OM)? Quais são os fatores que predispõem à OM?**
Otite média é uma infecção da cavidade da orelha média. É comum em crianças menores, sendo secundária a imaturidade do sistema imunológico, disfunção tubária e anatomia desfavorável. Outros fatores de predisposição incluem colonização da nasofaringe por patógenos da otite, infecções do trato respiratório superior, exposição a fumaças, alimentação com mamadeira, época do ano, frequentar creche e suscetibilidade genética.

10. **Que papel a tuba auditiva desempenha na otite média?**
A tuba auditiva (TA) se localiza entre a orelha média anterior e a nasofaringe e equaliza a pressão na cavidade da orelha média. É óssea em sua porção proximal e cartilaginosa em sua porção distal, estando associada a quatro músculos: salpingofaríngeo, tensor do véu palatino, tensor do tímpano e elevador do véu palatino. A TA abre-se intermitentemente em resposta a diferentes ações que envolvem os músculos citados, incluindo bocejo, fala e realização de uma manobra de Valsalva. A cavidade da orelha média está sob pressão negativa constante, e a equalização pela TA evita acúmulo de fluidos. Causas comuns de disfunção da TA incluem variações anatômicas e infecções virais com edema concomitante. Em crianças, a tuba auditiva é achatada e menos rígida, o que pode contribuir para a disfunção (Figura 37-1). O fluido pode, então, tornar-se infectado por exposição aos patógenos encontrados na nasofaringe.

11. **Quais são os patógenos bacterianos mais comumente relacionados à OM? Quais são os microrganismos mais comumente relacionados a mastoidites?**
Classicamente, os patógenos bacterianos mais comuns relacionados à OM são *Streptococcus pneumoniae* (35% a 40%), *Haemophilus influenza* (30% a 35%) e *Moraxella catarrhalis* (15% a 25%). *Streptococcus pyogenes* e *S. pneumoniae* são os patógenos mais comumente encontrados nas mastoidites. Com o advento da vacina pneumocócica, houve uma redução no número de infecções por *S. pneumo-*

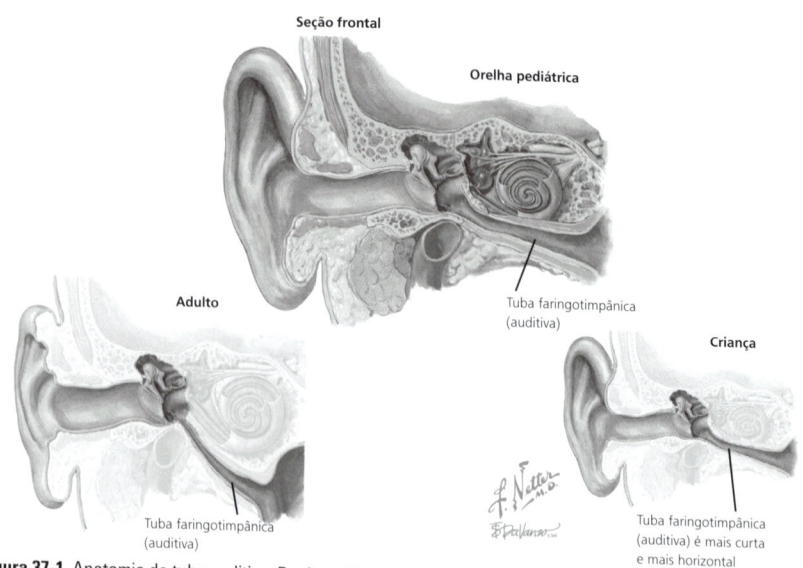

Figura 37-1. Anatomia da tuba auditiva. De Jong EC, Stevens DL: Netter's Infectious Diseases. 1e. Philadelphia 2011, Saunders.

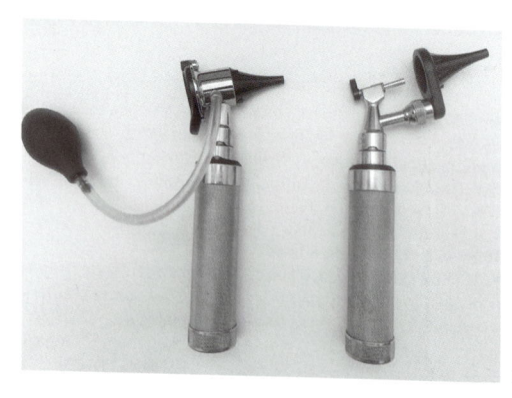

Figura 37-2. Otoscópios aberto e fechado.

niae, mas um aumento no número de infecções por outras bactérias, como *Staphylococcus aureus* e *H. influenzae*. Há tendência a uma redução geral de incidência de OM em cerca de 6% a 7% desde o advento das vacinações.

12. O que são biofilmes e qual seu papel na otite média?

Biofilmes são grupos de microrganismos que residem em uma matriz extracelular. A matriz extracelular é resistente à penetração de antibióticos. Além disso, diferentes bactérias presentes no biofilme podem compartilhar mecanismos de defesa e genes resistentes com o hospedeiro. Biofilmes foram encontrados na orelha média e nasofaringe de crianças com otite média. Acredita-se que biofilmes contribuam para a OM ao liberar bactérias planctônicas e induzir inflamação da mucosa.

13. Que técnicas de exame são utilizadas para o diagnóstico da otite média?

Qualquer cerume impactado deve ser removido para visualização da membrana timpânica. Isso pode ser realizado com o auxílio de um otoscópio cirúrgico aberto (Figura 37-2) ou de um microscópio. A lavagem de ouvido deve ser utilizada com cautela em casos em que haja perfuração não reconhecida da membrana timpânica. A presença de água no meato acústico externo também predispõe à otite externa. A membrana timpânica é examinada quanto a coloração, espessura, abaulamento, perda de marcos anatômicos e presença de efusão. A ausência do reflexo luminoso não é específica da otite média. Em seguida, é realizada uma otoscopia pneumática com pera insufladora conectada a um otoscópio selado. É aplicada uma pressão delicada, que irá causar uma mudança de pressão no meato. Se uma efusão timpânica estiver presente, a membrana timpânica não irá se mover; na ausência de uma efusão, a membrana se moverá. Somente é necessária uma pressão delicada. Uma pressão excessiva pode causar dor. Se não puder ser realizada uma otoscopia pneumática, então poder-se-á recorrer a uma timpanometria para estabelecer a presença de uma efusão.

14. Quais são as dicas para uma otoscopia pneumática?
- Escolher um espéculo auditivo maior para garantir uma selagem ótima.
- Inserir o espéculo somente no terço externo do meato acústico externo para evitar dor por compressão no canal ósseo.
- Inserir o espéculo após comprimir ligeiramente o bulbo, então liberar para verificar se há movimento. Isso ajuda a evitar desconforto e pode diagnosticar uma pressão negativa na orelha.
- Utilizar somente uma pressão delicada para mover minimamente a membrana timpânica.

15. Quais antibióticos são utilizados no tratamento da otite média?
A amoxicilina continua sendo a terapia de primeira linha, uma vez que aproximadamente 80% das bactérias isoladas permanecem suscetíveis. Dosagens altas são usadas para ajudar a evitar resistência. A amoxicilina associada ao ácido clavulânico é utilizada quando não houver resposta clínica após 48 a 72 horas ou quando o paciente tiver utilizado amoxicilina nos últimos trinta dias. Em pacientes com alergia à penicilina sem reações graves, são utilizadas cefalosporinas. Para crianças com reações alérgicas mediadas por IgE, trimetropima-sulfametazol, clindamicina ou um macrolídeo são utilizados. A ceftriaxona intramuscular geralmente é reservada para caso de insucesso com os tratamentos por via oral (Quadros 37-1 e 37-2).

16. Há opções além de antibióticos para tratar OM?
Os pacientes com sintomas mínimos com mais de 6 meses de idade podem ser observados por 48 a 72 horas. No entanto, deve ser colocado em prática um plano caso essa estratégia seja malsucedida, como uma prescrição "espere e veja" ou um exame adicional da orelha, para garantir a melhora.

17. Há alguma forma de se prevenir a OM?
A maioria dos episódios de otite média ocorre em crianças em virtude de questões anatômicas, bem como da imaturidade do sistema imunológico. Esses fatores não podem ser modificados. Evitar as creches, o tabagismo e um suporte para a mamadeira pode ajudar. A amamentação tem um efeito protetor, ao fornecer anticorpos maternos. O uso de chupetas pode ajudar a diminuir os episódios de OMA de acordo com um estudo. Se uma criança tiver infecções adicionais, como pneumonia, uma avaliação de imunidade pode ser prudente. A profilaxia antibiótica não é recomendada, uma vez que contribui para a resistência, pode apresentar efeitos colaterais e não é eficaz em longo prazo.

Quadro 37-1. Tratamento da Otite Média Aguda em uma Era de Resistência a Drogas; Tratamento com Antibióticos Precoce Inicial ou Tardio

TRATAMENTO DE PRIMEIRA LINHA	TRATAMENTO ALTERNATIVO (SE HOUVER ALERGIA À PENICILINA)

1. Amoxicilina (80-90 mg/kg/dia divididos em duas doses)
  • Para crianças abaixo de 2 anos de idade ou crianças de todas as idades com sintomas graves, tratar por 10 dias
  • 2 a 6 anos de idade com sintomas leves a moderados, tratar por 7 dias
  • Acima de 6 anos de idade com sintomas leves a moderados, tratar por 5 dias
ou
2. Amoxicilina-clavulanato (90 mg/kg/dia ou amoxicilina, com 6,4 mg/kg/dia de clavulanato dividido em duas doses)
  • Para pacientes que receberam amoxicilina nos 30 dias anteriores ou pacientes com síndrome de otite-conjuntivite
	1. Cefdinir (14 mg/kg/dia em uma ou duas doses)
	2. Cefuroxima (30 mg/kg/dia divididos em duas doses diárias)
	3. Cefpodoxima (10 mg/kg/dia divididos em duas doses)
	4. Ceftriaxona (50 mg IM ou IV por dia por 1 a 3 dias)
	Se não puder tomar medicações orais
	5. Para crianças com alergia a penicilina severa (eventos IgE-mediada)
	  • Trimetropim-sulfametazol
	  • Macrolídeo
	  • Clindamicina (30-40 mg/kg/dia, divididos em três doses diárias)

Quadro 37-2. Tratamento Antibiótico após 48-72 horas sem Resposta ao Antibiótico Inicial

TRATAMENTO RECOMENDADO DE PRIMEIRA LINHA	TRATAMENTO ALTERNATIVO
1. Amoxicilina-clavulanato (90 mg/kg/dia ou amoxicilina, com 6,4 mg/kg/dia de clavulanato divididos em duas doses) • Para pacientes que receberam amoxicilina nos 30 dias anteriores ou com síndrome de otite-conjuntivite ou 2. Ceftriaxona (50 mg IM ou IV por dia por 3 dias)	1. Ceftriaxona (50 mg IM ou IV por dia por 3 dias) 2. Clindamicina (30-40 mg/kg/dia, divididos em três doses diárias) com ou sem uma cefalosporina de terceira geração 3. Considerar timpanocentese • Consultar especialista 4. Recorrência > 4 semanas após episódio inicial: • Probabilidade de um novo patógeno, então reiniciar terapia de primeira linha • Certificar-se de que o diagnóstico não seja OME, que pode ser observada por 3 a 6 meses sem tratamento.

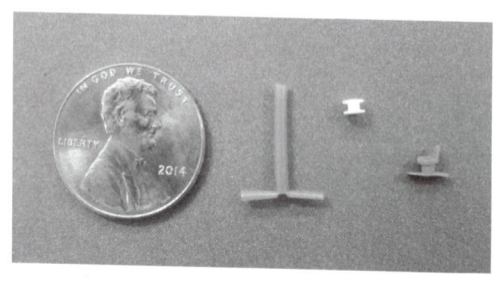

Figura 37-3. Diferentes tipos de tubos de ventilação.

18. O que é otite média com efusão (OME)?

OME consiste na presença de efusão na orelha média sem sinais de inflamação aguda. Isso pode ocorrer principalmente por uma pressão negativa na orelha média causada por obstrução da tuba auditiva, como observado na hipertrofia de adenoides, em infecções do trato respiratório superior ou alguma outra disfunção. Também pode ser observada após um episódio de otite média aguda, em sequência à resolução do processo inflamatório agudo. Uma efusão após OMA pode estar presente por várias semanas, com 90% de resolução em três meses. A OME deve ser diferenciada da OMA, uma vez que antibióticos não estão indicados para o tratamento da OME.

19. Qual é o tratamento clínico para a OME?

A OME não responde ao tratamento com antibióticos, esteroides, anti-histamínicos ou descongestionantes. O paciente com uma efusão que dura mais de 3 meses deve ser submetido a uma avaliação auditiva, a menos que a criança tenha fatores de risco para atraso na aquisição da fala, caso em que deve ser testada antes. Se uma efusão na orelha média estiver presente por mais de 3 meses e houver uma perda auditiva, então, com frequência, tubos de ventilação estão recomendados.

20. O que são tubos de ventilação? Qual a sua utilidade para o tratamento da OME e da OMA?

A colocação de tubos de ventilação é a cirurgia ambulatorial mais frequentemente realizada nos Estados Unidos. Os tubos são pequenos cilindros, geralmente com flange ou colar, que são inseridos através da membrana timpânica (Figura 37-3). O papel do tubo é drenar o fluido e equalizar a pressão na orelha média. Em crianças com otite média aguda, eles evitam um acúmulo de fluido na orelha média e subsequente inflamação e infecção. Na otite média com efusão, eles removem a efusão, permitindo uma melhora na audição. Em média, os tubos permanecem de seis meses a um ano. Eles são tracionados para fora do tímpano pela descamação natural da camada epitelial da membrana timpânica. Tubos de ventilação constituem o principal tratamento cirúrgico para otites médias recorrentes e otites médias com efusão. Há indicações cirúrgicas específicas para cada processo de doença.

21. Descreva o procedimento cirúrgico da miringotomia e timpanostomia para colocação de tubo.
Sob visão microscópica, o meato acústico externo e a membrana timpânica são visualizados através de um espéculo. Após avaliação do tímpano e da orelha média, uma pequena incisão é realizada no quadrante anteroinferior da membrana timpânica, evitando, assim, os ossículos e o nervo corda do tímpano. Qualquer fluido é removido por sucção, e o tubo auditivo é inserido com pressão delicada.

22. O que é otite média supurativa crônica?
Otite média supurativa crônica consiste em otorreia através de uma membrana timpânica perfurada. A perfuração pode decorrer de uma otite média aguda ou efusão crônica na orelha média. A otorreia pode ser o resultado de secreções que penetraram na orelha média a partir da tuba auditiva ou de exposição da mucosa da orelha média à água.

23. Como é tratada a otite média supurativa crônica?
A primeira etapa é a limpeza de secreções do meato, para avaliar a orelha média. Deve-se excluir um colesteatoma, que também pode causar uma otorreia crônica. Na ausência de colesteatoma, a orelha é tratada com antibioticoterapia tópica em gotas na orelha, geralmente ofloxacino. Orientações são dadas ao paciente para manter a orelha seca, evitando qualquer exposição da orelha média à água. Caso haja doenças alérgicas ou hipertrofia das adenoides, estas devem ser abordadas, para reduzir secreções na tuba auditiva. Material para cultura pode ser colhido para auxiliar na indicação de antibioticoterapia em casos de otorreia refratária ao tratamento.

BIBLIOGRAFIA

Bluestone CD, Stool SE, Alper CM, et al: *Pediatric Otolaryngology* (vol 1), ed 4, Philadelphia, 2002, Saunders.
Hay WW, Deterding RR, Levin MJ, et al: *Current Diagnosis and Treatment Pediatrics*, ed 22, New York, 2014, McGraw-Hill Medical.
Lieberthal AS, Carroll AE, Chonmaitree T, et al: The diagnosis and management of acute otitis media, *Pediatrics* 131(3):e964–e999, 2013.
Rosenfeld RM, Culpepper L, Doyle KJ, et al: Clinical practice guideline: otitis media with effusion, *Otolaryngol Head Neck Surg* 130:S95–S118, 2004.
Rosenfeld RM, Schwartz SR, Pynnonen MA, et al: Clinical practice guideline: tympanostomy tubes in children, *Otolaryngol Head Neck Surg* 149:S1S35, 2013.

CAPÍTULO 38

COMPLICAÇÕES DAS OTITES MÉDIAS

Jameson K. Mattingly, MD ▪ Kenny H. Chan, MD

PONTOS-CHAVE

Fisiopatologia da Otite Média (OM) Complicada
1. As complicações da OM podem ocorrer por diferentes mecanismos.
2. Vias pré-formadas aumentam o risco de disseminação da infecção a partir da orelha média e mastoide até áreas adjacentes.
3. As três rotas principais de disseminação da OM são hematogênica, extensão direta e propagação de trombos.
4. O tratamento da maioria das complicações irá envolver miringotomia e inserção de tubo de ventilação, geralmente para efusão persistente ou infecção.
5. A OM complicada (OMC) está associada a infecções por bactérias com resistência aumentada, incluindo cepas de S. *Aureus*, *P. aeruginosa*, *K. pneumoniae* e bactérias anaeróbias.

Pérolas
1. Os patógenos mais comumente associados a complicações da OMA são *S. pneumoniae*, *H. influenzae* e *M. catarrhalis*.
2. Os esquemas iniciais de antibióticos devem ser de amplo espectro, e o grau de penetração através da barreira hematoencefálica deve ser considerado.
3. A intervenção cirúrgica é justificada se não houver melhora com o tratamento clínico, se surgirem complicações ou nos casos com complicações intracranianas.

PERGUNTAS

1. **Descreva a fisiopatologia das complicações relacionadas à otite média aguda (OMA).**

    A fisiopatologia da otite média (OM) complicada depende largamente do fato de ela se desenvolver a partir de uma OMA ou de uma otite média crônica supurativa (OMCS). A OMA se desenvolve em orelhas anteriormente saudáveis, é caracterizada por edema da mucosa com exsudação de fluido, proliferação bacteriana e formação de subprodutos de inflamação (pus). A infecção, então, dissemina-se por contiguidade para a mastoide. Dada a falta de tecido de granulação e erosão óssea na OMA, a infecção se dissemina hematogenicamente ou por extensão direta, por meio de vias pré-formadas.

2. **Descreva a fisiopatologia das complicações relacionadas à otite média crônica supurativa (OMCS).**

    A OMCS é caracterizada por inflamação e infecção persistentes na mastoide e na orelha média. Isso pode ocorrer com ou sem colesteatoma, perfuração da membrana timpânica ou otorreia persistente através dos tubos de ventilação. Quando a infecção e a inflamação persistem, o edema da mucosa bloqueia as vias de drenagem e a aeração normais entre a mastoide e a orelha média. A inflamação continuada resulta em destruição óssea e formação de tecido de granulação. A infecção, subsequentemente se dissemina por extensão direta via erosão óssea do colesteatoma ou osteíte, ou, possivelmente, através de vias pré-formadas (mais comumente associadas à OMA).

38 ▪ COMPLICAÇÕES DAS OTITES MÉDIAS   263

3. Quais são alguns exemplos de *vias pré-formadas*?
Exemplos de vias pré-formadas são anomalias congênitas na orelha interna, tais como a malformação de Mondini ou um aqueduto vestibular alargado, trauma por cirurgia anterior ou fraturas anteriores do osso temporal. Essas vias aumentam o risco de extensão direta da infecção no interior da orelha média e da mastoide.

4. Quais são os três caminhos que resultam em OM complicada?
Os três principais caminhos que resultam em complicações da otite média são disseminação hematogênica, extensão direta através de erosão óssea ou vias pré-formadas e tromboflebite de veias perfurantes locais (diploicas).

5. Qual seria um exemplo de disseminação *hematogênica* de infecção na OM?
A meningite é um exemplo de disseminação hematogênica. A meningite geralmente ocorre como resultado de OMA, e não de OMCS, e os sintomas clássicos incluem cefaleia, náuseas, rigidez de nuca, fotofobia, estado mental alterado e febre. O exame do fluido cerebroespinhal é crítico, e muitas vezes a tomografia computadorizada (TC) é realizada para excluir outras complicações intracranianas e lesões na massa encefálica.

6. Quais são exemplos de *extensão direta*?
A extensão direta resulta em uma variedade de complicações, dependendo da área de disseminação. Complicações como abscesso retroauricular, abscesso de Bezold, trombose do seio sigmoide, abscesso epidural e empiema subdural resultam de extensão direta (Figura 38-1).

7. O que é um abscesso de Bezold?
O abscesso de Bezold é uma complicação da otomastoidite aguda, em que a infecção erode o córtex da mastoide, medialmente à inserção do músculo esternocleidomastóideo, no local de inserção do ventre posterior do músculo digástrico, e se estende até a fossa infratemporal. Por sua profundidade e extensão cervical que envolve o músculo esternocleidomastóideo e o músculo trapézio, é de difícil palpação.

8. Qual é a bacteriologia da OM complicada?
A otite média complicada caracteristicamente mostra um aumento nos organismos resistentes, sendo, com frequência, polimicrobiana. Organismos cultivados com frequência incluem *P. aeruginosa*, *S. aureus* incluindo linhagens resistentes à meticilina, *K. pneumoniae*, *P. acnes* e *Bacteroides sp.*

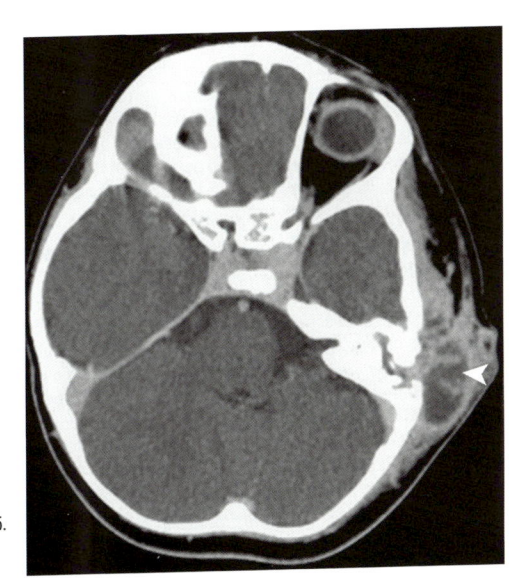

Figura 38-1. Corte axial de TC com contraste demonstrando um abscesso retroauricular. De El-Kashlan H, Harker L, Shelton C, *et al*: Complications of Temporal Bone Infections. In Flint P. *et al.*, editors: Cummings Otolaryngology Head and Neck Surgery. ed 5. Philadelphia, 2010. Mosby Elsevier, pp 1979-1998.

Quadro 38-1. Esquema de Classificação para Complicações da OM

EXTRACRANIANA/INTRATEMPORAL	INTRACRANIANA
Mastoidite aguda	Meningite
Mastoidite coalescente	Abscesso cerebral
Mastoidite crônica	Empiema subdural
Abscesso retroauricular	Abscesso epidural
Abscesso de Bezold	Trombose do seio lateral
Abscesso temporal	Hidrocefalia ótica
Apicite petrosa	
Fístula labiríntica	
Paralisia facial	
Labirintite supurativa aguda	
Encefalocele	
Fístula liquórica	
Perda auditiva (condutiva e sensorioneural)	

9. Qual é a epidemiologia de complicações associadas à OM?
A maioria das complicações associadas à otite média ocorre em crianças e jovens adultos. A incidência varia entre os estudos, mas 60% a 80% das complicações ocorrem nas primeiras duas décadas de vida.

10. Qual é a complicação mais comum da OM?
A complicação mais comum da otite média é a otite média com efusão (OME). Essa entidade é definida como a presença de efusão na orelha média sem sinais de infecção aguda ou inflamação, e pode contribuir para perda auditiva.

11. Qual é o esquema de classificação para as complicações da OM?
As complicações podem ser divididas em intracranianas ou extracranianas/intratemporais (Quadro 38-1).

12. Quais são os sintomas de apresentação importantes em OMs complicadas?
Os sinais e sintomas da OM e suas complicações associadas podem ser bastante amplos, dependendo da estrutura afetada. Os sintomas geralmente começam com otalgia, irritabilidade e febre na OMA. A OMCS inicialmente pode ser mais sutil, apresentando-se com otorreia purulenta persistente. Os pacientes podem se queixar de dor retroauricular, edema, otorreia e hiperemia, com infecção ou abscesso na mastoide. Além disso, o nível de consciência de um paciente pode estar alterado por complicações intracranianas. O período de tempo para mudança do estado mental é variável, com base no tipo específico de complicação intracraniana. O paciente pode exibir papiledema, paralisias de nervos cranianos, rigidez de nuca ou outros achados neurológicos.

13. Qual é o papel dos exames de imagem no diagnóstico da OM complicada?
Deve ser realizada uma TC com contraste para avaliar a presença de abscessos nos tecidos moles e intracranianos, inflamação e vácuos de fluidos vasculares. A TC também permite a avaliação da osteologia do osso temporal especificamente relacionada à aeração da orelha média e da mastoide, deiscências ou erosões ósseas, e avaliação de colesteatoma. No entanto, deve-se observar que os exames de imagem não são necessários na OM, a menos que haja preocupação a respeito de complicações associadas. Uma vez que a orelha média se conecta ao sistema de células aéreas da mastoide, exames de imagem de qualquer OM aguda provavelmente irão mostrar opacificação da mastoide, e isso pode ser interpretado como mastoidite pelo radiologista. Embora a TC ofereça uma excelente avaliação inicial na suspeita de complicações da OM, e seja de realização muito mais rápida, a RM é mais sensível para o diagnóstico de complicações intracranianas. A RM detecta edemas cerebrais sutis, realce da dura, abscesso e analisa a perviedade do lúmen dos vasos com mais sensibilidade do que a TC. Ambas as modalidades se complementam no diagnóstico, tratamento e na resposta ao tratamento. No entanto, a TC é uma alternativa muito mais rápida do que a RM em pacientes instáveis ou com estado mental alterado.

38 ▪ COMPLICAÇÕES DAS OTITES MÉDIAS

14. Quais são os achados importantes nos exames físicos da OM complicada?
Um exame completo de cabeça e pescoço, bem como um exame neurológico, devem ser realizados se houver qualquer suspeita de complicações da otite média. O exame otológico pode revelar sinais de infecção aguda, como membrana timpânica hiperemiada, com abaulamentos e opaca, ou pode revelar uma perfuração com secreção purulenta, tecido de granulação ou sinais de um colesteatoma. Abscessos retroauriculares ou temporais podem ser dolorosos à palpação e apresentar eritema e flutuação. Sintomas vestibulares podem estar presentes em certos casos, com períodos de instabilidade, desequilíbrio e vertigem.
Complicações intracranianas podem se apresentar com papiledema, paralisia do nervo abducente, rigidez de nuca, sinais de Kernig ou Brudzinski positivos e alterações do estado mental. Uma flacidez posterossuperior no meato acústico externo pode ser indicativa de erosão do meato devida a um colesteatoma. A paralisia facial não é um achado incomum, especialmente se houver deiscências ósseas no interior da orelha média e neurite resultante. Uma inflamação do ápice petroso pode estar presente, com paralisia no nervo abducente. É, portanto, importante realizar um exame completo dos nervos cranianos.

15. Quais são alguns epônimos que podem lhe ser cobrados?
- O *sinal de Queckenstedt* é um teste para determinar se o fluxo do fluido cerebroespinhal (FCE) está obstruído no espaço subaracnoide do canal espinhal, realizado através da aplicação de pressão bilateral nas veias jugulares internas durante a punção lombar. A falta de elevação da pressão durante essa manobra indica uma obstrução do fluxo do FCE, como é observado na meningite ou tromboflebite do seio lateral.
- *Síndrome de Gradenigo* é a tríade de sintomas associados à inflamação do ápice petroso, incluindo dor retro-orbitária, paralisia do nervo abducente e otorreia.
- *Abscesso de Bezold* é uma infecção cervical no lado medial do mastoide, profunda à crista digástrica, que evolui para um abscesso.
- *Abscesso de Citelli* é uma infecção cervical que se estende ao longo do ventre posterior do músculo digástrico, que evolui para um abscesso.

16. Qual é o tratamento geral para complicações associadas à OMA?
Determinar o estado da orelha média antes da infecção é crucial para o desenvolvimento de um algoritmo de tratamento. Considerando que a OMA se desenvolve em uma orelha anteriormente normal, sem erosão óssea e edema de mucosa significativo que bloqueiem a comunicação com a mastoide, o tratamento clínico com antibióticos geralmente é adequado para a otite, e a mastoidectomia não é necessária. Algumas vezes, uma miringotomia com ou sem colocação de tubo de ventilação é recomendada. Os tratamentos para complicações específicas variam e serão discutidos mais adiante neste capítulo.

17. Qual é o tratamento geral para complicações associadas à OMC?
Conforme definido anteriormente, determinar o estado da orelha média antes da infecção é de máxima importância. Na OMCS, as complicações ocorrem secundariamente a erosão óssea, formação de tecido de granulação ou presença de colesteatoma. Além da erosão óssea ou colesteatoma, a infecção pode ganhar acesso a estruturas locais através de extensão direta e, com menos frequência, a partir de uma anomalia congênita. A infecção também pode se propagar ao longo dos forames vasculares, a partir da mastoide, até estruturas adjacentes. Dada a fisiopatologia diferente da OMCS em comparação com a da OMA, o uso de antibióticos e a cirurgia com frequência são complementares no tratamento.

18. Qual é o papel do tratamento clínico no tratamento de complicações da OM?
Em quase todos os casos, antibióticos intravenosos (IV) com atividade de largo espectro contra aeróbios e anaeróbios são a base do tratamento. Até que o tratamento orientado pela cultura possa ser realizado, os regimes iniciais devem ser de ampla cobertura, envolvendo uma combinação de antibióticos como vancomicina, um antibiótico β-lactâmico com um inibidor de β-lactamase (p. ex., ampicilina-sulbactam), cefalosporinas (p. ex., ceftriaxona, cefepima, cefotaxima) e/ou metronidazol. Pode haver variabilidade institucional significativa entre os antibióticos escolhidos em virtude de padrões locais de resistência. A penetração na barreira hematoencefálica também deve ser considerada quando houver suspeitas de complicações intracranianas. O tratamento deve ser ajustado assim que os resultados da cultura estiverem disponíveis.

19. Qual é o papel da anticoagulação na trombose do seio sigmoide devida à OM?
A trombose do seio sigmoide é uma complicação intracraniana da OM. A mastoidectomia e a antibioticoterapia são tratamentos bem estabelecidos, com anticoagulação como um possível adjunto. Acredita-se que a anticoagulação, embora controversa, seja benéfica para prevenção da extensão do coágulo e embolização, mas a literatura atual continua a ser inconclusiva em relação a seu uso.

Quadro 38-2. Estratégias Gerais de Tratamento para Complicações de OM Incluindo Opções Cirúrgicas

Estratégias Gerais de Tratamento para Complicações de OM

COMPLICAÇÃO	TRATAMENTO CLÍNICO	TRATAMENTO CIRÚRGICO
Mastoidite aguda	Antibióticos IV	± Timpanocentese, ± mastoidectomia
Mastoidite coalescente	Antibióticos IV	Mastoidectomia
Abscesso retroauricular	Antibióticos IV	Incisão e drenagem, mastoidectomia
Abscesso de Bezold	Antibióticos IV	Incisão e drenagem, mastoidectomia
Abscesso temporal	Antibióticos IV	Incisão e drenagem, mastoidectomia
Apicite petrosa	Antibióticos IV, ± esteroides	± Mastoidectomia, ± drenagem do ápice petroso
Fístula labiríntica	± Antibióticos IV	Remoção de colesteatoma, ± reparo de fístula
Paralisia facial	± Antibióticos IV, ± esteroides	± Timpanocentese, ± descompressão do nervo facial, ± remoção de colesteatoma
Labirintite supurativa aguda	Antibióticos IV, ± esteroides	+± Mastoidectomia
Encefalocele, fístula liquórica	Sem antibióticos	Reparo com abordagem de mastoide ou fossa média*
Meningite	Antibióticos IV, esteroides	Timpanocentese, ± mastoidectomia
Abscesso cerebral intraparenquimal	Antibióticos IV	± Incisão e drenagem*, mastoidectomia
Empiema subdural	Antibióticos IV	Incisão e drenagem*, mastoidectomia
Abscesso epidural	Antibióticos IV	Incisão e drenagem, mastoidectomia
Trombose do seio sigmoide	Antibióticos IV, ± anticoagulação, ± esteroides	Mastoidectomia, ± remoção de coágulos, ± ligadura da veia jugular interna
Hidrocefalia ótica	Antibióticos IV, ± esteroides, ± diuréticos, ± anticoagulação	Mastoidectomia, ± remoção de coágulos, ± punção lombar serial

*Consulta neurocirúrgica.

20. Qual é o papel da intervenção cirúrgica?

O Quadro 38-2 mostra as diretrizes gerais de tratamento para complicações da otite média. O tratamento clínico sem cirurgia pode ser justificado inicialmente, especialmente em casos não complicados de mastoidite aguda. A cirurgia geralmente é recomendada se não houver melhora com o tratamento clínico, se houver desenvolvimento de complicações ou apresentação com complicações intracranianas. A cirurgia pode variar desde uma miringotomia com inserção de tubo de ventilação até uma mastoidetomia com descompressão intracraniana.

Deve ser dada consideração especial às complicações associadas ao colesteatoma, já que a remoção do colesteatoma é requerida para um tratamento adequado de longo prazo. Antibióticos IV geralmente são justificados, e uma avaliação da neurocirurgia pode ser solicitada, tanto no tratamento clínico quanto no tratamento cirúrgico de complicações intracranianas.

BIBLIOGRAFIA

Casselbrant M, Mandel E: Acute otitis media and otitis media with effusion. In Flint P et al., editors: *Cummings Otolaryngology Head and Neck Surgery*, ed 5, Philadelphia, 2010, Mosby Elsevier, pp 2761–2777.

Chole R, Sudhoff H: Chronic otitis media, mastoiditis, and petrositis. In Flint P et al., editors: *Cummings Otolaryngology Head and Neck Surgery*, ed 5, Philadelphia, 2010, Mosby Elsevier, pp 1963–1978.

El-Kashlan H, Harker L, Shelton C, et al: Complications of temporal bone infections. In Flint P et al., editors: *Cummings Otolaryngology Head and Neck Surgery*, ed 5, Philadelphia, 2010, Mosby Elsevier, pp 1979–1998.

Friedland DR, Pensak ML, Kveton JF: Cranial and intracranial complications of acute and chronic otitis media. In Snow J, Wackym P, editors: *Ballenger's Otorhinolaryngology Head and Neck Surgery*, ed 17, Ontario, 2009, BC Decker, pp 229–238.

Isaccson B, Mirabal C, Kutz W, et al: Pediatric otogenic intra-cranial abscesses, *Otolaryngol Head Neck Surg* 142:434–437, 2010.

Osma U, Cureoglu S, Hosgoglu S: The complications of chronic otitis media: report of 93 cases, *J Laryngol Otol* 114:97–100, 2000.

Psarommatis IM, Voudouris C, Douros K, et al: Algorithmic management of pediatric acute mastoiditis, *Intl J Pediatr Otorhinolaryngol* 76(6):791–796, 2012.

Singh B, Maharaj TJ: Radical mastoidectomy: its place in otitic intracranial complications, *J Laryngol Otol* 107:1113–1118, 1993.

Sitton MS, Chun R: Pediatric otogenic lateral sinus thrombosis: role of anti-coagulation and surgery, *Intl J Pediatr Otorhinolaryngol* 76:428–432, 2012.

Yorgancilar E, Yildrum M, Gun R, et al: Complications of chronic suppurative otitis media: a retrospective review, *Eur Arch Otorhinolaryngol* 270:69–76, 2013.

CAPÍTULO 39

TIMPANOMASTOIDECTOMIA E RECONSTRUÇÃO DA CADEIA OSSICULAR

Brianne Barnett Roby, MD ▪ *Patricia J. Yoon, MD*

PONTOS-CHAVE

1. Os marcos anatômicos-chave para uma mastoidectomia são o tegmen, o seio sigmoide, o canal semicircular lateral, a bigorna e a parede posterior do meato acústico externo.
2. Uma mastoidectomia consiste na remoção cirúrgica das células aéreas da mastoide. Está indicada para o tratamento de certos tipos de infecção, colesteatoma e abordagens de outros marcos anatômicos no osso temporal.
3. Diferentes tipos de mastoidectomias podem ser realizados com base na extensão da doença auditiva, incluindo mastoidectomias fechadas e abertas.
4. A reconstrução da cadeia ossicular é realizada quando há descontinuidade entre quaisquer dos ossículos.

Pérolas

1. Uma mastoidectomia aberta está indicada na presença de uma fístula no canal semicircular ou dano na parede posterior do meato acústico externo devido a colesteatoma, na presença de uma mastoide esclerótica que impeça a visualização adequada por meio de uma mastoidectomia fechada, ou se houver dificuldades para o acompanhamento regular ou a realização de cirurgias adicionais para monitoramento adequado de colesteatomas recorrentes.
2. Um procedimento em dois tempos (*second look*) é indicado ao se optar por uma mastoidectomia fechada para tratamento de colesteatomas, devendo o segundo tempo ser de 6 a 12 meses após a cirurgia inicial para tratamento de recorrência de colesteatoma.
3. O recesso facial é delimitado anteriormente pela corda do tímpano, posteriormente pelo nervo facial e superiormente pelo *incus buttress*.
4. Uma PORP é indicada quando a supraestrutura dos estribos estiver presente, enquanto uma TORP é indicada quando a supraestrutura dos estribos não estiver presente.

PERGUNTAS

1. **O que é mastoidectomia? O que é timpanomastoidectomia?**
   A mastoide é uma porção do osso temporal que abriga células aéreas conectadas ao espaço da orelha média. Uma mastoidectomia é um procedimento cirúrgico no qual o osso mastoide e as células aéreas são removidas. Uma timpanomastoidectomia é uma timpanoplastia associada a uma mastoidectomia. Esse procedimento é comumente utilizado para tratamento de doenças otológicas crônicas envolvendo a mastoide e também uma membrana timpânica perfurada severamente retraída, ou envolvida em colesteatoma.

2. **Quais são os principais tipos de mastoidectomia?**
   Há vários tipos diferentes de mastoidectomia, amplamente agrupadas em procedimentos fechados (*wall-up*, CWU) e abertos (*wall-down*, CWD).
   Em uma mastoidectomia fechada (CWU), as células aéreas da mastoide são removidas, mantendo-se a parede posterior do meato acústico externo intacta. Os limites de uma mastoidectomia completa são o tegmen superiormente, o seio sigmoide posteriormente e a parede posterior do meato acústico externo anteriormente.
   Uma mastoidectomia aberta (CWD) é aquela em que as células aéreas da mastoide são removidas em conjunto com a parede posterior do meato acústico externo. Isso cria uma cavidade mastóidea ou "*bowl*". Com esse procedimento, geralmente uma meatoplastia também é realizada, o que amplia a

abertura do meato acústico externo, melhorando a visualização e o acesso à cavidade mastóidea. Uma mastoidectomia aberta "exterioriza" efetivamente a mastoide.

Em uma mastoidectomia radical modificada, a parede do meato é derrubada e o epitímpano, antro da mastoide e meato acústico externo são convertidos em uma cavidade comum. São preservados o espaço da orelha média, a membrana timpânica e os ossículos. Esse procedimento algumas vezes é chamado de mastoidectomia radical modificada de Bondy.

Em uma mastoidectomia radical, uma mastoidectomia CWD é realizada, e a membrana timpânica e ossículos, exceto os estribos, são permanentemente removidos. Essas estruturas não são reconstruídas.

3. Quais são as indicações para uma mastoidectomia?

As indicações mais comuns para uma mastoidectomia são as doenças crônicas, como colesteatomas ou mastoidites. Uma mastoidectomia também é indicada para algumas complicações de otite média aguda, como mastoidite aguda ou abscesso subperiósteo.

Uma mastoidectomia é uma parte-chave da abordagem para implante coclear ou descompressão do nervo facial. Uma mastoidectomia pode ser realizada como parte de uma abordagem transmastóidea para excisão de tumores do osso temporal, como schwannomas vestibulares, tumores glômicos e meningiomas. Em casos incomuns, uma mastoidectomia pode ser requerida para reparo de uma fístula liquórica.

4. Quais são os marcos anatômicos importantes para uma mastoidectomia? (Figura 39-1)

O limite superior de uma mastoidectomia é o tegmen, que consiste na delgada camada óssea que separa a fossa craniana média da orelha. O limite posterior é o seio sigmoide. O limite anterior é a parede posterior do meato acústico externo. O limite profundo (medial) é o canal semicircular lateral e a bigorna, que são encontrados no *aditus ad antrum*, a conexão entre a cavidade da mastoide e o espaço da orelha média. Outro marco-chave é o nervo facial.

5. Quando é indicado o procedimento aberto?

Um procedimento aberto é indicado nas seguintes situações:
- Colesteatoma envolvendo a área do seio timpânico, não acessível através do meato ou através do recesso facial.
- Fístula no canal semicircular com matriz de colesteatoma aderente.
- A parede posterior do meato acústico externo está extensamente danificada pela doença.
- A mastoide está contraída e esclerótica, evitando visualização adequada e acesso por meio de uma abordagem CWU.

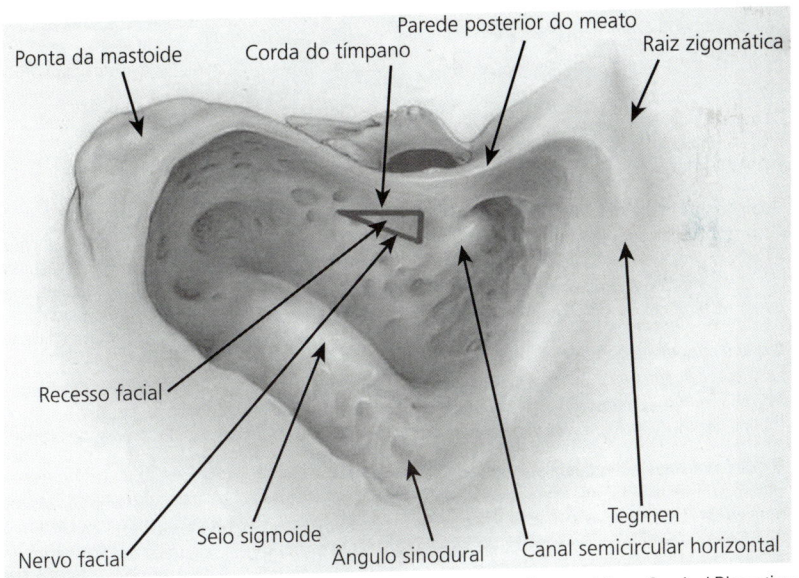

Figura 39-1. Marcos anatômicos em uma mastoidectomia. De Nelson RA: Temporal Bone Surgical Dissection Manual from the House Ear Institute; Los Angeles, ed 3. Antionio de La Cruz and Jose N Fayad. Figura 10.

- Presença de matriz de colesteatoma não removível na dura ou fossa craniana posterior.
- Colesteatoma no ático ou na mastoide em um paciente incapaz de manter o acompanhamento ou incapaz de tolerar cirurgia adicional com segurança.

6. Quais as desvantagens de uma mastoidectomia CWD?
A cavidade da mastoide é com frequência preenchida por cerume, requerendo debridamentos periódicos para evitar infecções. Embora não necessariamente não estética, a meatoplastia é com frequência visível. Os resultados auditivos podem ser levemente piores em razão da mudança nas propriedades acústicas do meato acústico externo. Restrições de contato com água são recomendadas pelo risco de infecção na cavidade da mastoide.

7. Quais são as desvantagens do procedimento fechado (CWU)?
Há uma chance mais alta de colesteatoma residual ou recorrente, uma vez que a exposição do ático, do antro e do recesso facial é mais limitada, se a parede do meato for deixada intacta. Pacientes submetidos a um procedimento fechado apresentam maior probabilidade de necessitar de um segundo tempo (*second look*) em centro cirúrgico, enquanto o paciente submetido a uma mastoidectomia aberta pode, com frequência, ser monitorado no consultório.

8. O que é o procedimento de segundo tempo?
Para pacientes cujos colesteatomas foram removidos pela técnica fechada, um segundo tempo cirúrgico pode ser realizado após vários meses (geralmente 6 a 12 meses), com o objetivo de detectar e remover doença recorrente ou residual que não era visível no momento da cirurgia anterior e não pôde ser detectada no exame no consultório.

O procedimento é realizado após vários meses, dando tempo para que qualquer doença residual microscópica cresça o suficiente para ser visualizada. Entretanto, não se deve esperar muito tempo, uma vez que colesteatomas recorrentes ou residuais podem crescer o suficiente para causar danos às estruturas da orelha.

9. O que é abordagem do recesso facial? Quais são os limites do recesso facial?
O recesso facial é uma área no interior da mastoide que com frequência contém células aéreas, sendo um caminho para o espaço da orelha média. O recesso facial é limitado anteriormente pelas cordas do tímpano, posteriormente pelo nervo facial e superiormente pelo *incus buttress*. As células aéreas do recesso facial estão ao mesmo nível da ponta do ramo curto da bigorna. O recesso facial pode ser aberto para ajudar a erradicar o colesteatoma, e também é usado no implante coclear para permitir a introdução do eletrodo através do espaço da orelha média até a janela redonda.

10. Como deve ser tratada uma fístula lateral do canal semicircular?
Ela é mais frequentemente tratada por meio de uma mastoidectomia aberta, preservando uma porção da matriz escamosa sobre a fístula. Em raros casos, o colesteatoma deve ser removido completamente e a fístula fechada com um enxerto. A sucção da área deve ser evitada, para preservar a endolinfa no interior do canal.

11. Quais são as complicações potenciais de uma mastoidectomia?
As maiores complicações incluem lesão no nervo facial, perda auditiva sensorioneural, fístula liquórica e lesão de seios venosos durais.

As complicações menores incluem alterações temporárias no paladar devidas à manipulação da corda do tímpano, vertigem e perfuração da membrana timpânica.

12. O que é aticotomia de Bondy?
Esse procedimento envolve uma abordagem limitada a um colesteatoma atical. Uma incisão endaural é utilizada, sendo, então, realizada uma pequena aticoantrostomia. O osso que recobre o ático é, então, derrubado até um ponto inferior ao nível da doença. A *pars tensa* e a cadeia ossicular são mantidas intactas.

13. O que é uma mastoidectomia subcortical (*inside-out*)?
Uma abordagem subcortical geralmente se inicia por via endaural com descolamento de um retalho timpanomeatal e realização de uma aticotomia com broca. As células aéreas da mastoide são broqueadas a partir da aticotomia e da parede posterior do meato posterior, em vez de começar a partir do córtex da mastoide, como na mastoidectomia tradicional. Essa abordagem pode ser útil quando o tegmen for muito baixo ou o seio sigmoide for muito anterior, o que pode limitar a abordagem para uma aticoantrostomia típica.

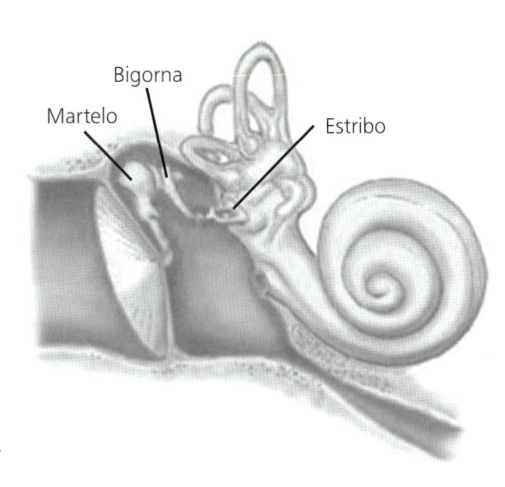

Figura 39-2. Cadeia ossicular. Modificada de Dorland's Illustrated Medical Dictionary, 32 ed, Philadelphia, Saunders, 2011.

14. Quais são as indicações para uma reconstrução da cadeia ossicular?
A cadeia ossicular é composta pelos três ossículos da orelha média: o martelo, a bigorna e o estribo (Figura 39-2). A reconstrução da cadeia ossicular é realizada quando a perda auditiva condutiva for devida a uma descontinuidade ou anormalidade desses ossos. A descontinuidade pode ser devida a trauma, anormalidades congênitas, doença otológica crônica, colesteatoma ou cirurgia prévia. Em razão de suas propriedades osteoclásticas, o colesteatoma com frequência erode a cadeia ossicular. A reconstrução da cadeia ossicular é realizada quando a orelha estiver livre da doença, o que com frequência não acontece até um segundo tempo ou procedimento subsequente.

15. Quais são as contraindicações para uma reconstrução da cadeia ossicular?
Otite média aguda no momento da reconstrução é uma contraindicação absoluta. Contraindicações relativas incluem doença persistente na orelha média, como colesteatoma, nervo facial deiscente sobre a janela oval ou orelha única.

16. Quais são algumas das diferentes próteses que podem ser utilizadas na reconstrução da cadeia ossicular e suas indicações específicas?
Existem duas categorias amplas. Próteses de cadeia ossicular parciais (PORPs) e próteses de cadeia ossicular totais (TORPs). Uma PORP é utilizada quando a supraestrutura dos estribos está presente, e a PORP pode ser posicionada na cabeça do estribo e, então, conectada à membrana timpânica. Uma TORP é posicionada na platina do estribo e se estende para contatar a membrana timpânica. Um enxerto de cartilagem é colocado na cabeça da prótese para ajudar a prevenir a extrusão através da membrana timpânica.

TORPs e PORPs são compostas de materiais diferentes, geralmente titânio e polietileno hidroxiapatita.

Cimento ósseo é útil em certas situações, como reconstrução do processo longo da bigorna e na estabilização das próteses.

17. O que é um enxerto de interposição de bigorna?
Um enxerto de interposição de bigorna pode ser utilizado quando há anormalidades da articulação incudomaleal ou incudoestapediana, mas com martelo e estribo normais. A bigorna é removida, e uma fenda é esculpida para acomodar o martelo e um recesso para acomodar a cabeça dos estribos. A bigorna esculpida é então reposicionada, entre o martelo e o estribo, certificando-se de que haja contato adequado entre ambos.

18. Quais são os resultados esperados da cirurgia de reconstrução ossicular?
É importante estabelecer expectativas realistas para pacientes submetidos à reconstrução ossicular. Os resultados são quantificados com base na diferença aéreo-óssea obtida no pós-operatório, e são estratificados como a seguir: excelente (< 10 dB), bom (11 a 20 dB), razoável (21 a 30 dB). O sucesso depende de múltiplos fatores, incluindo ausência ou presença de supraestrutura de estribos móvel, função da tuba auditiva, estado da orelha média e presença ou ausência da parede do meato. Os resultados auditivos são geralmente melhores com PORPs do que com TORPs.

19. Quais são as complicações potenciais da cirurgia de reconstrução ossicular?
As complicações incluem fístula perilinfática, resultando em perda auditiva sensorioneural e vertigem, extrusão ou deslocamento da prótese, perfuração da membrana timpânica, lesão no nervo facial e alterações gustativas.

20. O que é cirurgia auditiva endoscópica e quais são suas vantagens?
A cirurgia otológica tradicional é realizada sob visão microscópica, e o campo de visão por meio uma abordagem transcanal é limitado pela porção mais estreita do meato acústico externo. Uma mastoidectomia é, portanto, frequentemente necessária, mesmo com uma mastoide livre de doenças, a fim de obter visualização e acesso ao ático, ao recesso facial e ao hipotímpano. Nos últimos anos, o uso de *endoscópios* cirúrgicos rígidos para cirurgia de colesteatoma cresceu em popularidade. Tanto endoscópios de 0 grau, quanto endoscópios rígidos angulados passados através do meato acústico externo permitem um campo de visão mais amplo no interior da orelha média e permitem a visualização de áreas que não podem ser vistas com o microscópio. Com o uso de endoscópios e instrumentos endoscópicos para cirurgia otológica especialmente desenvolvidos, a cirurgia de colesteatomas e outras doenças da orelha média através de incisões retroauriculares muito menores, ou mesmo através de incisões transcanal, é agora possível em muitos casos, com visualização significativamente melhorada.

BIBLIOGRAFIA

Ayache S, Tramier B, Strunski V: Otoendoscopy in cholesteatoma surgery of the middle ear. What benefits can be expected? *Otol Neurotol* 29(8):1085–1090, 2008.

Brackmann DE, Shelton C, Arriaga MA, editors: *Otologic Surgery*, ed 3, Philadelphia, 2010, Elsevier. Coker NJ, Jenkins HA, editors: *Atlas of Otologic Surgery*, Philadelphia, 2001, WB Saunders Company.

Hathiram BT, Khattar VS, editors: Chap 15. *Atlas of Operative Otorhinolaryngology and Head and Neck Surgery*, Philadelphia, PA, 2013, Jaypee Medical Publishers, pp 112–123.

Johnson J, Rosen C, editors: *Bailey's Head and Neck Surgery: Otolaryngology*, ed 5, Baltimore, 2013, Lippincott Williams and Wilkens, pp 2447–2486.

Lalwani A, editor: Chap 44. *Current Diagnosis and Treatment in Otolaryngology Head and Neck Surgery*, ed 3, New York, 2012, McGraw Hill Medical.

Lalwani AK, Grundfast KM, editors: *Pediatric Otology and Neurotology*, Philadelphia, 1998, Lippincott Raven Publishers.

Myers EN, editor: Chap 114 and 115. *Operative Otolaryngology*, Philadelphia, 2008, Saunders Publishing, pp 1167–1176.

OTOSCLEROSE

Jameson K. Mattingly, MD ▪ Herman Jenkins, MD

PONTOS-CHAVE
1. A otosclerose envolve a cápsula ótica.
2. Origina-se de uma alteração no metabolismo ósseo, com progressiva reabsorção e deposição óssea desordenada.
3. Resulta em fixação da cadeia ossicular, produzindo uma perda auditiva condutiva.
4. Raramente pode acometer também a cóclea, resultando em "otosclerose coclear".
5. Possíveis fatores que contribuem para a ocorrência dessa doença incluem: sarampo, autoimunidade, diversas anormalidades endócrinas e baixo consumo de flúor.

Pérolas
1. A manifestação mais comum de otosclerose é a perda auditiva condutiva progressiva, embora possa apresentar raramente perda auditiva sensorioneural.
2. Embora não seja requerida para o diagnóstico, muitos pacientes terão uma história familiar positiva.
3. Os tratamentos clínicos, incluindo fluoreto de sódio e bisfosfonatos, são controversos em relação à sua eficácia clínica.

PERGUNTAS

1. Definir otosclerose.
O termo otosclerose é derivado da palavra grega "enrijecimento da orelha". Em um sentido amplo, é definida como a alteração do metabolismo ósseo na cápsula ótica, com progressiva reabsorção e deposição óssea. Esse processo resulta em fixação da cadeia ossicular e consequente perda auditiva condutiva (PAC).

2. Descrever a epidemiologia da otosclerose.
A otosclerose ocorre com mais frequência em caucasianos entre a segunda e a quinta décadas de vida, com uma proporção de mulheres para homens de 2:1. A doença bilateral ocorre em 80% dos pacientes, e aproximadamente 20% a 30% desenvolvem perda auditiva sensorioneural (PASN).

3. Qual é a fisiopatologia da otosclerose?
A otosclerose é um processo de remodelamento ósseo localizado que ocorre na e ao redor da cápsula ótica. No estado normal, a calcificação endocondral geralmente se encontra completa na cápsula ótica por volta de um ano de idade, com pouco remodelamento subsequente. O processo patológico da otosclerose é o resultado do remodelamento ósseo prolongado anormal na e ao redor da cápsula ótica, envolvendo atividade de osteoblastos e osteoclastos. Esse processo resulta em um tecido ósseo pouco organizado, que o torna bem vascularizado e metabolicamente ativo (espongiótico) e/ou densamente mineralizado (esclerótico) (Figura 40-1). O resultado final na otosclerose clássica é a fixação da platina do estribo, geralmente iniciando-se anteriormente, com progressão posterior até o envolvimento completo da platina.

4. Quais são os sintomas iniciais da otosclerose?
A manifestação característica da otosclerose é a perda auditiva condutiva progressiva unilateral ou bilateral que se inicia na fase adulta. Embora pouco provável, a otosclerose pode levar a uma PASN, como consequência da "otosclerose coclear". Alguns pacientes relatam melhora na audição em ambientes com muito ruído, fenômeno conhecido como "paracusia de Willis". A segunda queixa mais comum é o zumbido. Os sintomas vestibulares raramente são relatados.

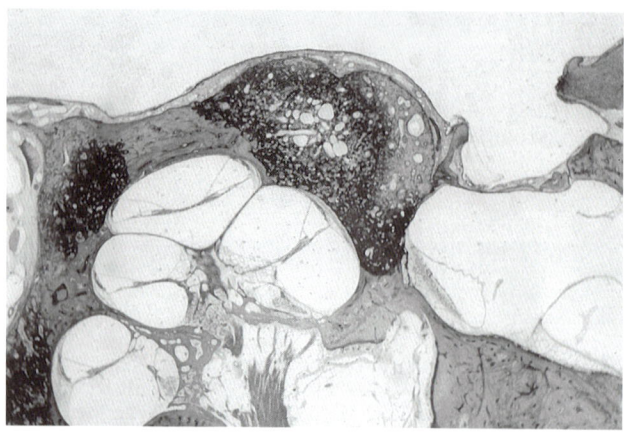

Figura 40-1. Múltiplas lesões otoscleróticas ao redor da cóclea e em posição anterior à platina do estribo. Adaptada de Flint PW, Haughey BH, Lund VJ, *et al.*, editors: Cummings Otolaryngology: Head & Neck Surgery, ed 5, Philadelphia, 2010, Mosby.

5. **Qual é o papel da genética no desenvolvimento da otosclerose?**
Estudos de famílias com otosclerose reforçam um padrão de herança autossômica dominante com penetrância incompleta. Nesses grupos, vários genes têm sido implicados, embora não haja heterogeneidade significativa do padrão genético. Embora os fatores genéticos provavelmente influenciem o desenvolvimento de otosclerose, aproximadamente metade de todos os casos aparece sem uma história familiar positiva.

6. **Quais são os outros fatores que podem causar o desenvolvimento de otosclerose?**
Embora as referências bibliográficas dando suporte a várias etiologias sejam limitadas, a infecção persistente pelo vírus do sarampo, a autoimunidade, múltiplos fatores endócrinos e o baixo consumo de flúor foram implicados no desenvolvimento da otosclerose.

7. **Qual é o sinal de Schwartze?**
O sinal de Schwartze é uma tonalidade avermelhada observada na membrana timpânica que reflete a vascularização óssea aumentada sobre o promontório. Embora possa ser observado no início do processo patológico, esse achado não está presente em todos os casos.

8. **Quais são os achados esperados no exame físico em pacientes com otosclerose?**
Os achados no exame físico de pacientes com otosclerose são limitados. A maioria apresenta um meato acústico externo normal, e o achado do sinal de Schwartze na membrana timpânica é ocasional. Os testes de Rinne e Weber com diapasão normalmente revelam condução óssea melhor do que a condução aérea e lateralização para o lado afetado, respectivamente, embora esses achados não sejam específicos para a otosclerose.

9. **Quais são os achados esperados no audiograma da otosclerose?**
Os estudos audiométricos geralmente mostram uma PAC, mais significativa nas baixas frequências. O entalhe de Carhart é característico da otosclerose, caracterizando-se por uma PASN evidente em 2.000 Hz.

10. **O que é o entalhe de Carhart?**
O entalhe de Carhart (Figura 40-2) é uma redução nos limiares ósseos audiométricos em 2.000 Hz que pode ser vista na otosclerose e em outras doenças que afetam a orelha média. Acredita-se que seja causado pela inércia da cadeia ossicular. Não é sensível ou específica para a otosclerose.

11. **Qual é o papel da imitanciometria no diagnóstico de otosclerose?**
A timpanometria geralmente mostrará uma configuração A-r (A-s), refletindo uma pressão normal na orelha média, mas com redução da amplitude, indicativa de algum grau de fixação da cadeia ossicular. O reflexo estapediano pode estar presente nas fases iniciais do processo patológico, mas pode apresentar anormalidades, incluindo os reflexos bifásicos. Os reflexos se tornam ausentes com a progressão da doença para o estado de fixação dos estribos.

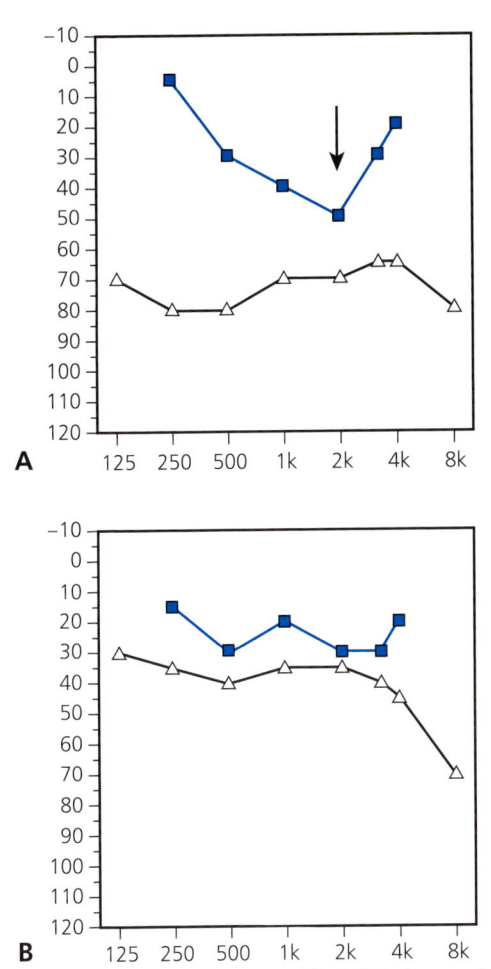

Figura 40-2. Audiograma de tons puros (PTA; **A,** PTA pré-operatório, **B,** PTA pós-operatório). Observa-se perda auditiva condutiva pré-operatória, como demonstrada por um entalhe de Carhart (*seta preta*), que se refere a uma falha na condução óssea em 2 kHz. Após a reconstrução da cadeia ossicular, utilizando-se a prótese de substituição ossicular total (TORP), as avaliações audiométricas no pós-operatório realizadas após 6 meses da consulta médica de acompanhamento demonstraram o fechamento do *gap* aéreo-ósseo e o desaparecimento do entalhe de Carhart. De Kim KW, Jun H-S, Im GJ, *et al.*: Isolated otosclerosis of the incus in a Korean woman, Auris Nasus Larynx 38(5):654-656, 2011.

12. Os exames de imagem têm algum papel na otosclerose?

As modalidades de imagem na otosclerose, tais como a tomografia computadorizada (TC) e a ressonância magnética (RM), não são rotineiramente necessárias. Entretanto, estudos recentes sugeriram que a alta resolução da TC, juntamente com os dados audiométricos e do exame físico, é bastante sensível para o diagnóstico da otosclerose. Além de auxiliar no diagnóstico, a TC também pode fornecer informações úteis para o planejamento cirúrgico e a prevenção de complicações.

13. O tratamento clínico tem algum papel na otosclerose?

Atualmente, o tratamento clínico é empregado em casos de redução do remodelamento ósseo, visando particularmente à atividade osteoclástica. Muito dessa teoria é baseado no sucesso do tratamento da osteoporose. Os possíveis tratamentos clínicos incluem bisfosfonatos e fluoreto de sódio. Dado o su-

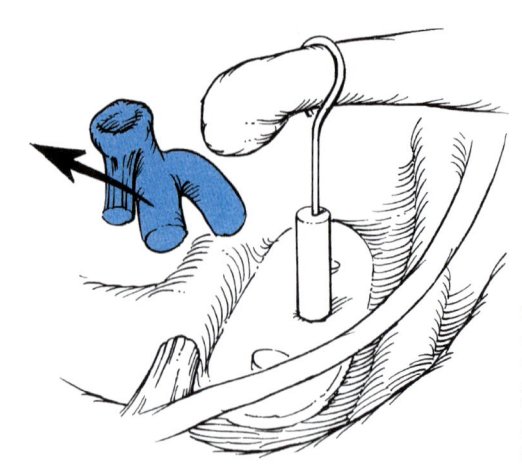

Figura 40-3. Prótese do estribo, da bigorna até a janela criada na estapedotomia após remoção da supraestrutura do estribo. Adaptada de Flint PW, Haughey BH, Lund VJ, et al., editors: Cummings Otolaryngology: Head & Neck Surgery, ed. 5, Philadelphia, 2010, Mosby.

cesso do tratamento cirúrgico e a eficácia desconhecida do tratamento clínico, nenhum dos tratamentos clínicos é consistentemente recomendado. As próteses auditivas oferecem uma alternativa não cirúrgica bem-sucedida para a correção da perda auditiva associada à otosclerose.

14. **Descrever o tratamento cirúrgico da otosclerose.**
    Atualmente, existem diversas técnicas em uso para tratamento cirúrgico da otosclerose. Independente das variações na técnica, a literatura atual relata desfechos bem-sucedidos em mais de 90% dos pacientes avaliados pelo fechamento do *gap* aéreo-ósseo pré-operatório.
    Em geral, o objetivo da cirurgia é permitir a transmissão do som a partir da membrana timpânica e através da cadeia ossicular para a janela oval, realizando um *bypass* das platinas de estribo fixas. Esse processo geralmente envolve alguma variação da remoção do arco do estribo, fenestração ou remoção parcial da platina do estribo, além da inserção de uma prótese conectando a bigorna à janela oval (Figura 40-3). Em casos de necrose da bigorna, uma prótese que conecta o martelo à janela oval pode ser utilizada.

15. **Há qualquer consideração especial em pacientes com otosclerose bilateral?**
    A otosclerose bilateral ocorre em aproximadamente 70% dos casos. Ao escolher a cirurgia para um paciente com doença bilateral, a orelha com menor audição geralmente é operada primeiro, e, em seguida, se a primeira cirurgia for bem-sucedida, a orelha contralateral é operada após 6 meses.

16. **Quais são os riscos associados à cirurgia do estribo?**
    Os riscos que devem ser considerados durante o consentimento informado incluem PASN (incluindo surdez), vertigem, lesão do nervo facial, perda ou alteração do paladar, perda auditiva condutiva progressiva, extrusão ou deslocamento da prótese e perfuração da membrana timpânica.

17. **Discutir os pontos importantes considerando a revisão da cirurgia do estribo.**
    Apesar do sucesso da cirurgia do estribo, a necessidade de revisão não é incomum. As razões comuns para a revisão incluem: PAC, vertigem, PASN e distorção do som. Antes de submeter um paciente a uma cirurgia revisional do estribo, outros fatores para esses sintomas devem ser totalmente explorados. Uma TC dos ossos temporais deve ser realizada para avaliar a orelha média, a prótese permanente e para descartar outras causas de PAC, tais como deiscência do canal semicircular superior. A cirurgia de revisão está associada à redução das taxas de sucesso e risco aumentado para PASN (incluindo surdez) em comparação com a cirurgia primária.

18. **Quais são os *lasers* mais adequados para a estapedotomia?**
    Diversos *lasers* são utilizados na estapedotomia, incluindo *lasers* de argônio, fosfato de potássio e titânio (KTP), érbio:ítrio-alumínio-granada (Er-YAG) e CO_2. Esses *lasers* apresentam várias características que os tornam atraentes. Embora a literatura seja limitada em relação aos *lasers* mais bem estudados para a estapedotomia, o *laser* de CO_2 é o mais comumente utilizado, e estudos prévios favorecem esse dispositivo, em virtude do fechamento potencialmente melhor dos *gaps* aéreo-ósseos.

19. O que deve ser feito se uma artéria estapediana persistente ou um nervo facial sobreposto forem observados no período intraoperatório?

As artérias estapedianas persistentes e um nervo facial sobreposto são variantes anatômicas que podem ser encontrados durante a cirurgia do estribo. De modo geral, a cirurgia pode prosseguir se essas variantes são observadas, mas precauções adicionais devem ser tomadas. Um nervo facial sobreposto geralmente pode ser levemente retraído para permitir o acesso às platinas do estribo e, assim, permitir a criação da janela. As artérias estapedianas persistentes historicamente eram abordadas com cuidado em razão do risco de hemorragia e isquemia em estruturas neurais, quando lesionadas. A última questão é mais teórica visto que nenhum caso foi relatado. Portanto, a coagulação ou a ligadura da artéria pode ser realizada, se necessário. Contudo, se a cirurgia não puder prosseguir com segurança, o procedimento deve ser finalizado para prevenir riscos indevidos para o paciente. O paciente pode, então, ser encaminhado para tratamentos alternativos, tais como a amplificação sonora.

BIBLIOGRAFIA

Altmann F, Glasgold A, Macduff JP: The incidence of otosclerosis as related to race and sex, *Ann Otol Rhinol Laryngol* 76:377–392, 1967.
Chole RA, McKenna M: Pathophysiology of otosclerosis, *Otol Neurotol* 22:249–257, 2001.
Glasscock M III, Storper I, Haynes D, et al: Twenty-five years of experience with stapedectomy, *Laryngoscope* 105: 899–904, 1995.
House J, Cunningham C: Otosclerosis. In Flint P et al., editors: *Cummings Otolaryngology Head and Neck Surgery*, ed 5, Philadelphia, 2010, Mosby Elsevier, pp 2028–2035.
Jenkins H, McKenna M: Otosclerosis. In Snow J, Wackym P, editors: *Ballenger's Otorhinolaryngology Head and Neck Surgery*, ed 17, Ontario, 2009, BC Decker, pp 247–251.
Kursten R, Schneider B, Zrunek M: Long-term results after stapedectomy versus stapedotomy, *Am J Otol* 15(6):804–806, 1994.
Lagleyre S, Sorrentino T, Calmels MN, et al: Reliability of high-resolution CT scan in diagnosis of otosclerosis, *Otol Neurotol* 30(8):1152–1159, 2009.
Schrauwen I, Van Camp G: The etiology of otosclerosis: a combination of genes and environment, *Laryngoscope* 120:1195–1202, 2010.
Shea J: Forty years of stapes surgery, *Am J Otol* 19:52–55, 1998.
Ziya Ozuer M, Olgun L, Gultekin G: Revision stapes surgery, *Otolaryngol Head Neck Surg* 146(1):109–113, 2011.

CAPÍTULO 41

COLESTEATOMA

Jameson K. Mattingly, MD ▪ Kenny H. Chan, MD

PONTOS-CHAVE

Manejo Cirúrgico do Colesteatoma
1. Existem várias técnicas para a remoção de colesteatomas.
2. Os procedimentos de cavidade fechada mantêm um meato acústico externo, mas o risco de doença residual e recidivante é maior.
3. Os procedimentos de cavidade aberta fornecem melhor visualização da doença durante a cirurgia, mas podem exigir a limpeza periódica e dificultar o uso de próteses auditivas e, possivelmente, levar a restrição de contato com água.
4. A ossiculoplastia pode ser necessária para melhorar a audição, caso haja lesão ossicular.
5. A otoendoscopia pode melhorar a visualização do colesteatoma em determinadas áreas.

Pérolas

1. Os colesteatomas geralmente são classificados nos seguintes tipos: congênito, adquiridos primários e adquiridos secundários.
2. Os colesteatomas caracteristicamente se tornam infectados e/ou promovem erosão óssea, resultando em uma variedade de complicações.
3. A TC é utilizada comumente como modalidade de imagem para avaliar os colesteatomas.
4. A cirurgia é o tratamento definitivo, com o objetivo principal de erradicação completa da doença, seguida pela preservação da audição e melhora total da higiene otológica.
5. As cirurgias em segundo tempo são realizadas comumente para avaliação de doença residual e recidivante.

PERGUNTAS

FISIOPATOLOGIA, ETIOLOGIA E CLASSIFICAÇÃO

1. O que é um colesteatoma?

Os colesteatomas são cistos de inclusão epidérmica do osso temporal compostos por epitélio escamoso e debris associados. Essas massas aumentam ao longo do tempo e tornam-se destrutivas, comumente acompanhadas por inflamação circundante e tecido de granulação.

A palavra *colesteatoma* foi primeiramente empregada para descrever sua cor clara e sua grande semelhança com os cristais de colesterol quando observados à microscopia. Essa observação revelou-se incorreta, pois não há colesterol ou gordura nos colesteatomas.

2. Quais são os diferentes tipos de colesteatoma?

Os três principais tipos são o congênito, adquirido primário e adquirido secundário (Quadro 41-1).

3. Descreva resumidamente as diferentes vias de formação.

Acredita-se que os colesteatomas congênitos sejam originários do epitélio escamoso queratinizado da fissura na orelha média. Embora a etiologia permaneça desconhecida, existem diversas teorias que descrevem a origem do epitélio escamoso. Essas teorias incluem restos de células epidermoides no interior da orelha média (teoria mais provável), metaplasia escamosa, migração epitelial através de microperfurações da membrana timpânica (MT) e deposição de células epiteliais descamativas do fluido amniótico.

Os colesteatomas adquiridos primários geralmente têm origem na condição de retração da MT, normalmente como resultado de otite média e disfunção crônica da tuba auditiva. Embora geralmente se originem na *pars flaccida*, podem, algumas vezes, desenvolver-se na *pars tensa*. Os colesteatomas secundários, alternativamente, originam-se a partir de perfurações da MT com migração epitelial. Exis-

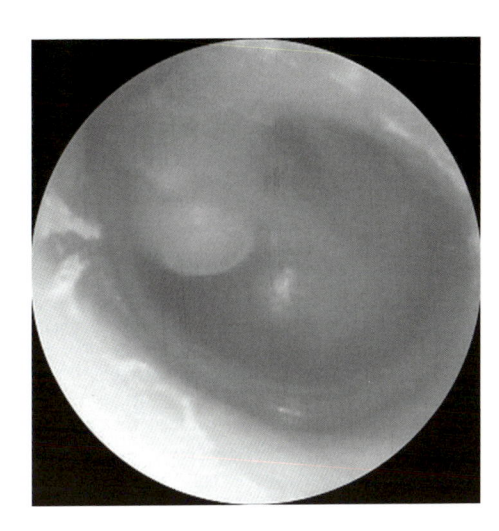

Figura 41-1. Colesteatoma congênito por trás de uma membrana timpânica intacta. De Flint PW, Haughey BH, Lund VJ, et al., editors: Cummings Otolaryngology: Head & Neck Surgery, ed 5, Philadelphia, 2010, Mosby.

tem várias teorias que explicam a patogênese dos colesteatomas adquiridos, incluindo: invaginação da MT, migração do epitélio através das perfurações da MT, hiperplasia de células basais, metaplasia escamosa e implantação.

Quadro 41-1. Vários Tipos de Colesteatomas e sua Origem Associada

TIPO	ORIGEM
Congênito	Epitélio queratinizado na fissura da orelha média com MT intacta
Adquirido primário	Ocorre na condição de retração da MT
Adquirido secundário	Ocorre na condição de perfuração da MT

4. Qual é a teoria da invaginação?
A invaginação é a teoria mais aceita para os colesteatomas primários adquiridos. A retração da MT resulta da pressão negativa na orelha média ocasionada por disfunção da tuba auditiva, baixa pneumatização da mastoide, inflamação e/ou atrofia da MT. A retração progressiva forma uma bolsa, resultando na interrupção da migração epitelial normal e da drenagem dos debris de queratina. À medida que esse processo progride, ocorre a formação do colesteatoma.

5. Por que tratar o colesteatoma?
Os colesteatomas possuem propensão a se tornar recorrentemente infectados e causar erosão óssea. Uma vez infectado, a erradicação de uma infecção pode ser muito difícil e pode resultar em uma variedade de complicações intracranianas e extracranianas associadas à otite média crônica. A flora bacteriana associada aos colesteatomas também é diferente daquela observada na otite média aguda. As infecções associadas aos colesteatomas frequentemente são polimicrobianas, com aumento de bactérias anaeróbias resistentes a antibióticos.

A erosão óssea pode afetar várias estruturas no osso temporal, o que pode resultar em perda auditiva, disfunção vestibular, lesão do nervo facial e complicações intracranianas. Acredita-se que a erosão óssea seja devida ao influxo de mediadores inflamatórios originados de inflamação e infecção crônicas, resultando no desequilíbrio do remodelamento ósseo, favorecendo a reabsorção.

6. Como um colesteatoma congênito se apresenta?
Os colesteatomas congênitos geralmente se manifestam como massas brancas ou amarelas no quadrante *anterossuperior* da orelha média (Figura 41-1). Diferentemente dos colesteatomas adquiridos, os colesteatomas congênitos geralmente mantêm intacta a MT, e não há otorreia. Muitas vezes são assintomáticos, e os sintomas variam, dependendo da extensão da doença. Os sintomas presentes incluem

perda auditiva condutiva lentamente progressiva (PAC), vertigem, paralisia do nervo facial ou infecção intracraniana.

7. Como os colesteatomas adquiridos se manifestam?
Os colesteatomas adquiridos manifestam-se normalmente como bolsas de retração *posterossuperiores*, observadas na margem da MT, com debris de queratina circundante. Os colesteatomas adquiridos podem ou não apresentar perfurações da MT, com otorreia persistente de odor fétido e tecido de granulação. Os sintomas presentes, como no colesteatoma congênito, variam, dependendo da extensão da doença, e podem incluir muitas das mesmas características mencionadas no parágrafo anterior.

AVALIAÇÃO PRÉ-OPERATÓRIA

8. Qual é o papel dos exames de imagem na avaliação pré-operatória?
A tomografia computadorizada (TC) é frequentemente utilizada para complementar o exame físico naqueles indivíduos com suspeita de colesteatoma. Embora não necessária para os casos não complicados, a TC fornece informações valiosas, considerando a extensão da doença, as estruturas envolvidas e a anatomia relevante, que auxiliam no planejamento pré-operatório. A TC também pode ser muito útil em casos de revisão. A ressonância magnética (RM) é menos comumente utilizada, mas é útil na avaliação de complicações intracranianas.

9. Qual é o achado da TC geralmente observado no colesteatoma adquirido que seu preceptor provavelmente irá lhe perguntar?
O embotamento ou erosão do *scutum* (esporão de Chaussée) é um achado comum na TC de pacientes com colesteatoma. O *scutum* é uma proeminência óssea na porção lateral da orelha média e na porção superior do meato acústico externo.

10. O que é significativo em relação ao achado de colesteatoma ao redor das janelas redondas e ovais ou erosão no canal semicircular lateral?
O colesteatoma ao redor da janela oval representa um risco aumentado de perda auditiva sensorioneural (PASN) e labirintite supurativa. Além do risco aumentado de labirintite supurativa e PASN, a erosão no canal semicircular lateral ou a doença ao redor da janela oval raramente pode resultar em fístula perilinfática.

11. Quais são os riscos que você discutiria com o paciente ou a família deste para a obtenção do consentimento para a cirurgia do colesteatoma?
Ver Quadro 41-2.

12. Os audiogramas são úteis no tratamento e manejo do colesteatoma?
Os audiogramas pré-operatórios são indicados para avaliar a audição basal e para o seguimento de longo prazo após a remoção cirúrgica. Existem também implicações médico-legais no evento de uma complicação operatória.

MANEJO CIRÚRGICO

13. Quais são as abordagens cirúrgicas padrões?
Existem várias abordagens cirúrgicas, incluindo a timpanotomia para a doença restrita ao mesotímpano, aticotomia, mastoidectomia cortical, mastoidectomia de cavidade fechada ou aberta e mastoidectomia radical ou radical modificada. Independentemente do tipo de cirurgia realizada, os objetivos são remoção completa da doença, preservação da audição, prevenção da doença residual ou reincidente e melhora da higiene otológica. A abordagem cirúrgica específica é determinada principalmente pela extensão da doença, assim como pelo nível de conforto do cirurgião. O monitoramento do nervo facial também deve ser considerado, principalmente durante a cirurgia de revisão ou nos casos com doença

Quadro 41-2. Riscos da Cirurgia Durante a Remoção do Colesteatoma	
Remoção incompleta da doença	Necessidade de cirurgia de segundo tempo
Perda auditiva, incluindo surdez	Lesão do nervo facial
Vertigem	Fístula liquórica
Encefalocele	Mudança/Alteração no paladar
Sangramento	Infecção

extensa. Foi demonstrado que o monitoramento do nervo facial melhora a identificação das deiscências e, embora de forma discreta, reduz as taxas de lesão do nervo, particularmente em casos envolvendo uma abordagem do recesso facial.

A aticotomia é utilizada principalmente quando a doença é limitada lateralmente ao martelo e à bigorna, assim como ao "ático". A mastoidectomia cortical, com ou sem recesso facial, é utilizada quando o colesteatoma se estende medialmente para os ossículos e para o interior do mastoide através do antro.

A decisão para a realização do procedimento de cavidade fechada ou aberta é amplamente baseada na capacidade de se realizar a remoção completa do colesteatoma. Foi demonstrado que os procedimentos de cavidade aberta facilitam o exame físico pós-operatório e permitem uma melhor visualização intraoperatória da doença, principalmente nos casos de difícil visualização de áreas da orelha média. Os procedimentos de cavidade fechada, alternativamente, permitem a preservação da anatomia e a capacidade aumentada de reconstrução, resultando em uma orelha média mais fisiológica com menores necessidades de cuidados otológicos, melhoria na capacidade de uso de próteses auditivas e ausência de restrições ao contato com água.

14. Por que os cirurgiões são relutantes em realizar a mastoidectomia com cavidade aberta, principalmente em crianças pequenas?

Embora os procedimentos de mastoidectomia com cavidade aberta permitam a melhor visualização durante e após a remoção do colesteatoma, frequentemente dificultam a reconstrução da orelha média e resultam em problemas subsequentes com a cavidade mastóidea. Incluem a necessidade de limpeza do meato ao longo da vida, com risco aumentado de otorreia persistente. Também pode resultar em restrições de longo prazo quanto ao contato com água, vertigem induzida por mudanças na temperatura com exposição ao ar e à água e prejuízo no uso de próteses auditivas.

15. Por que é necessário o procedimento de segundo tempo?

Os procedimentos planejados de segundo tempo são realizados em razão do aumento nas taxas de reincidência, principalmente na população pediátrica, e para avaliação da doença residual. Acredita-se que os colesteatomas recidivantes sejam ocasionados por uma doença de base crônica, como disfunção da tuba auditiva, que cria uma nova bolsa de retração para a formação de colesteatoma. A doença residual é comum nos colesteatomas extensos, nos quais alguma doença foi mantida, inadvertida ou intencionalmente, em razão do acometimento de estruturas cruciais.

Embora o procedimento seja comum, o tempo e a decisão para realizar um procedimento de segundo tempo não são bem estabelecidos, dependendo principalmente da experiência do cirurgião. Deve-se notar também que certos fatores, como a localização da doença, apresentam uma correlação com um maior risco de reincidência. Uma vez que a orelha média seja considerada segura e livre de colesteatomas, uma ossiculoplastia pode ser realizada durante uma segunda verificação cirúrgica.

16. Qual é o período para a realização do procedimento de segundo tempo?

O período de um procedimento de segundo tempo é discutível, mas normalmente é realizado de 9 a 12 meses após o procedimento inicial em adultos e de 6 a 9 meses após o procedimento inicial em crianças.

17. Descreva outras técnicas utilizadas na cirurgia do colesteatoma.

O uso da otoendoscopia vem crescendo nos últimos anos, permitindo melhor visualização das áreas com maior incidência de doença residual. A endoscopia permite a visualização linear de estruturas não observáveis ao microscópio e pode oferecer uma abordagem menos invasiva em procedimentos de segundo tempo.

A obliteração da cavidade mastóidea algumas vezes é considerada de forma a prevenir a formação de futuras bolsas de retração e colesteatoma reincidente. Esse procedimento envolve uma mastoidectomia com cavidade aberta, seguida por uma reconstrução da parede posterior. A orelha média e a mastoide são separadas, e a mastoide é preenchida com material inerte. Essa técnica permite uma melhor visualização e remoção do colesteatoma associada à técnica de cavidade aberta, com redução das complicações, tais como necessidade de limpeza frequente, dificuldade no uso de próteses auditivas e restrição ao contato com a água.

18. O que há de novo no seguimento do colesteatoma?

Embora os procedimentos de segundo tempo sejam empregados comumente para a avaliação do colesteatoma reincidente e residual, as novas sequências de imagens podem ser alternativas aceitáveis, evitando cirurgias desnecessárias. A RM é mais vantajosa em relação à TC quanto à diferenciação entre tecidos moles e fluidos na orelha média e na mastoide. Particularmente, a RM com sequência em difusão não ecoplanar demonstrou ser altamente confiável na detecção de colesteatoma reincidente.

BIBLIOGRAFIA

Adams M, El-Kashlan H: Tympanoplasty and ossiculoplasty. In Flint P et al., editors: *Cummings Otolaryngology Head and Neck Surgery*, ed 5, Philadelphia, 2010, Mosby Elsevier, pp 1999–2008.

Badr-el-Dine M: Value of ear endoscopy in cholesteatoma surgery, *Otol Neurotol* 23(5):631–635, 2002.

Chole R, Nason R: Chronic otitis media and cholesteatoma. In Snow J, Wackym P, editors: *Ballenger's Otorhinolaryngology Head and Neck Surgery*, ed 17, Ontario, 2009, BC Decker, pp 218–227.

Chole R, Sudhoff H: Chronic otitis media, mastoiditis, and petrositis. In Flint P et al., editors: *Cummings Otolaryngology Head and Neck Surgery*, ed 5, Philadelphia, 2010, Mosby Elsevier, pp 1963–1978.

Hulka G, McElveen JT: A randomized, blinded study of canal wall up versus canal wall down mastoidectomy determining the differences in viewing middle ear anatomy and pathology, *Am J Otol* 19:574–578, 1998.

Li P, Linos E, Gurgel R, et al: Evaluating the utility of non-echo-planar diffusion-weighted imaging in the pre-operative evaluation of cholesteatoma: a meta-analysis, *Laryngoscope* 123(5):1247–1250, 2013.

Mutlu C, Khashaba A, Saleh E, et al: Surgical treatment of cholesteatoma in children, *Otolaryngol Head Neck Surg* 113(1):56–60, 1995.

Noss R, Lalwani A, Yingling C: Facial nerve monitoring in middle ear and mastoid surgery, *Laryngoscope* 111:831–836, 2001.

Schraff S, Strasnick B: Pediatric cholesteatoma: a retrospective review, *Int J Pediatr Otorhinolaryngol* 70(3):385–393, 2006.

Vercruysse J, De Foer B, Somers T, et al: Mastoid and epitympanic bony obliteration in pediatric cholesteatoma, *Otol Neurotol* 29:953–960, 2008.

NERVO FACIAL

Scott Mann, MD ▪ *Stephen P. Cass, MD*

CAPÍTULO 42

PONTOS-CHAVE

1. O nervo facial é complexo e representa mais do que apenas um nervo motor. Além das fibras motoras, o nervo facial carrega fibras motoras viscerais, sensoriais gerais e sensoriais especiais até as seguintes estruturas:
   - Estímulo parassimpático para as glândulas lacrimal, submandibular e sublingual.
   - Paladar da língua (sensorial especial).
   - Sensação da pele auricular (sensorial geral).
   - Estímulo simpático para a artéria meníngea média.
2. O nervo facial é anatomicamente dividido em três segmentos:
   - Intracraniano (ponte, ângulo pontocerebelar e meato acústico interno); 23 a 24 mm de comprimento.
   - Intratemporal (o canal do nervo facial ou canal de Falópio); 20 a 30 mm de comprimento.
   - Extratemporal (do forame estilomastóideo aos músculos da expressão facial, ventre posterior dos músculos digástricos, estilo-hióideos e retroauricular); 15 a 20 mm.
3. O tronco do nervo facial extratemporal pode ser encontrado em sua emergência do osso temporal através do forame estilomastóideo de várias formas:
   - Localizando o *pointer* do trago.
   - Seguindo o músculo digástrico.
   - Localizando a fissura timpanomastóidea.
   - Seguindo um ramo periférico proximal.
   - Broqueando a mastoide.
4. A paralisia de Bell é a causa mais comum de paralisia do nervo facial, mas nem todas as paralisias constituem paralisia de Bell. Na paralisia do nervo facial, considerar neoplasias, além da paralisia de Bell, se qualquer um dos seguintes achados estiver presente:
   - Início lento, progressivo.
   - Envolvimento de outro nervo craniano.
   - Massa palpável na glândula parótida ou uma massa visível na orelha média.
   - Adulto com efusão unilateral da orelha média.
5. O tratamento da paralisia de Bell inclui:
   - Esteroides orais em 72 horas do início do sintoma.
   - Antivirais orais não devem ser utilizados como tratamento único na paralisia de Bell (nenhum benefício comprovado), mas são uma opção em combinação com esteroides orais.
   - Exames de imagem não são necessários se um paciente apresentar história e exame físico consistentes com paralisia de Bell.
   - Orientação quanto aos cuidados oftalmológicos e à importância do seguimento clínico até a recuperação.

Pérolas

1. Uma regra mnemônica comum para memorização dos cinco principais ramos motores para os músculos faciais é: **T**o **Z**anzibar **B**y **M**otor **C**ar (Figura 42-1).
2. O fechamento passivo da pálpebra superior pode ocorrer pelo relaxamento do músculo levantador da pálpebra (inervado pelo nervo oculomotor), dessa forma o movimento da pálpebra superior não é sempre indicativo de um nervo facial intacto.
3. O segmento labiríntico do nervo facial é a porção mais estreita do canal de Falópio, tornando-o mais suscetível à neuropatia por compressão durante o edema do nervo.
4. O gânglio geniculado se localiza na junção dos segmentos labiríntico e timpânico do nervo facial. O gânglio geniculado contém células ganglionares sensoriais especiais responsáveis pelo paladar. O primeiro ramo do nervo facial (nervo petroso superficial maior contendo fibras parassimpáticas para a glândula lacrimal) emerge da margem anterior do gânglio geniculado.
5. Os ramos marginais mandibulares e temporais do nervo facial são os ramos com maior risco durante parotidectomia, ritidectomia e reparo de fratura mandibular.

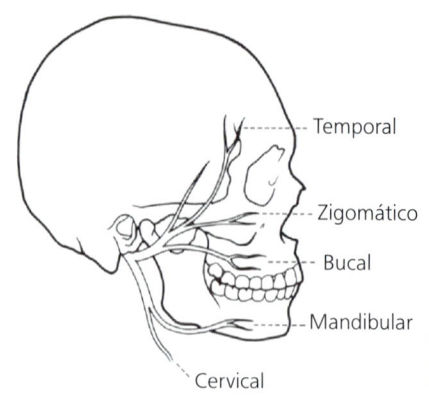

Figura 42-1. Os cinco principais ramos motores para os músculos faciais. De May M, Schaitkin B: The Facial Nerve, May's 2 ed, New York, 2000, Thieme.

Pérolas de Exame

1. Visto que o nervo facial é o nervo do segundo arco branquial, ele inerva todos os músculos derivados dele. É essa associação que faz lembrar facilmente os músculos.
2. Qualquer adulto apresentando otite média com efusão unilateral associada a uma paralisia facial deve ser avaliado quanto a outras doenças além da paralisia de Bell. Considerar uma neoplasia oculta.
3. O nervo facial é capaz de regeneração. A extensão da recuperação depende principalmente do grau do dano inicial (neuropraxia *versus* neurotmese), sendo o fator clínico mais importante o fato de o nervo ter perdido lentamente a função ao longo de dias ou se a perdeu imediatamente após o trauma.

PERGUNTAS

1. **Quais são os tipos de fibras nervosas transportadas pelo nervo facial?**
   O nervo facial carrega tanto fibras nervosas motoras quanto sensoriais (Figura 42-2) que incluem:
   - Eferentes viscerais especiais: Inervação motora dos músculos da expressão facial, estilo-hióideo, estapédio, platisma e ventre posterior do músculo digástrico.
   - Eferentes viscerais gerais: Inervação parassimpática das glândulas lacrimal, submandibular, sublingual, salivares menores, mucosa do nariz e do palato.
   - Aferentes sensoriais especiais: Paladar a partir dos dois terços anteriores da língua, palato e fossa tonsilar.
   - Aferentes sensoriais somáticas: Informações sensoriais do meato acústico externo e pele da concha auricular.
   - Aferentes sensoriais viscerais gerais: Informações sensoriais da mucosa nasal, palato e faringe.

2. **Qual ramo branquial está associado ao nervo facial durante o desenvolvimento?**
   O segundo ramo branquial. Todos os músculos inervados pelo nervo facial são derivados do segundo arco, assim como a supraestrutura do estribo, processo estiloide, ligamento estilo-hióideo e o corno menor do hioide.

3. **Nomeie os três segmentos anatômicos do canal de Falópio, seu curso e comprimento (Figura 42-3).**
   - Segmento labiríntico: do fundo do MAI (forame meatal) ao gânglio geniculado; 3 a 5 mm. O segmento labiríntico representa a porção mais estreita do canal de Falópio com 1 mm de diâmetro.
   - Segmento timpânico: do gânglio geniculado ao processo piramidal; 8 a 11 mm. Inicia-se no segundo joelho (o primeiro joelho é intrapontino). A porção óssea que recobre o nervo facial é frequentemente deiscente nesse segmento. Esse é o sítio mais comum de lesão iatrogênica durante cirurgias otológicas.
   - Segmento mastóideo: do processo piramidal ao forame estilomastóideo; 10 a 14 mm.

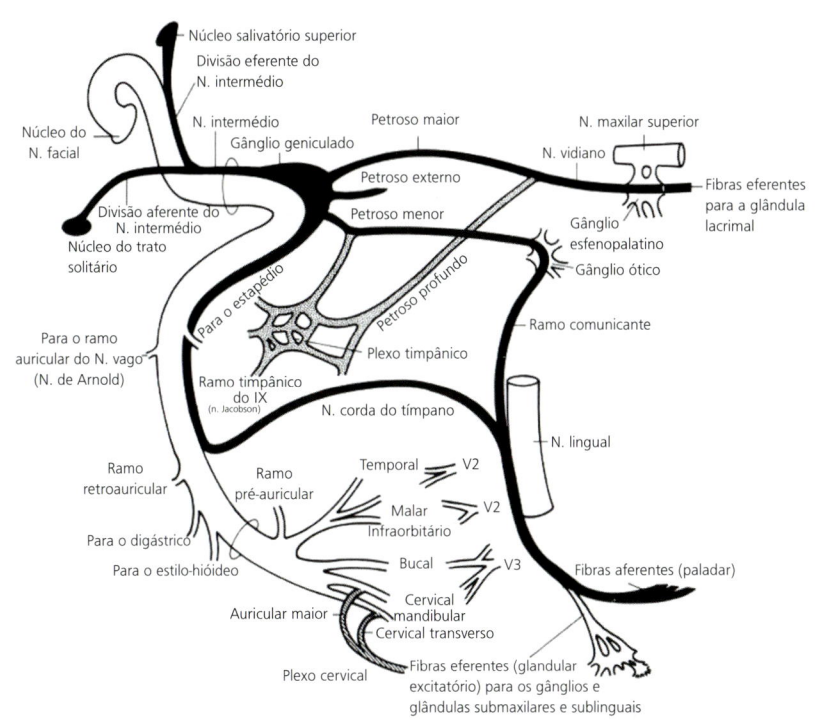

Figura 42-2. Diagrama do nervo facial. De May M, Schaitkin B: The Facial Nerve, May's 2 ed, New York, 2000, Thieme.

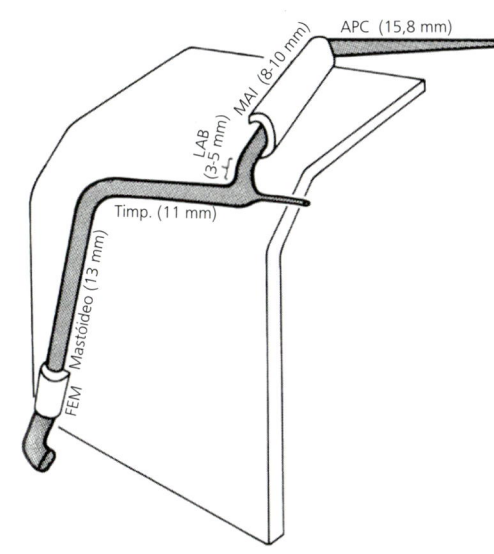

Figura 42-3. Segmentos anatômicos do canal de Falópio. De May M, Schaitkin B: The Facial Nerve, May's 2 ed, New York, 2000, Thieme.

4. O que é o nervo intermédio?
O nervo intermédio é uma divisão do nervo facial que carrega seus componentes motores não branquiais. É anatomicamente adjacente, mas separado do tronco principal do nervo facial à medida que emerge do tronco encefálico e, em seguida, funde-se ao nervo facial no meato acústico interno. O nervo corda do tímpano é a extensão terminal do nervo intermédio.

5. O que é o corda do tímpano?
O nervo corda do tímpano carrega a inervação parassimpática para as glândulas submandibulares e sublinguais, como também para as aferentes sensoriais especiais, a partir dos dois terços anteriores da língua. É ramo do segmento mastóideo do nervo facial e atravessa a orelha média antes de sair da cavidade timpânica pela fissura petrotimpânica, para juntar-se ao ramo lingual do nervo trigêmeo. O estiramento ou secção desse nervo durante cirurgias na orelha média produz alteração transitória do paladar.

6. O que significa *pes anserinus*?
O *pes anserinus* ("pé de ganso") é a primeira grande ramificação do nervo facial extratemporal após deixar o forame estilomastóideo. Essa ramificação geralmente divide o nervo em divisões superior e inferior. Em posição mais distal, a ramificação é variável, mas normalmente forma cinco ramos principais (Figura 42-1).
- **T**emporal: frontal, corrugador do supercílio, prócero e orbicular superior do olho.
- **Z**igomático: orbicular inferior do olho.
- **B**ucal: zigomático maior e menor, levantador do ângulo da boca, bucinador e orbicular superior da boca.
- **M**arginal mandibular: orbicular inferior da boca, abaixador do ângulo da boca, abaixador do lábio inferior e mentoniano.
- **C**ervical: platisma.

7. Durante a cirurgia da parótida, quais são os pontos principais para identificação do nervo facial?
Existem diversos métodos para encontrar o tronco principal:
- Identificar o *pointer* do trago, que é uma extensão triangular da cartilagem tragal. O tronco principal do NC VII geralmente se encontra 10 mm abaixo e a 10 mm de profundidade desse ponto.
- Seguir o ventre posterior do músculo digástrico até o processo estiloide. O forame estilomastóideo situa-se na porção profunda dessa estrutura e está localizado onde o nervo emerge do osso temporal. Normalmente apresenta 25 mm de profundidade em relação à superfície da pele. NOTA: em crianças com idade inferior a 2 anos, a mastoide não está bem desenvolvida e o nervo facial se situa bem próximo à superfície da pele em relação ao que seria esperado de outra forma.
- Localizar a fissura timpanomastóidea. O nervo pode ser encontrado de 6 a 8 mm abaixo do final da fissura.
- Identificar um ramo periférico (*p. ex.*, mandibular marginal) e segui-lo proximalmente.
- Realizar uma mastoidectomia para localizar a porção mastóidea do nervo e segui-la pela parte externa do forame estilomastóideo.

8. Quais são os três tipos de lesão do nervo facial?
- A **neuropraxia** é o resultado de uma lesão que interrompe o fluxo de axoplasma no interior de um axônio, bloqueando a condução elétrica. Exemplos incluem: edema traumático ou bloqueio farmacológico. O nervo é viável e retorna à função normal quando o bloqueio é corrigido. O teste eletrofisiológico revela função normal, exceto pelo fato de que a eletromiografia falha em demonstrar os potenciais de ação motora voluntária, pois não são conduzidos através do bloqueio.
- A **axoniotmese** é um estado de degeneração walleriana distal à lesão, com preservação das bainhas endoneurais do axônio motor. Exemplos incluem esmagamento leve ou lesões por estiramento. Eletricamente, o nervo apresenta degeneração rápida e completa, com perda de unidades motoras voluntárias. A regeneração das placas motoras terminais ocorrerá, desde que os túbulos endoneurais estejam intactos.
- A **neurotmese** é caracterizada pela degeneração walleriana e perda dos túbulos endoneurais. Estudos eletrofisiológicos evidenciam a degeneração completa do nervo. A regeneração é dependente de muitos fatores, incluindo a integridade do endoneuro, perineuro e epineuro, além da extensão da isquemia e cicatrização ao redor da lesão.

9. O que é sincinesia?
Se a lesão de um nervo facial resulta em degeneração walleriana, a regeneração subsequente do axônio pode resultar em "ativação cruzada" na qual o movimento voluntário de um grupo muscular facial induz movimento involuntário de outro. Por exemplo, após recuperação de uma paralisia facial, um paciente pode ter de fechar os olhos ao sorrir. Embora se acredite que ocorra normalmente a partir da via de

Quadro 42-1. Sistema de Classificação do Nervo Facial de House-Brackmann

GRAU	CARACTERÍSTICAS MACROSCÓPICAS	CARACTERÍSTICAS DO MOVIMENTO
I. Normal	Aspecto normal da face em todas as áreas	Função normal da face em todas as áreas
II. Disfunção Branda	Ligeira fraqueza perceptível apenas com exame detalhado. Simetria e tônus em repouso normais	Fronte: função moderada a boa Olho: fechamento completo com esforço mínimo Boca: assimetria leve
III. Disfunção Moderada	Óbvia, mas sem assimetria desfigurante. Simetria e tônus em repouso normais	Fronte: movimento leve a moderado Olho: fechamento completo com esforço Boca: ligeira fraqueza aos esforços máximos
IV. Moderadamente Grave	Fraqueza evidente com possível disfunção	Fronte: nenhum Olho: fechamento incompleto Boca: assimétrica ao esforço máximo
V. Disfunção Grave	Movimentos apenas minimamente perceptíveis. Assimetria em repouso	Fronte: nenhum Olho: fechamento incompleto Boca: movimento discreto
VI. Paralisia Total	Sem movimento e assimetria evidente em repouso	Sem movimento em qualquer nível

transmissão aberrante dos axônios em regeneração, também é proposto ser resultante de transmissão efática (conexões anormais entre os axônios) e hiperexcitabilidade pós-sináptica.

10. O que é o Sistema de Classificação do Nervo Facial de House-Brackmann?
Este sistema de classificação é utilizado para classificar o grau de função do nervo facial subsequente à recuperação após a lesão (Quadro 42-1).

11. O que é a paralisia de Bell?
A paralisia de Bell é a causa mais comum de paralisia facial. Acredita-se que seja uma neuropatia viral causada pelo vírus herpes simples. Sobretudo, é um diagnóstico de exclusão com os seguintes critérios mínimos diagnósticos:
- Paralisia ou paresia de todos os grupos musculares faciais em um lado da face.
- Início súbito.
- Ausência de sinais de doença do sistema nervoso central (SNC), doença otológica ou massa parotídea.

Frequentemente segue um pródromo viral, com uma duração típica de 3 a 5 dias e um pico de sintomas em 48 horas. O paciente pode apresentar fissura palpebral alargada, redução do paladar, dificuldade de mastigação, hiperestesia em um ou mais ramos do quinto nervo craniano, dor facial e hiperacusia. Em 14% dos pacientes com paralisia de Bell, a história familiar será positiva. Em torno de 12% dos pacientes podem apresentar paralisia facial recidivante, tanto ipsolateral quanto contralateral.

Foi demonstrada a presença do HSV no gânglio geniculado de indivíduos infectados, ao contrário da população normal, na qual essa condição é rara. Foi proposto que a reativação desse vírus no gânglio geniculado cause edema e paralisia subsequente. A paralisia de Bell é responsável por aproximadamente 70% das paralisias faciais agudas. Entretanto, é importante lembrar que se trata de um diagnóstico de exclusão.

12. Liste as categorias etiológicas comuns da paralisia facial.
- Congênita: síndrome de Möbius, paralisia labial inferior unilateral congênita, síndrome de Melkersson-Rosenthal, miotonia distrófica.
- Traumática: fraturas do osso temporal, compressão intrauterina, trauma no nascimento/parto com fórceps, contusões ou lacerações faciais, feridas penetrantes na face ou orelha, lesão iatrogênica (cirurgia da parótida/orelha/crânio, embolização para o tratamento de epistaxe, anestesia de bloqueio mandibular).

- Infecção: paralisia de Bell, herpes-zóster ótico, otite média com efusão, mastoidite aguda, otite externa maligna, tuberculose, doença de Lyme, síndrome da imunodeficiência adquirida, mononucleose, gripe, encefalite, malária, sífilis e botulismo.
- Idiopática: paralisia facial recidivante.
- Neoplasia: colesteatoma, carcinoma, schwannoma vestibular, meningioma, neuroma facial, glomo jugular ou timpânico, leucemia, hemangioblastoma, osteopetrose, histiocitose, rabdomiossarcoma.
- Metabólica/sistêmica: diabetes, hipertireoidismo, gravidez, doenças autoimunes, sarcoidose, hipertensão.
- Neurológica: síndrome de Guillain-Barré, esclerose múltipla, síndrome de Millard-Gubler.

13. **Quais são os elementos da história clínica e do exame físico importantes na avaliação de uma paralisia facial?**
Com uma história clínica adequada, o amplo diagnóstico diferencial listado anteriormente pode ser reduzido significativamente. A identificação dos fatores para causas sistêmicas e/ou infecciosas é obrigatória. Qualquer paralisia com progressão lenta ou sem melhora após 3 meses deve ser considerada como uma neoplasia até que se prove o contrário. Os sinais adicionais de possível envolvimento tumoral incluem espasmo facial, acometimento de outro nervo craniano, perda auditiva, episódios recidivantes de paralisia facial, presença de massa retrotimpânica ou na glândula parótida, disfunção unilateral da tuba auditiva, lesões cutâneas sugestivas de câncer de pele e/ou dor auricular prolongada.

A paralisia de Bell e o herpes-zóster ótico também podem apresentar dormência associada nas porções média e inferior da face, otalgia, hiperacusia, redução do lacrimejamento ou alteração gustativa.

14. **Como distinguir se a lesão qe causa a paralisia facial é periférica ou central?**
Uma lesão central unilateral (supranuclear) poupará a região superior da face, uma vez que esses músculos são inervados por fibras cruzadas e não cruzadas. As lesões do sistema periférico envolvem a região superior e inferior da face. Uma lesão central também é sugerida pela perda dos movimentos faciais emocionais, assim como pela redução do lacrimejamento, paladar e salivação no lado ipsolateral. As lesões corticais também são frequentemente associadas à disfunção lingual ou da mão.

15. **Quais estudos radiológicos devem fazer parte do diagnóstico de um paciente com paralisia facial?**
Os testes radiológicos de rotina não são indicados para a avaliação de todos os pacientes que apresentam paralisia do nervo facial. A necessidade de tais estudos é baseada tanto na história clínica quanto no curso da paralisia (p. ex., se houver suspeitas de uma neoplasia). Se a imagem radiológica for considerada necessária, a tomografia computadorizada (TC) de alta resolução ou a ressonância magnética (RM) são os estudos de escolha. As imagens da RM são superiores às da TC na análise do nervo no ângulo pontocerebelar e no meato acústico interno. A RM com gadolínio é o teste de escolha na paralisia do nervo facial secundária a inflamação, neoplasia e outras etiologias não traumáticas. Por outro lado, a TC é preferida para a avaliação da paralisia traumática do sétimo nervo e outras etiologias envolvendo o osso temporal, como o colesteatoma.

16. **O que é o teste de Schirmer?**
O teste de Schirmer é um método utilizado para avaliar a inervação parassimpática para a glândula lacrimal através do nervo petroso superior maior. O procedimento envolve a colocação de pequenas tiras de papel de filtro no fórnice conjuntival de cada olho e a medida do lacrimejamento, comparando-se o comprimento do papel umedecido pelo fluxo lacrimal por um período de 5 minutos. Um teste de Schirmer anormal ocorre quando há um lacrimejamento < 15 mm na tira ou uma redução de 25% quando comparado ao olho contralateral.

17. **Descreva os testes eletrofisiológicos importantes na avaliação de um paciente com paralisia facial.**
- **Teste de Excitabilidade Nervosa (NET):** Neste estudo, um pulso de onda de 1/seg^2, o que corresponde a 1 milissegundo de duração, é aplicado sobre os nervos faciais afetados e não afetados. Os limiares de resposta muscular facial mínima são registrados e comparados. Uma diferença maior ou igual a 3 a 4-mA é considerada significativa, sugerindo denervação. Esse teste não é acurado durante as primeiras 72 horas após o início da paralisia, uma vez que a degeneração walleriana se instala em 3 dias.
- **Teste de Estimulação Máxima (MST):** Uma variação do NET, o MST estimula os músculos faciais ipsilateral e contralateral a um nível suficiente para despolarizar todos os axônios motores subjacentes ao estímulo. Utiliza, portanto, a máxima estimulação, em oposição à mínima, para avaliar a resposta muscular. Os resultados do teste são registrados como uma descrição subjetiva da diferença no mo-

vimento do músculo facial entre o lado envolvido e o normal. Geralmente, acredita-se que o MST se torne anormal antes do NET e, dessa forma, trata-se de um indicador de melhor prognóstico. No entanto, o MST é limitado pela sua falta de objetividade.
- **Eletroneuronografia (ENoG):** A ENoG mede e compara as amplitudes dos potenciais somatórios musculares que são induzidos quando um nível supramáximo de corrente é aplicado sobre o tronco principal do nervo facial do lado afetado e não afetado. A amplitude de pico a pico é diretamente proporcional ao número de axônios motores intactos, fornecendo, desse modo, um indicador para avaliação da degeneração neuronal. Por exemplo, um potencial somatório induzido de 5% a 10% indica degeneração de 90%. Esse teste é utilizado comumente para prever quais pacientes poderão se beneficiar de uma descompressão cirúrgica do nervo facial. Como o MST, é acurada somente após a ocorrência da degeneração walleriana, de tal forma que deve ser realizada após 72 horas do início dos sintomas. Para prever de forma acurada quais pacientes podem ser beneficiados com a descompressão cirúrgica, a ENoG deve ser realizada 2 semanas após o início dos sintomas.
- **Eletromiografia (EMG):** A EMG é complementar na avaliação da paralisia facial aguda, auxiliando na eliminação dos resultados falsos positivos obtidos pelo NET, MST e ENoG. A EMG determina a atividade muscular, e não a atividade do nervo. Esse teste pode (1) fornecer informação em relação às unidades motoras intactas na fase aguda e (2) confirmar a integridade dos axônios intactos na fase de recuperação, detectando os potenciais de reinervação entre 6 e 12 semanas antes do retorno da função do músculo facial ser clinicamente evidente. Entretanto, ao contrário do NET, MST e ENoG, uma EMG não pode avaliar o grau de degeneração ou determinar prognóstico para recuperação.
- **Audiometria:** A audiometria deve ser realizada para analisar as perdas auditivas condutivas e sensorioneurais. As perdas auditivas condutivas são mais consistentes com os tumores da orelha média, colesteatomas e outros processos da orelha média envolvendo o segmento timpânico do nervo facial. As perdas auditivas sensorioneurais podem indicar condições neoplásicas, tais como schwannoma vestibular, meningioma e neuromas do nervo facial, que afetam o nervo no ângulo pontocerebelar ou no meato acústico interno.

18. Qual é a complicação mais importante após o início da paralisia facial?

A *ceratite por exposição* do olho no lado afetado pode levar à perda de visão. É causada por (1) paralisia com incapacidade de fechar a pálpebra completamente, (2) redução do lacrimejamento e (3) perda de sensibilidade da córnea, se houver disfunção coexistente do nervo trigêmeo. Evidências clínicas de irritação da córnea incluem vermelhidão, irritação, sensação de corpo estranho e visão embaçada. Para se evitar essa complicação, devem ser utilizados colírios lubrificantes de quatro a cinco vezes/dia. Ao dormir, um lubrificante oftálmico deve ser aplicado, mantendo-se a pálpebra fechada. O olho deve ser protegido de vento, corpos estranhos e mantido seco com o uso de óculos e/ou lenços umedecidos. A implantação cirúrgica de um peso de ouro na pálpebra pode facilitar o fechamento total na paralisia completa. Uma avaliação oftalmológica deve ser solicitada para esses pacientes.

19. O que significam lágrimas de crocodilo?

As lesões no nervo facial podem estar associadas à regeneração aberrante do nervo. As fibras que normalmente inervam as glândulas salivares podem, na regeneração, passar a inervar a glândula lacrimal. Isso leva ao "choro" quando o paciente se alimenta (lacrimejamento com alteração gustativa). Similarmente, essas fibras podem se regenerar para inervar as glândulas sudoríparas na pele, conduzindo à sudorese gustativa (síndrome de Frey).

20. Como realizar o tratamento clínico da paralisia do nervo facial?

- Se houver manifestação de processos infecciosos, o tratamento apropriado com agentes antimicrobianos e/ou antivirais, além da erradicação do foco infeccioso (*p. ex.*, mastoidectomia/miringotomia), deve ser instituído.
- Um curso de esteroides orais, se iniciado dentro das primeiras 72 horas após o início dos sintomas, pode melhorar a recuperação pela redução do processo inflamatório.
- A avaliação eletrofisiológica da extensão da lesão do nervo fornece informações valiosas, particularmente em casos nos quais a descompressão cirúrgica possa ser uma opção de tratamento.
- O cuidado oftalmológico profilático para proteção contra a ceratite por exposição deve ser iniciado em todos os pacientes com paralisia do nervo facial.
- Particularmente na paralisia de Bell, a recomendação atual para o tratamento é (1) o uso de esteroides orais dentro de 72 horas do início dos sintomas, (2) aciclovir oral opcional, além dos esteroides, se o tratamento for iniciado 72 horas após o início dos sintomas e (3) cuidados oftalmológicos.

Quadro 42-2. Estratégias Cirúrgicas Determinadas pela Etiologia	
CENÁRIO CLÍNICO	**INTERVENÇÃO CIRÚRGICA**
Paralisia facial traumática	Descompressão do nervo, anastomose
Paralisia secundária à OM aguda	Miringotomia
Paralisia do nervo devida à OM crônica	Descompressão, mastoidectomia
Lesão iatrogênica no nervo facial	Descompressão, anastomose
Paralisia idiopática completa	Descompressão

21. **Quando o tratamento cirúrgico é indicado?**
    A intervenção cirúrgica pode ser realizada de várias formas, dependendo da etiologia da lesão do nervo facial. A descompressão óssea do nervo facial pode melhorar a recuperação em determinados casos nos quais uma paralisia total está presente, com evidências de degeneração rápida e severa do nervo. Diversos estudos empregando ENoG demonstraram que, quando o número de fibras motoras se reduz para menos de 10% do normal (testada antes do dia 14 logo após o início da paralisia), a taxa de recuperação da função normal é reduzida substancialmente. Portanto, é mais provável que se considere a exploração/descompressão cirúrgica nesse nível. Na paralisia de Bell, o edema no segmento labiríntico causa uma neuropatia por aprisionamento, que é descomprimida pela craniotomia da fossa média.
    O Quadro 42-2 é uma lista de possíveis estratégias cirúrgicas por etiologia.

22. **Se o nervo for seccionado durante uma cirurgia, ele pode ser corrigido?**
    Sim. Várias técnicas podem ser empregadas para o reparo de um nervo submetido à transecção total ou parcial. Uma regra clínica comum e geral é que, nos casos de transecção do nervo superior a 50%, o reparo deve ser considerado.
    A anastomose direta envolve o reparo do períneo com a aproximação exata de uma extremidade a outra. Uma sutura com monofilamento 8-0 é utilizada para aproximar as extremidades do nervo, sem tensão na anastomose. Um enxerto também pode ser empregado, se houver perda de um segmento do nervo; os nervos auriculares ou surais maiores podem ser utilizados para interposição dos enxertos. Os enxertos-ponte de outros nervos cranianos (como o NC XII) também são utilizados com sucesso para reanimar os músculos faciais nos casos em que o nervo facial proximal não está presente. Enxertos cruzados conectados ao nervo facial contralateral também podem ser empregados.

23. **Qual é a associação entre a paralisia do nervo facial e a otite média? Mastoidite? Colesteatoma?**
    Na otite média (OM), a paralisia facial pode manifestar-se como uma complicação da OM supurativa aguda, OM com efusão e OM crônica. A paralisia resulta de uma reação inflamatória ou da presença de toxinas bacterianas no interior do canal de Falópio. Tanto na mastoidite quanto no colesteatoma, a compressão do nervo e a resposta inflamatória podem resultar em paralisia do nervo facial.
    A base do tratamento, particularmente se a paralisia for uma complicação da OM, é erradicar a infecção com uma combinação de antibioticoterapia agressiva e drenagem cirúrgica por meio de miringotomia ou timpanomastoidectomia. A paralisia facial secundária à mastoidite coalescente pode ser tratada cirurgicamente com uma miringotomia, seguida por mastoidectomia. A presença de colesteatoma requer manejo cirúrgico.

24. **Descreva as lesões traumáticas mais comuns do nervo facial.**
    As lesões traumáticas do nervo facial geralmente abrangem duas categorias: feridas penetrantes e fraturas do osso temporal.
    As feridas penetrantes da bochecha, face ou glândula parótida podem promover a laceração do tronco principal do nervo facial ou de um dos seus ramos, tais lesões neurais podem ser frequentemente reparadas com uma anastomose direta. Geralmente, os resultados dos reparos no nervo facial são bons; contudo, os reparos do tronco principal geralmente resultam em sincinesias durante o processo de regeneração.
    As fraturas do osso temporal acometem o nervo facial pela laceração ou lesão por contusão no interior do canal de Falópio. Oitenta a noventa por cento das fraturas do osso temporal são longitudinais (paralelo ao osso petroso) e estarão associadas à lesão do nervo facial apenas 20% das vezes. Por outro lado, as fraturas transversais do osso temporal (perpendicular ao osso petroso) são responsáveis por

apenas 15% dos casos, mas estão associadas à lesão do nervo facial em aproximadamente 50% das vezes. Uma paralisia facial que ocorre imediatamente após um trauma não penetrante na cabeça é sugestiva de laceração ou impacto do nervo no interior do canal de Falópio. Nessas circunstâncias, a exploração cirúrgica, com descompressão ou reparo, pode ser necessária. Entretanto, se houver o desenvolvimento tardio da paralisia, o tratamento clínico com esteroides e o monitoramento eletrofisiológico para mapear o curso da recuperação estão indicados.

25. Quais são os tumores mais comuns do nervo facial?

Os dois tumores mais comuns do nervo facial são os schwannomas faciais (neuromas faciais) e os hemangiomas do gânglio geniculado. Os schwannomas faciais surgem a partir das células de Schwann produtoras de mielina. Os hemangiomas do gânglio geniculado surgem a partir do plexo vascular ao redor do gânglio. Inicialmente, a conduta para esses tumores é expectante, mas muitos necessitarão de tratamento pelo crescimento e/ou paralisia progressiva do nervo facial.

26. O que significa herpes-zóster ótico e síndrome de Ramsay Hunt?

O herpes-zóster ótico é caracterizado por otalgia intensa e pela presença de vesículas no meato acústico externo e concha auricular. É causado pela reativação do vírus herpes-zóster latente (varicela ou catapora) nos neurônios sensoriais aferentes do nervo facial. A progressão, com envolvimento dos axônios motores eferentes do nervo facial, pode resultar em paralisia facial. Quando a paralisia facial e as vesículas dolorosas estão presentes, o quadro é denominado síndrome de Ramsay Hunt. Perda auditiva e vertigem também podem ocorrer. O tratamento inclui analgésicos narcóticos para o alívio da dor, corticosteroides orais para reduzir o processo inflamatório e aciclovir para inibir a replicação do DNA viral. Antibioticoterapia tópica sob a forma de gotas também pode ser utilizada, se houver preocupação quanto à presença de otite externa bacteriana secundária. Além disso, a paresia facial pode afetar o fechamento das pálpebras e colocar a órbita em risco de ressecamento e escoriação, com possível dano permanente.

BIBLIOGRAFIA

Baugh RF, et al: Clinical practice guideline: Bell's palsy, *Otolaryngol Head Neck Surg* 149(3 Suppl):S1–S27, 2013.
Carrasco VN, Zdanski CJ, Logan TC, et al: Facial nerve paralysis. In Lee KJ *et al.*, editors: *Essential Otolaryngology Head and Neck Surgery*, ed 8, Stamford, CT, 2003, Appleton & Lange, pp 169–191.
Chang CY, Cass SP: Management of facial nerve injury due to temporal bone trauma, *Am J Otol* 20:96–114, 1999.
De Diego JI, Prim MP, De Sarria MJ, et al: Idiopathic facial paralysis: a randomized, prospective, and controlled study using single-dose prednisone versus acyclovir three times daily, *Laryngoscope* 108(4 Pt I):573–575, 1998.
Dulguerov P, Marchal F, Wang D, et al: Review of objective topographic facial nerve evaluation methods, *Am J Otol* 20:672–678, 1999.
Gidley PW, Gantz BJ, Rubinstein JT: Facial nerve grafts: from cerebellopontine angle and beyond, *Am J Otol* 20:781–788, 1999.
Jackson CG, von Doersten PG: The facial nerve. Current trends in diagnosis, treatment, and rehabilitation, *Med Clin North Am* 83:179–195, x, 1999.
Marenda SA, Olsson JE: The evaluation of facial paralysis, *Otolaryngol Clin North Am* 30:669–682, 1997.
Ramsey MJ, DerSimonian R, Holtel MR, et al: Corticosteroid treatment for idiopathic facial nerve paralysis: a meta-analysis, *Laryngoscope* 110(3 Pt 1):335–341, 2000.
Ruckenstein MJ: Evaluating facial paralysis. Expensive diagnostic tests are often unnecessary, *Postgrad Med* 103:187–188, 191–192, 1998.

CAPÍTULO 43

CIRURGIA PARA VERTIGEM

Scott Mann, MD ▪ Stephen P. Cass, MD

PONTOS-CHAVE

1. A maioria das formas de vertigem não é tratada cirurgicamente. Grande parte dos pacientes com vertigem pode obter significativa melhora com medidas não cirúrgicas conservadoras.
2. A doença de Ménière é um diagnóstico clínico baseado nos seguintes aspectos:
   - Vertigem definitiva com duração de 20 minutos ou mais.
   - Mais de um episódio de vertigem.
   - Perda auditiva.
   - Zumbido ou plenitude auricular.
3. As opções de tratamento cirúrgico na condição de falha do tratamento clínico da doença de Ménière incluem:
   - Perfusão intratimpânica de esteroides.
   - Cirurgia do saco endolinfático.
   - Ablação intratimpânica com gentamicina.
   - Labirintectomia cirúrgica.
   - Secção do nervo vestibular.
4. Nenhum procedimento cirúrgico melhora a audição na doença de Ménière.
5. A VPPB é causada pela presença de partículas flutuantes na endolinfa do canal posterior
   - A maioria dos casos pode ser tratada pelo reposicionamento das partículas (Manobra de Epley).
   - A VPPB recorrente é comum.
   - Na VPPB intratável ou recorrente típica, a oclusão do canal semicircular posterior é um procedimento seguro e efetivo.

Pérolas

1. A compensação vestibular é um processo do sistema nervoso central fundamental para a melhora do reflexo vestíbulo-ocular e da estabilidade da marcha após perda da função vestibular periférica (labiríntica). A reabilitação vestibular específica pode ajudar a acelerar esse processo.
2. A VPPB comumente segue um episódio de neurite vestibular. Nessa condição, a reabilitação vestibular (em conjunto com o reposicionamento canalicular) frequentemente é útil na promoção da recuperação completa.
3. A deiscência do canal semicircular superior pode mimetizar outras doenças otológicas, já que pode cursar com uma perda auditiva condutiva similar à da otosclerose, plenitude auricular e autofonia similares às da tuba auditiva em pátula, além da vertigem similar à doença de Ménière.
4. O achado chave que distingue a perda auditiva condutiva causada pela DCSS daquela causada pela otosclerose é a presença de reflexo estapediano ipsolateral.

PERGUNTAS

1. Qual é a função geral da cirurgia no tratamento da vertigem?

A maioria das formas de vertigem não é tratada cirurgicamente. O tratamento de pacientes com vertigem e desordens de equilíbrio depende da capacidade diagnóstica, do julgamento clínico e das habilidades médicas e cirúrgicas. A etapa mais importante no tratamento da vertigem é diagnosticar corretamente a causa. A partir disso, são realizadas as recomendações apropriadas de tratamento. Embora a cirurgia seja uma opção para algumas causas de vertigem, frequentemente não é o primeiro tratamento oferecido. Muitos pacientes em condição favorável para o tratamento cirúrgico podem obter melhora significativa apenas com as medidas conservadoras. Entretanto, quando os pacientes são cuidadosamente selecionados, a intervenção cirúrgica pode ser bem-sucedida.

2. Quais são as condições mais comuns de vertigem com opções cirúrgicas?
- Doença de Ménière.
- VPPB.
- Deiscência do canal semicircular superior.

3. Quais são as alternativas cirúrgicas para pacientes com vertigem?
Como mencionado, o passo mais importante no tratamento da vertigem é identificar a causa correta. O tratamento não cirúrgico apropriado é determinado por um diagnóstico acurado. Algumas formas mais comuns de conduta terapêutica conservadora incluem:
- Reabilitação vestibular.
- Tratamento farmacológico (diuréticos, antimigranosos, supressores vestibulares).
- Mudanças na dieta.
- Manobras de reposicionamento canalicular.

4. Quais pacientes devem ser considerados para a intervenção cirúrgica?
Como regra geral, a cirurgia deve ser considerada para o tratamento da vertigem se um paciente preencher os três critérios a seguir:
- Vertigem causada por disfunção vestibular periférica unilateral, havendo certeza absoluta quanto ao lado afetado.
- A vertigem deve ser incapacitante.
- Sem sinais ou sintomas de disfunção do sistema vestibular central que poderiam. prejudicar a compensação vestibular pós-operatória.

5. Quais são as recomendações da American Academy of Otolaryngology – Head and Neck Surgery (AAO-HNS) quanto ao controle da vertigem na Doença de Ménière?
Após tratamento clínico realizado por um período de 18 a 24 meses, dividir o número de episódios a cada 6 meses pelo número de episódios nos 6 meses anteriores ao tratamento.
- Grau A: controle completo (0%).
- Grau B: controle substancial (1% a 40%).
- Grau C: controle parcial (41% a 80%).
- Grau D: sem controle (81% a 120%).
- Grau E: grave (> 120%).
- Grau F: tratamento secundário necessário em razão de vertigem incapacitante.

6. Quais são as opções cirúrgicas para o tratamento da doença de Ménière?
Os procedimentos para o controle da vertigem na doença de Ménière podem ser divididos em procedimentos ablativos e não ablativos. Os procedimentos ablativos incluem injeções intratimpânicas de gentamicina, labirintectomia e secção do nervo vestibular. Os procedimentos não ablativos mais comuns incluem a cirurgia de *shunt* endolinfático e a perfusão intratimpânica de esteroides. Os procedimentos ablativos apresentam maiores taxas de controle da vertigem do que os procedimentos não ablativos, mas exigem a compensação vestibular para limitar o desequilíbrio no pós-tratamento.

7. Quais são os possíveis tipos de cirurgia de *shunt* endolinfático?
- *Shunting*: colocação de *shunt* sintético para drenar a endolinfa.
- Drenagem: incisão do saco para permitir a drenagem de endolinfa.
- Descompressão: para melhorar a função de absorção de endolinfa no saco.

8. Descreva o Sham Surgery Trial por Thomsen *et al.*, 1981.
- Estudo duplo-cego contra placebo.
- Comparação da mastoidectomia cortical sem descompressão *versus shunt* endolinfático.
- Conclusão: "Portanto, nós temos a opinião de que o impacto da cirurgia nos sintomas da doença de Ménière é completamente inespecífico e não relacionado ao procedimento de *shunt* atual."

9. O que é a secção do nervo vestibular?
A secção do nervo vestibular é um procedimento no qual a divisão vestibular do oitavo nervo craniano é seletivamente segmentada para remover a função vestibular do lado afetado (Figura 43-1). As abordagens que podem ser utilizadas para realizar a secção do nervo vestibular incluem:
- Fossa média.
- Retrolabiríntica.
- Retrossigmóidea.
- Translabiríntica (Capítulo 44).

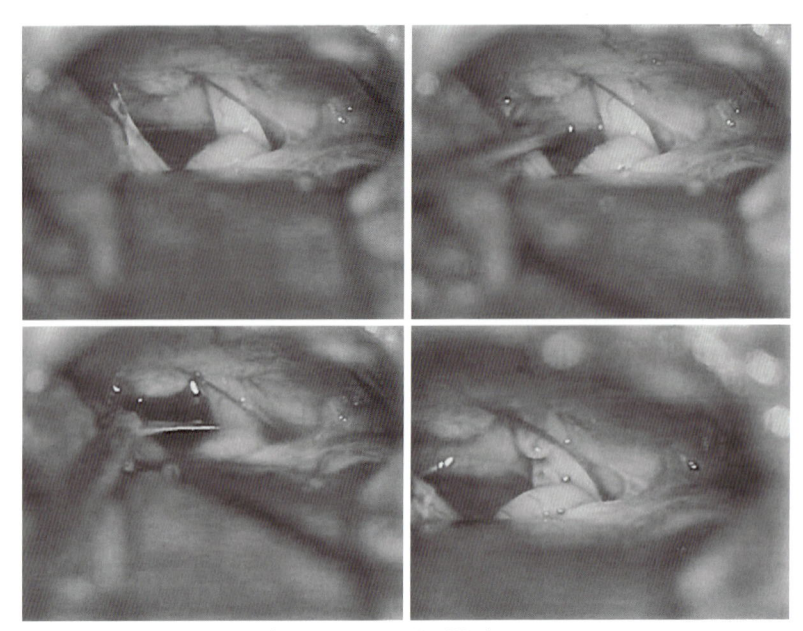

Figura 43-1. Corte do nervo vestibular (abordagem retrossigmóidea).

10. **Quais são as complicações potenciais da secção do nervo vestibular?**
    - Paralisia facial.
    - Perda auditiva.
    - Fístula liquórica.
    - Desequilíbrio persistente.

11. **Qual é o tratamento mais confiável para vertigem causada pela doença de Ménière?**
    A labirintectomia é o tratamento cirúrgico mais confiável, mas a audição é sacrificada. Nesse procedimento, todo o neuroepitélio vestibular pode ser removido. Isso efetivamente elimina toda informação aberrante produzida pela orelha comprometida, mas a função auditiva não pode ser preservada.

12. **Qual o significado da vertigem posicional paroxística benigna (VPPB) e quando o tratamento é cirúrgico?**
    A VPPB é uma condição na qual partículas livres flutuantes de otólitos nos canais semicirculares ativam a ampola do canal e causam vertigem durante os movimentos da cabeça. Essas partículas podem ser frequentemente reposicionadas com manobras, tais como a manobra de Epley. A recidiva é comum, mas as manobras podem ser repetidas quantas vezes forem necessárias. Contudo, se os sintomas forem intratáveis ou as recidivas forem frequentes, deve-se considerar a cirurgia. As opções cirúrgicas disponíveis incluem:
    - Oclusão do canal semicircular posterior: esse procedimento oclui o canal semicircular posterior, prevenindo a ativação da ampola do canal pelas partículas livres flutuantes (Figura 43-2).
    - Neurectomia vestibular: esse procedimento elimina toda a função vestibular da orelha afetada e é raramente utilizado na VPPB.
    - Neurectomia singular: esse procedimento remove a inervação da ampola do canal posterior. Foi o primeiro procedimento cirúrgico para VPPB, mas é tecnicamente difícil e acarreta um risco significativo de perda auditiva.

13. **O que é o fenômeno de Tullio?**
    - Tontura, vertigem ou nistagmo induzidos pelo som.
    - Primeiramente descrito por Tullio em 1928. Ele demonstrou que a fenestração do labirinto ósseo torna-o sensível ao som.
    - Também pode ocorrer na sífilis ou na doença de Lyme.

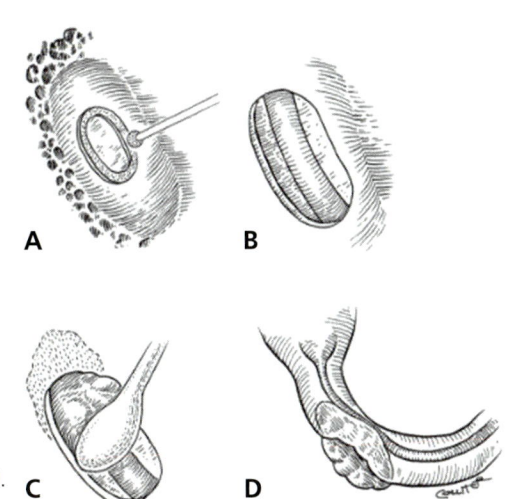

Figura 43-2. A-D, Técnica para oclusão do canal semicircular. De Myers E: Operative Otolaryngology Head and Neck Surgery, Vol II. Philadelphia, 1997, Saunders, Figura 117-44.

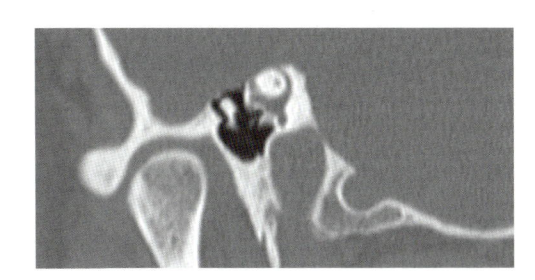

Figura 43-3. Imagem de TC mostrando uma deiscência do canal semicircular superior (corte sagital oblíquo).

14. **O que significa deiscência do canal semicircular?**
    A deiscência do canal semicircular é um afilamento ou a ausência completa do osso temporal que se sobrepõe ao canal semicircular superior (Figura 43-3).

15. **Quais são os sintomas clínicos característicos de deiscência do canal semicircular superior (DCSS)?**
    - Vertigem induzida por som, pressão ou vibração.
    - Perda auditiva: geralmente uma perda condutiva em baixas frequências, com limiar de condução óssea melhor do que 0-dB.
    - Autofonia (a voz parece anormalmente alta) e sensação de "bloqueio da audição".

16. **Qual teste é utilizado para confirmar o diagnóstico de deiscência do canal semicircular superior?**
    - Potencial evocado miogênico vestibular (VEMP) indica limiares anormalmente baixos.
    - A TC de alta resolução do osso temporal revela deiscência da cobertura óssea que separa o canal superior da dura-máter (Figura 43-2).

17. **O que causa a DCSS?**
    A causa não é claramente compreendida e pode ser multifatorial. Na hipótese do desenvolvimento, a causa é considerada como resultante da ossificação incompleta dos canais semicirculares. A DCSS também é notada na presença de pressão intracraniana cronicamente aumentada, e pode ser encontrada em associação com encefalocele mastoide-temporal.

18. **Quais são as opções de tratamento para a DCSS?**
    - Educar o paciente nessa condição.
    - Tubos de ventilação podem ser úteis para reduzir a vertigem induzida por pressão.

- Os tampões para as orelhas podem ser úteis para reduzir a exposição aos sons altos.
- Cirurgia para oclusão ou revestimento do canal semicircular afetado, quando as outras medidas falharem ou quando os sintomas forem intratáveis.

19. Quais são as técnicas cirúrgicas utilizadas na DCSS?
- A craniotomia pela fossa média para exposição do canal semicircular superior é a abordagem padrão ouro. A deiscência é, então, revestida novamente.
- As abordagens transmastóideas também podem ser utilizadas para ocluir o canal semicircular ou vedar a deiscência com cartilagem.

BIBLIOGRAFIA

Agarwal SK, Parnes LS: Transmastoid superior semicircular canal occlusion, *Otol Neurotol* 29:363–367, 2008.

Bhattacharyya N, Baugh R, Orvidas L, et al: Clinical practice guideline: benign paroxysmal vertigo, *Otolaryngol Head Neck Surg* 139:S47–S81, 2008.

Cass SP: Surgery for vertigo. In Myers E, editor: *Operative Otolaryngology Head and Neck Surgery* (vol II), Philadelphia, PA, 1997, Elsevier, pp 1396–1432.

Kemink JL, Telian SA, Graham MD, et al: Transmastoid labyrinthectomy: reliable surgical management of vertigo, *Otolaryngol Head Neck Surg* 101:5–10, 1989.

Minor LB, et al: Superior canal dehiscence syndrome, *Am J Otol* 21:9–19, 2000.

Parnes LS, McClure JA: Posterior semicircular canal occlusion for patients with intractable benign paroxysmal positional vertigo, *Ann Otol Rhinol Laryngol* 99:330, 1990.

Thomsen J, et al: Placebo effect in surgery for Meniere's disease, *Arch Oto* 107:271–277, 1981.

Zhou G, Gopen Q, Poe DS: Clinical and diagnostic characterization of canal dehiscence syndrome: a great otologic mimicker, *Otol Neurotol* 28:920–926, 2007.

OTONEUROLOGIA

J. Eric Lupo, MD, MS ▪ *John C. Goddard, MD*

CAPÍTULO 44

PONTOS-CHAVE

1. A presença de perda auditiva sensorioneural unilateral, zumbido e desequilíbrio são os principais sintomas sugestivos de uma massa no ângulo pontocerebelar (APC).
2. A ressonância magnética (RM) dos meatos acústicos internos (MAIs) com gadolínio é o padrão ouro para o diagnóstico de schwannoma vestibular (SV) e de outras lesões do APC.
3. Várias abordagens cirúrgicas estão disponíveis para excisão de uma lesão no APC. A escolha de uma abordagem em particular deve ser influenciada por localização e tamanho da lesão, idade do paciente e presença de audição funcional.
4. Conduta expectante, cirurgia e radioterapia são modalidades de tratamento aceitáveis para o SV e paragangliomas.
5. O tratamento mais adequado para SV e paragangliomas deve ser individualizado após discussão das opções de tratamento e consideração da condição geral de saúde, idade e características do tumor.

Pérolas
1. A compreensão da anatomia do ângulo pontocerebelar (APC) é a chave para o diagnóstico e tratamento das doenças que ocorrem nesse local. Conhecer as características clássicas dos tumores à TC e RM nessa área.
2. Conhecer o sistema de estadiamento e as opções cirúrgicas para o CCE do osso temporal.
3. O sinal de Hitzelberger consiste na hipoestesia do meato acústico externo medial, posterior ou superior causada pela compressão do NC VII por um schwannoma vestibular.

PERGUNTAS

1. Descreva a anatomia do ângulo pontocerebelar (APC).

O APC é um espaço tridimensional complexo preenchido por liquor localizado na fossa posterior da cavidade craniana (Figura 44-1). O clivo e a porção petrosa do osso temporal delineiam o limite anterolateral. O limite posterior inclui a superfície ventral do tronco encefálico e cerebelo. Medialmente encontram-se a ponte e a medula do tronco encefálico. O limite superior inclui o cerebelo e o pedúnculo cerebelar médio. O limite inferior é a tonsila cerebelar. O APC é a região pela qual passam os nervos cranianos VII e VIII lateralmente e superiormente, desde o tronco encefálico até o meato acústico interno (MAI). O nervo trigêmeo está localizado superiormente no APC e corre anteriormente, da ponte ao cavo de Meckle. Os nervos cranianos IX, X e XI estão localizados inferiormente.

2. Se você estiver posicionado no APC observando lateralmente para o interior do MAI, qual é a relação entre os nervos facial, coclear e vestibular?

O nervo facial encontra-se em posição anterior e superior, com a divisão coclear do oitavo nervo craniano localizada em posição anterior e inferior. O nervo vestibular superior encontra-se em região posterior e superior, enquanto o nervo vestibular inferior ocupa a posição posterior e inferior. A barra de Bill é uma crista vertical de osso separando o nervo facial e o nervo vestibular superior na extremidade lateral do MAI. A crista transversa separa as porções superior e inferior do MAI lateral. As relações espaciais do complexo de nervos facial-vestibulococlear mudam durante o trajeto pelo MAI, uma vez que o nervo facial se origina em uma posição anterior ao complexo do nervo vestibulococlear no tronco encefálico e ocupa uma posição anterossuperior no fundo do MAI.

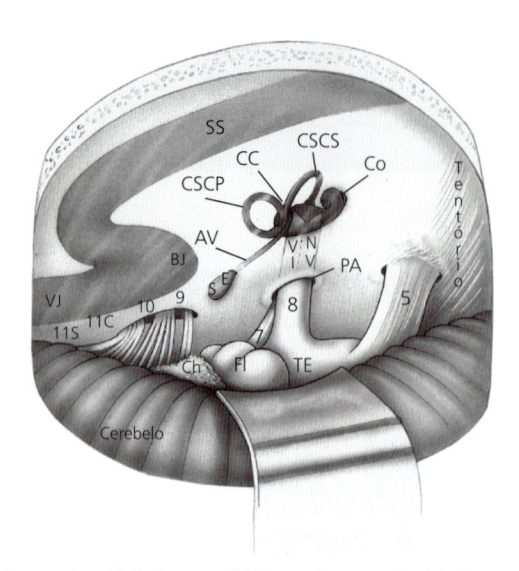

Figura 44-1. Craniotomia retrossigmoide (lado esquerdo) ilustrando a anatomia cirúrgica da exposição da fossa posterior. Os seios venosos e as estruturas da orelha interna estão visíveis para auxiliar a esclarecer suas relações com as estruturas intracranianas. TE, tronco encefálico; CC, crura comum; Ch, plexo coroide; Co, cóclea; SE, saco endolinfático; Fl, flóculo; VI, nervo vestibular inferior; BJ, bulbo jugular; VJ, veia jugular; PA, poro acústico; CSCP, canal semicircular posterior; SS, seio sigmoide; CSCS canal semicircular superior; NV, nervo vestibular superior; AV, aqueduto vestibular. Nervos cranianos: 5, trigêmeo; 7, facial; 8, cocleovestibular; 9, glossofaríngeo; 10, vago; 11C, acessório (porção craniana); 11S, acessório (porção espinhal). De Jackler RK, Brackmann DE (eds.): Surgical Neurotology: An Overview. Neurotology, 2 ed. Philadelphia: Elsevier Mosby, 2005, p. 686.

3. Quais são as relações vasculares no APC?

Existem três principais ramos arteriais do sistema vertebrobasilar que atravessam o APC. Da porção inferior a superior, surge a artéria cerebelar posteroinferior (PICA), a artéria cerebelar anteroinferior (AICA) e a artéria cerebelar superior (SCA). A secção da PICA leva à síndrome medular lateral (síndrome de Wallenberg), que consiste em disfagia, disartria, paralisia da prega vocal, vertigem, paralisia facial, ataxia, síndrome de Horner ipsolateral e distúrbio hemissensorial. A AICA segue um caminho tortuoso, com uma alça lateralmente no APC, em íntima associação com as raízes dos nervos facial e cocleovestibular. O rompimento da AICA leva a sintomas com base na localização da lesão, ocorrendo hemiplegia e disfunção de nervos cranianos a partir de uma lesão medial, e ataxia resultante de injúria situada em posição mais lateral. A *artéria auditiva interna*, o suprimento sanguíneo para o labirinto, é um ramo da AICA. A artéria cerebelar superior está localizada em posição superior no APC.

4. Quais são os diagnósticos diferenciais para uma massa no APC?
- Schwannoma vestibular (60% a 90%).
- Meningioma (3% a 7%).
- Epidermoide (2% a 4%).
- Outros schwannomas de nervos cranianos (V, VII, IX, X, XI) (1% a 4%).
- Cistos aracnóideos (1% a 2%).
- Raro: metástase, hemangioma, lipoma, cordoma, condrossarcoma, dermoide, tumores neuroepiteliais, tumores do saco endolinfático, ependimoma, glioma, astrocitoma, meduloblastoma, papiloma do plexo coroide, aneurisma, malformação arteriovenosa.

5. O que é um schwannoma vestibular (SV)?

O schwannoma vestibular é um tumor benigno originário das células de Schwann do oitavo nervo craniano. Esses tumores tendem a surgir lateralmente à zona de Obersteiner-Redlich (zona de transição da mielina central/periférica) e podem afetar tanto o nervo vestibular superior quanto o inferior (inferior > superior). Com o crescimento contínuo do tumor, este se estende medialmente para o APC e pode levar a uma compressão intensa do tronco encefálico. A incidência de SV esporádico é de 10 por 1.000.000.

6. Os SVs estão associados a síndromes hereditárias?

Os SVs estão associados a síndromes autossômicas dominantes denominadas neurofibromatose (NF) dos tipos 1 e 2. A NF1 (doença de von Recklinghausen) está associada a neuromas intracranianos e extracranianos; contudo, menos de 5% dos pacientes desenvolvem SV. Por outro lado, a NF2 está associada a SV bilateral em mais de 90% dos pacientes. A presença de SVs bilaterais é diagnóstica de NF2. A NF1 está relacionada a um defeito do gene no cromossomo 17, enquanto a NF2 pode ser causada por vários tipos de mutações no gene NF2 no *locus* 22q12.2.

7. Qual é a história natural do SV?

Os schwannomas vestibulares geralmente crescem em uma taxa de 1 a 2 mm/ano, mas ocasionalmente a taxa de crescimento pode ser tão rápida quanto 2 cm/ano ou mais. Por outro lado, o SV pode não apresentar crescimento posterior após o diagnóstico. Quando o tumor cresce, a extensão medialmente para o APC é comum, e a invasão do tronco encefálico, cerebelo e/ou nervos cranianos adjacentes pode ocorrer. Um grande componente no APC também pode causar hidrocefalia obstrutiva, devida à compressão do quarto ventrículo. Embora geralmente apresente crescimento lento, esses tumores são letais quando não tratados, pela compressão do tronco encefálico ou pela hipertensão intracraniana.

8. Quais são os sinais e sintomas de um SV?

Os sinais e sintomas do SV frequentemente dependem do seu tamanho, que pode ser pequeno (< 1,5 cm), médio (1,5 a 2,5 cm), grande (2,5 a 4 cm) ou gigante (> 4 cm). Os tumores pequenos intracanaliculares (no interior do MAI) apresentam sintomas associados à disfunção do NC VIII, tais como perda auditiva, zumbido ou vertigem. Com o crescimento do tumor, a perda auditiva pode se agravar, e pode surgir desequilíbrio. Com a compressão do tronco encefálico, ocorre uma hipoestesia facial devida ao envolvimento do quinto nervo craniano. A compressão grave do tronco encefálico leva a sintomas de hidrocefalia aguda ou crônica, tais como cefaleia, náusea/vômito e alterações do estado mental. O sintoma mais comum nos SVs é a perda auditiva (95%), enquanto o zumbido é evidente em 56% a 63% dos casos e o desequilíbrio em 46% a 61%. Observa-se uma variabilidade substancial nos sintomas do SV. Por exemplo, a perda auditiva sensorioneural súbita secundária a um SV é observada em até 1% dos pacientes. A fraqueza facial é um achado raro e associado a tumores volumosos. O *sinal de Hitzelberger*, hipoestesia na porção posterior da concha causada pelo bloqueio das fibras sensoriais do nervo facial por uma massa como o SV, era avaliado historicamente antes da era do diagnóstico radiológico moderno.

9. Como o SV é diagnosticado normalmente?

Tipicamente, quando os pacientes se apresentam para avaliação de uma perda auditiva unilateral, a audiometria é frequentemente o teste diagnóstico inicial. A perda auditiva sensorioneural tonal pura unilateral, com redução desproporcional do índice de discriminação da fala, é sugestiva de uma lesão retrococlear. O teste dos reflexos acústicos é útil, uma vez que 88% dos pacientes com AN apresentam reflexos ausentes ou *decay* do reflexo anormal. A pesquisa dos potenciais evocados auditivos de tronco encefálico (PEATE) também pode ser bastante útil, detectando 95% dos tumores. Um atraso na latência da onda V de 0,2 mseg ou mais é considerado anormal. A taxa de falso negativo do PEATE é de 18% a 30%, principalmente nas pequenas lesões intracanaliculares. Na condição de um PEATE negativo com forte suspeita de SV, uma técnica de PEATE *Stacked* melhora a detecção de um pequeno SV. A ressonância magnética (RM) com contraste de gadolínio, contudo, é o padrão ouro para o diagnóstico do SV. Os SVs são isointensos no cérebro nas imagens em T1 e levemente hiperintensos em T2, com realce significativo após administração do meio de contraste gadolínio.

10. Como os SVs são tratados?

Existem três modalidades principais de tratamento para o SV. A decisão quanto à modalidade a escolher depende de diferentes fatores. A conduta expectante, com realização de exames de imagem repetidos, é uma opção para pacientes com SV, particularmente em pacientes idosos com pequenos tumores. Quando o tumor aumenta, pode haver progressão da disfunção de nervos cranianos, com eventual compressão do tronco encefálico. A morbidade relacionada ao tratamento aumenta proporcionalmente ao aumento do tamanho do SV. Dado o potencial para complicações tardias causadas pelo crescimento do tumor, pacientes mais jovens com SV requerem tratamento. As modalidades efetivas incluem excisão cirúrgica ou radioterapia. A cirurgia pode ou não ser realizada por uma abordagem com preservação da audição; essa decisão é baseada na quantidade de audição residual presente e na localização e no tamanho do tumor. A radioterapia pode ser preferencialmente utilizada para aqueles que não podem tolerar um procedimento cirúrgico ou que possuem uma expectativa de vida limitada. A radiocirurgia estereotática é a forma mais comumente utilizada de radioterapia, embora a terapia com feixe externo também seja realizada.

11. O que é preferível para o tratamento do SV? Cirurgia ou radioterapia?

O tratamento de um determinado SV depende de muitos fatores, incluindo tamanho e localização do tumor, idade do paciente, audição residual, sintomas vestibulares e preferência do paciente. A compreensão dos riscos e benefícios de cada modalidade é essencial para o aconselhamento do paciente. As taxas de paralisias de nervos cranianos são baixas em cada modalidade e são influenciadas pela extensão da cirurgia (ressecção total vs. ressecção quase total ou subtotal) e dose de radiação (menores com doses marginais de 13 Gy) juntamente com a experiência do cirurgião e do centro de tratamento. A taxa de recidiva de SVs removidos cirurgicamente varia de 1% a 20%, dependendo da extensão da ressecção. As taxas relatadas de novo crescimento após radiocirurgia variam de 5% a 15%. A radioterapia oferece a vantagem do retorno mais precoce à atividade normal. Entretanto, a variação nos protocolos para radioterapia e a escassez do seguimento em longo prazo tornam difícil a interpretação dos dados para aconselhamento dos pacientes quanto a resultados de longo prazo.

12. Quais são os resultados de SVs tratados com radioterapia?

Existem diferentes protocolos utilizados para tratamento de SVs, incluindo a radiocirurgia estereotática (SRS), em que a radiação é fornecida em uma única fração, e a radioterapia estereotática (SRT), em que a radiação é fornecida em frações. Dois sistemas comuns de entrega da radiação no tratamento do SV são: o sistema Gamma Knife, um sistema cobalto-60, e o sistema CyberKnife, um sistema baseado em um acelerador linear. As doses de radiação atuais são da ordem de 1.200 a 1.300 rad, o que resulta em menor incidência de paralisias de nervos cranianos quando comparada a doses maiores utilizadas previamente. Relatos de sobrevida livre de progressão e taxas de controle do tumor são comparáveis entre os protocolos e entre os sistemas. As taxas de sobrevida livre de progressão de 10 anos com o SV variam de 92% a 98%, com taxas gerais de controle do tumor de 93% a 99%. As complicações associadas à radioterapia incluem neuropatias do trigêmeo (0% a 27% na SRS), paralisia/paresia do nervo facial (0% a 23%) e perda auditiva, a qual parece agravar o seguimento de longo prazo. A carcinogênese induzida por radiação é uma potencial complicação tardia da radioterapia para schwannomas vestibulares.

13. Quais são as abordagens cirúrgicas primárias para SVs? Liste as vantagens e as desvantagens de cada uma.

Ver Quadro 44-1.

14. Quais são as abordagens adicionais pela base craniana lateral para o APC e sua indicação primária?

- **Retrolabiríntica:** Craniotomia posterior entre o seio sigmoide e a cápsula ótica fornecendo exposição limitada da fossa posterior utilizada para neurectomia vestibular.
- **Transcoclear:** Craniotomia da fossa posterior anterossigmóidea fornecendo uma visão ampliada da porção anterior do APC, estendendo a craniotomia translabiríntica. Os meningiomas em posição medial ao MAI, cordomas, condrossarcomas, assim como SVs residuais/recorrentes, podem ser tratados dessa maneira.
- **Fossa Infratemporal:** Abordagem utilizada para avaliar a presença de tumores do osso temporal, estendendo-se em posição inferior ao forame jugular, próximo à artéria carótida interna (ACI) petrosa ou aos tumores do lobo profundo da glândula parótida com envolvimento do osso temporal.

15. O que é meningioma?

Os meningiomas são tumores benignos considerados como originados de células de cobertura aracnóideas associadas aos vilos aracnóideos no APC. Os meningiomas são responsáveis por 20% das neoplasias intracranianas e constituem a segunda lesão mais comum do APC. Essas lesões geralmente são esporádicas. Como o SV, podem ser observados com maior incidência na NF2. Embora essas lesões sejam benignas, 5% podem se tornar malignas. A manifestação de um meningioma depende de localização e envolvimento das estruturas adjacentes.

Os meningiomas no APC se apresentam de forma similar aos SVs, com perda auditiva, zumbido e desequilíbrio. As características de imagem clássicas incluem realce na RM pós-contraste, com uma cauda dural característica, e hiperostose observada na TC. Para meningiomas sintomáticos ou em crescimento, a ressecção cirúrgica é necessária. A SRS ou SRT para pequenas lesões (< 3 cm) ou para a doença residual pós-cirúrgica pode fornecer o controle do crescimento tumoral.

16. Quais complicações pós-operatórias podem seguir a excisão de um tumor no APC?

Fístulas liquóricas ocorrem em aproximadamente 10% a 15% dos pacientes no pós-operatório. Elas normalmente se apresentam como coleções de fluidos sob a pele retroauricular, no caso de abordagens transmastóideas, e na pele supra-auricular, no caso de cirurgia via fossa média. Fístulas liquóricas também podem se apresentar como otorreia ou rinorreia clara. A reaplicação de um curativo compressivo e repouso frequentemente são suficientes para a solução desses casos. A drenagem lombar pode ser ne-

Quadro 44-1. Vantagens e Desvantagens das Abordagens Cirúrgicas para o Ângulo Pontocerebelar

ABORDAGEM	INDICAÇÕES	VANTAGENS	DESVANTAGENS
Translabiríntica	• SVs maiores que 2,0 cm (preservação da audição improvável) • Pequenos SVs sem audição funcional • Abordagem para descompressão do nervo facial e neurectomia vestibular na presença de má audição • Exposição a outros tumores do APC com má audição	• Versátil, ampla, exposição mais anterior • Incidência reduzida de cefaleia • Maior taxa de preservação de função do nervo facial, dependendo do tamanho do tumor (98,5%, anatômico, 75% HB I-IV) • Nervo facial identificado lateralmente no fundo • Pode reparar o nervo facial durante a cirurgia • Sem retração cerebelar • Baixa taxa de recidiva	• Perda auditiva total • Vertigem de curto prazo, se houver má compensação no pré-operatório • Fístula liquórica de 4% a 14% • Requer um enxerto de gordura
Retrossigmóidea	• SVs com audição funcional e comprometimento mínimo do MAI (sem extensão para a porção lateral do MAI) • Meningiomas com envolvimento limitado do MAI	• Exposição versátil ampla • Preservação da audição possível • Preservação do nervo facial possível	• Fundo não visualizado • Retração cerebelar comparativamente maior • Cefaleia pós-operatória (até 65%) • Visualização limitada do tronco encefálico ventral • Fístula liquórica (risco levemente maior do que na translabiríntica)
Fossa Média	• Pequenos SVs intracanaliculares com < 1,0 cm de extensão do APC • Meningiomas do osso petroso/MAI dispostos superiormente	• Preservação da audição durável possível (65%) • Preservação excelente da função do nervo facial (91% a 95%)	• Não recomendada para pacientes com > 65 anos, pois a dura é frágil e aderida • Deve-se trabalhar ao redor do nervo facial para remover o tumor • Fístula liquórica (equivalente à translabiríntica)

cessária em algumas situações, enquanto a obliteração adicional da mastoide com gordura pode ser necessária para a resolução. A *meningite* é uma sequela incomum, mas deve ser considerada após qualquer cirurgia que exponha o espaço subaracnóideo. Os sinais e sintomas típicos de alteração do estado mental, cefaleia, meningismo e febre são observados. A terapia agressiva com antibióticos direcionados pela cultura após punção lombar é obrigatória. A *disfunção do nervo facial* pode estar presente após excisão do SV. A maioria dessas lesões é ocasionada mais pela manipulação do nervo durante a excisão do tumor do que pela secção do nervo. Se o nervo for lesionado, deverá ser imediatamente reparado, ou com uma anastomose terminoterminal ou com um enxerto de transposição adequado. Se o nervo não recuperar a função, existem vários procedimentos de reanimação facial. Outras complicações menos comuns incluem acidente vascular encefálico, edema cerebral, embolia aérea, ataxia cerebelar e morte (< 1%).

17. **Qual é o diagnóstico diferencial de uma lesão do ápice petroso?**
    - Inflamatório: granuloma de colesterol, colesteatoma, mucocele.
    - Infeccioso: apicite petrosa, osteomielite.
    - Neoplásico: schwannoma, meningioma, paraganglioma, cordoma, sarcoma, carcinoma nasofaríngeo, lesões metastáticas (célula renal, pulmão, mama, próstata).
    - Variantes anatômicas: pneumatização assimétrica (até 35%).
    - Vascular: aneurisma da artéria carótida.

18. **O que é um granuloma de colesterol? Como pode ser diferenciado de outras lesões do ápice petroso e como é tratado?**
    Um granuloma de colesterol é uma lesão reativa que ocorre após hemorragia nas células aéreas do ápice petroso. À TC, uma lesão óssea em *punch-out* está presente com uma massa isodensa, que exibe realce da borda com contraste intravenoso. A lesão é hiperintensa nas imagens de RM ponderadas em T1 e T2, enquanto os colesteatomas e mucoceles são hipointensos em T1 e hiperintensos em T2.
    Os granulomas de colesterol sintomáticos são tratados com procedimentos que têm como objetivo drenar a lesão para outras porções aeradas do crânio. Dependendo da localização anatômica do granuloma de colesterol, a lesão pode ser drenada por uma abordagem transesfenoidal, quando localizada medialmente no osso temporal, ou por meio de uma abordagem infralabiríntica ou infracoclear para o ápice petroso.

19. **O que é síndrome do forame jugular? Quais lesões são normalmente responsáveis?**
    A síndrome do forame jugular, também denominada síndrome de Vernet, é a paresia ou paralisia dos nervos cranianos que saem através desse canal: IX, X e XI. O nervo hipoglosso emerge pelo canal hipoglosso e, dessa forma, geralmente não é afetado. As lesões mais comuns do forame jugular incluem paragangliomas, schwannomas, meningiomas, lesões metastáticas e trombose da veia jugular.

20. **O que é paraganglioma? Como se manifesta?**
    Um paraganglioma (a.k.a. tumor glômico) é um tumor benigno que surge a partir de restos celulares paragangliônicos da adventícia do bulbo jugular (glomo jugular) ou no promontório da cóclea associado ao plexo timpânico dos NC IX e X (glomo timpânico). Como tal, um tumor glômico jugular tipicamente surge próximo ao forame jugular e pode se estender para a orelha média ou inferiormente, para o pescoço. O glomo timpânico tem origem na orelha média e cresce para preencher a fenda da orelha média. Pacientes com esses tumores apresentam zumbido pulsátil, perda auditiva condutiva, plenitude aural e — quando há extensão extracraniana ou para o forame jugular — neuropatias cranianas. Uma massa vermelho-púrpura é frequentemente visível à otoscopia, e a aplicação de pressão positiva causa branqueamento do tumor (sinal de Brown); um som anormal pode ser frequentemente auscultado.

21. **Qual é o suprimento sanguíneo para os paragangliomas jugulares?**
    Os paragangliomas jugulares são supridos pela artéria faríngea ascendente, enquanto as lesões do glomo timpânico são supridas pela artéria timpânica inferior, um ramo terminal da artéria faríngea ascendente.

22. **Como os paragangliomas estão associados ao estadiamento do osso temporal?**
    O sistema de estadiamento de Fisch é frequentemente utilizado para classificar os paragangliomas do osso temporal com base em sua extensão para as estruturas adjacentes e sua extensão intracraniana (Quadro 44-2).

23. **Como os paragangliomas são tratados?**
    Os paragangliomas podem ser removidos cirurgicamente. A localização e a extensão da doença determinam a abordagem cirúrgica necessária para remoção, variando de abordagens transtimpânicas para pequenos glomos timpânicos até abordagens via fossa infratemporal nas lesões do tipo C. As lesões com extensão intracraniana necessitam de uma combinação de abordagens transcranianas e transtemporais. A radioterapia também é utilizada para tratar essas lesões, tanto a radioterapia externa quanto a radioci-

Quadro 44-2. Sistema de Estadiamento de Fisch para Paragangliomas do Osso Temporal

CLASSIFICAÇÃO	EXTENSÃO ANATÔMICA
A	Tumor limitado à fenda da orelha média envolvendo o promontório (glomo timpânico)
B	Tumor limitado à área timpanomastóidea, mas não envolvendo o bulbo jugular
C	Tumor originado no bulbo jugular e com erosão óssea ao redor do bulbo jugular
C1	Pode ocorrer erosão do forame da carótida, mas não invade a carótida
C2	Pode envolver o canal vertical da carótida
C3	Invasão pelo tumor da porção horizontal do canal da carótida
De1/2	Extensão intracraniana, mas extradural < 2 cm (De1) ou > 2 cm (De2)
Di1/2	Extensão intracraniana e intradural < 2 cm (Di1) ou > 2 cm (Di2)
Di3	Extensão intracraniana sem possibilidade de ressecção

Quadro 44-3. Sistema de Estadiamento da Universidade de Pitsburgo

ESTÁGIO T	EXTENSÃO ANATÔMICA	TRATAMENTO
T1	Limitada ao MAE com erosão óssea	Ressecção lateral do osso temporal (LTBR)
T2	Erosão óssea do MAE limitada ou limitada (< 0,5 cm)	LTBR
T3	MAE ósseo com erosão (espessura total) com envolvimento limitado ou envolvendo a orelha média ou mastoide	LTBR ou osso temporal subtotal
T4	Erosão da cóclea, ápice petroso, parede medial da carótida, forame jugular	Ressecção do osso temporal subtotal ou total

rurgia estereotática. Para tumores do forame jugular com extensão para a orelha média que levam à perda auditiva condutiva, uma abordagem multimodal pode ser empregada, com excisão cirúrgica do componente da orelha média e radiação do componente da base do crânio.

24. **Quais são as relações neurovasculares no forame jugular?**
 O forame jugular é dividido em um compartimento vascular, a *pars vascularis*, que recebe o seio sigmoide e as transições para o bulbo jugular antes de continuar como a veia jugular interna. O componente menor, mais anterior, a *pars nervosa*, transmite os NC IX, X e XI e o seio petroso inferior. Os dois compartimentos são separados por um septo fibroso ou ósseo. O NC IX é o nervo mais anterior dos três nervos à penetração no pescoço (anterior à ICA). O NC XI é mais posterior (anterior à IJV). O NC X encontra-se em posição medial aos NC IX e XI e estende-se entre a ICA e a IJV.

25. **Qual é o tumor maligno mais comum no meato acústico externo (MAE)?**
 O carcinoma de células escamosas é o tumor maligno mais comum no MAE, seguido pelo carcinoma de células basais e carcinoma cístico adenoide. O carcinoma de células escamosas é diagnosticado erroneamente com frequência como otite externa crônica e é frequentemente associado a otorreia e otalgia. Uma perda auditiva condutiva pode estar presente nas lesões precoces, enquanto perdas auditivas sensorioneurais ou vertigem sugerem doença extensa com invasão labiríntica. A paresia do nervo facial é um mau sinal no carcinoma de células escamosas do osso temporal.

26. **Como é realizado o estadiamento e o tratamento do carcinoma de células escamosas? Quais são os desfechos clínicos?**
 O sistema de estadiamento da University of Pittsburgh para tumores do MAE é o sistema mais amplamente aceito (Quadro 44-3). As taxas de sobrevida de 2 anos são as seguintes: T1, 100%; T2, 80%; T3, 50% e T4, 15%.

BIBLIOGRAFIA

Hasegawa T, Kida Y, Kato T, et al: Long-term safety and efficacy of stereotactic radiosurgery for vestibular schwannomas: evaluation of 440 patients more than 10 yrs after treatment with gamma knife surgery, *J Neurosurg* 118:557–565, 2013.

Moody SA, Hirsch BE, Myers EN: Squamous cell carcinoma of the external auditory canal: an evaluation of a staging system, *Am J Otol* 21:582–588, 2000.

Muckle RP, De la Cruz A, Lo WM: Petrous apex lesion, *Am J Otol* 19:219–225, 1998.

Schwartz MS, Kari E, Strickland BM, et al: Evaluation of increased use of partial resection of large vestibular schwannomas: Facial nerve outcomes and recurrence/regrowth rates, *Otol Neurotol* 34(8):1456–1464, 2013.

Sheehan JP, Tanaka S, Link MJ, et al: Gamma Knife surgery for the management of glomus tumors: a multicenter study, *J Neurosurg* 117(2):246–254, 2012.

Wang AC, Chinn SB, Than KD, et al: Durability of hearing preservation after microsurgical treatment of vestibular schwannoma using the middle cranial fossa approach, *J Neurosurg* 119:131–138, 2013.

TRAUMA DO OSSO TEMPORAL

Vincent Eusterman, MD, DDS

CAPÍTULO 45

> **PONTOS-CHAVE**
> 1. O osso temporal é constituído por cinco componentes (escamoso, timpânico, petroso, mastoide, estiloide) e as fraturas geralmente seguem as linhas naturais de fragilidade em suturas, canais e forames.
> 2. As lesões no osso temporal afetam, principalmente, a audição, o equilíbrio e o nervo facial, e cada uma exige avaliação individual.
> 3. O osso petroso é extremamente sólido e protege os órgãos auditivos e vestibulares no interior da cápsula ótica nos traumas do osso temporal.
> 4. A classificação das fraturas do osso temporal na TC frequentemente não se correlaciona aos sinais e sintomas de fratura; o exame físico ainda possui maior relevância clínica.
> 5. A drenagem persistente de liquor após terapia conservadora requer intervenção cirúrgica para prevenção de meningite.

> **Pérolas**
> 1. As equimoses periorbitárias e mastóideas após fraturas da base do crânio são conhecidas como "olhos de guaxinim" e "sinal de Battle", respectivamente.
> 2. Fístulas liquóricas são comuns nas fraturas do osso temporal e geralmente se resolvem em 7 dias.
> 3. O sítio mais comum de lesão do nervo facial está localizado na região perigeniculada.
> 4. A perda auditiva mais comumente associada ao trauma do osso temporal é a perda auditiva condutiva.

PERGUNTAS

1. Quais são as causas mais comuns de trauma do osso temporal e qual é a frequência dessa lesão?
O trauma do osso temporal pode ser classificado como contuso ou penetrante. O trauma com frequência é resultante de acidentes com veículos motores (31%), seguido por assaltos, agressões e acidentes com motocicleta. O trauma penetrante é quase exclusivamente devido a ferimentos por projéteis de armas de fogo. O trauma do osso temporal é mais comum entre a segunda e a quarta décadas de vida e mais frequente em homens. Em traumas cefálicos de magnitude suficiente para fraturar o crânio, 14% a 22% desses pacientes apresentam uma fratura do osso temporal. Quando as fraturas ocorrem, 90% estão associadas a lesões intracranianas e 9% estão associadas a lesões da espinha cervical. Sessenta por cento são fraturas abertas, que drenam uma otorreia sanguinolenta ou liquor, e 8% a 29% ocorrem bilateralmente.

2. Quais estruturas importantes atravessam o osso temporal e que podem estar sujeitas à injúria durante o trauma do osso temporal?
O osso temporal é extremamente complexo; abriga ossículos, órgãos cocleares e vestibulares, o nervo vestibulococlear (VIII), o nervo facial (VII), a artéria carótida e a veia jugular. Outros nervos que passam próximos ou atravessam o osso temporal, e que também podem ser lesionados durante as fraturas do osso temporal, são o nervo abducente (VI), o nervo glossofaríngeo (IX), o nervo vago (X) e o nervo espinhal acessório (XI). Os diversos forames e canais na base do crânio enfraquecem o osso e são responsáveis pelos padrões observados nas fraturas do osso temporal.

3. O osso temporal apresenta várias partes; quais são elas?
A *porção escamosa* é uma placa plana correspondente à parede lateral da fossa craniana média que abriga a artéria meníngea média; inclui o arco zigomático e a fossa glenoide. A *porção timpânica* é um anel ósseo incompleto em forma de ferradura que compõe a maior parte do meato acústico externo. Medialmente forma o sulco timpânico, que abriga o ligamento anular das membranas timpânicas. O *processo estiloide* projeta-se inferiormente a partir do processo vaginal do osso temporal. Encontra-se

em posição anterior ao NC VII e lateralmente à artéria carótida. A *porção petrosa* é a porção medial do osso temporal em forma de pirâmide, que separa a fossa craniana média da posterior. É extremamente sólida e protege os órgãos auditivos e vestibulares no interior da cápsula ótica. O meato acústico interno é localizado medialmente, na superfície posterior. A superfície inferior contém o canal carotídeo e o forame jugular. A parte posterior do osso petroso contém a *mastoide*, que é preenchida por células aéreas revestidas por mucosa.

4. Quais são os elementos importantes da história inicial de um paciente com trauma do osso temporal em caso de emergência?

A história inicial deve incluir mecanismo de lesão, tempo de início dos sintomas, presença ou ausência de perda auditiva, vertigem e paralisia/paresia facial. No trauma do nervo facial, o prognóstico e a abordagem para o tratamento dependem parcialmente do tempo de instalação da paralisia, imediato ou tardio. Frequentemente, pacientes com traumas cefálicos graves que resultam em fraturas do osso temporal estão inconscientes. Nesses casos, a história deve ser obtida da família, de paramédicos e equipe do departamento de emergência.

5. Como as fraturas do osso temporal são classificadas?

As fraturas do osso temporal são classicamente descritas como longitudinais ou transversas; contudo, a maioria das fraturas possui na verdade um *padrão oblíquo ou misto* (Figura 45-1). Também podem ser descritas como *conservadoras ou com ruptura da cápsula ótica,* para enfatizar a sequela funcional da fratura, além de serem classificadas por outros autores de acordo com a porção do osso temporal envolvida (escamosa, timpânica, mastóidea e petrosa).

6. Descrever as "fraturas longitudinais do osso temporal" e seu significado.

Tradicionalmente, as fraturas longitudinais são as mais comuns, sendo responsáveis por 80% das fraturas do osso temporal. A preservação da cápsula ótica ocorre em 95% dos casos, resultantes de traumas contusos na região temporoparietal. As fraturas se estendem da porção escamosa do osso temporal, inferiormente ao meato acústico externo (MAE), pela orelha média (rompendo a cadeia ossicular), paralela ao eixo longitudinal da pirâmide petrosa ao forame lacerado. Até 30% das vezes, podem se estender para o osso temporal contralateral, tornando-se bilaterais. Essas fraturas apresentam 20% de incidência de lesão do nervo facial e frequentemente produzem perda auditiva condutiva (PAC), mais frequentemente do que perda auditiva sensorioneural (PASN). Perfurações da membrana timpânica e lacerações do meato acústico externo são comuns e podem estar associadas à otoliquorreia.

7. Descrever as "fraturas transversas do osso temporal" e seu significado.

As fraturas transversas estão associadas à alta morbidade e felizmente são menos comuns, representando 20% das fraturas do osso temporal. A lesão geralmente resulta de traumas contusos severos na região occipital ou frontal. A fratura frequentemente começa no forame magno e atravessa o eixo longitudinal da pirâmide petrosa em ângulo reto, podendo haver maior incidência de ruptura da cápsula ótica. Apresentam uma taxa de 50% de lesão do nervo facial, PASN ou perda auditiva mista (PAC + PASN), com vertigem intensa.

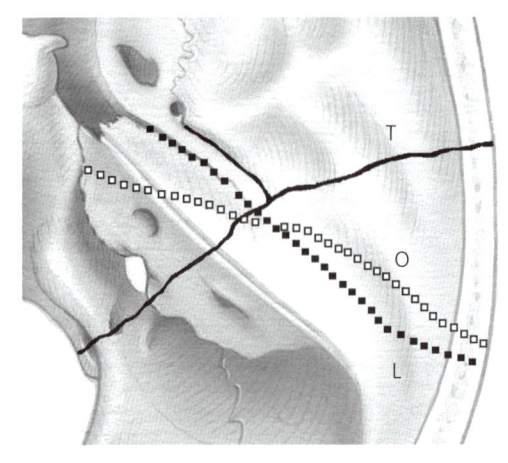

Figura 45-1. Fraturas do osso temporal, longitudinal (L), transversa (T) e oblíqua (O).

Uma vez que a membrana timpânica se encontra geralmente intacta, o extravasamento de liquor na orelha média geralmente se manifesta como rinoliquorreia, com o liquor seguindo pela tuba auditiva.

8. **Quais achados físicos devem ser observados ao se avaliar alguém com suspeita de fratura do osso temporal?**
   - A *paralisia/paresia do nervo facial* pode ser súbita ou de início tardio; a documentação é importante, pois a perda repentina de função pode exigir intervenção urgente.
   - A *perda auditiva* pode ser condutiva, sensorioneural ou mista; a audição pode ser testada no paciente acordado com um diapasão de 512 Hz, podendo ser avaliada mais tarde no paciente inconsciente.
   - O *nistagmo* resulta de lesão vestibular ou fístula perilinfática. A vertigem súbita grave associada a PASN está associada à ruptura da cápsula ótica.
   - A *membrana timpânica e as lacerações do meato acústico externo* são frequentemente observadas nas fraturas longitudinais.
   - O *hemotímpano* consiste na presença de sangue no interior do espaço da orelha média.
   - A *otoliquorreia* ocorre através do tímpano perfurado e é observada mais frequentemente nas fraturas longitudinais.
   - A *rinoliquorreia* ocorre por meio da passagem do liquor pela tuba auditiva com uma MT intacta, sendo comumente observada nas fraturas transversas.
   - O *sinal de Battle* é uma equimose retroauricular que surge a partir de hemorragia da veia mastóidea emissária.
   - Os *olhos de guaxinim* correspondem à equimose periorbitária originada das fraturas da fossa craniana média e anterior a partir de lacerações meníngeas, que causam sangramento do seio venoso na órbita.

9. **Quais são as complicações associadas à fratura do osso temporal?**
   - A *lesão do nervo facial* é comum e pode ser temporária ou permanente.
   - *Fístulas liquóricas* são comuns e geralmente se resolvem em 7 dias.
   - A *perda auditiva* é comum, podendo ser condutiva, sensorioneural ou mista.
   - A *vertigem* é comum, podendo ir de branda a muito severa e ser constante ou posicional.
   - As *lesões vasculares* são incomuns, exceto no trauma contuso ou penetrante grave, no qual pode ser necessária uma angiografia da artéria carótida, vertebral e meníngea média.
   - A *hipoestesia facial* é incomum e resulta de lesão do nervo trigêmeo na superfície do osso petroso no cavo de Meckel.
   - A *diplopia* é incomum, sendo causada pela injúria do nervo abducente quando percorre o canal de Dorello.
   - O *colesteatoma* pode ser um achado tardio, com deslocamento da pele do meato ou pele da membrana timpânica para o interior da orelha média ou espaços mastóideos.

10. **Descreva a diferença entre o trauma do osso temporal penetrante e contuso.**
    Embora menos frequente, o trauma penetrante do osso temporal é mais frequentemente causado por ferimentos por arma de fogo, sendo mais grave. É mais destrutivo do que a lesão contusa, com complicações intracranianas para o lóbulo temporal, os nervos cranianos e a artéria carótida. O nervo facial é geralmente lesionado em seus segmentos verticais ou extratemporais. A natureza destrutiva está associada à velocidade do projétil. Os projéteis de alta velocidade penetram o osso e levam à formação de uma cavidade temporária e a formação de projéteis secundários a partir de fragmentos ósseos deslocados. A angiografia das artérias carótida e vertebral deve ser realizada, e as lesões nesses vasos são frequentemente tratadas durante a angiografia.

11. **Quais são os melhores estudos de imagem para avaliação das fraturas do osso temporal?**
    Pacientes com trauma cefálico severo frequentemente são submetidos a uma tomografia computadorizada (TC) do crânio para avaliação da hemorragia intracraniana. A imagem adicional do osso temporal por TC de alta resolução em cortes finos coronais e axiais com algoritmos ósseos é indicada na presença de paralisia facial, fístula liquórica, fratura e laceração do MAE, lesão vascular e perda auditiva condutiva. A avaliação pré-operatória com TC para pacientes com perda auditiva condutiva significativa pode ser necessária para obter informações que guiarão a exploração cirúrgica e a reconstrução ossicular. A angiografia das carótidas, Angio-RM ou Angio-TC podem ser indicadas para pacientes com déficits neurológicos persistentes ou transitórios. As radiografias convencionais não possuem mais nenhum papel na avaliação de pacientes com suspeita de fratura do osso temporal.

12. **Quais achados físicos no exame inicial de uma fratura do osso temporal poderiam ser necessários para uma intervenção cirúrgica inicial feita pelo otorrinolaringologista?**
    A presença de lesão do nervo facial, fístula liquórica, perda auditiva e vertigem no exame inicial podem justificar a intervenção cirúrgica precoce. O achado de maior importância para o otorrinolaringologista

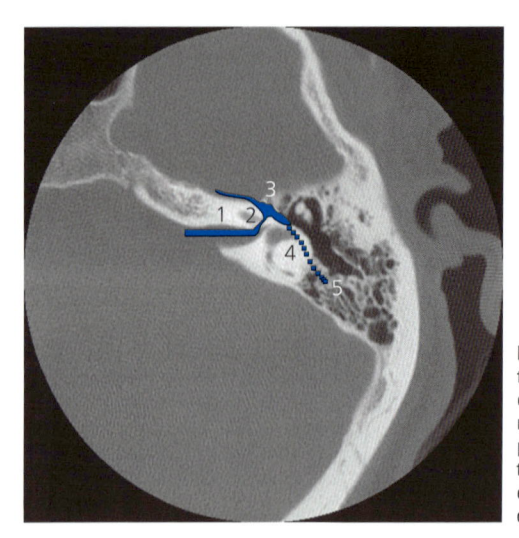

Figura 45-2. TC do nervo facial do osso temporal esquerdo, os segmentos incluem da porção proximal a distal; 1) segmento meatal, 2) segmento labiríntico, 3) área perigeniculada, 4) segmento "horizontal" ou timpânico, e descendente para forame estilo-hióideo como o 5) segmento "vertical" ou mastóideo.

é a paralisia facial de início imediato. O achado de uma paralisia de início imediato provavelmente indica uma lesão com mau prognóstico; esses pacientes podem necessitar de exploração do nervo facial, descompressão, reparo do nervo ou enxerto do nervo. Uma TC de cortes finos (1 mm) do osso temporal que sugira impacto ósseo ou transecção pode ser útil na decisão de explorar e reparar o nervo.

13. Quais são os sítios mais prováveis de lesão do nervo facial nas fraturas do osso temporal?

O sítio mais provável de lesão do nervo facial é a *região perigeniculada* na maioria dos pacientes, possivelmente pela tração exercida pelo nervo grande petroso superficial. O dano pode ocorrer também no segmento "horizontal", ou timpânico, e no segmento labiríntico, por lesão direta ou edema do nervo (Figura 45-2). Chang e Cass revisaram os achados cirúrgicos de quatro tipos de alterações do nervo facial após trauma do osso temporal. A revisão dos autores, que avaliou 67 fraturas longitudinais relatadas em três estudos, concluiu que 76% das fraturas apresentaram impacto ósseo ou hematoma intraneural e 15% apresentaram transecção. As demais não manifestaram alterações patológicas visíveis, exceto o edema neural. Por outro lado, das 11 fraturas transversas revisadas, 92% foram transeccionadas e 8% apresentaram impacto ósseo.

14. Como um nervo facial lesionado é avaliado em um paciente prostrado ou inconsciente?

A avaliação do nervo facial começa após estabilização das lesões graves e com risco de vida. O exame do nervo facial pela avaliação da função facial bruta no paciente inconsciente pode ser eliciada como uma careta em resposta a um estímulo doloroso. Pacientes com início imediato da paralisia podem ser testados com o *estimulador de nervo de Hilger*, utilizando NET (teste de excitabilidade mínima do nervo) e MST (teste de estimulação máxima) entre os dias 3 e 7 após a lesão. Se não houver perda de estimulabilidade, o paciente é observado. Se o nervo perder estimulabilidade dentro de 1 semana da injúria, a exploração do nervo facial deve ser considerada. A *eletroneuronografia* (ENoG) utiliza eletrodos de estímulo e registro bipolar. O *potencial de ação muscular composto evocado* (CAP) é medido, e a redução na amplitude é indicativa da porcentagem de fibras nervosas degeneradas. Se a ENoG demonstra mais de 90% de degeneração do CAP em 6 dias e mais de 95% em 14 dias, a recuperação é improvável, e a exploração cirúrgica ou descompressão do nervo facial pode ser indicada. A *eletromiografia* (EMG) tradicional realizada com eletrodos de registro intramuscular monopolar demonstra atividade voluntária (músculo inervado) e potenciais de fibrilação (músculo denervado). A EMG é mais útil após 2 a 3 semanas da paralisia e oferece pouca informação adicional no quadro agudo quanto à indicação cirúrgica.

15. Quais são as abordagens cirúrgicas para descompressão do nervo facial?

As lesões do nervo facial envolvendo a cápsula ótica com perda da audição são exploradas por uma abordagem *translabiríntica*. Para fraturas conservadoras da cápsula ótica com audição intacta, duas abordagens são empregadas. Em pacientes com células aéreas mastóideas bem aeradas ou com descontinuidade ossicular, a abordagem *transmastóidea/supralabiríntica* é utilizada. Uma técnica combinada *transmastóidea/fossa craniana média* é utilizada em pacientes com células pouco aeradas da mastoide ou quando um nervo facial seccionado é encontrado na abordagem supralabiríntica.

16. **O que causa a otoliquorreia e a rinoliquorreia e quais são os perigos?**
    O extravasamento de liquor ocorre em 17% das fraturas do osso temporal e representa um risco grave de meningite. As fraturas no assoalho da fossa craniana média drenam para o interior da orelha média (epitímpano e antro) e células aéreas mastóideas. A *otoliquorreia* resulta da perfuração da membrana timpânica e a *rinoliquorreia* ocorre quando a membrana timpânica está intacta e o liquor desce pela tuba auditiva até o nariz. As fístulas liquóricas com 7 dias ou menos apresentam incidência de 5% a 10% de meningite e aquelas com mais de 7 dias apresentam 50% a 90% de incidência de meningite. As fraturas da cápsula ótica possuem um risco elevado de meningite tardia causada pela incapacidade de remodelamento e cicatrização do osso endocondral.

17. **Como a fístula liquórica persistente é tratada?**
    As fístulas liquóricas geralmente se fecham em 7 a 10 dias, com repouso, elevação da cabeça e abstenção de atividades que aumentam a pressão intracraniana. Os antibióticos não são rotineiramente prescritos em casos de fístulas liquóricas, para se evitar mascarar uma infecção precoce e evitar desenvolvimento de resistência aos medicamentos. Os pacientes devem ser questionados frequentemente quanto a sintomas meníngeos, incluindo cefaleia com rigidez de nuca e fotofobia. A punção lombar deve ser realizada se houver suspeitas de meningite, antes do início da antibioticoterapia. Se não houver resolução espontânea, a drenagem lombar é realizada por 72 horas, e a exploração cirúrgica pode ser considerada. As fraturas com rompimento da cápsula ótica e perda auditiva sensorioneural profunda são tratadas com mastoidectomia e obliteração da orelha média. Nesse procedimento, os conteúdos da orelha média são removidos, a fáscia temporal é utilizada para cobrir a linha de fratura, a orelha média sofre obliteração com um enxerto de gordura abdominal e a tuba auditiva e o MAE são fechados. O tratamento da fratura conservadora da cápsula ótica depende da localização da fratura e da acessibilidade. A maioria é fechada por meio de mastoidectomia e abordagem do recesso facial. Aquelas associadas à herniação do encéfalo ou áreas de difícil acesso são tratadas por uma craniotomia da fossa média.

18. **Quais são os tipos de vertigem que ocorrem após o trauma do osso temporal?**
    Existem cinco tipos de vertigem pós-traumática. A forma mais comum de vertigem pós-traumática é a *lesão concussiva* no labirinto membranoso. Esses pacientes apresentam vertigem posicional com uma VNG normal, necessitando apenas de tratamento sintomático. As fraturas do osso temporal com ruptura da cápsula ótica produzem uma *vertigem ablativa severa,* cuja intensidade reduzirá após 7-10 dias e, em seguida, reduzirá de forma constante nos próximos 1-2 meses, deixando uma sensação instável que dura de 3 a 6 meses até que a compensação ocorra. Um nistagmo intenso (terceiro grau) está inicialmente presente, com o componente rápido batendo para o lado oposto ao lado da fratura. Esse nistagmo progressivamente diminui em intensidade e então desaparece com o tempo. A *vertigem posicional benigna pós-traumática* geralmente é de início tardio, sendo tratada pela manobra de Epley. A *vertigem pós-traumática e a PASN flutuante* podem indicar uma fístula perilinfática, que é tratada inicialmente com medidas conservadoras e pode necessitar de fechamento cirúrgico. Por fim, a *hidropsia endolinfática pós-traumática* pode se desenvolver mais tarde e manifesta-se como perda auditiva flutuante, zumbido e plenitude auricular, com vertigem. O tratamento é similar ao da doença de Ménière.

19. **Quais tipos de perda auditiva são observados no trauma do osso temporal? Como são tratados?**
    A *perda auditiva condutiva (PAC)* é o tipo mais comum de perda auditiva associada ao trauma do osso temporal. Geralmente temporária, é causada pela presença de sangue na orelha média, edema ou perfuração da membrana timpânica. Pode ser persistente, se a lesão resultar em falha na cicatrização da perfuração ou em uma descontinuidade ossicular. A bigorna é mais propensa a fratura e disjunção articular, em razão de seus elementos estabilizantes mínimos. O martelo e o estribo são estabilizados por múltiplos ligamentos, tendões e a membrana timpânica. A exploração cirúrgica da orelha média nos casos de PAC geralmente é realizada após 3-6 meses de lesão, uma vez que 75% desses pacientes retornam ao normal. Aqueles com perfuração persistente da membrana timpânica ou descontinuidade ossicular necessitam de timpanoplastia e reconstrução da cadeia ossicular. A *perda auditiva sensorioneural (PASN)* é menos comum e resulta de uma lesão com ruptura da cápsula ótica. Também pode ocorrer a partir de uma fístula perilinfática, lesão induzida por ruído, lesão concussiva ou lesão direta do sistema auditivo central. As fraturas longitudinais comumente produzem uma PAC com PASN em tons agudos, esta última devida à concussão da orelha interna. As fraturas transversas geralmente produzem uma PASN ou perda mista (PASN e PAC) severas.

CONTROVÉRSIAS

20. Um nervo facial paralisado deve ser explorado após a fratura do osso temporal?

As recomendações de cirurgia são baseadas em três fatores de mau prognóstico para melhora espontânea: (1) início imediato da paralisia, (2) nível de piora no teste de ENoG e (3) evidência de transecção do nervo ou impacto ósseo pela TC.

Prós: Pacientes com início imediato de paralisia facial completa após trauma do osso temporal apresentam prognóstico pouco favorável. Isso frequentemente é devido à transecção do nervo facial e ao tempo de injúria. Os dados extensos provenientes de estudos não randomizados no tratamento da paralisia de Bell sustentam o uso da ENoG no prognóstico do nervo facial intacto que atenda aos critérios de degeneração. Dados sobre o seu uso para guiar o tratamento da paralisia facial traumática estão apenas surgindo e confinados a séries de casos que sugerem um prognóstico favorável em pacientes com degeneração menor do que 90% do normal em 6 dias ou menor que 95% do normal em 14 dias após a injúria (Figura 45-3).

Contras: Aproximadamente 50% dos pacientes com paralisia completa de início imediato recuperam a função facial normal ou quase normal. As indicações cirúrgicas para paralisia facial intratemporal pós-traumática são pouco definidas e não existem estudos controlados randomizados que comparem tratamentos cirúrgicos com não cirúrgicos. A maioria das recomendações para exploração do nervo facial é baseada na opinião pessoal e em dados de séries de casos para identificar fatores de mau prognóstico e a população com maior probabilidade de se beneficiar da cirurgia. O uso de critérios na ENoG para cirurgia no trauma do osso temporal é limitado, como tem sido estudado na paralisia de Bell. Mais de 90% dos indivíduos sem fatores de mau prognóstico listados anteriormente apresentam maior probabilidade de recuperação da função facial quase normal (grau 1 ou 2 de House-Brackmann) (Quadro 45-1) com o tratamento conservador.

21. Pacientes com fístulas liquóricas devidas à fratura do osso temporal devem receber antibióticos?

A incidência de meningite em pacientes com fístulas liquóricas varia de 2% a 88%, sendo a duração da liquorreia o fator mais significativo. A incidência de meningite nas fraturas do osso temporal sem fístula liquórica é baixa, e a profilaxia com antibióticos não tem nenhum papel nesses casos. A profilaxia com

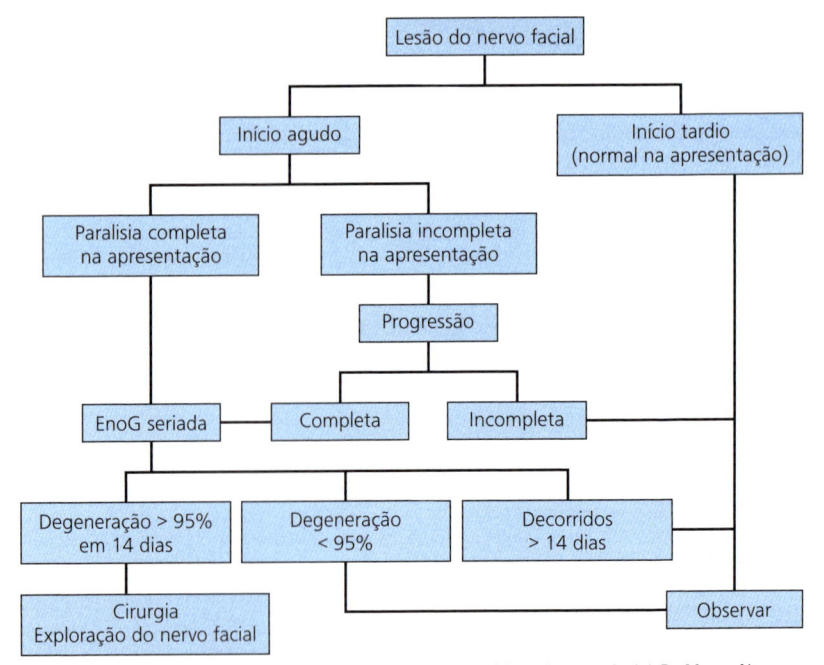

Figura 45-3. Algoritmo proposto para o tratamento de lesões traumáticas do nervo facial. De Massa N. Intratemporal bone trauma, http://emedicine.medscape.com/article/846226-overview.

Quadro 45-1. Classificação de House-Brackmann da Função do Nervo Facial

GRAU	DESCRIÇÃO	CARACTERÍSTICAS
I	Normal	Função facial normal em todas as áreas
II	Disfunção Leve	Fraqueza leve notificável com inspeção rigorosa; pode apresentar sincinesia bem discreta
III	Disfunção Moderada	Óbvia, mas não desfigurante, diferença entre os dois lados; notificável, mas não grave, sincinesia, contratura ou espasmo facial; fechamento completo com esforço
IV	Disfunção Moderada Grave	Fraqueza evidente ou assimetria desfigurante; simetria e tônus normal; fechamento incompleto dos olhos
V	Disfunção Grave	Movimento quase imperceptível; assimetria em repouso
VI	Paralisia Total	Sem movimento

De House JW, Brackmann DE: Facial nerve grading system. Otolaryngol Head Neck Surg 93:146-147, 1985.

antibióticos nas fraturas do osso temporal com fístula liquórica é controversa, pois não demonstrou ser benéfica em pequenos estudos e parece ser pouco significativa em metanálises.

BIBLIOGRAFIA

Alvi A, Bereliani A: Acute intracranial complications of temporal bone trauma, *Otolaryngol Head Neck Surg* 119:609–613, 1998.
Brodie HA: Prophylactic antibiotics for posttraumatic cerebrospinal fluid fistulae. A meta-analysis, *Arch Otolaryngol Head Neck Surg* 123:749–752, 1997.
Brodie HA: Management of temporal bone trauma. In Flint W, Haughey BH, Lund VJ et al., editors: *Cumming's Otolaryngology: Head and Neck Surgery*, ed 5, Philadelphia, 2010, Mosby Elsevier, pp 2036–2047.
Brodie HA, Thompson TC: Management of complications from 820 temporal bone fractures, *Am J Otol* 18:188–197, 1997.
Chang CY, Cass SP: Management of facial nerve injury due to temporal bone trauma, *Am J Otol* 20:96–114, 1999.
Dahiya R, Keller JD, Litofsky NS, et al: Temporal bone fractures: otic capsule sparing versus otic capsule violating clinical and radiographic considerations, *J Trauma* 47:1079–1083, 1999.
DiBiase P, Arriaga MA: Post-traumatic hydrops, *Otolaryngol Clin North Am* 30:1117–1122, 1997. Fisch U: Surgery for Bell's palsy, *Arch Otolaryngol* 107:1–11, 1981.
Gantz B, Rubinstein JT, Gidley P, et al: Surgical management of Bell's palsy, *Laryngoscope* 109:1177–1188, 1999.
Ghorayeb BY, Yeakley JW: Temporal bone fractures: longitudinal or oblique? The case for oblique temporal bone fractures, *Laryngoscope* 102:129–134, 1992.
Johnson F, Semaan MT, Megerian CA: Temporal bone fracture: evaluation and management in the modern era, *Otolaryngol Clin North Am* 41:597–618, 2008.
Kang HM, Kim MG, Boo SH, et al: Comparison of the clinical relevance of traditional and new classification systems of temporal bone fracture, *Eur Arch Otorhinolaryngol* 269:1893–1899, 2012.
Leech PI, Paterson A: Conservative and operative management of cerebrospinal fluid leakage after closed head injury, *Lancet* 1:1013–1115, 1973.
MacGee EE, Cauthen JC, Brackett CE: Meningitis following acute traumatic cerebrospinal fluid fistula, *J Neurosurg* 33:312–316, 1970.
Massa N: Intratemporal bone trauma. Available at http://emedicine.medscape.com/article/846226-overview.
Morgan WE, Coker NJ, Jenkins HA: Histopathology of temporal bone fractures: implications for cochlear implantation, *Laryngoscope* 104:426–432, 1994.
Patel A, Groppo E: Management of temporal bone trauma, *Craniomaxillofac Trauma Reconstr* 3:105–113, 2010. Rafferty MA, McConn-Walsh R, Walsh M: A comparison of temporal bone fractures classification systems, *Clin Otolaryngol* 31:287–291, 2006.
Resnick DK, Subach BR, Marion DW: The significance of carotid canal involvement in basilar cranial fracture, *Neurosurgery* 40:1177–1181, 1997.
Ulrich K: Verletzungen des Gehorlorgans bel Schadelbasisfrakturen (Ein Histologisch und Klinissche Studie), *Acta Otolaryngol Suppl* 6:1–150, 1926.

V
OTORRINOLARINGOLOGIA PEDIÁTRICA

ANATOMIA E EMBRIOLOGIA EM ORL PEDIÁTRICA COM CORRELAÇÕES RADIOLÓGICAS

Stephen S. Newton, MD ▪ David M. Mirsky, MD

PERGUNTAS

1. O que é o forame de Huschke?
O forame timpânico, também conhecido como forame de Huschke, é uma variação anatômica na porção timpânica do osso temporal. Quando presente, localiza-se na porção anteroinferior do meato acústico externo (MAE), posteromedial à articulação temporomandibular (ATM). Na maioria das crianças, o forame timpânico gradualmente se torna menor e se fecha completamente antes dos 5 anos de idade, mas ocasionalmente persiste. Como nenhuma estrutura neural ou vascular atravessa esse defeito, não se trata de um forame verdadeiro. A persistência do forame timpânico também pode predispor os indivíduos a disseminação de infecções ou tumores do MAE para a fossa infratemporal e vice-versa.

2. Como o tamanho e a forma do meato acústico externo diferem entre crianças e adultos?
Em adultos, o MAE possui uma forma quase sigmoide, com a porção cartilaginosa formando um ângulo posteriormente e superiormente, enquanto a porção óssea forma um ângulo anterior inferiormente. A tração posterossuperior da hélice retifica o MAE, permitindo melhor visualização da membrana timpânica. No bebê, o MAE é praticamente reto. Posteriormente, ocorre seu alongamento e mudança de forma até aproximadamente 9 anos de idade, quando atinge quase o tamanho adulto.

3. O que é a membrana timpânica dimérica?
A membrana timpânica é composta por três camadas: camada mucosa interna, uma camada fibrosa média que dá rigidez à membrana e uma camada escamosa externa. Se uma perfuração da membrana timpânica cicatrizar sem incorporação da camada fibrosa, na sequência essa porção recém-cicatrizada apresentará apenas duas camadas (dimérica), resultando um segmento delgado e flexível. Esse segmento afilado é mais sujeito a retrações na direção da orelha média, o que pode afetar a condução do som para os ossículos.

4. Por que a membrana timpânica e os ossículos são necessários para a audição normal?
O som, da forma como nos é apresentado, percorre o ar, enquanto nossos órgãos auditivos na orelha interna são banhados em fluido. Ao se tentar transmitir o som do ar para um fluido, há uma perda de 99,9% em energia, que é conhecida como diferença de impedância. A diferença de impedância é superada por uma série de vantagens mecânicas, incluindo uma membrana timpânica 21 vezes maior do que a base do estribo e os ossículos, que criam uma força de alavanca de 1,3×. Em conjunto, isso supera a diferença na impedância e permite a transmissão quase total de toda energia sonora para a orelha interna.

5. Quais são as inervações dos músculos tensor do tímpano e estapédio?
O tensor do tímpano é derivado do primeiro arco faríngeo e, dessa forma, é inervado por um ramo do quinto nervo craniano. O músculo estapédio é derivado do segundo arco e, assim, é inervado por um ramo do sétimo nervo craniano. Os efeitos amortecedores desses dois músculos podem resultar em uma redução de 15 dB na transmissão sonora.

6. Por que os estribos têm essa forma?
A artéria estapédica está transitoriamente presente durante o desenvolvimento fetal, conectando o futuro sistema da artéria carótida externa com o sistema da carótida interna. Esse vaso atravessa a orelha média e os estribos primordiais, criando a estrutura dos estribos conhecida como forame obturador. Uma artéria estapédica persistente (Figura 46-1) é muito rara e pode estar associada a zumbido pulsátil, perda auditiva condutiva e ausência do forame espinhoso ipsolateral.

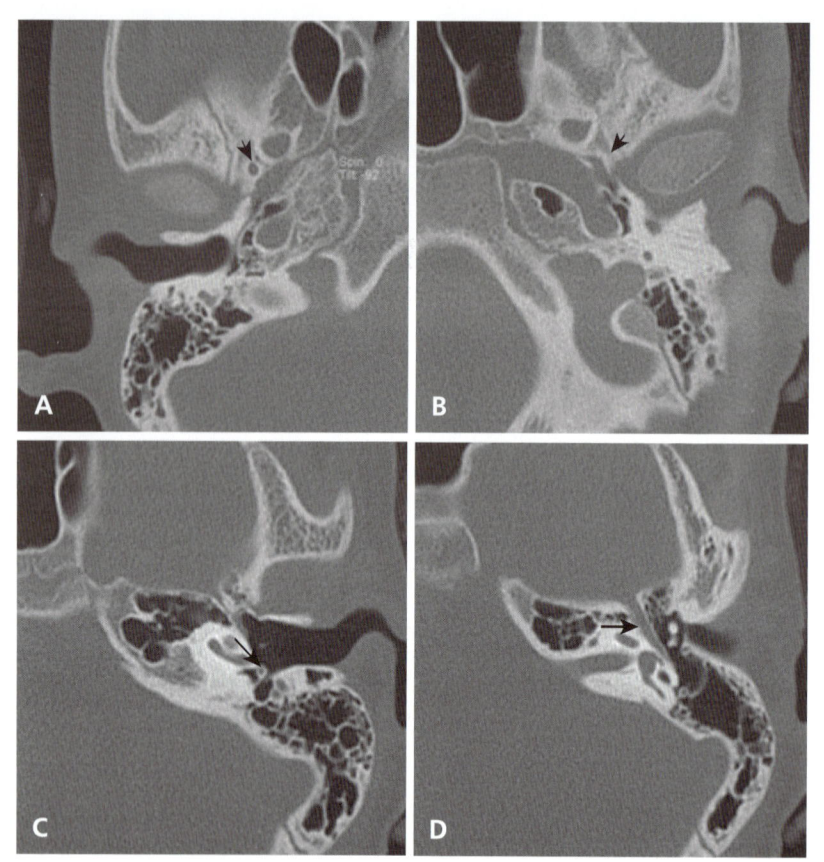

Figura 46-1. Artéria estapédica persistente. Os cortes axiais de TC **(A)** um forame espinhoso normal à direita *(ponta de seta)* e **(B)** um forame espinhoso ausente à esquerda *(ponta de seta)*. As imagens adquiridas em posição mais cefálica através da orelha esquerda ilustram o curso da artéria estapédica persistente **(C)** ascendendo em um pequeno canal na superfície do promontório coclear posterior *(seta)* e **(D)** resultando em um segmento timpânico anterior aumentado do canal do nervo facial *(seta)*.

7. **Quais são as duas anormalidades congênitas mais comuns dos ossículos?**
   As duas anormalidades ossiculares mais comuns são os estribos congenitamente fixos e a descontinuidade incudoestapediana. As anormalidades isoladas dos estribos provavelmente são mais unilaterais, enquanto as anormalidades congênitas dos outros ossículos são mais propensas a ser bilaterais.

8. **Quais são os nervos que percorrem a orelha média?**
   O nervo de Jacobson é um ramo do NC IX e percorre o promontório timpânico, inervando a mucosa da orelha média e da tuba auditiva, e fornecendo inervação parassimpática para a glândula parótida. O nervo de Arnold é um ramo do nervo vago que fornece inervação sensorial para o meato acústico externo. Esse nervo algumas vezes é estimulado com procedimentos na orelha externa, o que pode fazer o paciente tossir. Os nervos corda do tímpano ramificam-se da porção descendente do nervo facial (Figura 46-2) e correm medialmente na direção do martelo antes de sair da orelha média pela fissura petrotimpânica. Finalmente, o nervo facial pode ser deiscente superiormente à janela oval ou pode estar posicionado no interior da orelha média em malformações auriculares congênitas.

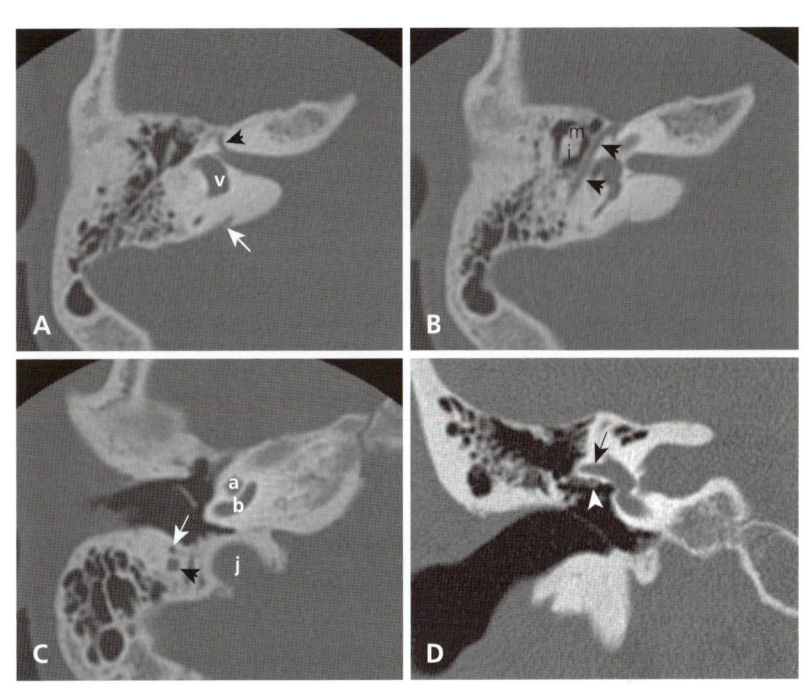

Figura 46-2. Nervo facial. Cortes axiais de TC mostram o curso do nervo facial *(pontas de seta pretas)*, incluindo **(A)** o segmento labiríntico, **(B)** o segmento timpânico e **(C)** o segmento mastóideo. A imagem de TC coronal reformatada **(D)** ilustra o curso do segmento timpânico *(ponta de seta branca)* passando sob o canal semicircular lateral *(seta)*. A anatomia relevante inclui **(A)** o vestíbulo (v) e o aqueduto vestibular *(seta branca)*, **(B)** a inter-relação entre a cabeça do martelo (m) e o corpo da bigorna (i) no epitímpano e **(C)** os giros apical e basal da cóclea (a & b), o bulbo jugular (j) e a corda do tímpano *(seta branca)*.

9. **Quais são os nomes dos segmentos do nervo facial que percorrem o osso temporal e qual é o mais estreito?**
   O *segmento do meato acústico interno* do nervo facial possui de 7 a 8 mm de comprimento e corre superiormente ao nervo coclear (pense na regra mnemônica "7up/Coke down", ou seja, "7up" – nervo facial localizado superiormente e "Coke down" – nervo coclear localizado inferiormente). O *segmento labiríntico* estende-se do meato acústico interno até os gânglios geniculados; esse é o segmento mais estreito e mais propenso a danos secundários a trauma e/ou edema. O *segmento timpânico* corre do gânglio geniculado até o segundo joelho, seguindo pela parede medial da cavidade timpânica sobre a janela redonda e abaixo da protuberância do canal semicircular lateral. O segmento final é *segmento vertical* ou *mastóideo* (Figura 46-2).

10. **O que é o processo cocleariforme e qual é a sua relação com o nervo facial?**
    O processo cocleariforme é uma crista curva do osso que abriga o tendão do músculo tensor timpânico. Essa crista óssea também é um bom marco anatômico que denota a posição anterior da porção timpânica do nervo facial.

11. **Quais são os limites do seio timpânico?**
    Os limites do seio timpânico são formados pelo pontículo superiormente e subículo inferiormente. Esse espaço é de difícil visualização durante procedimentos cirúrgicos sem o uso de um espelho ou endoscópio angulado. Clinicamente, essa área é importante durante a cirurgia do colesteatoma, uma vez que este pode se desenvolver no seio, sendo de difícil remoção, nesses casos.

12. O que é o promontório da orelha média?

Esta protuberância na superfície medial da orelha média representa a proeminência do giro basal da cóclea.

13. Quais são algumas das anormalidades do desenvolvimento da cóclea mais comumente descritas e quando se observa a interrupção do desenvolvimento?

- Aplasia Cocleovestibular, primeiramente conhecida como deformidade de Michel (interrupção na terceira semana): completa ausência de estruturas cocleares e vestibulares (Figura 46-3).
- Aplasia Coclear (interrupção tardia na terceira semana): cóclea ausente; canais semicirculares e vestíbulos hipoplásicos, normais ou dilatados.
- Cavidade Comum (interrupção na quarta semana): cóclea e vestíbulo formam um espaço comum (Figura 46-4).
- Partição Incompleta Tipo I (interrupção na quinta semana): cóclea cisticamente ampliada sem arquitetura interna; vestíbulo dilatado, meato acústico interno na maioria das vezes alargado.
- Hipoplasia coclear (interrupção na sexta semana): separação distintamente reconhecível das estruturas cocleares e vestibulares; pequeno broto coclear.
- Partição Incompleta Tipo II, primeiramente conhecida como deformidade de Mondini (interrupção na sétima semana): cóclea com 1 giro e meio, giro apical e médio cisticamente dilatado (ápice cística), vestíbulo discretamente dilatado (Figura 46-5).

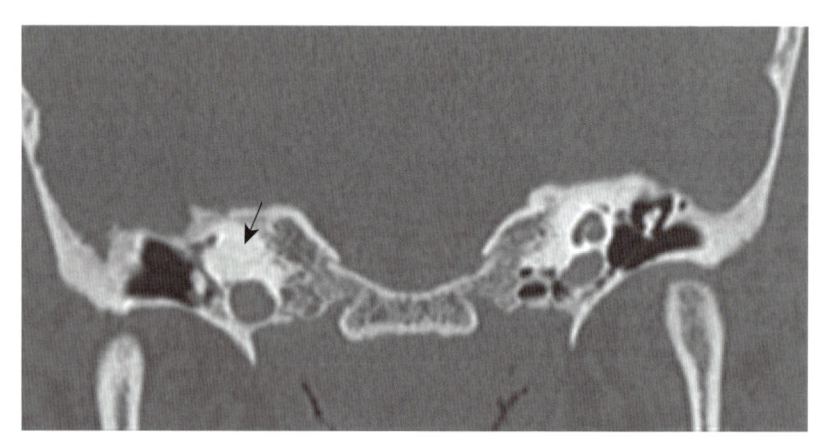

Figura 46-3. Aplasia labiríntica completa. O corte coronal reformatado da TC mostra ausência completa de todas as estruturas da orelha interna à direita *(seta)* representando o desenvolvimento interrompido do placódio ótico antes da terceira semana de gestação.

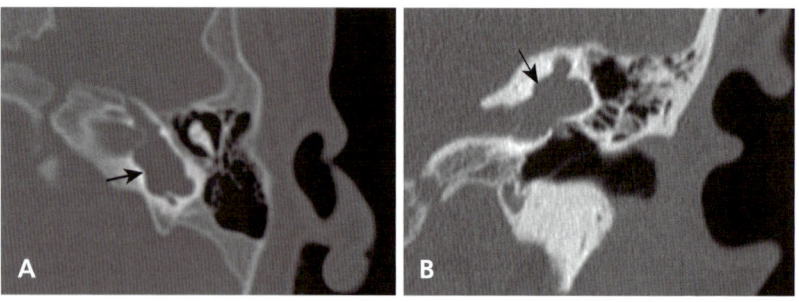

Figura 46-4. Malformação em cavidade comum. Os cortes **(A)** axial e **(B)** coronal reformatados da TC mostram uma cavidade comum inexpressiva, com canais semicirculares, vestíbulo e cóclea rudimentares *(setas)*. Nessa anomalia, o desenvolvimento do placódio ótico é interrompido na quarta semana de gestação, seguindo a diferenciação em otocisto.

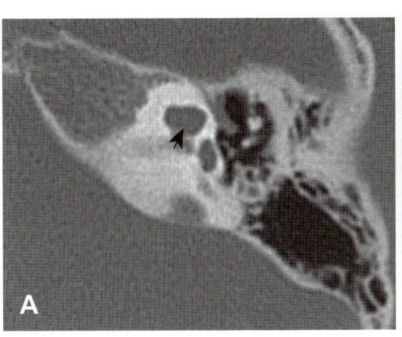

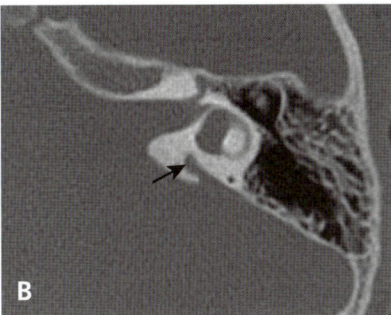

Figura 46-5. Partição coclear incompleta tipo II. (A) O corte axial da TC revela uma deficiência do septo interescalar entre os giros médio e apical *(ponta de seta)* nesse paciente com um **(B)** grande aqueduto vestibular *(seta)*.

14. **Dentre as deformidades de desenvolvimento descritas anteriormente, quais são as mais comuns?**
    A partição incompleta do tipo II, seguida pela cavidade comum.

15. **Qual é o achado mais comum na TC de uma criança completamente surda?**
    O achado mais comum é a orelha interna radiograficamente normal. Presume-se que a malformação é limitada ao labirinto membranoso, que não pode ser observado nas modalidades de imagem disponíveis e responde por 90% das crianças com completa perda de audição.

16. **Por que as crianças são mais propensas aos hematomas nasosseptais?**
    A cartilagem em crianças é mais flexível e menos propensa à fratura. Como ocorre dobramento ou introflexão da cartilagem, isso pode criar uma força de cisalhamento que resulta em separação entre o pericôndrio e a cartilagem, além de sangramento no interior desse espaço.

17. **Quais seios paranasais estão presentes ao nascimento? Descreva o desenvolvimento dos seios paranasais.**
    - **Etmoide:** Os seios etmoides anterior e posterior são os seios mais desenvolvidos e estão presentes ao nascimento.
    - **Maxilar:** Os seios maxilares estão presentes ao nascimento, mas apresentam apenas alguns milímetros de tamanho. Os seios maxilares apresentam, então, um padrão de crescimento bifásico, com rápido desenvolvimento nos primeiros 3 anos e, posteriormente, novamente entre os 7 e 12 anos de idade.
    - **Frontal:** Os seios frontais geralmente não estão presentes ao nascimento e desenvolvem-se como extensões das células aéreas etmoidais anteriormente e superiormente no osso frontal. Aos 2 anos de idade, esse desenvolvimento se inicia na fase vertical de crescimento, sendo o tamanho quase adulto alcançado no início da adolescência. Aproximadamente 5% das pessoas não desenvolvem o seio frontal unilateralmente e outros 5% nunca desenvolvem seios frontais.
    - **Esfenoide:** A pneumatização do osso esfenoide não se inicia até os 3-4 anos de idade e atinge o tamanho adulto aos 12-15 anos de idade.

18. **Quais são os espaços de desenvolvimento da região nasal frontal que são possíveis caminhos para os gliomas nasais, dermoides e encefaloceles?**
    Durante o desenvolvimento, as projeções durais se estendem pelo neuroporo anterior (região nasofrontal primitiva) e aproximam-se da região subcutânea. Isso inclui *o fontículo frontal* (uma fontanela transitória entre o osso frontal inferior e o osso nasal), o *forame cego* e o espaço pré-nasal. Quando esses espaços se fecham, a falha na involução pode resultar em dermoides nasais, encefalocele e gliomas nasais.

19. **Como a ossificação e o desenvolvimento normal da região nasofrontal afetam as características de imagem e a escolha da modalidade de imagem na avaliação das massas frontais nasais congênitas?**
    Nos primeiros 6 a 8 meses de vida, o processo frontal nasal, os ossos nasais e ossos etmoides não são ossificados, sendo a atenuação pela TC similar à do cérebro e da cartilagem nasal. Com as secreções

nasais normais, isso pode dar a falsa impressão de deiscência óssea nessa região, com possível conexão com a massa nasal frontal. Além disso, o processo frontal, os ossos nasais e a *crista galli* são pobres em gordura nos primeiros 8 meses de vida, resultando em uma intensidade similar à do cérebro nas imagens ponderadas em T1. Em razão de essa variabilidade, a imagem por RM é a modalidade de escolha para avaliar a região nasofrontal em crianças pequenas.

20. **Quais músculos formam o suporte paratubário da tuba auditiva?**
 O tensor do véu palatino, tensor do tímpano, levantador do véu palatino e o salpingofaríngeo. O tensor do véu palatino é o dilatador primário da tuba auditiva, permitindo a equalização da pressão entre a nasofaringe e o espaço da orelha média com a sua contração.

21. **Como a tuba auditiva varia entre crianças e adultos?**
 Além de ser significativamente menor, a tuba auditiva em crianças apresenta uma inclinação horizontal ou a 10 graus da horizontal, enquanto a tuba auditiva adulta apresenta um ângulo de 45 graus. Acredita-se que esse ângulo em crianças afete a função do tensor do véu palatino.

22. **Quais são as divisões da faringe e seus limites?**
 A faringe é dividida em nasofaringe, orofaringe e hipofaringe.
 - Nasofaringe: superior ao palato mole, posterior às coanas, sendo a base craniana como a extensão superior.
 - Orofaringe: o limite superior é o palato mole, o limite inferior é a base da língua (nível do hioide) e os limites anteriores são o arco palatoglosso e as papilas circunvaladas.
 - Hipofaringe: ao nível da epiglote e inferiormente ao nível do limite inferior da cartilagem cricóidea.

23. **Por que os neonatos são considerados respiradores nasais obrigatórios?**
 Em neonatos, a laringe é elevada, estando a epiglote em aposição ao palato mole. Isso permite que a criança beba e respire simultaneamente, mas isso também significa que as crianças apresentam dificuldade em respirar pela boca (Figura 46-6).

24. **Como é a anatomia das fossas tonsilares?**
 As tonsilas palatinas são rodeadas pela fossa tonsilar, que é composta pelo músculo palatoglosso (pilar anterior da tonsila) anteriormente e o músculo palatofaríngeo (pilar posterior da tonsila) posteriormente.

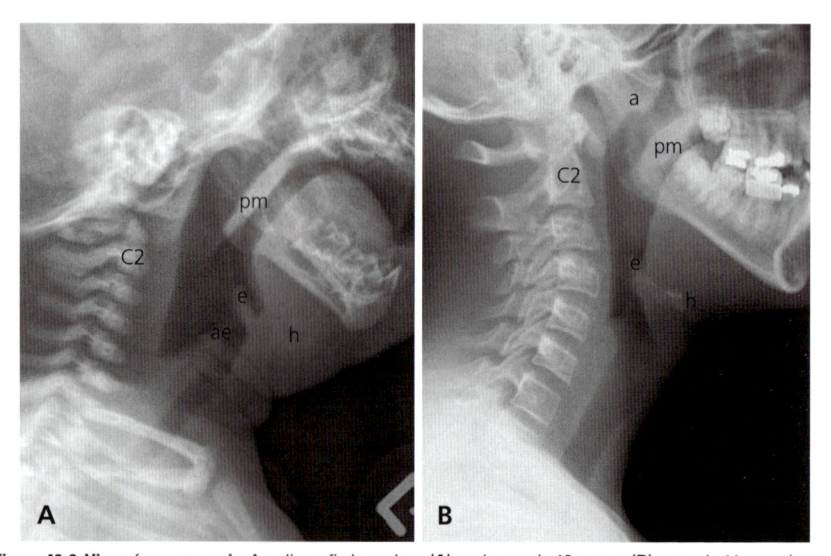

Figura 46-6. Vias aéreas normais. A radiografia lateral em **(A)** um jovem de 13 anos e **(B)** outro de 14 anos de idade ilustra a anatomia normal das vias aéreas. a, adenoides; pm, palato mole; e, epiglote; ae, pregas ariepiglóticas; h, hioide; C2, processo odontoide.

25. Qual é o suprimento sanguíneo para as tonsilas palatinas?
Cinco artérias principais fornecem o suprimento sanguíneo: artéria dorsal lingual, artéria palatina ascendente (artéria facial), ramo tonsilar da artéria facial, artéria faríngea ascendente (carótida externa) e artéria palatina menor (artéria palatina descendente). A drenagem venosa ocorre pelo plexo peritonsilar para as veias linguais e faríngeas e, em seguida, para a veia jugular interna. Apesar de não suprir as tonsilas palatinas, a artéria carótida interna se localiza a aproximadamente 2,5 cm posterolateralmente às tonsilas.

26. O que é o anel de Waldeyer?
Heinrich von Waldeyer foi um anatomista que descreveu o tecido linfoide na nasofaringe posterior e orofaringe. O anel nomeado em sua honra é composto pelas tonsilas linguais, tonsilas faríngeas (adenoides) e tonsilas palatinas. Esse anel do sistema imune está exposto aos patógenos que penetram pela via aerodigestória superior e está envolvido na síntese de imunoglobulinas da resposta humoral e produção de linfócitos.

27. O que significa úvula bífida e qual é o significado potencial?
A úvula bífida é uma anormalidade no fechamento da porção mais posterior do palato mole, resultando em uma úvula com a ponta bifurcada. Isso pode significar uma possível fenda submucosa, onde a mucosa do palato secundário é normal, mas o *sling* muscular subjacente pode ser incompleto, com ligações irregulares. Isso pode resultar em movimento anormal do palato e mau fechamento velofaríngeo, levando a dificuldades na fala e deglutição secundárias à insuficiência velofaríngea.

28. A partir de quais arcos faríngeos a laringe se desenvolve e como isso afeta sua inervação?
A laringe se desenvolve a partir do quarto e sexto arcos faríngeos. O quarto arco está associado ao nervo laríngeo superior e o sexto arco está associado ao nervo laríngeo recorrente.

29. Qual é a parte mais estreita da laringe em crianças e adultos?
A parte mais estreita da laringe em crianças é a cartilagem cricóidea. Isso contrasta com a parte mais estreita da laringe em adultos, que é a rima glótica ou abertura glótica. Como a parte mais estreita das vias aéreas em crianças pequenas é um anel cartilaginoso rígido, um tubo endotraqueal, que é muito grande, pode causar lesões isquêmicas na mucosa circundante, resultando em formação de escaras e eventual estenose subglótica.

30. Por que o nervo laríngeo recorrente contorna o arco aórtico à esquerda e a artéria subclávia à direita?
O sexto arco, que é importante no desenvolvimento laríngeo, também é importante no desenvolvimento do arco aórtico e da artéria subclávia. Como porções do sexto arco descem para formar esses grandes vasos, elas carregam o nervo laríngeo recorrente com elas. Um nervo laríngeo não recorrente à direita é uma entidade rara associada a uma artéria subclávia direita aberrante (desenvolvimento anormal do sexto arco) (Figura 46-7).

31. O que são os nervos laríngeos internos e laríngeos externos?
Ambos são ramos do nervo laríngeo superior. O nervo laríngeo externo inerva o músculo cricotireóideo e os músculos constritores inferiores da faringe. O nervo laríngeo interno recebe apenas as aferências (sensação) da laringe supraglótica e não possui função motora.

32. Como a obstrução congênita das vias aéreas e esofagianas afeta os níveis de fluido amniótico durante a gravidez?
Anormalidades ou compressão da via aérea superior ou esôfago podem reduzir ou impedir a capacidade das crianças para deglutir o fluido amniótico, resultando em poliidrâmnios.

33. O que é a CHAOS?
CHAOS representa a síndrome obstrutiva congênita das vias aéreas superiores. É uma deficiência da recanulação das vias aéreas durante o desenvolvimento embriológico da laringe (atresia laríngea) (Figura 46-8) ou traqueia superior. Se não é identificada no período pré-natal, a taxa de sobrevida é muito baixa, pois o paciente é incapaz de ser ventilado, a menos que haja uma fístula traqueoesofágica correspondente.

34. Descrever a forma normal dos anéis traqueais e como eles diferem da cartilagem cricóidea.
A cartilagem cricóidea é um anel cartilaginoso completo, enquanto os anéis traqueais são incompletos com uma parede membranosa que é compartilhada com o esôfago. Esse anel da traqueia em forma de C

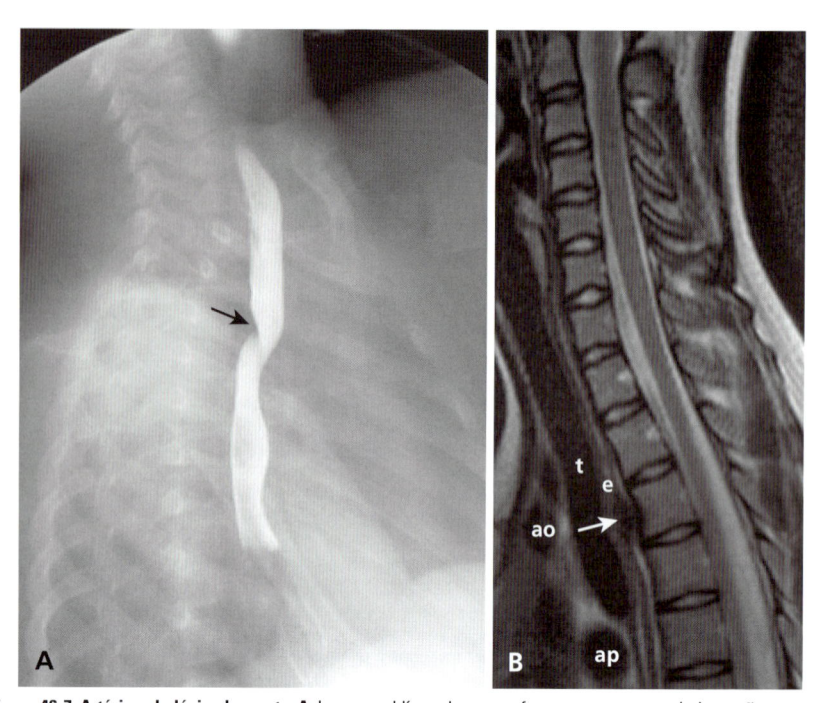

Figura 46-7. Artéria subclávia aberrante. A, Imagem oblíqua de um esofagrama mostra uma indentação posterior extrínseca no esôfago *(seta preta)*. **B**, Imagem sagital ponderada em T2 da coluna cervical, em outro paciente, revela uma artéria subclávia direita aberrante *(seta branca)* correndo em porção posterior à traqueia (t) e ao esôfago (e). ap, artéria pulmonar, ao, aorta.

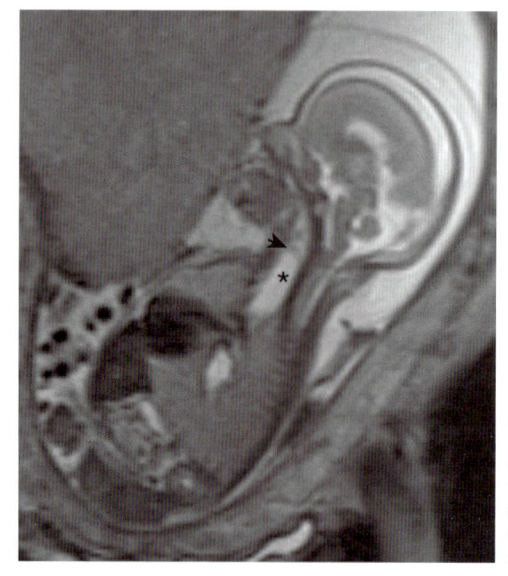

Figura 46-8. Atresia laríngea. A imagem HASTE sagital de uma RM fetal revela uma obstrução das vias aéreas superiores, ao nível da laringe *(ponta de seta)*, com distensão da traqueia distal *(asterisco)* secundária à falha de recanulação da via aérea durante a embriogênese.

permite a rigidez necessária para manter as vias aéreas ao longo da respiração, mas também permite que bolos alimentares mais volumosos passem pelo esôfago.

35. Qual é o suprimento sanguíneo para a traqueia?
Existem pedículos laterais por toda a extensão da traqueia e do esôfago que fornecem o suprimento sanguíneo para a traqueia. Esses pedículos obtêm seu suprimento sanguíneo a partir das artérias tireóidea inferior, subclávia, intercostal suprema, torácica interna, inominada e brônquicas superior e média.

36. O que é o triângulo de Killian?
Também conhecido como deiscência de Killian, essa é uma área enfraquecida da parede faríngea localizada entre o constritor inferior e o músculo cricofaríngeo. A pressão excessiva na luz da faringe inferior e a deficiência do relaxamento/espasmo do cricofaríngeo durante a deglutição podem levar à formação de um divertículo nessa região, denominado divertículo de Zenker.

BIBLIOGRAFIA

Ahmad SM, Soliman A: Congenital anomalies of the larynx, *Otolaryngol Clin N AM* 40:177, 2007.
Hedulund G: Congenital frontonasal masses: developmental anatomy, malformations, and MR imaging, *Pediatr Radiol* 36:647, 2006.
Jackler RK: Congenital malformations of the inner ear. In Cummings CS *et al.*, editors: *Otolaryngology—Head and Neck Surgery*, ed 2, Chicago, 1993, Mosby-Yearbook, 152:9.
Lacout A, Marscot-Dupuch K, Smoker WR, et al: Foramen tympanicum, or foramen of Huschke: pathologic cases and anatomic CT study, *AJNR* 26(6):1317, 2005.
Park HY, Han DH, Lee JB, et al: Congenital stapes anomalies with normal eardrum, *Clin Exp Otolaryngol* 2(1):33, 2009.
Poje CP, Rechtweg JS: Structure and function of the temporal bone. In Wetmore RF, Munts HR, McGill TJ, editors: *Pediatric Otolaryngology Principles and Practice Pathways*, ed 2, New York, 2012, Thieme, chapter 8.
Salassa JR, Pearson BW, Payne WS: Gross and microscopical blood supply of the trachea, *Ann Thorac Surg* 24(2):100, 1977.
Sennaroglu L, Saatci I: A new classification for cochleovestibular malformations, *Laryngoscope* 112:2230, 2002.
Sibergleit R, Quint DJ, Mehta BA, et al: The persistent stapedial artery, *AJNR* 21:572, 2000.
Spaeth J, Krugelstein U, Schlondorff G: The paranasal sinuses in CT-imaging: development from birth to age 25, *Int J Pediatr Otorhinolaryngol* 39(1):25, 1997.

CAPÍTULO 47

DOENÇAS AGUDAS DAS VIAS AÉREAS EM CRIANÇAS

Leah J. Hauser, MD ▪ Tendy Chiang, MD

PONTOS-CHAVE

1. A avaliação do paciente pediátrico com doença aguda das vias aéreas inclui aspecto geral (grau de angústia), sinais vitais, cor da pele e nível de consciência.
2. O estridor não é um diagnóstico, mas sim um sintoma ou sinal físico de fluxo aéreo turbulento. A localização do sítio de turbulência pode ser guiada pela(s) fase(s) de respiração nas quais o estridor está presente.
3. Em geral, um rápido início de comprometimento das vias aéreas requer imediata atenção, enquanto o estridor crônico brando sem angústia respiratória pode ser tratado em regime ambulatorial.
4. O crupe é uma infecção viral comum em crianças. A maioria dos casos pode ser tratada de forma conservadora em regime ambulatorial; os episódios atípicos ou recidivantes que exijam tratamento médico prolongado necessitam de avaliação adicional.
5. Sempre suspeitar de aspiração de corpo estranho ao avaliar um paciente pediátrico com obstrução aguda das vias aéreas.

Pérolas

1. As vias aéreas pediátricas são significativamente menores do que em adultos; a inflamação e o estreitamento das vias respiratórias podem ser clinicamente mais significativos em uma criança do que um grau similar de edema em um adulto.
2. A obstrução das vias aéreas em vários níveis deve ser considerada em crianças com síndromes.
3. A atresia coanal bilateral classicamente se manifesta com angústia respiratória e cianose ao nascimento, que são aliviados pelo choro.
4. A angústia respiratória com estridor inspiratório ou bifásico em quadro de choro forte levanta a suspeita de paralisia bilateral das pregas vocais verdadeiras.
5. A epiglotite pode ser frequentemente tratada sem a necessidade de procedimento cirúrgico. Pacientes mais jovens são mais propensos a necessitarem de intervenção cirúrgica.
6. A intervenção urgente é necessária em caso de suspeita de ingestão de baterias circulares.

PERGUNTAS

1. Qual a diferença anatômica entre as vias aéreas respiratórias de crianças e adultos?

A laringe infantil possui um terço do tamanho de uma laringe adulta. A subglote é o segmento mais estreito da via aérea pediátrica, ao contrário do adulto, no qual a glote é o segmento mais estreito. O diâmetro médio de uma subglote em criança nascida a termo é de aproximadamente 3,5 mm, sendo de 10-14 mm em um adulto.

A laringe neonatal é inicialmente localizada ao nível vertebral C2-3, permitindo a interdigitação das estruturas supraglóticas com o palato mole. Isso protege e otimiza a via aérea para a alimentação infantil (padrão sucção-deglutição-respiração). A laringe desce ao longo do desenvolvimento até o nível C7 no adulto.

2. Quais são as propriedades fisiológicas e mecânicas das vias aéreas pediátricas que aumentam o risco de comprometimento respiratório em crianças quando comparadas aos adultos?

Em vias aéreas menores, um edema mínimo pode produzir um estreitamento significativo das vias respiratórias. Isso ocorre por causa da lei de Poisuelle, que declara que a resistência é inversamente proporcional ao raio elevado à quarta potência. Como tal, 1 mm de obstrução na subglote infantil (4 mm) leva a um aumento de 16 vezes na resistência e uma redução de 75% no corte transversal das vias aéreas, quando comparada à mesma obstrução em uma via aérea adulta (12 mm), que causa uma redução de

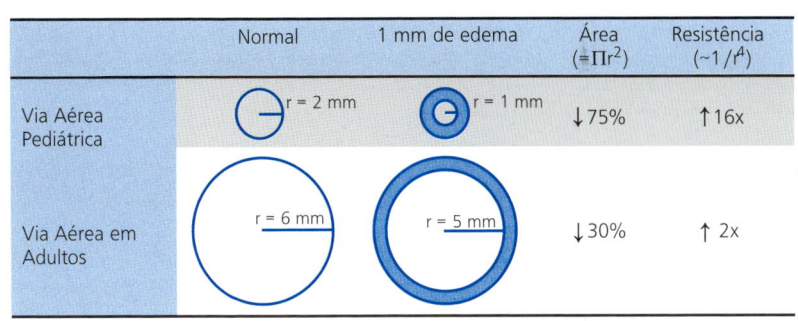

	Normal	1 mm de edema	Área ($=\Pi r^2$)	Resistência ($\sim 1/r^4$)
Via Aérea Pediátrica	r = 2 mm	r = 1 mm	↓ 75%	↑ 16x
Via Aérea em Adultos	r = 6 mm	r = 5 mm	↓ 30%	↑ 2x

Figura 47-1. Impacto do edema mínimo nas vias aéreas pediátricas *versus* adultas. De acordo com a lei de Poiseuille, a resistência é inversamente proporcional ao raio elevado à quarta potência. Uma quantidade mínima de edema na via aérea pediátrica terá um impacto mais significativo no diâmetro da via aérea e na resistência comparada à mesma quantidade de edema em um adulto. Adaptado de Albert D, Boardman S, Soma M: Evaluation and management of the stridulous child. In Flint PW, Haughey BH, Lund VJ *et al.*, editors: Cummings Otolaryngology: Head & Neck Surgery, ed 5, Philadelphia, 2010, Mosby, pp 2896-2911.

apenas 30% na área transversal e um aumento de duas vezes na resistência (Figura 47-1). Além disso, as dessaturações de oxigênio ocorrem mais rapidamente em crianças em razão de maior complacência da parede torácica, que leva à facilitação do colapso, um consumo de oxigênio mais alto ao nível basal e menor capacidade pulmonar.

3. O que é estridor? O que é estertor?
O *estridor* é um ruído respiratório produzido pelo fluxo aéreo turbulento nas vias aéreas. Não é um diagnóstico ou doença, mas sim um sintoma, que indica estreitamento ou obstrução das vias aéreas superiores. É um ruído estridente e de alta frequência que pode se assemelhar a um rangido ou assobio. O *estertor* assemelha-se ao ronco e indica obstrução faríngea.

4. Identificar os três tipos de estridor.
O **estridor inspiratório** reflete a deficiência de fluxo aéreo acima ou ao nível das pregas vocais. É geralmente de alta frequência, quando ocorre nas pregas vocais, e pode ser de baixa frequência (estertor), quando a obstrução se localiza acima das pregas vocais (faringe ou laringe supraglótica).

O **estridor expiratório** é classicamente causado pela obstrução na traqueia distal ou nos brônquios. Dá origem a um ruído sonoro, mais prolongado e uma extensão da fase expiratória da respiração.

O **estridor bifásico** tem o componente inspiratório e expiratório e é sugestivo de lesão fixa. Isso tipicamente sugere um estreitamento da região subglótica, embora o estreitamento fixo em outras localizações também possa resultar nesse som.

5. Quais são os sinais de insuficiência respiratória obstrutiva?
- O estridor bifásico ou respiração tranquila após estridor prolongado e aumento do esforço respiratório.
- Retrações supraesternais e/ou subcostais.
- Respiração abdominal/uso de músculos acessórios.
- Batimentos das asas do nariz.
- Diaforese.
- Alterações do estado mental.
- Hiperextensão do pescoço ou uma posição de "tripé" (sentando-se inclinado para frente com o queixo para cima, boca aberta e apoiando as mãos na cama).
- Taquipneia, taquicardia.
- Em razão dos mecanismos compensatórios (taquipneia, taquicardia), a dessaturação de oxigênio é um sinal tardio e ameaçador, que frequentemente indica descompensação obstrutiva.
- Palidez e cianose podem acompanhar a hipóxia.

6. Qual são os diagnósticos diferenciais para a angústia respiratória que se manifesta imediatamente ao nascimento?
A obstrução das vias aéreas que está presente ao nascimento é característica de um estreitamento anatômico fixo das vias respiratórias. Isso pode ser devido à obstrução ao nível do nariz, da cavidade oral/orofaringe, hipofaringe, laringe e traqueia (Quadro 47-1).

Quadro 47-1. Diagnóstico Diferencial de Obstrução da Via Aérea Respiratória Neonatal de acordo com o Sítio Anatômico

SÍTIO DE OBSTRUÇÃO	DIFERENCIAL
Nariz	Rinite, estenose de abertura piriforme, cisto no ducto nasolacrimal, massa nasal, atresia coanal, encefalocele ou meningocele, hipoplasia na face média (síndrome de Crouzon, síndrome de Down etc.)
Cavidade oral/Orofaringe	Micrognatia (Pierre Robin, Treacher-Collins etc.), macroglossia (síndrome de Down), tireoide lingual, massas, cistos
Laringe	Laringomalacia, paralisia da prega vocal, estenose subglótica, rede laríngea, atresia laríngea, cistos ou massas
Traqueia	Traqueomalacia/broncomalacia, estenose traqueal ou atresia, compressão extrínseca/vascular (anel vascular, arco aórtico duplo, alça da artéria pulmonar etc.), anéis traqueais completos

Albert D, Boardman S, Soma M: Evaluation and management of the stridulous child. In Flint PW, Haughey BH, Lund VJ, et al., editors: Cummings Otolaryngology: Head and Neck Surgery, ed 5, Philadelphia, 2010, Mosby, Tabela 205-1.

7. Quais são as possíveis causas de obstrução nasal neonatal?
O diagnóstico diferencial inclui rinite, estenose da abertura piriforme, cistos do ducto nasolacrimal, massas nasais na linha média e atresia coanal. Como os neonatos são respiradores nasais obrigatórios até 4-6 meses de idade, a apresentação clássica de angústia respiratória por obstrução nasal neonatal resulta em dificuldade de respiração/cianose, que é aliviada com o choro.

8. O que é atresia coanal?
A atresia coanal é uma falha na comunicação da cavidade nasal posterior com a nasofaringe, postulada como representação de uma falha na ruptura da membrana nasobucal. Dois terços dos casos são unilaterais e geralmente são diagnosticados tardiamente em virtude de rinorreia crônica e congestão nasal. A atresia bilateral geralmente manifesta-se no período neonatal com eventos cianóticos durante a amamentação, que são aliviados com o choro. Cinquenta por cento a 75% dos pacientes apresentarão uma anomalia congênita associada.

O diagnóstico é suspeitado quando a passagem de um cateter pelo nariz falha e é confirmado por endoscopia nasal flexível e TC. O tratamento consiste na ressecção cirúrgica da placa atrésica, criando uma coana patente.

9. Nomear uma síndrome genética comum com a qual a atresia coanal esteja associada.
A atresia coanal é um componente da síndrome CHARGE:
- C = Coloboma.
- H = Anomalias cardíacas.
- A = Atresia coanal.
- R = Retardo no crescimento e desenvolvimento.
- G = Desordens genitourinárias (hipoplasia no gênero masculino).
- E = Anomalias auriculares e/ou perda auditiva.

10. O que é sequência de Robin? Quais são as outras causas de obstrução ao mesmo nível?
A sequência de Robin (RS) descreve uma tríade de micrognatia, glossoptose e obstrução das vias aéreas. A glossoptose e retrognatia resultam em obstrução ao nível da base da língua e orofaringe. A micrognatia e glossoptose podem impedir a fusão das lâminas palatinas na linha média, resultando em um palato com fenda em forma de U.

A RS pode ocorrer isoladamente ou como uma síndrome (Treacher Collins, Stickler, síndrome velocardiofacial e muitas outras). A presença de uma síndrome com hipoplasia mandibular deve levantar a suspeita de obstrução em vários níveis.

11. Discutir a avaliação e o tratamento de crianças com sequência de Robin.
Além de anamnese e exame físico completos, laringoscopia rígida/fibra óptica flexível, broncoscopia, sonoendoscopia e polissonografia são comumente realizadas para caracterizar o grau de obstrução.

Muitos casos de RS podem ser tratados com oxigênio suplementar, posição prona, introdução de um tubo nasofaríngeo e/ou pressão contínua positiva das vias aéreas (CPAP). Insuficiência de crescimento, apneia obstrutiva do sono e insuficiência respiratória requerem a intensificação do tratamento.

As opções de tratamento cirúrgico definitivo incluem glossopexia, distração mandibular e traqueostomia.

12. Nomear quatro anomalias congênitas laríngeas que causem angústia respiratória. Qual é a anomalia congênita laríngea mais comum?
- Laringomalacia (mais comum)
  - Colapso da laringe supraglótica resultando em estridor inspiratório.
  - Pode resultar de encurtamento da prega ariepiglótica, tecido supraglótico redundante e/ou hipotonia.
- Paralisia da prega vocal.
- Estenose subglótica congênita.
- Membrana laríngea congênita.

13. Qual é a causa da paralisia bilateral de pregas vocais (BVCP)?
A paralisia bilateral da prega vocal é mais comumente idiopática (46%). Outras causas incluem malformação de Arnold Chiari, paralisia cerebral, hidrocefalia, espinha bífida, trauma ou hipóxia ao nascimento. Os exames complementares incluem uma RM do cérebro para avaliar anormalidades intracranianas, teste genético para avaliar anormalidades cromossômicas e laringoscopia com palpação da articulação cricoaritenóidea para diferenciar a BVCP de uma fixação articular.

14. Como a paralisia bilateral das pregas vocais se manifesta e como é tratada?
Os pacientes normalmente manifestam ao nascimento angústia respiratória e estridor inspiratório ou bifásico. A laringoscopia com fibra óptica flexível deve ser realizada para avaliar a arquitetura supraglótica e a mobilidade da prega. A base do tratamento é a traqueotomia; a maioria dos casos de BVCP idiopática demonstra recuperação da função no tempo, e a decanulação frequentemente é possível.

15. Como as infecções em diferentes segmentos da laringe diferem em suas apresentações? Quais patógenos estão mais comumente associados a cada um deles?
Ver Quadro 47-2.

16. Quais achados radiológicos são classicamente encontrados na supraglotite, na crupe e na traqueíte bacteriana?
(Figura 47-2).
- Supraglotite: "Sinal do polegar" no raios X lateral do pescoço
  - Espessamento e arredondamento da epiglote com perda de espaço aéreo normal da valécula.
- Crupe: "Sinal de campanário" no raios X AP do pescoço
  - Estreitamento ao nível da subglote.

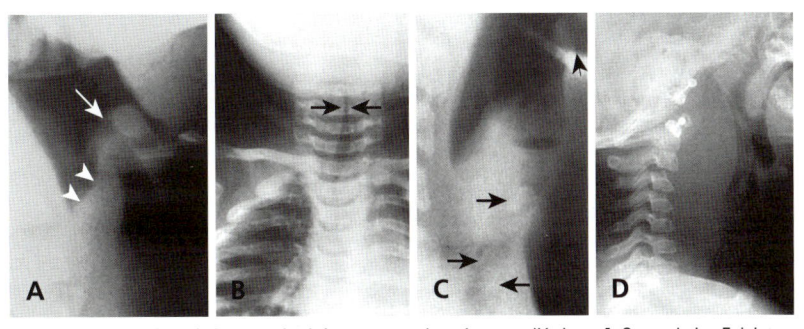

Figura 47-2. Características de imagem das infecções nas vias aéreas pediátricas. **A,** Supraglotite. Epiglote arredondada *(seta branca)*, pregas ariepiglóticas espessadas *(pontas de seta brancas)* e distensão do espaço hipofaríngeo. **B,** Crupe. Subglote estreita *(setas pretas)*, mostrando um "sinal de campanário". **C,** Traqueíte bacteriana. Lúmen traqueal obscurecido pela descamação da mucosa *(setas pretas)*. Notar epiglote normal *(ponta de seta preta)*. **D,** Abscesso retrofaríngeo. Tecidos moles retrofaríngeos aumentados quando comparados aos corpos vertebrais. Adaptada de Duncan NO: Infections of the airway in children. In Flint PW, Haughey BH, Lund VJ, *et al.*, editors: Cummings Otolaryngology: Head & Neck Surgery, ed 5, Philadelphia, 2010, Mosby, pp 2803-2811, Figuras 197-8, 197-3, 197-10, e 197-13.

Quadro 47-2. Características Clínicas das Infecções das Vias Aéreas Respiratórias de acordo com a Localização

	SUPRAGLOTITE	LARINGITE	CRUPE	TRAQUEÍTE
Idade	2-7 anos	Qualquer	6 meses-3 anos	6 meses-8 anos
Início	Rápido*	Lento	Lento	Rápido
Pródromo	Nenhum ou IVAS* leve	IVAS	IVAS	IVAS*
Febre	Alta*	Não	Nenhuma ou grau baixo*	Alta*
Rouquidão	Não, mas voz abafada e fala limitada devidas à dor intensa*	Sim*	Sim	Sim
Estridor	Geralmente nenhum. Estridor inspiratório é um achado tardio indicando infecção grave/obstrução	Ausente	Inicialmente inspiratório, pode progredir para bifásico em casos graves	Bifásico
Tosse	Nenhuma	Variável	"Latido"*	"Latido"
Odinofagia/ Sialorreia	Sim*	Não	Não	Não
Aspecto tóxico	Sim	Não	Não	Sim*
Patógeno	*Haemophilus influenza*, tipo B; Estreptococos β-hemolíticos grupo A	Diversos vírus	Vírus parainfluenza; Vírus sincicial respiratório (VSR)	*Staphylococcus aureus*; *Moraxella catarrhalis*

*Indica aspecto clássico.
Adaptado de Duncan NO: Infections of the airway in children. In Flint PW, Haughey BH, Lund VJ, *et al.*, editors: Cummings Otolaryngology: Head & Neck Surgery, ed 5, Philadelphia, 2010, Mosby, Tabela 197-1.

- Traqueíte bacteriana: "Pseudomembranas" no raios X lateral do pescoço
  - Limites traqueais irregulares ou em mordida de traça, indicativos de secreções purulentas, espessas, ou descamação da mucosa.

17. **Qual é o outro nome para supraglotite? Descreva a mudança na incidência nas últimas décadas.**
    A epiglotite é outro nome para supraglotite, mas é um pouco impreciso, pois essa entidade clínica normalmente envolve toda a supraglote. A maioria dos casos de supraglotite decorria de infecção por *Haemophilus influenza* do tipo b (HIB), cuja incidência diminuiu drasticamente desde a implementação da vacina HIB em 1988.

18. **Discuta a apresentação e o tratamento da supraglotite.**
    Pacientes com supraglotite comumente apresentam odinofagia (dor à deglutição), disfagia (dificuldade de deglutição), mudança da voz (voz abafada, rouquidão) e dificuldade em tolerar secreções. O estridor e a angústia respiratória são sinais menos comuns, mas sugerem uma emergência cirúrgica iminente. A posição de "tripé" do paciente está associada à angústia respiratória.
    O tratamento consiste em vigilância rigorosa das vias aéreas, com possível intervenção cirúrgica para estabelecimento de uma via aérea. Os pais são orientados que a intervenção abrange um amplo espectro de procedimentos, desde uma laringoscopia direta ou intubação endotraqueal com fibra óptica até a realização de uma traqueotomia; contudo, na maioria dos casos, isso não é necessário. A intervenção na via aérea é mais comum em pacientes mais jovens, com uma média de 4 anos de idade (quase dois terços com idade igual ou superior a 2 anos). As manobras que provocam ansiedade devem ser evitadas no tratamento do paciente com uma via aérea frágil; toda instrumentação e as intervenções devem ser realizadas em ambiente cirúrgico.

Se uma intervenção cirúrgica for necessária, a laringoscopia direta deve ser realizada após se garantir a via aérea, com o objetivo de obter material para cultura (esfregaço) da epiglote e a avaliação de um abscesso na superfície lingual da epiglote. Os antibióticos intravenosos devem ser iniciados e mantidos por um período de 10-14 dias. A extubação geralmente pode ser realizada dentro de 48 horas quando houver melhora do edema supraglótico e um extravasamento de ar puder ser observado ao redor do tubo endotraqueal.

19. Como o crupe é tratado?
O crupe é muito comum; 3% a 5% de todas as crianças apresentam pelo menos um episódio em sua vida. A maioria dos casos pode ser tratada de forma conservadora somente com cuidados de suporte. Para sintomas mais significativos, foi demonstrado que os corticosteroides reduzem as taxas de hospitalização e a gravidade da doença. Geralmente, uma dose de dexametasona é suficiente, e adrenalina racêmica nebulizada também pode ser utilizada para reduzir o edema da via aérea. Entre 85% e 99% dos pacientes podem ser tratados em nível ambulatorial. Os pacientes hospitalizados devem ser tratados com doses repetidas de dexametasona intravenosa e adrenalina racêmica até a resolução dos sintomas. Apenas 1% a 5% dos pacientes necessitam de intubação em virtude de obstrução severa das vias aéreas.

A laringoscopia direta deve ser considerada em crianças muito pequenas ou aquelas com crupe recorrente ou severo, para afastar a possibilidade de doenças subjacentes das vias aéreas (p. ex., estenose subglótica, hemangioma, cisto subglótico etc).

20. Como a traqueíte bacteriana é tratada?
Embora a gravidade dos sintomas não seja normalmente tão dramática quanto na epiglotite aguda, a obstrução das vias aéreas não é incomum com a traqueíte bacteriana, e o tratamento inclui broncoscopia rígida com debridamento das secreções. Aproximadamente 60% a 80% necessitam de intubação, e repetidas broncoscopias devem ser realizadas nos casos de obstrução e formação recorrente de crostas. A extubação pode ser realizada após a resolução da febre, a redução das secreções e, além disso, quando se observa extravasamento de ar ao redor do tubo endotraqueal. Os antibióticos intravenosos são administrados contra *Staphylococcus aureus* por um período de 10-14 dias.

21. Descreva como as infecções faríngeas podem levar à obstrução das vias aéreas.
Os abscessos peritonsilares, parafaríngeos e retrofaríngeos podem se manifestar com obstrução das vias aéreas e necessitam de drenagem cirúrgica para o tratamento. Os pacientes com abscessos peritonsilares apresentam-se como uma voz de "batata na boca" e estertor, quando o nível de obstrução está localizado na orofaringe. Os sintomas relativos às vias aéreas geralmente são mais brandos do que os observados nos abscessos retrofaríngeos e parafaríngeos. Os pacientes com abscessos parafaríngeos e retrofaríngeos manifestam-se com febre, dor de garganta, disfagia e mobilidade do pescoço reduzida e devem ser considerados no diagnóstico diferencial de crupe e traqueíte bacteriana. A obstrução das vias aéreas é mais provável e severa nos abscessos retrofaríngeos. O tratamento das vias respiratórias deve ser cuidadosamente planejado em pacientes com abscessos volumosos. Cuidados devem ser tomados com relação à sedação, pois a intubação endotraqueal pode ser desafiadora ou mesmo impossível e a via aérea pode ser perdida. Uma traqueostomia deve ser considerada. Ver Figura 47-2, painel D.

22. Ao avaliar um paciente pediátrico com obstrução aguda das vias respiratórias, o que deve ser sempre pesquisado na história da doença atual?
Sempre indagar quanto à preocupação ou à possibilidade de aspiração de corpo estranho (CE). Cerca de metade dos eventos de aspiração não é registrada. Se o corpo estranho não causar imediatamente uma obstrução das vias aéreas, os sintomas podem ser mais sutis e mimetizar outras infecções das vias aéreas, asma ou pneumonia. Um alto índice de suspeita deve ser mantido quanto a uma possível aspiração de CE, e a anamnese em crianças com sintomas nas vias aéreas deve sempre considerar possíveis eventos de aspiração.

23. Quais são os fatores de risco para aspiração de corpo estranho?
A aspiração de CE é mais comum em bebês entre 1 e 3 anos de idade. Isso ocorre pela maior probabilidade de exploração do seu ambiente com a boca, baixa coordenação da deglutição, perda de dentição posterior, que é necessária para a mastigação adequada dos alimentos, falta de apreciação do que é comestível e pelo fato de serem mais propensos a brincar enquanto comem. Outros fatores de risco incluem o gênero masculino e o retardo no desenvolvimento ou deficiência neurológica.

24. Quais itens apresentam risco mais elevado de aspiração?
Os bebês são mais propensos à aspiração ou à ingestão de alimento incompletamente mastigado, mais comumente nozes, sementes e feijões. Outros objetos comuns incluem pequenos brinquedos ou pedaços de plásticos ou de metais. Moedas são os corpos estranhos mais comuns no esôfago.

25. Quais são os sintomas de aspiração de corpo estranho?
Os sintomas variam dependendo da localização do corpo estranho e do tempo de permanência do mesmo.
- Laringe: o CE na laringe pode exigir intervenção de emergência das vias aéreas. Os pacientes podem apresentar obstrução, tosse e rouquidão. O diagnóstico tardio pode permitir a progressão do edema e fazer com que uma obstrução parcial se torne completa.
- Traqueia: os sintomas incluem estridor, sibilos, dispneia e tosse. A rouquidão está ausente, ao contrário do que ocorre com o CE laríngeo.
- Brônquios: essa é a localização mais comum de CE das vias aéreas (80% a 90%). A tríade clássica de tosse, sibilos e redução dos ruídos respiratórios unilaterais não está sempre presente, mas quase todos os pacientes apresentarão pelo menos um desses sintomas.
- Esôfago: disfagia, odinofagia, sialorreia e vômito são sintomas comuns de corpos estranhos de esôfago. O CE de esôfago é mais comum do que o CE das vias aéreas. Sítios comuns de impactação de CE de esôfago são o cricofaríngeo e no nível onde o esôfago atravessa o arco aórtico.

26. Qual é o raios X de escolha para o diagnóstico de corpos estranhos das vias aéreas?
As radiografias torácicas inspiratórias e expiratórias. Como o CE permite a entrada de ar, mas não a saída, o aprisionamento de ar ou hiperinsuflação pode ser visualizado no raios X e exacerbado na fase expiratória. Outras alterações detectadas nas radiografias simples incluem atelectasia e pneumonia. Objetos radiopacos e aqueles localizados nos brônquios apresentam maiores chances de serem detectados ao raios X. A radiografia negativa não deve excluir a possibilidade de aspiração de CE, visto que entre 25% e 50% dos pacientes podem apresentar radiografias completamente normais.

27. Qual é o tratamento para aspiração de corpo estranho? Quais situações exigem intervenção urgente?
O tratamento inclui laringoscopia direta e broncoscopia para avaliação e remoção endoscópica de corpo estranho. A intubação e o tratamento com esteroides são considerados naqueles pacientes com obstrução grave, dano da mucosa ou edema significativo das vias aéreas. Corpos estranhos brônquicos podem resultar em pneumonia pós-obstrutiva distal ao ponto de obstrução. Sempre considerar a avaliação do esôfago quando uma criança apresentar obstrução das vias aéreas ou uma história positiva e a broncoscopia for normal, uma vez que os corpos estranhos de esôfago podem causar obliteração da via aérea. Moedas no esôfago apresentam alta taxa de passagem pelo trato GI, e a conduta expectante pode ser considerada em crianças mais velhas e aquelas impactadas no esôfago distal, quando não existirem sinais de comprometimento das vias respiratórias.

A intervenção urgente é necessária nos casos de obstrução aguda ou potencial das vias aéreas, preocupação quanto a lesão de esôfago ou suspeita de ingestão de baterias circulares.

28. Discuta a ingestão de bateria em disco e descrever as diferenças no tratamento em comparação com a ingestão de moedas.
Uma bateria circular pode ser confundida com uma moeda, mas frequentemente tem uma característica de sinal de "halo duplo" ou "anel duplo" na incidência AP, ou pode apresentar uma deformidade na visão lateral.

A incidência de ingestão de baterias circulares permanece relativamente estável (cerca de 10 a 12 por milhão por ano), mas houve um aumento dramático nas complicações e fatalidades ao longo dos últimos 10 anos, à medida que mais objetos domésticos utilizam baterias e o aumento do tamanho das pilhas. Embora as baterias de próteses auditivas sejam as mais comumente ingeridas, elas são menores, passam mais facilmente e apresentam uma risco menor de lesões severas no trato aerodigestivo.

A intervenção urgente é indicada, pois as baterias circulares podem causar danos à mucosa em razão da injúria cáustica dentro de 1 hora, e uma perfuração esofágica pode ocorrer dentro de 6 horas. Doze por cento das crianças pequenas que ingerem baterias com diâmetro superior a 20 mm apresentaram complicação maiores, tais como perfuração, fístula traqueoesofágica, lesão dos grandes vasos, estreitamento esofágico, paralisia das pregas vocais ou lesão da coluna cervical.

BIBLIOGRAFIA
Acevedo JL, Lander L, Choi S, et al: Airway management in pediatric epiglottitis: a national perspective, *Otolaryngol Head Neck Surg* 140:548–551, 2009.

Albert D, Boardman S, Soma M: Evaluation and management of the stridulous child. In Flint PW, Haughey BH, Lund VJ et al., editors: *Cummings Otolaryngology: Head & Neck Surgery*, ed 5, Philadelphia, 2010, Mosby, pp 2896–2911.

Daniel SJ: The upper airway: Congenital malformations, *Ped Respiratory Rev* 7S:S260–S263, 2006.

DeRowe A, Massick D, Beste DJ: Clinical characteristics of aero-digestive foreign bodies in neurologically impaired children, *Int J Pediatr Otorhinolaryngol* 62(3):243–248, 2002.

Duncan NO: Infections of the airway in children. In Flint PW, Haughey BH, Lund VJ *et al.,* editors: *Cummings Otolaryngology: Head & Neck Surgery,* ed 5, Philadelphia, 2010, Mosby, pp 2803–2811.
Holinger LD, Poznanovic SA: Foreign bodies of the airway and esophagus. In Flint PW, Haughey BH, Lund VJ *et al.,* editors: *Cummings Otolaryngology: Head & Neck Surgery,* ed 5, Philadelphia, 2010, Mosby, pp 2935–2943.
Jatana KR, Litovitz T, Reilly JS, et al: Pediatric button battery injuries: 2013 task force update, *Int J Pediatr Otorhinolaryngol* 77:1392–1399, 2013.
Kuo M, Rothera M: Emergency management of the paediatric airway. In Graham JM, Scadding GK, Bull PD, editors: *Pediatric ENT,* Heidelberg, 2007, Springer, pp 183–188.
Messner AH: Congenital disorders of the larynx. In Flint PW, Haughey BH, Lund VJ *et al.,* editors: *Cummings Otolaryngology: Head & Neck Surgery,* ed 5, Philadelphia, 2010, Mosby, pp 2866–2875.
Nisa L, Holtz F, Sandu K: Paralyzed neonatal larynx in adduction. Case series, systematic review, and analysis, *Int J Pediatr Otorhinolaryngol* 77:13–183, 2013.
Pasagolu I, Dogan R, Demircin A, et al: Bronchoscopic removal of foreign bodies in children: retrospective analysis of 822 cases, *Thorac Cardiovasc Surg* 39:95–98, 1991.
Sidell DR, Kim IA, Coker TR, et al: Food choking hazards in children, *Int J Pediatr Otorhinolaryngol* 77:1940–1946, 2013.
Stroud RH, Friedman NR: An update on inflammatory disorders of the pediatric airway: epiglottitis, croup, and tracheitis, *Am J Otolaryngol* 22:268–275, 2001.

CAPÍTULO 48

DOENÇAS CRÔNICAS DAS VIAS AÉREAS EM CRIANÇAS

Brook K. McConnell, MD ▪ *Jeremy D. Prager, MD*

PONTOS-CHAVE

1. Na avaliação de desordens das vias aéreas respiratórias de crianças, a laringoscopia com fibra óptica flexível é a melhor modalidade inicial de imagem no paciente estabilizado. Com base no exame inicial com fibra óptica, a análise adicional sob anestesia, incluindo a laringoscopia direta e a broncoscopia, podem ser indicadas.
2. A laringomalacia e a paralisia unilateral das pregas vocais correspondem à primeira e à segunda causas mais comum de estridor em crianças. A anamnese, o exame físico e a laringoscopia flexível, com a criança acordada, permitem o diagnóstico dessas condições mais comuns. As radiografias simples adicionais do pescoço e os estudos fluoroscópicos auxiliarão o examinador na avaliação das lesões menos comuns.
3. Desde o advento de tubos endotraqueais compostos por materiais mais leves para intubações prolongadas, a estenose subglótica se tornou menos comum em crianças prematuras. Deve-se escolher o tubo endotraqueal de menor calibre capaz de fornecer uma ventilação adequada e limitar a duração total do tempo de intubação, para minimizar o risco de estenose subglótica. As técnicas endoscópicas e cirúrgicas abertas permanecem como as principais formas de tratamento da estenose subglótica.
4. Crianças que manifestam sintomas consistentes com aspiração, tais como asfixia à ingestão oral, tosse crônica, pneumonia recorrente e doença pulmonar crônica, devem ser avaliadas quanto à presença de desordens anatômicas do trato aerodigestivo superior.
5. O tratamento atual da PRR é baseado na excisão endoscópica repetida das lesões das vias aéreas utilizando diversas modalidades que buscam a cura da doença, enquanto preserva a função.
6. A aspiração pediátrica é mais comumente avaliada por estudos de deglutição com bário modificado e/ou avaliação endoscópica da deglutição com uso de fibra óptica. A escolha da modalidade pode ser definida individualmente de acordo com o paciente, e cada uma delas pode ser utilizada para facilitar a seleção de uma dieta segura para os pacientes.

Pérolas

1. A laringomalacia é a causa mais comum de estridor na criança. Na maioria dos casos, ocorre a resolução até os 2 anos de idade sem intervenção cirúrgica. A paralisia unilateral das pregas vocais na população pediátrica é mais comumente de etiologia iatrogênica e representa a segunda causa mais comum de estridor.
2. A causa mais comum de estenose subglótica é a cicatrização iatrogênica relacionada à intubação endotraqueal.
3. No caso de aspiração crônica, os otorrinolaringologistas pediátricos devem manter um alto índice de suspeita para fenda laríngea.
4. Os hemangiomas infantis são os tumores mais comuns na infância. A maioria é encontrada na cabeça e no pescoço.
5. A vacinação contra o HPV tem o potencial para reduzir significativamente a transmissão de papilomatose respiratória recidivante. As vacinas para PRR devem conferir proteção contra os subtipos virais 6 e 11.

PERGUNTAS

LARINGOMALACIA

1. **Liste as três desordens congênitas mais comuns da laringe.**
   Em ordem da mais comum para a menos comum: laringomalacia, paralisia das pregas vocais, estenose subglótica.

2. **O que é estridor?**
   O estridor é um som respiratório audível devido a uma turbulência do fluxo de ar decorrente de estreitamento das vias aéreas respiratórias.

3. **Qual é a causa mais comum de estridor em neonatos e em crianças?**
   A laringomalacia.

4. **Descreva as características da laringomalacia.**
   Existem várias teorias sobre a etiologia da laringomalacia, incluindo a que postula que alterações anatômicas resultem em pregas curtas de tecido entre a epiglote e as aritenoides, assim como o controle neuromuscular da supraglote. O estridor inspiratório ocorre em razão do colapso dos tecidos supraglóticos durante a inspiração. As crianças afetadas normalmente apresentam estridor inspiratório intermitente já nas primeiras duas semanas de vida. O estridor geralmente piora com a alimentação, na posição supina ou com agitação. A criança pode precisar de pausas durante a alimentação para respirar. A maioria dos casos é autolimitada, com resolução dos sintomas aos 18 meses de idade. Contudo, aproximadamente 10% dos pacientes experimentarão uma obstrução significativa das vias aéreas respiratórias superiores, resultando em dificuldades na alimentação, insuficiência do crescimento, peito escavado, episódios apneicos, cianose e hipóxia. Esses pacientes merecem consideração quanto a intervenção cirúrgica.
   Muitos pacientes podem apresentar doença do refluxo gastroesofágico (DRGE) associada. Essa condição pode contribuir para o edema das vias aéreas respiratórias, comprometendo ainda mais as vias aéreas. A supressão da secreção ácida pode melhorar os casos leves de laringomalacia e é frequentemente instituída empiricamente.
   O diagnóstico é realizado por meio da laringoscopia com fibra óptica flexível com o paciente acordado, permitindo o diagnóstico rápido sem necessidade de anestesia.

ESTENOSE SUBGLÓTICA

5. **Quais são as dimensões típicas da via aérea de crianças?**
   O tamanho da via aérea respiratória é determinado com base em sua porção mais estreita. Na população pediátrica, esse sítio é a subglote, ao nível da cartilagem cricoide. Em uma criança nascida a termo, o lúmen subglótico mede de 4,5 a 5,5 mm.

6. **Como o tamanho do tubo endotraqueal é escolhido?**
   Os tamanhos do tubo endotraqueal e de traqueostomia são baseados no diâmetro interno do tubo. Por exemplo, um tubo endotraqueal 4.0 ou de traqueostomia correlaciona-se a um diâmetro interno de 4 mm. O tubo de menores dimensões capaz de fornecer uma ventilação adequada deve ser escolhido. Existem várias fórmulas preditivas de tamanho baseadas em parâmetros, tais como idade, altura, peso e/ou largura do dedo. Uma fórmula comumente utilizada é baseada na idade do paciente: diâmetro interno = 4 + idade/4. Essa fórmula é mais acurada para crianças mais velhas.

7. **Descreva as características da estenose subglótica.**
   A estenose subglótica (ESG) é o estreitamento da subglote, podendo ser congênita ou adquirida. A ESG congênita ocorre na ausência de uma história de intubação endotraqueal ou outras causas de estenose adquirida. As causas de ESG congênita incluem uma cricoide elíptica, estreitamento congênito (como na síndrome de Down) e o primeiro anel traqueal aprisionado.
   A estenose adquirida é mais comum do que a ESG congênita. A intubação endotraqueal é a causa adquirida mais comum. A duração da intubação e o tamanho do tubo endotraqueal são os dois fatores mais importantes para o desenvolvimento da estenose. A estenose ocorre como resultado da necrose por pressão e subsequente formação de cicatriz. A prevenção de estenose subglótica pela seleção do tubo endotraqueal adequado e uma curta duração de intubação é o ideal. Outras causas incluem trauma do pescoço, procedimentos laríngeos, ingestões de cáusticos, radioterapia e infecção traqueal. O diagnóstico é realizado durante a laringoscopia direta e a broncoscopia.

8. **Descreva o sistema de classificação mais comumente utilizado para a estenose subglótica.**
   O sistema de classificação de Myer-Cotton é o sistema mais amplamente utilizado para classificar o grau e a gravidade da estenose subglótica (Figura 48-1).

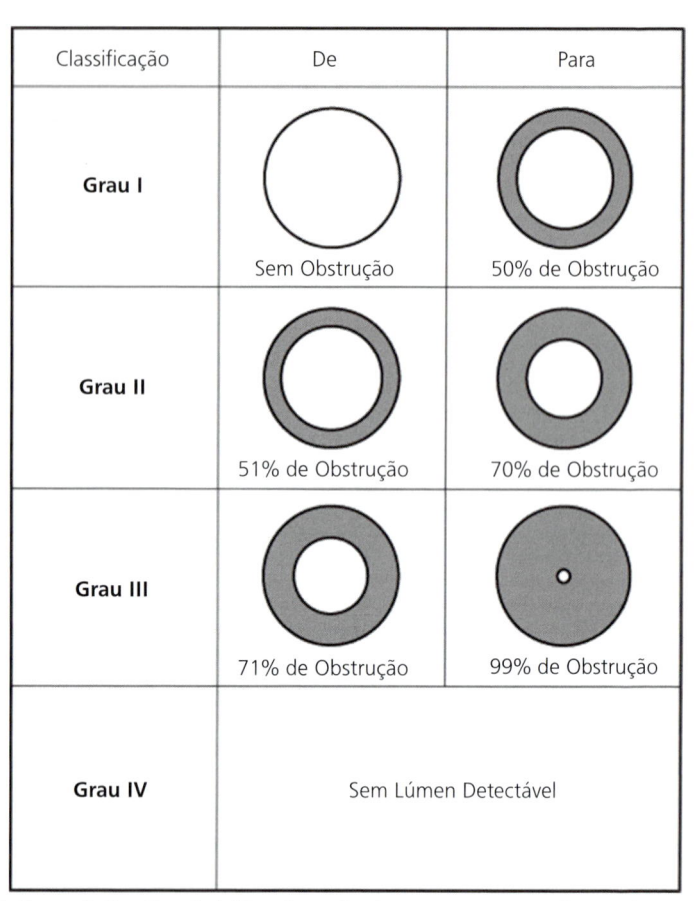

Classificação	De	Para
Grau I	Sem Obstrução	50% de Obstrução
Grau II	51% de Obstrução	70% de Obstrução
Grau III	71% de Obstrução	99% de Obstrução
Grau IV	Sem Lúmen Detectável	

Figura 48-1. Sistema de Classificação de Myer-Cotton. Usada com permissão. Myer CM III, O'Connor DM, Cotton RT: Proposed grading system for subglottic stenosis based on endotracheal tube size, Ann Otol Rhinol Laryngol 103:319, 1994.

9. **Como a estenose subglótica é tratada?**
Os métodos cirúrgicos para tratamento de estenose subglótica incluem técnicas endoscópicas e transcervicais abertas. A escolha do método depende de muitos fatores do paciente, incluindo grau de estenose, condições de comorbidade e idade da lesão. As lesões delgadas com aspecto de teia que são identificadas em fase precoce, quando a cicatriz é imatura, podem responder favoravelmente aos procedimentos endoscópicos, incluindo a lise da cicatriz por dilatação com balão. Lesões mais maduras e mais espessas, com maior dimensão superoinferior, podem necessitar de procedimentos de aumento ou ressecção. Os procedimentos de aumento envolvem a colocação de enxertos de cartilagem na via aérea para aumentar o lúmen. Os procedimentos de ressecção envolvem a remoção do segmento afetado e a anastomose da via aérea.

FENDA LARÍNGEA

10. **Qual é o defeito embriológico subjacente que leva ao desenvolvimento de uma fenda laríngea?**
O septo traqueoesofágico forma-se a partir de duas cristas opostas na linha média do trato aerodigestivo primordial que posteriormente se tornarão a laringe/traqueia e o esôfago. O septo forma-se na direção caudal para a cranial. As fendas laríngeas resultam de desenvolvimento e fusão incompletos do septo traqueoesofágico, resultando em comunicação anormal entre a via aérea e hipofaringe/esôfago.

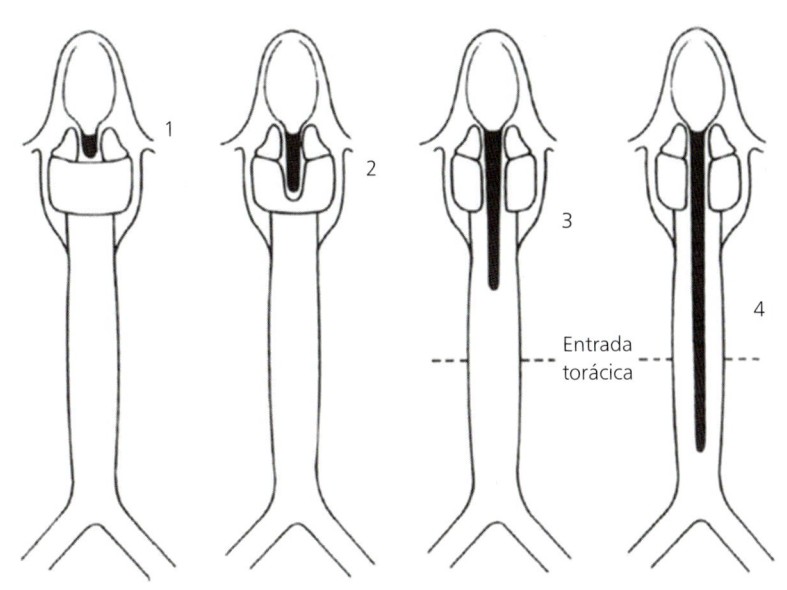

Figura 48-2. Sistema de Classificação de Benjamin-Inglis. Tipo 1: A fenda é isolada na região interaritenoide supraglótica localizada acima ou ao nível das pregas vocais. Tipo 2: A fenda se estende para a porção superior da cricoide, mas não através do limite inferior. Tipo 3: A fenda estende-se pelo limite inferior da cartilagem cricóidea, pode variavelmente se estender para a traqueia cervical. Tipo 4: A fenda se estende para a traqueia torácica e pode se estender para a carina. De Chien W, Ashland J, Haver K, Hardy SC *et al*.: Type 1 laryngeal cleft: establishing a functional diagnostic and management algorithm, Int J Pediatr Otorhinolaryngol 70(12):2073-2079, 2006.

11. Descreva o sistema de classificação mais comumente utilizado para fendas laríngeas.
O sistema de Benjamin-Inglis é o sistema de classificação mais comumente utilizado (Figura 48-2).

12. Discuta a apresentação típica das fendas laríngeas.
A apresentação dessa anomalia depende da gravidade do defeito. Para as fendas laríngeas do tipo I e determinadas fendas do tipo II, os sintomas podem ser sutis e incluem voz rouca, estridor leve, tosse crônica, persistência das infecções do trato respiratório superior e pneumonia recidivante. Como a apresentação pode ser sutil, um alto índice de suspeita é necessário para realizar o diagnóstico. Os tipos mais graves de fendas laríngeas manifestam-se ao nascimento com angústia respiratória e aspiração à alimentação por via oral.

13. Quais síndromes estão associadas à fenda laríngea?
Ver Quadro 48-1.

PARALISIA UNILATERAL DAS PREGAS VOCAIS

14. Qual é a causa mais comum de paralisia unilateral da prega vocal?
As complicações iatrogênicas são a causa principal de paralisia unilateral da prega vocal, sendo a ligação do canal arterial patente (PDA), com a resultante paralisia da prega vocal esquerda, a causa mais frequente. A incidência de paralisia iatrogênica da prega vocal aumentou em razão do aumento do número de procedimentos cardiotorácicos pediátricos. Outros procedimentos cirúrgicos que podem levar à paralisia unilateral da prega vocal incluem reparo de fístulas traqueoesofágicas e reparo de atresia esofágica. O trauma ao nascimento também pode resultar em paralisia da prega vocal.

A paralisia unilateral da prega vocal também pode ter origem congênita. As malformações de Arnold Chiari podem levar à paralisia da prega vocal, mas classicamente causam paralisia bilateral em vez da forma unilateral. Outras causas menos comumente encontradas de paralisia unilateral incluem neoplasias do sistema nervoso central, pescoço ou mediastino causando disfunção do nervo laríngeo recorrente.

Quadro 48-1. Síndromes Associadas à Fenda Laríngea	
Opitz-Frias	Caracterizada por anomalias craniofaciais, tais como fenda labial e palatina, anormalidades genitourinárias e malformações das vias aéreas na linha média, como a fenda laríngea
Síndrome de Pallister Hall	Hamartoblastoma hipotalâmico congênito, hipopituitarismo, polidactilia, ânus imperfurado, anormalidades cardíacas e malformações renais
Associação VACTERL	Anomalias **V**ertebrais, Atresia **A**nal, Anomalias **C**ardíacas, Fístula **T**raqueoesofágica, Malformação Auricular (*Ear*), Anomalias **R**enais, Anomalias dos Membros (*Limb*)
Síndrome CHARGE	**C**oloboma, Doença Cardíaca (*Heart*), **A**tresia Coanal, **R**etardo mental e do crescimento, Anomalias **G**enitais, Anomalias Auriculares (*Ear*)

15. **Descreva o curso clínico da paralisia unilateral da prega vocal.**
A paralisia unilateral da prega vocal se manifesta clinicamente por estridor, choro fraco e dificuldade na alimentação, com possível aspiração. Essa condição é a segunda causa mais comum de estridor em crianças. O diagnóstico é realizado pela laringoscopia com fibra óptica flexível no paciente acordado. Exames adicionais podem ser necessários em pacientes nos quais uma causa subjacente não esteja evidente (idiopática). Um exame de imagem para avaliação do trajeto do nervo laríngeo recorrente, desde a base do crânio até o mediastino, pode ser realizado para identificar as potenciais etiologias. Pacientes com dificuldade de alimentação podem se beneficiar da avaliação quanto à aspiração pela deglutição modificada com bário ou avaliação da deglutição pela endoscopia com fibra óptica.
Espera-se que setenta por cento das causas idiopáticas de paralisia unilateral da prega vocal apresentem resolução espontânea, a maioria até os 6 meses de idade. Casos de paralisia iatrogênica são menos propensos à resolução, sendo que 35% dos pacientes apresentam recuperação da função após 16 meses de seguimento. Para aqueles pacientes gravemente sintomáticos, a medialização da prega vocal pode melhorar a fala e a função de deglutição à custa de um estreitamento do espaço glótico e estridor.

HEMANGIOMA DAS VIAS AÉREAS

16. **O que é um hemangioma infantil?**
Os hemangiomas infantis são neoplasias vasculares benignas que se desenvolvem durante a infância, como resultado da angiogênese desordenada. Essas lesões podem ocorrer ao longo do corpo, mas são mais comumente encontradas na cabeça e no pescoço, incluindo as vias aéreas. Sintomas e sinais são dependentes da localização e história natural do hemangioma. Esses são os tumores mais comuns na infância.

17. **Quais sinais e sintomas poderiam indicar a presença de um hemangioma das vias aéreas?**
Os hemangiomas infantis da via aérea manifestam-se na primeira infância durante a fase de proliferação rápida, com sintomas de comprometimento progressivo das vias aéreas. Os pacientes podem apresentar um estridor bifásico ou uma tosse crônica, que pode ser erroneamente diagnosticada como crupe. A falha na resposta ao tratamento padrão deve levar a uma avaliação ORL. Um grau particularmente alto de suspeita é justificado na criança com grito estridente apresentando hemangiomas cutâneos da face inferior. Até 50% dos pacientes com hemangiomas cutâneos com uma distribuição do "tipo barba" apresentarão uma lesão sincrônica nas vias aéreas. O diagnóstico de um hemangioma das vias aéreas é realizado pela laringoscopia com fibra óptica e/ou laringoscopia direta em centro cirúrgico. As radiografias simples do pescoço também podem revelar um estreitamento assimétrico da subglote.

18. **Qual é o tratamento padrão de um hemangioma subglótico infantil?**
Enquanto muitos hemangiomas infantis não necessitam de tratamento, aqueles presentes nas vias aéreas e, em particular, aqueles localizados na subglote, justificam o tratamento. O tratamento clínico inclui esteroides sistêmicos orais e propranolol. Os esteroides têm o objetivo de interromper a angiogênese e reduzir o processo inflamatório e o edema circundante. O tratamento com esteroides sistêmicos, contudo, só é efetivo na fase proliferativa. Muitos estudos documentam a regressão rápida dos hemangiomas com o uso de propranolol. O mecanismo exato que explique o efeito do propranolol sobre os hemangiomas não foi identificado.
O tratamento cirúrgico é uma opção para aqueles pacientes que não são adequadamente tratados apenas com o tratamento clínico. O tratamento endoscópico inclui o uso de *laser* e injeção intralesional de esteroides. Além disso, a lesão pode ser removida pela abordagem transcervical aberta. Finalmente,

a traqueostomia pode ser necessária em determinados pacientes, na tentativa de contornar o sítio de obstrução na subglote até que ocorra a involução espontânea.

TRAQUEOMALACIA

19. O que é traqueomalacia?
A traqueomalacia é a fragilidade/colapso da traqueia. É diagnosticada durante a broncoscopia rígida ou flexível quando houver mais de 50% de perda do diâmetro das vias aéreas durante a tosse. Os raios X torácicos laterais durante as fases inspiratória e expiratória também podem demonstrar colapso da via aérea traqueal. A traqueomalacia manifesta-se como estridor expiratório (algumas vezes, bifásico), tosse de "latido" e infecções pulmonares prolongadas ou recidivantes. Essa condição pode ser classificada como extrínseca ou intrínseca.

A traqueomalacia intrínseca ocorre quando a cartilagem da traqueia é fraca ou ausente. A maioria das crianças com traqueomalacia intrínseca supera a condição durante os primeiros anos de vida. O tratamento dessas crianças inclui a necessidade potencial de intervenção precoce para doenças pulmonares, esteroides inalados para edema das vias aéreas e compreensão de que a tosse similar ao "latido" não é necessariamente crupe. Uma condição comumente associada à traqueomalacia intrínseca é a fístula traqueoesofágica.

A traqueomalacia extrínseca implica que uma estrutura fora da via aérea está comprimindo a cartilagem da traqueia. Isso comumente está relacionado a anomalias cardíacas e vasculares (*p. ex.*, anéis vasculares que podem circundar a via aérea). O esofagrama com bário pode sugerir um anel vascular circundando a via aérea. A broncoscopia rígida e a TC ou RM também são ferramentas úteis para o diagnóstico de anel vascular.

PAPILOMA

20. O que é papilomatose respiratória recorrente?
A papilomatose respiratória recorrente (PRR) é uma neoplasia da via aérea causada pelo papiloma vírus humano (HPV). É a neoplasia benigna laríngea mais comum em crianças, levando aos sintomas de disfonia e estridor. Essa doença ocorre em adultos e tende a ser menos agressiva.

21. Quais são os tipos de HPV que mais comumente levam à PRR?
O HPV tipos 6 e 11 são os tipos de HPV que mais comumente levam à PRR. Os tipos virais específicos estão associados à gravidade da doença. Por exemplo, o HPV subtipo 11 está associado a maior obstrução da via aérea, doença traqueal, doença pulmonar e necessidade de traqueotomia.

22. Como a PRR é transmitida?
A transmissão vertical pelo contato através de um canal do parto infectado é o método proposto de transmissão da doença da mãe para a criança. Foi sugerido que as lesões recém-adquiridas sejam mais propensas à liberação de partículas virais, o que explicaria a maior incidência da doença em pacientes nascidos de mães jovens com baixa condição socioeconômica. Entretanto, o risco geral para contrair a PRR da mãe com condiloma genital ativo durante o nascimento geralmente é baixo (um em 231 para 400). A cesariana provavelmente tem efeito limitado quanto à prevenção da transmissão vertical, principalmente considerando os riscos e os custos significativos associados ao procedimento. A American Academy of Pediatrics e o American College of Obstetricians and Gynecologists não recomendam atualmente a cesariana unicamente para proteger o neonato da infecção pelo HPV.

23. Liste os fatores de risco para o desenvolvimento de PRR.
- Primeira criança nascida.
- Mãe adolescente.
- Parto vaginal (deve ser notado que vários casos apresentaram transmissão intrauterina).

24. Como a PRR é tratada?
Não existe modalidade de tratamento único que se tenha demonstrado capaz de erradicar totalmente a PRR. A base atual de terapia é a redução cirúrgica da carga da doença (para eliminar a doença tanto quanto possível, enquanto mantém a morfologia e a anatomia normais). Os métodos incluem excisão com instrumentos frios, com ou sem instrumentação motorizada (*p. ex.*, microdebridador) *versus* excisão a *laser* [dióxido de carbono, fosfato de titânio e potássio (KTP)].

Tratamentos clínicos adjuvantes também existem, embora nenhum tenha demonstrado eficácia em ensaios controlados randomizados e duplos-cegos. A terapia adjuvante mais bem conhecida é a injeção tópica do antiviral cidovir. Existem várias declarações da PRR Task Force em relação ao aconselhamento e ao uso potencial de cidofovir como uma opção de tratamento.

Quadro 48-2. Quatro Fases da Deglutição	
Fase oral preparatória	Formação do bolo
Fase oral propulsiva	Transporte do bolo para a faringe
Fase faríngea	Transporte de bolo alimentar da faringe para o esôfago. Durante essa fase, a nasofaringe é fechada, a respiração cessa, as pregas vocais se expõem, a laringe se eleva, e a base da língua e os músculos faríngeos propelem o bolo para o esôfago
Fase esofágica	A contração peristáltica do esôfago move o bolo do esfíncter esofágico superior para o corpo do esôfago, através do esfíncter esofágico inferior e para o estômago

25. **Como se previne a PRR?**
A vacinação contra HPV provavelmente é o modo de prevenção mais importante. Existem atualmente diversas vacinas em desenvolvimento e uma vacina aprovada pela FDA disponível comercialmente. Gardasil® é uma vacina quadrivalente contra o HPV dos subtipos 6, 11, 16 e 18.

ASPIRAÇÃO

26. **Defina aspiração. Como difere da penetração?**
A aspiração ocorre quando um material passa da via aérea superior para baixo das pregas vocais verdadeiras. Alternativamente, a penetração ocorre quando um material passa para a laringe, mas não pelas pregas vocais verdadeiras. A penetração profunda na laringe é um fator de risco para aspiração.

27. **Liste as quatro fases da deglutição.**
Ver Quadro 48-2.

28. **Como as anormalidades das fases da deglutição contribuem para a aspiração?**
Qualquer anormalidade, anatômica ou funcional, em qualquer fase de deglutição pode contribuir para a disfunção da deglutição e, por fim, resultar em aspiração. A disfunção pode ser correlacionada à fase afetada da deglutição. Por exemplo, a paralisia da prega vocal pode resultar em fechamento anormal da glote durante a fase faríngea de deglutição e possível aspiração. Por outro lado, as desordens neurológicas podem resultar em fraqueza muscular e disfunção de qualquer fase da deglutição.

29. **Quais são as anormalidades anatômicas que podem predispor um paciente pediátrico à aspiração?**
Fenda palatina, fístula traqueoesofágica, fenda laríngea, macroglossia e micrognatia são exemplos de anormalidades anatômicas da cabeça e pescoço que podem levar à deglutição disfuncional e à aspiração.
É importante notar que as condições neurológicas, hipotonia e certas síndromes (p. ex., síndrome de Down) são altamente associadas à aspiração durante a ingestão oral. Os profissionais de saúde devem ter isso em mente ao cuidarem dessas populações específicas de pacientes.

30. **Discuta o exame no quadro de suspeita de aspiração pediátrica.**
A avaliação da aspiração inclui uma anamnese consistente com aspiração (tosse e asfixia ou engasgo com alimentos, pneumonia recorrente, sibilos, angústia respiratória etc.), assim como exames radiológicos ou endoscópicos de suporte. Os estudos de deglutição modificados com bário (MBS) são utilizados para avaliar a cavidade oral, a faringe e o esôfago superior durante a deglutição. Na MBS, diferentes consistências de preparações de bário são administradas no paciente durante a fluoroscopia do trato aerodigestivo superior. A penetração e a aspiração com diferentes consistências podem ser notadas, e recomendações considerando a ingestão oral segura podem ser realizadas.
A avaliação da deglutição pela endoscopia com fibra óptica ou flexível, também conhecida como videoendoscopia da deglutição (VED), é um método adicional de avaliação da via aérea respiratória durante a ingestão oral. A VED depende da visualização direta da deglutição pelo exame nasofaríngeo com fibra óptica. Durante o exame, o paciente é solicitado a deglutir alimentos de consistências variadas. A MBS e a VED têm pontos fortes e fracos como ferramentas para avaliação da aspiração. Os pacientes podem ser submetidos aos dois exames, de forma a se obter maior quantidade de informação relativa ao processo patológico.

BIBLIOGRAFIA

Benjamin B, Inglis A: Minor congenital laryngeal clefts: diagnosis and classification, *Ann Otol Rhinol Laryngol* 98:417, 1989.
Cole F: Pediatric formulas for the anesthesiologist, *Am J Dis Child* 94:672, 1957.
Derkay CS, Wiatrak B: Recurrent respiratory papillomatosis: a review, *Laryngoscope* 118:1236–1247, 2008.
Derkay C: Cidofovir for recurrent respiratory papillomatosis (RRP): a re-assessment of risks, *Int J Pediatr Otorhinolaryngol* 69:1465, 2005.
Fried M: *The Larynx*, ed 2, St. Louis, 1996, Mosby, pp 15–24.
Jacobs IN, Finkel RS: Laryngeal electromyography in the management of vocal cord mobility problems in children, *Laryngoscope* 112:1243, 2002.
King BR, Baker MD, Braitman LE, et al: Endotracheal tube selection in children: a comparison of four methods, *Ann Emerg Med* 22:530, 1993.
King EF, Blumin JH: Vocal cord paralysis in children, *Curr Opin Otolaryngol Head Neck Surg* 17:483–487, 2009.
Kosko JR, Derkay CS: Role of cesarean section in prevention of recurrent respiratory papillomatosis—is there one? *Int J Pediatr Otorhinolaryngol* 35:31, 1996.
Myer CM III, O'Connor DM, Cotton RT: Proposed grading system for subglottic stenosis based on endotracheal tube sizes, *Ann Otol Rhinol Laryngol* 103:319, 1994.
Olney DR, Greinwald JH Jr, Smith RJ, et al: Laryngomalacia and its treatment, *Laryngoscope* 109:1999, 1770.
Orlow SJ, Isakoff MS, Blei F: Increased risk of symptomatic hemangiomas of the airway in association with cutaneous hemangiomas in a "beard" distribution, *J Pediatr* 131:643, 1997.
Peridis S, Pilgrim G, Athanasopoulos I, et al: A meta-analysis on the effectiveness of propranolol for the treatment of infantile airway hemangiomas, *Int J Pediatr Otorhinolaryngol* 75:455, 2011.
Truong MT, Messner AH, Kerschner JE, et al: Pediatric vocal fold paralysis after cardiac surgery: rate of recovery and sequelae, *Otolaryngol Head Neck Surg* 137:780–784, 2007.
Wiatrak BJ, Wiatrak DW, Broker TR, et al: Recurrent respiratory papillomatosis: a longitudinal study comparing severity associated with human papilloma viral types 6 and 11 and other risk factors in a large pediatric population, *Laryngoscope* 114:1, 2004.

CAPÍTULO 49

DOENÇA ADENOTONSILAR, DISTÚRBIO RESPIRATÓRIO DO SONO E APNEIA OBSTRUTIVA DO SONO EM CRIANÇAS

Norman R. Friedman, MD ▪ *Patricia J. Yoon, MD*

PONTOS-CHAVE

1. Não existem estudos até o momento que demonstrem alterações significativas no sistema imune após uma adenotonsilectomia.
2. A penicilina é o fármaco inicial de escolha em infecções por estreptococos positivos em cultura. A resistência à penicilina ou às cefalosporinas de primeira geração não é relatada.
3. A DRS não é uma condição benigna. É associada a problemas sociais, comportamentais e neurocognitivos, incluindo redução da qualidade de vida, deficiência de crescimento e complicações cardiovasculares. Estudos recentes também sugerem que a DRS esteja associada a processos inflamatórios sistêmicos.
4. A apneia obstrutiva do sono requer uma PSG para a realização do diagnóstico. O distúrbio respiratório do sono é um diagnóstico clínico.
5. As diretrizes da AAO/HNS não recomendam fortemente a administração de antibióticos no período pós-operatório.
6. O ibuprofeno não é mais contraindicado como opção de tratamento da dor após uma adenotonsilectomia.
7. O paracetamol associado à codeína é contraindicado em razão de uma advertência de tarja preta dada pela FDA. Tanto a codeína quanto a hidrocodona são metabolizadas para um composto mais ativo. Para a hidrocodona, a atividade analgésica é atribuída à hidromorfona.
8. A hemorragia pós-tonsilectomia pode ser uma complicação com risco à vida e deve ser avaliada por um otorrinolaringologista.

Pérolas
1. A erupção cutânea clássica associada à escarlatina aparece no pescoço e na face e, em seguida, dissemina-se e assemelha-se a queimaduras solares, com pequenas feridas. Ocorre clareamento da erupção cutânea ao se exercer pressão sobre ela.
2. Se houver suspeitas de mononucleose, a amoxicilina deve ser evitada, pois pode causar uma erupção cutânea de cor salmão.
3. A indicação mais comum para a tonsilectomia é o DRS, seguida por tonsilites recorrentes.
4. Uma fenda palatina submucosa está associada à maior incidência de IVF após adenoidectomias.

PERGUNTAS

ANATOMIA E FUNÇÃO

1. **O que é o anel de Waldeyer?**
   O anel de Waldeyer é um aglomerado de tecidos linfoides que circunda a entrada do trato aerodigestivo. As estruturas que compõem esse anel são as tonsilas fauciais (palatinas), tonsilas faríngeas (adenoides) e a tonsila lingual, localizada na base da língua.

2. **Onde estão localizadas a adenoide e as tonsilas palatinas?**
   A adenoide está localizada na linha média, ao longo da porção posterior da nasofaringe, no da coana posterior, estendendo-se lateralmente até os orifícios da tuba auditiva. As tonsilas palatinas situam-se em uma fossa ao longo das paredes laterais da orofaringe, entre os pilares anterior e posterior. Estendem-se superiormente até o palato mole e inferiormente até a base da língua. Aqui, às vezes parecem

se fundir às tonsilas linguais. As tonsilas palatinas, ao contrário das tonsilas linguais e das adenoides, apresentam uma cápsula distinta.

3. **Descreva o suprimento sanguíneo para as tonsilas palatinas.**
   As tonsilas são supridas por vários ramos da artéria carótida externa, incluindo os ramos palatinos ascendentes e tonsilares da artéria facial, a artéria faríngea ascendente, o ramo lingual dorsal da artéria lingual e o ramo palatino da artéria maxilar interna. O ramo tonsilar da artéria facial fornece o principal suprimento sanguíneo.

4. **Como a hipertrofia tonsilar é classificada?**
   O tamanho da tonsila é classificado de 1 a 4 de acordo com a projeção percentual desde o pilar tonsilar anterior até a linha média. Uma tonsila em grau 1 se projeta 0% a 25% do espaço entre o pilar tonsilar anterior e a linha média; grau 2: projeta-se 25% a 50%; grau 3: projeta-se 50% a 75% e grau 4: projeta-se 75% a 100%. As tonsilas em grau 4 são referidas algumas vezes como tonsilas "*kissing*", pois se tocam na linha média. A presença de tonsilas palatinas aumentadas não necessariamente significa que haverá distúrbio da respiração. A apneia obstrutiva do sono (AOS) surge como uma combinação de fatores anatômicos e neuromusculares.

5. **Qual é a função das tonsilas palatinas e das adenoides?**
   As tonsilas palatinas e as adenoides são estruturas linfoides, predominantemente formadas por células B que provavelmente possuem um papel na imunidade secretória. São apropriadamente posicionadas para a exposição a antígenos inalados e ingeridos, que podem induzir a produção de imunoglobulinas e linfocinas. A hiperplasia é considerada um resultado da proliferação de células B durante a exposição a altas doses de antígeno. Geralmente aceita-se que a remoção das tonsilas palatinas e das adenoides não produz uma deficiência imunológica clinicamente significativa. As tonsilas palatinas e as adenoides são imunologicamente mais ativas entre 4 e 10 anos de idade e tendem a involuir após a puberdade. Não existem estudos até o momento que demonstrem alterações significativas no sistema imunológico após uma adenotonsilectomia.

6. **O que é *caseum* tonsilar?**
   Caseum tonsilar ou tonsilolitos são nódulos esbranquiçados, com aspecto de queijo e de gosto e odor desagradáveis que podem se formar nas criptas tonsilares. Surgem a partir do crescimento bacteriano e debris retidos e, embora sejam frequentemente assintomáticos, podem provocar halitose, sensação de corpo estranho e otalgia. O tratamento conservador inclui gargarejos e remoção do *caseum*, realizado por meio de cotonetes ou de um irrigador odontológico (jato de água).

INFECÇÕES

7. **Como a tonsilite bacteriana se manifesta?**
   O início súbito, com dor de garganta, odinofagia, tonsilas eritematosas hiprtrofiadas com exsudato, halitose, febre, mal-estar e nódulos cervicais dolorosos, é clássico em tonsilites agudas. A erupção cutânea clássica associada à escarlatina surge no pescoço e na face e, posteriormente, ocorre disseminação, tornando-se semelhante a uma queimadura solar com pequenas feridas. Ocorre clareamento das erupções cutâneas ao se exercer pressão sobre ela. A faringite viral tende a ser mais discreta na apresentação e geralmente não apresenta exsudatos. Pode haver associação com resfriados, tosse, conjuntivite, diarreia e erupção cutânea. O EBV é uma notável exceção.

8. **Nomeie os agentes etiológicos infecciosos mais comuns envolvidos na doença adenotonsilar.**
   Os estreptococos β-hemolíticos do grupo A (SBHGA) são a causa mais comum de tonsilite aguda e podem estar associados a graves sequelas, como febre reumática e glomerulonefrite pós-estreptocócica. Entretanto, vários outros organismos são comumente associados à doença adenotonsilar, incluindo bactérias não SBHGA e organismos produtores de beta-lactamase, tais como espécies de *Bacteroides*, espécies não tipáveis de *Haemophilus*, *Staphylococcus aureus* e *Moraxella catarrhalis*. Patógenos virais comuns incluem adenovírus, coxsackievírus, parainfluenza, enterovírus, vírus Epstein-Barr (EBV), vírus herpes simples e vírus sincicial respiratório.

9. **Descreva as manifestações otorrinolaringológicas da mononucleose.**
   A mononucleose é causada pelo EBV e frequentemente produz uma tonsilite exsudativa, por vezes indistinguível das infecções bacterianas. Os sinais e sintomas da mononucleose incluem febre alta, mal-estar, linfadenopatia generalizada, tonsilas aumentadas com exsudatos amarelo-acinzentados, odinofagia, disfagia, petéquias no palato e hepatoesplenomegalia. Os resultados laboratoriais conside-

rados úteis incluem linfocitose e a presença de linfócitos atípicos, assim como um *Monospot* positivo e títulos de anticorpos heterófilos. Se houver suspeita de mononucleose, a amoxicilina deve ser evitada, pois pode causar uma erupção cutânea de cor salmão.

10. Como as infecções adenotonsilares devem ser tratadas?
Pode ser difícil distinguir a tonsilite/faringite viral da bacteriana. A maioria das infecções virais é autolimitada e requer apenas cuidados de suporte. Se houver suspeitas de uma infecção bacteriana, um teste de detecção rápido de estreptococos deve ser realizado. Se os resultados do teste são negativos, mas a suspeita para tonsilite estreptocócica for alta, uma cultura da faringe deve ser realizada. A penicilina é o medicamento inicial de escolha para infecções estreptocócicas positivas na cultura. A resistência à penicilina e às cefalosporinas de primeira geração não foi relatada. Tetraciclinas, sulfonamidas e quinolonas não devem ser utilizadas para tratar as infecções por SBHGA. Se houver suspeitas de que uma criança seja portadora assintomática de estreptococos, o tratamento mais eficaz é a clindamicina por 10 dias.

11. O que é abscesso peritonsilar? Como está presente?
Um abscesso peritonsilar é uma coleção de pus no espaço potencial que circunda a tonsila, entre a cápsula tonsilar e o músculo constritor superior da parede faríngea lateral. Esse processo se desenvolve quando a infecção atravessa a cápsula tonsilar e penetra o espaço peritonsilar. Mais da metade dos pacientes com abscesso peritonsilar apresentam uma história de tonsilite prévia. Os sintomas incluem dor de garganta, febre, disfagia, uma voz de "batata na boca" ou abafada, trismo e sialorreia. O exame físico revela tonsilas infectadas e edemaciadas. A área peritonsilar está inflamada e edemaciada, geralmente de forma unilateral, com uma protuberância no palato mole superior à tonsila e deslocamento da úvula em direção ao lado contralateral.

12. Como o abscesso peritonsilar é tratado?
A aspiração com agulha para remoção do pus pode ser diagnóstica e terapêutica, e foi demonstrado que é efetiva em mais de 90% do tempo. De modo geral, esse procedimento pode ser realizado no consultório ou no departamento de emergência. Após a drenagem, um antibiótico com cobertura intensa contra anaeróbios e Gram-positivos, tal como a clindamicina, é recomendado. A tonsilectomia é recomendada se um paciente apresentar mais do que um abscesso peritonsilar. É realizada após completa resolução da infecção. Em casos selecionados, por exemplo, quando a drenagem falha em tratar adequadamente o abscesso ou em crianças que frequentemente necessitam de anestesia geral para drenagem, uma tonsilectomia a quente (tonsilectomia na presença de abscesso) é indicada.

DISTÚRBIOS RESPIRATÓRIOS DO SONO

13. Como a apneia obstrutiva do sono (AOS) difere dos distúrbios respiratórios do sono (DRS)?
A AOS é um diagnóstico que requer a presença de uma polissonografia anormal. Os DRS constituem um diagnóstico clínico com os seguintes aspectos: ronco com respiração ofegante, dificuldade para respirar e sintomas diurnos que podem incluir hiperatividade, desatenção, baixa concentração e sonolência excessiva (Box 49-1).

Box 49-1. Aspectos Clínicos dos DRS

I. Sintomas noturnos
  1. Ronco habitual
  2. Respiração ofegante, pausas, dificuldade para respirar
  3. Outros sintomas que podem ser relacionados aos DRS incluem pesadelos, sonambulismo e enurese secundária
II. Sintomas diurnos
  1. Sensação de cansaço após o sono
  2. Déficit de atenção
  3. Hiperatividade
  4. Labilidade emocional
  5. Comportamento temperamental
  6. Baixo ganho de peso
  7. Fadiga diurna
  8. Outros sintomas que são sugestivos de padrões de alteração da respiração incluem respiração oral diurna ou disfagia

49 ■ DOENÇA ADENOTONSILAR, DISTÚRBIO RESPIRATÓRIO DO SONO ...

Box 49-2. Componentes Padrões de um Exame de PSG

Eficiência do sono: tempo total de sono dividido pelo tempo total de registro. Isso indica o quão bem a criança dormiu

Arquitetura do sono: outra indicação de quão bem a criança dormiu. Uma quantidade elevada de Estágio 1 do sono sugere um padrão de distúrbio do sono. A quantidade de sono REM é importante, pois o sono REM está associado à atonia muscular. Na ausência de sono REM, a gravidade de obstrução pode ser subestimada

Distribuição de oxigênio e NADIR: a distribuição de oxigênio dá uma indicação de troca gasosa. A NADIR é importante, pois auxilia a determinar se uma criança deve ser admitida para observação após tonsilectomia

Distribuição da fração de CO_2 expirado: algumas crianças podem não apresentar eventos de obstrução, mas períodos mais prolongados de hipoventilação obstrutiva parcial, que podem ser detectados apenas pela elevação da fração de CO_2 expirado

Índice de apneia e hipopneia: número total de eventos respiratórios obstrutivos (apneias obstrutivas, hipopneias obstrutivas e apneias mistas)

Índice central: número total de apneias centrais e hipopneias centrais

Outros Elementos

Vídeo: comentários sobre o aspecto da criança durante o sono. Algumas crianças podem não apresentar um índice elevado de obstrução, mas podem preocupar, com retrações, ronco alto e respirações paradoxais (nas quais o tórax e o abdômen, em vez de levantarem e abaixarem em conjunto, parecem uma gangorra)

Questionário do dia seguinte: para assegurar que o familiar sinta que os padrões de sono foram típicos durante o estudo

---

14. Quais são as indicações para a solicitação de uma polissonografia?
De acordo com as diretrizes de 2011 da AAO/HNS, deve-se solicitar uma polissonografia pré-operatória antes de uma adenotonsilectomia nas seguintes circunstâncias: obesidade, síndrome de Down, anormalidades craniofaciais, distúrbios neuromusculares, doença falciforme, mucopolissacaridoses ou quando a história ou o exame físico forem discordantes.

15. O que avaliar durante o estudo do sono?
A informação contida em um estudo do sono permite que se avalie a qualidade do sono, o grau de obstrução e a troca gasosa (Box 49-2).

16. Quais são os critérios para diagnóstico de AOS?
A maioria dos médicos concorda e pesquisas recentes sugerem que um índice de apneia/hipopneia obstrutiva superior a cinco eventos em uma hora é clinicamente relevante.

17. O que é a P crit?
A P crit é uma medida do colapso das vias aéreas. A P crit de uma via aérea respiratória determinará se um paciente tem obstrução completa, parcial ou ausente. Uma P crit mais negativa é indicativa de uma via aérea menos propensa ao colapso (via aérea mais rígida).

18. A permeabilidade nasal importa?
Sim. Uma passagem nasal mais evidente permite o movimento do ar com maior facilidade pelas vias aéreas superiores. Com uma via aérea nasal mais ampla, o maior volume de ar que chega à faringe distenderá as vias aéreas superiores, tornando-as menos propensas ao colapso.

19. Uma adenotonsilectomia cura a AOS?
Uma adenotonsilectomia não é universalmente curativa para AOS. Os estudos frequentemente empregam diferentes critérios para avaliar o sucesso em termos de resolução da AOS após a cirurgia. Um grande estudo retrospectivo multicêntrico de 2010, avaliando o prognóstico quanto a tratamento da AOS após adenotonsilectomia, fornece alguns indícios no sentido de um tratamento bem-sucedido. Por ordem de influência, os seguintes fatores foram associados a pouca melhora: idade > 7 anos, IMC elevado, presença de asma e AOS pré-operatória mais severa (IAH > 10 eventos/hora).

20. Quais são as opções de tratamento não cirúrgico para AOS residual?
- Um estudo realizado em crianças com AOS leve residual (IAH > 1, mas < 5 eventos/hora) tratadas com terapia anti-inflamatória consistindo em montelucaste oral e esteroide intranasal por 12 semanas demonstrou uma normalização do IAH.

- A ventilação não invasiva é um tratamento não cirúrgico para AOS. A pressão positiva é aplicada por meio de uma máscara nasal para manter a via aérea aberta. A eficácia é determinada avaliando-se o grau de adequação para a criança.
- Para crianças com má oclusão e uma maxila contraída, a expansão maxilar rápida tem resultado em melhora significativa.

21. **Quais testes diagnósticos estão disponíveis para auxiliar na identificação do sítio anatômico de obstrução em uma criança com AOS?**
    A cineRM ou a sonoendoscopia com sono induzido por medicamentos facilitarão a identificação dos sítios de obstrução anatômica. As intervenções cirúrgicas adicionais após a adenotonsilectomia incluem uma redução das conchas inferiores, tonsilectomia lingual, redução da base posterior da língua e supraglotoplastia.

ADENOTONSILECTOMIA

22. **Quais são as indicações para a realização de uma adenotonsilectomia?**
    A indicação mais comum são os DRS, seguidos pelas tonsilites recorrentes. Outras indicações menos comuns incluem disfagia devida à presença de tonsilas palatinas hipertrofiadas e suspeita de neoplasia. As diretrizes da AAO-HNS recomendam intervenção cirúrgica para tratamento de tonsilites recorrentes nas seguintes circunstâncias: sete infecções em um período de 12 meses, cinco infecções ao ano por 2 anos consecutivos ou três infecções ao ano por 3 anos consecutivos.

23. **Quais são os critérios clínicos para considerar uma infecção faríngea como responsável por uma tonsilite aguda, de acordo com os critérios da AAO/HNS para adenotonsilectomia?**
    Ver Box 49-3.

24. **Liste as contraindicações para tonsilectomia e adenoidectomia.**
    1. Distúrbios hemorrágicos.
    2. Anemia.
    3. Alto risco anestésico devido a condição clínica descompensada.
    4. Infecção aguda.

25. **Como as tonsilas são removidas?**
    A tonsila é removida ao longo do plano entre a cápsula tonsilar e o músculo constritor superior. A tonsilectomia pode ser realizada utilizando-se uma técnica "fria" ou "quente", e o mérito de uma sobre a outra é bastante debatido. Na dissecção "fria", uma incisão da mucosa superior é realizada com bisturi e, em seguida, uma dissecção fechada separa a tonsila do leito tonsilar. A tonsila é, assim, removida pela sua porção inferior, frequentemente utilizando uma alça serra-nó. A técnica "quente" emprega a eletrocauterização para incisar e realizar a coagulação simultaneamente. Alguns estudos sugerem que a dissecção "fria" possa levar a menos dor pós-operatória; contudo, pode haver menor perda sanguínea intraoperatória com a eletrocauterização. Outros dispositivos também foram introduzidos para a tonsilectomia, incluindo *lasers* e aparelhos ultrassônicos e de radiofrequência. Os proponentes citam vantagens, como menos dor pós-operatória; no entanto, essas vantagens necessitam de comprovação.

26. **São necessárias precauções especiais durante a realização da tonsilectomia e adenoidectomia em crianças com síndrome de Down?**
    Aproximadamente 12% dos pacientes com síndrome de Down apresentam instabilidade atlantoaxial. As manipulações da coluna cervical devem ser realizadas com o máximo cuidado durante o posicionamento desses pacientes para a cirurgia, uma vez que a extensão do pescoço pode causar compressão da medula espinhal. Também deve-se estar ciente de que essas crianças apresentam vias aéreas menores, devendo, assim, ser inicialmente intubadas com um tubo menor do que o tamanho apropriado para a sua idade.

Box 49-3. Critérios Clínicos para Infecção Tonsilar Aguda

Presença de dor de garganta e pelo menos um dos seguintes critérios:
1. Linfadenopatia cervical (linfonodos dolorosos ou com 2 cm)
2. Exsudatos tonsilares
3. Cultura positiva para estreptococos β-hemolíticos do grupo A
4. Febre superior a 38,3° C

Quadro 49-1. Complicações da Tonsilectomia e Adenoidectomia	
I. Aguda	Obstrução da via aérea ocasionada por edema
	Edema pulmonar pós-obstrutivo
II. Subaguda	Hemorragia pós-operatória
	Desidratação e perda de peso
III. Tardia	Insuficiência velofaríngea
	Estenose nasofaríngea

27. **Em pacientes com obstrução adenotonsilar prolongada, qual distúrbio pulmonar pode ocorrer após a adenotonsilectomia?**
    Edema pulmonar. A obstrução prolongada pelo tecido adenotonsilar produz um estado elevado de pressão expiratória final positiva (PEEP). Com a remoção do tecido de obstrução, o excesso de PEEP é subitamente aliviado, e o fluido move-se para os espaços intersticiais e alveolares, resultando em edema com redução da saturação de oxigênio sanguíneo. Isso pode ocorrer no intraoperatório ou poucas horas depois. O tratamento envolve estimulação da diurese nos casos brandos ou intubação com reestabelecimento da PEEP aumentada em casos severos.

28. **Liste possíveis complicações da tonsilectomia e adenoidectomia.**
    Ver Quadro 49-1.

29. **Quais são os critérios para manter uma criança no pós-operatório de T+A em monitoramento durante a noite?**
    - Crianças menores de 3 anos de idade com um diagnóstico de DRS.
    - Polissonografia anormal, com índice de apneia/hipoapneia obstrutiva ≥ 10 eventos por hora ou uma saturação de oxigênio NADIR < 80%.
    - Uma criança com complicações pós-operatórias, podendo incluir hipoxemia, obstrução ou baixa ingestão oral. Fatores sociais também podem ser significativos, principalmente se não houver um modo confiável de transporte para retorno ao hospital ou a família morar longe do hospital.
    - Embora as diretrizes de prática clínica da AAO/HNS defendam a polissonografia pré-operatória em crianças com determinadas comorbidades, se um estudo do sono não foi realizado, deve-se considerar fortemente a observação em ambiente hospitalar, desde que não se saiba a gravidade da obstrução. Também é razoável ter um limiar baixo para observar uma criança com doença cardíaca complexa.

30. **Deve-se administrar antibióticos no perioperatório?**
    As diretrizes da AAO/HNS são contrárias à administração de rotina de antibióticos no pós-operatório. Não há evidências de que os antibióticos ajudem na recuperação, e existe risco de reações adversas, incluindo erupção cutânea, dores de estômago, alergia e indução de resistência bacteriana.

31. **O que deve ser administrado para controle da dor após uma tonsilectomia?**
    O paracetamol associado à codeína é contraindicado em razão da advertência de tarja preta estabelecida pela FDA. Tanto a codeína como a hidrocodona são metabolizadas em um composto mais ativo. Para hidrocodona, a atividade analgésica é atribuída à hidromorfona, e não à hidrocodona. Visto que a conversão para hidromorfona ocorre pela via do CYP2D6 (a mesma via que a codeína usa quando converte em morfina), observa-se variabilidade na resposta entre os metabolizadores ultrarrápidos e baixos – sedação excessiva em metabolizadores ultrarrápidos e o alívio mínimo da dor em baixos metabolizadores. A presença de metabolizadores ultrarrápidos é mais elevada na população africana da Etiópia (29%) e mais baixa nos europeus do Norte (1% a 2%).

    O uso de AINH é controverso, mas desde 2011 tornou-se mais aceitável. Uma revisão Cochrane demonstrou segurança para utilização dos AINHs, com exceção do cetorolaco. Particularmente no período pós-operatório imediato, os AINHs podem, teoricamente, induzir alguma disfunção plaquetária. Um estudo realizado em adultos demonstrou que a inibição reversível das plaquetas persistiu por 6 a 8 horas após a administração de 400 mg de ibuprofeno. Pode ser prudente esperar pelo menos 8 horas antes da administração de ibuprofeno após uma adenotonsilectomia, permitindo assim a maturação do coágulo. Além dos medicamentos, as famílias precisam ser educadas sobre o que esperar após a cirurgia, e uma boa hidratação deve ser encorajada, o que reduzirá a dor.

32. O que o tratamento pós-operatório da adenotonsilectomia envolve?

Espera-se dor significativa e fadiga por aproximadamente 1 semana, frequentemente por um período mais longo em adolescentes e adultos. Crianças devem ficar afastadas das atividades escolares por 7 a 10 dias, e atividades fatigantes devem ser evitadas por 2 semanas. O controle da dor é importante, permitindo uma adequada ingestão oral de líquidos e prevenindo a desidratação. A dieta pode progredir conforme tolerada; muitos recomendam uma dieta leve.

Dor de garganta e/ou otalgia (dor referida), halitose e febre baixa são normais após a cirurgia. Nenhum sangramento adicional deve ocorrer. Caso se observe a presença de sangue vermelho-vivo, o paciente deve ser encaminhado para avaliação imediata pelo otorrinolaringologista. Pode haver alguma saliva tingida de sangue em torno do dia 5 ao 7 do pós-operatório, quando a "crosta" cai do leito cirúrgico. Se isso não cessar em poucos minutos ou se houver piora, a atenção médica deve ser procurada.

33. Qual é a incidência de hemorragia pós-operatória relacionada à tonsilectomia?

A taxa de hemorragia primária (ocorrendo dentro de 24 horas da cirurgia) varia de 0,2% a 2,2%. A taxa de hemorragia secundária (ocorrendo mais de 24 horas após a cirurgia) é citada como situada entre 0,1% e 3%.

34. Como o sangramento pós-operatório é tratado?

Um paciente que se apresenta no departamento de emergência com hemorragia pós-tonsilectomia deve ser examinado pelo otorrinolaringologista. A fossa tonsilar deve ser cuidadosamente examinada, buscando-se sítios de sangramento ativos ou evidências de um coágulo. Se uma hemorragia ativa for encontrada, deve ser controlada com cauterização e/ou sutura. Se nenhuma anormalidade for observada e apenas um sangramento mínimo for relatado, então a observação é razoável. Se um coágulo estiver presente sem sangramento ativo, o paciente deve ser admitido para observação durante uma noite, permanecendo pronto para uma intervenção cirúrgica em caso de nova hemorragia. Dependendo da história, um hematócrito e um coagulograma podem ser solicitados. O limiar para admissão e intervenção deve ser inferior em crianças pequenas, que apresentam um volume sanguíneo basal menor.

ADENOIDES

35. Quais alterações podem ser causadas pelas adenoides?

As adenoides podem apresentar infecções agudas e crônicas. Os sintomas podem ser difíceis de diferenciar das infecções bacterianas ou virais do trato respiratório superior, frequentemente rotuladas erroneamente como "sinusite". A adenoidite comumente manifesta-se com febre, rinorreia purulenta, obstrução nasal e otalgia. Gotejamento pós-nasal, congestão, tosse crônica e halitose podem ocorrer durante infecções crônicas.

A hipertrofia das adenoides pode causar obstrução nasal, contribui para a apneia obstrutiva do sono e resulta em fala hiponasal. A hipertrofia crônica e a respiração oral também podem causar alterações no crescimento craniofacial. A "fácies adenóidea" é caracterizada por boca aberta, alongamento facial, um palato alto ogival, uma mordida anterior aberta com protusão dos incisivos superiores e face média achatada. Também se acredita que a adenoide tenha um papel em pacientes com otite média recorrente ou efusões por obstrução mecânica das tubas auditivas e fornecimento de um foco bacteriano para infecções.

36. Como as adenoides são avaliadas?

Em pacientes com suspeita de hipertrofia das adenoides, a respiração e a fala devem ser avaliadas. Palavras que enfatizam a emissão nasal, tais como "mãe", podem ser úteis na demonstração de hiponasalidade. O nariz deve ser examinado quanto a outras causas de obstrução, tal como hipertrofia das conchas nasais. As adenoides não podem ser visualizadas pela orofaringoscopia e rinoscopia anterior, mas geralmente se assume que crianças com sintomas obstrutivos significativos que necessitem de tonsilectomia também apresentarão hipertrofia das adenoides. As adenoides são visualizadas durante a cirurgia e removidas em conformidade. A radiografia lateral do pescoço e a endoscopia com fibra óptica podem ser utilizadas para avaliação das adenoides, se houver incerteza quanto ao diagnóstico.

37. Quais os tratamentos não cirúrgicos disponíveis para adenoidite ou hipertrofia das adenoides?

1. Antibióticos são utilizados para tratar a adenoidite infecciosa.
2. *Sprays* de esteroides nasais podem reduzir a hipertrofia das adenoides.

38. Listar as indicações para adenoidectomia.

1. Adenoidite aguda recorrente ou crônica.
2. Obstrução nasal com respiração oral crônica.

3. Fala hiponasal.
4. Anormalidades no crescimento craniofacial.
5. Apneia obstrutiva do sono.
6. Otite média recorrente ou efusão persistente em pacientes que foram submetidos à colocação prévia de tubo de ventilação (adenoidectomia geralmente realizada em conjunto com um procedimento subsequente de inserção de tubo).

39. Como as adenoides são removidas?

A adenoidectomia é realizada por via transoral, e a nasofaringe é visualizada utilizando-se um espelho laríngeo. O tecido pode ser removido pelos seguintes métodos:
1. Curetagem é o método tradicional para a adenoidectomia. A cureta é posicionada no alto da nasofaringe contra o vômer e, em seguida, movida inferiormente, removendo-se as adenoides. A hemostasia é realizada por tamponamento seguido por cauterização com sucção.
2. A cauterização com sucção pode ser utilizada para destruição do tecido adenoide. Esse método é associado à menor perda sanguínea intraoperatória e é ideal para adenoides menores, embora possa ser utilizado também rotineiramente.
3. Um microdebridador pode ser empregado para remoção das adenoides. Deve-se tomar cuidado para evitar a lesão em estruturas circundantes com a instrumentação elétrica.

40. Por que a insuficiência velofaríngea (IVF) pode ocorrer após a adenoidectomia?

A IVF ocorre quando se observa fechamento incompleto do palato mole contra a parede faríngea posterior durante a fala e deglutição. Os resultados da IVF são fala hipernasal e regurgitação nasofaríngea. Em crianças, as adenoides aumentam significativamente a protuberância da parede faríngea posterior. Uma adenoidectomia reduz essa protuberância e pode levar a um fechamento incompleto. A maioria dos casos é temporária, mas os casos persistentes ou graves podem necessitar de fonoterapia e/ou tratamento cirúrgico.

A incidência de IVF após adenoidectomia varia de 1/1.500 a 1/10.000 em pacientes saudáveis. A incidência é muito maior em pacientes com alterações do palato.

41. Por que se deve sempre investigar e palpar o palato antes da adenoidectomia?

Uma fenda palatina submucosa está associada a uma maior incidência de IVF após adenoidectomia. Os sinais de fenda submucosa incluem úvula bífida, *zona pellucida* e incisura no palato duro posterior. Na presença desses achados, uma adenoidectomia de polo superior é recomendada. Esse procedimento remove o tecido obstrutivo da área coanal, mas preserva a protuberância na parede faríngea posterior.

BIBLIOGRAFIA

Baugh RF, Archer SM, Mitchell RB, et al: American Academy of Otolaryngology-Head and Neck Surgery Foundation: clinical practice guideline: tonsillectomy in children, *Otolaryngol Head Neck Surg* 144(1 Suppl):S1–S30, 2011. doi: 10.1177/0194599810389949. PMID: 21493257.

Bhattacharjee R, Kheirandish-Gozal L, Spruyt K, et al: Adenotonsillectomy outcomes in treatment of obstructive sleep apnea in children: a multicenter retrospective study, *Am J Respir Crit Care Med* 182(5):676–683, 2010.

Casselbrant ML: What is wrong in chronic adenoiditis/tonsillitis anatomical considerations, *Int J Pediatr Otorhinolaryngol* 49:S133–S135, 1999.

Friedman M, LoSavio P, Ibrahim H, et al: Radiofrequency tonsil reduction: safety, morbidity, and efficacy, *Laryngoscope* 113:882–887, 2003.

Goldsmith AJ, Rosenfeld RM: Tonsillectomy, adenoidectomy, and UPPP. In *surgical Atlas of Pediatric Otolaryngology*, Hamilton, Ontario, 2002, BC Decker, pp 380–405.

Goldstein NA, Armfield DR, Kingsley LA, et al: Postoperative complications after tonsillectomy and adenoidectomy in children with Down syndrome, *Arch Otolaryngol Head Neck Surg* 124:171–176, 1998.

Hong Y, Gengo M, Rainka M, et al: Population pharmacodynamic modeling of aspirin- and ibuprofen-induced inhibition of platelet aggregation in healthy subjects, *Clin Pharmacokinet* 47(20):129–137, 2008.

Hultcrantz E, Linder A, Markstrom A: Tonsillectomy or tonsillotomy? A randomized study comparing postoperative pain and long-term effects, *Int J Pediatr Otorhinolaryngol* 51:171–176, 1999.

Jones KL: Chromosomal abnormality syndromes: Down syndrome. In *Smith's Recognizable Patterns of Human Malformation*, ed 5, Philadelphia, 1997, Saunders, pp 8–10.

Kheirandish L, Goldbart AD, Gozal D: Intranasal steroids and oral leukotriene modifier therapy in residual sleep-disordered breathing after tonsillectomy and adenoidectomy in children, *Pediatrics* 117(1):e61–e66, 2006. PubMed PMID: 16396849.

Koltai PJ, Solares CA, Koempel JA, et al: Intracapsular tonsillar reduction (partial tonsillectomy): reviving a historical procedure for obstructive sleep disordered breathing in children, *Otolaryngol Head Neck Surg* 129:532–538, 2003.

Marcus CL, Brooks LJ, Draper KA, et al: American Academy of Pediatrics: Diagnosis and management of childhood obstructive sleep apnea syndrome, *Pediatrics* 130(3):e714–e755, 2012. doi: 10.1542/peds.2012-1672. [Epub 2012 Aug 27]; [Review]. PMID: 22926176.

Marcus CL, Brooks LJ, Draper KA, et al: American Academy of Pediatrics: Diagnosis and management of childhood obstructive sleep apnea syndrome, *Pediatrics* 130(3):576–584, 2012. doi: 10.1542/peds.2012-1671. [Epub 2012 Aug 27]; PMID: 22926173.

Marcus CL, Moore RH, Rosen CL, et al: Childhood Adenotonsillectomy Trial (CHAT). A randomized trial of adenotonsillectomy for childhood sleep apnea, *N Engl J Med* 368(25):2366–2376, 2013. doi: 10.1056/NEJMoa1215881. [Epub 2013 May 21]; PubMed PMID: 23692173. PubMed Central PMCID: PMC3756808.

Nicklaus PJ, Herzon FS, Steinle EW: Short-stay outpatient tonsillectomy, *Arch Otolaryngol Head Neck Surg* 121:521–524, 1995.

Nunez DA, Provan J, Crawford M: Postoperative tonsillectomy pain in pediatric patients: Electrocautery (hot) versus cold dissection and snare tonsillectomy: a randomized trial, *Arch Otolaryngol Head Neck Surg* 126:837–841, 2000.

Paradise JL: Tonsillectomy and adenoidectomy. In Bluestone CD, Stool SE, Alper CM *et al.*, editors: *Pediatric Otolaryngology*, ed 4, Philadelphia, 2002, W.B. Saunders, pp 1210–1222.

Randall DA, Hoffer ME: Complications of tonsillectomy and adenoidectomy, *Otolaryngol Head Neck Surg* 118:61–68, 1998.

Richardson MA: Sore throat, tonsillitis, and adenoiditis, *Med Clin North Am* 83:75–83, 1999.

Roland PS, Rosenfeld RM, Brooks LJ, et al: American Academy of Otolaryngology—Head and Neck Surgery Foundation: Clinical practice guideline: polysomnography for sleep-disordered breathing prior to tonsillectomy in children, *Otolaryngol Head Neck Surg* 145(1 Suppl):S1–S15, 2011. [Epub 2011 Jun 15]; PMID: 21676944.

Tan HL, Gozal D, Kheirandish-Gozal L: Obstructive sleep apnea in children: a critical update, *Nat Sci Sleep* 5:109–123, 2013. eCollection 2013. Review. PubMed PMID: 24109201. PubMed Central PMCID: PMC3792928.

Wiatrak BJ, Woolley AL: Pharyngitis and adenotonsillar disease. In Cummings CW, Fredrickson JM, Harker LA *et al.*, editors: *Otolaryngology Head & Neck Surgery*, vol 5, ed 3, St. Louis, 1998, Mosby, pp 188–215.

MALFORMAÇÕES CONGÊNITAS DA CABEÇA E PESCOÇO

Craig Quattlebaum, MD ▪ *Sven-Olrik Streubel, MD, MBA*

CAPÍTULO 50

PONTOS-CHAVE

1. Hemangiomas normalmente estão ausentes ao nascimento e sofrem proliferação antes de atingir o estágio de involução.
2. As malformações linfáticas não são tumores verdadeiros, mas crescem proporcionalmente com o paciente e podem rapidamente se expandir com infecções, hemorragias ou trauma.
3. O procedimento de Sistrunk envolve a remoção da porção anterior do hioide e resulta em baixas taxas de recidiva para CDTs.
4. A laringomalacia geralmente se resolverá até 1 ano de idade. O tratamento cirúrgico com supraglotoplastia é reservado para casos em que se observam problemas significativos de respiração e alimentação.
5. Bebês são respiradores nasais obrigatórios, e a presença de atresia coanal bilateral é uma anomalia com risco à vida no nascimento.

Pérolas

1. Uma distribuição tipo "barba" do hemangioma em uma criança com grito estridente deve aumentar a suspeita de hemangioma subglótico.
2. As anomalias das fendas branquiais localizam-se na porção profunda das estruturas do seu próprio arco e superficialmente em relação às estruturas do arco subsequente.
3. Sempre avaliar a tireoide normal antes de remover o cisto do ducto tireoglosso.
4. O pseudotumor da infância (tumor SCM) responde ao tratamento conservador em crianças de até 1 ano de idade em 80% dos casos.
5. O diagnóstico diferencial de massas nasais da linha média inclui: glioma, dermoide e encefalocele. Um exame de imagem sempre deve ser realizado antes da excisão para diagnóstico e exclusão de extensão intracraniana.

PERGUNTAS

1. **Quais são os diagnósticos diferenciais para uma massa congênita do pescoço?**
   Ver Quadro 50-1.

2. **O que é o cisto do ducto tireoglosso (CDT) e como se forma?**
   Os CDTs constituem a massa congênita do pescoço mais comum na população pediátrica. Em 3 semanas de gestação, a glândula tireoide se forma a partir de um divertículo na língua oral (o forame cego). Com a continuidade do desenvolvimento, esse divertículo desce para se fundir com os componentes da quarta e quinta bolsas branquiais, anterior ou através do hioide, até a região final da tireoide no pescoço. Em 5-8 semanas, o trato formado nessa descida oblitera, restando o forame cego, proximalmente, e o lobo piramidal da tireoide, distalmente. A obliteração incompleta resulta em um CDT em qualquer ponto ao longo desse trato. Em virtude dessa origem, um CDT geralmente se eleva com extrusão da língua.

3. **O que deve ser considerado antes do tratamento cirúrgico e qual é o tratamento de escolha?**
   A avaliação pré-operatória para o CDT deve incluir uma ultrassonografia pré-operatória da tireoide, para excluir uma glândula tireoide ectópica. A falha na execução desse procedimento poderia significar a remoção do único tecido tireóideo funcionante do paciente, juntamente com o cisto.

Quadro 50-1. Diagnóstico Diferencial de Massa Congênita no Pescoço	
SÍTIO	**CARACTERÍSTICAS**
Linha média	
Cisto do ducto tireoglosso	Eleva-se com a deglutição
Cisto dermoide	Geralmente submentoniano, move-se com a pele
Teratoma	Firme, TC com calcificação, raro no pescoço
Rânula mergulhante	Linha média, cístico, estende-se para o assoalho da boca
Lateral	
Cisto de fenda branquial	Profundo em relação ao limite anterior do ECM, flutuante
Linfangioma	Mole, comprimível, transiluminado, TC/RM
Laringocele externa	Preenchida com ar, protusa através da membrana tireo-hióidea, rouquidão, tosse, TC útil
Tumor ECM	Firme, indolor, discreto, massa fusiforme
Extensivo	
Linfangioma	Cistos multiloculados, parede delgada
Hemangioma	Massa mole vermelha/azulada, o tamanho aumenta com o choro

TC, tomografia computadorizada; ECM, esternocleidomastóideo; RM, ressonância magnética. Adaptado de Wetmore R, Potsic W: Differential diagnosis of neck masses. In Cummings CW, Frederickson JM, Harker LA et al., editors: Otolaryngology Head and Neck Surgery, ed 3, St. Louis: Mosby, 1998, p. 248-261.

Historicamente, a recidiva de um CDT era muito alta (38% a 70%). O procedimento de Sistrunk inclui a excisão do cisto, do trato que o conecta ao forame cego e da porção central do osso hioide, resultando em taxa de recidiva de 2,6% a 5%. Também é notável que, raramente (menos de 1%), os CDTs possam abrigar neoplasias. Estas geralmente consistem em carcinomas bem diferenciados da tireoide. A remoção completa com o procedimento Sistrunk oferece uma excelente taxa de cura.

4. **Duas massas adicionais na linha média são os teratomas e os cistos dermoides. Como são diferenciadas?**
Os teratomas são compostos pelas três camadas germinativas, são maiores e tipicamente mais sintomáticos do que os cistos dermoides. São frequentemente diagnosticados na ultrassonografia pré-natal, e 30% estão associados aos hidrâmnios secundários à obstrução esofágica. Os cistos dermoides são compostos apenas por ectoderme e mesoderme e formam-se a partir do epitélio aprisionado ao longo das linhas de fusão embrionária (linha média). Aumentam de tamanho ao longo do tempo, sendo preenchidos por material sebáceo, e apresentam conteúdos característicos com "aspecto de queijo" durante a excisão.

5. **Quais são os tipos de anomalias branquiais (AB) e como se formam?**
A compreensão da embriologia é crucial para a identificação e tratamento das ABs. Em 4 semanas de gestação, observam-se quatro pares de arcos branquiais e dois arcos rudimentares. São externamente revestidos por ectoderme e internamente revestidos por endoderme e, entre essas duas camadas, pela mesoderme. Os arcos são separados pelas bolsas internamente e fendas externamente. Essas fendas e bolsas são gradualmente substituídas por mesênquima, formando estruturas anatômicas bem definidas. Quando as fendas e bolsas persistem, as ABs são formadas. Existem três tipos:
1. Cisto: remanescente sem abertura interna ou externa. Revestido por epitélio escamoso.
2. Seio: remanescente com uma abertura externa, frequentemente drenando para a pele. Frequentemente revestido por epitélio colunar ciliado.
3. Fístula: remanescente com abertura interna (trato aerodigestivo) e externa (pele). Também revestida por epitélio colunar ciliado.

6. **Discuta os tipos de ABs em relação à origem de desenvolvimento. Onde você espera localizá-las?**
As ABs seguem um curso previsível, uma vez que cada ramo branquial possui artéria, nervo craniano, músculos (inervados pelo nervo craniano daquele arco) e estrutura esquelética/cartilaginosa associados. O curso de uma AB é profundo em relação às estruturas derivadas de seu próprio arco e superficial às estruturas dos arcos subsequentes (Quadro 50-2). Os cistos da primeira fenda branquial são raros (1% das AB) e apresentam-se como cisto, seio ou fístulas entre o meato acústico externo e a área submandibular. As ABs do primeiro arco branquial do Tipo 1 localizam-se lateralmente em relação ao nervo facial e são duplicações do meato acústico externo, enquanto as ABs do primeiro arco do Tipo 2 são tipicamente mediais ao nervo. Ambas podem terminar no MAE ou na orelha média. A principal diferenciação é que as ABs do pri-

50 ■ MALFORMAÇÕES CONGÊNITAS DA CABEÇA E PESCOÇO

Quadro 50-2. Cursos das Anomalias Branquiais

ARCO FARÍNGEO	ARCO ARTERIAL	NERVO CRANIANO	ELEMENTOS ESQUELÉTICOS	MÚSCULOS
1	Ramo terminal da artéria maxilar	Divisão maxilar e mandibular do trigêmeo (V)	Bigorna, martelo, cartilagem de Meckel, porção superior do pavilhão auricular, maxila, zigomático, porção escamosa do osso temporal, mandíbula	Músculos da mastigação (temporal, masseter e pterigoides), milo-hióideo, ventre anterior do digástrico, tensor do tímpano, tensor do véu palatino
2	Artéria estapédica (embriológica) e artéria corticotimpânica (adulto)	Nervo facial (VII)	Estribo, processo estiloide, ligamento estilo-hióideo, cornos menores e borda superior do hioide, porção inferior do pavilhão auricular	Músculos da expressão facial (orbicular do olho, orbicular da boca, frontal-occipital, bucinador), ventre posterior do digástrico, estilo-hióideo, estapédio
3	Artéria carótida comum, maioria da carótida interna	Glossofaríngeo (IX)	Borda inferior e corno maior do hioide	Estilofaríngeo
4	Esquerdo: Arco da aorta; Direito: Artéria subclávia direita Brotos originais de artérias pulmonares	Ramo laríngeo superior do vago (X)	Cartilagens laríngeas (derivadas do 4º arco cartilaginoso, originam-se da placa lateral da mesoderme)	Constritor da faringe, cricotireóideo, levantador do véu palatino
6	Ducto arterial; raízes das artérias pulmonares definitivas	Ramo laríngeo recorrente do vago (X)	Cartilagens laríngeas (derivadas do 6º arco cartilaginoso; originam-se da placa lateral da mesoderme)	Músculos intrínsecos da laringe

meiro arco do Tipo 1 não contêm mesoderme, ao contrário das ABs do Tipo 2. Geralmente requerem parotidectomia e dissecção do nervo facial para a excisão. As anomalias na segunda fenda branquial são mais comuns (95%) e são encontradas ao longo do limite anterior do ECM. Localizam-se entre as artérias carótida interna e externa e terminam na fossa tonsilar. As anomalias da terceira e quarta fendas branquiais são raras e presentes abaixo do limite anterior do ECM, terminando no seio piriforme ipsolateral. Em virtude da embriologia, o trato de uma AB do quarto arco à direita curva-se sob a subclávia, enquanto, à esquerda, seguirão na direção do mediastino e sob o arco aórtico antes de chegarem ao seio piriforme.

7. O que é um pseudotumor da infância?
Refere-se a uma massa arredondada de consistência firme no interior do músculo esternocleidomastóideo (ECM). Também denominado tumor ECM da infância ou colos fibromatosos, manifesta-se geralmente em 2 a 3 semanas após o nascimento. A massa é caracterizada histologicamente por tecido fibroso denso e a ausência de músculo estriado. O trauma ao nascimento, isquemia muscular ou posicionamento intrauterino são implicados na etiologia. Tratamento conservador e fisioterapia resultam na resolução até 1 ano de idade em mais de 80% dos casos.

8. Quais são os diagnósticos diferenciais para uma massa nasal na linha média?
- **Dermoide Nasal:** Mais comum das três. Os dermoides nasais se apresentam como uma massa não compressível sobre o dorso nasal, em qualquer ponto, da glabela à columela. Geralmente, observa-se uma cavidade associada na linha média, com pelos na abertura. O tratamento é a excisão cirúrgica.
- **Glioma:** Provavelmente se forma quando uma sutura cranial se fecha, isolando uma porção do tecido cerebral a partir da cavidade craniana. Pode, algumas vezes, possuir uma base fibrosa que mantém uma conexão com o SNC, mas, por definição, não contém dura herniada.
- **Encefalocele:** É a herniação das meninges e da massa encefálica através de um defeito na base óssea craniana. A massa iluminará e aumentará com o esforço ou choro (sinal de Furstenberg). Todas as massas na linha média devem ser submetidas a exames de imagem antes de se planejar uma cirurgia (RM e TC podem ser complementares).

9. O que é atresia coanal (AC)?
Com incidência de 1 para cada 8.000 crianças nascidas vivas, a AC é a anomalia nasal congênita mais comum. É com mais frequência unilateral, do lado direito, e afeta mais indivíduos do gênero feminino do que masculino. A coana é a abertura nasal posterior, através da qual o ar flui das fossas nasais para a nasofaringe. Pode ser óssea ou membranosa, com dados mais recentes citando a forma membranosa como a mais comum. Como as crianças são respiradoras nasais obrigatórias, a AC bilateral (geralmente associada a uma síndrome ou em associação com CHARGE, Crouzon ou Treacher-Collins) é considerada de risco à vida. A atresia é suspeitada quando um cateter de calibre 5-6 não pode ser passado pela nasofaringe logo após o nascimento.

10. Qual é a causa mais comum de estridor em crianças? Quais são os achados clássicos no exame?
A laringomalacia é responsável por 60% a 75% de todas as anomalias congênitas da laringe. O estridor associado é causado pela dinâmica do fluxo de ar pelos tecidos supraglóticos (epiglote, pregas ariepiglóticas, aritenoides) durante a inspiração. Geralmente, crianças pequenas apresentam poucos ou nenhum sintoma ao nascimento, mas gradualmente desenvolvem um estridor inspiratório agudo nas primeiras semanas de vida, que normalmente se resolve com 1 ano de idade. Nos casos em que a laringomalacia causa graves problemas respiratórios ou de alimentação, o tratamento escolhido é a supraglotoplastia. Por sua natureza dinâmica, a laringomalacia deve ser diagnosticada a partir da visualização endoscópica com a criança acordada e respirando. Uma epiglote em forma de ômega e as pregas ariepiglóticas encurtadas são o achado clássico. A laringomalacia geralmente é associada a refluxo laringoesofágico significativo, tornando a supressão da secreção ácida a primeira linha de tratamento não cirúrgico.

11. Quão comum é a imobilidade congênita da prega vocal?
A imobilidade congênita de uma ou ambas as pregas vocais é o segundo distúrbio congênito da laringe mais comum. A imobilidade unilateral pode se manifestar como um choro fraco ou ofegante, má alimentação ou aspiração. A imobilidade bilateral, embora felizmente menos comum, pode ser de risco à vida e resulta em estridor bifásico ao nascimento. A etiologia é frequentemente idiopática, mas pode incluir trauma ao nascimento, hidrocefalia, espinha bífida, paralisia cerebral e malformação de Arnold-Chiari.

12. Quais são as duas malformações mais comuns da subglote?
A estenose subglótica (ESG) congênita é definida como um diâmetro < 4 mm no recém-nascido (3 no bebê prematuro) e pode ser considerada congênita somente antes de qualquer tentativa de intubação.

50 ▪ MALFORMAÇÕES CONGÊNITAS DA CABEÇA E PESCOÇO

A estenose pode ser membranosa (mais comum, menos grave) ou cartilaginosa. A ESG tipicamente se manifesta nos primeiros meses de vida com estridor bifásico ou inspiratório e crupe recorrente/persistente. Dependendo da gravidade da estenose, o tratamento pode incluir uma observação atenta, com tratamento clínico do crupe episódico, divisão cricoide anterior ou traqueostomia.

Um hemangioma da área subglótica classicamente se manifesta na terceira ou quarta semana de vida com estridor inspiratório ou bifásico, tosse intensa, choro anormal e insuficiência do crescimento. Aproximadamente 50% das crianças com hemangioma subglótico apresentam hemangiomas cutâneos adicionais. A regressão espontânea dessas lesões frequentemente ocorre até os 5 anos de idade. Quando a lesão obstrui a via aérea, as opções de tratamento incluem betabloqueadores, crioterapia, escleroterapia, uso de esteroide sistêmicos ou intralesionais, ressecção cirúrgica aberta, traqueostomia e ablação a *laser*.

13. O que é fenda laringotraqueal?
As fendas laríngeas ou laringotraqueais são fendas posteriores incomuns, de gravidade variável, causadas pelo desenvolvimento incompleto do septo traqueoesofágico. A apresentação inclui choro rouco, cianose, tosse, asfixia ou engasgos, estridor, aspiração e pneumonia recorrente, dependendo do comprimento da fenda.

São classificadas em quatro tipos, baseados na extensão distal da fenda:
O tipo 1 é uma fenda interaritenoide com ausência de músculo interaritenoide (acima do nível das pregas vocais).
O tipo 2 se estende para a cartilagem cricoide superior.
O tipo 3 envolve toda a cartilagem cricoide, com ou sem extensão para a traqueia cervical.
O tipo 4 se estende para a traqueia torácica.

14. Nomeie os cinco tipos de anomalias traqueoesofágicas e discuta sua apresentação e diagnóstico.
- Atresia esofágica, com fístula traqueoesofágica distal (≈ 85%).
- Atresia esofágica isolada, sem fístula (≈ 8%).
- Fístula traqueoesofágica, sem atresia ou tipo H (≈ 5%).
- Atresia esofágica, com fístula traqueoesofágica proximal (≈ 1%).
- Atresia esofágica, com fístula traqueoesofágica proximal e distal (≈ 0,5% a 1%).

Quando a atresia está presente, observam-se secreções orais abundantes, com episódios de tosse e desconforto respiratório durante a alimentação nos primeiros dias de vida. Os sintomas dependem da gravidade da atresia. Um tubo nasogástrico não pode ser empregado. A fístula do tipo H pode se apresentar tardiamente, com dificuldades crônicas de alimentação e desconforto respiratório recorrente e/ou pneumonia. O diagnóstico pode ser feito pelo esofagrama com bário e/ou endoscopia.

15. Quais são as duas classificações das malformações da traqueia? Quais são as causas?
As malformações intrínsecas são causadas pelo desenvolvimento inadequado da traqueia. Exemplos de malformações intrínsecas incluem agenesia da traqueia (não compatível com a vida), estenose traqueal congênita (frequentemente com anéis traqueais completos) e traqueomalacia.

As causas extrínsecas de traqueomalacia são secundárias à compressão da via aérea a partir das estruturas que a circundam. As causas incluem compressão vascular (p. ex., artéria inominada, arco aórtico duplo, arco aórtico direito com ducto ou ligamento arterial persistente), massas no pescoço e mediastino e tireomegalia.

16. Quais são as deformidades auriculares externas mais comuns?
A orelha de abano é a mais frequente, e o tratamento envolve a moldagem da prega do pilar superior no início do período neonatal. A orelha de Stahl é o resultado de uma prega anormal na escafa e responde à pressão externa a essa área. A orelha protuberante é a terceira mais comum, e a porcentagem aumenta durante o crescimento. A correção é feita pela aposição da borda helicoidal posterior à região retroauricular posterior com uma fita cirúrgica. Mais recentemente, os cirurgiões também utilizaram a cera dental para moldar a orelha, além da colocação da fita cirúrgica.

17. Como as deformidades da microtia são descritas?
A microtia é a hipoplasia da orelha externa. Pode estar associada ou não à atresia do meato acústico externo (MAE). Pode estar presente como uma deformidade isolada ou pode estar associada a outras anomalias (*p. ex.*, síndrome de Treacher Collins, de Goldenhar). Não há esquema de classificação universal, mas o tipo I inclui um pavilhão auricular normal ou com deformidades leves, que não precisarão do uso de pele ou cartilagem adicional para reconstrução. As deformidades do tipo II são aquelas onde algumas estruturas de um pavilhão auricular normal são reconhecíveis, e a reconstrução necessitará de pele e/ou cartilagem adicional. O tipo III inclui aquelas sem aspectos reconhecíveis do pavilhão ou do meato. Essas deformidades necessitarão de grandes quantidades de cartilagem e pele para reconstrução.

18. Como a maioria das microtias do tipo III é tratada?

O tratamento atual para microtia é a cirurgia de reconstrução em vários estágios (dois a quatro estágios), utilizando um enxerto autólogo da costela para o arcabouço. O estágio I consiste em implantação da cartilagem. O estágio II é realizado 2 a 3 meses depois, consistindo na transferência do lóbulo. O estágio III envolve o descolamento do enxerto de cartilagem e o posicionamento do enxerto de pele retroauricular, enquanto o estágio IV reconstrói o trago. O exame inicial deve sempre incluir a avaliação audiológica, e a adaptação de uma prótese auditiva ancorada no osso antes de 1 ano de idade deve ser considerada em casos de perda auditiva bilateral. Embora o período ideal de reparo seja controverso, a idade usual é entre 6 e 8 anos.

19. Explique as anomalias do primeiro sulco branquial.

O primeiro sulco branquial dá origem ao MAE. As anomalias são divididas em aplasia, atresia, estenose e duplicação do MAE. A aplasia ocorre quando o primeiro sulco branquial não se desenvolve. O sulco geralmente persiste como um trato. A atresia ocorre quando o MAE está presente, mas o lúmen não se desenvolve, deixando um núcleo ósseo, tecido fibroso ou ambos. A estenose ocorre quando o lúmen é estreito, com vários graus de gravidade. A duplicação ocorre quando o MAE se desenvolve normalmente, mas o trato persiste, desde o meato até a pele do pescoço.

20. Como as deformidades da orelha em formato de copo e as deformidades da orelha protuberante são diferenciadas?

Uma deformidade tipo orelha em copo é uma malformação congênita do pavilhão auricular na qual as porções superior e média são anormais e a porção inferior é normal. A porção superior é dobrada para frente e para baixo. A porção média geralmente é maior e em ângulo de 90 graus a partir do crânio. Pode estar presente em vários graus de gravidade. Na deformidade auricular proeminente, a criança apresenta orelhas protuberantes. Mensurada do mastoide à orelha, isso produz um ângulo de 40 graus ou uma distância de 20 mm. As deformidades auriculares em copo e da orelha protuberante podem ser melhoradas pela cirurgia reconstrutiva.

21. Como os hemangiomas e as malformações vasculares são diferenciados?

Os hemangiomas raramente estão presentes ao nascimento e sofrem uma rápida fase de proliferação pós-natal, seguida por uma involução lenta. Constituem o tipo de tumor neonatal mais comum (incidência de 10%) e demonstram elevada formação de túbulo capilar *in vitro*. A malformação vascular (MV) está sempre presente ao nascimento e não é um tumor, visto que não há hiperplasia celular ou proliferação celular. As MVs são um produto da morfogênese anormal dos canais vasculares. Não proliferam ou involuem, mas podem aumentar de tamanho com a hipertrofia de células existentes ou o preenchimento dos espaços císticos após trauma, infecção e alterações hormonais. São classificadas como malformações de fluxo baixo (malformações capilares, malformações venosas, malformações linfáticas ou os tipos combinados) ou de fluxo alto (malformações arteriais e malformações arteriovenosas).

22. Quais síndromes ou achados estão associados a malformações vasculares e aos hemangiomas?

No Sturge-Weber, uma malformação capilar facial (mancha em vinho do Porto) na região do NC V1 é um achado clássico e deve levantar suspeita de uma malformação vascular das leptomeninges naquele lado.

A síndrome de Klippel Trenaunay descreve uma malformação capilar cutânea com uma malformação venosa/linfática subjacente e está associada ao supercrescimento esquelético de um membro.

Embora não seja nomeada síndrome, a distribuição "tipo barba" dos hemangiomas cutâneos deve indicar suspeita de hemangioma subglótico.

BIBLIOGRAFIA

Acierno S, Waldhausen J: Congenital cervical cysts, sinuses and fistulae, *Otolaryngol Clin N Am* 40:161–176, 2007.
Ahmad S, Soliman A: Congenital anomalies of the larynx, *Otolaryngol Clin N Am* 40:177–191, 2007.
Chandra R, Gerber M, Holinger L: Histologic insight into the pathogenesis of severe laryngomalacia, *Int J Pediatr Otorhinolaryngol* 61:31–38, 2001.
Matsuo K, Hayashi R, Kiyono M, et al: Nonsurgical correction of congenital auricular deformities, *Clin Plast Surg* 17:383–395, 1990.
Muriaki C, Quatela V: Reconstruction surgery of the ear. In Cummings CW, Frederickson JM, Harker LA *et al.,* editors: *Otolaryngology Head and Neck Surgery,* ed 3, St. Louis, 1998, Mosby, pp 439–460.
Radowski D, Arnold J, Healy GB, et al: Thyroglossal duct remnants: Preoperative evaluation and management, *Arch Otolaryngol Head Neck Surg* 117:1378, 1991.
Sandu K, Monnier P: Congenital tracheal anomalies, *Otolaryngol Clin N Am* 40:193–217, 2007.
Toynton SC: Aryepiglottoplasty for laryngomalacia: 100 consecutive cases, *J Laryngol Otol* 115:35–38, 2001.

FENDA LABIAL E PALATINA
Gregory C. Allen, MD, FACS, FAAP

CAPÍTULO 51

PONTOS-CHAVE
1. A etiologia da fenda labial e palatina é multifatorial, incluindo causas sindrômicas e não sindrômicas.
2. Embriologicamente, as fendas labiais e do palato primário são resultantes da deficiência na fusão entre a proeminência nasal média e a proeminência maxilar, a proeminência nasal lateral ou ambas.
3. O avanço de Millard, ou rotação, é a técnica mais comum para reparo da fenda labial unilateral.
4. A IVF provoca hipernasalidade durante a fala ou refluxo de saliva ou alimento para a nasofaringe durante a deglutição. A IVF ocorre quando a nasofaringe e a orofaringe não são separadas com sucesso pelo fechamento palatino completo durante determinados sons de fala ou durante a deglutição.

Pérola
1. Uma frequência maior de fenda labial e palatina ocorre em nativos americanos, descendentes de asiáticos e de latino-americanos (1:400). A frequência mais baixa é relatada em afro-americanos (1:1.500 a 2.000). A ocorrência isolada de fenda palatina é bastante consistente entre grupos étnicos na proporção de 1:2.000. Observa-se uma predominância de indivíduos do gênero masculino com fenda labial e palatina e uma predominância feminina nos casos de fenda palatina isolada.
2. Considerando todos os casos de fendas, a fenda labiopalatina é a mais frequente (50% dos casos). A fenda palatina isolada ocorre em 35% dos casos, e a fenda labial isolada, em 15%. Fendas labiais e palatinas unilaterais são mais comuns à esquerda.
3. Conhecer as características clássicas da deformidade nasal associada à fenda.

PERGUNTAS

1. Quem é responsável pelo tratamento de crianças com fenda labial e palatina?
É geralmente aceito que uma equipe multidisciplinar forneça o melhor tratamento para crianças com fenda labial e palatina. Essa equipe é composta geralmente por um grupo diverso de profissionais de saúde, incluindo otorrinolaringologistas, cirurgiões plásticos, dentistas pediátricos, ortodontistas, terapeutas ocupacionais, pediatras, fonoaudiólogos, assistentes sociais, geneticistas, psicólogos e especialistas em alimentação/nutricionistas. Cada membro da equipe possui especialidade em determinada área no tratamento de crianças que nascem com fenda.

2. Existem orientações quanto aos cuidados de crianças com fenda labial e/ou palatina?
Um relato sobre crianças com necessidades especiais estabelecido em 1987, pelo Surgeon General of the United States, enfatiza que o cuidado de crianças com fendas deve ser compreensivo, coordenado, culturalmente sensível, específico para as necessidades do indivíduo e prontamente acessível. O Maternal and Child Health Bureau reconheceu que crianças com fendas e/ou outras anomalias craniofaciais possuem necessidades especiais e, em 1991, financiou a American Cleft Palate-Craniofacial Association (ACPA) para desenvolver padrões para os cuidados de saúde dessas crianças. Como parte desses parâmetros de cuidado, recomenda-se que o tratamento da fenda e de condições craniofaciais seja realizado por uma equipe. Em 1993, a ACPA liberou os Parameters for Evaluation and Treatment of Patients with Cleft Lip/Palate or Other Craniofacial Anomalies. Esses parâmetros foram revisados várias vezes, mais recentemente em 2009, servindo como base para que as equipes multidisciplinares de tratamento obtenham e mantenham a sua acreditação.

3. Sumarize as diretrizes para a equipe de profissionais no tratamento da fenda palatina.
- A equipe deve ser composta por cirurgião, ortodontista, fonoaudiólogo e, pelo menos, um especialista adicional em otorrinolaringologia, pediatria, genética, assistência social, psicologia e pediatria geral ou dentista protético, que se encontrem face a face pelo menos seis vezes ao ano para avaliar e desenvolver os planos de tratamento para os pacientes.
- A equipe deve avaliar, pelo menos, 50 pacientes ao ano.
- A equipe deve conter ao menos um cirurgião que opere, pelo menos, dez fendas labiais e/ou palatinas primárias ao ano.

- A equipe deve coordenar o tratamento e assegurar que um médico de cuidados primários avalie cada paciente.
- A equipe deve assegurar que seus membros participem de programas periódicos de educação continuada sobre fenda labial e palatina.
- A Figura 51-1 apresenta exemplos de tempo/idades, quando questões específicas são frequentemente abordadas.

4. Descreva a diferença na frequência de formação da fenda em relação a raça e gênero.

A frequência geral relatada de crianças nascidas com fenda labial e/ou palatina é de aproximadamente 1:700. Uma frequência maior de fenda labial e palatina ocorre em nativos americanos, descendentes de asiáticos e de latino-americanos (1:400). A frequência mais baixa é relatada em afro-americanos (1:1.500 a 2.000). A fenda palatina isolada é bastante consistente entre grupos étnicos na proporção de 1:2.000. Observa-se predominância masculina em casos de fenda labial e palatina e predominância feminina em casos de fenda palatina isolada.

5. Quais são algumas das causas de fenda labial/palatina?

As fendas podem ser geralmente classificadas como sindrômicas ou não sindrômicas. Transmissões de um único gene, aberrações cromossômicas, efeitos teratogênicos ou exposições ambientais podem levar ao desenvolvimento de fendas sindrômicas. Mais de 400 síndromes estão associadas à fenda labial/palatina. As fendas não sindrômicas apresentam um padrão de herança não mendeliana. Não há uma compreensão clara dos fatores envolvidos no desenvolvimento de fendas labiais/palatinas. As taxas de concordância em gêmeos monozigóticos e dizigóticos são de 40% a 60% e 5%, respectivamente. Esses achados indicam um componente principal genético, mas fatores ambientais também são implicados. As taxas de recorrência para fenda labial/palatina e fenda palatina isolada variam de 1% a 16% em casos de famílias com crianças nascidas com fenda labial e/ou palatina não sindrômica.

6. Nomeie algumas das síndromes mais comuns nas quais a fenda labial/palatina é uma característica.
- Síndrome de Apert.
- Síndrome de Stickler.
- Síndrome de Treacher Collins.
- Síndrome de deleção 22q11 (previamente denominada síndrome velocardiofacial, síndrome de Sphrintzen ou síndrome complexa de DiGeorge).
- Síndrome de Van der Woude.
- Síndrome de Goldenhar ou microssomia hemifacial.

7. O que é a sequência de Pierre Robin ou Robin (pr. Rō-bān)?

A sequência de Pierre Robin foi primeiramente descrita no início dos anos 1800, mas leva o nome de Robin, um estomatologista francês que escreveu extensivamente sobre ela, chamando a atenção para um conjunto de achados no início do ano de 1923. Geralmente é descrita com apresentação de micrognatia (mandíbula pequena), glossoptose relativa (língua de tamanho normal, mas relativamente grande comparada à mandíbula pequena) e obstrução das vias aéreas. Considera-se que essa constelação de achados ocorra a partir de um evento embriológico único, entre 6 semanas e meia e 10 semanas de desenvolvimento embriológico, resultando em uma mandíbula pequena. A macroglossia relativa faz com que a língua se posicione em porção alta e posterior na orofaringe, levando à obstrução das vias aéreas superiores ao nascimento. Uma fenda palatina ampla em forma de U está presente em grande parte de, mas não em todos, os pacientes, como consequência da incapacidade do palato se fechar normalmente, pois a língua o impede. A sequência de Robin raramente ocorre isoladamente, podendo ser parte de uma variedade de síndromes craniofaciais.

8. Qual é a proporção de ocorrência de fenda labial em relação à ocorrência de fenda labiopalatina?

A fenda labiopalatina é a ocorrência mais comum, respondendo por 50% dos pacientes. A fenda labiopalatina unilateral esquerda é a mais comum, seguida pela fenda labiopalatina unilateral direita e, em seguida, pela fenda labiopalatina bilateral. A fenda palatina isolada ocorre em 35% dos casos e é mais frequentemente sindrômica do que a fenda labiopalatina ou fenda labial isolada. A fenda labial isolada ocorre em 15% dos casos.

9. Faça a distinção entre fenda labial completa e fenda labial incompleta.

A distinção entre fenda labial completa e incompleta é controversa. Geralmente, uma fenda labial completa é definida como uma fenda com diástase muscular do orbicular da boca. Essa condição pode ser mais bem determinada geralmente ao se observar a simetria das narinas ou o aspecto aos movimentos faciais. Uma fenda completa pode estar presente com uma banda de Simonart.

51 ▪ FENDA LABIAL E PALATINA

Idade (meses)	1	2	3	4	5	6	7	8	9	10	11	12	13	14	15
	Nasc.														
	Primeira visita clínica para exame da fenda											Segunda visita clínica para exame da fenda			
					Reparo labial, possível tubo de ventilação										Reparo palatino, possível tubo de ventilação
	Avaliação auditiva neonatal							Teste auditivo				Primeira avaliação para fonoterapia			
			Possível NAM											Primeira visita ao dentista pediátrico	

Idade (anos)	1	2	3	4	5	6	7	8	9	10
			Pré-escola		Jardim de infância	Escola primária				
				Possível revisão labial/nariz				Reparo da crista alveolar		
							Cirurgia secundária da fala			
								Ortodontia		
	Fonoterapia									

Idade (anos)	11	12	13	14	15	16	17	18	19	20	21
	Ensino médio		Colegial				Ensino superior				
				Cirurgia ortognática							
						Rinoplastia					
	Ortodontia										
	Fonoterapia										

Figura 51-1. Exemplo de cronogramas para o cuidado da fenda labial e palatina fornecido por uma equipe multidisciplinar.

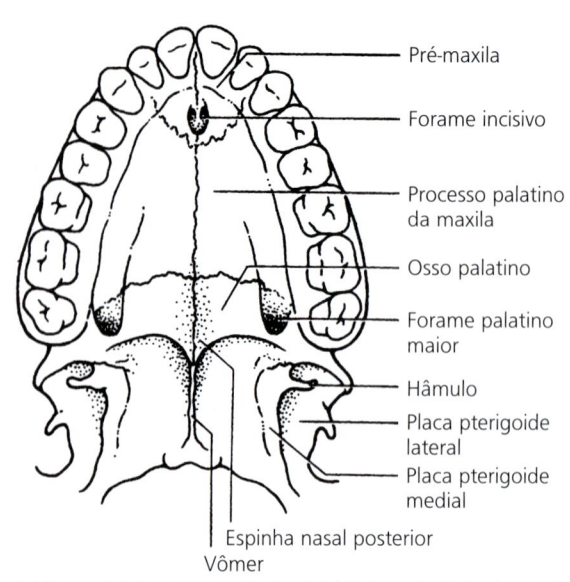

Figura 51-2. Anatomia básica e divisões do palato. De Randall P, LaRossa D: Cleft palate. In McCarthy JG, editor: Plastic Surgery. Philadelphia, 1990, Saunders.

10. O que é a banda de Simonart?

Uma banda de Simonart é um remanescente de tecido fino no assoalho do vestíbulo nasal formando uma ponte para os elementos labiais medial e lateral através da fenda. O tecido pode consistir em pele e/ou mucosa e tecido subcutâneo, com ou sem uma pequena quantidade de fibras musculares. A origem do termo é obscura, mas muito se atribui a Pierre Joseph Cécilien Simonart, um obstetra belga (1817-1847).

11. O que é o palato primário? E palato secundário?

Os palatos primário e secundário são separados pelo forame incisivo. O palato primário consiste em lábio, arco alveolar e palato anterior ao forame incisivo (a pré-maxila). O palato secundário consiste em palato mole e palato duro posterior ao forame incisivo (Figura 51-2).

12. Como o palato primário é formado?

A formação de palato primário ocorre entre as semanas 4 e 7. O desenvolvimento do palato primário é amplamente completo antes da formação do palato secundário. Durante a quarta semana, a proeminência nasofrontal se forma, incluindo os placódios nasais. O placódio nasal consiste em espessamentos ectodérmicos localizados na porção ateral da proeminência. Na quinta semana, a proeminência nasofrontal se eleva e forma as proeminências nasais medial e lateral ao redor do placódio nasal. Em seguida, o placódio invagina e forma as fossas nasais. Durante as semanas 6 e 7, as proeminências maxilares aumentam e crescem medialmente. Esse crescimento força as proeminências nasais mediais em direção à linha média. Com a fusão de ambas as proeminências nasais mediais, são formados a ponta do nariz, o lábio superior central e o filtro do lábio superior. A porção lateral do lábio superior e a maxila são formadas pela fusão na proeminência nasal medial e proeminência maxilar. Finalmente, as asas nasais são formadas pela fusão das proeminências nasais laterais com a proeminência maxilar.

13. Como o palato secundário é formado?

A formação do palato secundário ocorre entre 6 semanas e meia e 10 semanas em três estágios: crescimento, elevação da crista palatina e fusão. Primeiramente, brotamentos dos processos maxilares estendem-se verticalmente para baixo ao longo da língua. Em seguida, as cristas rapidamente assumem uma posição horizontal acima da língua. As cristas palatinas então se fundem, formando um palato secundário intacto.

14. Descreva as falhas embriológicas em relação à formação de uma fenda labial e palatina.
Uma fenda labial ocorre em decorrência da falência da fusão entre a proeminência nasal medial e a proeminência maxilar, a proeminência nasal lateral ou ambas. Tem sido levantada a hipótese de que a formação da fenda palatina resulte de um dos seguintes elementos: defeitos no crescimento da crista palatina, elevação da crista com falha ou de ocorrência tardia, fusão defeituosa da crista, falha na apoptose das células da junção epitelial ou deficiência de consolidação e diferenciação mesenquimal.

15. O que é a fenda submucosa? Como é diagnosticada?
Uma fenda submucosa é uma diástase muscular no palato com mucosa sobrejacente intacta. Uma fenda submucosa é classicamente caracterizada por uma tríade composta por úvula bífida, um sulco na linha média ao longo do comprimento do palato mole devido à inserção muscular anormal (*zona pellucida*) e à incisura na margem posterior do palato duro. Em geral, as fendas palatinas submucosas podem ser observadas no exame físico ou pela nasofaringoscopia. Um sulco na linha média da superfície nasal do palato posterior observado durante a fonação é um achado endoscópico clássico.

16. Liste algumas características da deformidade nasal clássica ocasionada pela fenda.
- Columela encurtada, com sua base angulada para o lado sem fenda.
- Desvio do septo nasal para o lado sem fenda, com uma deflexão similar do septo caudal em direção ao lado sem fenda e hipertrofia compensatória da concha nasal inferior inferior do lado da fenda.
- A cartilagem lateral inferior do nariz no lado com fenda é rotacionada ou deslocada lateralmente na ponta nasal, com a crura medial colapsada inferiormente e a crura lateral colapsada e dobrada.
- Deflexão da ponta nasal em direção ao lado fissurado, decorrente das deficiências descritas anteriormente.
- Estenose relativa ou colapso da válvula nasal no lado fissurado.
- Maxila hipoplásica do lado fissurado causando lateralização da base alar e alargamento das narinas.
- Dorso nasal amplo.
- Orientação horizontal, e não vertical, da narina, como observada na visão basal.

17. Qual é o papel específico do otorrinolaringologista no tratamento de uma criança com fenda labial/palatina?
Em algumas instituições, os otorrinolaringologistas realizam todos os procedimentos cirúrgicos, incluindo o reparo da fenda labial/palatina, correção da insuficiência velofaríngea (IVF), enxerto ósseo alveolar, rinoplastia e cirurgia ortognática. Em outras instituições, o cirurgião plástico realiza alguns ou todos os procedimentos previamente listados, exceto o tratamento das doenças otológicas associadas à fenda palatina. Os cirurgiões orais e maxilofaciais podem estar envolvidos na realização de enxertos ósseos alveolares e procedimentos de cirurgia ortognática. Um otorrinolaringologista pediátrico deve estar envolvido com a alimentação complexa e problemas relacionados às vias aéreas que, frequentemente, ocorrem em crianças nascidas com fenda labial e/ou palatina.

18. Liste as prioridades iniciais para o tratamento de um recém-nascido com fenda labial/palatina.
Como em qualquer recém-nascido, o tratamento das vias aéreas é de importância primária. Alimentação e nutrição adequadas constituem a segunda prioridade para qualquer recém-nascido, incluindo crianças com fenda labial/palatina (ver Pergunta 20).

19. Discuta o tratamento da via aérea em recém-nascidos com fenda labial/palatina.
Para crianças nascidas com a sequência de Pierre Robin ou anomalias craniofaciais mais complexas, o tratamento das vias aéreas é de grande importância. Tais crianças podem apresentar poucos sinais de obstrução das vias aéreas superiores; contudo, crianças severamente afetadas podem necessitar de atenção imediata. A intervenção pode ser tão simples quanto a manutenção de uma posição prona, que é mais efetiva em casos não sindrômicos. As técnicas cirúrgicas para o tratamento são mais frequentemente necessárias em pacientes sindrômicos e podem incluir: glossopexia ou adesão de lábio-língua (primariamente de interesse histórico, visto que sua efetividade é controversa), estabelecimento de uma via aérea nasal, distração osteogênica mandibular ou inserção de tubo de traqueostomia.

20. Descreva a abordagem para alimentação de crianças com fenda labial/palatina.
Pacientes apresentando apenas a fenda labial necessitam de pouca ou nenhuma intervenção, sendo que muitos são capazes de serem amamentados ou utilizarem bicos de mamadeira. Crianças com fenda palatina ou fenda labial/palatina estão em desvantagem, considerando os déficits anatômicos e funcionais causados por uma fenda. A incapacidade para gerar uma pressão negativa na cavidade oral, secundária à insuficiência do palato, pode levar a um grande gasto de energia para alimentação e tempo prolongado de alimentação, com baixo ganho de peso subsequente, ou até mesmo desidratação. As estratégias desenvolvidas para auxiliar essas crianças incluem sistemas de alimentação especiais (*p. ex.*,

Medela Special Needs Feeder, inicialmente denominado mamadeira Haberman, garrafa comprimível Mead Johnson, mamadeira Pigeon, bico/garrafa do Dr. Brown) e a fabricação de um obturador palatino ou protético. O obturador não apenas atua para ajudar na alimentação, mas também pode ser utilizado para auxiliar na reposição da pré-maxila aparente, alongar a columela, reposicionar os segmentos maxilares laterais e remodelar a narina (ver Pergunta 24).

21. Discuta a patofisiologia subjacente da doença da orelha média em crianças com fenda labial/palatina.
Estudos realizados desde a década de 1960 têm implicado a disfunção da tuba auditiva como a principal causa de doenças otológicas. Diversas investigações sustentam a hipótese de que a tuba auditiva em uma criança com fenda é incapaz de se abrir e ventilar apropriadamente a orelha média, pois os músculos do palato estão envolvidos na fisiologia da tuba auditiva. Quando esses músculos são anormais, tais como na fenda palatina, não podem funcionar normalmente para abrir e fechar a tuba auditiva.

22. Qual é a porcentagem de crianças com fenda palatina que apresentam doença da orelha média? Como são tratadas?
Virtualmente, todas ($\geq 90\%$) as crianças com idade inferior a 2 anos com fenda sem reparo apresentam efusão na orelha média. A persistência de uma efusão em crianças jovens leva a níveis variáveis de perda auditiva, que, ocorrendo durante a primeira infância, pode levar a dificuldades na fala e no desenvolvimento da linguagem. A maioria dos centros que trata crianças com fendas recomenda a colocação de tubo durante o primeiro ano de vida ou o quanto antes, se as efusões se tornarem infectadas ou se a audição for marcantemente comprometida. Durante o reparo de fendas labiopalatinas, o primeiro conjunto de tubos é frequentemente colocado.

23. Quando é o tempo ideal para realizar o reparo da fenda labial?
Comumente, a fenda labial é reparada entre os 2 e 6 meses de idade. Após 10 semanas de idade (corrigido para prematuridade, se necessário), há uma redução nas complicações respiratórias após anestesia geral. A "regra clássica dos 10" muitas é vezes utilizada em muitos centros. Essa regra requer que as crianças tenham pelo menos 10 semanas de idade, pesem pelo menos 4,5 kg (10 libras) e possuam um nível de hemoglobina de 10 mg/dL. Embora esses critérios sejam comumente utilizados, são de interesse histórico e não são baseados em dados científicos. Alimentação eficiente, ganho de peso comprovado e boa condição geral de saúde são fatores muito mais importantes para um reparo cirúrgico bem-sucedido. Obviamente, outras anomalias congênitas, tais como doenças cardíacas congênitas, devem ter precedência sobre o reparo da fenda.

24. O que é modelagem nasoalveolar (NAM) pré-cirúrgica?
A modelagem nasoalveolar pré-cirúrgica (NAM ou pNAM) é basicamente a ortodontia pré-cirúrgica. Um obturador do palato anterior é fabricado. O obturador pode ajudar na alimentação. O obturador é então progressivamente modificado para mover os segmentos maxilares laterais. Uma pré-maxila protuberante pode ser movida posteriormente, e fixações podem ser adicionadas para alongar a columela curta. A modelagem nasoalveolar é mais benéfica em fendas bilaterais amplas completas do lábio e palato, mas tem sido observado seu uso crescente nas fendas unilaterais.

25. O que é a adesão da fenda labial?
Em determinados casos de fenda labial ampla unilateral ou bilateral, alguns cirurgiões realizam uma adesão na fenda labial. Esse procedimento é um reparo labial em estágios, no qual o primeiro estágio (adesão) envolve a reaproximação dos elementos labiais medial e lateral e do músculo orbicular da boca. O primeiro estágio converte uma fenda completa, tanto unilateral ou bilateral, em uma fenda incompleta, mais facilmente reparada. O segundo estágio, utiliza uma das técnicas descritas na Pergunta 26, como o reparo labial formal.

26. Liste as técnicas utilizadas para o reparo formal de uma fenda labial unilateral.
- Reparo de avanço-rotação de Millard: o elemento labial medial é rotacionado inferiormente, e o elemento labial lateral avança em direção ao defeito labial superior resultante. Um retalho columelar é empregado em seguida para alongar a columela ou criar a base da columela.
- Reparo de Tennison-Randell: o elemento labial medial é alongado pela introdução de um retalho triangular a partir da porção inferior do elemento labial lateral.
- Reparo de Hagedorn-LeMesurier: um retalho quadrilateral desenvolvido a partir do elemento labial lateral é introduzido para alongar o elemento labial medial.
- Reparo de Rose-Thompson: o pareamento curvo ou angulado das margens da fenda é utilizado para alongar o lábio como um fechamento em linha reta.
- Reparo de Skoog: o elemento labial medial é alongado por meio da introdução de dois pequenos retalhos triangulares desenvolvidos a partir do elemento labial lateral.

27. Liste as técnicas utilizadas para o reparo formal da fenda labial bilateral.
- O reparo de Millard envolve o descolamento completo do prolábio e a reconstituição do orbicular através da pré-maxila. Além disso, Millard depositava segmentos laterais do prolábio como "retalhos bifurcados (*forked flaps*)", com o objetivo de adicionar altura columelar em um estágio mais tardio. O depósito de retalhos bifurcados recentemente deixou de ser utilizado, dando-se mais ênfase ao alongamento columelar primário e rinoplastia.
- Reparo de Veau: a operação de Veau é um fechamento em linha reta sem descolamento da pele pro-labial e, correspondentemente, sem qualquer tentativa para restaurar a continuidade do *orbicularis oris*, o que não é favorecido, uma vez que isso resulta em incompetência do esfíncter oral.
- Reparo de Manchester: Manchester preferiu manter o vermelhão pró-labial para criar o arco do cupido e o tubérculo, mas de forma similar ao reparo de Veau, Manchester não reparou o orbicular, pois ele considerava que isso criaria um lábio excessivamente tenso.

28. Descreva os recentes desenvolvimentos para reparo nasal e labial.
Recentemente, contribuições significativas de McComb, Mulliken, Nakajima, Nordhoff e Cutting integraram a correção da deformidade nasal ao reparo labial simultâneo, o que parece alcançar os objetivos de alongamento columelar primário adequado e projeção da ponta nasal. Greyson e Cutting introduziram a modelagem pré-cirúrgica da ponta nasal e columela com estabilizadores de acrílico, elásticos ortodônticos e fitas fixadas a um dispositivo palatino (ver Pergunta 24).

29. Quando as fendas palatinas devem ser reparadas?
O tempo de reparo da fenda palatina é muito mais controverso do que o reparo da fenda labial. Os objetivos de reparo da fenda palatina incluem obter fala normal em longo prazo e evitar efeitos deletérios no crescimento facial futuro. Pacientes com fendas sem reparo apresentam um mínimo crescimento anormal, mas o impacto dessa abordagem na fala é inaceitável. Pesquisas recentes sobre o desenvolvimento da fala dão sustentação ao reparo da fenda palatina antes dos 12 meses de idade, mas para desfechos ótimos alguns centros recomendam o fechamento mais precoce, entre 7 e 12 meses de idade. O reparo precoce evita as técnicas compensatórias, que podem prejudicar a fala e ser de difícil desabituação. Estudos demonstraram que crianças com fendas reparadas antes dos 12 meses apresentaram melhora na fala em comparação com crianças submetidas ao reparo em período mais próximo de 24 meses. O seguimento de longo prazo não apresentou impacto significativo quanto ao crescimento em crianças com reparo mais precoce das fendas.

30. Nomeie os métodos mais comuns de reparo da fenda palatina.
- Palatoplastia de dois retalhos.
- Avanço V-Y de Wardill-Kilner.
- Palatoplastia de Von Langenbeck.
- Zetaplastia dupla reversa de Furlow.

31. Liste possíveis complicações pós-operatórias do reparo da fenda palatina.
- Hemorragia.
- Fístula (5% a 35%).
- IVF.
- Obstrução pós-operatória das vias aéreas superiores.

32. O que é insuficiência velofaríngea?
A IVF consiste na hipernasalidade durante a fala ou refluxo de saliva ou alimento para a nasofaringe durante a deglutição. A IVF ocorre quando a nasofaringe e a orofaringe não são separadas com sucesso pelo fechamento completo do palato durante determinados sons de fala ou durante a deglutição. A IVF persistente ocorre em aproximadamente 10% a 40% das crianças após o reparo da fenda palatina.

33. Como a IVF é tratada?
Um fonoaudiólogo experiente deve avaliar a presença, a causa específica e a gravidade da IVF, frequentemente com auxílio de exames complementares, tais como videonasofaringoscopia ou videofluoroscopia. Tratamentos clínicos e cirúrgicos para correção da IVF estão disponíveis. O tratamento clínico inclui a fonoterapia e o uso de aparelhos orais, que auxiliam na correção do problema subjacente. A maioria das crianças é submetida à fonoterapia antes do encaminhamento para cirurgia. O tratamento cirúrgico inclui uma variedade de procedimentos com o objetivo de atingir a separação da orofaringe da nasofaringe durante a fala. Procedimentos específicos incluem retalho faríngeo, faringoplastia do esfíncter, palatoplastia de Furlow e aumento da parede faríngea posterior.

34. Quais são as preocupações quando as crianças atingem idade mais avançada?
Como afirmado anteriormente, o tratamento da fenda labial e palatina é mais bem conduzido por uma equipe multidisciplinar. A Figura 51-1 apresenta o exemplo de tempos/idades quando questões específicas são abordadas.
- Quando as crianças atingem a idade escolar primária, as necessidades de fala e dentárias tornam-se mais uma preocupação.
- Na escola primária tardia e no início do ensino médio, a ortodontia e o reparo da fenda alveolar são geralmente abordados.
- Em pacientes no ensino colegial, a ortodontia e os procedimentos cirúrgicos estéticos secundários são abordados.
- Na maturidade esquelética (16 a 18 anos no gênero feminino, 18 a 21 anos no gênero masculino), a ortodontia e os procedimentos cirúrgicos ortognáticos são empregados.

35. Quais são as preocupações relativas aos pacientes adultos com anomalias da fenda labial e palatina?
É o objetivo de cuidado da equipe que a maioria das questões funcionais e estéticas seja abordada quando o paciente atingir a idade adulta. Em algumas situações, outras circunstâncias evitam a abordagem de todas as questões nesse momento. Os problemas funcionais e estéticos podem ser analisados em qualquer idade, mesmo em adultos. Muitos adultos nascidos com distúrbios craniofaciais e com fenda selecionarão os tratamentos clínicos e/ou cirúrgicos para resolver essas questões.

CONTROVÉRSIAS

36. Como a rinoplastia é abordada na criança com fenda labial/palatina?
A abordagem para correção da fenda nasal é controversa. Alguns especialistas recomendam a correção primária ou imediata com reparo da fenda labial, enquanto outros, preocupados com uma possível interrupção no crescimento, recomendam um reparo mais tardio, quando os pacientes estão no final da adolescência. Os defensores do reparo primário observaram que o reparo precoce cria uma melhor simetria e, assim, crescimento simétrico. Também afirmam que há muito menos estresse psicológico com o reparo mais precoce. Defensores do reparo definitivo tardio afirmam que eles evitam qualquer potencial distúrbio no crescimento, produzem uma menor formação de escaras e evitam várias cirurgias devidas a alterações inesperadas causadas pelo crescimento. Recentemente, tem se observado um maior apoio para a rinoplastia primária limitada durante o reparo labial inicial.

37. Quais são as vantagens do reparo da fenda labial/palatina no feto?
A cirurgia fetal foi iniciada em 1981 para anomalias de risco à vida (p. ex., hérnia diafragmática). Com a melhoria das técnicas cirúrgicas fetais, o âmbito da cirurgia fetal tem se expandido para a região da cabeça e do pescoço. A proteção das vias aéreas em casos de atresia laríngea e grandes tumores cervicais/faciais tem atraído maior interesse. À margem desse interesse, e altamente controverso, é o desejo de corrigir as deformidades causadas pela fenda labial/palatina no útero. As vantagens propostas desse procedimento incluem a cura das feridas livre de formação de escaras, se realizada no tempo apropriado, assim como a interrupção e correção das malformações faciais associadas que resultam da fenda labial/palatina.

38. Quais são as desvantagens do reparo fetal?
As desvantagens envolvem riscos para o feto e para a mãe durante os procedimentos. Até que as limitações da cirurgia fetal sejam superadas (p. ex., parto prematuro, morte fetal, limitações técnicas), a medicina convencional não aceitará tal procedimento para reparar uma deformidade não letal.

BIBLIOGRAFIA

Byrd BH, Jhonny S: Primary correction of unilateral cleft nasal deformity, *Plast Reconstr Surg* 106:1276–1286, 2000.
Clark JM, Skoner JM, Wang TD: Repair of the unilateral cleft lip/nose deformity, *Facial Plast Surg* 19:29–39, 2003.
Matthews MS, Cohen M, Viglione M, et al: Prenatal counseling for cleft lip and palate, *Plast Reconstr Surg* 101:1–5, 1998.
Murray JC: Gene/environment causes of cleft lip and/or palate, *Clin Genet* 61:248–256, 2002.
Randall P, Krogman WM, Jahins S: Pierre Robin and the syndrome that bears his name, *Cleft Palate J* 36:237–246, 1965.
Redford-Badwal DA, Mabry K, Frassinelli JD: Impact of cleft lip and/or palate on nutritional health and oral-motor development, *Dent Clin North Am* 47:305–317, 2003.
Rohrich RJ, Love EJ, Byrd S, et al: Optimal timing of cleft palate closure, *Plast Reconstr Surg* 106:413–421, 2000.
Seibert RW, Weit GJ, Bumsted RM: Cleft lip and palate. In Cummings CW et al., editors: *Otolaryngology-Head and Neck Surgery*, ed 3, St. Louis, 1998, Mosby, pp 133–173.
Shih CW, Sykes JM: Correction of the cleft-lip nasal deformity, *Facial Plast Surg* 18:253–262, 2002.
Thomas C, Mishra P: Open tip rhinoplasty along with the repair of cleft lip in cleft lip and palate cases, *Br J Plast Surg* 53:1–6, 2000.

PERDA AUDITIVA EM CRIANÇAS
Allison M. Dobbie, MD

PONTOS-CHAVE
1. A identificação precoce da perda auditiva, com intervenção, é crucial para se atingir um melhor prognóstico para fala e aprendizagem em crianças.
2. A avaliação profunda de outras anormalidades físicas na presença de perda auditiva congênita pode levar a um diagnóstico de perda auditiva sindrômica.
3. A avaliação genética da perda auditiva requer exames audiológicos, otológicos e físicos detalhados, história familiar/raça, assim como o teste genético molecular. Os testes genéticos para perda auditiva vêm melhorando rapidamente, começando a fornecer uma identificação mais frequente da etiologia das perdas auditivas.

Pérolas
1. Nos países desenvolvidos, a causa ambiental, não genética, mais comum de perda auditiva congênita é a infecção congênita por citomegalovírus.
2. Pacientes com perda auditiva e aqueduto vestibular alargado ou displasia de Mondini devem ser testados para detecção de mutações no *SLC26A4*, que estão associadas à síndrome de Pendred.
3. A síndrome de Alport é caracterizada por glomerulonefrite e PASN progressiva. Apresenta um padrão de herança variável, mas 85% dos casos são ligados ao X e 15 são AR.
4. Em crianças com perdas auditivas congênitas severas a profundas presumidamente não sindrômicas AR nas quais o teste *GJB6* e *GJB2* é normal, a síndrome de Usher deve ser considerada.

PERGUNTAS

1. **O quanto é comum a perda auditiva em crianças?**
   A perda auditiva é o defeito mais comum no nascimento e é a desordem sensorioneural mais prevalente nos países desenvolvidos. A cada ano nos Estados Unidos, 4.000 crianças nascem com perda auditiva profunda bilateral, e 8.000 crianças nascem com perda auditiva leve a moderada unilateral ou bilateral. A perda auditiva pediátrica pode ser categorizada em perda auditiva congênita e adquirida. A perda auditiva congênita é uma das anomalias mais comuns presentes ao nascimento, e estima-se que ocorra em duas a quatro crianças por 1.000. A prevalência geral de perda auditiva na infância, incluindo perda presente ao nascimento, causas progressivas e causas adquiridas, é de dois casos a cada 100 crianças.

2. **Qual é o exame de triagem auditiva neonatal universal?**
   Em 1993, o National Institutes of Health publicou uma declaração de consenso aprovando o exame de triagem para perda auditiva em todos os recém-nascidos antes da alta hospitalar. Antes dos programas de triagem auditiva neonatal universal, a avaliação era realizada apenas em crianças que satisfizessem os critérios de registro de alto risco (ver Pergunta 7). Atualmente, 43 estados nos Estados Unidos autorizam o exame de audição no recém-nascido, e todos têm acesso ao teste Early Hearing Detection e programas de Intervenção. Antes do exame de triagem auditiva neonatal universal, cerca de 50% dos casos de perda auditiva em crianças eram identificados tardiamente, após o período crítico para desenvolvimento da fala e linguagem. Agora, mais de 95% dos recém-nascidos são testados antes de receberem alta hospitalar. É recomendado que todas as crianças realizem avaliação auditiva antes do primeiro mês de vida. Crianças que não passam pela triagem neonatal devem realizar uma avaliação de seguimento audiológico e médico antes dos três meses de idade.

3. **Como os testes de triagem auditiva neonatal são realizados?**
   Existem dois métodos utilizados para avaliar a audição ao nascimento: as emissões otoacústicas (EOA) e os potenciais evocados auditivos de tronco encefálico automatizado (PEATE/BERA). Ambos os testes, EOAs e PEATE, não são invasivos e podem ser realizados durante o sono fisiológico normal na enferma-

ria ou em unidade de terapia intensiva neonatal. Os recém-nascidos que não passam nas triagens auditivas são encaminhados para audiologistas para exame posterior, normalmente um PEATE completo.

4. Por que a identificação precoce de perda auditiva é importante?
A identificação precoce e o tratamento subsequente da perda auditiva têm um impacto substancial no desenvolvimento da fala e das habilidades da linguagem. Estudos demonstraram que crianças com perda auditiva cujo tratamento foi iniciado até o período de 6 meses de idade possuem habilidades de linguagem comparáveis àquelas sem perda auditiva, independentemente do grau de perda auditiva. Pacientes que foram tratados precocemente têm habilidades de linguagem significativamente melhores do que aqueles nos quais a perda auditiva foi diagnosticada após 6 meses de idade. O diagnóstico tardio possui impacto negativo não apenas para a linguagem, mas também para desempenho acadêmico, oportunidades de carreira e bem-estar psicossocial.

5. Por que é importante os médicos estarem familiarizados com os principais aspectos do desenvolvimento de fala e audição? Qual é o período mais crítico?
A familiaridade com os aspectos essenciais permite um método de triagem inicial efetivo para crianças com perda auditiva. A perda auditiva pode ser bastante prejudicial durante o período crítico entre o nascimento e os 3 anos de idade, quando as crianças desenvolvem a fala, as vias auditivas e os vínculos emocionais com os membros da família. Crianças com PASN profunda são incapazes de obter respostas auditivas e, sem essas respostas, não podem adquirir as habilidades motoras da fala necessárias para a comunicação.

6. Sumarize os principais aspectos para o desenvolvimento da fala e da audição.
Geralmente, crianças com menos de 3 meses de idade são surpreendidas por sons altos e são acalmadas pelas vozes de familiares. Aos 6 meses, as crianças são capazes de localizar sons e, aos 9 meses, respondem aos nomes e são capazes de imitar os sons ambientais. Aos 18 meses de idade, as crianças reagem aos sons oriundos de qualquer direção e são capazes de seguir os comandos para realizar tarefas simples. Embora a maioria das crianças diga "ma-ma" ou "pa-pa", as primeiras falas importantes óbvias ocorrem aproximadamente com 1 ano de idade, quando as crianças aprendem suas primeiras palavras significativas. Aos 2 anos, a maioria das crianças monolíngues com audição normal possui um vocabulário de 20 ou mais palavras.

7. Quais são os fatores de risco para perda auditiva precoce na infância?
- História familiar de perda auditiva permanente na infância.
- Peso ao nascimento menor que 1.500 gramas.
- Anomalias craniofaciais congênitas.
- Infecções intrauterinas (ToRCHeS).
- Diabetes materna ou uso de álcool/drogas pela mãe.
- Hiperbilirrubinemia que requer exsanguineotransfusão.
- Escore de Apgar menor que 5 em 1 minuto e menor que 7 em 5 minutos.
- Exposição neonatal para:
  - Agentes ototóxicos.
  - Ventilação mecânica por 5 dias ou mais.
  - Oxigenação por membrana extracorpórea (ECMO).
- Infecções pós-natais associadas à perda auditiva.
- Síndromes identificadas conhecidas por causar perda auditiva sensorioneural ou condutiva.
- Distúrbios neurodegenerativos ou neuropatias sensoriomotoras.
- Preocupações dos pais ou cuidador quanto à audição.
- Trauma craniano.
- Otite média recorrente ou persistente com efusão durante 3 meses pelo menos.

8. Quais são as causas de perda auditiva congênita?
Aproximadamente 50% de todos os casos de surdez congênita são herdados, cerca de 30% têm causas adquiridas/ambientais, e 20% têm causa desconhecida.

9. Como as causas genéticas de perda auditiva são categorizadas?
A perda auditiva influenciada geneticamente parece ser responsável por uma vasta maioria dos casos pediátricos e pode ser agrupada em desordens sindrômicas e não sindrômicas. Os distúrbios que causam perda auditiva sindrômica estão associados a anomalias congênitas envolvendo outros órgãos. A perda auditiva não sindrômica se restringe a anomalias da orelha média ou interna e não envolve outros sistemas de órgãos ou a orelha externa. Aproximadamente 70% dos casos de perda auditiva hereditária são não sindrômicos.

52 ▪ PERDA AUDITIVA EM CRIANÇAS

10. **Quais são as síndromes que mais comumente causam perdas auditivas sensorioneurais? Descrever suas características e modos de herança.**
    - **Síndrome de Usher:** Esta síndrome é herdada em um padrão de herança autossômica recessiva (AR) e é responsável por até 10% dos casos de surdez congênita. É o tipo mais comum de perda auditiva sindrômica AR, e o grau de perda auditiva pode variar. Também está associada à retinite pigmentosa, que pode causar cegueira progressiva, e disfunção vestibular. Diversas mutações dos genes estão associadas à síndrome de Usher, incluindo *MY07A*, *USH2A*, *CDH23* e outras.
    - **Síndrome de Pendred:** Esta síndrome é transmitida em um padrão AR e é responsável por 5% a 10% das perdas auditivas recessivas. Está associada a bócio multinodular, malformações da orelha interna, incluindo deformidade de Mondini e aquedutos vestibulares alargados, e teste de perclorato anormal. Mutações no gene *SLC26A4* são comuns.
    - **Síndrome de Jervell e Lange-Nielsen:** Esta é a terceira causa mais comum de perda auditiva sindrômica AR e é considerada como responsável por 1% de todos os casos de perdas auditivas recessivas. Esta síndrome está associada à perda auditiva bilateral congênita severa e a um intervalo Q-T prolongado ao ECG, que está associado à morte súbita. Mutações nos genes *KCNQ1* e *KCNE1* parecem estar associadas.
    - **Síndrome de Waardenburg:** Esta síndrome é a causa mais comum de perda auditiva autossômica dominante (AD) e é responsável por 2% de todos os casos de perdas auditivas congênitas, que pode ser variável. Outros achados físicos podem incluir telecanto, mecha branca nos cabelos, raiz nasal hiperplásica alta, sobrancelhas mediais hiperplásicas e íris heterocromática. Existem múltiplas mutações genéticas, mais comumente nos genes *PAX3* e *MITF*.
    - **Síndrome Branquio-Otorrenal:** Esta síndrome é herdada em padrão AD e inclui fístulas branquiais, anormalidades renais e desenvolvimento anormal das orelhas interna, média e externa, incluindo apêndices pré-auriculares. É associada a mutações nos genes *EYA1*, *SIX1* e *SIX5*.
    - **Síndrome de Stickler:** Esta é uma síndrome herdada AD associada a fendas palatinas, osteoartrite, miopia e PASN progressiva. Três tipos são reconhecidos com base nos defeitos genéticos moleculares: STL1 (*COL2A1*), STL2 (*COL11A1*) e STL3 (*COL11A2*).

11. **Como a perda auditiva não sindrômica é herdada? Quais são algumas das causas não sindrômicas de perda auditiva congênita?**
    A maioria das perdas auditivas geneticamente adquiridas é causada por herança mendeliana de gene único na *ausência* de uma síndrome reconhecível. A PASN não sindrômica pode ser causada por qualquer um de um número crescente de genes identificado; atualmente mais de 100 genes PASN foram mapeados e mais de 50% foram identificados. Oitenta por cento dos casos de perda auditiva não sindrômicas seguem um padrão autossômico recessivo, 15% são autossômicos dominantes, com o restante sendo ligado ao X ou mitocondrial.
    A mutação mais comum que causa perda auditiva congênita profunda está localizada no gene *GJB2*, que codifica a proteína de junção (*gap*) conexina 26. Essa mutação pode ser responsável por 30% a 50% de todas as perdas auditivas congênitas profundas. As mutações no gene *SLC26A4* constituem a segunda causa genética mais comum de PASN; elas podem estar presentes na síndrome de Pendred, e os pacientes também podem apresentar aquedutos vestibulares alargados.

12. **Descreva as anomalias da orelha interna e média que podem causar perda auditiva.**
    As malformações da orelha interna são raras. Podem ser categorizadas em malformações do labirinto ósseo e membranoso e aquelas limitadas somente ao labirinto membranoso. A **aplasia de Michel** é uma falha completa do desenvolvimento da orelha interna (aplasia labiríntica), que normalmente leva à surdez completa. A **displasia de Mondini** resulta em partição incompleta na cóclea; apenas o giro basal da cóclea é desenvolvido, e a cóclea óssea é restrita a 1,5 giros. Pode se manifestar na primeira infância ou mais tardiamente no adulto, com a audição variando desde uma perda completa até a audição normal. A displasia de Mondini é herdada em um padrão autossômico dominante.
    As anomalias labirínticas membranosas incluem a **displasia de Siebenmann-Bing** (labiríntica membranosa completa), **displasia de Scheibe** (cocleossacular) e a **displasia de Alexander** (giro basal coclear). A displasia de Siebenmann-Bing é extremamente rara e é relatada em associação com as síndromes de Jervell-Nielsen-Lange e de Usher. A displasia de Scheibe é frequentemente notada em perdas auditivas congênitas autossômicas recessivas. A displasia de Alexander pode estar relacionada à perda auditiva sensorioneural familial em altas frequências. O diagnóstico de displasia requer o exame do labirinto membranoso e pode ser confirmado apenas pelo estudo histopatológico *post-mortem*.
    O **aqueduto vestibular alargado** (AVA) é a anomalia mais comum da orelha interna observada em exames de imagem do osso temporal em pacientes com perda auditiva sensorioneural. É descrito como um aqueduto vestibular que mede 1,5 mm ou mais. A apresentação clínica de um aqueduto vestibular alar-

gado pode ser sensorioneural ou mista, podendo a perda auditiva estar presente ao nascimento, ser progressiva durante a infância ou mesmo flutuante. A perda auditiva súbita pode ocorrer espontaneamente ou após trauma craniano leve. Pacientes diagnosticados com AVA são aconselhados a evitar esportes e outras situações que possam resultar em trauma craniano, para reduzir a possibilidade de progressão da perda auditiva.

Anomalias congênitas dos ossículos também podem ocorrer e frequentemente resultam em graus variáveis de perda auditiva condutiva. Podem incluir ossículos malformados ou totalmente ausentes. A fixação da cabeça do martelo provavelmente é a anormalidade ossicular mais comum e ocorre devido à pneumatização incompleta do espaço epitimpânico. A ausência congênita do processo longo da bigorna pode ocorrer, levando a uma perda auditiva condutiva máxima. A fixação congênita do estribo também pode ser responsável por uma perda auditiva condutiva estável e requer uma estapedectomia para restauração da audição.

13. Quais são as causas mais comuns de perda auditiva pediátrica adquirida?
A otite média aguda e a otite média crônica com efusão são as causas mais comuns de perda auditiva condutiva em crianças. O fluido no interior da orelha média inibe a vibração da membrana timpânica, reduzindo a condução do som. A perda auditiva adquirida também pode ser causada por colesteatomas, quando o epitélio descamado se expande para o interior da orelha média e dos espaços mastóides, podendo levar à erosão dos ossículos da orelha média ou mesmo da cápsula ótica.

14. Quais infecções podem levar à perda auditiva em crianças?
Toxoplasmose, rubéola, citomegalovírus congênito (CMV), herpes e sífilis (ToRCHeS) são infecções que podem ser responsáveis por perdas auditivas, quando contraídas no período perinatal. O CMV congênito é a causa mais comum de perda auditiva sensorioneural não hereditária em crianças. A prevalência de CMV congênito é de 0,58%, e, entre os recém-nascidos infectados, 12,8% desenvolverão perda auditiva. Entre os pacientes com infecção sintomática pelo CMV, a maioria manifesta perda auditiva bilateral; naqueles com infecção assintomática, a perda unilateral é mais comum.

A meningite bacteriana é considerada como causa de perda auditiva em aproximadamente 10% das crianças infectadas. A meningite bacteriana geralmente é causada por *Streptococcus pneumoniae*, *Streptococcus* do Grupo B, *Neisseria meningitidis* e menos comumente por *Haemophilus influenza* do tipo b. A perda auditiva é resultante da ossificação da cóclea a partir de um processo inflamatório. Avaliações frequentes da audição são necessárias, bem como a TC dos ossos temporais para avaliação de ossificação, se a perda auditiva estiver presente. Um implante coclear pode estar indicado com urgência, se a ossificação for encontrada, na tentativa de preservar alguma arquitetura coclear membranosa.

15. Qual é o papel da imagem radiológica na perda auditiva pediátrica?
A tomografia computadorizada (TC) dos ossos temporais e a ressonância magnética (RM) dos meatos acústicos internos/cérebro são as modalidades de imagem de escolha para avaliar a perda auditiva. Tanto a TC quanto a RM são o único modo de se determinar a presença de um aqueduto vestibular alargado, anomalias vestibulares ou ausência dos nervos cocleares. Discute-se em relação à escolha da modalidade que deva ser realizada primariamente, mas, em geral, considera-se que o diagnóstico diferencial deve dirigir a escolha da modalidade de estudo. Por exemplo, foi demonstrado que a TC apresenta um rendimento maior para identificação do aqueduto vestibular alargado; portanto, se houver suspeita na apresentação clínica, a realização de uma TC dos ossos temporais seria recomendada.

16. Quais são alguns dos outros testes adjuvantes que podem ser úteis após o diagnóstico de perda auditiva?
Em crianças com surdez congênita profunda e função vestibular ausente, um eletrocardiograma (ECG) e/ou consulta com o cardiologista devem ser solicitados para avaliação de um possível intervalo Q-T prolongado, que pode ser encontrado na síndrome de Jervell-Nielsen-Lange. A urinálise pode ser solicitada para avaliação de hematúria microscópica na síndrome de Alport. Se uma perda auditiva estiver presente em conjunto com uma fenda palatina, avaliação de um oftalmologista pode ser importante para exclusão da síndrome de Stickler.

17. Quais são os medicamentos utilizados na população pediátrica que podem ser ototóxicos?
Aminoglicosídeos, eritromicina, cisplatina e outros quimioterápicos derivados da platina e diuréticos de alça (p. ex., furosemida) podem ter efeitos ototóxicos.

18. O que é a desordem do espectro da neuropatia auditiva (DENA)?
Pacientes com DENA podem apresentar EOAs robustas, mas ondas marcantemente dismórficas ou ausentes no PEATE, em combinação com graus variáveis de perda auditiva (como demonstrado pelo teste de limiar comportamental).

19. Qual é o papel do teste genético no diagnóstico de perda auditiva congênita?
Recentes avanços nos testes genéticos para detecção de perda auditiva têm melhorado drasticamente a viabilidade e o rendimento na identificação da etiologia da perda auditiva congênita. Se uma mutação for encontrada, pode explicar por que a pessoa apresenta perda auditiva. Em alguns casos, pode explicar quão grave uma condição pode se tornar ou outros problemas associados que possam ocorrer em associação com uma mutação. De um ponto de vista de aconselhamento, investigar uma condição genética pode ajudar as famílias a conhecerem as chances de terem outra criança com a mesma condição ou de que a criança possa passar a mutação para seus descendentes. Nem todos os genes que causam a perda auditiva são conhecidos, então pode não ser possível localizar a mutação que a causa. Além disso, uma vez que o teste genético fornece informação sobre a família como um todo, os desejos e as preocupações de toda a família devem ser considerados. Por isso, o aconselhamento deve ser parte integrante do processo de testes genéticos.

20. Quais são os tratamentos para perda auditiva em crianças?
Dependendo do tipo e grau de perda auditiva, existe uma variedade de tratamentos. A perda auditiva condutiva causada por otite média e/ou disfunção da tuba auditiva pode ser melhorada com a colocação de tubos de ventilação. Outras causas de perda auditiva condutiva (malformações da orelha média) podem necessitar de exploração da orelha média com reconstrução ossicular ou estapedectomia.

As próteses auditivas são frequentemente utilizadas em crianças para amplificar o som. As próteses auditivas retroauriculares são as mais empregadas em crianças, pois são mais adaptáveis para um meato acústico externo em crescimento.

As próteses auditivas ancoradas em osso (BAHA) são dispositivos que podem ser empregados para restaurar a perda auditiva condutiva que não pode ser tratada com próteses tradicionais, como nos casos de atresia do meato acústico externo ou em pacientes com otorreia crônica. Os implantes osteointegrados são inseridos no crânio, e um processador de som é fixado para fornecer a condução da amplificação sonora através do osso.

Os implantes cocleares são uma forma de tratamento para pacientes em que a reconstrução auditiva cirúrgica ou as próteses auditivas não são uma opção. Um implante coclear contorna a cóclea não funcional e estimula diretamente o nervo coclear. Em pacientes com perda auditiva profunda bilateral, a melhora na fala e linguagem pode ser alcançada com a implantação precoce, frequentemente antes de 1 ano de idade.

BIBLIOGRAFIA

Cohen M, Phillips JA: Genetic approach to evaluation of hearing loss, *Otolaryngol Clin North Am* 45(1):25–39, 2012.
Force, USPST: Universal screening for hearing loss in newborns: US Preventive Services Task Force recommendation statement, *Pediatrics* 122(1):143–148, 2008.
Goderis J, De Leenheer E, Smets K, et al: Hearing loss and congenital CMV infection: a systematic review, *Pediatrics* 134(5):972–982, 2014.
Kachniarz B, Chen JX, Gilani S, et al: Diagnostic yield of MRI for pediatric hearing loss: a systematic review, *Otolaryngol Head Neck Surg* 152(1):5–22, 2015.
Lasak JM, Allen P, McVay T, et al: Hearing loss: diagnosis and management, *Prim Care* 41(1):19–31, 2014.
Parker M, Bitner-Glindzicz M: Genetic investigations in childhood deafness, *Arch Dis Child* 3:271–278, 2015.
Raveh E, Hu W, Papsin BC, et al: Congenital conductive hearing loss, *J Laryngol Otol* 116(2):92–96, 2002.
Rodriguez K, Shah RK, Kenna M: Anomalies of the middle and inner ear, *Otolaryngol Clin North Am* 40(1):81–96, vi, 2007.

CAPÍTULO 53
MICROTIA E OTOPLASTIA
Peggy E. Kelley, MD

PONTOS-CHAVE
Opções de Otoplastia
1. Remodelação com fita adesiva e cera no período neonatal.
2. Otoplastia sem incisão para orelhas que se corrigem facilmente com a pressão dos dedos.
3. Otoplastia aberta ou tradicional.
4. Opções criativas, tais como enxerto para cobrir os defeitos da pele ou deslizar retalhos rotacionais para fornecer cartilagem, quando esta é deficiente.
5. Enxerto autólogo da costela, para microtia ou deformidades traumáticas.
6. Conhecimento do procedimento e trabalho de colegas com próteses e próteses auditivas ancoradas no osso para pacientes com microtia/atresia.

PERGUNTAS

1. O que é otoplastia?
A otoplastia é a manipulação das cartilagens de formato anormal com o objetivo de obter uma forma com aparência mais natural da orelha externa. Isso pode ser alcançado por métodos cirúrgicos e não cirúrgicos.

2. Quais são as indicações para a otoplastia?
A otoplastia não é baseada na forma da orelha, mas sim na percepção do paciente quanto à forma da orelha. Observe as orelhas do paciente e ouça as preocupações do paciente. Se as orelhas forem assimétricas ou se sua forma chamar a atenção para as orelhas em vez da face da pessoa, a otoplastia pode estar indicada. Se o paciente enxergar apenas suas orelhas quando defronte ao espelho ou for incomodado pelo seu tamanho ou forma, a otoplastia pode melhorar a autoestima.

3. Quais aspectos anatômicos da orelha externa são importantes para a otoplastia? (Figura 53-1)
A circunferência da orelha externa é composta pela hélice, por lóbulo e trago. As pregas internas da orelha consistem em anti-hélice e antitrago. A anti-hélice divide a orelha externa superiormente em cruras superior e inferior. Entre as cruras se situa a fossa triangular. Entre a borda da hélice e a prega da anti-hélice se situa a fossa escafoide. Entre a anti-hélice e o trago se situa a concha, que é dividida pela raiz da hélice em cimba conchal acima e o cavo conchal abaixo. O trago se sobrepõe à abertura do meato acústico externo.

4. Como as malformações da orelha externa são classificadas?
Vários sistemas de classificação foram propostos para as malformações congênitas da aurícula. A documentação ou discussão mais confiável entre os profissionais de saúde é a descrição anatômica da anormalidade, visto que não há sistema de estadiamento amplamente reconhecido. A descrição da anormalidade pode auxiliar no planejamento da reconstrução ou correção. Comumente, os termos empregados são *orelhas protuberantes* ou *proeminentes*, *orelhas dobradas*, *orelhas de Stahl*, *orelhas constrictas*, *criptotia*, *microtia* e *anotia*.

5. Descreva as dimensões de uma orelha normal.
Uma orelha normal é proporcional à face da pessoa. Combina e parece "natural". As orelhas crescem completamente até os 9 anos de idade. Não mudam de forma espontaneamente após os 12 meses de idade. Enquanto nenhum tamanho ou forma é normal para todas as pessoas, algumas medidas aproximadas podem ser úteis na avaliação do grau de anormalidade de uma orelha. A altura da orelha possui normalmente de 55 a 65 mm e a largura tem 30 a 45 mm. A largura geralmente corresponde a 50%-60% da altura. A orelha é rotacionada para que o topo esteja 15°-30° mais posterior do que o lóbulo auricular. Em seu ponto médio, a orelha se projeta do couro cabeludo em aproximadamente 18 a 20 mm. O ângulo de protusão da orelha na cabeça geralmente é < 21° em uma pessoa do gênero feminino e < 25° no gênero masculino. A raiz da hélice geralmente fica 60 a 70 mm posterior ao canto lateral do olho.

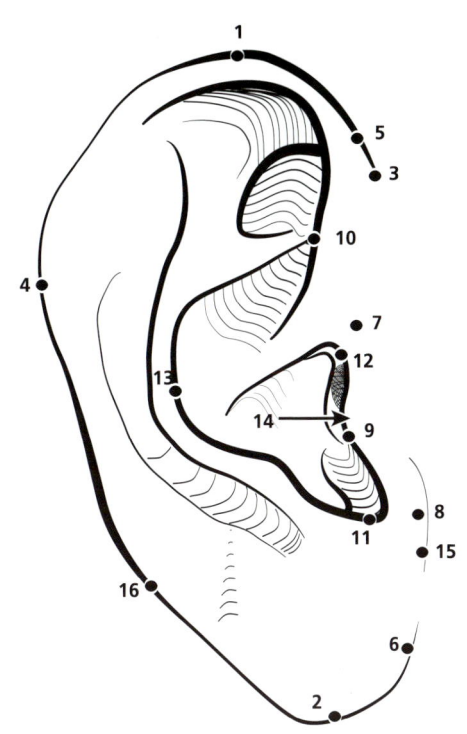

Figura 53-1. Pontos principais da orelha externa: (1) *superaurale*, (2) *subaurale*, (3) *preaurale*, (4) *postaurale*, (5) *otobasion superius*, (6) *otobasion inferius*, (7) ponto mais profundo da incisura na margem superior do trago, (8) ponto mais baixo do limite inferior do trago, (9) *protragion*, (10) *concha superior* (intersecção do limite inferior com a extremidade anterior da *crus antihelicis inferius* e limite posterior da *crus helicus*), (11) *incisura intertragica inferior* (o ponto mais profundo na *incisura intertragica*), (12) *incisura anterior auris posterior* (o ponto mais posterior na extremidade da *incisura anterior auris*), (13) curvatura anti-hélice mais forte, (14) limite lateral mais profundo do meato acústico externo, (15) *lobule anterior* (linha de fixação da orelha delineada em conjunto com o *otobasion* superior e inferior. O ponto nessa linha logo abaixo da *incisura intertragica* onde a cartilagem termina é o marco.) e (16) *lobule posterior* (o ponto mais posterior na margem do lóbulo perpendicular ao *lobule anterior*). De Purkait R, Singh P: A test of individuality of human external ear pattern: Its application in the field of personal identification. Forensic Sci Int 178(2-3):112-118, 2008.

6. O que é uma deformidade auricular proeminente ou protuberante?

Esta malformação externa comum é diagnosticada quando o ângulo da orelha em relação à cabeça é > 35°. É mais comumente um resultado da perda de desenvolvimento da prega da anti-hélice. A orelha forma, então, uma protrusão em relação ao couro cabeludo maior do que os 20 mm esperados. A orelha proeminente assume o perfil frontal. Em vez de observar a face da pessoa, os olhos do observador são atraídos para as orelhas. A forma auricular e o ângulo de protrusão normais podem ser alcançados pelo reposicionamento suave da orelha com a pressão do dedo.

7. O que é deformidade auricular constricta ou em formato de xícara?

Essa deformidade da orelha é caracterizada pela incapacidade em se atingir uma forma ou posição normal da orelha com uma leve pressão com o dedo. Uma deficiência de pele, cartilagem ou ambas restringe o "desdobramento" da orelha.

8. Como a microtia ou a anotia é caracterizada?

Na orelha micrótica, a forma da cartilagem é anormal. A descrição clássica é um remanescente cartilaginoso que parece um "amendoim" enrolado, posicionado na raiz da hélice. A porção inferior do remanescente micrótico é composta por tecido adiposo mole — o remanescente do lóbulo auricular. Superiormente, o remanescente é composto por cartilagem rugosa sob a pele. Uma microtia atípica pode apresentar o esboço de uma orelha com arquitetura normal, mas com uma evidente interrupção no desenvolvimento. Anotia é a ausência de orelha externa. Um pequeno remanescente do lóbulo da orelha pode estar presente, frequentemente fora do local esperado.

9. **Sumarize os objetivos da otoplastia.**
   O objetivo primário da otoplastia é tornar o paciente (e frequentemente os pais) feliz. A orelha ou as orelhas pós-operatórias devem ser simétricas. A partir da visão frontal, uma pessoa deve perceber ambas as orelhas ao mesmo tempo em um pequeno relance. À visão lateral, os contornos da orelha devem mostrar os principais aspectos anatômicos reconhecíveis: borda da hélice, prega anti-hélice com cruras, escafa, concavidade conchal e lóbulo. A visão posterior deve exibir distâncias apropriadas do couro cabeludo até a orelha (< 20 mm).

10. **Quando a otoplastia deve ser proposta para um paciente?**
    A idade na qual a otoplastia pode ser realizada depende do tipo de cirurgia corretiva necessária. O objetivo de estabelecer um tempo é evitar o tratamento psicológico de criança, concluindo o reparo o mais rápido possível e equilibrando a maturidade necessária para participação e cooperação nos cuidados cirúrgicos e pós-operatórios.

11. **Qual é a menor idade em que uma otoplastia pode ser realizada?**
    A primeira oportunidade para correção das formas anormais da orelha é nos primeiros dias após o nascimento. A remodelação com cera e fita adesiva nas primeiras 96 horas de vida pode prevenir a necessidade de cirurgia no futuro. A técnica com *splints* ou moldes requer 2 semanas de remodelação quando aplicada durante o período neonatal. Crianças mais velhas necessitam de períodos mais longos para controle da forma. Recentemente, o uso de uma tala e fita dupla face por muitos meses foi relatado em crianças de até 5 anos de idade como um meio de evitar a correção cirúrgica.

12. **Qual é a menor idade na qual as técnicas mais complicadas podem ser feitas?**
    Se a anormalidade pode ser corrigida por uma leve pressão do dedo para a forma desejada, então uma alteração permanente na forma pode ser realizada com as técnicas sem incisão até os 2 anos de idade, quando a anestesia geral é considerada segura para os procedimentos eletivos. Se a anormalidade não puder ser corrigida por pressão leve do dedo, então a criança necessitará de um procedimento aberto e deverá ser capaz de participar dos cuidados pós-operatórios e remoção das suturas. Uma otoplastia aberta normalmente é realizada aos 5-6 anos de idade, quando crianças e pais estão bastante motivados, mas pode ser feita posteriormente até que a criança esteja pronta. Meninos são frequentemente mais lentos do que as meninas para estar prontos para a cooperação necessária nos cuidados pós-operatórios, tanto na otoplastia quanto na reconstrução para microtia. Quando uma reconstrução para microtia com enxerto de costela autóloga é considerada, as costelas devem ser grandes o suficiente para a moldagem. Algumas técnicas podem ser iniciadas aos 6-7 anos de idade, mas as técnicas 3D mais recentes necessitam de maior quantidade de costela, e a maioria das crianças não tem estoque de costela suficiente até os 10-12 anos de idade.

13. **Qual é a idade mais avançada na qual a otoplastia pode ser realizada?**
    Nenhuma idade é muito avançada para a otoplastia. Muitos adultos que não tiveram oportunidade de realizar uma cirurgia corretiva da orelha na infância ainda desejam uma orelha em forma normal. Os procedimentos abertos e fechados podem ser apropriados.

14. **Quais são as opções de otoplastia para orelha protuberante?**
    Aberta *versus* Fechada: Técnicas abertas começam com a excisão da pele e progridem para o enfraquecimento ou adelgaçamento da cartilagem, remodelagem com suturas de colchoeiro ou secção da cartilagem com remoção para redução da concha. Opções fechadas incluem fita e cera ou aplicação de *splints*, assim como a otoplastia sem incisão descrita por Fritsch. A otoplastia sem incisão emprega suturas de colchoeiro horizontais permanentes inseridas percutaneamente.
    Cartilagem Preservada *Versus* Cartilagem Removida: Os cirurgiões têm opiniões altamente divergentes quanto ao fato da cartilagem poder ser remodelada com as suturas de colchoeiro, escoramento ou adelgaçamento por perfuração ou se a cartilagem deve ser removida para atingir uma forma de orelha desejável. Ambas as opções podem ser utilizadas com sucesso, mas geralmente apenas uma opção é adotada como "o caminho" por cada cirurgião em particular.

15. **Por quanto tempo os curativos devem ser utilizados após a otoplastia?**
    Uma das vantagens da técnica sem incisão é que nenhum curativo é necessário. Uma bandana leve pode ser empregada à noite, se desejado, para conforto. Quando uma técnica aberta é utilizada, o cura-

tivo geralmente é mantido por 2 semanas. Esse período permite a fixação do retalho cutâneo e a cura da cartilagem, se esta for seccionada ou removida. Uma bandana elástica é utilizada à noite por um período adicional de 4 a 6 semanas, para prevenir o deslocamento anterior acidental da orelha até a cura completa. Essa questão é mais importante se a cartilagem for removida ou seccionada.

16. Descreva as complicações iniciais da otoplastia para orelhas protuberantes.
O hematoma é a principal preocupação após uma otoplastia aberta. Se um hematoma seguir sem diagnóstico e tratamento, isso pode resultar em pericondrite e perda de cartilagem. A dor pós-operatória persistente pode ser um sinal de hematoma. O tratamento adequado consiste na remoção imediata do coágulo e debridamento de qualquer tecido necrótico resultante da pressão do hematoma, seguido pela reaplicação do curativo compressivo. Outras complicações iniciais incluem necrose cutânea secundária à pressão do curativo, hipersensibilidade cutânea à pressão ou temperatura e eliminação da sutura. Todas essas, exceto a extrusão da sutura, são evitadas com a técnica sem incisão, pois nenhum curativo é utilizado no pós-operatório e nenhum espaço morto passível de formação de um hematoma é observado durante o procedimento.

17. Quais são as complicações tardias significativas da otoplastia para orelhas protuberantes?
A complicação tardia mais comum é o descontentamento com a correção pós-operatória, geralmente devido a uma correção insatisfatória, assimetria ou deformação da cartilagem com o tempo. Em um procedimento aberto, cicatrizes hipertróficas ou queloides podem ocorrer. A otoplastia aberta ou fechada pode resultar em protusão do nó de sutura ao longo do tempo. Os queloides devem ser considerados uma possibilidade nos sítios de punção, mas raramente são encontrados.

18. O que é a deformidade da "orelha em telefone"?
Uma deformidade tipo "orelha em telefone" descreve a forma de uma porção média da orelha com correção exagerada. A forma resultante faz lembrar uma peça de mão original de um telefone com um receptor separado e um bocal com um cabo mais estreito de conexão. A deformidade é mais bem observada em visão frontal. A correção exagerada pode ser devida à remoção excessiva de pele retroauricular ou dos tecidos moles da mastoide ou pelo aperto excessivo das suturas posteriores, entre a concha e a mastoide.

19. Quais nomes históricos devo conhecer se eu quiser discutir a otoplastia para orelhas protuberantes?
Muitos cirurgiões têm feito incursões na correção das formas auriculares. Mustardé é conhecido pelo desenvolvimento da sutura de colchoeiro horizontal para remodelar a prega anti-hélice (Figura 53-2). Essa mesma sutura foi adaptada para uma técnica percutânea de otoplastia sem incisão. As técnicas de otoplastia de Converse e Furness utilizam o reposicionamento da cartilagem e o enfraquecimento em suas otoplastias. Converse utiliza o enfraquecimento da cartilagem e o reposicionamento para criar o aspecto de uma prega anti-hélice. A técnica de Furness não trata da prega anti-hélice, mas foca na protusão da concavidade da concha pela sutura da concavidade ao periósteo mastóideo, rotacionando a orelha posteriormente e diminuindo, assim, a protusão. Essa técnica é frequentemente utilizada em conjunto com a técnica de remodelagem da prega anti-helicoidal.

20. Como a correção de uma orelha "em xícara" ou constricta difere da correção de uma orelha protuberante?
Uma orelha em formato de "xícara" ou constricta possui quantidade insuficiente de pele, cartilagem ou ambas, de tal modo que uma forma normal não pode ser obtida pelas técnicas utilizadas para a cirurgia de correção da orelha protuberante. Nova pele ou cartilagem ou avanço de tecidos deve ser empregada para liberar a parte constricta da orelha (Figura 53-3).

Cada orelha é discretamente diferente, e um arsenal completo de opções de reconstrução deve ser aprendido e utilizado para obter resultados consistentes. As deficiências geralmente estão situadas na borda da hélice, escafa e raiz da hélice. As técnicas para desenrolar e *fan open* são descritas, mas falham com o tempo, pois o envelope de pele/tecidos moles colapsa a forma da nova cartilagem expandida. Os retalhos rotacionais ou em avanço possuem maior estabilidade. Uma técnica preferida é aquela para liberar a raiz da hélice como um retalho de avanço V-Y, incorporando a crista da cartilagem entre o cavo conchal e a cimba conchal. Vários milímetros de comprimento podem ser emprestados e avançados na altura da orelha. O sítio doador é fechado primariamente. Os enxertos de pele são utilizados, quando necessário, na nova área da fossa triangular, e a cartilagem é remodelada com suturas de colchoeiro horizontais para acrescentar força e estabilidade ao longo do tempo.

21. Quando um lóbulo precisa ser corrigido?
O lóbulo da orelha pode formar um ângulo para frente, particularmente em uma orelha em forma de "xícara" ou protuberante. A cartilagem superior pode ser corrigida, mas a orelha pode parecer ainda anormal, se o lóbulo não for reposicionado. Este forma um ângulo para frente, se houver uma cartilagem em

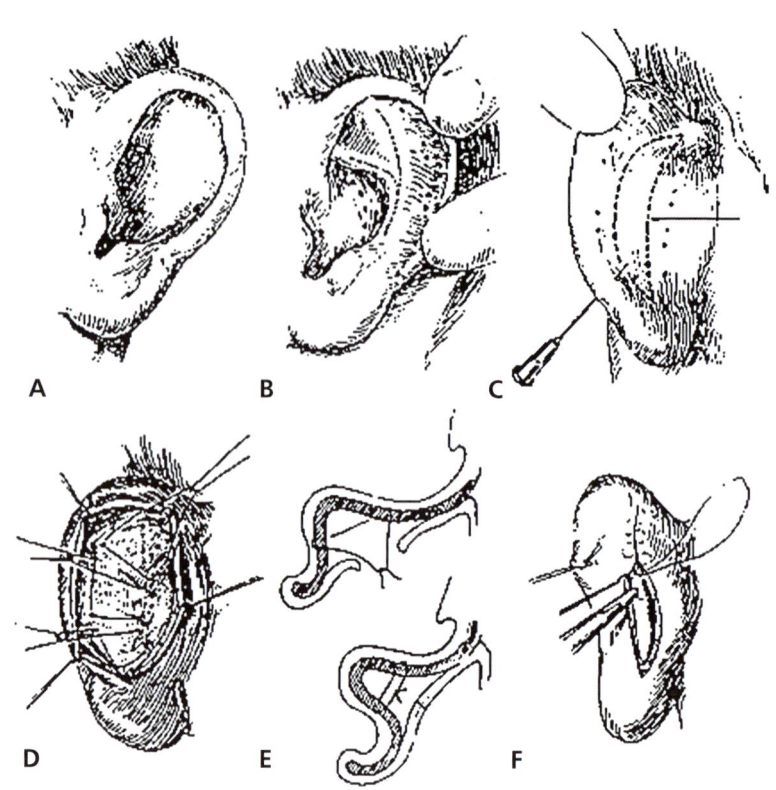

Figura 53-2. A técnica de Mustardé para otoplastia. De Wood-Smith D: Otoplasty. In Rees TD, editor: Aesthetic Plastic Surgery, Philadelphia, 1980, Saunders, p. 851.

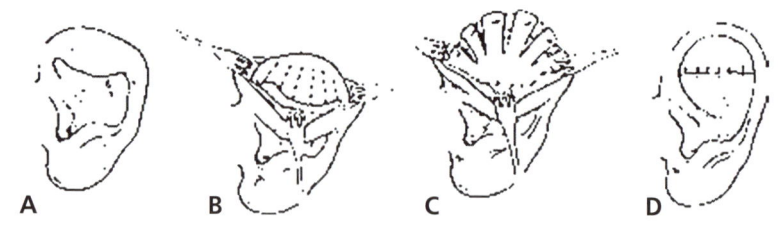

Figura 53-3. Correção de deformidade grave da orelha "em forma de xícara". De Converse JH: Congenital deformities of the auricle. In Converse JM, editor: Reconstructive Plastic Surgery, ed 2, Philadelphia, 1977, Saunders, p. 1708.

hélice caudal anormalmente longa ou alargada. A ressecção ou o reposicionamento dessa cauda de cartilagem resultará em angulação menos anterior do lóbulo. Algumas áreas posteriores de pele podem ser removidas para auxiliar na correção do lóbulo auricular. Se o lóbulo for reduzido em tamanho, uma ressecção geométrica com sobreposição e, se possível, fechamentos separados, anterior e posterior, resultarão em menor contratura da cicatriz e incisura no lóbulo.

22. Uma orelha de grandes dimensões pode ter seu tamanho total reduzido?

Lógico! A redução auricular pode ser necessária para atingir a simetria com uma orelha oposta menor. Algumas vezes é mais fácil reduzir a orelha maior do que expandir a outra orelha. Todos os métodos cirúrgicos de redução envolvem a excisão geométrica e o fechamento. Essa abordagem reduz a chance de uma cicatriz em incisura ao longo da borda helicoidal abrangente.

23. O que pode ser feito com uma orelha micrótica?

Uma pessoa com microtia pode ser tratada com uma prótese de silicone, produzida de forma a se assemelhar à orelha oposta e fixada com cola de tecidos ou, mais recentemente, com parafusos ou ímãs fixados ao osso.

A correção cirúrgica pode ser realizada com um molde auricular Silastic ou contendo silicone, mas o molde é propenso a extrusão e malformação com o trauma associado à prática de esportes e brincadeiras de infância. Os efeitos em longo prazo de um corpo estranho também são significativos; portanto, essa forma de reconstrução não deve ser mais considerada, particularmente em crianças.

As estruturas sintéticas de polietileno porosas biocompatíveis podem ser utilizadas em conjunto com um retalho de fáscia temporal após uma cirurgia em um ou dois estágios. Esse procedimento foi popularizado por Reinisch no início dos anos 1990. As preocupações quanto à rejeição de longo prazo ou trauma diminuíram com as publicações recentes sobre os resultados. Esse procedimento pode ser realizado já aos 3 anos de idade, mas uma orelha em tamanho adulto é utilizada, pois esta orelha não crescerá com o tempo.

Brent descreve uma reconstrução com costela autóloga compreendendo quatro estágios. Essa forma de reconstrução tem sido empregada nos últimos 40 anos com bons resultados. O primeiro estágio é de coleta, escultura e posicionamento do enxerto autólogo de costela. As porções de três ou quatro costelas (dependendo da necessidade para reconstrução tragal) são utilizadas para formar a borda helicoidal, a prega anti-hélice, a escafa e a fossa triangular. O segundo estágio rotaciona o lóbulo auricular micrótico remanescente sobre a estrutura de cartilagem, e a fixação é realizada. O terceiro estágio é a elevação da orelha a partir da cabeça com um enxerto de pele. O quarto estágio, se necessário, envolve a criação de um trago e aprofundamento da concavidade conchal. Esse tipo de reconstrução é tipicamente iniciado após 6 anos de idade, mas geralmente se recomenda que os meninos aguardem até 10 anos de idade para cooperação completa. Geralmente 9 a 12 meses são necessários para completar todos os quatro estágios.

No início da metade dos anos 1980, outro método de reconstrução autóloga com costela foi desenvolvido por Nagata. Essa cirurgia em dois estágios é realizada inicialmente aos 10 anos e requer uma avaliação quanto ao volume adequado de cartilagem costal. O primeiro estágio inclui coleta, fabricação da estrutura da cartilagem costal tridimensional e posicionamento do enxerto no lugar. O segundo estágio eleva o pavilhão auricular para corresponder à projeção. Os resultados são mais confiáveis com o método topográfico de fabricação de cartilagem auricular, uma vez que a escultura não é tão dependente da largura e profundidade *in situ* da costela. Durante o mesmo período, Firman desenvolveu um modelo tridimensional similar de construção por microtia a partir da costela autóloga. Hoje, muitos cirurgiões que operam microtias utilizam o método de Firman e Nagata para criar uma estrutura baseada na costela.

24. O que o futuro reserva para a reconstrução de microtia?

Atualmente, o desenvolvimento das próteses auditivas ancoradas em osso incorporado em um pavilhão auricular artificial de silicone está sendo testado fora dos Estados Unidos. Pesquisas em andamento utilizam a engenharia de tecidos com o objetivo de colher condrócitos autólogos que continuam a nos ensinar mais sobre o crescimento celular e a imunologia, mas sem aplicações clínicas disponíveis até o momento. Atualmente, a impressão 3D da orelha oposta como modelo para esculpir no campo operatório é viável e a esperança é que seja utilizada ao longo do tempo, de forma que o paciente não seja dependente da disponibilidade de cartilagem, também possa ser submetido a uma reconstrução mais precocemente, não apresente defeito do local doador e possua um "implante" que crescerá proporcionalmente na criança.

BIBLIOGRAFIA

Beahm EK, Walton RL: Auricular reconstruction for microtia Part I: anatomy, embryology, and clinical evaluation, *Plast Reconstr Surg* 109(7):2473–2482, 2002.
Brent B: Microtia repair with rib cartilage grafts: a review of personal experience with 1000 cases, *Clin Plast Surg* 29:257–271, vii, 2002.
Kamil SH, Vacanti MP, Vacanti CA, et al: Microtia chondrocytes as a donor source for tissue engineered cartilage, *Laryngoscope* 114(12):2187–2190, 2004.
Nagata S: A new method of total reconstruction of the auricle for microtia, *Plast Reconstr Surg* 92:187–201, 1993.
Romo T 3rd, Reitzen SD: Aesthetic microtia reconstruction with Medpor, *Facial Plast Surg* 24:120–128, 2008.
Sorribes MM, Tos M: Nonsurgical treatment of prominent ears with the Auri method, *Arch Otolaryngol Head Neck Surg* 128:1369–1376, 2002.
Walton RL, Beahm EK: Auricular reconstruction for microtia: Part II. Surgical techniques, *Plast Reconstr Surg* 110(1):234–249, 2002.
Yotsuyanagi T, Yokoi K, Sawada Y: Nonsurgical treatment of various auricular deformities, *Clin Plast Surg* 29:327–332, ix, 2002.

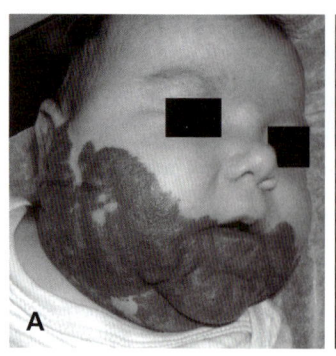

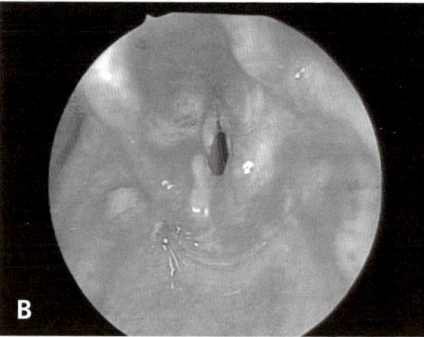

Figura 54-1. A, Bebê com hemangioma cervicofacial apresentando distribuição do "tipo barba" (V3). **B,** Hemangiomas segmentares das vias aéreas como visualizados na microlaringoscopia em um bebê com síndrome PHACE apresentando hemangioma cervicofacial com distribuição do "tipo barba". Cortesia de David Low, MD.

8. O que é a síndrome PHACES?

PHACES é um acrônimo para malformação da fossa Posterior, Hemangiomas, anomalias Arteriais, defeitos Cardíacos (coarctação da aorta), anormalidades oculares (*Eye*, coloboma) e anormalidades do esterno (*Sternal*) ou defeito do desenvolvimento ventral (necessita de 2 dos 6 elementos para o diagnóstico). A síndrome PHACES é comum em pacientes com hemangioma segmentar (distribuição de dermátomo). O exame deve incluir uma avaliação por oftalmologista e cardiologista, além de uma RM do cérebro.

9. Os hemangiomas com distribuição do "tipo barba" apresentam um alto risco para qual anomalia vascular? (Figura 54-1)

Pacientes com hemangiomas na distribuição V3/barba apresentam uma alta incidência (≈ 30% a 65%) de hemangioma das vias aéreas, podendo envolver a cavidade oral, orofaringe, hipofaringe, supraglote, glote ou subglote. A subglote é a localização mais comum de hemangiomas focais nas vias aéreas superiores. As modalidades de tratamento incluem terapia sistêmica com propanolol ou esteroides e tratamento local com *laser* ou excisão cirúrgica. Uma traqueotomia pode ser necessária para evitar a obstrução em alguns casos.

10. O que é a mancha em vinho do Porto?

A mancha em vinho do Porto é uma malformação vascular capilar superficial tipicamente presente ao nascimento, aparecendo como uma mancha rosa-avermelhada bem demarcada que escurece com o tempo e cresce proporcionalmente com a criança. O *laser* de corante pulsado é o tratamento padrão ouro, com melhores resultados se realizado no início da vida.

11. Qual síndrome está relacionada a essa malformação vascular? (Figura 54-2)

A síndrome de Sturge-Werber, também conhecida como angiomatose encefalotrigeminal, é caracterizada por uma mancha facial em vinho do Porto na distribuição V1 (oftálmico), glaucoma, convulsões, retardo mental e envolvimento dural.

12. Como as malformações linfáticas (ML) são classificadas (com base nas diretrizes da International Society for the Study of Vascular Anomalies de 1996)? (Figura 54-3)

São classificadas como macrocísticas (*p. ex.*, higroma cístico), microcísticas (*p. ex.*, linfangiomas) ou mistas. A ML macrocística compreende cistos únicos ou múltiplos > 2 cm³ de tamanho. As MLs microcísticas contêm cistos < 2 cm³. A ML mista contém componentes macro e microcísticos.

13. Quais são os pontos essenciais do tratamento das malformações linfáticas?

As lesões microcísticas são mais severas e formadas por infiltrados teciduais extensos; o tratamento geralmente não é curativo. Os objetivos do tratamento são a correção da deformidade e a manutenção da função por meio de cirurgia, coblação/radiofrequência ou excisão/redução com *laser*. As lesões macrocísticas são mais suscetíveis ao tratamento com a excisão cirúrgica completa ou com agentes esclerosantes, tais como doxiciclina, bleomicina, etanol e OK-432 (picibanil). Os cistos agudamente infectados aguda podem ser tratados com antibióticos e/ou esteroides.

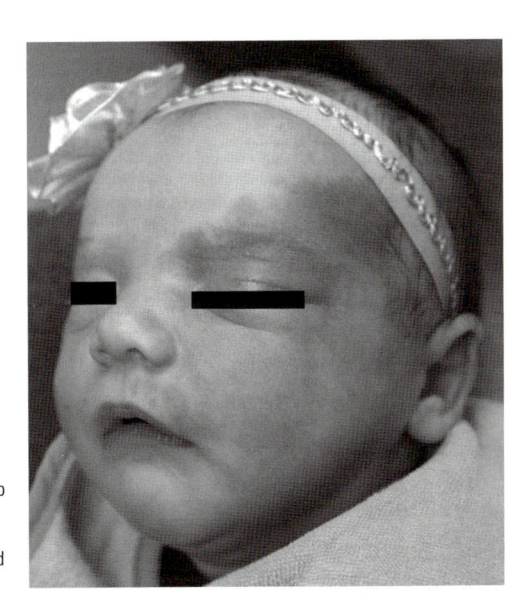

Figura 54-2. Criança com mancha em vinho do Porto (malformação vascular capilar) em distribuição V1/oftálmica associada à síndrome de Sturge-Weber. Cortesia de David Low, MD.

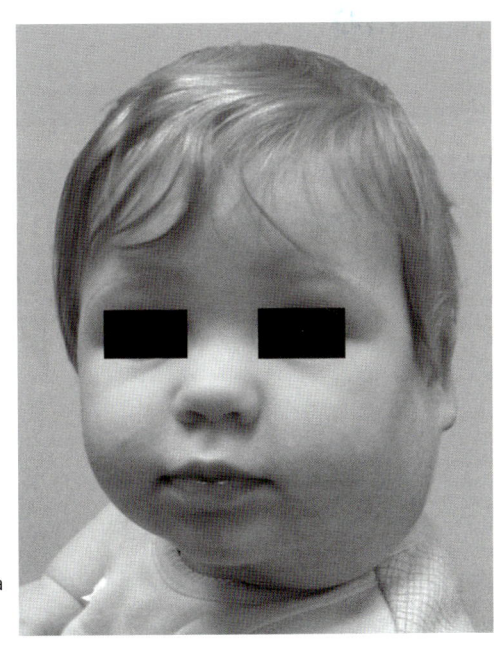

Figura 54-3. Criança com malformação linfática macrocística no lado esquerdo. Cortesia de David Low, MD.

CAPÍTULO 55
TUMORES PEDIÁTRICOS DA CABEÇA E PESCOÇO

Todd M. Wine, MD

PONTOS-CHAVE

1. A localização de uma massa no pescoço é a chave para se compreender o diagnóstico diferencial.
2. Estudos de imagem são importantes na avaliação de muitas massas da cabeça e do pescoço.
3. Uma massa no pescoço que apresenta sintomas infecciosos pode ser ocasionada por uma lesão congênita infectada.
4. A escolha do tratamento de infecções micobacterianas atípicas do pescoço deve sempre considerar os riscos do tratamento *versus* a qualidade de vida negativa relacionada à massa do pescoço e/ou à drenagem prolongada.
5. A aspiração com agulha fina pode identificar com frequência as massas benignas e malignas, mas muitas massas deverão ser submetidas ao procedimento de biópsia aberta ou biópsia *core* para o diagnóstico definitivo.

Pérolas

1. A massa mais comum no pescoço em crianças é um linfonodo reativo. Os linfomas são as neoplasias mais comuns observadas no pescoço em crianças.
2. A chave para o procedimento de Sistrunk não é apenas remover cirurgicamente a porção central do osso hioide, mas remover a musculatura da língua entre o osso hioide e o forame cego.

PERGUNTAS

1. Quais são as categorias das massas no pescoço de crianças que são importantes para o estabelecimento de um diagnóstico diferencial?

- *Massas congênitas do pescoço* são aquelas presentes ao nascimento e secundárias a alterações que ocorrem na embriologia.
- *Massas infecciosas do pescoço* são aquelas presentes como resultado de uma infecção e que tipicamente se resolvem com o tratamento da infecção. Mais frequentemente, são linfonodos reativos ou infectados, mas também podem ocorrer em outros tecidos na cabeça e no pescoço, como as glândulas salivares.
- *Massas inflamatórias,* sem causa infecciosa conhecida, tais como aquelas associadas à doença de Kawasaki.
- *Lesões neoplásicas do pescoço,* incluindo processos benignos e malignos. Essas lesões englobam linfadenopatia maligna, tumores benignos e malignos das glândulas salivares, tumores benignos e malignos da tireoide e tumores originados dos tecidos neurológicos, musculares, vasculares, linfáticos, cartilaginosos ou ósseos.
- *Malformações vasculares* (ver Cap. 54).

2. Qual é a massa mais comum no pescoço em uma criança?

Um linfonodo aumentado é a causa mais comum de uma massa no pescoço em crianças. A causa mais comum de linfadenopatia aumentada é uma infecção, viral ou bacteriana. As causas virais de linfadenopatia incluem adenovírus, rinovírus e enterovírus, que podem causar infecções virais do trato respiratório superior. O vírus Epstein-Barr (EBV) é o agente causador da mononucleose, que cursa com linfadenopatia vascular, tonsilite exsudativa e hepatosplenomegalia.

As causas bacterianas de aumento dos linfonodos incluem comumente as infecções causadas por *Staphylococcus aureus* e *Streptococcus pyogenes*. Algumas vezes, o linfonodo infectado pode supurar e criar um abscesso no pescoço. Outras causas significativas de linfadenite bacteriana são as micobactérias atípicas, *Bartonella henselae* (doença da arranhadura do gato) e tuberculose.

55 ▪ TUMORES PEDIÁTRICOS DA CABEÇA E PESCOÇO

3. Quais sinais e sintomas sugerem uma causa infecciosa aguda para uma massa no pescoço?
Febre, dor, edema agudo, eritema da pele sobrejacente, redução da amplitude de movimentos e odinofagia podem indicar que uma massa no pescoço é secundária a uma causa infecciosa. Sintomas concomitantes no trato respiratório superior, exposição a contatos com doentes, viagem ao exterior, exposição a animais (gatos, carrapatos) e a presença de imunodeficiência são importantes aspectos históricos que podem permitir melhor compreensão da etiologia de uma massa no pescoço.

4. Que outro tipo de lesão do pescoço pode se manifestar como uma infecção ou inflamação aguda?
As lesões congênitas, incluindo cistos do ducto tireoglosso, dermoides, cistos de fendas branquiais, malformações vasculares e cistos pré-auriculares, podem frequentemente apresentar edema agudo, eritema, dor e febre. O tratamento de escolha para essas exacerbações infecciosas é a antibioticoterapia. A incisão e a drenagem devem ser realizadas apenas se necessário, pois podem complicar a ressecção definitiva da massa congênita. A ressecção de uma lesão congênita é mais facilmente realizada após a resolução completa da infecção.

5. Quais massas congênitas ocorrem na linha média do pescoço?
O *cisto do ducto tireoglosso* é a massa congênita mais comum no pescoço. Os cistos ocorrem na linha média em virtude da obliteração incompleta do ducto tireoglosso. A origem da tireoide mediana se encontra no forame cego da língua, migrando caudalmente pelo pescoço até alcançar sua posição anatômica final, próxima à cartilagem cricoide. O ducto tireoglosso deve obliterar, mas, ocasionalmente, esse processo é incompleto. Na sequência, um cisto pode se formar naquele local, com um trato que conecta o cisto ao forame cego. O tecido tireoidiano ectópico pode estar localizado em qualquer lugar desde o forame cego até a posição normal da glândula tireoide.

Os *cistos dermoides* são estruturas císticas benignas que podem ocorrer em qualquer lugar do corpo. Frequentemente ocorrem na cabeça e no pescoço, podendo surgir na linha média do pescoço e assemelhar-se a um cisto do ducto tireoglosso. Outros locais comuns incluem nariz, cavidade oral, órbita e nasofaringe. Os cistos dermoides surgem em razão do aprisionamento de células epiteliais ao longo das linhas de fusão. Geralmente contêm outros apêndices cutâneos, incluindo glândulas sebáceas, pelos, folículos pilosos. Podem, muitas vezes, estar aderidos à pele sobrejacente e até mesmo possuir um pequeno seio drenante.

Os *teratomas* são similares aos dermoides, com a exceção de que eles contêm os tipos celulares com origem na ectoderme, mesoderme e endoderme. Podem se manifestar como uma massa firme no pescoço e causar sintomas respiratórios, quando muito volumosos. O tratamento requer a excisão cirúrgica completa.

A *laringocele* ocorre como uma massa na linha média do pescoço quando hernia através da membrana tireoidóidea (laringocele externa). Quando confinada à laringe, trata-se de uma laringocele interna e provavelmente não se apresentará como uma massa. Os sintomas incluem rouquidão, disfagia e apneia grave, particularmente quando presentes em um neonato.

6. Qual é o significado do procedimento de Sistrunk utilizado para a ressecção do cisto no ducto tireoglosso?
Os relatos iniciais de excisão do cisto no ducto tireoglosso foram marcados por taxas de recorrência de até 50%. A ressecção do osso hioide juntamente com o cisto reduziu as taxas de recidiva para 20%. Walter Sistrunk expandiu essa técnica para incluir a ressecção do cisto, do osso hioide e da musculatura supra-hióidea da língua para assegurar que o(s) trato(s) conectando o cisto ao forame cego fossem adequadamente removidos. Isso reduziu a taxa de recidiva para um valor próximo a 5%. A remoção da bainha da musculatura lingual é importante, pois o trato pode apresentar um trajeto anterior ou posterior ao hioide e pode ser múltiplo.

7. Quais massas congênitas no pescoço ocorrem na porção lateral?
As massas congênitas laterais do pescoço provavelmente são de origem branquial. De outra forma, as massas congênitas laterais do pescoço podem incluir malformações vasculares e cistos tímicos. As anomalias branquiais manifestam-se como uma massa, mais provavelmente um cisto, com ou sem seio, que pode conectá-lo à pele ou a uma estrutura interna. As anomalias branquiais são classificadas de acordo com a origem branquial. Podem ser anomalias de primeiro, segundo, terceiro ou quarto arco branquial.

A anomalia branquial mais comum é um cisto na segunda fenda branquial. Os cistos na segunda fenda branquial ocorrem na porção superior do pescoço e manifestam-se como uma massa cística anterior ao músculo esternocleidomastóideo. Podem apresentar edema agudo, doloroso, no pescoço após sintomas do trato respiratório superior. Frequentemente podem ser confundidos com um linfonodo supurativo. A diferenciação dessas duas entidades pode ser difícil, mas a imagem com tomografia computadorizada revelan-

15. Quais são as lesões infecciosas ou inflamatórias mais comuns das glândulas salivares?
Sialadenite bacteriana aguda, sialadenite viral e parotite juvenil recorrente. A sialadenite bacteriana aguda cursa com edema unilateral, doloroso, com drenagem purulenta proveniente do ducto salivar. O tratamento é feito com hidratação, compressa quente, massagem e sialogogos. A sialadenite viral pode ocorrer em virtude de infecção por coxsackie, citomegalovírus, parainfluenza ou caxumba.

16. Quais são os tumores benignos da glândula salivar?
Em crianças, os tumores benignos mais comuns são o adenoma pleomórfico, ocorrendo nas glândulas parótida, submandibular e salivar menor, e o hemangioma, ocorrendo na glândula parótida. Outras doenças benignas incluem os tumores de Warthin (cistadenoma papilar linfomatoso), adenoma de células basais, mioepitelioma e linfoepitelioma.

O hemangioma da glândula parótida e da glândula submandibular, menos comumente, manifesta-se no nascimento ou pouco depois. De forma similar aos hemangiomas em outras áreas, observa-se uma fase proliferativa rápida, que ocorre nos primeiros meses de vida, seguida por involução lenta por um período de um a muitos anos. O tratamento clássico dos hemangiomas consiste em permitir a involução ao longo do tempo e o tratamento clínico com esteroides, interferon e, mais recentemente, propranolol para lesões mais sintomáticas. A ressecção cirúrgica também é uma opção, mas deve ser cuidadosamente considerada em razão dos riscos de danos ao nervo facial.

17. Quais são os tumores malignos de glândulas salivares mais comuns?
Carcinomas mucoepidermoides, de células acínicas, adenocarcinoma e císticos adenoides, além do carcinoma ex-pleomórfico, são os possíveis tumores malignos salivares na infância. O carcinoma mucoepidermoide é a massa salivar maligna mais comum em crianças, normalmente presente na adolescência. Como para os tumores benignos, o tratamento é realizado pela excisão cirúrgica completa com margens, se possível. Esvaziamento cervical será necessário para alguns tumores malignos, particularmente se a lesão for de alto grau, os linfonodos forem clinicamente suspeitos ou se houver evidência de que o tumor apresenta uma extensão extraglandular ou invasão do nervo facial. A radioterapia adjuvante também é utilizada, se houver envolvimento nodal significativo, extensão extraglandular, invasão perineural ou excisão incompleta. Os riscos e benefícios da radioterapia devem ser considerados cuidadosamente em crianças, pelo risco de um segundo tumor maligno e outras complicações da radioterapia.

18. Qual é o tipo mais comum de sarcoma na cabeça e no pescoço de crianças?
O rabdomiossarcoma (RMS) é o sarcoma mais comum na região da cabeça e pescoço de crianças. Aproximadamente um terço dos RMS ocorre na cabeça e no pescoço e, nessa localização, a órbita é o sítio mais comum. Os sintomas presentes dependerão do sítio de origem do tumor. Os tumores podem ser classificados como parameníngeos, que significa sua origem ao longo da base craniana em porção anterior ou lateral, ou não parameníngeos, ocorrendo na oro/hipofaringe, parótida, orelha externa ou pescoço lateral. De forma ideal, a ressecção cirúrgica completa com margens amplas apresenta um melhor prognóstico de longo prazo. Infelizmente, na cabeça e no pescoço, margens amplas raramente são possíveis sem grande prejuízo funcional. Portanto, o tratamento inicial envolve a obtenção do diagnóstico no tecido. Embora a aspiração com agulha fina possa identificar o tumor como sarcoma, a tipagem histológica mais detalhada pelo patologista experiente em sarcomas é requerida para permitir que se tomem as decisões de tratamento adequadas. Dessa forma, a biópsia *core* ou aberta é muitas vezes solicitada. O tratamento dos sarcomas de cabeça e pescoço frequentemente consistirá na quimioterapia (dirigido pelos protocolos do Intergroup Rhabdomyosarcoma Studies [IRS] para os rabdomiossarcomas ou Children's Oncology Group [COG] para não rabdomiossarcomas), cirurgia e radioterapia.

19. Quais são os outros tipos de sarcomas?
Fibrossarcoma, onrabdomiossarcoma, hemangiopericitoma, osteossarcoma, condrossarcoma, sarcoma extraesquelético de Ewing, lipossarcoma e leiomiossarcoma.

20. Quais são os tipos de massas neuroblásticas do pescoço?
As massas neuroblásticas incluem ganglioneuroma, ganglioneuroblastoma e neuroblastoma. O neuroblastoma é a mais comum dessas lesões e é o terceiro tumor maligno mais comum em crianças. Essas três doenças representam diferentes estágios do mesmo processo patológico, com o neuroblastoma sendo o menos diferenciado com potencial mais maligno e o ganglioneuroma sendo o mais diferenciado e provavelmente sem potencial maligno. Geralmente, essas massas no pescoço são indolores e os sintomas são relacionados à compressão do nervo (nervos cranianos, cadeia simpática) ou do trato aerodigestivo.

21. Qual é a importância do diagnóstico diferencial no que se refere à investigação de uma massa no pescoço?

Criar um diagnóstico diferencial apropriado para cada paciente que apresente uma massa no pescoço permite a consideração criteriosa para os testes diagnósticos adequados a serem utilizados, se realizados por meio de avaliação laboratorial ou imagem radiológica. A história deve ditar qual modalidade de imagem deve ser empregada e é particularmente importante quando se consideram as imagens de tomografia computadorizada. Pelos efeitos cumulativos da exposição à radiação, duas ou três TCs da cabeça podem aumentar o risco de câncer cerebral em três vezes, e cinco a dez TCs da cabeça podem aumentar o risco de leucemia em três vezes. Portanto, considerações especiais devem ser tomadas ao se avaliar cada estudo de imagem.

BIBLIOGRAFIA

Acierno SP, Waldhausen JH: Congenital cervical cysts, sinuses and fistulae, *Otolaryngol Clin North Am* 40(1):161–176, vii–viii, 2007.
Anne S, Teot LA, Mandell DL: Fine needle aspiration biopsy: role in diagnosis of pediatric head and neck masses, *Int J Pediatr Otorhinolaryngol* 72(10):1547–1553, 2008.
Fang QG, Shi S, Li ZN, et al: Epithelial salivary gland tumors in children: a twenty-five-year experience of 122 patients, *Int J Pediatr Otorhinolaryngol* 77(8):1252–1254, 2013.
Giacomini CP, Jeffrey RB, Shin LK: Ultrasonographic evaluation of malignant and normal cervical lymph nodes, *Semin Ultrasound CT MR* 34(3):236–247, 2013.
Huh WW, Fitzgerald N, Mahajan A, et al: Pediatric sarcomas and related tumors of the head and neck, *Cancer Treat Rev* 37(6):431–439, 2011.
Lee DH, Yoon TM, Lee JK, et al: Clinical utility of fine needle aspiration cytology in pediatric parotid tumors, *Int J Pediatr Otorhinolaryngol* 77(8):1272–1275, 2013.
Lindeboom JA, Kuijper EJ, Bruijnesteijn van Coppenraet ES, et al: Surgical excision versus antibiotic treatment for nontuberculous mycobacterial cervicofacial lymphadenitis in children: a multicenter, randomized, controlled trial, *Clin Infect Dis* 44(8):1057–1064, 2007.
Lindeboom JA, Lindeboom R, Bruijnesteijn van Coppenraet ES, et al: Esthetic outcome of surgical excision versus antibiotic therapy for nontuberculous mycobacterial cervicofacial lymphadenitis in children, *Pediatr Infect Dis J* 28(11):1028–1130, 2009.
Maddalozzo J, Alderfer J, Modi V: Posterior hyoid space as related to excision of the thyroglossal duct cyst, *Laryngoscope* 120(9):1773–1778, 2010.
Moukheiber AK, Nicollas R, Roman S, et al: Primary pediatric neuroblastic tumors of the neck, *Int J Pediatr Otorhinolaryngol* 60(2):155–161, 2001.
Owusu JA, Parker NP, Rimell FL: Postoperative facial nerve function in pediatric parotidectomy: a 12-year review, *Otolaryngol Head Neck Surg* 148(2):249–252, 2013.
Parker NP, Scott AR, Finkelstein M, et al: Predicting surgical outcomes in pediatric cervicofacial nontuberculous mycobacterial lymphadenitis, *Ann Otol Rhinol Laryngol* 121(7):478–484, 2012.
Pearce MS, Salotti JA, Little MP, et al: Radiation exposure from CT scans in childhood and subsequent risk of leukaemia and brain tumours: a retrospective cohort study, *Lancet* 380(9840):499–505, 2012.
Wei JL, Bond J, Sykes KJ, et al: Treatment outcomes for nontuberculous mycobacterial cervicofacial lymphadenitis in children based on the type of surgical intervention, *Otolaryngol Head Neck Surg* 138(5):566–571, 2008.
Whittemore KR Jr, Cunningham MJ: Malignant tumors of the head and neck. In Bluestone C, Healy G, Simons J, editors: *Pediatric Otolaryngology*, China, 2014, Peoples Medical Publishing House, p 1803.
Zeharia A, Eidlitz-Markus T, Haimi-Cohen Y, et al: Management of nontuberculous mycobacteria-induced cervical lymphadenitis with observation alone, *Pediatr Infect Dis J* 27(10):920–922, 2008.

VI
Cirurgia Plástica Facial, Reconstrução e Traumatismo

> # ANATOMIA E EMBRIOLOGIA COM CORRELAÇÕES RADIOLÓGICAS
>
> *Mofiyinfolu Sokoya, MD* ▪ *Adam M. Terella, MD*

CAPÍTULO 56

PONTOS-CHAVE

1. A formação da cabeça e pescoço está intimamente relacionada ao desenvolvimento dos arcos faríngeos, com cada arco contendo artéria, nervo, barra cartilaginosa e músculo.
2. A formação do palato requer a fusão na linha média das proeminências nasais mediais e lâminas palatinas. A fusão incompleta resulta em um espectro de deformidades denominadas fendas palatinas.
3. O sistema muscular aponeurótico superficial (SMAS) representa uma camada fascial discreta que separa a gordura subcutânea da fáscia parotideomassetérica subjacente e o nervo facial.
4. Ao operar a face, se a dissecção for mantida na superfície em relação à musculatura situada superficialmente, o nervo facial não deverá ser comprometido.
5. Ao completar um reparo de fratura facial, frequentemente é necessário restabelecer os pilares verticais com fixação rígida.

Pérolas

1. A fronte é composta de cinco camadas anatômicas, descritas pela regra mnemônica "SCALP". A identificação dessas camadas é importante para os procedimentos estéticos e reconstrutivos nessa região.
2. A gálea aponeurótica pode servir como uma camada que sustenta a tensão durante a reconstrução do couro cabeludo.
3. A maioria dos músculos da mímica facial se localiza superficialmente e recebe a inervação do nervo facial a partir da superfície profunda.
4. Com a progressão da idade, a descida das estruturas do coxim de gordura orbitária suborbicular (SOOF) leva ao aprofundamento da prega nasolabial.

PERGUNTAS

EMBRIOLOGIA APLICADA

1. **Quais são os arcos faríngeos? Qual é a importância destes para o desenvolvimento da cabeça e do pescoço?**
   A formação da cabeça e do pescoço está intimamente relacionada ao desenvolvimento dos arcos faríngeos. A formação desses arcos começa aproximadamente aos 20 dias de gestação, e, aos 28 dias, quatro arcos são visíveis. Cada arco contém artéria, nervo, barra cartilaginosa e músculo. Vale mencionar que o primeiro arco cartilaginoso se desenvolve no processo maxilar e mandíbula. O primeiro arco também contém o ramo mandibular do nervo trigêmeo e os músculos da mastigação. O segundo arco contém o NC 7 (nervo facial) e os músculos da expressão facial.

2. **Quais estruturas primitivas contribuem para a formação da face?**
   No fim da quarta semana embrionária, as proeminências faciais derivadas da crista neural aparecem a partir do primeiro par de arcos faríngeos. As proeminências maxilares são encontradas lateralmente. As proeminências nasais frontais desenvolvem-se na fronte e no processo nasal frontal. Em ambos os lados, as proeminências nasais frontais são espessamentos locais que formam os placódios nasais. Esses placódios invaginam para formar as fendas nasais e, finalmente, cristas de tecido, que podem ser divididas em proeminência nasal lateral e proeminências nasais mediais (Figura 56-1).

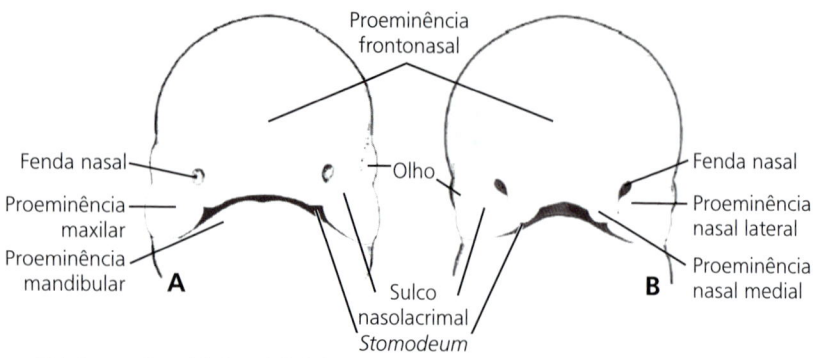

Figura 56-1. Aspecto frontal da face. **A**, Embrião de 5 semanas. **B**, Embrião de 6 semanas. Ilustração da relação entre a proeminência maxilar e os placódios nasais, contribuindo para a proeminência nasal lateral e medial. De Friedman O, Wang TD, Milczuk H: Cleft lip and palate. In Flint PW, Haughey BH, Lund VJ, et al., editors: Cummings Otolaryngology — Head & Neck Surgery, ed 5, Philadelphia, 2010, Mosby Elsevier.

3. Como e quando o lábio superior é formado?

Aproximadamente 6 semanas após a concepção, as proeminências maxilares pareadas crescem medialmente e se conectam às proeminências nasais mediais pareadas. Com a fusão dessas estruturas, o lábio superior é formado. Por fim, as proeminências maxilares formam o lábio lateral, e as proeminências nasais mediais formam o filtro, o lábio superior medial, a columela e a ponta nasal.

4. Discuta a embriologia do nariz.

Na 7ª semana embrionária, cinco proeminências faciais contribuem para a formação do nariz: a proeminência nasal frontal, as proeminências nasais mediais pareadas e as proeminências nasais laterais pareadas. A proeminência nasal frontal forma a ponte nasal, as proeminências nasais mediais se fundem e formam a ponta nasal e a columela, enquanto a proeminência nasal lateral forma a asa nasal.

5. Como o palato primário (segmento intermaxilar) é formado?

A formação do palato começa concomitantemente com a formação do lábio superior e do nariz, no fim da 5ª semana. Além de contribuir para o desenvolvimento do nariz e do lábio superior, a fusão das duas proeminências nasais mediais forma o segmento intermaxilar. O *palato primário* inclui o palato duro anterior ao forame incisivo.

6. O que é palato secundário e como é formado?

O *palato secundário* refere-se às porções do palato posteriores ao forame incisivo. É formado pela migração medial e pela fusão da linha média das duas lâminas palatinas. Essas lâminas são extensões das proeminências maxilares. A fusão na linha média prossegue da porção anterior à posterior, terminando com a formação da úvula.

7. A deficiência de fusão do segmento intermaxilar com as proeminências maxilares resulta em qual deformidade?

A falha da fusão do segmento intermaxilar com a proeminência maxilar resultará em uma deformidade labial com fenda. Existe um amplo espectro de deformidades relacionadas à fenda labial, incluindo uma fenda labial unilateral *versus* bilateral e uma fenda labial completa *versus* incompleta.

8. A deficiência da fusão das lâminas palatinas resultará em qual deformidade?

A falha na fusão das lâminas palatinas, e, dessa forma, na formação do palato secundário, resulta em um espectro de anormalidades, como a fenda palatina. A forma mais leve de fenda do palato mole é uma úvula bífida. Uma fenda submucosa ocorre quando há deiscência da linha média da musculatura do palato, mas a mucosa permanece intacta. A fenda mais extensa é uma fenda completa bilateral do palato em que o vômer e a pré-maxila não se fundem às lâminas palatinas.

9. Discuta o desenvolvimento embriológico do pavilhão auricular.

O pavilhão auricular se desenvolve a partir dos primeiros arcos (mandibulares) e dos segundos arcos branquiais (hioide). Cada arco contribui com três montículos (*hillocks*). O primeiro dá origem ao trago. O segundo e o terceiro montículos formam o pilar da hélice. O quarto e o quinto montículos tornam-se as cruras da anti-hélice e hélice, respectivamente. A sexta estrutura forma o antitrago.

10. **Erros de desenvolvimento na formação e/ou fusão dos montículos resultam em qual malformação?**
    A *microtia* é uma malformação do pavilhão auricular. Pode haver um amplo espectro de manifestações, que variam desde uma orelha externa pequena, com mínimas anormalidades estruturais, até uma orelha com aberrações estruturais maiores das orelhas externa, média e interna.

ANATOMIA APLICADA

11. **Quais são as camadas da fronte e do couro cabeludo?**
    As camadas da fronte estão em continuidade com as camadas do couro cabeludo. Uma regra mnemônica efetiva, "SCALP", descreve as cinco camadas anatômicas: (S, *skin*) pele, (C) tecido subcutâneo, (A) gálea aponeurótica, (L, *loose*) tecido areolar frouxo e (P) pericrânio. A gálea aponeurótica é uma camada fibrosa discreta, de importância durante os procedimentos estéticos e reconstrutivos. Essa camada circunda todo o crânio e se divide, envelopando os músculos frontal e occipital. É contínua com a fáscia temporoparietal (FTP) abaixo da linha temporal.

12. **Quais são os quatro músculos responsáveis pelos movimentos da fronte e da sobrancelha?**
    Cada um dos músculos frontal, prócero, corrugador do supercílio pareados e orbicular do olho pareados contribui independentemente para o posicionamento da sobrancelha e rítides da fronte/glabela. É útil classificar esses músculos como levantadores ou depressores da sobrancelha. O músculo frontal é o levantador primário e único da sobrancelha. Prócero, corrugador do supercílio e orbicular do olho agem como depressores da sobrancelha.

13. **O que é o sistema musculoaponeurótico superficial (SMAS)?**
    O SMAS representa uma camada fascial discreta que separa o tecido adiposo subcutâneo da fáscia parotideomassetérica subjacente e o nervo facial. Na região temporal, o SMAS é contínuo com a fáscia temporoparietal (FTP) e, no pescoço, é contínuo com o platisma. Essa camada tem importância em muitos procedimentos de cirurgia plástica facial, tais como *lifting* facial (ritidectomia) e reconstrução dos tecidos moles, além de representar um importante elemento cirúrgico.

14. **Descreva as estruturas anatômicas que contribuem para a proeminência malar.**
    A proeminência malar é formada pelo coxim adiposo malar subcutâneo, que se sobrepõe ao músculo orbicular do olho. Em posição profunda a esse músculo está o coxim adiposo orbitário suborbicular (SOOF). Com a progressão da idade, a descida dessas estruturas leva ao aprofundamento da prega nasolabial.

15. **Qual é a relação dos músculos da mímica facial com o nervo facial? Por que essa relação anatômica é importante?**
    O orbicular do olho, platisma e zigomático maior e menor são considerados músculos da mímica facial superficiais, e recebem inervação a partir do nervo facial. Esses músculos localizados superficialmente recebem inervação a partir da superfície profunda.

16. **Quais músculos da mímica facial recebem inervação a partir da superfície superficial?**
    Apenas os bucinadores, o levantador do ângulo da boca e o músculo mentoniano se situam em um plano profundo em relação ao nervo facial e, dessa forma, recebem inervação a partir da superfície superficial.

17. **Qual é o suprimento sanguíneo primário para a face?**
    O suprimento arterial primário para a face é realizado a partir dos ramos da artéria facial, que é um ramo da artéria carótida externa. A artéria facial ascende sobre o corpo da mandíbula anterior até o músculo masseter. Possui um trajeto tortuoso, que é considerado auxiliar na acomodação do movimento da mandíbula subjacente. Quando a artéria facial passa através da face, os ramos do nervo facial a atravessam superficialmente. A artéria facial possui vários ramos, incluindo as artérias labiais superior e inferior para o lábio superior e inferior, além da artéria angular para o envelope de tecidos moles laterais do nariz.

ANATOMIA DA SUPERFÍCIE

18. **Quais são as unidades estéticas faciais?**
    A face pode ser dividida e avaliada por unidades estéticas individuais. Essas unidades estéticas incluem a fronte e a sobrancelha, a região periorbitária, as bochechas, o nariz, a região perioral e o mento, assim como o pescoço.

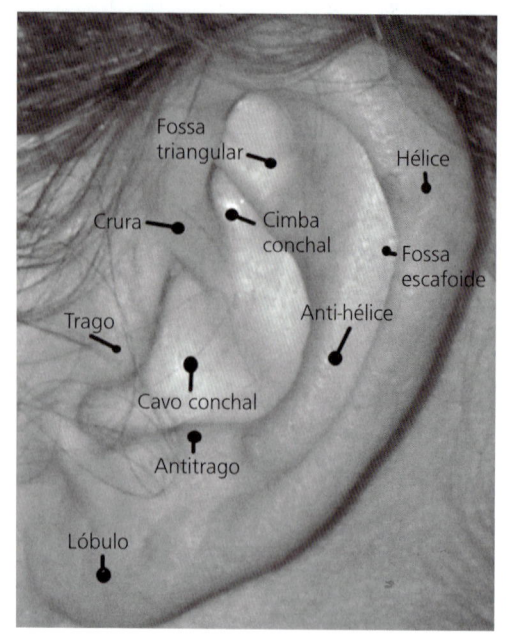

Figura 56-2. A anatomia de superfície do pavilhão auricular é descrita como uma série de proeminências e depressões.

19. Quais são as subunidades estéticas do nariz?
Existem nove unidades estéticas do nariz, incluindo a ponta nasal, o dorso, a columela, as paredes laterais pareadas, as asas pareadas e as facetas de tecidos moles pareadas. Essas subunidades estéticas foram propostas com base na observação de que a superfície nasal é composta por várias superfícies côncavas e convexas, separadas umas das outras por cristas e vales.

20. Descreva a anatomia de superfície do pavilhão auricular.
A anatomia de superfície do pavilhão auricular pode ser organizada em uma série de fossas e proeminências ou cristas, como ilustrado na Figura 56-2. As quatro fossas incluem a fossa triangular, a cimba conchal, o cavo conchal e a fossa escafoide. As proeminências primárias incluem hélice, anti-hélice, cruras, trago, antitrago e lóbulo.

BIBLIOGRAFIA

Baker S: *Local Flaps in Facial Reconstruction*, ed 2, Philadelphia, 2007, Mosby.
Burget GC, Menick FJ: The subunit principle in nasal reconstruction, *Plast Reconstr Surg* 76(2):239–247, 1985. PubMed PMID: 4023097.
Friedman O, Wang TD, Milczuk H: Cleft lip and palate. In Flint PW, Haughey BH, Lund VJ et al., editors: *Cummings Otolaryngology—Head & Neck Surgery*, ed 5, Philadelphia, 2010, Mosby Elsevier.
Manson PN, Hoopes JE, Su CT: Structural pillars of the facial skeleton: an approach to the management of Le Fort fractures, *Plast Reconstr Surg* 66(1):54–62, 1980. PubMed PMID: 7394047.
Ruder RO: Congenital malformation of the auricle. In Papel ID et al., editors: *Facial Plastic and Reconstructive Surgery*, ed 2, New York, 2002, Thieme.
Som PM, Naidich TP: Illustrated review of the embryology and development of the facial region, part 1: early face and lateral nasal cavities, *Am J Neuroradiol* 34(12):2233–2240, 2013.
Terella AM, Wang TD: Technical considerations in endoscopic brow lift. In Azizzadeh B, Massry GG, editors: *Clinics in Plastic Surgery. Brow and Upper Eyelid Surgery: Multispecialty Approach*, Philadelphia, 2013, Elsevier.

PRINCÍPIOS DA CICATRIZAÇÃO DE FERIDAS

Mofiyinfolu Sokoya, MD ▪ Andrew A. Winkler, MD

PONTOS-CHAVE

1. Os princípios de Halstead são bastante importantes para uma adequada cicatrização cirúrgica de feridas.
2. A cicatrização de feridas ocorre em fases sobrepostas: fases inflamatória, proliferativa e de remodelamento.
3. As alterações metabólicas de um paciente devem ser sempre abordadas, com o objetivo de se promover uma cicatrização ideal de feridas. É sábio prescrever um multivitamínico diário.
4. As feridas cicatrizam melhor quando mantidas continuamente úmidas (pomada de petrolato branco), limpas e protegidas.
5. As cicatrizes de queloides crescem fora das bordas da ferida inicial.

Pérolas

1. Tempo para revisão da cicatriz: a maioria das cicatrizes melhora em aparência sem revisão após 1-3 anos do evento indutor. Os pacientes devem ser aconselhados a esperar pelo menos 6-12 meses antes de serem submetidos à cirurgia de revisão da cicatriz, a menos que se observem características evidentes da cicatriz sem expectativas de melhora.
2. A dermoabrasão é tipicamente realizada 8-12 semanas após a fase inflamatória inicial, tirando-se vantagem do final da fase proliferativa.

PERGUNTAS

1. Quais são as camadas da pele?
A epiderme e a derme são as duas principais camadas da pele. A epiderme é ainda subdividida em *stratum corneum, stratum lucidum, stratum granulosum, stratum spinosum* e *stratum basale* (do superficial ao profundo). As camadas da derme incluem a derme papilar e reticular.

2. O que é cicatriz?
A cicatriz é uma área de fibrose que substitui a pele normal após uma lesão. Uma cicatriz sempre se forma após uma lesão, uma vez que se trata do produto de um processo de cicatrização normal das feridas. As cicatrizes podem se tornar menos visíveis por meio de várias cirurgias e técnicas não cirúrgicas.

3. O que é cicatrização por primeira intenção?
A cicatrização por intenção primária ocorre quando as extremidades da ferida são unidas em contato direto, o que pode envolver suturas, grampos ou outros métodos de fechamento. Esse é o método mais comumente utilizado para fechamento de feridas e resulta em uma cicatriz cirúrgica minimamente visível.

4. O que é a cicatrização por segunda intenção (Figura 57-1)?
A cicatriz por intenção secundária ocorre quando as extremidades da ferida não são aproximadas, deixando uma área de tecido subcutâneo exposta. Isso pode resultar em maior contratura da ferida quando comparada àquela observada no fechamento primário. Esse tipo de cicatriz funciona melhor em concavidades (p. ex., fossa temporal, canto medial, sulco alar). Pode ser útil em feridas do couro cabeludo e fronte. As vantagens incluem baixo risco de infecção, alta taxa de cicatrização, estética aceitável e vigilância em casos nos quais o câncer possa ser incompletamente excisado.

5. O que é cicatrização por terceira intenção?
A cicatrização por terceira intenção é o fechamento primário tardio. As extremidades da ferida não são fechadas imediatamente, permitindo a ocorrência de fase inflamatória aguda na qual a fagocitose de tecido contaminado ocorre e a contagem microbiana diminui. Em seguida, as extremidades da cicatriz são reunidas e fechadas.

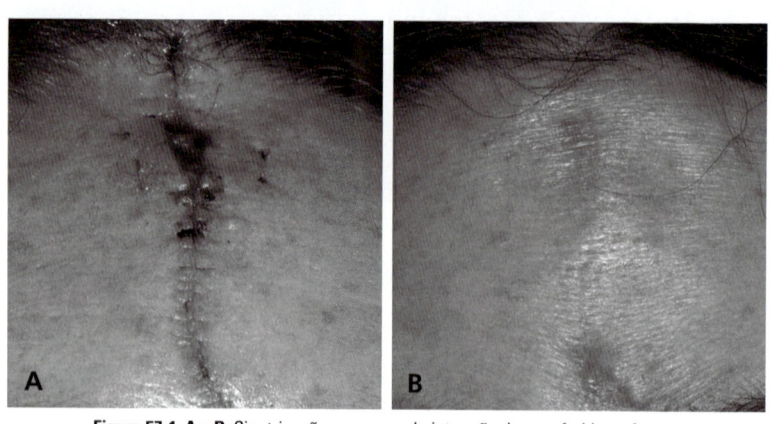

Figura 57-1. A e B, Cicatrização por segunda intenção de uma ferida na fronte.

6. Quais são as três fases de cicatrização cirúrgica de feridas?
1. Fase inflamatória (da lesão a aproximadamente 1 semana).
2. Fase proliferativa (30 minutos a aproximadamente 1 mês).
3. Fase de remodelamento (3 semanas a aproximadamente 1 ano).

7. O que ocorre em uma ferida durante a fase inflamatória?
A *vasoconstrição* local ocorre dentro dos primeiros 5-10 minutos; em seguida, a cascata de coagulação prossegue, e um coágulo de fibrina é formado. As plaquetas ativadas liberam vários fatores quimiotáticos que afetam o tônus vascular. Uma *vasodilatação* ocorre subsequentemente, secundária à liberação de histamina. Posteriormente, a *resposta celular* começa. Ocorre a infiltração de macrófagos, neutrófilos e linfócitos, marcando a fase inflamatória. Fato importante é que, apenas quando a inflamação diminui, a deposição de colágeno é iniciada. Portanto, as feridas com excesso de debris não viáveis apresentarão uma fase inflamatória prolongada.

8. O que é a fase proliferativa?
A fase proliferativa tem início com a *re-epitelialização* da ferida. Esse processo começa durante a injúria e, com fechamento primário, é completado em 24 horas. A *síntese de colágeno* começa no dia 2. Os fibroblastos proliferam e produzem colágeno tipo III, elastina e outros componentes da matriz extracelular. O componente final da fase proliferativa é a *contração da ferida*, que é mediada por miofibroblastos. Essa contração é centrípeta e máxima em 10 a 15 dias. A contração pode ser grave em feridas inflamadas.

9. O que é a fase de remodelamento?
O remodelamento de colágeno e a maturação vascular ocorrem na fase de remodelamento. As cicatrizes tornam-se pálidas, moles e menos protusas. O colágeno do tipo III, inicialmente depositado na fase proliferativa, é convertido em colágeno do tipo I. As fibras de colágeno tornam-se mais organizadas em feixes paralelos. A conclusão do remodelamento pode levar de 12-18 meses e, mesmo assim, as cicatrizes atingem apenas 70% a 80% da resistência à tração da pele normal.

10. Quais são os quatro fatores locais que influenciam a cicatrização de feridas?
1. Oxigenação.
2. Infecção.
3. Corpos estranhos.
4. Suficiência venosa.

11. Quais fatores quimiotáticos e proliferativos são liberados durante a cicatrização de feridas?
- **Hormônio do Crescimento (GH):** Produzido pela glândula hipofisária; promove a proliferação de fibroblastos.
- **Fator de Crescimento Epidérmico (EGF):** Produzido pelas plaquetas; promove a proliferação e a migração de células epiteliais e fibroblastos; ativa a formação vascular e de fibroblastos.

- **Fator de Crescimento Derivado de Plaquetas (PDGF):** Produzido por plaquetas, macrófagos, células endoteliais e queratinócitos; funções quimiotáticas para neutrófilos, macrófagos e fibroblastos. Também atua como agente mitogênico para fibroblastos, induzindo a produção de colágeno e de ácido hialurônico.
- **Fator de Crescimento de Fibroblastos (FGF):** Produzido por macrófagos, mastócitos, linfócitos, células endoteliais e fibroblastos; promove a proliferação de células endoteliais vasculares; também é mitogênico para queratinócitos e fibroblastos.
- **Fator de Transformação do Crescimento (TGF):** Produzido por plaquetas, fibroblastos, neutrófilos, macrófagos e linfócitos; promove a proliferação de células epiteliais e fibroblastos.
- **Fator de Crescimento Tipo Insulina 1 (IGF-1):** Produzido pelo fígado, plasma e pelos fibroblastos; promove a proliferação de fibroblastos e a síntese de matriz extracelular.
- **Fator de necrose tumoral (TNF):** Produzido por macrófagos, mastócitos e linfócitos; promove a proliferação de fibroblastos.

12. Quais são os princípios de Halstead?
Esses princípios abordam manipulação gentil do tecido, técnica asséptica, dissecção anatômica cortante, obliteração do espaço morto, hemostase cuidadosa e evitar tensão nas ferida. Esses princípios são muito importantes para a cicatrização cirúrgica destas.

13. Como a dessecação de feridas afeta a cicatrização?
Um ambiente úmido é essencial para a cicatrização das feridas, particularmente na re-epitelialização. As feridas secas, com crostas, cicatrizam mais lentamente do que as feridas com umidade adequada. A dessecação aumenta a energia gasta pelas células epiteliais no fechamento de feridas, prolongando, portanto, o tempo para a cicatrização destas.

14. Como as fases de cicatrização de feridas são afetadas pelo oxigênio?
A hipóxia inicial, causada pela vasoconstrição e pela ruptura vascular, atua nas fases iniciais da cicatrização de feridas pela ativação de plaquetas e do endotélio. Contudo, a recuperação da oxigenação tecidual é necessária para a cicatrização adequada, e a hipóxia crônica pode perturbar todos os aspectos da cicatrização de feridas.

15. Quais são as linhas de tensão da pele relaxada (LTPRs)?
Trata-se de linhas de tensão intrínsecas e determinadas largamente pela matriz de colágeno subjacente. As LTPRs tipicamente se situam paralelas às rugas ou pregas. As incisões realizadas em ângulos de 90 graus em relação às LTRPs irão expor e abrir amplamente, enquanto aquelas situadas paralelamente fecharão com tensão mínima.

16. Descreva as diferenças e similaridades entre as cicatrizes hipertróficas e queloides (Figura 57-2).
- Cicatrizes hipertróficas:
    - Permanecem dentro dos limites da lesão tecidual original.
    - Tendem a regredir com o tempo.
    - Contêm fibras de colágeno em um padrão ondulado, randomicamente organizado, paralelo à superfície epitelial.

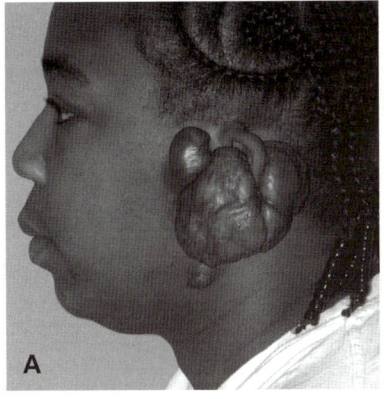

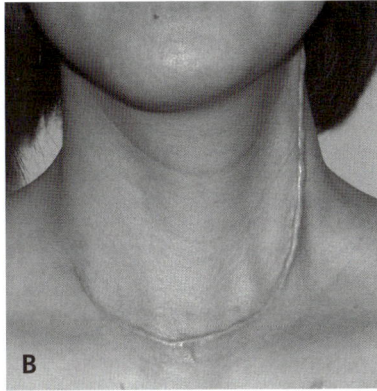

Figura 57-2. A, Uma cicatriz profunda do tipo queloide resultante do uso de *piercings* na orelha. **B,** Uma cicatriz hipertrófica em uma incisão em avental no pescoço após tireoidectomia.

- Queloides:
  - Tendem a ultrapassar os limites da lesão tecidual inicial.
  - Podem continuar a aumentar com o tempo.
  - Podem ser tratadas com corticosteroides, interferon ou radiação.
  - Contêm fibras espessas de colágeno, empacotadas em conjunto, irregularmente orientadas em relação à superfície epitelial.

17. Como as deficiências de vitamina afetam a cicatrização de feridas?
A vitamina A é importante na epitelialização, na síntese de colágeno e nas ligações cruzadas. A vitamina C é um importante cofator na hidroxilação de lisina e prolina na síntese de colágeno. Também é importante para a função de neutrófilos e serve como redutor na formação de radicais livres ("antioxidante"). A vitamina E reduz a produção de colágeno, reduzindo, assim, a resistência tênsil da ferida. A vitamina K é essencial para a produção de fatores da coagulação: II, VII, IX e X. O zinco é importante para a cicatrização de feridas ao promover a diferenciação de células e fibroplasia.

18. Quais fatores do estilo de vida afetam a cicatrização de feridas?
O tabagismo, pelos efeitos da nicotina, leva ao comprometimento vascular e causa isquemia tecidual na ferida e cicatrização tardia. O alcoolismo está associado à desnutrição global, que é prejudicial ao processo de cicatrização da ferida.

19. Qual é o curativo ideal para a ferida cirúrgica?
Um curativo ideal para uma ferida cirúrgica deve ter as seguintes características: manter o ambiente úmido, absorver exsudatos e manter o sítio cirúrgico protegido.

20. Quais são os tipos de colágeno?
Colágeno do tipo I: encontrado em pele, ossos e tendões, dando sustentação ao tecido conjuntivo.
Colágeno do tipo II: encontrado em cartilagem, estroma córneo e humor vítreo; promove absorção do choque e a mobilidade articular.
Colágeno do tipo III: ubíquo, promove a formação de elementos fibrosos.
Colágeno do tipo IV: encontrado nas membranas basais; forma um suporte para a filtração.
Colágeno tipo V: ubíquo; forma o citoesqueleto ao redor das células.

21. Como a radiação afeta a cicatrização de feridas?
A radiação leva à redução da proliferação de fibroblastos, miofibroblastos e células endoteliais. Observa-se também considerável isquemia de tecidos, resultante da hialinização e esclerose dos vasos sanguíneos. Isso leva ao retardo geral e à má cicatrização em pacientes que receberam radiação.

22. Qual é o papel do fechamento assistido a vácuo na otorrinolaringologia?
O fechamento assistido a vácuo pode ser empregado nos enxertos de pele para remover secreções de fluidos que previnem a revascularização e a inibição do enxerto. Também são utilizados para promover granulação em feridas infectadas que são cicatrizadas por intenção secundária. Os dispositivos assistidos a vácuo não devem ser utilizados nos tecidos nasais, orais, na traqueia, nos vasos sanguíneos ou tecidos neoplásicos.

CONTROVÉRSIAS

23. Qual é o papel do plasma autólogo rico em plaquetas na cicatrização de feridas?
O princípio teórico do uso de plasma rico em plaquetas (PRP) na cicatrização de feridas é que as plaquetas são uma fonte potente de fatores de crescimento, e um concentrado desses fatores de crescimento potencialmente melhora a cicatrização. Relatos clínicos que estudaram a eficácia do PRP na redução de equimose e edema demonstraram resultados mistos, e seu uso permanece controverso.

BIBLIOGRAFIA
English RS, Shenefelt PD: Keloids and hypertrophic scars, *Dermatol Surg* 25(8):631–638, 1999.
Fisher E, Frodel JL: Wound healing. In Papel ID, Frodel J, editors: *Facial Plastic and Reconstructive Surgery*, New York, 2002, Thieme, pp 15–25.
Gantwerker EA, Hom DB: Skin: histology and physiology of wound healing, *Facial Plast Surg Clin North Am* 19(3): 441–453, 2011.
Guo S, Dipietro LA: Factors affecting wound healing, *J Dent Res* 89(3):219–229, 2010.
Hom DB, Sun GH, Elluru RG: A contemporary review of wound healing in otolaryngology: current state and future promise, *Laryngoscope* 119(11):2099–2110, 2009.
Terris DJ: Dynamics of wound healing. In Bailey BJ, editor: *Otolaryngology: Head and Neck Surgery*, Philadelphia, 1998, Lippincott-Raven.

ANÁLISE FACIAL

Henry H. Chen, MD, MBA ▪ Edwin F. Williams, III, MD

CAPÍTULO 58

PONTOS-CHAVE

1. A simetria e a proporção são importantes para a harmonia facial. As subunidades individuais devem se equilibrar mutuamente para se alcançar um resultado esteticamente agradável.
2. As relações ideais são estabelecidas com base na relação entre os pontos principais dos tecidos moles. Contudo, existem variações para as diferentes etnias.
3. Ao analisar o nariz, é importante avaliar sua relação com o resto da face, além de suas características individuais.

Pérolas

1. A linha horizontal de Frankfort permite a padronização em fotografias e é o fundamento essencial da análise facial.
2. A rotação nasal refere-se ao movimento da ponta ao longo de um arco a partir do meato acústico externo.
3. A projeção nasal refere-se a quão longe a ponta se projeta da face.

PERGUNTAS

1. Quais são os pontos de referência importantes dos tecidos moles da face em relação à análise facial?

Trichion (Tr): linha do cabelo anterior na linha média.
Glabela (G): ponto mais anterior da fronte na visão de perfil.
Nasion (N): ponto de depressão mais profundo na raiz do nariz na visão de perfil.
Ponta nasal (T): ponto mais anterior da ponta nasal na visão de perfil.
Ponto columelar (Cm): ponto mais anterior da columela na visão de perfil.
Subnasale (Sn): ponto onde a columela nasal se funde com o lábio superior.
Labrale superioris (LS): vermelhão do lábio superior.
Labrale inferioris (LI): vermelhão do lábio inferior.
Pogonion (Pg): ponto mais anterior do mento na visão de perfil.
Menton (Me): ponto mais baixo do mento.
Ponto cervical (C): ponto mais interno entre a área submentoniana e o pescoço.

A Figura 58-1 ilustra esses pontos de referência.

2. Qual é o plano horizontal de Frankfort?

Uma linha desenhada desde a porção superior do meato acústico externo até a porção inferior da borda infraorbitária na visão lateral (Figura 58-2). Em fotografias, é aproximada por uma linha desenhada desde o trago superior até a junção da pele do cílio inferior-mento. Isso permite a padronização do posicionamento do paciente em fotografias, assim como para a análise facial.

3. O que é o plano facial?

Uma linha desenhada da glabela ao *pogonion*. O plano facial deve interceptar o plano horizontal de Frankfort em um ângulo de 80 a 95 graus.

4. Qual é o meridiano zero de Gonzales-Ulloa?

Uma linha perpendicular à linha horizontal de Frankfort que passa pelo *nasion*. O *pogonion* deve estar situado a 5 mm dessa linha.

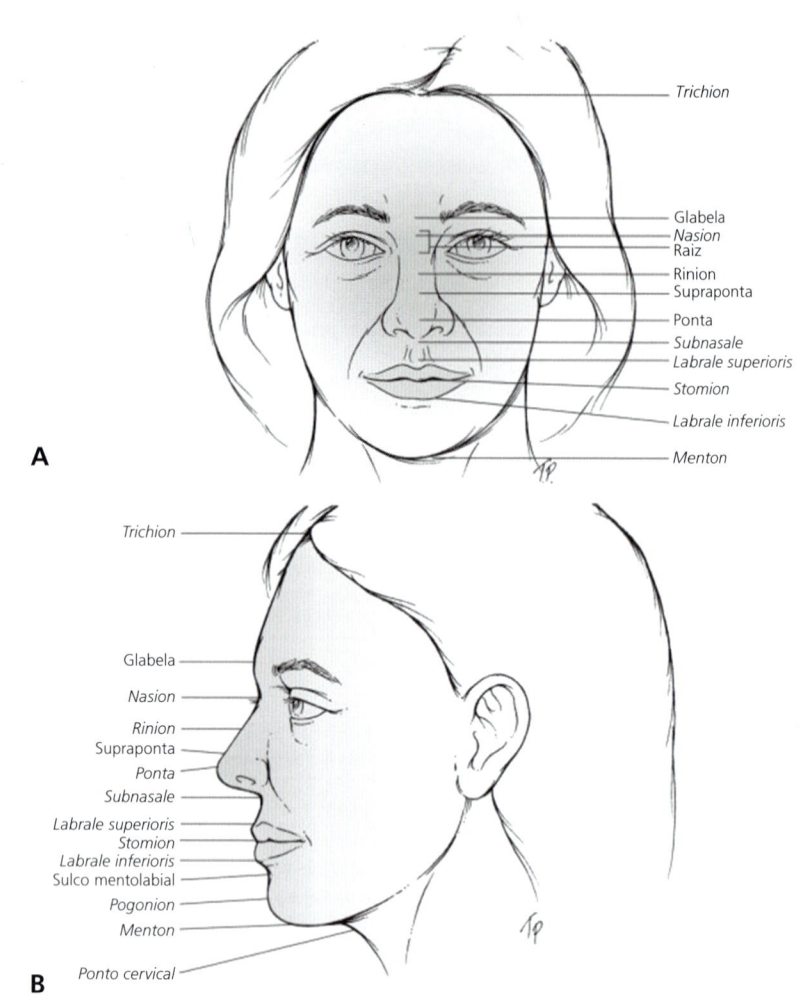

Figura 58-1. Visão frontal **(A)** e visão lateral **(B)** dos pontos de referência nos tecidos moles. De Zimbler MS: Cummings Otolaryngology Head & Neck Surgery, p. 269-280 © 2010 Copyright © 2010, 2005, 1998, 1993, 1986 by Mosby, Inc. Todos os direitos reservados.

5. **Quais são os ângulos importantes utilizados na análise facial?**
   Ângulo nasofrontal (Figura 58-3A): interceptação da linha da glabela (G) ao *nasion* (N) com a linha do *nasion* (N) à ponta (T).
   Ângulo nasofacial (Figura 58-3B): interceptação da linha da glabela (G) ao *pogonion* (Pg) com a linha do *nasion* (N) à ponta (T).
   Ângulo nasolabial (Figura 58-3C): interceptação do ponto da columela (Cm) à linha *subnasale* (Sn) com a linha *subnasale* (Sn) ao *labrale superioris* (LS).
   Ângulo nasomentoniano (Figura 58-3D): interceptação da linha do *nasion* (N) à ponta (T) com a linha da ponta (T) ao *pogonion* (Pg).
   Ângulo mentocervical (Figura 58-3E): interceptação da linha da glabela (G) ao *pogonion* (Pg) com a linha *menton* (M) ao ponto cervical (C).

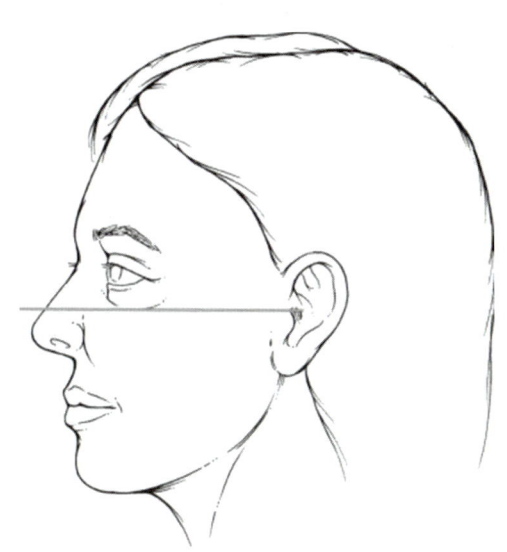

Figura 58-2. Plano horizontal de Frankfort. De Zimbler MS: Cummings Otolaryngology Head & Neck Surgery, p. 269-280 © 2010 Copyright Ó 2010, 2005, 1998, 1993, 1986 by Mosby, Inc. Todos os direitos reservados.

6. **O que é o triângulo estético de Powell e Humphreys?**
   Este sistema incorpora os ângulos nasofrontal, nasofacial, nasomentoniano e mentocervical, relacionando todos os grandes componentes da face na avaliação da harmonia facial (Figura 58-4). O ângulo nasomentoniano é considerado a medida mais importante, pois é dependente da projeção nasal, assim como da posição do mento, e permite a interdependência dos aspectos faciais individuais.

7. **Quais são as medidas ideais dos ângulos mencionados anteriormente?**
   Ângulo nasofrontal: 115-130 graus.
   Ângulo nasofacial: 36-40 graus.
   Ângulo nasolabial: 90-95 graus em homens e 95-110 em mulheres.
   Ângulo nasomentoniano: 120-132 graus.
   Ângulo mentocervical: 80-95 graus.

8. **Qual é regra dos terços?**
   A face pode ser dividida em terços de altura vertical aproximadamente iguais à visão frontal (Figura 58-5A). A distância do *trichion* à glabela deve se igualar ao comprimento da glabela ao *subnasale*, que deve se igualar ao comprimento do *subnasale* ao *menton*.

9. **Qual é regra dos quintos?**
   A face pode ser dividida em quintos de igual largura à visão frontal (Figura 58-5B). A largura de um olho deve igualar um quinto da largura facial. Em outras palavras, a distância intercantal deve se aproximar da largura do nariz, assim como a largura do canto lateral à orelha.

10. **Quais são as subunidades da face?**
    Fronte, região periorbitária, bochechas, nariz, região perioral e mento, além do pescoço.

11. **Quais são as subunidades do nariz?**
    O nariz é dividido em nove (9) subunidades: os pareados paredes laterais, asa e triângulos de tecidos moles e os não pareados dorso, ponta e subunidades columelares.

12. **O que é o *supratip break*?**
    A área de transição do dorso à ponta, onde as cartilagens laterais inferior e superior se sobrepõem, é denominada *supratip break*. A ponta nasal deve conduzir de forma ideal o dorso em 1-2 mm, levando à quebra na linha do dorso. Essa estética é mais importante em mulheres do que em homens.

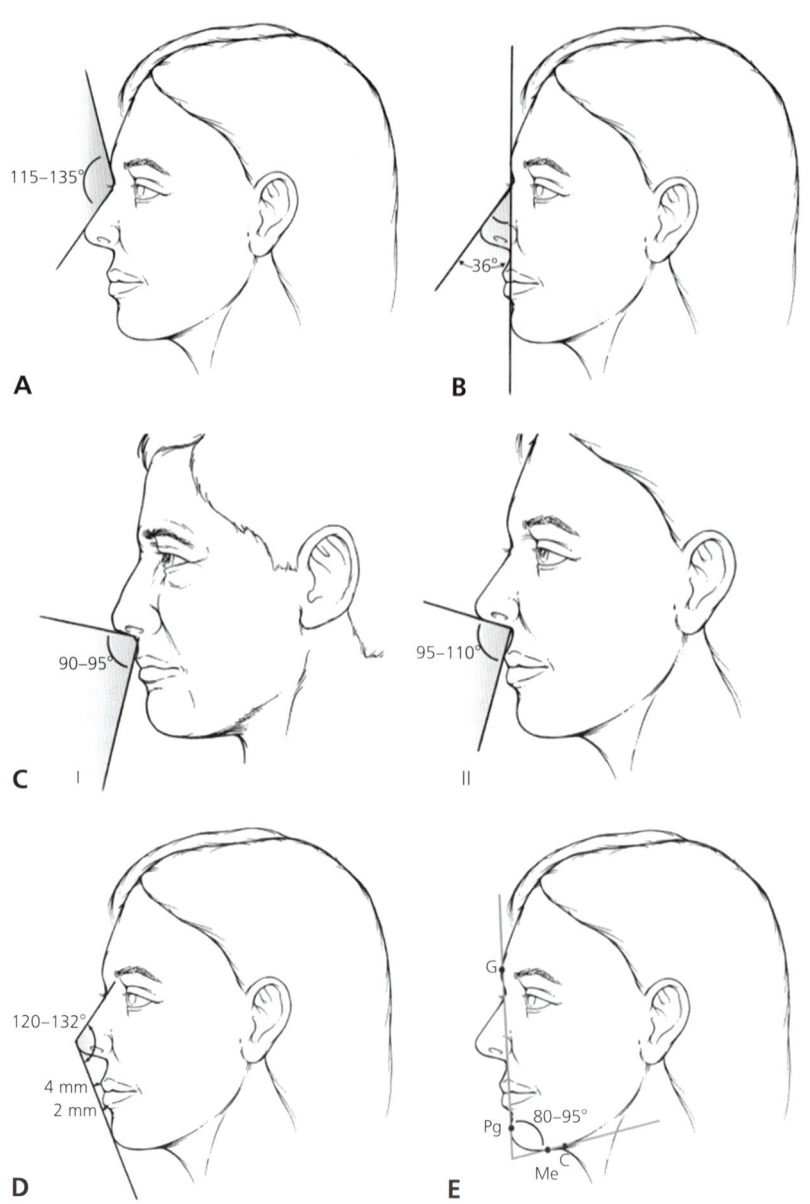

Figura 58-3. A, Ângulo nasofrontal. **B,** Ângulo nasofacial. **C,** Ângulo nasolabial. Homem (I) e mulher (II). **D,** Ângulo nasomentoniano. **E,** Ângulo mentocervical. De Zimbler MS: Cummings Otolaryngology Head & Neck Surgery, p. 269-280 © 2010 Copyright © 2010, 2005, 1998, 1993, 1986 by Mosby, Inc. Todos os direitos reservados.

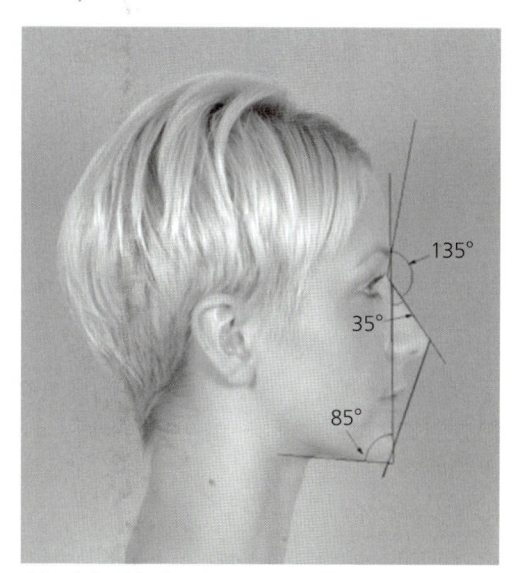

Figura 58-4. Triângulo estético de Powell e Humphreys.

13. O que é a quebra dupla da columela?
Quando ocorre a transição da ponta nasal à columela, observam-se duas quebras. A primeira quebra é o ponto no qual a ponta gira posteriormente e inferiormente sobre a porção inferior do lóbulo (*infratip*), enquanto a segunda quebra ocorre onde o *infratip* faz a transição para uma columela mais plana e mais horizontal. A segunda quebra corresponde à junção das cruras medial e intermediária.

14. Onde é a localização ideal do *nasion*?
O *nasion* deve estar situado idealmente ao nível da prega supratarsal à visão de perfil. Se for muito baixo, pode levar a uma superestimativa da projeção nasal.

15. Quais são as características de uma base nasal ideal?
À visão basal, a forma do nariz deve se aproximar a de um triângulo equilátero. A columela deve compreender dois terços da altura e o lóbulo, outro terço, levando à proporção columela:lóbulo de 2:1.

As narinas devem ser simétricas e apresentar uma forma de pera, com a porção mais larga na porção frontal da narina. A largura do lóbulo deve ser de 75% da largura da base nasal. À visão lateral, a proporção asa: lóbulo deve ser 1:1 e deve apresentar de 2 a 4 mm de columela.

16. O que é a rotação da ponta nasal?
A rotação refere-se ao movimento da ponta nasal ao longo de um arco baseado no meato acústico externo. A rotação crescente refere-se ao movimento cefálico da ponta nasal ao longo do arco, enquanto o movimento caudal da ponta leva à desrotação.

17. O que é a projeção da ponta nasal?
A projeção refere-se à distância que a ponta nasal se projeta da face.

18. Quais são os métodos utilizados para avaliar a projeção nasal?
Joseph: Descreveu a projeção nasal em relação ao plano facial, definindo o ângulo nasofacial, que é importante na descrição da projeção. Quanto mais agudo o ângulo, menor a projeção da ponta e vice-versa.
Simons: A proporção da projeção nasal em relação ao comprimento do lábio superior deve ser igual (1:1). A proporção do comprimento do vermelhão (LS) em relação ao *subnasale* (Sn) deve se igualar ao comprimento da ponta nasal, como medida do *subnasale* (Sn) à ponta (T).
Goode: A proporção do comprimento da projeção da ponta ao dorso nasal deve ser de 0,55:1 a 0,6:1. Uma linha vertical é desenhada do *nasion* (N) ao sulco facial na asa (A). A projeção da ponta é medida pelo comprimento de uma linha horizontal desenhada a partir da ponta nasal (T), perpendicular à linha vertical. O comprimento do dorso nasal é mensurado do *nasion* (N) à ponta (T) (Figura 58-6).

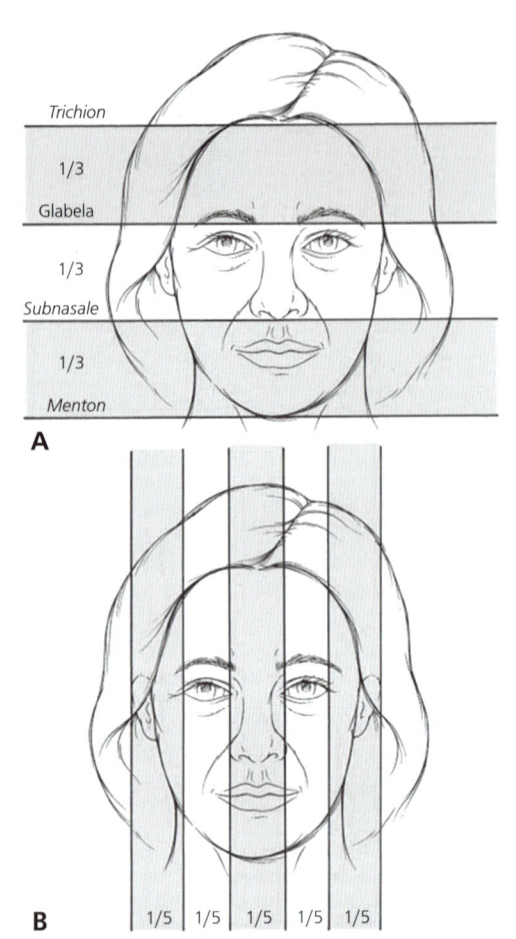

Figura 58-5. A, Altura facial. A altura facial é dividida em terços iguais. **B,** Largura facial. A largura facial é dividida em quintos iguais. De Zimbler MS: Cummings Otolaryngology Head & Neck Surgery, p. 269-280 © 2010 Copyright © 2010, 2005, 1998, 1993, 1986 by Mosby, Inc. Todos os direitos reservados.

Crumley: A relação da projeção da ponta para a altura vertical e para o comprimento nasal deve ser igual a 3:4:5. A projeção da ponta, a altura vertical e o comprimento nasal são medidos como descrito pelo método Goode, e esses lados devem formar um triângulo reto.

Powell e Humphries: A relação da altura nasal com a projeção da ponta deve ser igual a 2:8:1. A altura é medida pelo comprimento do *nasion* (N) ao *subnasale* (Sn), e a projeção é medida por uma linha desenhada perpendicularmente à linha da altura nasal através da ponta (T).

19. **Qual é o modo simples para avaliar a projeção do mento?**
    Desenhar uma linha vertical a partir do vermelhão do lábio inferior (LI). O *pogonion* (Pg) deve se aproximar dessa linha em homens e deve ser 2 a 3 mm posterior a essa linha em mulheres.

20. **Como a projeção do mento afeta a aparência nasal?**
    O mento subprojetado leva a um aumento percebido no tamanho nasal, enquanto o mento superprojetado leva a uma redução percebida do tamanho nasal.

21. **Como o formato da fronte afeta a aparência nasal?**
    A fronte proeminente leva a uma percepção reduzida do tamanho nasal, enquanto a fronte retraída leva a uma percepção aumentada do tamanho nasal.

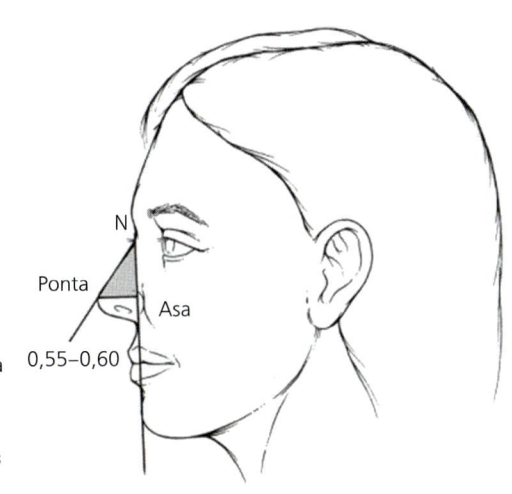

Figura 58-6. Método de Goode para estimativa da projeção da ponta. De Zimbler MS: Cummings Otolaryngology Head & Neck Surgery, p. 269-280 © 2010 Copyright © 2010, 2005, 1998, 1993, 1986 by Mosby, Inc. Todos os direitos reservados.

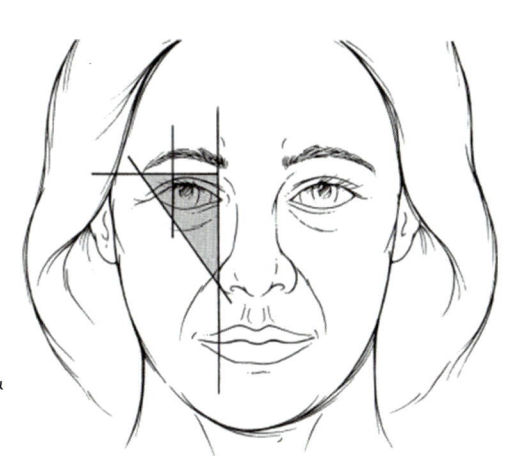

Figura 58-7. Posição ideal da sobrancelha. De Zimbler MS: Cummings Otolaryngology Head & Neck Surgery, p. 269-280 © 2010 Copyright © 2010, 2005, 1998, 1993, 1986 by Mosby, Inc. Todos os direitos reservados.

22. **Quais são os diferentes modos de se avaliar a projeção labial?**
    - Uma linha é desenhada do *subnasale* (Sn) ao *pogonion* (Pg). O lábio superior deve repousar 3,5 mm anteriormente a essa linha, e o lábio inferior deve repousar 2,2 mm anteriormente.
    - Uma linha é desenhada da ponta nasal (T) ao *pogonion* (Pg). Essa linha é denominada linha nasomentoniana. O lábio superior está situado 2 mm posteriormente a essa linha, e o lábio inferior, 4 mm posteriormente.

23. **O que representa uma sobrancelha estética e quais são as diferenças entre a sobrancelha masculina e a feminina?**
    A sobrancelha feminina idealmente deve partir de uma posição medial diretamente acima da asa nasal e alcançar seu ponto mais alto no limbo lateral ou canto lateral, terminando em uma linha oblíqua passando da asa nasal para o canto lateral. As porções medial e lateral da sobrancelha devem estar localizadas no mesmo plano horizontal. A porção medial deve apresentar a forma de um taco e gradualmente se afilar lateralmente. As sobrancelhas femininas tendem a ser mais finas, mais arqueadas e posicionadas acima da borda supraorbitária, enquanto as sobrancelhas masculinas tendem a ser mais grossas, mais retas e posicionadas na borda supraorbitária (Figura 58-7).

BIBLIOGRAFIA

Bernstein L: Esthetics in rhinoplasty, *Otolaryngol Clin North Am* 8:705–715, 1975.
Brennan GH: Correction of the ptotic brow, *Otolaryngol Clin North Am* 13:265–273, 1980.
Burstone CJ: Lip posture and its significance in treatment planning, *Am J Orthod* 53:262–284, 1967.
Crumley RL, Lanser M: Quantitative analysis of nasal tip projection, *Laryngoscope* 98:202–208, 1988.
Gonzalez-Ulloa M: Quantitative principles in cosmetic surgery of the face (profileplasty), *Plast Reconstr Surg Transplant Bull* 29:186–198, 1962.
Goode R: A method of tip projection measurement. In Humphries B, Powell N, editors: *Proportions of the Aesthetic Face*, New York, 1984, Thieme-Stratton, pp 15–39.
Powell N, Humphreys B: *Proportions of the aesthetic face*, New York, 1984, Thieme-Stratton.
Simons RL: Adjunctive measures in rhinoplasty, *Otolaryngol Clin North Am* 8:717–742, 1975.
Winkler A, Wudel JM: Preoperative evaluation and facial analysis in facial plastic surgery. In Johnson JT, Rosen CA, editors: *Bailey's Head and Neck Surgery Otolaryngology*, Philadelphia, 2014, Lippincott Williams & Wilkins, pp 2757–2771.

RINOPLASTIA E RECONSTRUÇÃO NASAL

Geoffrey R. Ferril, MD ▪ Andrew A. Winkler, MD

CAPÍTULO 59

PONTOS-CHAVE
1. Para a realização de uma rinoplastia bem-sucedida, é essencial um profundo conhecimento da anatomia e da fisiologia do nariz.
2. Os mecanismos de suporte da ponta nasal devem ser respeitados e preservados e/ou considerados em rinoplastia.
3. As metas pré-operatórias, os resultados esperados e as potenciais complicações devem ser exaustivamente discutidos entre cirurgião e paciente.

Pérolas
1. Os principais mecanismos de sustentação da extremidade do nariz abrangem a força e integridade da conexão das cartilagens laterais inferiores com o septo e a conexão das cartilagens laterais inferiores com as cartilagens laterais superiores.
2. A válvula nasal interna é composta pela cartilagem lateral superior, pelo septo nasal e pelo assoalho nasal. A manobra de Cottle ajuda a diagnosticar o colapso da válvula nasal interna.
3. A rinoplastia endonasal (fechada) utiliza incisões transcartilaginosas ou intercartilaginosas, com ou sem incisões de hemitransfixação ou de transfixação. A rinoplastia externa (aberta) utiliza incisões transcolumelares e marginais.
4. "Pollybeak" (bico de papagaio) é uma deformidade nasal que ocorre como complicação de rinoplastias; é assim chamada porque o volume acima da extremidade do nariz resulta em uma aparência em bico de papagaio; ela pode resultar da perda de sustentação da extremidade ou da presença de tecido cicatricial na supraponta do nariz.
5. O nariz em sela é uma deformidade em que há uma concavidade na parte média do dorso do nariz, secundária a uma sustentação cartilaginosa insuficiente no terço médio do nariz; isso pode resultar de uma rinoplastia, de um hematoma ou de abscesso septal, de uma doença autoimune ou do uso de cocaína.

PERGUNTAS

1. O que é rinoplastia?
Rinoplastia é uma intervenção cirúrgica desafiadora utilizada para mudar o desempenho funcional e o aspecto estético do nariz por meio da manipulação de ossos, cartilagens e tecidos moles.

2. Qual é a frequência com que rinoplastias são realizadas?
A rinoplastia é a cirurgia mais frequentemente executada no campo da cirurgia plástica facial e reconstrutiva. Em 2012, foram realizadas aproximadamente 240.000 rinoplastias nos Estados Unidos.

3. Quem é candidato à rinoplastia?
Estima-se que 80% das rinoplastias sejam realizadas em mulheres, e, por isso, ela é a segunda cirurgia plástica facial mais comum nesse grupo (a mais comum é o *lifting* facial). Por outro lado, a rinoplastia é o procedimento mais frequente em homens, embora estes representem apenas 20% dos pacientes submetidos à rinoplastia. A rinoplastia é mais frequentemente realizada na faixa etária de 22 a 34 anos (44% do total), seguida pela faixa etária de 35 a 60 anos (31% do total).

4. Por que a rinoplastia é considerada uma cirurgia desafiadora?
São poucos os procedimentos cirúrgicos em que a percepção do sucesso dependa tanto das habilidades do cirurgião. Na rinoplastia estética, mudanças milimétricas podem fazer a diferença entre um resultado satisfatório e uma decepção. Por isso, a rinoplastia exige uma exploração colaborativa daquilo que o paciente consideraria um resultado satisfatório e de como suas expectativas se adequam às rea-

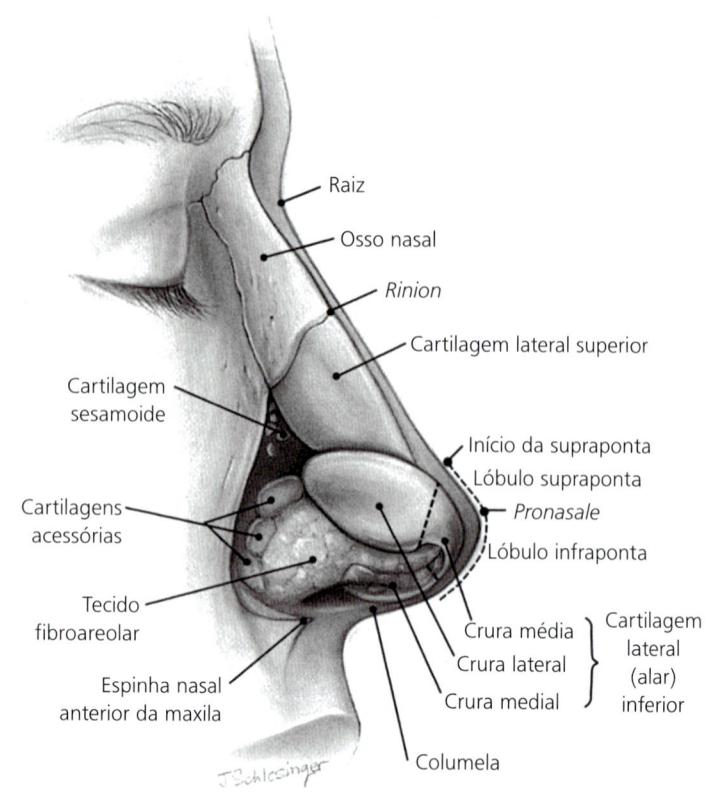

Figura 59-1. Anatomia do nariz, visão frontal. De Winkler AA: Open Septorhinoplasty. The Complete Operative Guide, ed 1, Cupertino, CA, 2013, Apple Inc.

lidades cirúrgicas. O cirurgião deve ter experiência com várias técnicas de rinoplastia e um profundo domínio da anatomia nasal (Figuras 59-1 e 59-2). O sucesso ou insucesso da rinoplastia depende da interação da anatomia nasal específica do paciente com suas comorbidades, da experiência e habilidade do cirurgião e da preparação do paciente quanto a resultados realistas.

5. Como é a "análise" pré-operatória do nariz para rinoplastias?

Uma vez que uma discussão abrangente sobre a análise nasal pré-operatória fica além do escopo deste capítulo, há vários aspectos gerais que vale a pena mencionar. Qualquer consulta inicial para rinoplastia inclui a realização de seis fotos pré-operatórias, que proporcionam uma diretriz para analisar o nariz. Elas são tomadas das posições: frontal, oblíquas direita/esquerda, laterais direita/esquerda e basal.

- **Visão Frontal:** Na visão frontal, o nariz é dividido horizontalmente em terços. O terço superior é formado pelos ossos nasais, que devem ser simétricos e ocupar 75% da distância intercantal. O terço médio, também chamado "dorso do nariz (*midvault*)", é formado pelas cartilagens laterais superiores e pela cartilagem septal dorsal. Uma linha que liga a glabela ao ponto ipsolateral de definição da ponta nasal é chamada de linha estética da ponta da sobrancelha. Ela deve ser curvilínea, simétrica e lisa ao longo do dorso. Deformidades por traumatismo, ou pré-cirúrgicas, modificam a linha estética da ponta da sobrancelha. Um terço médio estreito sugere uma disfunção da válvula nasal (ver Questão 9). A extremidade do nariz pode ser caracterizada como bulbosa, fina, bífida, quadrada ou amorfa. A ponta nasal elegante possui uma forma de diamante, com dois pontos de definição que são identificados pelo reflexo luminoso que produzem. Idealmente, esses pontos de definição estão separados por menos de 1 cm. Finalmente, os limites das narinas devem guardar uma relação em formato de "gaivota em voo" com a columela.

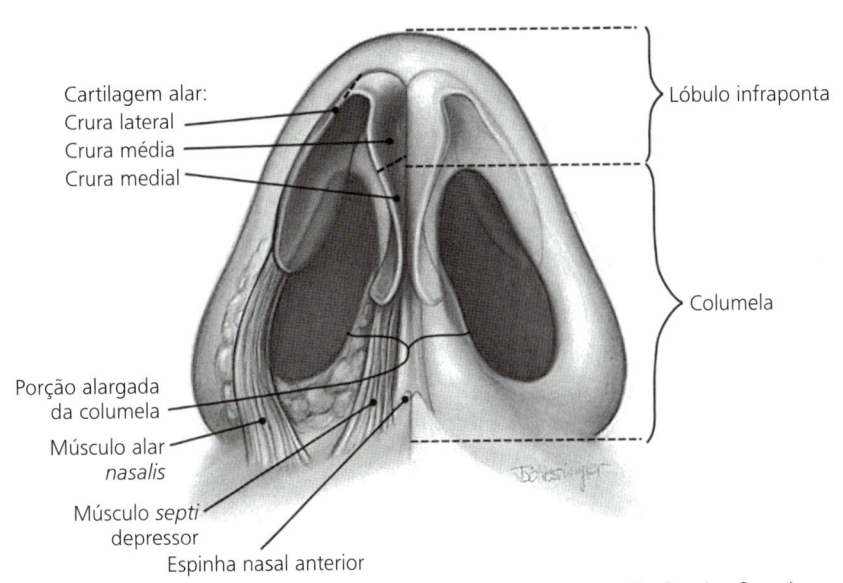

Figura 59-2. Anatomia do nariz, visão basal. De Winkler AA: Open Septorhinoplasty. The Complete Operative Guide, ed 1, Cupertino, CA, 2013, Apple Inc.

- **Visão Lateral:** A visão lateral permite a avaliação do perfil do nariz e também do complexo das extremidades da asa e da ponta. Na visão lateral, os comprimentos da asa e da ponta devem ser aproximadamente iguais, e 2 a 4 mm de columela devem aparecer abaixo do nível da borda da narina. O perfil nasal elegante tem uma "quebra dupla" produzida por (1) um ponto de definição da ponta e (2) uma angulação sutil na junção do lóbulo da ponta com a columela. Adicionalmente, deve haver uma quebra na "supraponta", entre a ponta e o dorso do nariz.
- **Visão Basal:** A visão basal é utilizada para avaliar a largura da base do nariz e a simetria da ponta do nariz. À visão basal, o nariz deve formar um triângulo equilátero. A relação entre a extensão da columela e a do lóbulo deve ser de 2:1. Na visão basal, a ponta deve corresponder a um terço da extensão total, enquanto as narinas compõem os dois terços restantes.

6. **Como a rotação da ponta do nariz difere da projeção da ponta do nariz?**
   - **Rotação da Ponta:** Movimento de rotação da posição da ponta ao longo de um arco formado a partir de um ponto fixo no trago superior.
   - **Projeção da Ponta:** Posicionamento anterior ou posterior da ponta do nariz em relação à parte média da face.
7. **Na visão lateral, podem ser criados os ângulos estéticos nasofrontal, nasolabial e nasofacial, com base na geometria do nariz. Defina-os (Figura 59-3).**
   - **Ângulo Nasofrontal:** Interseção de uma linha que liga a glabela ao *sellion* (ponto posterior mais projetado da raiz do nariz) à ponte nasal, por uma linha tangente ao dorso do nariz (o ideal é de 115 a 130 graus).
   - **Ângulo Nasolabial:** Interseção de uma linha tangente à columela por uma linha tangente ao lábio superior, que tem seu vértice na região do *subnasale* (o ideal é de 90 a 95 graus em indivíduos masculinos e de 95 a 110 graus nos femininos).
   - **Ângulo Nasofacial:** Interseção de uma linha tangente ao dorso nasal por uma linha que vai da glabela ao *pogonion* de tecidos moles (o ideal é um ângulo de 36 a 40 graus).
8. **O que é a relação de Goode?**
   A relação de Goode é um método de medida da projeção anterior da ponta do nariz. Esse método de avaliação leva em conta a relação entre o comprimento do nariz e o sulco alar. Na visão lateral, primeiramente é traçada uma linha vertical que parte do *sellion* (o ponto posterior com mais tecidos moles, na raiz do nariz) e passa pelo sulco alar. Em seguida, é traçada uma segunda linha, perpendicular, do ponto

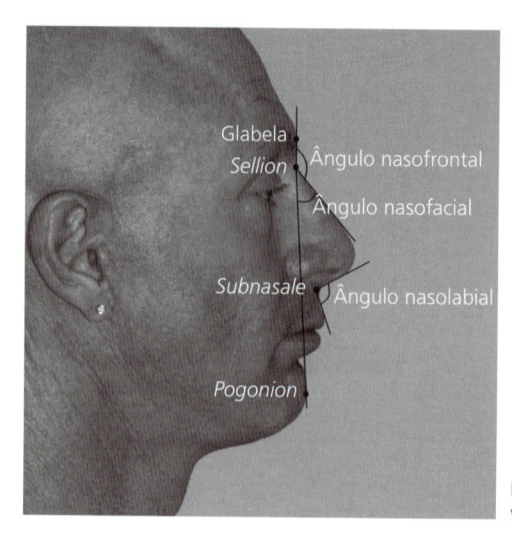

Figura 59-3. Ângulos estéticos do nariz em visão lateral.

que define a ponta do nariz até a primeira linha, para determinar a medida da projeção da ponta do nariz. Finalmente, é determinada a medida do comprimento do nariz, por meio de outra linha, que vai do *sellion* até o ponto de definição da ponta do nariz. Pelo método de Goode, a relação ideal entre a projeção da ponta e o comprimento do nariz está entre 0,55:1,00 e 0,60:1,00.

9. O que é a válvula nasal interna e por que ela é funcionalmente importante?
A válvula nasal interna situa-se cerca de 1 cm posteriormente à entrada da narina e é formada pelo septo, pela cartilagem lateral superior e pelo assoalho do nariz. Nessa posição, o ângulo entre a cartilagem lateral superior e o septo é agudo e suscetível a colapso. A cabeça anterior da concha nasal inferior pode ocupar a válvula nasal interna, apesar de, estritamente, não fazer parte dessa estrutura. Essa válvula nasal interna comporta-se como um resistor de Starling, no sentido de que se fecha quando um determinado nível de fluxo é atingido. Se a taxa de fluxo desencadeante for relativamente baixa, o paciente percebe uma dificuldade em respirar pelo nariz.

10. O que é um colapso da válvula nasal externa?
As cartilagens laterais inferiores formam anéis incompletos em torno das aberturas das narinas, chamados válvulas nasais externas. Elas são projetadas para evitar o colapso dos tecidos moles do nariz durante a inspiração nasal. O colapso da válvula nasal externa ocorre quando essas cartilagens não garantem sustentação suficiente para os tecidos moles durante a inspiração.

11. O que é a manobra de Cottle?
A manobra de Cottle é um instrumento dinâmico de exame nasal em que as bochechas são tracionadas lateralmente, revelando ou não qualquer melhora subjetiva no fluxo aéreo nasal. Esse método ajuda a diagnosticar uma incompetência da válvula nasal.

12. Como são corrigidos os colapsos da válvula interna e da externa?
Para corrigir a incompetência da válvula nasal interna, classicamente são utilizados enxertos alargadores (*spreader grafts*), cartilaginosos. Estes são enxertos retangulares de cartilagem, que são suturados de cada lado do septo dorsal, para lateralizar as cartilagens laterais superiores. O colapso da válvula nasal externa é corrigido, caracteristicamente, com enxertos de tiras alares (*batten grafts*), que são enxertos cartilaginosos colocados acima ou abaixo das cartilagens das cruras laterais, para aumentar a estabilidade.

13. O que são o mecanismo maior e o mecanismo menor de sustentação da ponta do nariz?
- Maior (3)
    - Tamanho, força e adaptabilidade das cartilagens laterais inferiores.
    - Conexões das cartilagens laterais inferiores ao septo, na plataforma crural medial.
    - Conexões da crura lateral das cartilagens laterais inferiores com as cartilagens laterais superiores, conhecida como região de rolamento (*scroll region*).

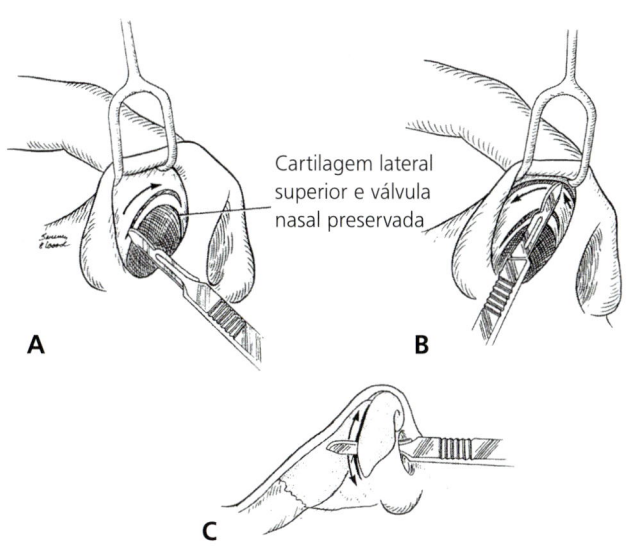

Figura 59-4. A incisão intercartilaginosa (**A**) e a incisão no anel marginal (**B**) são feitas em ambos os lados das cruras da cartilagem alar. A incisão intercartilaginosa permite um bom acesso ao dorso do nariz (**C**). De Tardy ME Jr: Rhinoplasty. In Cummings C *et al.*, editors: Otolaryngology – Head and Neck Surgery, ed. 3, St Louis, 1998, Mosby.

- Menor (6)
    - Ligamento interdomal.
    - Septo cartilaginoso dorsal (ângulo septal anterior).
    - Complexo sesamoide.
    - Conexão da cartilagem lateral inferior com o sistema musculoaponeurótico superficial sobrejacente.
    - Espinha nasal.
    - Septo membranoso.

14. Descreva as incisões utilizadas na rinoplastia aberta (externa).
- **Transcolumelar:** Uma incisão horizontal, realizada na porção mais estreita e convexa da columela. Para evitar uma cicatriz em linha reta, essa incisão é quebrada com um "V invertido", na linha média.
- **Marginal:** Uma incisão curvilínea que acompanha a margem caudal das cartilagens laterais inferiores. Se combinada com a incisão transcolumelar, permite que a ponta do nariz seja liberada (Figura 59-4).

15. Descreva as incisões utilizadas na rinoplastia fechada (endonasal).
- **Intercartilaginosa:** Feita entre a cartilagem lateral superior e a cartilagem lateral inferior, para acesso ao dorso nasal (Figura 59-4). Essas incisões podem ser prolongadas medialmente até o septo e continuadas como incisões de hemitransfixação ou de transfixação completa, para acessar o septo.
- **Transcartilaginosa:** Uma variante da incisão intercartilaginosa. A incisão transcartilaginosa é realizada alguns milímetros mais caudalmente, na conexão entre as cartilagens laterais superiores e inferiores. A incisão é feita através da cartilagem sobrejacente, que é removida como uma apara cefálica (ver Questão 19). A incisão transcartilaginosa permite uma redução conservadora do volume da crura lateral da cartilagem lateral inferior.

16. Quais são as vantagens e as desvantagens das duas estratégias padrões de rinoplastia?
- Endonasal/Fechada:
    - Vantagens: sem incisões externas, menor tempo de cirurgia, menos edema.
    - Desvantagens: exposição comprometida, sustentação da ponta comprometida.

- Externa/Aberta:
  - Vantagens: exposição máxima, colocação e sutura acurada dos enxertos. Maior precisão no estabelecimento das relações entre as várias partes do nariz, melhor visualização, útil para o treinamento do cirurgião.
  - Desvantagens: maior tempo de cirurgia, mais edema pós-operatório, cicatriz externa.

17. O que é o conceito do tripé da ponta do nariz?

O conceito do tripé é um modo simplificado de descrever as estruturas que controlam a posição dos domos da ponta do nariz (ver Figuras 59-1 e 59-2). O tripé consiste em:
- As cruras mediais, emparelhadas, das cartilagens laterais inferiores.
- A crura lateral esquerda, da cartilagem lateral inferior.
- A crura lateral direita, da cartilagem lateral inferior.

Nesse modelo, o alongamento ou o encurtamento de qualquer um dos membros do tripé alterará a posição da ponta.

18. Como se consegue a rotação superior da ponta?

A rotação superior da ponta pode ser obtida por meio de suturas de suspensão da ponta, tracionando as cartilagens dos domos ou das cruras laterais na direção cefálica. Uma rotação mais sutil é obtida pela simples ressecção da cartilagem da porção cefálica da crura lateral. A cicatriz pós-operatória se forma no vazio ressecado, e a contração desta causa a rotação da ponta para a direção cefálica. A rotação cefálica ainda pode ser acompanhada por um reposicionamento das cartilagens laterais inferiores na direção de um enxerto, que é colocado no septo caudal, e que é conhecido como enxerto de extensão caudal do septo. Esse enxerto cartilaginoso, não anatômico, provê uma estrutura de suporte entre as cruras mediais, que podem, então, ser suturadas na posição desejável, proporcionando um aumento da rotação (ou da projeção, se necessário). Outro método é a transecção, sobreposição e sutura das cruras laterais. Isso encurta essas duas pernas do "tripé" e faz com que haja rotação dos domos para cima. Por último, a ilusão da rotação da ponta para cima pode ser alcançada através da atenuação do ângulo nasolabial, por meio de enxertos cúbicos "abundantes" de cartilagem.

19. O que se faz para corrigir uma ponta de nariz bulbosa?

Tipicamente, a redução do volume dos lóbulos exige a excisão de parte da borda cefálica da cartilagem alar, geralmente conhecida como "correção cefálica". A tira de cartilagem da crura lateral deixada para trás geralmente é mantida intacta, ou seja, é mantida uma "tira completa". Entretanto, a tira intacta pode ser cortada e estrategicamente ressuturada, ou intencionalmente enfraquecida, na medida em que sua integridade possa ser restaurada. Quanto mais enfraquecida é a tira completa, maior é seu potencial de perda de sustentação da ponta e de assimetria pós-operatória da ponta. A maioria dos cirurgiões entende que, para evitar uma perda significativa da sustentação da ponta, um mínimo de 4 mm a 8 mm de tira completa devem ser preservados. Um complemento útil e esteticamente desejável é o enxerto do suporte crural lateral, que é um enxerto retangular de cartilagem, com 1 cm por 0,5 cm, colocado em uma bolsa abaixo da crura lateral. Esse achata a crura lateral, tornando-a menos bulbosa, e também reforça a cartilagem, o que reduz as complicações pós-operatórias.

20. O que é a giba dorsal e como ela é removida, e o que é uma deformidade de "teto aberto"?

Tanto os ossos nasais quanto as cartilagens do dorso do nariz contribuem para as gibas dorsais, ainda que as cartilagens constituam a maior parte das gibas. Várias técnicas e instrumentos foram desenvolvidos para tratar as gibas dorsais. No caso de uma giba pequena, são utilizadas raspas com controle fino, para reduzi-las. Gibas maiores são rebaixadas por meio de osteótomos retos. Entretanto, a remoção de grandes porções do dorso nasal pode levar a uma deformidade em "teto aberto". Essa deformidade é análoga a cortar-se a cumeeira de uma casa que tem o telhado em A. À visão frontal, o dorso do nariz vai se mostrar alargado e as bordas cortantes dos ossos nasais podem estar visíveis através da pele. Para corrigir uma deformidade em teto aberto são realizadas osteotomias nas faces laterais dos ossos nasais. Depois, os ossos nasais móveis são juntados medialmente, fechando o teto aberto.

21. Quais as potenciais complicações que devem ser discutidas com um paciente antes de uma rinoplastia?

Sangramentos, infecções, cicatrização, perfuração de septo, necessidade de mais procedimentos, insucessos na melhora dos sintomas, resultado estético pobre.

22. O que é uma deformidade "pollybeak" e por que ela ocorre?

A deformidade "pollybeak" (bico de papagaio) é uma complicação da rinoplastia, na qual a aparência pós-operatória se assemelha ao bico curvo de um papagaio devido a um acúmulo na ponta. Os bicos de papagaio são classificados por sua etiologia em cartilaginosos ou de tecidos moles. A deformidade em bico de papagaio cartilaginoso provém da perda de sustentação da ponta nasal. Com isso, a ponta do nariz desce, fazendo com que o ângulo septal anterior produza uma convexidade na supraponta. O bico de papagaio de tecidos moles ocorre quando tecidos cicatriciais preenchem a supraponta. Isso pode ocorrer por uma remoção excessiva no dorso nasal, resultando em um espaço morto, especialmente no paciente com pele espessa ou pouco elástica. O tratamento de um bico de papagaio depende da etiologia. Esteroides intralesionais podem melhorar o bico de papagaio de por tecidos moles, enquanto, para a deformidade "pollybeak" cartilaginosa, pode ser necessário reconstruir a sustentação da ponta.

23. O que é a deformidade do nariz em sela?
A deformidade do nariz em sela é uma depressão côncava no dorso do nariz, resultante de insuficiência de suporte cartilaginoso no terço médio do nariz. A causa pode ser: uma infecção septal não tratada, um hematoma septal, o abuso de cocaína, uma doença inflamatória autoimune ou uma cirurgia anterior.

24. O que é a deformidade em V invertido?
A deformidade em V invertido ocorre quando as cartilagens laterais superiores perdem suas conexões com os ossos nasais e/ou com o septo. Isso faz com que a cartilagem decaia dos ossos nasais. Com isso, a margem caudal dos ossos nasais pode ser vista em destaque através da pele. A implantação de enxertos em espátula realoca as cartilagens laterais superiores em sua relação com o septo e melhora o V invertido.

25. Qual é o tempo de recuperação após uma rinoplastia?
A maior parte da recuperação após uma rinoplastia primária se dá nas primeiras 8 semanas. Entretanto, uma pequena parte da recuperação leva até 18 meses. A tumefação dos tecidos moles pode levar meses até a resolução completa, especialmente após uma rinoplastia aberta. Os pacientes devem ter conhecimento disso antes da operação, para que não se desapontem com os resultados pós-operatórios imediatos. Torpor ou sensibilidade na pele da ponta do nariz é um lugar comum após a rinoplastia, em razão da neuropraxia do nervo nasopalatino, que trafega pelo canal incisivo. Tipicamente, isso se resolve em 3 a 6 meses. Além disso, a ponta do nariz vai ficar muito rígida após a cirurgia, pela formação de tecido cicatricial. Entretanto, à medida que o tecido cicatricial se modifica, durante os primeiros 3 a 6 meses, a ponta se torna mais maleável. Sendo necessárias revisões, é aconselhável intercalar, pelo menos, 6 meses entre as cirurgias.

CONTROVÉRSIAS

26. Qual a melhor abordagem: a aberta ou a fechada?
A rinoplastia aberta envolve um *degloving* da ponta do nariz e proporciona uma exposição ótima do esqueleto nasal. Embora a exposição seja melhor, ela está sujeita a um edema pós-operatório maior. A rinoplastia aberta também produz uma pequena cicatriz columelar externa, embora, tipicamente, isso seja bem tolerado. A rinoplastia fechada implica em incisões intranasais para acessar as estruturas nasais através das narinas. A exposição é limitada, e o trabalho na ponta exige uma "liberação" das cartilagens laterais inferiores para visualização direta. Embora a rinoplastia fechada não produza cicatriz externa, ela compromete mais os mecanismos de sustentação da ponta do que a abordagem aberta.

A abordagem utilizada depende dos objetivos da cirurgia e da especialidade do cirurgião. Para as rinoplastias em geral, a maioria dos cirurgiões rinoplásticos experimentados preferem e justificam uma das abordagens em relação à outra, mas poucos cirurgiões argumentariam contra o uso da abordagem fechada para defeitos mínimos e da abordagem aberta para corrigir as deformidades nasais mais severas, mais significativas.

27. Os implantes aloplásticos têm algum papel na rinoplastia?
Em muitas situações, a disponibilidade de cartilagens para enxertos é limitada. Os implantes aloplásticos, apesar de seus problemas inerentes, podem ter um papel importante. Os implantes mais comumente usados compreendem os polímeros de silicone, o politetrafluorestireno (ePTFE; Gore-Tex, W.L. Gore and Associates Inc., Flagstaff, AZ), o polietileno poroso de alta densidade (pHDPE; Mepor Porex Technologies, Fairburn, GA), a placa de polidioxanona (PDS Flexible Plate, Johnson & Johnson Company, Langhorne, PA) e a derme humana acelular (AlloDerm®, LifeCell Corporation, Branchburg, NJ). Nas discussões pré-operatórias, o cirurgião precisa orientar os pacientes sobre o aumento da incidência de infecções e extrusão com seu uso quando comparados com os enxertos autólogos.

CAPÍTULO 60

CIRURGIA PERIORBITÁRIA

Brett W. Davies, MD, MS ▪ Vikram D. Durairaj, MD, FACS

> **PONTOS-CHAVE**
> 1. O conhecimento detalhado da anatomia da pálpebra e da órbita é crucial para qualquer médico que atue na área periocular.
> 2. Há uma variedade de técnicas cirúrgicas para a órbita. A melhor escolha depende do tamanho e da localização do processo patológico.
> 3. O melhor rejuvenescimento da área periocular é conseguido pelo uso combinado de injetáveis, preenchimentos e procedimentos cirúrgicos.
> 4. A pálpebra do asiático difere da pálpebra do ocidental. Para se obter bons resultados em blefaroplastias, são necessários um planejamento cirúrgico cuidadoso e esclarecimentos quanto às expectativas do paciente.

> **Pérolas**
> 1. Conhecer os sete ossos que compõem a órbita: esfenoide, maxilar, etmoide, lacrimal, zigomático, palatino e frontal.
> 2. Conhecer as camadas da pálpebra. De anterior para posterior, as camadas são: a pele, o (músculo) orbicular do olho, o septo orbitário, a gordura pré-aponeurótica, a aponeurose do (músculo) elevador, o músculo de Müller e a conjuntiva.
> 3. A função do elevador é a variável mais importante na determinação do tipo de cirurgia para ptose a ser realizada.
> 4. Ao fechar defeito de pálpebra de espessura normal, só uma lamela deve ser reparada com um enxerto livre.

PERGUNTAS

1. **Nomeie os sete ossos que compõem a órbita.**
   Esfenoide, maxilar, etmoide, lacrimal, zigomático, palatino e frontal.

2. **Quais são as distâncias da artéria etmoide anterior, da artéria etmoide posterior e do canal óptico em relação ao rebordo orbitário?**
   Elas podem ser lembradas pelo mnemônico 24-12-6. A etmoide anterior está a cerca de 24 mm do rebordo orbitário, a etmoide posterior está 12 mm mais posteriormente e o canal óptico a outros 6 mm mais posteriormente.

3. **Um objeto se desloca através da pálpebra superior até 12 mm acima da margem da pálpebra. Ao longo de quais estruturas ele se desloca?**
   Na pálpebra superior, tipicamente, o tarso não é mais longo do que 10 mm. Portanto, aos 12 mm, o objeto se deslocará acima do tarso. De anterior para posterior, as camadas são: a pele, o (músculo) orbicular do olho, o septo orbitário, a gordura pré-aponeurótica, a aponeurose do elevador, o músculo de Müller e a conjuntiva.

4. **O que são as lamelas palpebrais?**
   Às vezes, usa-se a concepção de que a pálpebra seja composta por uma lamela anterior e uma posterior. A lamela anterior é constituída pela pele e pela camada de fibras musculares estriadas do músculo orbicular. A lamela posterior consiste nas placas tarsais, em uma camada de músculo liso (o músculo palpebral de Müler) e na conjuntiva palpebral. A lamela anterior e a posterior estão separadas pelo septo orbitário.

5. **Qual é a diferença entre dermatocalasia e blefaroptose?**
   A dermatocalasia diz respeito ao excesso de pele na pálpebra superior. Quando é severa, pode pender sobre os cílios da pálpebra e bloquear o campo visual superior. A blefaroptose diz respeito à queda da pálpebra, frequentemente devida a uma disfunção do elevador.

6. Como é feita a reparação da dermatocalasia?
Através de uma blefaroplastia. Nesse procedimento, é removido o excesso de pele e, ocasionalmente, o músculo orbicular. Havendo excesso de gordura pré-aponeurótica ou orbitária, ela pode ser judiciosamente removida por meio da abertura do septo.

7. Como é feita a reparação da blefaroptose?
Os dois métodos mais comuns para reparação de blefaroptoses são o avanço do elevador externo (ELA) e a ressecção da conjuntiva do músculo de Müller (MMCR). O ELA implica em uma incisão na pele, na crista da pálpebra, enquanto o MMCR é realizado no lado conjuntivo da pálpebra superior. Quando o elevador é disfuncional, como na ptose congênita, a pálpebra superior pode ser ligada ao músculo frontal, para auxiliar na elevação da pálpebra. Isso é conhecido como *sling* frontal.

8. Ocasionalmente, a pálpebra contralateral cai após a reparação da blefaroptose ipsolateral. Por que acontece isso?
A lei de Hering, da inervação idêntica, postula que músculos sinérgicos recebem inervação idêntica. Mais especificamente, quando uma pálpebra é ptótica, o cérebro aumenta a inervação para ambos os músculos elevadores das pálpebras, em uma tentativa de liberar o eixo visual. A inervação aumentada na pálpebra contralateral pode resultar em pseudorretração. Após a reparação unilateral da blefaroptose, a inervação para o elevador da pálpebra fica reduzida, podendo ocorrer um decaimento na pálpebra contralateral.

9. Qual é o melhor tratamento para um paciente com carcinoma basal da pálpebra inferior comprovado por biópsia?
É a excisão completa, com biópsia de congelação. Como alternativa, ele pode ser encaminhado para a excisão por cirurgia de Mohs.

10. Quais princípios devem ser lembrados ao se planejar a reconstrução de um defeito palpebral?
Os princípios importantes abrangem evitar tensão vertical e manter um bom suprimento vascular. A redução da tensão vertical evita a retração da pálpebra. Quando o defeito é em toda a espessura, só uma lamela pode ser reparada com enxerto livre. Se ambas as lamelas (anterior e posterior) forem substituídas por enxertos livres, a taxa de insucesso é elevada, pela falta de suprimento sanguíneo.

11. O que é ectrópio (*ectropion*)? Quais são suas causas?
Ectrópio é a eversão da pálpebra. Suas causas podem ser de natureza involutiva, paralítica, mecânica, cicatricial ou congênita.

12. O que é entrópio (*entropion*)? Quais são suas causas?
Entrópio é a inversão da pálpebra. Suas causas podem ser de natureza involutiva, espástica aguda, cicatricial ou congênita.

13. Em que diferem as reparações do ectrópio e do entrópio involutivos?
Ambas envolvem o encurtamento horizontal da pálpebra. Para o ectrópio, geralmente, só o encurtamento já é suficiente. Para o entrópio, o cirurgião também precisa reconectar os retratores da pálpebra inferior ao tarso, para evitar recorrência.

14. Se o paciente com uma doença ocular tireoidiana apresentar proptose, estrabismo e retração de pálpebras, qual será a ordem das cirurgias corretivas para os seus problemas?
Primeiramente, deve ser feita uma descompressão, seguida pela cirurgia do estrabismo; por último, a correção da retração das pálpebras. A razão disso é que a descompressão pode alterar o estrabismo, e a cirurgia do estrabismo pode alterar a posição das pálpebras.

15. Nomeie cinco incisões cirúrgicas para abordagem da órbita.
Transconjuntiva, cantotomia lateral, crista de pele da pálpebra superior, transcaruncular e separação vertical da pálpebra.

16. O que deve ser preservado para minimizar a distopia e a diplopia durante a descompressão do assoalho orbitário?
O *strut* orbitário inferomedial.

17. Quais as opções disponíveis para preencher uma cavidade anoftálmica após enucleação ou evisceração?
Os implantes orbitários podem ser autólogos ou aloplásticos. Um enxerto de derme gordurosa é um exemplo de implante autólogo. Os implantes aloplásticos podem ser divididos em porosos e não porosos. Os materiais porosos permitem a concrescência fibrovascular e compreendem a hidroxiapatita (HA), o polietileno poroso e o óxido de alumínio. Os materiais não porosos compreendem o polimetilmetacetato (PMMA) e o silicone.

18. Quais são os sinais de uma síndrome de compartimento orbitário devida a uma hemorragia retrobulbar? Qual é o tratamento?
Os sintomas podem incluir redução da acuidade visual, defeito pupilar aferente e aumento da pressão intraocular. O diagnóstico é clínico, não radiológico. O tratamento envolve cantotomia lateral e cantólise, para aliviar a pressão orbitária.

19. Na indicação de biópsia da glândula lacrimal, qual lobo deve ser examinado?
A glândula lacrimal é composta de um lobo orbitário e um lobo palpebral. O lobo orbitário drena para o lobo palpebral que, por sua vez, drena para a superfície ocular. A biópsia do lobo palpebral pode lesar o aparelho de eliminação da lágrima. Por isso, a biópsia deve ser feita no lobo orbitário.

20. O que é uma DCR? Quais são as abordagens disponíveis?
DCR significa dacriocistorrinostomia. É uma cirurgia utilizada para tratar a obstrução do ducto nasolacrimal. O procedimento cria uma nova passagem do sistema lacrimal para a fossa nasal, acima do nível da obstrução. Ela pode ser executada por abordagem externa, através da pele, ou por uma abordagem interna, através da fossa nasal.

21. Quais são os motivos mais comuns de insucesso da DCR?
A obstrução canalicular comum e o fechamento da osteotomia, secundário a uma fibrose ou à cicatrização.

22. O que se localiza entre a pálpebra inferior medial e os coxins centrais de gordura?
O músculo oblíquo inferior.

23. Que fatores contribuem para o envelhecimento periorbitário?
As mudanças involutivas da parte superior da face compreendem o decaimento de tecidos, a perda de gordura subcutânea e o aprofundamento das rugas da pele. Os achados específicos compreendem o enrugamento estático, o enrugamento dinâmico, a ptose da sobrancelha, a dermatocalasia na pálpebra superior e o prolapso orbitário, secundário ao enfraquecimento do septo orbitário.

24. Nomeie alguns tratamentos não cirúrgicos para o envelhecimento periorbitário.
Injeções de toxina botulínica, preenchimentos dérmicos, recondicionamento por *laser* e abrasão (*peeling*) química.

25. Qual é a dose letal de toxina botulínica para um adulto de porte médio?
Aproximadamente 3.000 unidades.

26. Nomeie alguns dos materiais comuns de preenchimento utilizados na face.
Gordura autóloga
Materiais de colágeno
Ácido hialurônico: Juvederm (Allergan) Restylane, Perlane (Medicis Aesthetics)
Ácido poli-L-láctico (PLLA): Sculptra (Valeant Aesthetics)
Hidroxilapatita de cálcio: Radiesse (Merz)
Polimetilmetacrilato (PMMA): Artefill (Suneva Medical)

27. Qual a vantagem de utilizar preenchimentos com ácido hialurônico?
O ácido hialurônico constitui a maior fatia do mercado de produtos de preenchimento dérmico. Isso se deve, em parte, ao fato de esses preenchimentos serem reversíveis pela aplicação de hialuronidase.

28. Liste algumas das complicações das injeções de preenchimento.
As complicações mais graves relatadas para injeções de preenchimento dérmico abrangem infecção, necrose tecidual e cegueira devida à injeção intravascular direta. Outras complicações são deslocamento do preenchimento, eritema, equimoses, dor e nódulos visíveis devidos à técnica de injeção ou a uma inflamação granulomatosa.

29. Liste as complicações maiores e menores da blefaroplastia.
As principais complicações incluem hemorragia retrobulbar, perfuração do globo, diplopia e ressecamento ocular. As complicações menores incluem má posição das pálpebras, hematoma de pálpebras, deiscência da ferida, milia e quemose.

30. Nomeie as diferentes técnicas para elevar a sobrancelha.
Para elevar sobrancelhas, foram descritas técnicas de transblefaroplastia, direta, mediofrontais, temporal, pré-capilar, coronal e endoscópica. Essas técnicas variam quanto ao local de incisão, ao plano de dissecção e ao método de fixação.

31. Em que a pálpebra do asiático é diferente da pálpebra do ocidental?

Nos asiáticos, o ponto de inserção do septo na aponeurose do elevador é mais baixo. Em consequência, a gordura posterior ao septo pode se mover mais para baixo na pálpebra. Isso torna a crista da pálpebra mais baixa, ou inexistente, e dá a aparência de uma pálpebra mais cheia. Quando há crista, geralmente ela segue paralela à margem da pálpebra, diferentemente da forma semilunar da pálpebra do ocidental. As pálpebras dos asiáticos têm mais probabilidade de apresentar uma prega epicântica.

BIBLIOGRAFIA

Baroody M, Holds JB, Vick VL: Advances in the diagnosis and treatment of ptosis, *Curr Opin Ophthalmol* 16(6):351–355, 2005.

Bray D, Hopkins C, Roberts DN: A review of dermal fillers in facial plastic surgery, *Curr Opin Otolaryngol Head Neck Surg* 18(4):295–302, 2010.

Chen WP, Park JD: Asian upper lid blepharoplasty: an update on indications and technique, *Facial Plast Surg* 29(1):26–31, 2013.

Custer PL, Kennedy RH, Woog JJ, et al: Orbital implants in enucleation surgery: a report by the American Academy of Ophthalmology, *Ophthalmology* 110(10):2054–2061, 2003.

Kahn DM, Shaw RB: Overview of current thoughts on facial volume and aging, *Facial Plast Surg* 26(5):350–355, 2010.

Knoll BI, Attkiss KJ, Persing JA, et al: The influence of forehead, brow, and periorbital aesthetics on perceived expression in the youthful face, *Plast Reconstr Surg* 121:1793–1802, 2008.

Levy LL, Emer JJ: Complications of minimally invasive cosmetic procedures: prevention and management, *J Cutan Aesthet Surg* 5(2):121–132, 2012.

Pedroza F, dos Anjos GC, Bedoya M, et al: Update on brow and forehead lifting, *Curr Opin Otolaryngol Head Neck Surg* 14(4):283–288, 2006.

Ramakrishnan VR, Hink EM, Durairaj VD, et al: Outcomes after endoscopic dacryocystorhinostomy without mucosal flap preservation, *Am J Rhinol* 21:753–757, 2007.

CAPÍTULO 61

LASERS, RESURFACING DA PELE E ALOPECIA

Marcelo B. Antunes, MD

PONTOS-CHAVE

1. Modalidades e métodos de ação para *resurfacing* de pele
   - Esfoliação (*peeling*) química: lesão cáustica.
   - Dermoabrasão: lesão mecânica.
   - *Laser*: lesão térmica.
2. Diferentes tipos de esfoliantes (*peels*) químicos
   - Esfoliantes químicos superficiais (epiderme): TCA de 10% a 30%, solução de Jessner, ácido glicólico de 40% a 70% e ácido salicílico de 5% a 15%.
   - Esfoliantes químicos médios (derme superficial): TCA de 35% a 40%, uma combinação de TCA a 35% com outros agentes e fenol a 88%.
   - Esfoliantes químicos profundos (derme profunda): TCA a 50% e o esfoliante fenólico de Baker-Gordon.
3. Contraindicações para o *resurfacing* da pele com esfoliantes químicos, por dermoabrasão e por *lasers*
   - Cirurgia de *lifting* facial prévia, esfoliação química média ou profunda, ou *resurfacing* por *laser* nos 6 meses anteriores.
   - Uso de isotretinoína há menos de um ano.
   - Infecção ativa pelo vírus do herpes simples.
   - Transtornos cutâneos ativos.
4. *Lasers* ablativos
   - *Laser* de CO_2 (10.600 nm) alvo = água.
   - *Laser* Er-YAG (2.940 nm) alvo = água.
5. *Lasers* não ablativos
   - *Lasers* vasculares: KTP pulsado (532 nm) e corante pulsado (585 nm) alvo = hemoglobina.
   - *Laser* infravermelho: Nd-YAG (1064 nm).
   - Luz pulsada intensa: IPL (550 nm a 1.200 nm) o *laser* tem como alvo a melanina e a hemoglobina.
   - *Laser* de CO_2 fracionado (1.500 nm).

Pérolas

1. A consideração mais importante antes de um *resurfacing* da pele é a seleção apropriada do paciente, especialmente com respeito ao tipo Fitzpatrick de pele (os tipos I e II são os melhores candidatos).
2. A profundidade de penetração da fórmula de Baker-Gordon (fenol a 88%, óleo de cróton, septisol e água destilada) é mais dependente do óleo de cróton do que da concentração de fenol.
3. Mudanças pigmentares podem ocorrer com qualquer modalidade de *resurfacing* de pele (esfoliantes químicos, *laser* ou dermoabrasão). A hiperpigmentação tende a ocorrer mais precocemente e pode ser tratada topicamente com sucesso, enquanto a hipopigmentação tende a ser um fenômeno tardio e frequentemente é permanente.
4. O *resurfacing* com *laser* ablativo é comparável à esfoliação química média ou profunda e à dermoabrasão.
5. Os esfoliantes químicos fenólicos estão associados a toxicidade cardíaca e devem ser aplicados em subunidades faciais individuais, com intervalos de 15 minutos.
6. O transplante de unidade folicular consiste na transferência da unidade folicular, maximizando a quantidade de cabelo e minimizando a quantidade de cicatrizes. Ao se avaliar um paciente para restauração capilar, é preciso determinar: a idade do paciente, o histórico médico, o padrão familiar de perda de cabelo e a quantidade de área doadora, na porção posterior do couro cabeludo.
7. Conhecer o esquema de classificação de Norwood, para alopecia androgênica.

PERGUNTAS
RESURFACING DA PELE

1. Descreva as mudanças na pele relacionadas à idade.
As mudanças na pele devidas ao processo de envelhecimento compreendem: adelgaçamento da derme e da epiderme, obliteração da conjunção derme-epiderme (a mudança mais marcante), adelgaçamento da gordura subcutânea e perda da organização das fibras elásticas e de colágeno. Essas mudanças contribuem para o aumento da frouxidão e o enrugamento da pele, característicos da face envelhecida.

2. Descreva o sistema de Fitzpatrick para classificação dos tipos de pele.
O sistema Fitzpatrick para tipos de pele classifica os graus de pigmentação da pele e a capacidade de bronzeamento. Ele é graduado de I a VI e prevê a sensibilidade ao sol, a suscetibilidade a fotolesões e a capacidade de melanogênese (Quadro 61-1). Ele também proporciona importantes informações relacionadas aos fatores de risco para complicações durante os procedimentos de *resurfacing* da pele. Os tipos III a VI apresentam maior risco para discromia pigmentar (hipo ou hiperpigmentação) após os procedimentos de *resurfacing* da pele.

3. Quais são os diversos métodos de *resurfacing* da pele e como eles promovem o rejuvenescimento?
Os diferentes métodos são a esfoliação química, a dermoabrasão e a fototermólise por *laser*. O *resurfacing* superficial (microdermoabrasão e esfoliantes químicos superficiais) só esfolia a epiderme, estimulando a regeneração e o espessamento da epiderme. O *resurfacing* médio e profundo (esfoliantes químicos médios e profundos, dermoabrasão e *laser*) penetra na derme superficial e profunda e induz a produção de colágeno.

4. Quais são as principais indicações para esfoliações químicas e dermoabrasão?
Fotolesão, rugas finas, discromia pigmentar e cicatrizes de acne.

5. Quais são os agentes utilizados na esfoliação química superficial?
Os esfoliantes químicos superficiais (epiderme) podem ser feitos com: solução de ácido tricloracético (TCA) de 10% a 30%; solução de Jessner (resorcinol, ácido salicílico, ácido láctico e etanol); solução de ácido glicólico de 40% a 70%; solução de ácido salicílico de 5% a 15%.

6. Quais são os agentes utilizados nas abrasões químicas médias e profundas?
Os agentes para esfoliação média e profunda (derme papilar) são: uma solução de ácido tricloracético (TCA) de 35% a 40%; uma combinação de TCA a 35% com outros agentes: (TCA a 35% + CO_2 sólido ou TCA a 35% + solução de Jessner ou TCA a 35% + ácido glicólico a 70%) e uma solução de fenol a 88%.

7. Quais são os agentes utilizados na abrasão química profunda?
Os agentes para esfoliação química profunda (derme reticular) são: ácido tricloracético (TCA) a 50% e o esfoliante fenólico de Baker-Gordon (fenol a 88%, óleo de cróton, septisol e água destilada). A adição do óleo de cróton, um agente epidermolítico, aumenta a penetração do fenol na derme.

8. Quais são as limitações associadas ao uso do fenol?
O uso de fenol está associado a cardiotoxicidade (principalmente a contrações ventriculares prematuras), hepatotoxicidade e nefrotoxicidade. A aplicação de fenol requer hidratação intravenosa e monitoramento cardíaco quanto ao desenvolvimento de arritmias. As subunidades faciais devem ser tratadas em intervalos de 15 minutos, para evitar a toxicidade.

Quadro 61-1. Sistema Fitzpatrick de Classificação da Pele

TIPO DE PELE	COR DA PELE	REAÇÃO AO SOL
I	Branca ou sardenta	Sempre queima
II	Branca	Geralmente queima
III	Branca a olivácea	Às vezes queima
IV	Marrom	Raramente queima
V	Marrom-escura	Muito raramente queima
VI	Preta	Nunca queima

9. Descreva as complicações relacionadas aos esfoliantes químicos.
As complicações associadas ao *resurfacing* por esfoliantes químicos compreendem: a formação de milia (a complicação mais comum em todos os procedimentos de *resurfacing*), a hiper ou hipopigmentação, a formação de cicatrizes, a dermatite alérgica ou irritativa, a infecção fúngica ou bacteriana (mais frequentemente por *Candida*) e a reativação do vírus do herpes simples (que pode levar à escarificação).

10. O que é a dermoabrasão?
Dermoabrasão é o método de *resurfacing* cutâneo que utiliza uma lesão mecânica da pele produzida por uma escova circular abrasiva, adaptada a um motor elétrico manual.

LASERS

11. O que é um *laser*?
Laser é a sigla em inglês para *Light Amplification by Stimulated Emission of Radiation* (em português Amplificação da Luz por Emissão Estimulada de Radiação). É uma luz colimada (paralela), coerente (mesma frequência e periodicidade) e monocromática (um único comprimento de onda).

12. O que é fotodermólise seletiva?
A fotodermólise seletiva é a propriedade de absorbância máxima do *laser* pelos cromóforos do tecido visado, com dano mínimo para os tecidos circundantes.

13. O que é o *resurfacing* ablativo por *laser*?
O *resurfacing* ablativo por *laser* envolve o princípio da fototermólise seletiva, tendo como tecido alvo (cromóforo) a água. Os *lasers* mais comumente utilizados para ablação são o de CO_2 e o de Érbio-YAG.

14. Qual é a diferença entre os *lasers* de CO_2 e de Érbio-YAG?
A energia do Er-YAG é absorvida mais eficientemente pela pele (absorção dez vezes maior) do que a energia do *laser* de CO_2. Isso leva a uma ablação tecidual mais precisa, com menor lesão térmica às adjacências. Sendo assim, o uso do Er-YAG leva a um tempo de recuperação mais curto, a menos eritema e a menor risco de hipo ou hiperpigmentação. Além disso, produz menos espessamento dos tecidos.

15. O que o *resurfacing* por *laser* não ablativo e por *laser* fracionado?
Para melhorar as rugas e a fotolesão, o *resurfacing* não ablativo produz uma lesão dérmica por calor, mas preserva a epiderme. O *resurfacing* fracionado retira colunas microscópicas de tecido epidérmico e dérmico, em arranjos com espaçamento regular, de uma porção de superfície cutânea.

16. Como os *lasers* não ablativos produzem o fotorrejuvenescimento?
Eles atuam induzindo a proliferação de fibroblastos com colágeno novo (tipos I e III) e a deposição de elastina na derme papilar. Os *lasers* de infravermelho e de luz visível são utilizados em conjunto com mecanismos de resfriamento, para proteger a epiderme sobrejacente.

17. Há necessidade de algum tratamento pré-operatório?
Sim. Todos os pacientes candidatos a *resurfacing* por *laser* devem fazer uma profilaxia antiviral e evitar exposição ao sol antes do *resurfacing*. O uso de hidroquinona, isotretinoína, ácido glicólico e de antibióticos está menos estabelecido.

18. Que considerações são importantes para a seleção de pacientes para o *resurfacing* por *laser*?
Uma das considerações mais importantes é o tipo de pele do paciente. Os tipos de pele mais seguros são o Fitzpatrick I e II. Os tipos de III a VI são mais suscetíveis a complicações.

19. Quais são as complicações mais comumente associadas ao *resurfacing* de pele por *laser*?
Milia, hipopigmentação, hiperpigmentação, formação de cicatrizes, infecção (viral, fúngica e bacteriana) e dermatite de contato.

ALOPECIA E RESTAURAÇÃO DO CABELO

20. O que são unidades foliculares?
Os folículos capilares crescem juntos, em grupos, a chamada unidade folicular (UF). Essa unidade, que é considerada o componente fundamental do transplante de cabelo, consiste de um a quatro terminais de folículo capilar, com suas respectivas glândulas sebáceas, músculos que eriçam os pelos (músculo *arrector pili*), seu suprimento sanguíneo e seu plexo neural, rodeado por uma delgada folha adventícia, de colágeno. A UF não é considerada apenas uma unidade anatômica, mas também uma unidade fisiológica.

21. Descreva o ciclo capilar.

O crescimento capilar é um fenômeno cíclico, que tem um período de crescimento (anagênese), de involução (catagênese) e de repouso (telogênese). Em um couro cabeludo normal, 90% a 95% dos cabelos estão em anagênese, cerca de 1% em catagênese e 5% a 10% na fase telogênica. Durante sua existência, cada pelo repete o processo de 10 a 20 vezes. O ciclo é regulado por um sistema de sinalização complexo, até hoje só parcialmente compreendido.

22. O que é a alopecia androgenética?

A alopecia androgenética (AAG) afeta indivíduos do sexo masculino e feminino. Seu início é extremamente variável e parece ser determinado pela presença de andrógenos circulantes. A AAG possui prevalência extremamente variável, afetando cerca de 30% dos indivíduos do sexo masculino com 30 anos de idade e cerca de 50% dos com 50 anos de idade. Esse tipo de alopecia não produz cicatrizes e apresenta um padrão característico, com variação quanto ao diâmetro do pelo e à presença de pelos miniaturizados, que são levados a se transformar em folículos de tipo ralo. O mecanismo exato pelo qual os andrógenos causam a perda de cabelo permanece obscuro. É provável que nos folículos suscetíveis do couro cabeludo a di-hidrotestosterona (DHT) se ligue ao receptor do andrógeno e, então, o complexo hormônio-receptor ative genes que, gradualmente, transformam os pelos terminais longos em pelos miniaturizados.

23. Como é classificada a alopecia androgenética?

A perda androgenética de cabelo em indivíduos do sexo masculino ou o padrão masculino de calvície (PMC) segue um modelo característico, que começa com uma recessão temporal seguida por afinamento difuso na área coronal, o que acaba levando a uma perda total de cabelo nessa região. Nessa área, a calvície se alastra, acabando por encontrar-se com a recessão temporal. Nas etapas finais da evolução, as faixas parietais e a occipital se afinam e retrocedem. Essa evolução gradual foi classificada por Norwood, através de uma escala de I a VII (Figura 61-1).

24. Descreva o padrão de calvície feminina.

Como o papel dos andrógenos na alopecia em mulheres continua incerto, o padrão feminino de perda de cabelo (PFPC) tornou-se o termo preferido para a AAG em mulheres. Ela afeta cerca de 20% do total de mulheres, tendo início na terceira década, com uma progressão constante, até haver uma aceleração durante a menopausa. O diagnóstico do PFPC é clínico, com base na aparência característica do couro cabeludo. Normalmente não são necessários estudos adicionais, mas as pacientes devem ser inquiridas quanto a sinais de hirsutismo, acne e anormalidades menstruais e hormonais. O sistema de classificação mais utilizado para o PFPC foi proposto por Ludwig (Figura 61-2). A linha frontal do cabelo geralmente permanece intacta e a perda de cabelo ocorre no topo do couro cabeludo, sendo arbitrariamente dividida em três graus de intensidade.

25. Quais são as opções de tratamento não cirúrgico da alopecia?

Sem tratamento, a AAG avança a uma taxa de cerca de 5% ao ano. Atualmente há duas drogas disponíveis para o tratamento da AAG: minoxidil e finasterida. O minoxidil é um vasodilatador, e o mecanismo de ação pelo qual ele promove o crescimento de cabelo não é muito bem entendido, mas parece ser independente da vasodilatação. Ele causa um surto inicial de crescimento capilar, que para rapidamente quando a medicação é interrompida. Os efeitos adversos compreendem irritação no couro cabeludo, ressecamento, prurido e eritema. A finasterida é um inibidor competitivo da 5α-redutase do tipo 2, enzima que inibe a conversão da testosterona em DHT. Ela reduz os níveis de DHT, mas não a afinidade com outros receptores de andrógenos, por isso não interfere nas atividades metabólicas da testosterona. Os efeitos adversos compreendem redução da libido, disfunção erétil e disfunção ejaculatória, que são reversíveis com a interrupção da medicação.

26. Descreva o transplante da unidade folicular.

O transplante da unidade folicular (TUF) consiste na transferência da UF individual, maximizando a quantidade de cabelo e minimizando a quantidade de cicatriz.

Ele se inicia com a dissecção e separação em unidades individualizadas com um, dois, três ou quatro pelos. Depois, elas são transferidas para o sítio de recepção, onde são inseridas em pequenas aberturas, o que minimiza a formação de cicatrizes e o traumatismo aos vasos sanguíneos locais, mas, mais importante, cria um ajuste confortável para a UF. A principal vantagem do TUF, e um dos motivos da sua popularidade, é a aparência notavelmente natural que confere ao paciente.

27. Como são obtidas as UFs?

As UFs podem ser obtidas mediante a coleta de uma tira única, ou através da extração da unidade folicular (EUF). A técnica da tira começa pela determinação e marcação da área doadora, na cabeleira oc-

I II

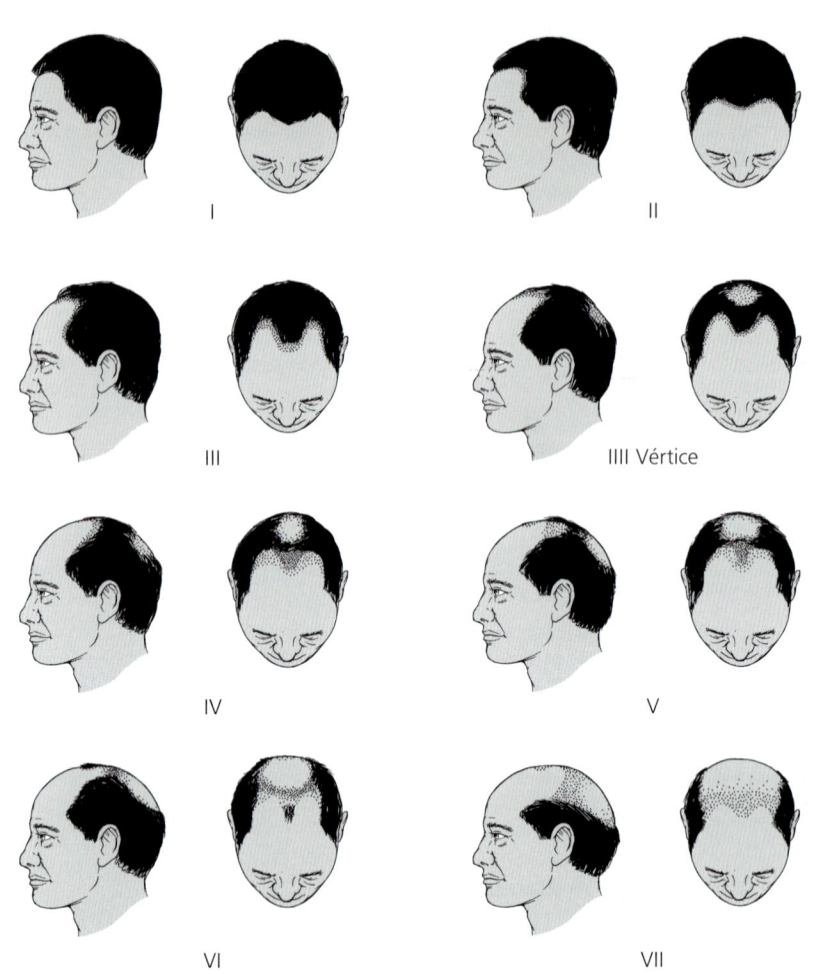

III IIII Vértice

IV V

VI VII

Figura 61-1. Classificação de Norwood para padrões de calvície masculina. Publicada anteriormente de Flint PW, Haughey BH, Lund VJ, *et al.*, eds.: Cummings Otolaringology – Head and Neck Surgery, ed 5, Philadelphia 2010, Mosby Elsevier, Figura 26-4, p. 377.

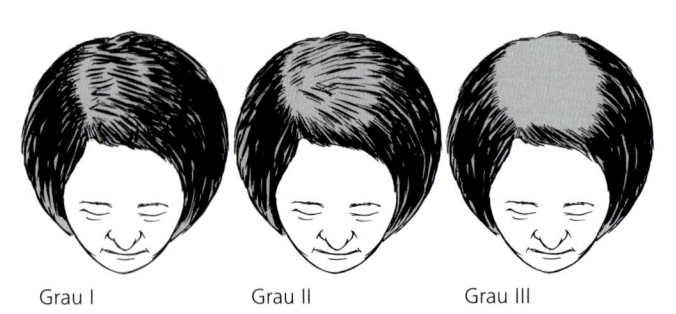

Grau I Grau II Grau III

Figura 61-2. Classificação de Ludwig para padrões de calvície feminina. Publicada anteriormente de Flint PW, Haughey BH, Lund VJ, *et al.*, eds.: Cummings Otolaringology – Head and Neck Surgery, ed 5, Philadelphia 2010, Mosby Elsevier, Figura 26-5, p. 377.

cipital. A incisão é realizada com um bisturi, biselando-se a lâmina ao longo do eixo dos folículos, para evitar a transecção. Depois, as UFs são dissecadas da tira de cabelo e a área doadora é suturada. Na técnica de EUF, insere-se um *punch* afiado, de 1 mm, na derme mesorreticular, parando bem acima do tecido subcutâneo. Isso é feito observando-se o ângulo do pelo na cabeça e utilizando-se o *punch* no mesmo eixo, para evitar a transecção. Finalmente, utilizando-se uma pinça e/ou um aparelho de sucção controlada, o topo do enxerto é apreendido com firmeza e extraído.

28. O que é o eflúvio pós-cirúrgico?

O eflúvio pós-cirúrgico é a perda do cabelo preexistente na UF após o transplante, que ocorre em alguns pacientes, em baixo grau. Essa perda acontece em qualquer momento entre o fim das 3 primeiras semanas e os 3 meses após a cirurgia, geralmente é mínimo e não percebido pelo paciente. Um eflúvio pós-cirúrgico significativo ocorre quando um grande número de enxertos transplantados é colocado em uma área que contém uma grande proporção de pelos miniaturizados. O grau de eflúvio é imprevisível e pode afetar qualquer paciente, embora ocorra mais frequentemente em mulheres. O paciente precisa ser convencido de que o cabelo começará a crescer de novo nos 3 a 6 meses seguintes.

BIBLIOGRAFIA

Alexiades-Armenakas MR, Dover JS, Arndt KA: The spectrum of laser skin resurfacing: nonablative, fractional, and ablative laser resurfacing. *J Am Acad Dermatol* 58(5):719–737, 2008.
Bernstein RM, Rassman WR: Follicular unit transplantation: 2005. *Dermatol Clin* 23(3):393–414, 2005.
Carniol PJ, Harmon CB: Laser facial resurfacing. In Papel ID, editor: *Facial Plastic and Reconstructive Surgery*, New York, 2002, Thieme Medical, pp 241–246.
Fitzpatrick TB: The validity and practicality of sun-reactive skin types I through VI. *Arch Dermatol* 124(6):869–871, 1988.
Jackson A: Chemical peels. *Facial Plast Surg* 30(1):26–34, 2014.
Ludwig E: Classification of the types of androgenetic alopecia (common baldness) occurring in the female sex. *Br J Dermatol* 97(3):247–254, 1977.
Norwood OT: Male pattern baldness: classification and incidence. *South Med J* 68(11):1359–1365, 1975.
Smith JE. Dermabrasion. *Facial Plast Surg* 30(1):35–39, 2014.

CIRURGIA ESTÉTICA DO PESCOÇO E DA FACE SENIS

Andrew A. Winkler, MD

CAPÍTULO 62

PONTOS-CHAVE
1. A ritidectomia (rejuvenescimento facial/*facelift*/*lifting* facial) é um procedimento estético que envolve a elevação dos tecidos da parte inferior da face e do pescoço para uma posição mais juvenil.
2. Há algumas complicações possíveis na ritidectomia, inclusive hematomas, lesão de nervos, necrose da pele e irregularidades de contorno.
3. Foram descritas muitas técnicas para ritidectomia, cada qual com seus riscos e benefícios.

Pérolas
1. A complicação mais comum na cirurgia de ritidectomia é o hematoma. Ele ocorre em até 10% dos casos, sendo mais comum em homens.
2. A limitação anatômica da cirurgia de ritidectomia é a posição do osso hioide. Um osso hioide congenitamente anteriorizado em relação ao mento força o MCA e o LFTA a serem mais obtusos.
3. O nervo mais comumente lesado na cirurgia de ritidectomia é o grande auricular. O nervo motor mais frequentemente lesado na cirurgia de ritidectomia é o mandibular marginal.
4. O sistema musculoaponeurótico superficial (SMAS) contém os músculos da expressão facial e, na maioria das técnicas de ritidectomia, é a camada de tecido a ser elevada.

PERGUNTAS

1. O que é uma ritidectomia?
A elevação facial (em inglês, *facelift*) ou ritidectomia cervicofacial é uma cirurgia que eleva a pele e os tecidos moles do terço inferior da face e do pescoço. O procedimento envolve elevar a aba de pele ao redor da orelha, tracionar para cima os tecidos profundos e fixá-los a uma fáscia forte. Isso geralmente é considerado um procedimento estético, comumente realizado em ambiente de ambulatório.

2. Que tipo de anestesia é necessário?
A ritidectomia pode ser feita sob anestesia geral, sedação IV, ou apenas com anestesia local.

3. Quais os estigmas do envelhecimento que são tratados pela ritidectomia?
Ao se examinar a face envelhecida do paciente interessado em ritidectomia, é bom saber quais as áreas que podem ser corrigidas com este procedimento. Os seguintes pontos do envelhecimento podem ser objetivados (Figura 62-1):
- Flacidez da pele do pescoço.
- Bandas platismais.
- Papada.
- Excesso de gordura cervical.

Para corrigir esses problemas, é utilizada uma combinação de ritidectomia, lipoaspiração e platismoplastia (ver adiante). Rugas finas não são tratadas com ritidectomia.

4. O que é o SMAS?
O sistema musculoaponeurótico superficial (SMAS) é a camada contínua da face que contém os músculos da expressão facial. A camada de SMAS está conectada à derme, o que permite que esses músculos movimentem a pele e transmitam emoções. Eles são os únicos músculos do corpo que se ligam diretamente à pele, o que ressalta a importância da expressão facial nas espécies sociais, como a nossa.

62 ▪ CIRURGIA ESTÉTICA DO PESCOÇO E DA FACE SENIS

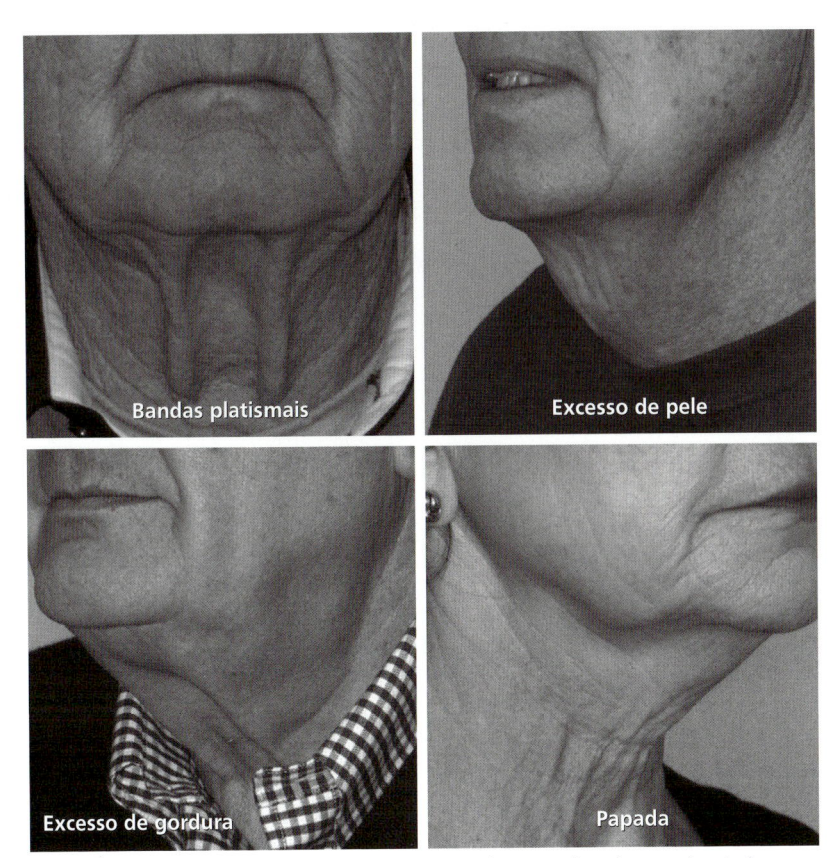

Figura 62-1. Áreas da parte inferior da face e do pescoço que podem ser melhoradas com cirurgia de ritidectomia.

5. Quais são as complicações mais comuns da ritidectomia e alguns dos fatores de risco?

A complicação mais comum é o hematoma, cuja incidência é relatada como sendo de 5% a 10%. Ele pode variar desde um importante hematoma pós-operatório, que exige drenagem cirúrgica de emergência, até pequenos hematomas, que são aspirados na clínica. O hematoma é mais comum em homens, em razão da diferença da perfusão vascular em torno dos pelos faciais. Outro fator de risco significativo é hipertensão descontrolada. Quando a pressão sanguínea está acima de 150/100 mmHg à admissão do paciente, o hematoma é 2,6 vezes mais provável do que em pacientes normotensos.

6. Qual é o nervo mais frequentemente lesado em cirurgias de ritidectomia?

O nervo mais frequentemente lesado é o grande auricular – um nervo sensitivo que se origina nos níveis espinhais C2 e C3. Ele inerva a porção inferior da orelha e a pele periauricular, sendo encontrado 6,5 cm abaixo do meato acústico externo, no ventre do músculo esternocleidomastóideo. A lesão desse nervo ocorre em cerca de 7% dos casos.

7. Qual é o nervo motor mais frequentemente lesado em cirurgias de ritidectomia?

O nervo mandibular marginal – um nervo motor para os depressores das comissuras orais. Supõe-se que a lesão do nervo mandibular marginal ocorra em menos de 1% dos casos e que dependa muito da técnica de ritidectomia utilizada.

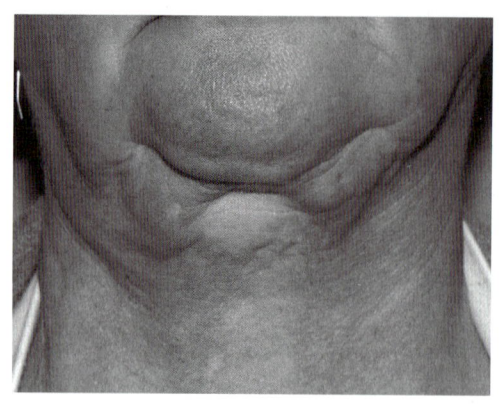

Figura 62-2. Irregularidades de contorno, como o pescoço de cobra, são possíveis complicações da cirurgia de ritidectomia.

8. Que outras complicações ocorrem na ritidectomia?
- Pode ocorrer necrose da pele pré-auricular (a mais comum) e retroauricular (a segunda mais comum).
- A deformidade em pescoço de cobra, que corresponde a uma superproeminência das bandas platismais devida a uma remoção superagressiva da gordura submentoniana (Figura 62-2).

9. Quais são algumas das técnicas populares de ritidectomia?
- **Skin-Only:** A técnica *skin-only* para ritidectomia foi a primeira a ser descrita, sendo segura e confiável para o cirurgião principiante. Ela utiliza somente dissecção subcutânea. A pele é elevada para acima do SMAS, em extensão variável, ao redor da orelha. O excesso de pele é aparado, e a incisão é fechada. A técnica *skin-only* apresenta um risco mínimo para o nervo facial. O principal inconveniente dela é sua falta de longevidade, o que melhora muito com as técnicas de SMAS descritas a seguir.
- **Plicatura do SMAS:** A plicatura descreve o dobramento do SMAS sobre si mesmo, próximo à orelha, e sua fixação com suturas. Uma aba subcutânea é elevada, mas não é feita qualquer dissecção subSMAS. A plicatura do SMAS é realizada com suturas absorvíveis ou permanentes.
- **Elevação por MACS:** A elevação por suspensão cranial com acesso mínimo (MACS) é uma técnica de plicatura que utiliza uma única incisão periauricular e uma dissecção limitada da aba de pele. São realizadas suturas de suspensão para elevar o tecido subjacente do SMAS verticalmente. Para conseguir a elevação, essas suturas seguem para baixo até o pescoço, a papada e o coxim de gordura malar, como um fio de franzir. A principal dificuldade dessa técnica são as irregularidades de contorno a partir das aglomerações no SMAS, embora, tipicamente, elas se abrandem com o tempo.
- **SMAS Estendido:** A dissecção estendida do SMAS tem a pretensão de melhorar os resultados da elevação facial na dobra nasolabial. O SMAS é incisado próximo à orelha e levantado em relação à glândula parótida, onde o nervo facial está protegido. O SMAS também é liberado da borda lateral superior do músculo zigomático e medialmente, para livrar os ligamentos de retenção do zigomático. Como os ramos do nervo facial saem pelo limite anterior da glândula parótida, eles cruzam diretamente abaixo do SMAS. Nessa técnica, foi reportado um aumento de risco de paresia do nervo facial.
- **Plano Profundo:** O plano profundo talvez seja a técnica de elevação facial mais invasiva. Ela foi desenvolvida para melhorar ainda mais os resultados da dobra nasolabial e do coxim ptótico da gordura do malar. O procedimento começa como no SMAS estendido. A seguir, a dissecção prossegue para a parte anterior e o plano cirúrgico é mudado de subSMAS para suprasSMAS, para evitar lesão do nervo facial. Na extensão anterior da dissecção subSMAS, situa-se a artéria facial. Na técnica do plano profundo, os ramos do nervo facial ficam protegidos, uma vez que eles penetram em músculos que estão abaixo da superfície.

10. Que ângulos e pontos de referência são importantes para elevação facial?
- **Ângulo entre Face Inferior e Garganta (90 a 105 Graus):** O ângulo da face inferior com a garganta (LFTA) descreve a proporção de acúmulo de tecidos submentonianos sob o mento. É o ângulo formado no ponto de intersecção entre uma linha que vai do ponto cervical (o ponto mais posterior da área submentoniana) até o *menton* (o ponto mais inferior do mento), pela linha que vai do *subnasale* (a jun-

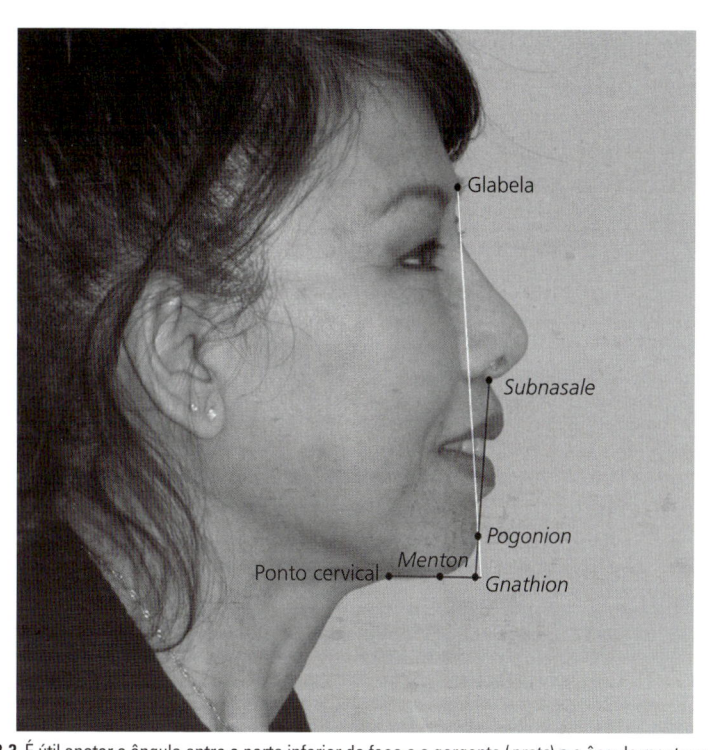

Figura 62-3. É útil anotar o ângulo entre a parte inferior da face e a garganta (*preto*) e o ângulo mentocervical (*branco*), no pré-operatório e no pós-operatório.

ção da columela com o lábio superior) ao *pogonion* (o ponto mais anterior do queixo, na linha média). A interseção dessas linhas é o ponto virtual chamado *gnation* (Figura 62-3).
- **Ângulo Mentocervical (80 a 90 Graus):** O ângulo mentocervical (MCA) leva em conta a área mais larga da face e, por isso, descreve melhor a relação entre pescoço e face. O MCA é formado na intersecção de uma linha que vai do ponto cervical até o *menton*, por uma linha que vai da glabela (o ponto mais anterior entre as sobrancelhas) até o *pogonion* (Figura 62-4).

11. Que estruturas anatômicas limitam a melhora do LFTA e do MCA?
Os valores de MCA e LFTA dependem da relação entre o osso hioide e a mandíbula. A posição relativa entre essas duas estruturas representa um fator limitante em qualquer tentativa de manipulação cirúrgica da linha do pescoço.

12. O que pode ser feito quanto às bandas platismais?
A "platismoplastia de espartilho" é a técnica mais popular para tratamento das bandas platismais. As bandas mediais do platisma são identificadas através de uma incisão na crista submentoniana. A seguir elas são aparadas, incisadas no osso hioide e imbricadas ao longo da linha média.

CONTROVÉRSIAS
13. Plicatura do SMAS ou elevação facial de plano profundo?
Em anos recentes, o pêndulo retornou para técnicas de ritidectomia menos invasivas. Em parte, isso se deve ao menor risco de complicações, mas, talvez, seja devido mais a uma falta de compreensão dos melhores resultados propalados pelas técnicas de dissecção mais ampla. Sem dúvida, em mãos de cirurgiões experimentados, resultados excelentes podem ser observados com qualquer técnica. Entretanto, atualmente, muitos cirurgiões de grande experiência realizam técnicas limitadas de elevação do SMAS ou de plicatura, em detrimento da extensa dissecção em plano profundo.

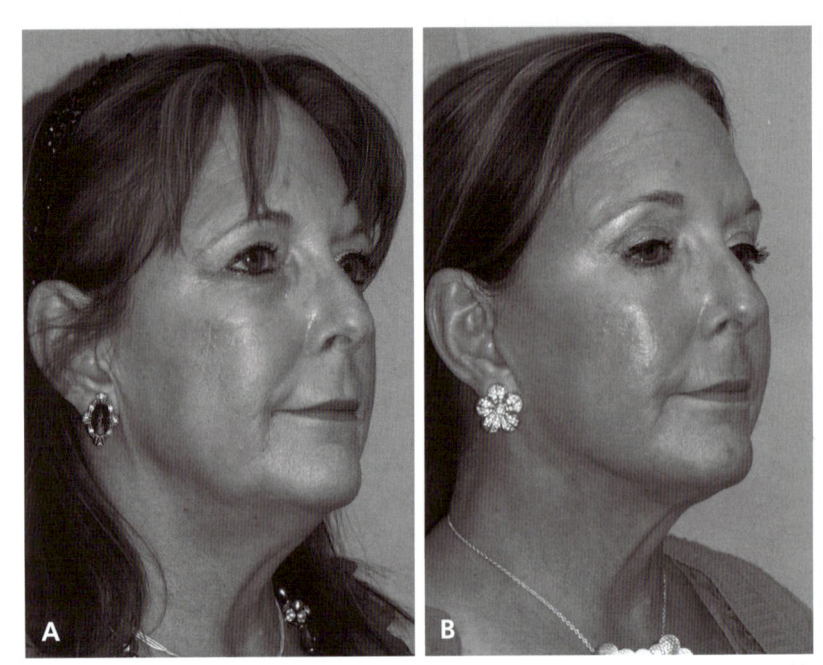

Figura 62-4. Imagens de antes **(A)** e **(B)** depois de uma feliz paciente submetida a uma ritidectomia de MACS modificada (e procedimentos adicionais).

14. Drenos e/ou bandagens de compressão?

O uso de drenos subcutâneos é controvertido. O hematoma é a complicação mais comum nessa cirurgia e pode até causar risco de vida. Prevenir essa complicação é fundamental para o cirurgião. Entretanto, os drenos são desconfortáveis e desnecessários para a maioria dos pacientes. Bandagens de compressão, enroladas em torno da cabeça, podem reduzir o risco de hematoma, mas aumentam o risco de necrose cutânea focal. Também deve ser considerado o sexo e a técnica específica utilizada na ritidectomia, porque, quanto mais pele for deslocada, maior o risco de hemorragia.

BIBLIOGRAFIA

Daane SP, Owsley JQ: Incidence of cervical branch injury with "marginal mandibular nerve pseudo-paralysis" in patients undergoing face lift, *Plast Reconstr Surg* 111(7):2414–2418, 2003.
Feldman JJ: Corset platysmaplasty, *Plast Reconstr Surg* 85(3):333–343, 1990.
Griffin JE, Jo C: Complications after superficial plane cervicofacial rhytidectomy: a retrospective analysis of 178 consecutive facelifts and review of the literature, *J Oral Maxillofac Surg* 65(11):2227–2234, 2007.
Mayrovitz HN, Regan MB: Gender differences in facial skin blood perfusion during basal and heated conditions determined by laser Doppler flowmetry, *Microvasc Res* 45(2):211–218, 1993.
McCollough EG, Perkins S, Thomas JR: Facelift: panel discussion, controversies, and techniques, *Facial Plast Surg Clin North Am* 20(3):279–325, 2012.
McKinney P, Katrana DJ: Prevention of injury to the great auricular nerve during rhytidectomy, *Plast Reconstr Surg* 66(5):675–679, 1980.
Rees TD, Aston SJ: Complications of rhytidectomy, *Clin Plast Surg* 5(1):109–119, 1978.
Straith RE, Raju DR, Hipps CJ: The study of hematomas in 500 consecutive face lifts, *Plast Reconstr Surg* 59(5):694–698, 1977.
Tanna N, Lindsey WH: Review of 1,000 consecutive short-scar rhytidectomies, *Dermatol Surg* 34(2):196–202, discussion 202–203, 2008.
Winkler AA, Wudel JM: Preoperative evaluation and facial analysis in facial plastic surgery. In Johnson J, editor: *Bailey's Head and Neck Surgery Otolaryngology*, ed 5, Philadelphia, 2013, Lippincott Williams & Wilkins.

TOXINA BOTULÍNICA E PREENCHIMENTOS

Henry H. Chen, MD, MBA ▪ Edwin F. Williams, III, MD

PONTOS-CHAVE

1. Das toxinas botulínicas disponíveis, o Botox® possui o histórico mais longo de segurança e eficácia, bem como as indicações de aprovação máxima pela FDA. Entretanto, em razão da similaridade do mecanismo de ação e da generalização do uso informal, Dysport® e Xeomin® podem ser utilizadas alternativamente para fins estéticos.
2. Os ácidos hialurônicos são, destacadamente, os preenchimentos faciais mais comumente utilizados.
3. As principais reações adversas à injeção para preenchimentos faciais são raras e podem ser amplamente evitadas por uma técnica meticulosa e da injeção no plano correto.

Pérolas

1. A toxina botulínica atua na junção neuromuscular pré-sináptica impedindo a liberação da acetilcolina, o que leva a uma paralisia muscular temporária.
2. A ptose secundária à injeção da toxina botulínica pode ser tratada com gotas oftálmicas de α-adrenérgicos.
3. Os preenchimentos com ácido hialurônico exercem seus efeitos ao se ligarem intimamente à água, levando a aumento de volume e de hidratação da pele.
4. O mecanismo de ação de Sculptra® (ácido poliláctico) é por meio de neossíntese gradual de colágeno.

PERGUNTAS

1. O que é a toxina botulínica e qual o seu mecanismo de ação?

A bactéria *Clostridium botulinum* produz a exotoxina botulínica (BTX), da qual existem sete sorotipos (A a G). Essas potentes neurotoxinas causam paralisia flácida ao impedir a liberação da acetilcolina pelas vesículas pré-sinápticas nas junções neuromusculares. Isso ocorre através da clivagem do complexo proteico SNARE (SNAP-25, sinaptobrevina e sintaxina), que permite que as vesículas que contêm acetilcolina se combinem com o plasmalema do nervo terminal, levando à exocitose. Ao impedir a contração muscular, a BTX evita as rugas faciais formadas pelos músculos dinâmicos.

2. Quais formulações de toxina botulínica estão disponíveis nos Estados Unidos?

Atualmente há três formulações de BTX-A aprovadas pela FDA:
- Botox e Botox Cosmetic (onabotulinumtoxinA, Allergan, Irvine, CA).
- Dysport (abubotulinumtoxinA, Valeant, Laval, Quebec).
- Xeomin (incobotulinumtoxinA, Merz, Frankfurt, Germany).

Botox e Xeomin apresentam uma força ativa equivalente, por unidade. Dysport apresenta menos força por unidade, sendo necessárias, em média, 2 a 3 unidades de Dysport para igualar a força de 1 unidade de Botox.

A única formulação disponível de BTX-B é Myobloc (rimatobotulinumtoxinB, Solstice Neurosciences, Louisville, KY).

3. Para que é usada a toxina botulínica?

Do ponto de vista estético, Botox Cosmetic, Dysport e Xeomin foram aprovados pela FDA para a melhora temporária das linhas glabelares. Botox Cosmetic possui ainda uma indicação estética adicional, para melhora temporária das linhas cantais laterais, também conhecidas como "pés-de-galinha". O uso desses produtos em outras localizações, para propósitos estéticos, é considerado informal.

Do ponto de vista médico, Botox, Dysport e Xeomin também possuem aprovação para o tratamento da distonia cervical. Botox e Xeomin possuem ainda aprovação para o tratamento de blefaroespasmos. Botox, por ser o mais antigo e possuir o histórico mais longo de segurança, também é aprovado pela FDA para o tratamento de estrabismo, espasticidade dos membros superiores, enxaquecas crônicas, incontinência urinária em pacientes com bexiga hiperativa causada por doença neurológica e hiperidrose axilar primária.

Outros usos informais comuns da toxina botulínica incluem tiques faciais, disfonia espasmódica, síndrome de dor miofascial e sialorreia.

4. Quando se inicia e quanto tempo dura o efeito da toxina botulínica?

Nas injeções estéticas na face, os efeitos da toxina botulínica demoram de 3 a 7 dias para serem percebidos, e a eficácia máxima é atingida cerca de 2 semanas após a injeção. Esse efeito dura aproximadamente 3 meses. Entretanto, com injeções repetidas, a duração pode se estender para 4 a 6 meses, uma vez que os músculos faciais se atrofiam.

O retorno à função muscular normal ocorre através do brotamento do axônio e da formação de novas junções neuromusculares.

5. Qual é a dose letal de Botox e qual é a dose usual para fins estéticos?

Em humanos, a LD_{50} (dose letal para 50% das pessoas injetadas) é de 2.500 a 3.000 unidades. Para fins estéticos, é comum serem utilizadas de 40 a 60 unidades.

6. Quais são as doses de Botox típicas para rugas faciais?

- Glabela: 20 a 40 unidades, divididas em 5 sítios.
- Fronte: 10 a 30 unidades, divididas em 4 a 8 sítios, injetar, pelo menos, a 2 cm acima da sobrancelha.
- Pés-de-galinha: 8 a 12 unidades de cada lado, divididas em 3 a 4 sítios.
- Região perioral: 4 a 10 unidades, divididas em 2 a 6 sítios.
- Mento: 2 a 8 unidades, divididas em 1 a 2 sítios.
- Pescoço (bandeamento platismal): 10 a 40 unidades, divididas em 2 a 4 sítios por banda.

7. Quais são os elevadores e os depressores do supercílio?

- Depressores: *corrugators supercilii, procerus, depressor supercilii* (parte do músculo orbicular).
- Elevadores: *frontalis*
    Esses músculos são apresentados na Figura 63-1.

8. O que é o aspecto de "Mister Spock" e como é tratado?

O aspecto de "Mister Spock" é causado pela elevação excessiva do supercílio lateral, enquanto o supercílio medial permanece relativamente na mesma posição. O aspecto é devido à hiperatividade do segmento lateral do *frontalis*, sendo facilmente tratado por injeção de toxina botulínica naquela área, para enfraquecer sua atividade.

9. O que é uma elevação química do supercílio?

O botox é injetado no músculo *orbicularis oculi* superolateral, logo abaixo do supercílio, para debilitar a função depressora do *orbicularis oculi*. Isso resulta em uma elevação de 1 a 2 mm no supercílio.

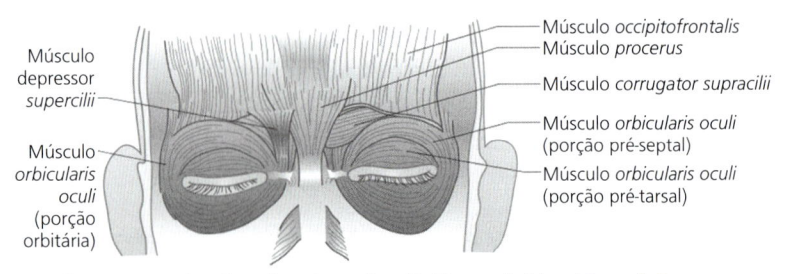

Figura 63-1. Depressores e elevadores das sobrancelhas. De Biesman B: Atlas of Cosmetic Surgery. Philadelphia, Saunders An imprint of Elsevier Limited, © 2009, p. 483-503.

10. **Quais são alguns dos efeitos colaterais comuns da toxina botulínica?**
    Os mais comuns são dor e equimose no local da injeção. Também podem ocorrer: cefaleia, boca seca, cansaço, dor no pescoço e distúrbios oculares.

11. **Quais são alguns dos efeitos colaterais potencialmente graves da toxina botulínica?**
    Os distúrbios graves, potencialmente fatais, compreendem dispneia, disfagia, disfonia, disartria, perda do controle da bexiga e astenia generalizada. Muito provavelmente isso se deve à difusão da toxina do local da injeção para outras partes do corpo. Nas doses estéticas usuais, esses efeitos colaterais são muito improváveis.

12. **Como ocorre a ptose palpebral após injeção de toxina botulínica, e como você a trata?**
    A ptose ocorre pela difusão da toxina botulínica para o elevador da pálpebra superior ou para a aponeurose do elevador, geralmente em virtude da realização da injeção de toxina botulínica muito próximo à pálpebra superior. O melhor para evitá-la é injetá-la a, pelo menos, 1 cm acima do rebordo orbitário.
    Gotas de apraclonidina (Iopidina) e de fenilefrina (Mydfrin) aplicadas nos olhos atingirão, respectivamente, os receptores adrenérgicos α_2 e α_1, levando à contração do músculo de Müller, o que reduzirá a ptose.

13. **Um paciente pode ser resistente à toxina botulínica?**
    Sim. Apesar de raros, há relatos de pacientes que desenvolveram resistência à toxina botulínica. Pensa-se que isso se deva à formação de anticorpos, seja contra a neurotoxina, seja contra as proteínas complexadas que a acompanham. Para evitar essa possibilidade, recomenda-se a utilização de doses mínimas suficientes para alcançar o efeito desejado e esperar, pelo menos, 3 meses entre os tratamentos.

14. **Que precauções os pacientes devem tomar após uma injeção de toxina botulínica?**
    O paciente deve evitar massagear ou esfregar as áreas injetadas, bem como fazer qualquer tratamento cutâneo no dia do procedimento. Além disso, ele deve evitar qualquer terapia vibratória, como hidromassagem ou hidroterapia. Idealmente, o paciente deve evitar esportes vigorosos por uma semana após a injeção.

15. **Quais são alguns dos diferentes tipos de preenchimentos que estão disponíveis para a estética facial?**
    De modo amplo, os preenchimentos podem ser classificados em absorvíveis e não absorvíveis. O único preenchimento não absorvível disponível é o Artefill (Suneva Medical, San Diego, CA), composto por microsferas de polimetilmetacrilato. O seu uso está bastante desfavorecido em face do amplo sucesso dos preenchimentos absorvíveis.
    Os absorvíveis podem ser divididos em produtos sintéticos ou naturais. Os preenchimentos sintéticos incluem o Radiesse (Merz, Frankfurt, Germany), composto de hidroxilapatita de cálcio, e o Sculptra (Valeant, Laval, Quebec, composto de ácido poli-L-láctico).
    Os preenchimentos absorvíveis naturais são os preenchimentos faciais mais frequentemente utilizados, e os produtos à base de ácido hialurônico (HA) são os principais dessa categoria. Outras opções compreendem a gordura e o colágeno autólogos, mas os produtos com colágeno não são mais utilizados em virtude da superioridade dos produtos com HA e gordura.

16. **O que é o ácido hialurônico?**
    O ácido hialurônico é o glicosaminoglicano mais comum na pele. Ele é potencialmente hidrófilo e se liga com a água, levando ao aumento de volume e à hidratação da pele. O interessante é que o ácido hialurônico é idêntico em todas as espécies, o que torna extremamente improvável uma reação alérgica. Assim sendo, não há necessidade de testes antes da injeção. Os produtos à base de ácido hialurônico são, de longe, os mais frequentemente utilizados para preenchimento facial.
    Os preenchimentos de ácido hialurônico disponíveis são Restylane e Perlane (Valeant, Laval, Quebec), Juvéderm (Allergan, Irvine, CA), Prevelle Silk (Mentor, Santa Barbara, CA), Belotero (Merz, Frankfurt, Germany) e Eleveess (Anika Therapeutics, Bedford, MA). As principais diferenças entre esses produtos devem-se ao tamanho das partículas e à concentração de ácido hialurônico, o que determina a maciez e a flexibilidade do produto.

17. **Qual a duração dos preenchimentos com ácido hialurônico?**
    Algo entre 6 e 12 meses.

18. **Quais são os diferentes métodos de injeção para preenchimentos faciais?**
    - Punção seriada: injetar uma série de pequenos bolos.
    - Introdução linear (*threading*): introduzir a agulha abaixo da área de interesse e ir injetando enquanto a agulha vai sendo retirada.

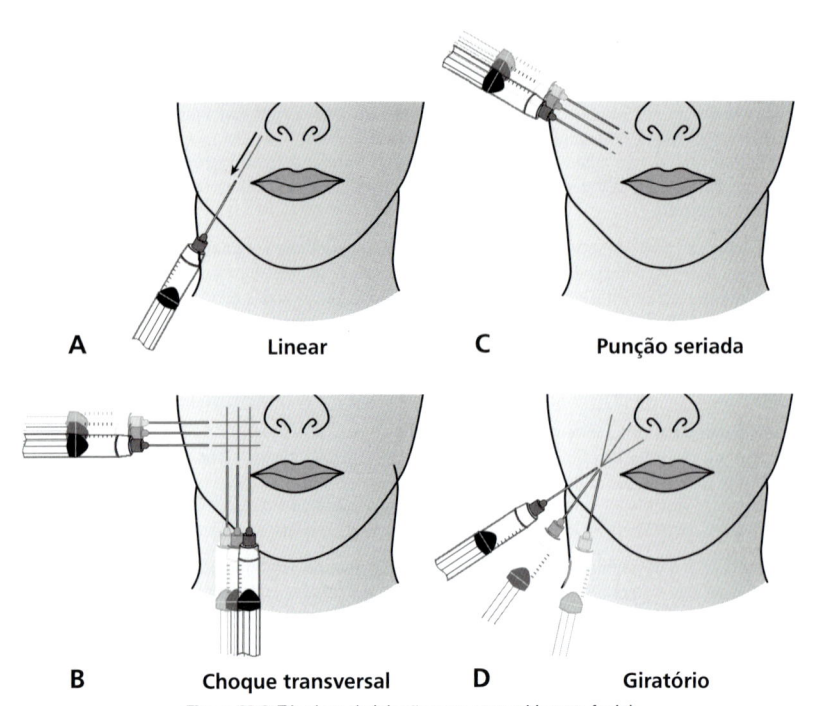

Figura 63-2. Técnicas de injeção para preenchimento facial.

- Giratório (*fanning*): injetar múltiplas frações, radialmente, sem retirar a agulha.
- Choque transversal (*crosshatching*): injetar pontos diversos, em direções perpendiculares, de forma similar a uma grade.

Essas técnicas são demonstradas na Figura 63-2.

A introdução linear (*threading*) é útil para aumentar o lábio e a dobra nasolabial. O método giratório (*fanning*) e o choque transversal (*crosshatching*) são particularmente úteis para preencher falhas maiores.

19. Qual é o mecanismo de ação do Sculptra?
O Sculptra funciona por um processo de neossíntese de colágeno, a partir do qual o corpo constrói gradualmente o colágeno nas áreas onde o produto é injetado. Ao invés de um efeito imediato, esse procedimento leva a um aumento gradual no volume, ao longo do tempo. Foram relatados efeitos do Sculptra mantidos até 3 anos após o tratamento.

20. Quais as complicações que podem resultar das injeções para preenchimentos faciais?
As complicações comuns são equimose, eritema e edema no sítio da injeção. Também pode ser observada assimetria por hiper ou hipocorreção. Nódulos e granulomas podem se formar em resposta inflamatória ao preenchimento, mas costumam ser raros. Foram relatados nódulos especialmente em relação ao Sculptra, mas eles podem ser evitados pela profundidade e pela técnica da injeção. Finalmente, foram relatadas complicações graves, e até fatais, entre as quais necrose de pele, cegueira, e até morte. Essas são devidas a injeção intravascular acidental, levando à oclusão do fluxo sanguíneo.

21. O que é o efeito Tyndall?
É uma complicação devida à injeção muito superficial do ácido hialurônico, levando a uma tumefação subcutânea com descoloração azulada. Isso pode ser evitado por injeções mais profundas ou pelo aumento da obliquidade da agulha em relação à pele.

22. O que é hialuronidase, e como ela é usada?
A hialuronidase causa hidrólise e desagregação do ácido hialurônico, permitindo que áreas com supercorreção sejam dissolvidas. Seu efeito geralmente é observado em 24 horas.

CONTROVÉRSIAS

23. Cânulas ou agulhas de ponta romba podem ser utilizadas para injeções de preenchimento facial?
Em razão do risco de puncionar vasos sanguíneos com o uso de agulhas, o que pode levar a equimoses e outras complicações intravasculares associadas às injeções para preenchimento, alguns profissionais preferem utilizar cânulas de ponta romba para reduzir esse risco. Entretanto, outros acham que, mesmo assim, é possível puncionar vasos com cânulas de ponta romba, por seu pequeno calibre.

BIBLIOGRAFIA

Carruthers J, Fagien S, Matarasso SL, et al: Consensus recommendations on the use of botulinum toxin type a in facial aesthetics, *Plast Reconstr Surg* 114(6 Suppl):1S–22S, 2004.

Carruthers A, Kane MA, Flynn TC, et al: The convergence of medicine and neurotoxins: a focus on botulinum toxin type A and its application in aesthetic medicine—a global, evidence-based botulinum toxin consensus education initiative: part I: botulinum toxin in clinical and cosmetic practice, *Dermatol Surg* 39:493–509, 2013.

Cohen JL: Understanding, avoiding, and managing dermal filler complications, *Dermatol Surg* 34(Suppl 1):S92–S99, 2008.

Flynn TC: Advances in the use of botulinum neurotoxins in facial esthetics, *J Cosmet Dermatol* 11:42–50, 2012.

Gilman GS: Cosmetic uses of neurotoxins and injectable fillers. In Johnson JT, Rosen CA, editors: *Bailey's Head and Neck Surgery Otolaryngology*, Philadelphia, 2014, Lippincott Williams & Wilkins, pp 3239–3251.

Kontis TC: Contemporary review of injectable facial fillers, *JAMA Facial Plast Surg* 15:58–64, 2013.

Kim JE, Sykes JM: Hyaluronic acid fillers: history and overview, *Facial Plast Surg* 27:523–528, 2011.

Vleggaar D: Facial volumetric correction with injectable poly-L-lactic acid, *Dermatol Surg* 31:1511–1517, 2005.

Walker TJ, Dayan SH: Comparison and overview of currently available neurotoxins, *J Clin Aesthet Dermatol* 7:31–39, 2014.

CAPÍTULO 64

REANIMAÇÃO FACIAL

Geoffrey R. Ferril, MD ▪ Adam M. Terella, MD

PONTOS-CHAVE

1. O paciente com paralisia do nervo facial necessita de uma avaliação intensiva para que sejam delineados o momento da lesão, o mecanismo da paralisia e a extensão do dano. Os ácidos hialurônicos são, destacadamente, os preenchimentos faciais mais comumente usados.
2. O cuidado oftalmológico, seja clínico e/ou cirúrgico, é crucial para o tratamento da paralisia do nervo facial e deve ser iniciado o mais breve possível.
3. Os procedimentos de reanimação facial são classificados em estáticos ou dinâmicos, conforme consigam, ou não, restaurar movimentos. As expectativas do paciente precisam ser discutidas, uma vez que poucos procedimentos conseguem se aproximar completamente do estado pré-lesional.
4. O tempo transcorrido a partir da lesão do nervo afeta a viabilidade das fibras nervosas distais, o que, por sua vez, influi no tipo apropriado de procedimento de reanimação (reinervação neural contra transposição de músculo ou estática).

Pérolas

1. No quadro da denervação ocorre fibrose do nervo e da placa motora terminal, o que leva à atrofia do músculo. Por isso, para se obter os melhores resultados, os procedimentos de reinervação devem ser concluídos em um prazo de 12 a 18 meses após a lesão, antes da ocorrência das mudanças atróficas.
2. Os testes eletromiográficos (EMG) são um instrumento de valor inestimável para ajudar a determinar se está ocorrendo recuperação espontânea.
3. Abordar a lagoftalmia paralítica rápida e agressivamente, com tratamento clínico e cirúrgico, evita o ressecamento do olho e a ceratite (queratite) por exposição.

PERGUNTAS

1. Descreva brevemente o trajeto do nervo facial.

O nervo facial sai do tronco encefálico, passa através do ângulo pontocerebelar e, então, penetra no osso temporal. Após um trajeto complexo através do osso temporal, ele emerge pelo forame estilomastóideo e, no *pes anserinus* (pata de ganso), no interior da glândula parótida, ele se ramifica em dois ramos principais: o temporofacial e o cervicofacial. Tradicionalmente, cinco ramos terminais estão presentes, a saber, o temporal, o zigomático, o bucal, o marginal mandibular e o cervical.

2. Qual é a classificação mais comumente utilizada para as lesões do nervo facial?

A Escala de Graduação de House-Brackmann é a mais usada pela literatura. House e Brackmann classificaram as lesões em graus de 1 a 6 (Quadro 64-1). O aumento da graduação corresponde a uma probabilidade decrescente de recuperação espontânea.

3. O que é sincinesia e qual é o tratamento de primeira linha para esse transtorno?

Sincinesias são movimentos faciais hipercinéticos, descoordenados e massivos observados quando há regeneração aberrante de fibras nervosas após uma lesão do nervo facial. Essas sincinesias involuntárias frequentemente ocorrem entre os músculos *orbicularis oculi* e *orbicularis oris*, ou apresentam-se com aumento do lacrimejamento no olho afetado. Atualmente, a terapia de primeira linha é a injeção da toxina botulínica. Ela bloqueia a liberação pré-sináptica da acetilcolina, causando uma denervação funcional temporária, limitando, assim, a sincinesia.

4. Quais os elementos chaves da anamnese e do exame físico que devem ser levados em conta quando se avalia o paciente com paralisia do nervo facial?

É importante considerar a história clínica do paciente, o mecanismo da lesão, o local presumido da lesão, o tempo da lesão, a função vestibulococlear, o fechamento do olho e as expectativas individuais.

Quadro 64-1. Escala de Gradação do Nervo Facial

GRAU	DESCRIÇÃO	CARACTERÍSTICAS
I	Normal	
II	Disfunção leve	Fraqueza ou sincinesia leves; simetria em repouso
III	Disfunção moderada	Fraqueza ou sincinesia perceptíveis; simetria em repouso; fechamento total do olho, com esforço máximo
IV	Disfunção moderadamente severa	Fraqueza óbvia; simetria em repouso; fechamento incompleto do olho
V	Disfunção severa	Movimentos apenas perceptíveis; assimetria em repouso
VI	Paralisia total	

Adaptado de House JW, Brackmann DE: Facial nerve grading system. Otolaryngol Head Neck Surg 93(2):146-147, 1985.

5. Qual é o papel dos testes eletrodiagnósticos após uma paralisia facial?
A finalidade dos testes eletrodiagnósticos é avaliar o grau de lesão do nervo facial e a funcionalidade da musculatura facial. Os testes elétricos comumente utilizados são o teste de estimulação máxima (MST), o teste de excitabilidade do nervo (NET), a eletroneuronografia (ENOG) e a eletromiografia (EMG).

6. Discuta o teste de eletromiografia (EMG) e sua utilidade no quadro da reanimação facial.
A EMG é o estudo dos potenciais de despolarização de uma fibra muscular. No paciente com paralisia facial, a EMG fornece informações importantes, que podem ajudar a determinar as opções apropriadas de tratamento. Tipicamente, o músculo em repouso não apresenta atividade elétrica espontânea. Em um quadro de lesão do nervo facial com denervação, a atividade elétrica pode estar aumentada, e podem se desenvolver *potenciais de fibrilação espontânea*. Os potenciais de fibrilação são uma forte evidência de que houve denervação. Inversamente, *potenciais de ação polifásicos* indicam que está ocorrendo regeneração.

7. Existe algum espaço para a fisioterapia na reanimação facial?
Sim. Frequentemente a fisioterapia é menosprezada nos quadros de paralisia do nervo facial. Em testes randômicos, foi demonstrado que a reabilitação neuromuscular facial utilizando EMG superficial e técnicas de *biofeedback* produz melhoras no movimento facial.

8. Qual é a sequela potencial da paralisia do *orbicularis oculi*?
A paralisia do músculo *orbicularis oculi* pode resultar em fechamento incompleto do olho, ou *lagoftalmia*. Se não tratada, a lagoftalmia paralítica pode levar a ceratite (queratite) por exposição, ulceração corneal e cegueira.

9. Descreva, de modo amplo, os tipos de reabilitação cirúrgica utilizados em paralisia facial.
As técnicas cirúrgicas para tratamento da paralisia facial podem ser classificadas em *estáticas* ou *dinâmicas*. Os procedimentos estáticos servem para restaurar a simetria e limitar as sequelas funcionais, mas, geralmente, não restauram o movimento e o tônus da face. Os procedimentos dinâmicos visam restaurar o movimento e podem ser subdivididos em: *procedimentos neurais* (enxerto de interposição (*cable grafts*), enxerto transfacial de nervos, do XII para o VII, do V para o VII), *retalhos livres microvascularizadas* (retalho do *gracilis*) e outros procedimentos dinâmicos (transposição do temporal ou do masseter e transferência do tendão temporal).

10. Discuta o tratamento da pálpebra inferior em um quadro de paralisia facial.
A decisão de tratar ou não tratar depende, em grande parte, da frouxidão da pálpebra inferior, que pode ser avaliada pelo teste de elasticidade (*snap test*). Uma frouxidão da porção medial da pálpebra inferior pode fazer o ponto (lacrimal) inferior se everter em relação ao globo, resultando em epífora. A correção é feita com uma cantoplastia medial. Para uma frouxidão lateral excessiva da pálpebra inferior, que esteja causando exposição da esclera ou ectrópio, é indicado um procedimento para encurtar a pálpebra horizontalmente.

11. O que é ectrópio (*ectropion*)?
O ectrópio é a eversão anormal da pálpebra inferior em relação ao globo, podendo estar associado à paralisia da pálpebra inferior.

12. Discuta o tratamento da pálpebra superior paralisada.
A implantação de um peso de ouro é o procedimento mais popular para tratar uma lagoftalmia paralítica da pálpebra superior. O ouro e a platina são mais utilizados por sua baixa reatividade e alta densidade. Com frequência, o procedimento pode ser executado com anestesia local e é reversível. Como ele resulta em aumento de peso na pálpebra e depende da gravidade, o procedimento pode levar a um fechamento indesejável da pálpebra, quando o indivíduo está em posição supina.

13. Qual é o método de escolha para a reparação nas situações em que o nervo facial sofreu transecção ou ressecção?
Independentemente da causa, em um quadro agudo, a anastomose nervosa primária é a técnica de escolha para reparar um nervo facial completamente rompido. A reparação deve ocorrer o quanto antes, idealmente antes da degeneração walleriana (em até 72 horas). O sucesso é extremamente dependente da capacidade de se reaproximar sem tensão os segmentos rompidos. A obtenção de uma reparação sem tensão pode exigir um reordenamento dos segmentos de nervo facial adjacentes.

14. Quais são as opções alternativas para reparar um nervo facial que sofreu transecção, quando a reaproximação sem tensão é impossível?
Nas situações em que é impossível a reaproximação sem tensão, pode ser utilizada a interposição de um enxerto de nervo. Os dois nervos mais frequentemente utilizados para isso são o grande auricular e o sural.

15. Ao aconselhar os pacientes após uma neurorrafia primária ou uma reparação do nervo facial por interposição de um enxerto quanto ao escore de House-Brackmann, qual é o melhor desfecho possível?
É o Grau III de House-Brackmann (ver Quadro 64-1).

16. O que é um enxerto transfacial de nervo?
O enxerto transfacial de nervo é um procedimento em duas etapas no qual o nervo facial funcional e suas ramificações são utilizados para inervar os ramos nervosos contralaterais paralisados, por meio de um enxerto de interposição. A primeira etapa envolve a identificação dos ramos distais do nervo facial (o bucal e o zigomático) no lado em que funcionam normalmente e fazer a coaptação destes com um nervo sural. A segunda etapa, realizada de 9 a 12 meses depois, compreende neurorrafias secundárias entre ramos selecionados do nervo facial paralisado e o enxerto transfacial de nervo. Esse procedimento depende do funcionamento normal do nervo contralateral e da existência de placas motoras terminais funcionais no lado paralisado. Por isso, o período ideal de degeneração deveria ser inferior a 6 meses (Figura 64-1).

17. O que significa o termo "transposição do nervo"? Qual é o procedimento mais comum de transposição de nervo?
Um procedimento de transposição de nervo envolve a coaptação de um tronco de nervo facial, ou de ramos distais, a outro nervo craniano. Essa técnica é utilizada quando não há um coto de nervo facial proximal disponível ou viável, mas o nervo distal e as placas motoras terminais, no lado paralisado, são viáveis. Vários nervos cranianos foram utilizados para transposições de nervos, mas o nervo hipoglosso (NC XII) continua sendo o mais comumente utilizado, pela morbidade relativamente baixa do sítio doador e por sua grande semelhança anatômica com o nervo facial.

18. Qual é o papel da transposição muscular no quadro da paralisia facial?
A transposição muscular geralmente é utilizada quando um enxerto neural não é possível, em virtude da degradação das fibras nervosas distais. Neste quadro, a transposição do músculo temporal, ou do masseter, pode proporcionar o tônus e a reanimação dinâmica da face inferior.

19. Quais são as vantagens da transferência do tendão temporal em relação à transposição do músculo temporal?
A transferência original do músculo temporal consistia na transferência do ventre do músculo por cima do arco zigomático. Essa técnica resultava em uma deformidade estética significativa na região temporal e na zigomática. Ao evitar a transferência do músculo por cima do arco, a técnica de transferência do tendão temporal ortodrômico previne essa deformidade. O tendão temporal é desconectado de seus ligamentos com o processo coronoide e transferido para a comissura lateral da prega melolabial.

20. Discuta o papel dos retalhos microneurovascularizados livres na reanimação facial.
A técnica dos retalhos microneurovascularizados livres utiliza a transferência de tecido livre, incluindo tecidos moles, com seu correspondente suprimento de nervos e sua vascularização para reabilitar a

Lado paralisado — Lado não paralisado

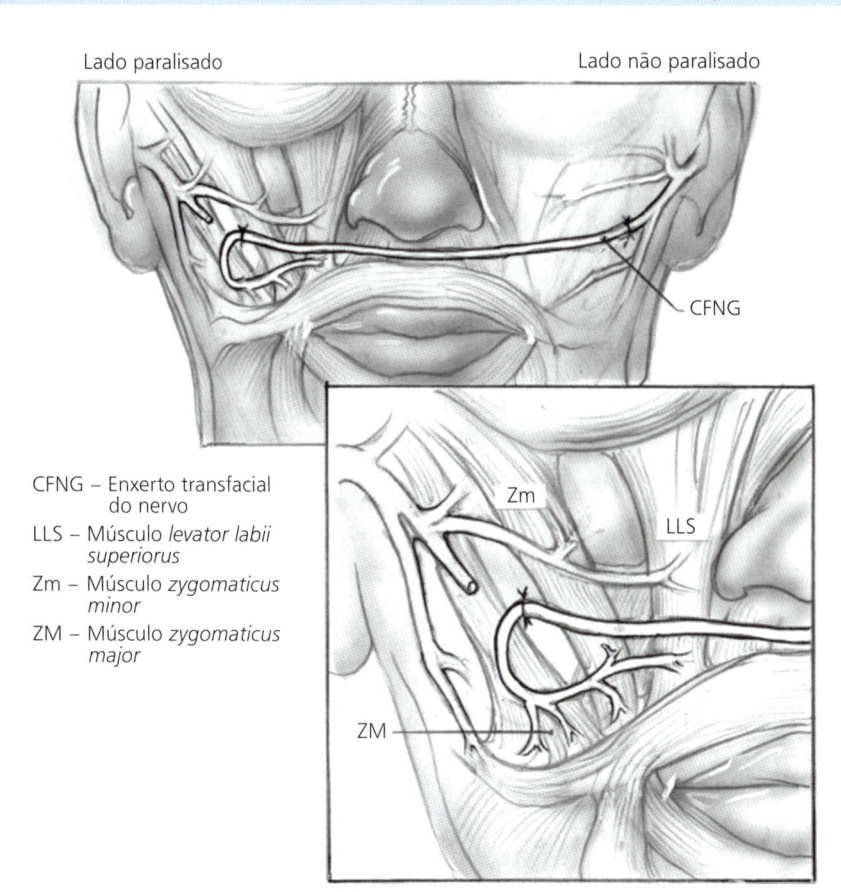

CFNG

CFNG – Enxerto transfacial do nervo
LLS – Músculo *levator labii superiorus*
Zm – Músculo *zygomaticus minor*
ZM – Músculo *zygomaticus major*

Zm
LLS
ZM

Figura 64-1. Ilustração de enxerto transfacial de nervo, de um ramo bucal do lado esquerdo, não paralisado, para um ramo bucal do lado paralisado. De Collar RM, Byrne PJ, Boahene KD: Cross-facial nerve grafting. Oper Techn Otolaryngol-Head Neck Surg 23(4):258-261, 2012.

face paralisada. Eles têm potencial para oferecer animação emocional, além de melhorar o tônus. Tipicamente, isso envolve um procedimento em duas etapas, em que um enxerto transfacial de nervo é realizado, aproximadamente, de 9 a 12 meses antes dos retalhos. Após isso, o retalho microneurovascularizado é anastomosado ao enxerto transfacial e às artéria e veia faciais.

21. **Qual é o retalho microneurovascularizado mais comumente utilizado em reanimação facial?**
O retalho microneurovascularizado livre mais comumente utilizado é o retalho do *gracilis*. Esse músculo é encontrado na porção medial da coxa, sendo inervado pelo ramo anterior do nervo obturador. O suprimento vascular é feito através do ramo adutor da artéria *profunda femoris*, acompanhada pela *venae comitantes* emparelhada.

22. **Qual é o papel dos procedimentos estáticos no paciente com paralisia facial?**
Os procedimentos estáticos normalmente são utilizados para tratar a assimetria nos pacientes com paralisia facial. Esses procedimentos não restauram o movimento facial. Frequentemente, eles são aplicados às sobrancelhas. Os procedimentos estáticos em *sling*, que suspendem a face medial, ajudam a recriar um prega melolabial ou tratam da obstrução nasal devida a um colapso de válvula; eles também são utilizados quando não é possível optar por procedimentos dinâmicos.

BIBLIOGRAFIA

Bergeron CM, Moe KS: The evaluation and treatment of lower eyelid paralysis, *Facial Plast Surg* 24:231–241, 2008.
Catalano PJ, Bergstein MJ, Biller HF: Comprehensive management of the eye in facial paralysis, *Arch Otolaryngol Head Neck Surg* 121(1):81–86, 1995.
Clark JM, Shockley WW: Management and reanimation of the paralyzed face. In Papel ID, Frodel J, Holt GR *et al.*, editors: *Facial Plastic and Reconstructive Surgery*, ed 2, New York, 2002, Thieme Medical Publishers.
House JW, Brackmann DE: Facial nerve grading system, *Otolaryngol Head Neck Surg* 93(2):146–147, 1985.
Meltzer NE, Alam DS: Facial paralysis rehabilitation: state of the art, *Curr Opin Otolaryngol Head Neck Surg* 18(4):232–237, 2010.

ENXERTOS DE PELE E RETALHOS LOCAIS

Adam M. Terella, MD

> **PONTOS-CHAVE**
> 1. Ao avaliar a complexidade do método reconstrutivo a ser utilizado, aplique o conceito da "escada reconstrutiva". Quanto mais problemática é a ferida, mais complexa é a reconstrução.
> 2. Os retalhos cutâneos são classificados em função de seu suprimento sanguíneo, de sua configuração e localização ou do método de transferência.
> 3. A excisão de pele, o fechamento da ferida ou o retalho local servirão para camuflar a cicatriz resultante, limitar a tensão do fechamento e obter um desfecho estético ótimo, se forem orientados em paralelo com as linhas de tensão da pele relaxada (LTPRs).
> 4. Ao utilizar um enxerto de pele, o cirurgião reconstrutor precisa levar em consideração a vascularização do sítio receptor e desenvolver uma estratégia para otimizar o contato entre o enxerto e o leito receptor.

> **Pérolas**
> 1. Quando for possível utilizar um enxerto de pele com espessura completa, isso limitará a contração do enxerto e, geralmente, resultará em uma melhor textura e coincidência da cor.
> 2. É crítico evitar lesão do plexo dérmico e subdérmico, a fim de preservar o suprimento de sangue para retalhos aleatórios.
> 3. Oriente os retalhos locais de modo tal que a orientação da cicatriz final e do vetor de tensão fiquem distantes de estruturas contorcíveis, tais como as pálpebras inferiores.
> 4. Ao projetar um retalho rotacional, o arco de rotação (comprimento do retalho) deve ser de, aproximadamente, quatro vezes o diâmetro da imperfeição.

PERGUNTAS

ENXERTOS DE PELE

1. Descreva o conceito de "escada reconstrutiva".
O objetivo do tratamento cirúrgico de uma ferida é obter o rápido fechamento desta, utilizando o método mais simples, para se obter o melhor resultado funcional e estético. O conceito de "escada reconstrutiva" ajuda o cirurgião reconstrutor a avaliar a complexidade do tratamento necessário, começando com a modalidade mais simples e, a partir daí, aumentando a dificuldade (Box 65-1).

2. Quais são as três camadas histológicas da pele?
A pele é constituída por epiderme, derme e tecido conjuntivo subcutâneo. A epiderme é composta pelo epitélio estratificado, escamoso e queratinizado, sendo separada da derme por uma membrana basal. A derme se subdivide em derme papilar, delgada, sobre a derme reticular, mais espessa.

3. O que é um enxerto de pele?
Um enxerto de pele é uma ilha de epiderme, com uma camada de derme de espessura variável, que foi removida cirurgicamente de um sítio doador e transferida para um sítio receptor. O suprimento de sangue do enxerto de pele é dependente da vascularização do sítio receptor.

4. Quando um enxerto de pele deve ser utilizado?
O melhor uso do enxerto de pele é em feridas que não podem ser restauradas razoavelmente através de um fechamento primário ou de um retalho local. Frequentemente, a extensão ou a localização do ferimento impedem o fechamento primário ou o uso de retalhos locais. Para obter o melhor resultado estético, o enxerto deve ser obtido de um local que coincida, ao máximo, com a cor e a textura da pele que circunda a ferida.

> **Box 65-1.** A Escada Reconstrutiva
>
> Intenção/granulação secundária
> Fechamento primário
> Enxerto de pele de espessura parcial
> Enxerto de pele de espessura total
> Retalhos locais
> Retalhos regionais
> Retalhos livres

5. **Quais são os dois métodos utilizados para coleta de enxertos de pele?**
   Os enxertos de pele são coletados em sua espessura total ou com espessura parcial. Os enxertos de pele de espessura total (EPET) consistem em epiderme e toda a espessura da derme. Geralmente eles são coletados em profundidade, desde a epiderme até a derme profunda, ao longo da superfície do plano subcutâneo. Os enxertos de pele com espessura parcial (EPEP) consistem na epiderme e mais uma espessura variável da derme subjacente. Geralmente, eles são coletados com auxílio de um dermátomo.

6. **Quais são os fatores que mais afetam a viabilidade de um enxerto de pele?**
   Vários fatores influenciam diretamente a viabilidade do enxerto de pele. Eles incluem a vascularização do sítio receptor, a vascularização do tecido doador do enxerto, o contato entre o enxerto e o sítio receptor e certas doenças sistêmicas. Tecidos irradiados, ossos ou cartilagens expostos, tecidos infectados e feridas sangrantes tendem a desfavorecer enxertos de pele.

7. **Quais são as fases da integração ("pega") de um enxerto de pele?**
   Nos períodos iniciais, os enxertos de pele sobrevivem pela difusão da nutrição a partir do soro do sítio receptor, através de um processo denominado *inibição do plasma*. Entre o terceiro e o sétimo dias, há um restabelecimento do fluxo sanguíneo entre os capilares preexistentes no enxerto e as terminações capilares do receptor, em uma fase denominada *inosculação*. A *revascularização* começa por volta do quarto dia e se caracteriza pelo crescimento de novos vasos no enxerto.

8. **Quais são as vantagens e desvantagens de um enxerto de pele de espessura total?**
   Os enxertos de espessura total proporcionam melhor concordância em cor e textura e sofrem menos contração do que os enxertos de espessura parcial. As desvantagens são menor taxa de pega e maior tempo de cicatrização.

9. **Quais são as vantagens e desvantagens de um enxerto de pele de espessura parcial?**
   Um enxerto de pele de espessura parcial apresentará uma viabilidade maior, pela maior exposição de capilares na superfície inferior do enxerto. Isso permite maior absorção de nutrientes a partir do leito da ferida. Além disso, como os EPEPs contêm menos tecido, a revascularização ocorre mais rapidamente. A principal desvantagem é que os EPEPs frequentemente resultam em pior textura e concordância de cores.

10. **Quais pontos são importantes para o tratamento pós-operatório dos enxertos de pele?**
    Os curativos dos enxertos de pele visam imobilizar o enxerto no seu leito receptor. Essa imobilização frequentemente é acompanhada por coxins feitos de Xeroform™ (tribromofenato de bismuto) ou de gaze com petrolato. O curativo deve permanecer por 5 a 7 dias, para permitir que haja uma aderência adequada do enxerto e para ajudar a evitar seu deslocamento.

11. **Como deve ser tratado um sítio doador de enxerto de pele?**
    Os sítios doadores de enxertos de espessura completa são fechados primariamente, sempre que possível. O melhor tratamento para sítios doadores de enxertos de pele de espessura parcial são os curativos oclusivos. Estudos demonstraram que um ambiente de cura úmido e limpo permite que a ferida cicatrize mais rapidamente.

12. **Quais são os quatro principais mecanismos que levam à falha do enxerto de pele?**
    Os mecanismos que mais comumente levam a falhas são: (1) vascularização inadequada na ferida do leito, (2) forças de cisalhamento que separam o enxerto do leito e impedem a revascularização, (3) formação de hematoma ou de seroma, que impede o contato do enxerto com o leito e (4) infecção.

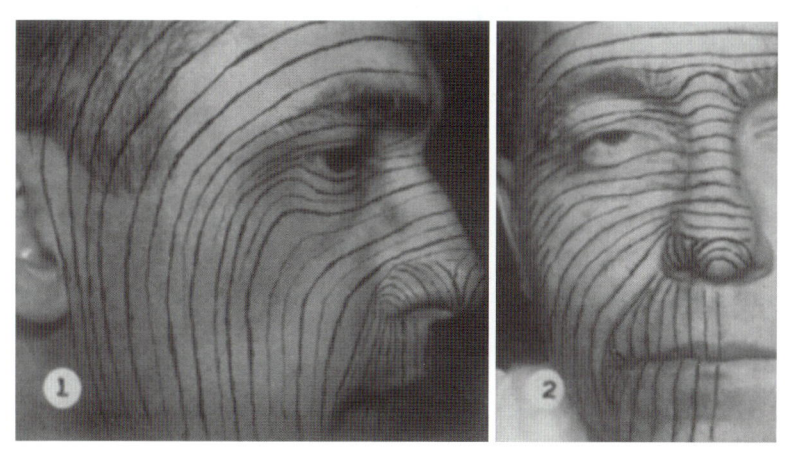

Figura 65-1. Visão frontal e lateral da face, ilustrando as linhas de tensão da pele relaxada. De Borges AF, Alexander JE: Relaxed skin tension lines, Z-plasties on scars, and fusiform excision of lesions. Br J Plast Surg 15:242-254, 1962.

RETALHOS LOCAIS

13. O que é um retalho cutâneo local?

Um retalho cutâneo local é uma área de pele e de tecido subcutâneo com suprimento vascular direto que é transferida para um sítio com localização adjacente ou próxima à do retalho. O enxerto, diferentemente, não possui suprimento vascular próprio.

14. O que são linhas de tensão da pele relaxada e por que elas são importantes?

Linhas de tensão da pele relaxada (LTPR) são linhas intrínsecas ao envelhecimento da pele. Elas se manifestam como cristas e rugas, orientadas perpendicularmente à musculatura da mímica facial subjacente (Figura 65-1). Ao planejar excisões de pele, fechamento de feridas ou retalhos locais, é desejável que o fechamento ou a cicatriz sejam orientados paralelamente às LTPRs. Feridas com orientação paralela à das LTPRs ficarão bem disfarçadas e terão uma tensão mínima de fechamento, resultando, consequentemente, em uma cicatriz menos aparente.

15. Como e por que um cirurgião realizaria um debridamento?

O debridamento da pele reduz a tensão do fechamento da ferida, porque distribui a deformação da pele. Durante o desbridamento, a pele e certa porção da gordura subcutânea são destacadas da fáscia subjacente. A lise e o desprendimento das ligações verticais entre a derme e o tecido subcutâneo permitem que a pele deslize mais livremente sobre o tecido subcutâneo.

16. Qual é o conceito das regiões faciais estéticas? Por que esse conceito é importante para o planejamento dos retalhos locais?

A face pode ser dividida em "regiões estéticas primárias" específicas, que compreendem a fronte, as pálpebras, as bochechas, o nariz, os lábios, o mento e os pavilhões auriculares. Vales, bacias e cristas representam as fronteiras entre as regiões faciais estéticas. É preferível projetar os retalhos no interior de uma mesma região estética. Além disso, é desejável orientar as incisões e, portanto, as cicatrizes ao longo das fronteiras das unidades estéticas, uma vez que isso melhorará o disfarce das cicatrizes.

17. Como são classificados os retalhos cutâneos?

Os retalhos cutâneos geralmente são classificados de acordo com seu suprimento de sangue, sua configuração, sua localização ou o método de transferência. Ao serem caracterizados pelo suprimento de sangue, os retalhos locais podem ser baseadas em um padrão randômico ou em um padrão axial. Os retalhos randômicos se baseiam no plexo subdérmico e não incluem um vaso que tenha nome. Já um retalho axial utiliza um vaso predominante, com nome, para sua vascularização primária. O retalho paramediano da fronte, baseado na artéria supratroclear, é um padrão de retalho axial comumente utilizado.

18. Como os retalhos locais são classificados segundo o método de transferência?

Retalhos pivotais e retalhos de avanço são os retalhos locais frequentemente utilizados. Um retalho de avanço possui configuração linear e avança em direção à falha (Figura 65-2A). Como esses retalhos en-

De V para Y

Retalho de avanço unilateral

Retalho de avanço bilateral

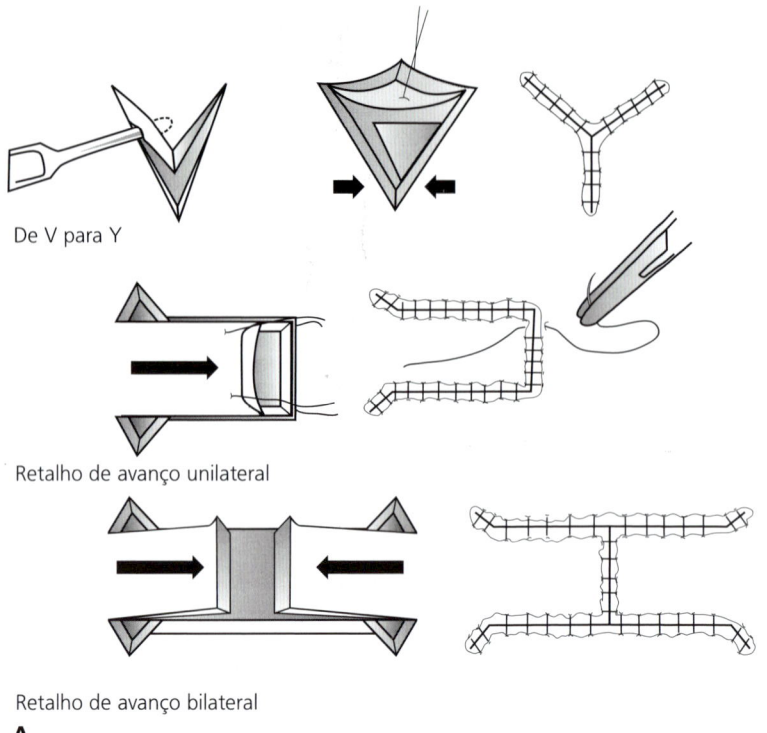

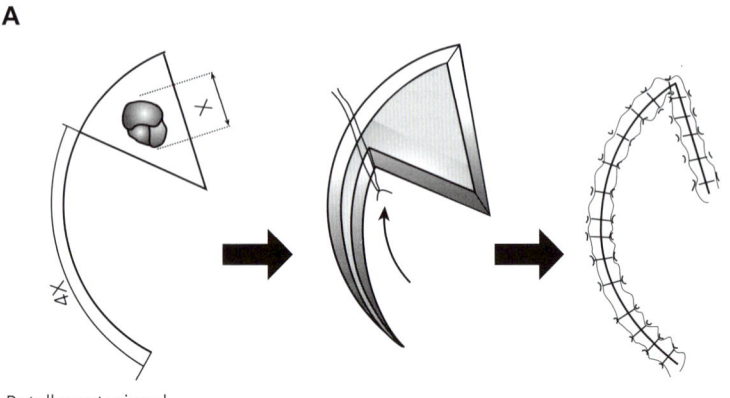

A

Retalho rotacional

B

Figura 65-2. A e **B,** Representação esquemática de retalhos locais. São ilustrados os retalhos de avanço unilateral, os de avanço bilateral e os rotacionais. O comprimento do retalho deve ser de aproximadamente 4 vezes o diâmetro do defeito. De Patel KG, Sykes J: Concepts in local flap design and classification. Operative Techniques Otolaryngol 22:13-23, 2011.

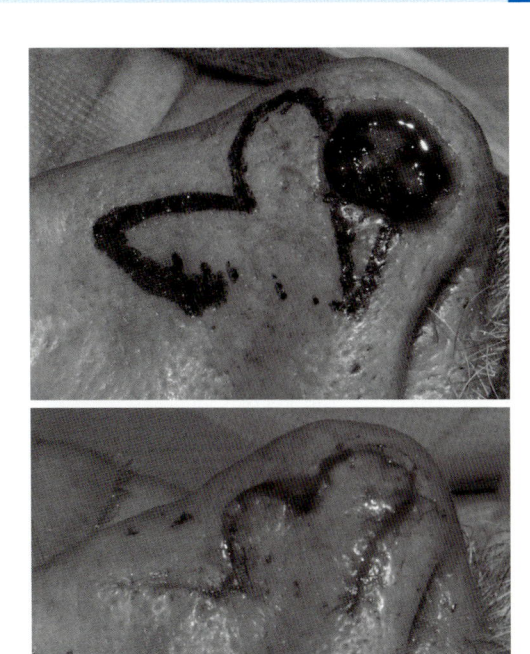

Figura 65-3. Retalho de transposição bilobulado utilizado para fechar uma imperfeição no nariz.

volvem o estiramento da pele do retalho, eles funcionam melhor em áreas onde a pele apresenta uma frouxidão significativa. Os retalhos pivotais envolvem a rotação do tecido em torno de um ponto fixado na base do pedículo (Figura 65-2B). Como exemplos dos estilos de retalhos pivotais, temos os retalhos de rotação, de transposição e de interpolação.

19. Como um retalho de transposição difere de um retalho de interpolação?
Um retalho de transposição é rotado sobre um segmento normal de pele para ser colocado em um sítio receptor adjacente. Dois retalhos de transposição frequentemente utilizados são o retalho romboide e o retalho bilobulado (Figura 65-3). No retalho de interpolação, por sua vez, a base não é contígua à falha. Esse arranjo cria um pedículo, que passa sobre algum tecido interveniente. Aí é necessária uma segunda etapa do procedimento, para separar e inserir o pedículo. Um exemplo de retalho de interpolação é o retalho paramediano da fronte.

20. Descreva o conceito de retalho de avanço V-Y.
O retalho V-Y consegue produzir um avanço de tecido sobre uma falha. É realizada uma incisão em forma de V e o ferimento triangular secundário do sítio doador é fechado primariamente. Esse fechamento primário serve para tracionar o tecido para o interior da falha. Ao fechar primariamente o sítio doador, a linha da sutura de fechamento da falha assume uma configuração em Y (Figura 65-2A).

21. Quais são os três tipos de alterações que uma Z-plastia cria em uma contratura de cicatriz?
Uma Z-plastia (Figura 65-4) é projetada para possuir três bordas de mesmo comprimento, que formarão dois retalhos triangulares. Esses dois retalhos triangulares são retalhos de transposição. As pontas e os triângulos constituem retalhos angulosos, que são justapostos. Essa técnica é útil para: (1) quebrar a linearidade da cicatriz, (2) alongar uma contratura de cicatriz e (3) mudar a orientação de uma cicatriz/contratura.

22. Qual é o aumento teórico do comprimento de uma cicatriz criada por uma Z-plastia de 45-45 graus? E de uma Z-plastia de 60-60 graus?
Uma Z-plastia de 45-45 graus alongará uma cicatriz em 50%. Uma Z-plastia de 60-60 graus alongará uma cicatriz em 75%.

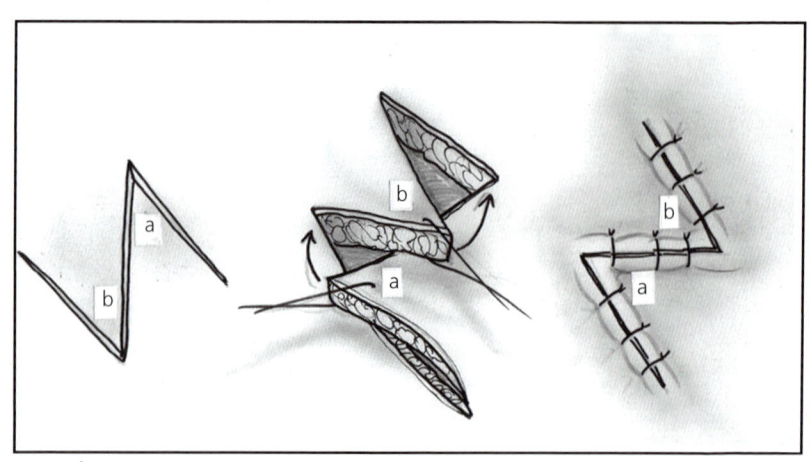

Figura 65-4. À esquerda é representada a cicatriz vertical dos retalhos de uma Z-plastia de 60 graus, designadas (a e b). Após a transposição, a borda central fica alongada e redirecionada, e a cicatriz final é quebrada em três partes (à direita). De Frodel Jr JL: Creative uses of the Z-plasty technique. Opertative Techniques Otolaryngol-Head Neck Surg 22(1):30-34, 2011.

BIBLIOGRAFIA

Baker S: *Local Flaps in Facial Reconstruction*, ed 2, Philadelphia, 2007, Mosby.
Borges AF: Pitfalls in flap design, *Ann Plast Surg* 9(3):201–210, 1982. PubMed PMID: 7137816.
Greer SE: *Handbook of Plastic Surgery*, New York, 2006, Marcel Dekker.
Hudson DA: Some thoughts on choosing a Z-plasty: the Z made simple, *Plast Reconstr Surg* 106(3):665–671, 2000. Review. PubMed PMID: 10987477.
Kaplan B, Moy RL: Flaps and grafts for facial reconstruction, *Dermatol Surg* 21(5):431–440, 1995. PubMed PMID: 7743106.
Kilinç H, Sensöz O, Ozdemir R, et al: Which dressing for split-thickness skin graft donor sites?, *Ann Plast Surg* 46(4):409–414, 2001. PubMed PMID: 11324884.
Papel ID: *Facial Plastic and Reconstructive Surgery*, ed 2, New York, 2002, Thieme.

RETALHOS REGIONAIS E LIVRES

Justin M. Wudel, MD ▪ Sarah J. Novis, MD

CAPÍTULO 66

PONTOS-CHAVE

1. Ao decidir entre uma reconstrução com retalhos regionais e uma transferência de tecido livre microvascularizado, sempre leve em consideração o defeito do tecido, bem como as comorbidades do paciente, a condição nutricional, o uso de álcool e de tabaco e a condição funcional.
2. A reconstrução deve ser feita com o tecido que reproduz mais fielmente a aparência e a função do tecido ressecado.
3. Os retalhos livres microvascularizadas exigem cuidadosos monitoramento e inspeção clínica, para avaliar a viabilidade do retalho, especialmente nas primeiras 48 horas, quando o suprimento vascular está mais sujeito a tromboses.
4. Vantagens dos retalhos livres
   - Permitem a individualização da reconstrução, para obtenção dos melhores resultados funcionais e estéticos.
   - Não são dependentes do pedículo dos retalhos regionais.
5. Vantagens dos retalhos regionais pediculados
   - Menor tempo de cirurgia.
   - Não exigem treinamento em microcirurgia ou equipe de reserva.

Pérolas

1. A coleta tardia dos retalhos determina um melhor gradiente de pressão e viabilidade dos angiossomos distais dos retalhos.
2. Além dos exames laboratoriais pré-operatórios de rotina, os pacientes que irão ser submetidos a transferência de tecido livre microvascularizado poderão necessitar de estudos vasculares adicionais, na forma de angiografia e de Doppler.

PERGUNTAS

1. Qual é a diferença entre um retalho regional e uma transferência de tecido livre microvascularizado?

Os retalhos regionais são baseados em um vaso sanguíneo principal, conhecido como pedículo, que nutre músculo e pele na área do retalho. Os retalhos regionais são elevados e girados para o seu lugar com cuidados para preservar a ligação do pedículo e a integridade desse vaso. Os retalhos livres microvascularizados também são baseados em tecidos alimentados por um único pedículo vascular, conhecido como vasos doadores, que usualmente são constituídos por uma única artéria e uma única veia. No sítio doador é feita a ligadura dos vasos doadores, e, posteriormente, todo o retalho é transferido para o sítio receptor, onde seus vasos doadores são anastomosados aos vasos receptores na face ou no pescoço, utilizando-se uma técnica microvascular para restaurar o fluxo sanguíneo.

2. Quais considerações a respeito do paciente são importantes para a decisão entre a opção regional e a de reconstrução microvascular?

Um tratamento prévio com radiação causa fibrose dos tecidos, com redução do fluxo sanguíneo e má cicatrização, e, por isso, esses pacientes necessitam de uma reconstrução com tecido bem vascularizado. A reconstrução com tecido livre exige tempos cirúrgicos mais longos e pode não ser a ideal para pacientes com múltiplas comorbidades médicas, que podem não tolerar uma anestesia geral prolongada. Também é importante considerar as comorbidades de natureza vascular, cardíaca, renal e pulmonar do paciente. O estado nutricional e a dependência de álcool ou de tabaco devem ser investigados. Esses fatores podem afetar muito a recuperação do paciente e o desfecho da cirurgia.

3. Por que o conceito de angiossomo é importante para o projeto do retalho?

O angiossomo é o volume de tecido que é suprido por uma única artéria fonte e sua veia. As artérias que se conectam com angiossomos circunvizinhos são conhecidas como vasos "*choke*". Dois ou mais angiossomos vizinhos podem ser coletados conjuntamente em um único pedículo, por interrupção dos pedículos subsequentes, e podem depender dos vasos *choke* para perfundir os angiossomos distais. Vários angiossomos conectados em série resultam em redução do gradiente de pressão ao longo do retalho, gerando a possibilidade de necrose distal.

4. O que é a elevação tardia de um retalho e como isso funciona para melhorar a viabilidade do retalho?
A coleta tardia de um retalho envolve a elevação de sua porção distal em relação à vasculatura subjacente e seu posicionamento sobre o defeito, para posterior utilização. Isso permite a dilatação dos vasos *choke* entre os angiossomos e cria um gradiente de pressão mais favorável à viabilidade dos angiossomos distais, quando o retalho for transferido para o sítio receptor, algumas semanas mais tarde.

5. Qual é a diferença entre retalhos fasciocutâneos, miocutâneos e osteocutâneos?
Os retalhos fasciocutâneos abrangem a pele e a fáscia superficial subjacente e se baseiam em vasos pediculados, que perfundem um ou mais angiossomos. Os retalhos miocutâneos incluem o músculo e também se baseiam no sistema arteriovenoso singular (pedículo) de perfusão do músculo, sendo coletados com uma porção cutânea. Um pequeno ramo do pedículo vascular que perfura o músculo e segue para a pele para suprimento do angiossomo perfunde a porção cutânea do retalho. Em virtude do suprimento sanguíneo mais fraco na porção cutânea do retalho, pode ocorrer necrose da pele da mesma, enquanto o retalho muscular subjacente continua bem perfundido. Os retalhos osteocutâneos são retalhos compostos, que abrangem osso, pele e, às vezes, músculo ou tendão, e que são baseados em um sistema arteriovenoso singular.

6. Quais são os retalhos regionais pediculados mais comumente utilizados em reconstrução de cabeça e pescoço?
(Quadro 66-1).

7. Quais considerações sobre os retalhos são importantes para selecionar a opção de reconstrução microvascular a ser empregada?
É importante avaliar cuidadosamente o defeito cirúrgico. A reconstrução deve ser feita com tecido que replique a aparência e a função do tecido ressecado, utilizando epitélio para os defeitos de mucosas e de pele, músculo para dar volume e osso para a reconstrução esquelética. O comprimento do pedículo deve ser levado em conta, assim como a vascularização do sítio doador disponível para anastomoses.

8. Quais são os pedículos vasculares dos retalhos livres comumente utilizados em reconstruções de cabeça e pescoço?
(Quadro 66-2).

9. O que é o teste de Allen, como ele é realizado e por que ele é importante na avaliação pré-operatória de um candidato a um retalho livre radial para o antebraço?
A complicação mais temida em um retalho livre radial de antebraço é a isquemia da mão. Essa complicação pode ocorrer quando um paciente possui, simultaneamente, o arco palmar superficial incompleto e falta de vasos comunicantes entre o arco profundo e o superficial. O teste de Allen é utilizado antes de procedimentos que comprometerão a artéria radial e avalia a adequação da circulação colateral ulnar da mão. Para a realização do teste de Allen, o paciente deve cerrar o punho, e então o examinador oclui digitalmente as artérias radial e ulnar, no punho. O paciente abre a mão até realizar uma flexão de aproximadamente 10 graus. O examinador libera a artéria ulnar e avalia o reenchimento dos capilares nos dedos polegar e indicador. Se os resultados forem duvidosos ou indicarem um fluxo colateral ulnar inadequado, o braço oposto ou um retalho alternativo será utilizado.

10. Como é fechado o sítio doador de um retalho livre radial de antebraço?
Para haver cobertura para os tendões flexores, o defeito cutâneo do antebraço exige cobertura com um enxerto de pele. Geralmente isso é feito com um enxerto de pele da coxa, de espessura parcial. É importante preservar o paratendão sobre os tendões flexores, para que o enxerto de pele possa se integrar. No pós-operatório, a mão e o antebraço são imobilizados, uma vez que movimentos podem levar a forças de cisalhamento e à falha do enxerto.

11. Qual é o fluxo sanguíneo normal, por "três vasos", para o pé e por que isso é importante para pacientes candidatos a um retalho livre fibular?
A artéria poplítea emite os ramos tibial anterior, tibial posterior e fibular. Se não houver uma circulação colateral adequada, coletar a artéria fibular em um retalho livre fibular pode levar à isquemia do pé. A avaliação pré-operatória é crítica para garantir um suprimento sanguíneo adequado, especialmente em pacientes com doença vascular periférica, doença cardíaca e história de tabagismo. Os estudos habitu-

Quadro 66-1. Retalhos Regionais Comuns em Reconstrução de Cabeça e Pescoço

	TIPO	PEDÍCULO VASCULAR	PROPRIEDADES E USOS	DESVANTAGENS
Pectoralis major	Miocutâneo	Artéria acromiotorácica	• Fácil de desenvolver e exige procedimento em etapa única • Proporciona cobertura da carótida após esvaziamento cervical ipsolateral radical, numerosas aplicações em cabeça e pescoço	• Excesso de volume de tecido adiposo entre a pele e o músculo • O corte da camada de pele e músculo pode levar a danos nos vasos perfurantes e à perda da camada de pele
Deltopeitoral	Fasciocutâneo	Artéria mamária interna, 2° e 3° ramos perfurantes	• Utilizado para reconstrução de defeitos cutâneos externos do pescoço	• Exige enxerto de pele para fechar o sítio doador • As porções distais do retalho não são confiáveis quando estendidas sobre o deltoide
Latissimus	Miocutâneo	Artéria torácica dorsal	• Utilizado para defeitos cutâneos de pescoço e couro cabeludo	• O paciente tem de ser colocado em posição de semidecúbito durante a cirurgia
Trapézio	Miocutâneo	Artéria cervical transversa	• Utilizado para recompor defeitos cutâneos no dorso e na lateral do pescoço	• Arco de rotação curto e variável e anatomia vascular variável • Necessidade de posicionamento em decúbito lateral
Supraclavicular	Fasciocutâneo	Artéria supraclavicular	• Boa concordância de cores para defeitos faciais • Utilizado para defeitos cutâneos do pescoço, da região temporal e da face	• Risco de deiscência e de perda parcial do retalho
Fáscia temporoparietal (TPF)	Fáscia	Artéria temporal superficial	• Muito delgado, durável e altamente vascularizado • Utilizado para defeitos faciais e da base do crânio	• Risco de lesão do ramo frontal do nervo facial e de alopecia devida a danos nos folículos capilares
Esternocleido-mastóideo	Miocutâneo	• Occipital (terço superior) • Tireoide superior (terço médio) • Cervical transverso (terço inferior) • 2 ou 3 vasos devem ser preservados	• Pode ser pediculado superior ou inferiormente • Utilizado para defeitos orais e faríngeos e para defeitos cutâneos do pescoço e da face	• Frequentemente o retalho de pele tem pouca viabilidade por sua anatomia vascular variável • O sítio doador contorna a anormalidade

Quadro 66-2. Retalhos Livres Microvascularizadas Comuns

	TIPO	PEDÍCULO VASCULAR	PROPRIEDADES E USOS	DESVANTAGENS
Antebraço radial	Fasciocutâneo ou osteocutâneo	Artéria e veia radial comitantes, ou veia cefálica	• Delgado e flexível, com um pedículo longo • Versátil, com muitos usos, inclusive na cavidade oral, língua, palato, face, faringe e laringe	• É necessário um enxerto de pele no sítio doador • Risco de comprometimento vascular da mão
Anterolateral da coxa	Miocutâneo ou septocutâneo	Artéria femoral lateral circunflexa, ramo descendente e veias comitantes	• Flexível, com um pedículo longo • Grande área de superfície • Versátil	• O pedículo variável torna imprevisível o volume do retalho
Rectus abdominis	Miocutâneo ou muscular	Artéria e veia epigástrica inferior profunda	• Volumoso e bom para reconstruções de grande volume • Utilizado para glossectomia e defeitos na base do crânio	• Risco de hérnia abdominal no sítio doador
Fíbula	Osteocutâneo	Artéria e veia fibular	• Proporciona um longo segmento de osso • Ideal para reconstrução da mandíbula	• Risco de dor no tornozelo e instabilidade • Risco de comprometimento vascular no pé
Escapular/Paraescapular	Fasciocutâneo ou osteocutâneo	Artéria e veia escapular circunflexa	• A capacidade de abranger músculo, pele e ossos, concede flexibilidade para reconstruções tridimensionais • Utilizado para fechamento de falhas complexas, da face média e oromandibulares	• A posição de decúbito lateral durante a cirurgia coloca o paciente em risco de lesão no plexo braquial • Risco de fraqueza nos ombros, se a musculatura não for reaproximada
Lateral do braço	Fasciocutâneo	Artéria braquial profunda e sua veia comitante	• A espessura depende do IMC do paciente • Utilizado para defeitos orofaríngeos e para defeitos faciais de pequeno volume	• Possuem um pedículo de pequeno calibre • Pode ocorrer paralisia do nervo radial, ao fechamento da ferida na coxa
Latissimus	Miocutâneo ou muscular	Artéria e veia torácica dorsal	Utilizado para defeitos na base do crânio e no couro cabeludo	• O paciente deve ser colocado em posição de semidecúbito, durante a cirurgia
Jejuno	Entérico	Ramos da artéria e veia mesentérica superior	Utilizado para defeitos circunferenciais faringoesofágicos	• O peristaltismo afeta a deglutição • A produção de sucos entéricos causa disgeusia e afeta a reabilitação da fala

almente utilizados compreendem angiografia por ressonância magnética, angiografia padrão, ou pesquisa do índice tornozelo-braquial, e estudos por Doppler.

12. **Como a anatomia da parede abdominal acima e abaixo da linha arqueada afeta o fechamento de um sítio doador de reto abdominal?**
A camada posterior, acima da linha arqueada, é composta por contribuições dos músculos abdominal transverso e oblíquo interno, sendo suficiente apenas o fechamento da camada posterior, embora, frequentemente, a camada anterior também seja fechada, para segurança adicional. Abaixo da linha arqueada, a camada posterior é composta apenas pela fáscia transversal, que é inadequada para evitar uma hérnia abdominal nela mesma. Ambas as camadas abdominais anterior e posterior devem ser fechadas abaixo da linha arqueada.

13. **Quando seria utilizado um retalho livre de tecido microvascular do *latissimus dorsi*, em comparação com um retalho regional pediculado do *latissimus dorsi*?**
O retalho de *latissimus dorsi* pode ser utilizado tanto como um retalho pediculado quanto como um retalho livre, dependendo da localização e da disponibilidade de vasos para anastomoses. Em um esvaziamento cervical radical, quando há poucos vasos disponíveis para anastomoses microvasculares, seria preferível um retalho pediculado. Em falhas na base do couro cabeludo e no crânio, frequentemente prefere-se uma transferência de tecido livre, porque dá mais flexibilidade ao posicionamento do retalho e permite o posicionamento acima dos defeitos mais superiores, tais como no vértice do couro cabeludo, o que é difícil com um retalho pediculado.

14. **Como são monitorados os retalhos livres de tecido microvascularizado?**
É essencial monitorar de perto os retalhos livres quanto a sinais de comprometimento arterial ou venoso, pois isso pode levar à rápida perda do retalho e exigir uma exploração cirúrgica emergencial. O exame clínico é o padrão ouro para monitoramento dos retalhos livres de tecido. O tecido deve ser examinado quanto à cor, à temperatura e ao reenchimento capilar. O teste de Doppler é usado para monitorar o fluxo de sangue arterial e venoso através do pedículo vascular. Alguns cirurgiões posicionam um Doppler implantável no intraoperatório para monitoramento. Uma punção com agulha/lanceta também pode ser utilizada para avaliar a cor do sangue e o tempo de sangramento. Um sangramento rápido, de sangue escuro, sugere congestão venosa. Falta de sangramento ou sangramento lento podem indicar comprometimento arterial.

15. **Quais são os sinais de comprometimento de um retalho?**
- Congestão venosa
    - Descoloração azulada.
    - Aumento de temperatura e tumefação.
    - Doppler no limite.
    - Sangramento rápido, de sangue escuro, à punção/lancetamento.
- Comprometimento arterial
    - Descoloração pálida.
    - Baixa temperatura.
    - Doppler fraco ou ausente.
    - Sangramento lento ou ausente à punção/lancetamento.

16. **Qual é a causa mais comum de falha de integração do retalho livre de tecido microvascularizado?**
Estudos demonstraram que trombos venosos isolados são mais comuns do que a trombose arterial ou a trombose arterial/venosa combinada. Tipicamente, em 80% dos pacientes ocorre trombose nos dois primeiros dias. Quando reconhecida precocemente e tratada imediatamente (< 6 horas), a taxa de sucesso de salvamento é de 75%. Assim, o bom monitoramento e a boa avaliação desses retalhos são críticos para seu sucesso.

17. **Como as sanguessugas são utilizadas para recuperar retalhos microvascularizados comprometidos?**
Se ocorrer uma falha na integração do retalho, geralmente devida a uma obstrução do fluxo de saída de sangue venoso, e ele não puder mais ser salvo cirurgicamente, podem ser utilizadas sanguessugas como um método alternativo de restabelecer o fluxo de saída venoso até que ocorra a inosculação. A efetividade da terapia com sanguessugas se deve tanto à sua ação de sucção do sangue congestionado no retalho, quanto aos inibidores de coagulação presentes na saliva da sanguessuga (inclusive a hirudina, um inibidor do fator Xa). Durante a terapia com sanguessugas, os pacientes necessitam de um monitoramento hemodinâmico intenso, avaliações frequentes das taxas de hemoglobina e transfusões frequentes. As sanguessugas são hospedeiras da *Aeromonas hydrophilia*, e os pacientes necessitam de uma cobertura antibiótica profilática durante e após a terapia com sanguessugas.

CONTROVÉRSIAS

18. Quanto tempo um retalho consegue sobreviver à isquemia?
Todos os retalhos sofrem um período de isquemia primária entre a excisão, no sítio doador, e o restabelecimento do fluxo sanguíneo, no sítio receptor. A maioria dos retalhos tolera até 4 horas de isquemia (os retalhos entéricos toleram, no máximo, 2 horas). Se um retalho chegar ao seu limite isquêmico, a reperfusão resultará no fenômeno "sem fluxo", em que o desvio arteriovenoso impede a perfusão do retalho, apesar de haver fluxo sanguíneo através do pedículo. A reperfusão após um período de isquemia pode causar "lesão de reperfusão", em virtude da ativação de neutrófilos e da liberação de radicais livres de oxigênio.

19. Os pacientes com retalhos livres microvascularizados devem ser anticoagulados?
As falhas na integração dos retalhos podem resultar de trombose microvascular, e há sugestões de que a anticoagulação possa levar a um decréscimo na taxa de falhas. Essa questão é difícil de estudar, porque exigiria um grande número de falhas de integração de retalhos, as quais, em sua totalidade, são raras. Os estudos existentes sugerem que não haja diferença significativa de desfechos e de complicações entre utilizar aspirina, heparina ou não utilizar anticoagulação.

20. Qual é o custo associado à reconstrução de defeitos de cabeça e pescoço por meio de retalhos livres microvascularizadas em relação a retalhos regionais?
Maior tempo de cirurgia, tempo de hospitalização mais longo, aumento do uso de monitoramento na Unidade de Cuidados Intensivos e aumento do uso de drogas resultam num custo maior para os retalhos livres, quando comparados ao uso de retalhos pediculados. Entretanto, alguns cirurgiões justificam os custos aumentados de um transplante de tecido livre em razão de benefícios em relação à melhora funcional e aos resultados estéticos de longo prazo.

BIBLIOGRAFIA

Carroll WR, Esclamado RM: Ischemia/reperfusion injury in microvascular surgery, *Head Neck* 22:700–713, 2000.

Chepeha DB, Nussenbaum B, Bradford CR, et al: Leech therapy for patients with surgically unsalvageable venous obstruction after revascularized free tissue transfer, *Arch Otolaryngol Head Neck Surg* 128:960–965, 2002.

Chepeha DB, Teknos TN: Microvascular free flaps in head and neck reconstruction. In Bailey BJ, Johnson JT, Newlands SD, editors: *Bailey's Head and Neck Surgery: Otolaryngology*, ed 4, Philadelphia, 2006, Lippincott Williams & Wilkins.

Chien W, Varvares MA, Hadlock T, et al: Effects of aspirin and low-dose heparin in head and neck reconstruction using microvascular free flaps, *Laryngoscope* 115:973–976, 2005.

Lighthall JG, Cain R, Ghanem TA, et al: Effect of postoperative aspirin on microvascular free tissue transfer surgery, *Otolaryngol Head Neck Surg* 148(1):40–46, 2013.

McCory AL, Magnuson JS: Free tissue transfer versus pedicled flap in head and neck reconstruction, *Laryngoscope* 112:2161–2165, 2002.

Pertruzzelli GJ, Brockenbrough JM, Vandevender D, et al: The influence of reconstructive modality on cost of care in head and neck oncology, *Arch Otolaryngol Head Neck Surg* 128(12):1377–1380, 2002.

Shestak KC, Myers EN, Ramasastry SS, et al: Microvascular free tissue transfer for reconstruction of head and neck cancer defects, *Oncology (Williston Park)* 6:101–110, discussion 10, 15–16, 21, 1992.

Taylor GI, Palmer JH: The vascular territories (angiosomes) of the body: experimental study and clinical applications, *Br J Plast Surg* 40:113–141, 1987.

Urken M, Cheney M, Blackwell K: *Atlas of Regional and Free Flaps for Head and Neck Reconstruction: Flap Harvest and Insetting*, ed 2, Baltimore, 2011, Lippincott Williams & Wilkins.

PRINCÍPIOS DE TRAUMATOLOGIA

Paul Montero, MD ▪ Erik Peltz, DO

CAPÍTULO 67

PERGUNTAS
AVALIAÇÃO INICIAL DO PACIENTE COM TRAUMATISMO

1. **Descreva a avaliação primária do paciente com traumatismo (ABCs).**
   - **Via Aérea:** Avalie a via aérea do paciente pela observação e ausculta. Se o paciente estiver falante, a via aérea e a respiração serão essencialmente suficientes. Avalie quanto a sangramentos, dentes frouxos, lesão por inalação (em queimaduras) e nível de consciência. Um nível de consciência diminuído (GCS – Escala de coma de Glasgow – de 8 ou menos) é indicação de potencial incapacidade para proteger a via aérea, exigindo uma intubação eletiva. O método de escolha é a intubação orotraqueal, com estabilização cervical em linha; entretanto, um traumatismo orofacial ou uma via aérea difícil poderão exigir uma via aérea cirúrgica (ver Capítulo 77). Em quadros de ferimentos contusos ou penetrantes da traqueia, a intubação, idealmente, deve ser realizada em centro cirúrgico. Isso é feito com disponibilidade de equipamento adequado, de fácil acesso, para uma eventual abertura cirúrgica da via aérea, com o pescoço preparado e protegido antes das tentativas de intubação. A manipulação da via aérea lesada traumaticamente durante as tentativas de intubação pode levar a uma descompensação crítica, que requer uma cirurgia de via aérea imediata e emergencial.
   - **Respiração:** Avalie observando, escutando e sentindo. Examine se a elevação do tórax é bilateralmente simétrica. Em casos de traumatismo, a ausculta pode ser difícil, mas deve ser realizada para avaliar a ausência de sons de respiração que sugiram pneumotórax ou hemotórax. Palpe buscando uma crepitação da parede torácica, sugestiva de fratura de costela, com um potencial pneumotórax subjacente. Avalie quanto a "tórax instável" – três ou mais costelas com fraturas em dois ou mais locais. A respiração paradoxal desse segmento e a mecânica pulmonar comprometida podem levar tanto à hipóxia quanto à hipercapnia de risco. Além disso, esse importante mecanismo de lesão frequentemente está associado à hipóxia refratária, de risco, mesmo com sustentação ventilatória.
   - **Circulação:** Avalie a circulação com frequentes aferições dos sinais vitais, da pulsação (em todas as extremidades), da cor da pele/preenchimento capilar e da atividade mental. A avaliação circulatória pode ser complicada nos pacientes muito idosos, na presença de doença cardíaca concomitante, em atletas e mulheres grávidas e com certas medicações, hipotermia e marca-passos.
   - **Incapacidade:** É essencial um exame neurológico breve e uma avaliação baseada na Escala de Coma de Glasgow, especialmente se o paciente necessitar de paralisação terapêutica para intubação (antes de administrar os agentes paralisantes, verifique se o paciente está movendo as extremidades e documente a função do nervo facial).
   - **Exposição/Controle do Ambiente:** Faça um exame físico completo quanto a lesões, especialmente no paciente desacordado, enquanto minimiza a hipotermia.

2. **O que é uma história AMPLE?**
   Uma história AMPLE envolve os elementos chaves que podem ser obtidos rapidamente do paciente, ou de seus amigos e familiares, quando ele tiver limitações em fornecer seu histórico médico. Ela consiste em pesquisa de Alergias, Medicações, Histórico Médico Pregresso, Última Ingestão por via oral e Eventos que Levaram ao Traumatismo (**AMPLE**, em inglês, **A**lergies, **M**edications, **P**ast medical history, **L**ast PO intake and **E**vents leading to the trauma).

3. **Quais são os métodos para verificar a segurança de uma via aérea após o procedimento de intubação ou estabelecimento cirúrgico da via aérea?**
   A segurança da via aérea sempre deve ser verificada, inclusive nos pacientes que são intubados em campo. A própria intubação deve envolver a visualização direta das pregas vocais. Deve ser observado se a expansão/retração do tórax é uniforme. Ausculte quanto a sons respiratórios bilaterais, considerando a possibilidade de intubação do brônquio fonte direito. Para avaliar a posição apropriada, a capnografia deve ser rapidamente utilizada; um pequeno sensor plástico é instalado no tubo endotraqueal e examinado durante algumas respirações. O retorno de dióxido de carbono confirma o posicionamento endotraqueal e é indicado por uma transição de cor no sensor de capnografia, entre o púrpura e o amarelo. A persistência da coloração púrpura indica que não há retorno de CO_2 (Amarelo = belo; Púrpura = problema) (Figura 67-1). Uma radiografia de tórax pode demonstrar a posição do tubo endotraqueal acima da carina,

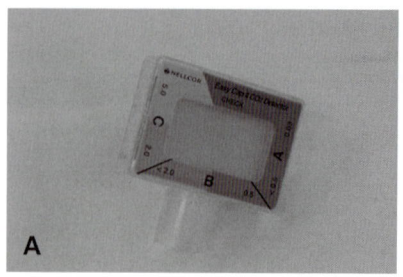

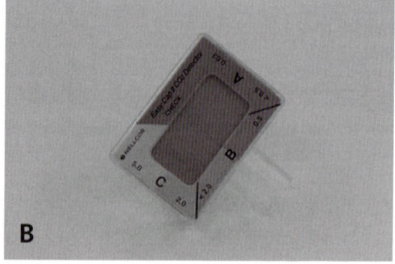

Figura 67-1. A, O capnógrafo ficou amarelo, indicando retorno de CO_2. Esse aparelho é adaptado a um tubo endotraqueal e muda da cor púrpura para a amarela com o retorno do CO_2. **B,** O capnógrafo permaneceu na cor púrpura, indicando que não há retorno de CO_2.

mas não descarta necessariamente a possibilidade de uma intubação esofágica. Geralmente, em um quadro de traumatismo, não é viável a confirmação broncoscópica do posicionamento do tubo endotraqueal.

4. **Quais são as indicações da instalação de um dreno torácico?**
Presumivelmente, um paciente com hipotensão e sons respiratórios diminuídos, por ocasião do traumatismo, apresenta um pneumotórax de tensão. A descompressão deve ser realizada imediatamente. A descompressão por agulha pode ser feita rapidamente com um cateter-agulha de calibre 14, no segundo espaço intercostal mesoclavicular, bem acima da costela. A descompressão rápida também pode ser realizada por uma incisão no quinto espaço intercostal axilar anterior (geralmente ao nível do mamilo). A entrada no espaço pleural descomprimirá o pneumotórax de tensão; então um dreno torácico poderá ser inserido por essa incisão (a intervenção imediata envolve a incisão; havendo suspeita de pneumotórax de tensão, não espere até que um dreno torácico esteja pronto). Também é instalado um dreno torácico quando houver suspeita de hemotórax, por exames ou imagens. O volume inicial de saída de sangue pelo dreno torácico determinará o tratamento posterior; sendo maior do que 1.500 cm^3 de sangue, há indicação para toracotomia exploratória. O acompanhamento por meio de radiografias de tórax deve ser feito após a instalação do dreno torácico. Os ferimentos torácicos abertos ("ferimentos torácicos sugadores") ocorrem onde espaço pleural/circuito pulmonar se comunicam diretamente com o ambiente exterior. Através dessa ferida pulmonar aberta, são perdidos grandes volumes correntes. O tratamento inicial pode incluir um curativo oclusivo "trilateral". Entretanto, o tratamento inicial ótimo incluiria a instalação de um dreno torácico no lado do tórax com o curativo oclusivo trilateral, para permitir a descompressão e evitar um pneumotórax de tensão.

5. **Em um paciente traumatizado, quais são os cinco locais de perda sanguínea?**
   - Couro cabeludo/na rua: o couro cabeludo e a face são regiões altamente vascularizadas e, nos pacientes com lesões significativas, um sangramento de couro cabeludo deve ser prontamente atendido com compressão, suturas, clipes ou grampos. O tratamento pré-hospitalar deve incluir um relatório breve que descreva qualquer perda de sangue significativa, na cena do traumatismo ou durante o encaminhamento.
   - Tórax: fraturas de costelas (até 100 mL cada), laceração de pulmão ou lesão de grandes vasos ou do coração podem resultar em hemorragia torácica significativa e devem ser avaliadas por meio de exames (observação, palpação, auscultação) e imagens (radiografias, ultrassonografia, tomografia computadorizada).
   - Abdome: lesão em um órgão sólido, ou no mesentério, pode resultar em hemoperitônio e deve ser avaliada por meio de exames (observação, palpação) e imagens (ultrassom, TC).
   - Pelve/retroperitônio: o sangramento pode decorrer de fraturas pélvicas, lesão vascular ou lesão de órgão sólido (rim, pâncreas), podendo ser avaliado por meio de exames, radiografias da pelve e TC.
   - Ossos: a perda de sangue devida a uma fratura óssea de pelve pode chegar a 2.000 mL; por uma fratura de fêmur, pode chegar a 1.000 mL; por fratura de tíbia, entre 250 e 500 mL, e por fratura de costelas, a 100 mL por cada uma delas. Havendo suspeita de lesão, avalie por exames físicos e imagens (radiografias).

6. **Defina choque.**
Choque significa, simplesmente, uma perfusão tecidual inadequada. Em traumatismos, a causa mais frequente é o choque *hemorrágico*, que exige controle imediato da hemorragia e a ressuscitação com hemoderivados e/ou líquidos intravenosos. O choque também pode resultar de lesão na medula espinhal (choque espinhal ou choque neurogênico). O choque cardiogênico pode decorrer de fisiologia de tensão, como em um pneumotórax de tensão ou um tamponamento cardíaco. Em traumatismo, o choque cardiogênico por lesão direta do miocárdio é mais raro, mas deve ser cogitado para pacientes com histórico de doença cardíaca (isto é, um episódio de síncope que leve a uma colisão com veículo motorizado), ou na ocorrência anterior de

Quadro 67-1. Classes de Choque Hemorrágico

	CLASSE I	CLASSE II	CLASSE III	CLASSE IV
Perda de Sangue (mL)	< 750	750 a 1.500	1.500 a 2.000	> 2.000
Perda de Sangue (%)	< 15	15 a 30	30 a 40	> 40%
Ritmo Cardíaco	Normal	↑	↑↑	↑↑↑
Pressão Sanguínea	Normal	Normal	↓	↓↓
Taxa de Respiração	Normal	↑	↑↑	↑↑↑

Note que o ritmo cardíaco e a taxa de respiração são os primeiros a mudar antes de a pressão sanguínea cair.

um traumatismo significativo na parede torácica ou de fraturas do esterno. Um choque séptico deve ser cogitado em pacientes nos quais a apresentação do choque foi significativamente tardia, tal como em uma remoção extremamente prolongada ou em uma transferência acidentada, a partir de um local remoto.

7. Quais são as classes de choque hemorrágico?
Ver Quadro 67-1. Os pacientes podem apresentar sinais vitais normais apesar de uma perda significativa de sangue, como é discriminado no Quadro 67-1, o que justifica uma avaliação detalhada em todos os pacientes com traumatismo.

8. Quais são os elementos chaves da avaliação neurológica de um paciente com traumatismo?
A lesão traumática do cérebro é muito comum no paciente com traumatismo contuso. A Escala Glasgow de Coma é utilizada para avaliar rapidamente os olhos (4 pontos), a verbalização (5 pontos) e as respostas motoras (6 pontos). Os escores variam de 3 (o pior) a 15 (o normal) e são utilizados para auxiliar na classificação da lesão cerebral (13 a 15 = menor, 9 a 12 = moderada, 3 a 8 = grave). O paciente ainda deve ser avaliado, no mínimo, quanto aos movimentos em todas as quatro extremidades. Pacientes estáveis devem ser submetidos a avaliação motora e sensorial das extremidades, durante a revisão secundária. Com base nas lesões identificadas, podem ser justificáveis avaliações neurológicas adicionais (lesão espinhal, fratura de extremidades). Imagens (TC do crânio) para os pacientes estáveis, ou intervenção imediata com monitoramento da pressão intracraniana por neurocirurgia (para pacientes instáveis à avaliação por imagem), devem ser consideradas em todos os pacientes alterados por traumatismo.

9. Como se avaliam as lesões de medula espinhal?
Todos os pacientes com suspeita de lesão na medula espinhal devem ser apropriadamente imobilizados. Um exame neurológico avalia o movimento das extremidades, força, sensação e reflexos. É realizado um exame retal, para avaliação do tônus. É realizada uma palpação de toda a coluna dorsal, quanto a desvios ou flacidez. Não havendo anormalidades ao exame, nem lesões desviantes, nem intoxicação, realiza-se, então, uma avaliação da amplitude de movimentos. Imagens são justificadas na continuação da suspeita e podem incluir radiografias da coluna cervical (posições lateral, anteroposterior e odontoide, incluindo as vertebras C7 e T1) ou tomografia computadorizada da coluna cervical (coluna T e L, dependendo do mecanismo de lesão e dos achados de exames). As imagens de ressonância magnética são úteis para alterações neurológicas não explicadas pelas imagens da TC e também podem ser úteis para avaliar a coluna cervical em um paciente obnubilado, que também poderia ter sofrido um ferimento de pele devido à longa permanência de um colar cervical preventivo. As imagens de ressonância magnética (RM) são mais úteis para descartar lesões ligamentares na coluna cervical nas primeiras 24 horas após o traumatismo, antes do desenvolvimento de um edema não específico que, posteriormente, poderão ser identificados como falsos positivos pela RM.

TRATAMENTO INICIAL DO PACIENTE COM TRAUMATISMO

10. Quais são as opções de acesso vascular em um paciente com traumatismo?
O acesso vascular ideal para o paciente com traumatismo é um cateter intravenoso periférico de grande calibre (tamanho 14 ou 16). Esse cateter curto, de grande diâmetro, pode permitir uma rápida introdução de sangue ou de líquido, mas pode ser difícil de instalar em um quadro agudo. As opções adicionais para facilitar a colocação e a velocidade do fluxo de líquido incluem o acesso intraósseo via tíbia/esterno, uma incisão na veia safena com acesso venoso periférico de grande calibre, ou acesso ao sistema venoso central (veias femoral, subclávia ou jugular).

11. Quando é indicada transfusão sanguínea para um paciente com traumatismo?
Um paciente com traumatismo, que apresente instabilidade hemodinâmica ([HR] FC > 100 [frequência cardíaca > 100], PCS < 90 [pressão cardíaca sistólica < 90]), a despeito de um desafio com líquido (2 L de cristaloide), e com suspeita de hemorragia em curso, deve receber papa de hemácias O negativo, antes das provas cruzadas, enquanto o tipo específico do paciente e as provas cruzadas estão sendo determinados.

12. O que é o "Ciclo Vicioso do Sangramento"?
A coagulopatia, a acidose e a hipotermia colaboram entre si, resultando em sangramento contínuo, que não pode ser controlado cirurgicamente e que será uniformemente fatal, se não for revertido. É imperioso aquecer agressivamente paciente e líquidos, e corrigir a coagulopatia por meio de ressuscitação com hemoderivados, podendo ser necessária uma rápida cirurgia básica ("cirurgia de controle de dano", para controle da hemorragia cirúrgica e evitar a continuidade da contaminação), o que posteriormente permitirá uma ressuscitação ótima, com correção da temperatura, acidose e coagulopatia, a ser continuada em unidade de tratamento intensivo.

13. O que é um protocolo de transfusão massiva?
Os protocolos de transfusão massiva são planejados para facilitar a transfusão de uma relação apropriada de hemoderivados, o que inclui papa de hemácias, plasma fresco congelado, plaquetas e crioprecipitado. Esses protocolos facilitam a presteza do banco de sangue e ajudam a assegurar que sejam administradas as quantidades apropriadas dos produtos.

EXAMES DE IMAGEM NO PACIENTE COM TRAUMATISMO

14. Quais são os aspectos-chave da radiografia de tórax do paciente com traumatismo?
A radiografia de tórax do paciente com traumatismo permite uma rápida avaliação de desvios da via aérea, enfisema subcutâneo, pneumotórax, hemotórax, fraturas de costelas e alargamento do mediastino, que podem ser indicativos de uma lesão de grande vaso. Ela também pode demonstrar o posicionamento de um tubo endotraqueal, de um cateter venoso central ou de um tubo nasogástrico.

15. O que é o FAST?
A Sonografia Abdominal Focada em Traumatismo (do inglês FAST = *Focused Abdominal Sonography for Trauma*) é um teste rápido, à beira do leito, que avalia a presença de líquidos em diversos compartimentos (líquidos estes que, em um quadro de traumatismo, presumivelmente se tratem de sangue). Quando realizado e repetido durante a avaliação, ela é um indicador sensível de sangramento abdominal. Cirurgia prévia (aderências), ascite, o *habitus* corpóreo e erros do usuário são causas de artifícios. A FAST compreende quatro posições:
1. Uma visão pericárdica avalia a atividade cardíaca e sangue no espaço pericárdico.
2. Uma visão esplenorrenal avalia uma perda de sangue no quadrante superior esquerdo.
3. A bolsa de Morrison é a porção mais dependente do abdome, quadrante superior direito.
4. Uma visão da pelve avalia a presença de sangue no espaço perivascular/na pelve/na porção inferior do abdome.

16. Quando se deve realizar uma angiografia do pescoço por TC?
A angiografia do pescoço por TC é utilizada para avaliar lesões contusas da carótida ou da artéria vertebral, sendo utilizada quando há sinais/sintomas sugestivos, ou quando há achados radiográficos na cabeça e no pescoço. A angiografia do pescoço por TC é indicada para pacientes com lesões como: o sinal cervical do cinto de segurança, um traumatismo contuso na parte anterior do pescoço, uma fratura da face média, com deslocamento, fraturas da base do crânio envolvendo o canal carotídeo, lesão axonal difusa, lesão por quase enforcamento, com anoxia, fratura de corpo de vértebra cervical ou de forame transverso, envolvendo C1 a C3, qualquer lesão ligamentar da coluna cervical ou a presença de um ruído em um paciente jovem (< 50). Pacientes nos quais ocorram mecanismos de transmissão de alta energia através da coluna cervical, como em fraturas faciais associadas a fraturas na parte superior do tórax ou nas clavículas, ou ainda pacientes com fraturas escapulares, devem ser considerados para angioTC do pescoço. Qualquer lesão de pescoço resultante de uma força direta, que cause tumefação, dor ou estado mental alterado, também deve ser avaliada com angiografia do pescoço por TC. Pacientes com sinais fortemente relacionados a lesões vasculares (sangue pulsátil, hematoma de pescoço em expansão, traumatismo penetrante através do platisma), em áreas cirurgicamente acessíveis do pescoço, devem ser explorados cirurgicamente. Lesões inacessíveis na Zona I/Zona III do pescoço em um paciente estável podem necessitar de imagens por angioTC.

CONSIDERAÇÕES ESPECIAIS QUANTO A TRAUMATISMOS

17. Quis são os aspectos-chave da avaliação de um paciente queimado?
Se houver suspeita, o paciente queimado deve ser avaliado imediatamente quanto a alguma lesão inalatória associada, mantendo-se um baixo limiar para estabilização da via aérea (intubação). É vital a ressuscitação agressiva com líquidos, que deve ser orientada pela fórmula do protocolo Parkland ou de protocolos similares. O monitoramento da excreção de urina é uma boa medida auxiliar na ressuscitação. A área total de superfície queimada deve ser avaliada. Queimaduras circulares podem exigir *escarotomias*, para prevenção de isquemia (nas extremidades) ou hipoventilação (no tórax).

18. **Quais são as indicações para encaminhar um paciente queimado a um centro especializado em queimados?**
    1. Queimaduras com espessura parcial maior do que 10% da Área da Superfície Total do Corpo (TBSA, do inglês *Total Body Surface Area*).
    2. Queimaduras que envolvam face, mãos, pés, genitália, períneo e grandes articulações.
    3. Queimaduras de terceiro grau, em qualquer grupo etário.
    4. Queimaduras por eletricidade, inclusive por raios.
    5. Queimaduras por produtos químicos.
    6. Lesão por inalação.
    7. Lesão de queimadura em pacientes com transtornos clínicos preexistentes, que poderiam complicar o tratamento, prolongar a recuperação ou influir na mortalidade.
    8. Quaisquer pacientes com queimaduras e traumatismos concomitantes (como fraturas) em que a lesão por queimadura constitua o maior risco de morbidade ou mortalidade. Nesses casos, se o traumatismo acarretar o maior risco imediato, o paciente pode ser inicialmente estabilizado em um centro de traumatismos para depois ser transferido para uma unidade de queimados. Nessas situações, será necessário o critério clínico, que deve estar de acordo com o plano regional de controle clínico e com os protocolos de triagem.
    9. Crianças queimadas, em hospitais sem pessoal e equipamentos qualificados para os cuidados infantis.
    10. Lesões por queimaduras em pacientes que necessitarão de intervenção especial nos aspectos social, emocional ou reabilitador de longo prazo.

19. **Quais são os elementos básicos de triagem em um evento com várias vítimas?**
    Os pacientes envolvidos em um acidente com várias vítimas devem ser avaliados rapidamente quanto à gravidade das lesões. Em campo, a capacidade de andar, o comprometimento da via aérea, a taxa respiratória, o pulso e a capacidade de enchimento capilar são os sinais utilizados para avaliar a gravidade das lesões. Pacientes com lesões graves, mas superáveis, são transportados/encaminhados primeiramente; os "feridos que deambulam" precisam de uma atenção menos aguda; em um quadro de acidente com muitas vítimas, não se deve dedicar recursos, atenção ou tempo limitados aos pacientes em estado de extrema gravidade. Manobras de ressuscitação, como a descompressão de um pneumotórax de tensão ou a aplicação de compressão direta ou torniquete em hemorragias, são realizadas no local.

20. **Descreva a avaliação de uma lesão de extremidade.**
    Avalie as pulsações, a sensibilidade, a função e a amplitude de movimentos. O exame do pulso deve ser acompanhado da medida do Índice Tornozelo-Braquial, utilizando um aparelho Doppler. É feita a comparação com o lado não lesado (gradiente A:A). Uma diferença de 10% ou mais requer investigação adicional, com angiografia ou arteriografia por TC, que podem ser realizadas durante a cirurgia. Em um quadro agudo, uma hemorragia significativa deve ser controlada por pressão direta ou por aplicação de um torniquete. Em um traumatismo complexo, de extremidades, pode ser calculado um Índice de Severidade de Mutilação da Extremidade (MESS, do inglês *Mangled Extremity Severity Escore*), útil para prever a viabilidade do membro. O escore considera a idade do paciente, o grau de choque, as condições de perfusão e o tempo de duração da isquemia.

21. **Quais as considerações que são revistas quando se "seleciona" um paciente de politraumatismo para procedimentos eletivos ou semieletivos?**
    Antes dos procedimentos não emergenciais, o paciente com traumatismo multissistêmico deve estar hemodinamicamente estabilizado e completamente ressuscitado (o que é evidenciado pela normalização das deficiências de lactato ou de base). As lesões com risco de vida devem estar estabilizadas, as lesões que estão sendo examinadas também devem ser levadas em conta (como é o caso de laceração esplênica, que pode sangrar em razão da labilidade da pressão sanguínea [BP, do inglês *Blood Pressure*] ou da constatação de um pneumotórax, que pode ser desencadeado por ventilação com pressão positiva). A posição do paciente deve ser considerada (se fraturas instáveis estão fixadas; se o paciente pode tolerar um posicionamento em supino, como no caso de uma lesão severa na cabeça com aumento da pressão intracraniana). A coagulopatia deve ser revertida ou controlada (algumas lesões requerem anticoagulação).

BIBLIOGRAFIA

American College of Surgeons: *Advanced Trauma Life Support*, ed 7, Chicago, 2004, American College of Surgeons.
Biffl WL, Cothren CC, Moore EE, et al: Western Trauma Association critical decisions in trauma: screening for and treatment of blunt cerebrovascular injuries, *J Trauma* 67(6):1150–1153, 2009.
Brunicardi F, Andersen D, Billiar T, et al: *Schwartz's Principles of Surgery*, ed 9, New York, 2010, McGraw Hill.
Feliciano D, Moore E, Mattox K: *Trauma*, ed 6, New York, 2008, McGraw Hill.

CAPÍTULO 68

TRAUMATISMO FACIAL

Vincent Eusterman, MD, DDS

PONTOS-CHAVE
1. Nas fraturas "panfaciais", cada fratura requer cronograma e plano de tratamento abrangentes.
2. A tensão dos músculos pode afetar uma fratura e deve ser considerada para evitar complicações.
3. O erro ao diagnosticar e reparar uma lesão do tendão cantal medial pode levar a complicações funcionais e estéticas de difícil reparação secundária.
4. A maneira mais rápida de descomprimir o olho é por meio de uma cantotomia lateral, com cantólise inferior.
5. O melhor tratamento para fraturas nasais é realizar a redução fechada imediatamente após a fratura ou logo após a resolução do edema, em 5 a 10 dias.

Pérolas
1. A mandíbula edêntula não possui estabilidade transversal, sendo muito fraca para "compartilhar uma carga" no local de fratura com uma placa óssea pequena; por isso, ela requer uma reconstrução que suporte a carga.
2. Um dos primeiros achados clínicos na lesão do nervo óptico de um olho traumatizado é a perda da visão para a cor vermelha.
3. Todas as fraturas de Le Fort atravessam a fissura pterigomaxilar, separando as placas pterigoides e resultando em um palato móvel.
4. Uma "fratura *white-eye blowout*" é considerada uma emergência cirúrgica.
5. O osso facial mais frequentemente fraturado é o nasal.
6. Os sítios mais comuns de fratura da mandíbula são o ângulo e o côndilo.

PERGUNTAS

1. Quais elementos importantes do exame físico são considerados no traumatismo facial?
1. Via aérea, respiração e circulação (ATLS).
2. Incapacitação: coluna cervical e lesão cerebral (ATLS).
3. Nervos cranianos: motor (NC VII) e sensoriais (NC V_1, V_2, V_3).
4. Olhos: visão (NC II), pupilas, campos de movimento (NC IV, VI), pressão, lesão ao globo, posição do globo.
5. Orelhas: audição, hemotímpano, fratura do meato acústico externo, fratura do osso temporal (NC VII, VIII).
6. Ossos: a calvária, a face média e a mandíbula, quanto a deformidades e disfunções.
7. Garganta: oclusão, função das ATMs, sangramento, hematoma, via aérea, fala e deglutição (NC IX, X).

2. Quais modalidades de imagem devem ser solicitadas para avaliar o traumatismo facial?
O ideal é a tomografia computadorizada axial (TC) de alta resolução (cortes finos) com reconstrução coronal e sagital. Imagens da coluna cervical deverão ser incluídas quando houver fraturas faciais causadas por impactos de alta energia, como num acidente com veículo motorizado (AVM). As reconstruções coronais e sagitais são úteis para avaliar o assoalho orbitário, os ductos de drenagem dos seios frontais e os côndilos mandibulares. Quando há fraturas múltiplas, varreduras por TC tridimensional são muito úteis para o planejamento de cirurgias. Os sinais *radiográficos diretos* das fraturas faciais são os artifícios lineares não anatômicos, os defeitos corticais ou as diástases de suturas, a sobreposição de fragmentos ósseos causando "dupla densidade" e a assimetria facial. Os sinais *radiográficos indiretos* compreendem tumefação de tecidos moles e presença de ar e líquidos periorbitários ou intracranianos nos seios paranasais.

3. Quais características do mecanismo do traumatismo são consideradas importantes?
Uma fratura facial ocorre quando a tolerância do osso facial é superada pela energia cinética (KE [*kinetic energy*] = 1/2 mv^2]) transferida por um traumatismo contuso ou penetrante. A energia desses mecanismos varia de baixa (como em uma queda da própria altura) até alta (como em um AVM). Entender o mecanismo da lesão pode ajudar a prever a extensão das lesões faciais e o risco associado de lesão cervical ou craniana. Forças de alto ou de baixo impacto são definidas como maiores ou menores do que 50 vezes a força da gravidade (g). Os ossos faciais diferem quanto à capacidade de suportar essa força: os ossos nasais podem resistir a 30 g, o zigomático a 50 g, o ângulo da mandíbula a 70 g, a glabela frontal a 80 g, a linha média do maxilar e da mandíbula a 100 g e o rebordo supraorbitário a 200 g. A fratura facial mais comum é a do osso nasal.

4. Como se avalia o paciente com traumatismo facial?
Cada paciente deve ser avaliado e tratado de acordo com as diretrizes da ATLS. Com o paciente medicamente estabilizado, pode-se proceder à avaliação e ao tratamento definitivo da fratura facial. O traumatismo facial pode variar desde uma fratura nasal com deslocamento mínimo até uma fratura "panfacial" composta, altamente fragmentada, envolvendo órbita, cérebro e coluna cervical. A avaliação do traumatismo facial é facilitada se dividirmos a face, anatomicamente, em três setores, como se cada um deles possuísse características próprias. O **terço superior** abrange o osso frontal, o seio frontal e o lobo frontal. O **terço médio**, ou "face intermediária", contém o nariz, o complexo naso-orbitário-etmoidal (NOE), a órbita, o complexo zigomático maxilar (ZMC) e as estruturas maxilares. O **terço inferior** compreende a mandíbula e a articulação temporomandibular.

TERÇO SUPERIOR (OSSO FRONTAL)

5. Como você avaliaria uma suspeita de lesão do seio frontal?
A tomografia computadorizada (TC), em alta resolução e com cortes finos, é o melhor método para avaliar lesões nas tábuas posterior e anterior e no ducto de drenagem. Além dos cortes coronais e axiais padrões, as reconstruções sagitais dos seios paranasais podem reforçar a visualização do ducto de drenagem do seio frontal. Achados adicionais, como fraturas complexas NOE e lesões na base anterior do crânio, próximo à junção da tábua posterior com a placa cribriforme, são fortes indicações de lesão no ducto de drenagem do seio frontal.

6. Quais são os objetivos de tratamento em uma reparação do seio frontal?
- Proteção de estruturas intracranianas.
- Controle de liquorreia.
- Prevenção de infecção pós-traumática ou de formação de uma mucocele (complicações tardias).
- Restauração da estética facial.

7. Quais são as indicações cirúrgicas para as fraturas das tábuas anterior e posterior do seio frontal?
As indicações cirúrgicas para fraturas da tábua anterior compreendem o deslocamento ósseo que cause uma deformidade, ou um defeito no ducto de drenagem do seio frontal. As indicações cirúrgicas para fraturas da tábua posterior compreendem um deslocamento da tábua posterior maior do que a largura de uma tábua posterior, uma lesão dural, uma rinoliquorreia ou uma lesão no ducto de drenagem do seio frontal.

8. Como é tratada uma fratura da tábua anterior do seio frontal?
Fraturas da tábua anterior isoladas, não deslocadas ou minimamente deslocadas não são tratadas. As fraturas deslocadas são tratadas com redução aberta e fixação interna. As opções de tratamento compreendem um retalho osteoplástico, com redução aberta e fixação interna da fratura da tábua anterior, com ou sem obliteração, ou a tentativa de reconstrução do ducto de drenagem. Outras opções são a conduta expectante e o tratamento clínico, com uma possível futura cirurgia endoscópica, se necessária.

9. Como é tratada uma fratura da placa posterior do seio frontal?
As fraturas descomplicadas ou não deslocadas da tábua posterior geralmente não são tratadas, mas uma fratura de tábua posterior não deslocada apresentando liquorreia continuada, a despeito das medidas conservadoras iniciais, exige reparação. A cirurgia geralmente é recomendada para fraturas cujo deslocamento seja maior do que a largura de uma tábua posterior, ou para fraturas intensamente cominutivas. Nesses casos, o risco de lesão dural é elevado, sendo recomendada a avaliação de um neurocirurgião, para um possível reparo dural. Podem ser cogitadas a remoção da mucosa e a obliteração do seio frontal com gordura abdominal, ou ainda a sua cranialização.

10. O que é o procedimento de "retalho osteoplástico com obliteração do seio frontal"?
O retalho ósseo osteoplástico é criado através de um esboço do seio frontal, que é demarcado no crânio a partir de um modelo obtido de uma radiografia de 6 pés (1,82 m), de Caldwell. São realizadas osteotomias, e o seio é aberto. A mucosa sinusal é completamente removida, o recesso frontal é ocluído com fáscia temporal ou com músculo; o seio é preenchido com gordura abdominal, e o retalho ósseo é reposicionado. No pós-operatório, é realizado controle por imagens de TC/RM, para detectar alguma formação pós-cirúrgica de mucocele; essas imagens, entretanto, frequentemente são de difícil interpretação.

11. O que é "cranialização do seio frontal"?
A parede posterior do seio frontal é retirada e a mucosa sinusal é removida do osso remanescente. O cérebro e a dura-máter são avaliados pelo neurocirurgião quanto a um possível debridamento e fechamento dural. Um retalho pericraniano anterior, previamente mobilizado, é inserido sob o crânio, para separá-lo dos seios paranasais. O cérebro e a dura-máter vão se situar junto à parede anterior reparada, na posição originalmente ocupada pelo seio frontal, que não mais existe.

12. Quais são as complicações das fraturas dos seios frontais?
As primeiras complicações são infecção da ferida, liquorreia, meningite, sinusite aguda, deformidades, dor, hiperestesia e abscessos cerebrais. As complicações mais tardias compreendem a mucocele, a mucopiocele, a osteomielite, defeitos estéticos, abscessos cerebrais e cefaleia.

13. Quais são as abordagens cirúrgicas para reparação dos seios frontais?
1. Trepanação do seio frontal e descolamento da parede anterior, com exposição limitada.
2. Frontoetmoidectomia utilizando uma incisão de Lynch, ou reparação endoscópica do ducto de drenagem.
3. Redução aberta e fixação interna, por meio de laceração ou de um retalho coronal.
4. Obliteração do seio frontal.
5. Cranialização do seio frontal.
6. Ablação do seio frontal (Reidel), com remoção da parede anterior (pouco utilizada atualmente).
7. Cirurgia endoscópica do seio frontal (tardia).

14. Quais são os perigos de se desenvolver um retalho bicoronal para reparação de uma fratura facial e como eles são evitados?
1. A lesão do ramo frontal do nervo facial pode ser evitada quando se realiza a incisão da camada superficial da fáscia temporal profunda na linha de fusão temporal, podendo, deste modo, o descolamento ser profundo a essa camada.
2. A lesão dos nervos supraorbitário e supratroclear nos rebordos supraorbitários é evitada pela remoção, com osteótomo, do lábio inferior do forame do nervo, permitindo que este seja movido inferiormente.
3. Se a fáscia não for suspensa novamente por ocasião do fechamento, ocorrerá uma flacidez dos tecidos moles da face intermediária.

15. Que procedimento endoscópico é utilizado para tratar uma obstrução crônica e severa do ducto nasofrontal?
Para restaurar as vias de drenagem frontais severamente obstruídas após um traumatismo pode ser utilizado o *procedimento de Lothrop modificado (procedimento Draf III)*.

TERÇO MÉDIO (NARIZ, ÓRBITAS, ZIGOMÁTICO, MAXILA)

16. Quais características-chave são avaliadas no traumatismo nasal?
As fraturas nasais comumente são identificadas pela epistaxe e pela deformação do osso nasal. Frequentemente, o paciente se queixa de obstrução nasal. O *exame externo* deve incluir a avaliação da deformidade, da mobilidade, de desvios e telecantos. O *exame interno* deve abordar desvio septal, lacerações da mucosa e hematoma septal. Uma rinorreia clara pode indicar liquorreia. Em um traumatismo facial grave, a epistaxe pode trazer risco de vida e, se o tamponamento falhar, cirurgia ou embolização das artérias irrigantes podem ser necessárias.

17. Quais são os perigos de um hematoma septal, e como ele é tratado?
Um hematoma septal é uma coleção de sangue sob o pericôndrio do septo nasal, após um traumatismo. A falta de irrigação sanguínea para a cartilagem pode levar à necrose da mesma ou a abscesso septal, podendo produzir a deformidade de nariz em sela. O tratamento de urgência é necessário para drenagem do coágulo ou da secreção purulenta.

18. Como é tratada uma fratura nasal?
O tempo é crítico. O melhor tratamento para as *fraturas nasais agudas* é a redução fechada imediatamente após a fratura (1 a 2 horas) ou após o desaparecimento do edema (5 a 10 dias). Os ossos são reposicionados e imobilizados por 7 a 14 dias. As *fraturas nasais crônicas* (> 10 dias) podem ter o tratamento dificultado, e frequentemente é necessária uma cicatrização completa (3 a 6 meses) para, então, ser realizada uma rinosseptoplastia formal.

19. O que é uma fratura do NOE?
O complexo naso-orbitário-etmoidal (NOE) é a confluência do seio frontal, dos seios etmoidais, da fossa craniana anterior, das órbitas, do osso frontal e dos ossos nasais. Uma fratura do NOE é uma fratura telescópica dos ossos nasal, lacrimal e etmoide, que decorre de um traumatismo contuso na ponte do nariz. A lesão da inserção do septo ósseo na placa cribriforme pode produzir liquorreia e anosmia. As fraturas do NOE envolvem as inserções dos tendões cantais mediais (MCT) e podem produzir *telecantos*. A falha em diagnosticar e reparar um MCT pode levar a complicações funcionais e estéticas de difícil reparo secundário. As sequelas de longa duração das fraturas NOE compreendem cegueira, *telecanto*, enoftalmia, retrusão, fístula liquórica, anosmia, epífora, sinusite e deformidade nasal.

20. Como são classificadas as lesões do tendão cantal medial?
Markowitz classificou as fraturas do NOE com base nas condições do MCT e no grau de cominução do "fragmento central" do osso, ao qual ele continua ligado. Nas fraturas do *Tipo I*, as linhas de fratura saem de um único fragmento central não cominutivo, com o MCT ligado a ele. No *Tipo II*, o fragmento central está cominuído, mas o MCT continua ligado a esses fragmentos. Nas fraturas do *Tipo III*, há uma severa cominuição do fragmento central e o MCT está separado dele. Os Tipos II e III são os de reparo mais difícil, exigindo uma sustentação transnasal, com fio metálico dirigido para cima e para trás, para minimizar a deformidade medial da órbita.

21. O que é uma fratura "*blow-out*"?
Uma fratura orbitária em *blow-out* resulta da compressão hidráulica dos conteúdos orbitários para os seios paranasais, através das partes mais fracas da órbita. Geralmente isso ocorre pela porção mais delgada do assoalho da órbita (0,5 mm) e, mais raramente, através da delgada lâmina papirácea (0,25 mm), que é sustentada pela estrutura em forma de favo dos seios etmoidais. A forma *pura* é exclusivamente hidráulica, sem lesão do rebordo; a forma *impura* é causada pela deformação do rebordo, com a fratura se estendendo posteriormente para criar a fratura em *blow-out*.

22. Quais são as indicações para cirurgia em fraturas em *blow-out* do assoalho da órbita?
A cirurgia é indicada para: (1) enoftalmia maior do que 2 mm, (2) diplopia ao olhar primário ou ao olhar inferior (3) encarceramento dos músculos extraoculares ao teste de produção forçada (4) fratura maior do que 50% do assoalho orbitário nas imagens de TC.

23. O que é uma fratura "*white-eyed blowout*"? Por que ela é tratada como emergência?
É uma fratura do assoalho orbitário do tipo "alçapão" (em inglês, *trapdoor*) ou do tipo "galho verde" (em inglês, *greenstick*), mais frequente em crianças. O assoalho orbitário se rompe sob a pressão hidráulica do globo, comprimindo e empurrando a gordura e os músculos orbitários para dentro do seio maxilar. O assoalho ósseo elástico se fechará imediatamente sobre esses conteúdos e os comprimirá fortemente. Nessas circunstâncias, a esclerótica permanece branca, sem hemorragia, e a criança frequentemente fica nauseada e sofre dor intensa. O exame detalhado da criança irritada pode ser difícil, e uma TC da órbita deve ser cogitada para o diagnóstico. É necessária uma cirurgia urgente para preservar o músculo reto inferior, que está encarcerado e isquêmico.

24. Quais são as abordagens cirúrgicas para reparação de fraturas da parede orbitária?
O *assoalho orbitário* é abordado através da pálpebra inferior, o que inclui as vias infraorbitária, subciliar e transconjuntival (pré ou pós-septal). A *parede medial* é acessada por uma incisão transcaruncular, por uma abordagem endoscópica endonasal através dos seios etmoidais ou por uma incisão externa para etmoidectomia (Lynch). A *parede lateral* é abordada por uma incisão infrassuperciliar, por uma incisão na crista cutânea da pálpebra superior (blefaroplastia) ou por uma extensa incisão transconjuntival na pálpebra inferior, com uma cantotomia lateral. As abordagens para o teto da órbita compreendem a etmoidectomia externa (Lynch), a incisão através do supercílio e a incisão coronal.

25. Que estruturas podem ser danificadas ao se utilizar a abordagem de Lynch para a órbita?
A orbitotomia de Lynch é utilizada para acessar a parede medial por meio de uma incisão cutânea curva, a meio caminho entre o canto medial e a ponte do nariz. As desvantagens da incisão de Lynch são a cicatriz na pele, a perda da inserção do tendão cantal medial, o dano ao saco lacrimal, a diplopia causada por traumatismo na tróclea do músculo oblíquo superior e as cicatrizes em estruturas adjacentes.

26. Descreva a abordagem transcaruncular para a órbita medial. Por que ela é utilizada?
A carúncula é seccionada para dar acesso a um plano entre o músculo de Horner e o septo orbitário medial, expondo o espaço extraperiosteal medial. As vantagens incluem um rápido acesso à órbita, menor dano às camadas de pele e de músculo, melhor resultado estético e menor manipulação do tendão cantal medial e do saco lacrimal.

27. Quais são as complicações comuns na reparação das fraturas orbitárias?
- **Diplopia:** Visão dupla por paresia de um músculo extraocular (geralmente devida à lesão inicial) ou por fibrose de um músculo extraocular, causando restrição.
- **Enoftalmia:** Deslocamento posterior do olho para o interior da órbita, em razão de mudanças do volume desta, em um quadro de atrofia da gordura ou de mau posicionamento da parede.
- **Entrópio:** Inversão da pálpebra em direção ao globo.
- **Ectrópio:** Eversão da margem da pálpebra afastando-a do globo.
- **Proptose:** Deslocamento do olho para diante, em virtude da supercorreção de uma fratura em *blowout*.
- **Hipoglobo**: Deslocamento inferior do olho, no interior da órbita.

- **Telecanto:** A distância intercantal é maior do que a largura do olho.
- **Dacriocistite:** Inflamação do saco lacrimal, relacionada à obstrução do ducto nasolacrimal.
- **Celulite orbitária:** Infecções na órbita ou em implantes orbitários.

28. Qual é o modo mais rápido de descompressão de um olho com pressão intraocular aumentada?
A síndrome do compartimento orbitário (OCS, em inglês) é uma emergência ocular que exige pronto diagnóstico e tratamento, para evitar a cegueira por isquemia do nervo óptico e da retina. A pressão ocular pode ser aliviada através de uma *cantotomia lateral com cantólise inferior*, de emergência. As indicações absolutas para a cantotomia lateral compreendem a hemorragia retrobulbar, que resulta em perda aguda da acuidade visual, aumento da PIO e proptose. No paciente inconsciente, ou não cooperativo, uma PIO maior do que 40 mmHg é indicação para cantotomia lateral (a PIO normal é de 10 a 21 mmHg).

29. Qual é a primeira indicação de que o nervo óptico está lesado após um traumatismo orbitário?
A neuropatia óptica traumática (TON, em inglês) é uma condição de lesão aguda do nervo óptico, por traumatismo direto ou indireto. Supõe-se que a TON seja resultante da lesão de cisalhamento na porção intracanalicular do nervo óptico, que pode causar lesão axonal ou prejudicar o suprimento sanguíneo para o nervo óptico. Após o traumatismo, o nervo óptico pode edemaciar no interior do canal óptico, resultando em aumento da pressão luminal e em lesão isquêmica secundária. Os pacientes com TON apresentam acuidade visual central reduzida, a visão para cores também reduzida e um defeito pupilar aferente ou déficits nos campos visuais. Na lesão do nervo óptico, um dos primeiros achados clínicos no olho traumatizado é a *perda da visão para a cor vermelha*. O tratamento é feito com altas doses de corticosteroides ou com descompressão cirúrgica.

30. Qual é a diferença entre um teste de produção forçada e um teste de tração?
O *teste de produção forçada* é um "puxão para cima" na esclerótica anestesiada, para testar o encarceramento muscular do reto inferior após uma fratura em *blowout*. O *teste de tração* consiste em segurar a pálpebra inferior e puxá-la lateralmente contra sua inserção medial, para determinar se há alguma frouxidão anormal que indique ruptura do tendão cantal medial após fratura no NOE.

31. Como se trata uma lesão aberta do globo?
O globo rompido deve ser protegido de qualquer pressão ou contato colocando-se no paciente um protetor rígido de olho, sem o tapa-olho. Não tocar nos corpos estranhos. A medicação deve incluir antieméticos, sedação, analgésicos e antibióticos profiláticos para prevenir endoftalmite. A imunidade antitetânica deve ser atualizada, uma vez que as lacerações com globo aberto são consideradas como predispostas ao tétano. O paciente deve ser mantido em dieta zero, e a reparação cirúrgica definitiva por um oftalmologista deve ser agilizada.

32. O que é uma fratura do arco zigomático e como ela é tratada?
Fratura do arco zigomático geralmente é uma deformidade com deslocamento medial no arco zigomático devida a um golpe externo. O defeito pode ser visto e palpado; fragmentos ósseos podem penetrar no processo coronoide da mandíbula e causar dor ao movimento desta. O tratamento consiste na redução da fratura, frequentemente sem fixação, através de (1) *abordagem cutânea direta*, utilizando um gancho ou sutura (2) *abordagem de Gilles* – uma incisão posterior à linha capilar, sobre o músculo temporal, para alcançar a fratura ou (3) *abordagem transoral* por uma incisão no sulco *gengivobucal*. Nas fraturas de arco cominutivas podem ser necessários um retalho coronal e a redução aberta com fixação interna.

33. O que é uma fratura em tripé?
Oficialmente, a fratura em tripé, ou fratura malar, é conhecida como fratura complexa *zigomaticomaxilar* (ZMC). O zigomático é separado da face (1) na sutura *zigomaticomaxilar* (ZM) (borda *infraorbitária*); (2) no arco zigomático e (3) na sutura *zigomaticofrontal* (ZF) (borda orbitária lateral). Uma quarta sutura, a esfenozigomática (SZ) fica ao lado da parede orbitária e, se for computada, tecnicamente transforma a fratura ZMC em uma fratura "tetrápode" em vez de uma fratura em tripé.

34. Quais são suportes da face média e por que são tão importantes no tratamento de fraturas?
A face média é reforçada por suportes verticais fortes e por suportes horizontais mais fracos. Três suportes verticais resistem às forças da mastigação. O *suporte medial (nasomaxilar)* estende-se da região nasomaxilar até o osso frontal. O *suporte lateral (zigomaticomaxilar)* estende-se da região molar, acima do complexo *zigomaticomaxilar*, ao longo da borda orbitária lateral, até o osso frontal. O *suporte posterior* (pterigomaxilar) vai das placas pterigoides até a base do crânio. Os suportes verticais (o medial e os laterais) são acessíveis para reparações, enquanto os sítios pterigoides não o são. Quatro suportes ho-

rizontais formam pontes entre os suportes verticais; são elas: o palato; um suporte facial central, que vai de malar a malar, sendo interrompido pela abertura piriforme; a barra frontal; o arco zigomático antero-posterior.

35. Como são classificadas as fraturas faciais do terço médio da face (face média)?
Em 1901, o cirurgião militar francês René Le Fort publicou uma classificação para as fraturas da face média que ainda é utilizada atualmente. Todos os três tipos de fratura atravessam a fissura pterigomaxilar, separando as placas pterigoides (Figura 68-1). A **fratura Le Fort I** é uma fratura horizontal, acima dos alvéolos maxilares, que produz um palato flutuante. Ela geralmente envolve a abertura do nariz e se estende para acima dos ápices dos dentes, fazendo com que a maxila e o palato duro se movam separadamente. A **fratura Le Fort II** é uma fratura piramidal, que geralmente envolve a borda orbitária inferior. Ela se estende do *nasion*, através dos ossos lacrimais e do assoalho e da borda inferior da órbita, passando através do forame orbitário inferior, ou próximo dele, e daí para baixo, através da parede anterior do seio maxilar. A **fratura Le Fort III** é uma fratura transversa, que separa a face do crânio, o que se chama de dissociação craniofacial. Ela compreende fraturas através do osso zigomático, das suturas nasofrontais e frontomaxilares e da órbita. A espessa asa maior do osso esfenoide geralmente evita a continuidade da fratura até o canal óptico, preservando, assim, a visão. Frequentemente as fraturas Le Fort se apresentam em "combinações mistas" e, como tal, devem ser descritas (Figura 68-2).

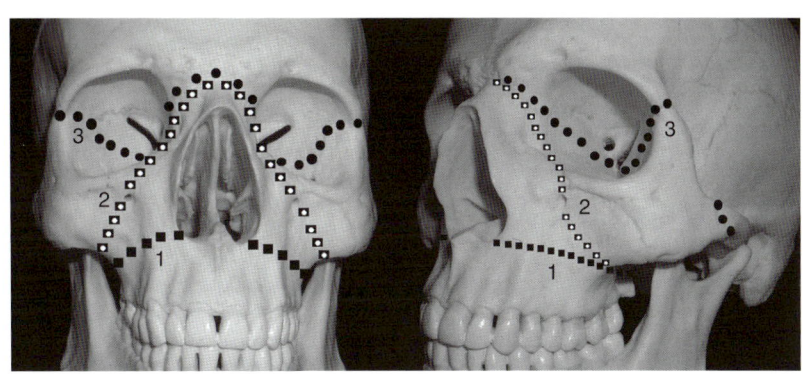

Figura 68-1. Fraturas Le Fort. Fratura Le Fort I (1) é uma fratura horizontal, acima dos alvéolos do maxilar. Fratura Le Fort II (2) é piramidal e geralmente abrange a borda infraorbitária. Fratura Le Fort III (3) abrange o zigoma e a órbita, e, quando presente bilateralmente, é considerada uma dissociação craniofacial.

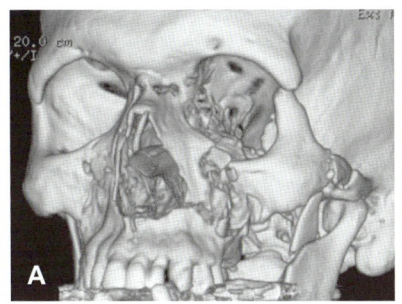

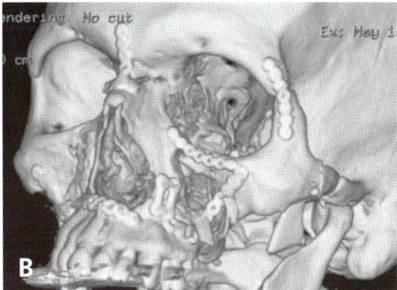

Figura 68-2. A, A foto da esquerda é uma TC em 3D pré-operatória de um paciente com uma fratura Le Fort II à direita, fraturas Le Fort I-II-III à esquerda, uma fratura de palato e uma fratura da coronoide esquerda. **B**, À direita está a TC em 3D pós-operatória, apresentando o nariz e o zigoma reposicionados e fixados à base do crânio. Os suportes dos maxilares foram reparados em relação à estabilização dos segmentos superiores e à oclusão mandibular. Note a fratura coronoide, não tratada, em posição correta após o reposicionamento do zigoma.

36. Como são tratadas as fraturas da face média?
O objetivo da reparação das fraturas da face média é restaurar forma (estética) e função. Isso deve ser realizado em conjunto com o nariz, as órbitas, o zigomático e a maxila, em relação à mandíbula. No tratamento do paciente da Figura 68-2, as porções superiores da face média foram tratadas inicialmente com placas de titânio, para estabilização do nariz e das fraturas da sutura ZF. Posteriormente, a maxila foi alinhada com a mandíbula, e as fraturas remanescentes (Le Fort II à direita e Le Fort I-II-III à esquerda) puderam ser reparadas de um modo apurado e funcional, para restaurar a oclusão e a estética facial do paciente. Técnicas para as lacerações faciais e de acesso aos tecidos moles minimamente invasivas ajudam no resultado estético final.

37. O que é uma fratura panfacial e como são tratadas as fraturas panfaciais?
As fraturas panfaciais são definidas como fraturas que envolvem a face superior, a média e a inferior. O tratamento é desafiador e exige um plano de tratamento individualizado, utilizando princípios de tratamento individuais para cada fratura. A reconstrução deve ser feita do estável para o instável (Figura 68-2). O osso zigomático móvel e os ossos nasais são mantidos em suas posições anatômicas corretas para consolidar o osso craniano. A oclusão e a altura da face são restabelecidas primeiramente pela reconstrução da mandíbula contra a maxila, a qual é, então, presa aos ossos nasais e zigomáticos e ao crânio.

38. Quais são as complicações cirúrgicas associadas à reparação de fraturas da face média?
1. Redução inadequada: maloclusão (maxila) e deformidade facial (zigomático).
2. Reconstrução imprecisa da órbita: malposicionamento do globo.
3. Diplopia: por malposicionamento do globo, encarceramento residual, lesão dos músculos ou do nervo.
4. Malposicionamento da pálpebra: traumatismo na incisão/dissecção da pálpebra, lesão do septo orbitário.
5. Redução da acuidade visual e cegueira: rara, é necessária avaliação da visão no pré-operatório.
6. Cicatrizes e perda de cabelo: incisões coronais irregulares. Evitáveis mediante um planejamento cuidadoso e aconselhamento pré-operatório.
7. Torpor: traumático ou cirúrgico.
8. Não consolidação: infecção/extrusão crônica de um implante, rara em fraturas de face média.
9. Lesão dentária: evitar as raízes dentárias ao colocar parafusos e ao tratar os dentes e as gengivas com uso de barras em arco.
10. Liquorreia: reconhecer de início e tratar para manter a cavidade intracraniana separada do nariz/seios paranasais.

Terço Inferior (Mandíbula)

39. Quais são os sinais clínicos da fratura mandibular e como a mandíbula é avaliada em um paciente com traumatismo facial?
O exame da cabeça e do pescoço pode demonstrar lacerações, tumefação e hematomas na área da fratura. A palpação da borda inferior, com ambas as mãos, pode identificar tumefações, deformidades por desalinhamento ou flacidez. O torpor labial ocorre em fraturas mandibulares distais ao forame mandibular. O exame da boca pode demonstrar desvios à abertura ou limitações da abertura (trismo), dor em ATM (articulação temporomandibular), impacto coronoide, mudanças na oclusão e equimoses no assoalho da boca, devidas a lacerações no periósteo ou na gengiva. A avaliação da oclusão pode demonstrar uma maloclusão óbvia ou sutil. Estudos de imagens são necessários, uma vez que as fraturas mandibulares geralmente ocorrem aos pares – as fraturas de *parassínfise* e de côndilo frequentemente ocorrem em conjunto.

40. Quais são os melhores estudos de imagens para avaliação do traumatismo mandibular?
Uma tomografia computadorizada (TC) com cortes axiais, coronais e sagitais é ideal quando a visualização é difícil, sendo ela o método de imagem preferido em casos de fraturas mandibulares múltiplas. A TC tridimensional é muito útil para planejar o tratamento de fraturas mandibulares complexas. Um *filme panorex* da mandíbula é um excelente estudo de triagem, de baixo custo, baixa radiação e excelente para a avaliação continuada. Outros estudos incluem estudos seriados da mandíbula, filmes da oclusão e filmes periapicais.

41. Como são classificadas as fraturas mandibulares?
As fraturas mandibulares são classificadas segundo a região anatômica e por um descritor adicional. Cada região anatômica tem características próprias, que exigem considerações de tratamento especializadas. Os descritores adicionais descrevem a *severidade* (em galho verde, simples, compostas, cominutivas), *deslocamento* por tração dos músculos (favorável ou desfavorável) e a *maloclusão* (mordida aberta, mordida cruzada). Cada uma dessas considerações influirá no plano de tratamento.

42. Quais são as regiões anatômicas da mandíbula?

A mandíbula é dividida em partes horizontais e partes verticais. A *mandíbula horizontal* tem quatro regiões anatômicas: o osso basal, denso, que consiste em sínfise, parassínfise e corpo, e o osso alveolar, menos denso, que suporta a dentição. A *mandíbula vertical* tem quatro regiões anatômicas: o ângulo, o ramo, o côndilo e a coronoide. Fraturas podem ocorrer em qualquer uma dessas regiões, entretanto são mais frequentes nas regiões do ângulo e do côndilo (Figura 68-3).

43. Como são classificadas as fraturas do côndilo e por que elas são consideradas de difícil tratamento?

As fraturas do côndilo são classificadas de acordo com o local em três sítios: cabeça, colo e subcondilar (Figura 68-3). Elas são de difícil tratamento porque (1) as fraturas do côndilo ocorrem *sob o nervo facial* (NC VII), que pode ser lesado na abordagem; (2) frequentemente o côndilo está malposicionado pela tração lateral do músculo pterigoide ou por um deslocamento traumático, e a redução se torna difícil; (3) frequentemente a qualidade do osso é inadequada para suportar próteses. Geralmente as fraturas subcondilares são consideradas o único sítio para redução aberta com fixação interna, enquanto as demais regiões frequentemente são tratadas sem intervenção cirúrgica. A maloclusão decorrente das fraturas de côndilo cria uma deformidade em mordida aberta.

44. Quais são as indicações para redução aberta com fixação interna (ORIF, do inglês *Open Reduction and Internal Fixation*) de uma fratura do côndilo?

As indicações absolutas e relativas para a cirurgia são discutidas por Zide e Kent (Quadro 68-1). Infelizmente, não há consenso quanto ao tratamento das fraturas do côndilo em adultos. O tipo de tratamento

---

Quadro 68-1. Indicações para Redução Aberta e Fixação Interna (ORIF) de uma Fratura do Côndilo

Indicações Absolutas
1. Deslocamento do côndilo para a fossa craniana média ou para o MAE
2. Incapacidade de obter uma oclusão adequada
3. Deslocamento lateral extracapsular
4. Ferida contaminada em uma articulação aberta

Indicações Relativas
1. Fraturas do côndilo bilaterais em um paciente edêntulo, quando os *splints* estão indisponíveis ou são impossíveis de posicionar, em razão de atrofia da crista alveolar
2. Fraturas do côndilo bilaterais ou unilaterais, quando a colocação de *splints* não é recomendável em virtude de condições clínicas concomitantes ou quando a fisioterapia é impossível de ser realizada
3. Fraturas bilaterais associadas a fraturas cominutivas da face média
4. Fraturas subcondilares bilaterais associadas a: (a) retrognatia ou prognatia, (b) mordida aberta com alterações periodontais ou falta do suporte posterior, (c) perda de vários dentes com posterior necessidade de reconstrução, (d) oclusão instável devida à ortodontia, (e) fratura condilar unilateral, com a base da fratura instável

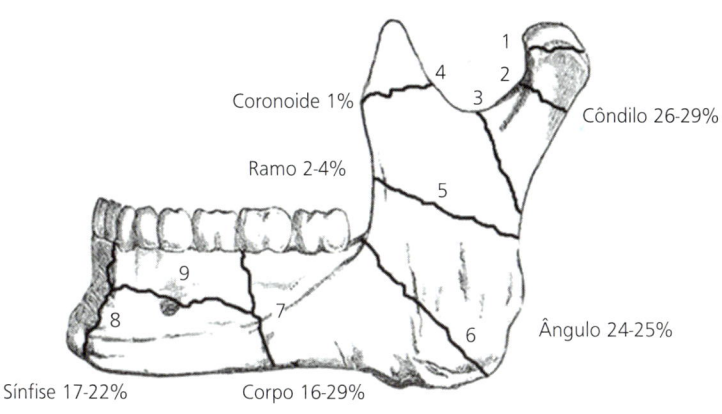

Figura 68-3. Sítios de fraturas mandibulares frequentes: (1) cabeça do côndilo, (2) colo do côndilo, (3) subcondilar, (4) coronoide (5) ramo, (6) ângulo, (7) corpo, (8) sínfise (sínfise e parassínfise) e (9) alveolar.

deve ser escolhido caso a caso e de acordo com a experiência profissional. A terapia funcional (mobilização precoce da mandíbula) é essencial para se evitar a ancilose da ATM. Os três tratamentos recomendados para adultos com fraturas do processo condilar abrangem: (1) um período de fixação maxilomandibular (MMF), seguido por terapia funcional, (2) um período de terapia funcional sem um período de MMF e (3) redução aberta, com ou sem fixação interna. Em crianças, a ORIF vem sendo mais bem aceita em virtude da experiência técnica e das melhorias na fixação rígida.

45. Por que o ângulo mandibular está sujeito a altas taxas de fraturas?
Primeiramente, porque a área da transecção do ângulo é mais delgada em relação à área dos segmentos mandibulares vizinhos e, em segundo lugar, pela presença dos terceiros molares, que enfraquecem a região. O osso delgado e os alvéolos dentários criam um sítio de fratura patológico, porque enfraquecem a junção entre os segmentos vertical e horizontal. Fraturas desfavoráveis do ângulo estão sujeitas a deslocamento pela tração dos músculos masseter e pterigoide medial. As fraturas do ângulo mandibular trazem um desafio exclusivo aos cirurgiões, porque são as que apresentam as mais altas taxas reportadas de complicações pós-operatórias entre as fraturas de todas as regiões mandibulares.

46. Como a tensão e a compressão estão relacionadas à cicatrização mandibular?
Durante a mastigação, uma carga funcional cria uma *tensão,* que separa a borda superior da mandíbula (Figura 68-4). Isso abre o sítio de fratura, permitindo que bactérias e alimentos penetrem e produzam um mau resultado. Ao mesmo tempo, na borda inferior ocorre uma *compressão,* que fecha a fratura. Durante a reparação, é importante colocar uma placa de tensão na borda superior, para reduzir a separação. Ela fixa a fatura e reduz os riscos de não consolidação e de infecção.

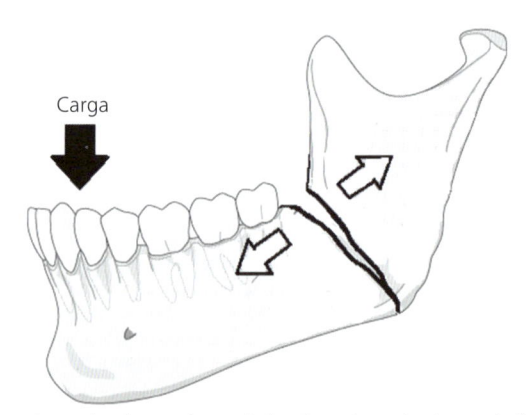

Figura 68-4. Sob a carga da mastigação, uma fratura do ângulo se abre na borda superior (*setas de abertura*). Essa é a "tensão" considerada, ou o sítio de separação, que pode ser mantido unido por meio de uma "miniplaca" de baixo peso. A "compressão" ou o fechamento ocorre na borda inferior, durante a carga, e não necessita de placa para manter a fratura reduzida. Alguns cirurgiões entendem que um auxílio adicional na borda inferior pode ser necessário.

47. O que as fraturas do corpo da mandíbula e da região parassinfisiana têm em comum?
Ambas são regiões da mandíbula horizontal, que contêm dentes e exigem uma reconstrução oclusiva adequada para evitar maloclusões. Os pacientes com fraturas parassinfisianas bilaterais podem ter uma "mandíbula *flail* ", o que pode levar ao deslocamento posterior dos fragmentos e da língua, causando obstrução da via aérea.

48. Explique a classificação do ângulo de oclusão.
Classe I é considerada normal, e a cúspide mesobucal (MBC) do primeiro molar permanente do maxilar oclui com a fenda bucal (BG, em inglês *Bucal Groove*) do primeiro molar permanente da mandíbula. *Classe II* (*retrognatia*) é uma mandíbula retraída (posterior), de modo que a MBC superior fica, agora, à frente (mesial) em relação à BG inferior. *Classe III* (*prognatia*) é uma mandíbula protraída (anterior) em que a MBG superior está atrás (distal) em relação à BG inferior (Figura 68-5).

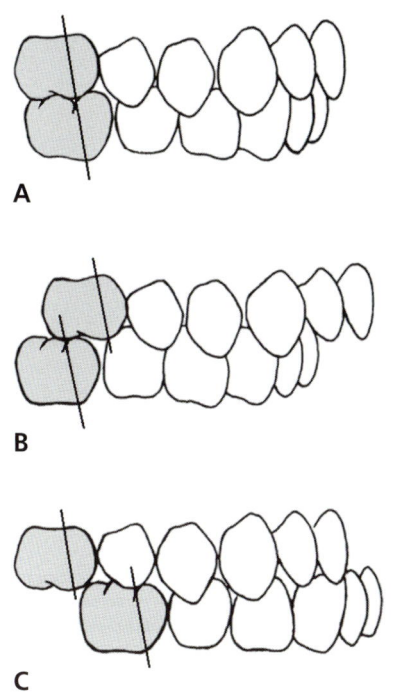

Figura 68-5. Classificação da oclusão conforme o ângulo. **A,** Classe I, oclusão normal. **B,** Classe II, maloclusão. **C,** Classe III, maloclusão.

49. Quais são as indicações para reduções abertas ou reduções fechadas em fraturas de mandíbula?
Redução fechada e fixação são consideradas para as fraturas: não deslocadas, favoráveis, pediátricas, com fragmentação grossa, coronoides e fraturas do côndilo, em adultos. O procedimento é completado por fixação mandibulomaxilar (MMF) utilizando-se barras em arco, alças de Ivy, fios de Ridson, *splints* dentários e próteses dentárias. A ORIF é considerada para fraturas: deslocadas e desfavoráveis, de mandíbula atrófica edêntula, fraturas faciais complexas e do côndilo que não podem ser tratadas com técnicas de redução fechada. A ORIF é realizada por meio de exposição e redução da fratura, e fixação com fios, parafusos ou placas aparafusadas.

50. Como deve ser tratada a fratura da mandíbula edêntula?
Com a perda de dentes, ocorre atrofia mandibular, resultando em um osso menor e mais frágil. Esse "osso basal" remanescente é um osso cortical denso que possui osteogênese reduzida, suprimento sanguíneo reduzido e cuja nutrição depende do periósteo. O *tratamento fechado*, utilizando talas de Gunning, próteses dentárias e fixação externa, por pinos, é realizado para preservar o suprimento sanguíneo em um ambiente não contaminado, promovendo a cicatrização da fratura. O *tratamento aberto* exige a colocação de placas reconstrutivas de alto peso, utilizando parafusos bicorticais. O osso edêntulo não tem estabilidade de transecção, sendo muito fraco para "compartilhar a carga" da fratura com uma placa óssea pequena e com parafusos monocorticais. No tratamento por ORIF, o desconhecimento desse importante conceito pode levar a sérias complicações.

51. Em que as fraturas da mandíbula pediátrica são diferentes das do adulto?
As fraturas da mandíbula pediátrica são mais difíceis de tratar do que as fraturas do adulto. Os dentes possuem forma cônica e raízes curtas, que não são passíveis de MMF. Os brotos dentários são centros de crescimento que podem ser danificados durante o tratamento da fratura. Crianças com 6 anos de idade, ou menos, geralmente são tratadas com técnicas de redução fechada, para evitar lesão aos dentes em desenvolvimento. Crianças com 12 anos, ou mais, já devem ter seus dentes permanentes em posição e podem ser tratadas por ORIF, com uso de microplacas. O crescimento da mandíbula ocorre pelo

alongamento da região condilar e por remodelagem e crescimento do ramo e do corpo. Lesões na região condilar, durante a reparação da fratura, podem levar à assimetria facial.

CONTROVÉRSIAS

52. Tratamento de fratura da tábua posterior.
O tratamento das fraturas da parede posterior é o mais controvertido de todos os sítios de fratura. A questão é avaliar se os fragmentos estão deslocados. TCs com cortes finos são úteis para determinar se a fratura é linear ou está deslocada. As fraturas lineares não necessitam de tratamento. Fraturas sem deslocamento, mas com liquorreia, podem ser observadas durante 5 a 7 dias. De acordo com o atual algoritmo de tratamento, se a parede estiver deslocada, indica-se a exploração do seio frontal. A exploração pode resultar em: conduta expectante, reparação simples da tábua posterior, remoção completa da mucosa e obliteração com gordura abdominal ou cranialização do seio frontal.

53. Obstrução do ducto de drenagem e obliteração do seio frontal *versus* técnicas com preservação do seio.
Um tópico controverso é saber se o ducto de drenagem do seio frontal pode ser preservado com sucesso em pacientes selecionados (preservação do seio), em oposição aos procedimentos de obliteração do seio. Não há comparações em paralelo entre essas duas técnicas. Todos concordam que as consequências da obstrução do ducto de drenagem nasofrontal necessitam de tratamento.

54. O uso de antibióticos profiláticos no tratamento de fraturas faciais.
Há uma considerável variabilidade de tratamentos de pacientes com fraturas do seio frontal, quanto ao uso de antibióticos profiláticos. Eles são utilizados para prevenir infecções; entretanto, inadvertidamente, podem aumentar o risco de infecções pós-operatórias por patógenos oportunistas. Os antibióticos também podem alterar a flora fisiológica local e eliminar a confiabilidade das análises microbiológicas de amostras de liquor, quando há suspeita de meningite. A eficácia dos antibióticos é de difícil avaliação em razão da heterogeneidade dos padrões de lesão, das características dos pacientes e da metodologia de pesquisa.

BIBLIOGRAFIA

AAO Resident Manual of Trauma to the Face: Head, and Neck. Available at http://www.entnet.org/mktplace/upload/ResidentTraumaFINALlowres.pdf.
Biller JA, Pletcher SD, Goldberg AN, et al: Complications and the time to repair of mandible fractures, *Laryngoscope* 115(5):769–772, 2005.
Bowerman JE: The superior orbital fissure syndrome complicating fractures of the facial skeleton, *Br J Oral Surg* 7:1–6, 1969.
Castro B, Walcott BP, Redjal N, et al: Cerebrospinal fluid fistula prevention and treatment following frontal sinus fractures: a review of initial management and outcomes, *Neurosurg Focus* 32(6):E1, 2012.
Champy M, Loddé JP, Schmitt R, et al: Mandibular osteosynthesis by miniature screwed plates via a buccal approach, *J Maxillofac Surg* 6(1):14–21, 1978.
Daudia A, Biswas D, Jones NS: Risk of meningitis with cerebrospinal fluid rhinorrhea, *Ann Otol Rhinol Laryngol* 116: 902–905, 2007.
Ellis E 3rd, Zide MF: Transfacial approaches to the mandible. In Ellis E 3rd, Zide MF, editors: *Surgical Approaches to the Facial Skeleton*, ed 2, Philadelphia, 2005, Lippincott Williams & Wilkins, pp 151–189.
Ellis E 3rd, Price C: Treatment protocol for fractures of the atrophic mandible, *J Oral Maxillofac Surg* 66(3):421–435, 2008.
Ellis E 3rd: Management of fractures through the angle of the mandible, *Oral Maxillofac Surg Clin North Am* 21(2):163–174, 2009.
Ellis IIIE, Throckmorton GS: Treatment of mandibular condylar process fractures: biological considerations, *J Oral Maxillofac Surg* 63:115–134, 2005.
Gillies HD, Kilner TP, Stone D: Fractures of the malar-zygomatic compound: with a description of a new x-ray position, *Br J Surg* 14:651–656, 1927.
Hegab A: Management of mandibular fractures in children with a split acrylic splint: a case series, *Br J Oral Maxillofac Surg* 50(6):e93–e95, 2012.
Keen WW: *Surgery: Its Principles and Practice*, Philadelphia, 1909, WB Saunders.
Kellman RA: Maxillofacial trauma. In *Cummings/Otolaryngology: Head and Neck Surgery*, ed 5, Philadelphia, 2010, Mosby Elsevier, pp 318–341.
Kellman RM, Cienfuegos R: Endoscopic approaches to subcondylar fractures of the mandible, *Facial Plast Surg* 25(1): 23–28, 2009.
Liu P, Wu S, Li Z, et al: Surgical strategy for cerebrospinal fluid rhinorrhea repair, *Neurosurgery* 66(6 Suppl Operative): 281–286, 2010.
Markowitz BL, Manson PN, Sargent L, et al: Management of the medial canthal tendon in nasoethmoid orbital fractures: the importance of the central fragment in classification and treatment, *Plast Reconstr Surg* 87(5):843–853, 1991.
Perez R, Oeltien JC, Thaller S: A review of mandibular angle fractures, *Craniomaxillofac Trauma Reconstr* 4(2):69–72, 2011.

Scholsem M, Scholtes F, Collignon F, et al: Surgical management of anterior cranial base fractures with cerebrospinal fluid fistulae: a single-institution experience, *Neurosurgery* 62:463–471, 2008.

Shetty V, Atchison K, Leathers R, et al: Do the benefits of rigid internal fixation of mandible fractures justify the added costs? Results from a randomized controlled trial, *J Oral Maxillofac Surg* 66(11):2203–2212, 2008.

Shorr N, Baylis HI, Goldberg RA: Transcaruncular approach to the medial orbit and orbital apex, *Ophthalmology* 107:1459–1463, 2000.

Smith B, Regan WF: Blowout fracture of the orbit: mechanism and correction of internal orbital fracture, *Am J Ophthalmol* 44(6):733–739, 1957.

Valerie JL, Muriel ER: Ophthalmic considerations in fronto-ethmoid mucoceles, *J Laryngol Otol* 103:667–669, 1989.

Valiati R, Ibrahim D, Abreu ME, et al: The treatment of condylar fractures: to open or not to open? A critical review of this controversy, *Int J Med Sci* 5(6):313–318, 2008.

Winegar BA, Murillo H: Tantiwongkosi B: Spectrum of critical imaging findings in complex facial skeletal trauma, *Radiographics* 33(1):3–19, 2013.

Winkler AA, Smith TL, Meyer TK, et al: The management of frontal sinus fractures. In Kountakis SE, Onerci TM, editors: *Rhinologic and Sleep Apnea Surgical Techniques*, Berlin Heidelberg, 2007, Springer, pp 149–158.

Zide MF, Kent JN: Indications for open reduction of mandibular condyle fractures, *J Oral Maxillofac Surg* 41(2):89–98, 1983.

VII
Laringologia e Distúrbios da Deglutição

# ANATOMIA E EMBRIOLOGIA AERODIGESTIVA COM CORRELATOS RADIOLÓGICOS

Craig R. Villari, MD ▪ Matthew S. Clary, MD

PONTOS-CHAVE

1. A estrutura da laringe é constituída por duas cartilagens não pareadas e três conjuntos de cartilagens pareadas.
2. A musculatura extrínseca da laringe está primariamente associada à deglutição, enquanto a musculatura intrínseca é responsável pela respiração e pela fonação.
3. As pregas vocais verdadeiras são recobertas por epitélio escamoso, que é sustentado por uma matriz gelatinosa, a lâmina própria superficial, que confere propriedades vibratórias exclusivas, necessárias à fonação.
4. Primariamente, a laringe é formada a partir do terceiro, do quarto e do sexto arcos branquiais.
5. Aberrações no desenvolvimento embrionário podem levar a doenças congênitas comuns, como as fendas laríngeas e as membranas glóticas.

Pérolas
1. O osso hioide não está ossificado ao nascimento, mas é o primeiro componente da estrutura laríngea a se ossificar, seguido pela cartilagem tireoide e, em seguida, pela cartilagem cricoide.
2. As articulações cricoaritenóideas são articulações "macho e fêmea", permitindo o movimento tridimensional para cumprir as funções complexas exigidas da laringe.
3. O músculo cricoaritenóideo posterior é o único músculo abdutor das pregas vocais verdadeiras.
4. O músculo cricotireóideo é o único músculo intrínseco da laringe que *não* é inervado pelo nervo laríngeo recorrente; ele é inervado pelo nervo laríngeo superior.
5. O músculo interaritenóideo é o único músculo laríngeo intrínseco que possui inervação bilateral.

PERGUNTAS

ANATOMIA

1. Quais são as três subunidades primárias da laringe?

A laringe executa três funções principais extremamente importantes: proteção da via aérea, fonação e deglutição. Dada a complexidade das tarefas que tem de cumprir, fica claro que ela possui uma estrutura anatômica igualmente complexa. Às vezes, para se ter melhor enfoque de discussão e estudo, é mais fácil compartimentar a laringe. O estadiamento do câncer de laringe ajudou a fazer isso, ao dividir a laringe em três subseções: a supraglote, a glote e a subglote.

A supraglote se estende da margem rostral da epiglote até a metade do ventrículo laríngeo. Essa subseção da laringe inclui a superfície laríngea da epiglote, as falsas pregas vocais (também conhecidas como pregas vestibulares), as pregas ariepiglóticas e a porção mais superior das cartilagens aritenoides. A glote se estende do ventrículo laríngeo superiormente até 1 cm abaixo das pregas vocais verdadeiras. Essa subseção contém as pregas vocais verdadeiras e a maior parte das cartilagens aritenoides. A subglote se estende desde 1 cm abaixo das pregas vocais verdadeiras até a margem mais caudal da cartilagem cricoide.

2. Quais cartilagens compõem a laringe?

A laringe é composta por duas cartilagens não pareadas e três cartilagens pareadas (Figura 69-1). As cartilagens não pareadas – a tireoide e a cricoide – são palpáveis externamente, e servem como excelentes referências cirúrgicas. As cartilagens pareadas – aritenoides, cuneiformes e corniculadas – situam-se internamente na laringe. Às vezes, as cartilagens cuneiformes e corniculadas são referidas conjuntamente como cartilagens sesamoides, e funcionam como elementos estruturais menores. O osso hioide é a porção mais superior da laringe, funcionando como importante sítio de inserção de vários músculos laríngeos extrínsecos. Todas essas cartilagens podem ser observadas em estudos modificados com deglutição de bário, utilizados para avaliação de disfagias (Figura 69-2).

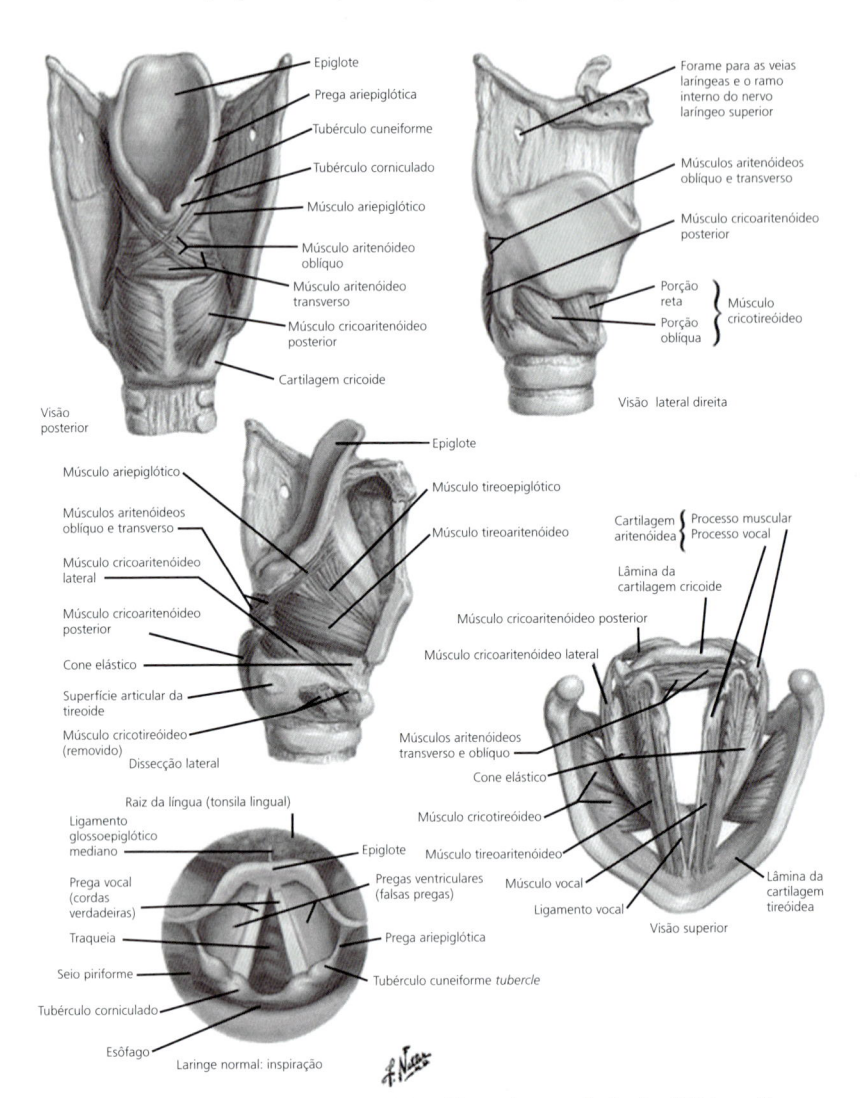

Figura 69-1. Musculatura da laringe. De Netter FH: Atlas of Human Anatomy, Professional Edition, ed 5, Philadelphia, 2011, Saunders Elsevier, Lâmina 78.

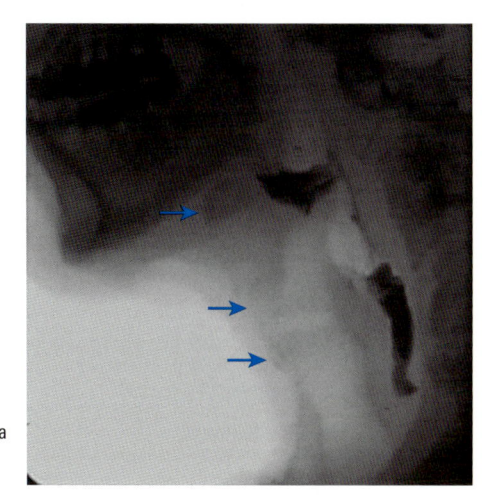

Figura 69-2. Modificação da deglutição de bário, apresentando o osso hioide, a cartilagem tireóidea e a cartilagem cricóidea (respectivas *setas*, de cima para baixo).

A cartilagem tireoide é formada por duas lâminas que se fundem na linha média. Cada lâmina contém um corno superior e um corno inferior, sendo que o superior se liga ao hioide, através do ligamento tireo-hióideo lateral, e o inferior serve como uma articulação com a cartilagem cricoide. Na linha média há um entalhe que ajuda a definir o pomo de Adão; ele serve como uma segunda conexão com o hioide, através do ligamento tireoióideomediano.

A cartilagem cricoide é o único anel cartilaginoso completo da traqueia. Ela tem uma forma tridimensional característica, frequentemente referida como anel de sinete, o que quer dizer que a cartilagem cricoide tem a forma comum aos anéis de formatura do curso colegial. O anel tem uma orientação tal que sua parte mais larga situa-se posteriormente; na posição anterior, o perfil craniocaudal é relativamente estreito, enquanto na posição posterior ele apresenta uma altura adicional, sobre a qual se assentam as cartilagens aritenoides. Ao longo da superfície superior do anel, a cartilagem cricoide se articula com as aritenoides por articulações do tipo "macho e fêmea".

3. **Quais músculos são encontrados no interior da laringe?**
   Para realizar tarefas relacionadas à fonação, à proteção da via aérea e à deglutição, a laringe utiliza dois grupos separados de músculos – os músculos laríngeos extrínsecos e os intrínsecos. A musculatura extrínseca conecta um elemento estrutural da laringe com outro elemento estrutural do exterior da laringe; diversamente, a musculatura intrínseca conecta dois elementos estruturais da laringe.

4. **Descreva a musculatura extrínseca.**
   A musculatura extrínseca compõe-se de músculos que elevam e rebaixam a supraestrutura laríngea no interior do pescoço; esses músculos desempenham um papel pequeno na fonação e são primariamente utilizados na deglutição. A ativação combinada dos músculos genioióideo, digástrico, miloióideo, tireoióideo e estiloióideo resultará na elevação da laringe, enquanto o rebaixamento da laringe pode ser alcançado pela ativação dos "músculos cinta (*strap muscles*)" (esternoióideo, esternotireóideo, omoióideo). A musculatura extrínseca possui várias inervações, incluindo as radículas cervicais e os nervos cranianos V e VII. O último grupo muscular extrínseco a ser discutido é o dos constritores faríngeos. Os constritores, todos inervados pelo plexo faríngeo, ajudam a fazer com que o bolo alimentar avance distalmente. O constritor superior não se insere na laringe, mas o constritor intermediário e o inferior, sim, e disso resulta a elevação e a translação posterior às deglutições.

5. **Descreva a musculatura intrínseca.**
   A musculatura intrínseca está associada primariamente à proteção da via aérea e à fonação. Os músculos são todos pareados, com exceção do interaritenóideo (Figura 69-1). Esses músculos podem ser classificados como abdutores ou adutores, com base no modo como movimentam as pregas vocais quando ativados. Os adutores compreendem o tireoaritenóideo, o cricoaritenóideo lateral e o músculo interaritenóideo. O único abdutor é o músculo cricoaritenóideo posterior. O músculo cricotireóideo é considerado um músculo laríngeo intrínseco, mas não causa adução e nem abdução diretas das pregas vocais. O músculo cricotireóideo funciona como um pivô anterior para a cartilagem tireoide, ao

longo do eixo criado pela articulação cricotireóidea, alongando e tensionando a prega vocal, para permitir um registro fonético mais alto.

6. Quais tipos de mucosa são encontrados na laringe?

A maior parte da mucosa é constituída pelo epitélio respiratório colunar. Entretanto, nas porções vibratórias das pregas vocais verdadeiras um epitélio escamoso estratificado se sobrepõe. Os pontos de transição entre o epitélio respiratório e o epitélio escamoso ocorrem nas linhas arqueadas superior e inferior; a primeira se localiza no interior do ventrículolaríngeo, enquanto a segunda se localiza imediatamente abaixo da prega vocal verdadeira.

Supõe-se que o epitélio escamoso estratificado proteja contra traumatismos devidos à colisão entre as pregas vocais, causada pela alta frequência durante a fonação. Apesar dessa qualidade protetora, a existência de diferentes epitélios e transições entre os tipos epiteliais é importante para entender as doenças, malignas e benignas. Entender os tipos epiteliais na laringe pode ajudar a compreender os locais com maior probabilidade de malignidades (o carcinoma das células escamosas da glote) e de doenças benignas (a papilomatose respiratória recorrente geralmente só ocorre nos pontos de transição entre os epitélios respiratório e escamoso).

7. O que é o ventrículo laríngeo?

O ventrículo é uma eversão anatômica única entre a laringe supraglótica e a glótica. A extensão inferior são as pregas vocais verdadeiras. O limite superior não é simples, dada a natureza tridimensional do ventrículo. Quando se observa a via aérea de cima para baixo, a porção superior parece ser uma falsa prega vocal. Entretanto, à dissecção anatômica, verifica-se que o ventrículo se estende lateralmente, e depois para cima, para além da falsa prega, o que permite a formação de um espaço potencial, que não é fácil de examinar em uma nasolaringoscopia. Esse espaço potencial pode se fechar sobre si mesmo, sendo conhecido como sáculo laríngeo. O sáculo pode vir a ser importante nas discussões sobre os cistos saculares e deve ser examinado cuidadosamente durante uma laringoscopia direta para diagnóstico/prevenção de câncer (Figura 69-3).

8. O que é a membrana quadrangular e o cone elástico?

A membrana quadrangular é uma membrana fibroelástica que se estende da epiglote até a falsa prega vocal, terminando no ligamento ventricular. Grosseiramente, ela compreende as pregas ariepiglóticas, mas não possui uma integridade estrutural definitiva. O cone elástico também é uma membrana fibroelástica, mas ele se estende da porção superior da cartilagem cricoide, expandindo-se para cima, para se interdigitar com o ligamento vocal, nas pregas vocais verdadeiras.

Tanto a membrana quadrangular quanto o cone elástico servem como barreiras potenciais para a disseminação de malignidades.

9. Qual a importância da articulação cricoaritenóidea? Como a forma da cartilagem aritenoide contribui para a especialização da articulação?

A articulação cricoaritenóidea é uma articulação especializada, do tipo "macho e fêmea", que se integra para permitir que a laringe exerça suas funções vitais. A articulação permite que as aritenoides não apenas girem sobre um eixo vertical como também tenham liberdade para deslizar e se inclinar anteromedialmente.

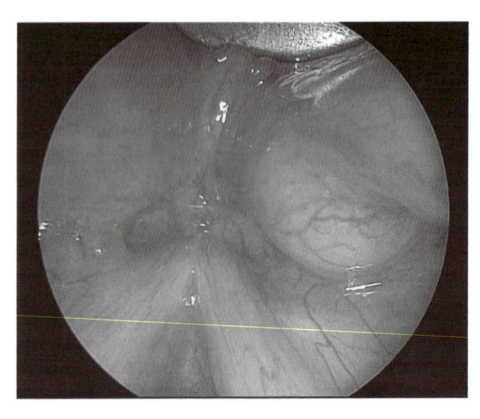

Figura 69-3. Visão endoscópica da comissura anterior com um endoscópio rígido de 70 graus, apresentando cistos saculares.

A aritenoide possui forma piramidal, com a base servindo como "fêmea" na articulação cricoaritenóidea. Entretanto, a aritenoide possui dois apêndices importantes, conhecidos como processo vocal e processo muscular. O processo vocal funciona como ponto de inserção do ligamento vocal, enquanto o processo muscular, como o nome indica, serve como ponto de inserção de vários músculos intrínsecos da laringe. Os músculos se inserem em diversos vetores, permitindo que a aritenoide gire na fossa da articulação cricoaritenóidea, abduzindo ou aduzindo o ligamento vocal e as pregas vocais. Essa articulação, coordenada e altamente especializada, da musculatura laríngea, permite a proteção da via aérea e a fonação.

10. Quais músculos da laringe são utilizados na respiração?
Tecnicamente, qualquer músculo que ajude a aduzir ou abduzir a prega vocal é utilizado durante a respiração. Na respiração, para um fluxo aéreo ótimo, as pregas vocais devem estar na posição abduzida. Para isso, o músculo mais importante é o cricoaritenóideo posterior, o único abdutor das pregas vocais. Ele é inervado pelo nervo laríngeo recorrente (NLR).

11. Quais músculos são utilizados para a fonação?
Assim como na respiração, tecnicamente, qualquer músculo que ajude a aduzir ou a abduzir as pregas vocais é utilizado durante a fonação. Diferentemente da respiração, a fonação ótima ocorre quando as pregas vocais estão medianamente aduzidas. Os músculos responsáveis por essa movimentação são o tireoaritenóideo, o interaritenóideo e o cricoaritenóideo lateral. Esses músculos são inervados primariamente pelo NLR.

Embora a fonação ótima ocorra com as pregas vocais aduzidas, como já descrito, o arcabouço laríngeo pode pivotar ao longo da articulação cricotireóidea. Esse movimento permite tensionar o ligamento vocal, que é estirado entre o processo vocal da cartilagem aritenoide e a inserção do ligamento na cartilagem tireoide. O músculo cricotireóideo é o responsável por essa extensão para a frente, e sua ativação levará a uma fonação mais aguda. Esse músculo é o único músculo intrínseco que é inervado pelo nervo laríngeo superior (NLS).

12. A fonação pode ocorrer por vias neurolaríngeas alternativas?
A inervação detalhada na questão anterior é a via predominante; entretanto, há outras variações. Enquanto a maior parte da musculatura intrínseca responsável pela adução das pregas vocais (um elemento chave para a fonação) é inervada pelo NLR, há uma (assim chamada) anastomose entre o NLR e o NLS. Essa anastomose é o nervo de Galen, e ela pode levar a alguma ativação fonatória do NLS.

13. Quais músculos são utilizados na deglutição?
A deglutição é uma tarefa incrivelmente complexa, que envolve vários grupos musculares do interior e do exterior da laringe. Do ponto de vista laríngeo, deve ocorrer a proteção da via aérea para minimizar o risco de aspiração. Isso envolve duas tarefas distintas: primeiro, a glote tem de estar fechada para proteção contra aspiração franca, de modo que as pregas vocais devem estar aduzidas na linha média (ver acima). Ao mesmo tempo, a musculatura extrínseca é ativada. Isso resulta em elevação laríngea, inversão da epiglote e constrição faríngea proximal, para ajudar a encaminhar o bolo alimentar em direção ao esôfago.

14. Algum dos músculos laríngeos intrínsecos possui inervação bilateral?
Apenas um – o músculo interaritenóideo – recebe inervação bilateral. Isso pode resultar em um achado clínico interessante, quando há uma denervação reconhecida em um lado da laringe (p. ex., uma lesão do NLR durante uma tireoidectomia). Nesse tipo de lesão, seria de se esperar a imobilidade da hemilaringe ipsolateral; entretanto, pode-se observar um ligeiro movimento de adução da cartilagem aritenoide ipsolateral. Às vezes, isso pode ser confundido com alguma inervação ipsolateral residual, mas o mais provável é que seja a inervação do músculo interaritenóideo do NLR contralateral.

15. Quais são as camadas da prega vocal vibratória?
Atualmente, a partir dos estudos histológicos, tem-se uma grande compreensão sobre a composição vocal. Acreditava-se que a prega fosse uma camada sólida de músculo, recoberta por uma fina camada epitelial; atualmente, sabe-se que há várias camadas integradas, todas contribuindo para a função vibratória exclusiva das pregas vocais (Figura 69-4).

A porção mais profunda da prega vocal é o músculo tireoaritenóideo; a mais superficial é o epitélio escamoso. Entre elas, há um nível com três camadas, conhecido como lâmina própria. As camada profunda e intermediária se fundem e se integram para formar o ligamento vocal. A camada superficial da lâmina própria é uma matriz gelatinosa, incrivelmente importante para as qualidades vibratórias únicas, necessárias à fonação.

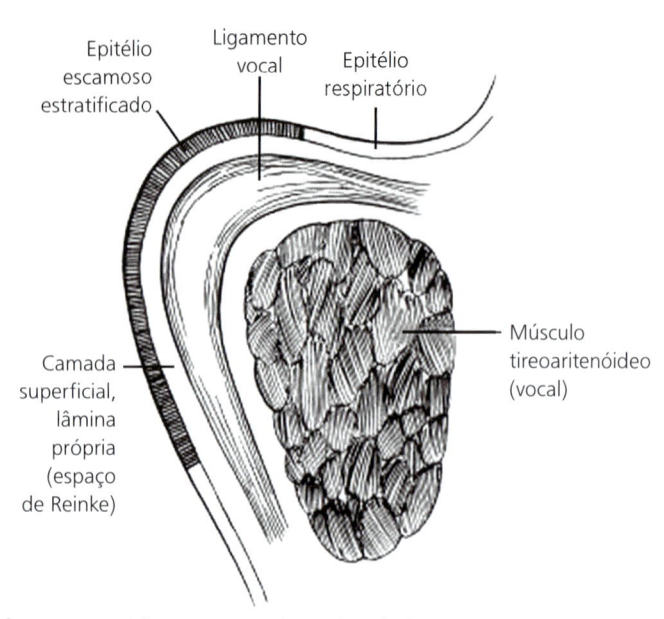

Figura 69-4. Corte transversal de uma prega vocal verdadeira. De Bastian RW: Benign vocal fold mucosal disorders. In Flint PW, Haughey BH, Lund VJ, et al., editors: Cummings Otolaryngology: Head & Neck Surgery, ed 5, Philadelphia, 2010, Mosby Elsevier.

Quadro 69-1. Contribuição dos Arcos Branquiais para a Laringe

ARCO BRANQUIAL	NERVO ASSOCIADO	CARTILAGENS/OSSOS DERIVADOS	MÚSCULOS DERIVADOS
Terceiro	Nervo craniano IX	Corno maior do hioide* Epiglote*	Nenhum na laringe
Quarto	Nervo laríngeo superior	Cartilagem tireóidea Cartilagem cuneiforme Epiglote*	Cricofaríngeo Músculo cricotireóideo
Sexto	Nervo laríngeo recorrente	Cartilagem cricóidea Cartilagem aritenóidea Cartilagens corniculadas	Musculatura intrínseca da laringe

*Indica uma composição de vários arcos branquiais.

Embriologia

16. Como é a formação da laringe "in utero"?

A laringe começa a se formar durante a quarta semana de gestação, com a emergência do sulco laringotraqueal. O sulco começa na posição imediatamente caudal ao quarto arco branquial e forma o início do trato superior aerodigestivo unificado. À medida que o sulco se aprofunda, ele começa a se separar do esôfago primitivo em plano coronal com a formação do septo esofagotraqueal. Do divertículo laringotraqueal resultante, acabam derivando os rudimentos dos pulmões, enquanto a porção mais craniana se destina à formação da laringe.

Com umas poucas exceções, a laringe se forma por contribuições do terceiro, do quarto e do sexto arcos branquiais, como é detalhado no Quadro 69-1. O osso hioide se forma por contribuições do segundo e do terceiro arcos branquiais. A epiglote se origina da eminência hipobranquial, com contribuições do terceiro e do quarto arcos branquiais.

O entendimento das origens branquiais dessas estruturas também ajuda a compreender a inervação sensorial da laringe. Como o NLS deriva do mesmo arco branquial que a epiglote e as cartilagens da tireoide, a supraglote e a porção superior da glote contêm inervação aferente do NLS. Uma relação semelhante é encontrada para o NLR, que contém a inervação sensorial da glote inferior e da subglote.

O arcabouço laríngeo começa a se formar por volta da quinta semana de gestação, continuando até a nona semana. O epitélio da laringe se funde logo no início desse período e oblitera o lúmen previamente presente. Esse lúmen deve se modificar, para permitir o desenvolvimento apropriado da traqueia e dos pulmões; isso acontece entre a sétima e a décima semanas de gestação. Os ventrículos laríngeos se formam à medida que o lúmen se recanaliza, mas eles provêm o tecido que, ao final, vai formar as pregas vocais, falsas e verdadeiras.

17. **Quais as doenças existentes "*in vivo*" que são devidas a desarranjos na formação embrionária da laringe?**
Duas doenças relativamente comuns podem ocorrer secundariamente ao desenvolvimento embrionário anormal. Membranas laríngeas decorrem de uma falha na recanalização do lúmen da via aérea. As fendas laríngeas se formam em virtude da clivagem incompleta do divertículo laringotraqueal do esôfago primitivo. A progressão pode ser interrompida à medida que o septo esofagotraqueal se desenvolve na direção cranial. Quanto mais cedo ocorre a parada no desenvolvimento embrionário, mais severa será a fenda laríngea.
   Explicadas com mais profundidade em outro capítulo, as anormalidades nas fendas branquiais também podem envolver a hipofaringe. Cistos da terceira e da quarta fendas branquiais podem se originar nos seios piriformes e, em casos selecionados, a cauterização do orifício nos seios ou sua excisão podem ser curativas.

18. **Certas porções da estrutura da laringe podem estar ossificadas ao nascimento?**
Não. O hioide é o primeiro aspecto estrutural da laringe a se ossificar, o que ocorre por volta do segundo aniversário da criança. A cartilagem tireoide começa a se ossificar na adolescência, e a cartilagem cricoide começa a se ossificar na terceira ou quarta décadas de vida. A ossificação completa pode não ocorrer em todas as partes do arcabouço laríngeo, mas quase sempre ocorre no hioide. Essa ausência de ossificação pode funcionar como um mecanismo de proteção contra fraturas da laringe durante a infância.

BIBLIOGRAFIA

Bastian RW: Benign vocal fold mucosal disorders. In Flint PW, Haughey BH, Lund VJ *et al.*, editors: *Cummings Otolaryngology: Head & Neck Surgery*, ed 5, Philadelphia, 2010, Mosby Elsevier.
Hirano M: Structure and vibratory behavior of the vocal folds. In Sawashima M, Cooper FS, editors: *Dynamic Aspects of Speech Production*, Tokyo, 1977, University of Tokyo Press, pp 13–27.
Lee KJ: *Essential Otolaryngology*, ed 9, New York City, 2008, McGraw-Hill.
Netter FH: *Atlas of Human Anatomy, Professional Edition*, ed 5, Philadelphia, 2011, Saunders Elsevier. Pansky B: *Review of Medical Embryology*, New York, 1982, Macmillian.
Rosen C, Simpson CB: *Operative Techniques in Laryngology*, New York, 2008, Springer.
Sulica L: Voice: anatomy, physiology, and clinical evaluation. In Johnson JT, Rosen CA, editors: *Bailey's Head & Neck Surgery: Otolaryngology*, ed 5, Baltimore, MD, 2014, Lippincott Williams & Wilkins.
Tucker HM: *The Larynx*, Cleveland, OH, 1993, Thieme.
Woodson GE: Laryngeal and pharyngeal function. In Cummings CW, Robbins KT, Schuller DE, editors: *Cummings Otolaryngology: Head and Neck Surgery*, ed 4, Philadelphia, 2005, Elsevier.

CAPÍTULO 70

LARINGOSCOPIA, BRONCOSCOPIA E ESOFAGOSCOPIA

Todd M. Wine, MD

PONTOS-CHAVE

1. A laringoscopia está integrada na otorrinolaringologia, sendo necessária para diagnóstico e tratamento em situações clínicas e operatórias.
2. A broncoscopia rígida não é apenas diagnóstica, mas também terapêutica, e pode ser o instrumento chave em uma emergência da via aérea.
3. Durante a laringoscopia e a broncoscopia, a comunicação com o anestesista é de máxima importância para prevenir complicações.
4. O segmento mais estreito da via aérea pediátrica é a subglote, fato que se deve ter em mente durante a intubação, para evitar lesões iatrogênicas.
5. A avaliação de uma impactação alimentar deve ser acompanhada por biópsias de esôfago, para descartar esofagite eosinofílica.
6. As pilhas/baterias circulares, quando presentes no esôfago como corpos estranhos, são uma emergência real, que exige pronta remoção, em razão do dano imediato que pode ocorrer em apenas 2 a 3 horas.
7. Durante a esofagoscopia rígida, o uso de um coxim sob os ombros pode ser útil para obter um melhor ângulo para introdução do esofagoscópio até o esôfago distal.

Pérolas

1. Uma técnica correta de laringoscopia direta melhora muito a visualização das pregas vocais. Assegure-se sempre de não haver contraindicações para uma flexão apropriada do pescoço ou uma extensão da cabeça (como, por exemplo, uma coluna cervical instável e em pacientes portadores de síndrome de Down).
2. A mensuração da via aérea é imprecisa quando há edema agudo de tecidos moles.
3. Em crianças, antes de uma broncoscopia rígida, a profundidade da anestesia e a respiração espontânea podem ser avaliadas pela observação do abdome.

PERGUNTAS

1. **O que são: laringoscopia, broncoscopia e esofagoscopia?**

    Laringoscopia é o exame da laringe. Ela pode ser feita indiretamente, utilizando-se um fotóforo e um espelho, ou diretamente, utilizando-se um laringoscópio, rígido ou flexível. A broncoscopia é o exame da traqueia, dos brônquios e de suas ramificações utilizando-se broncoscópios rígidos ou flexíveis. A esofagoscopia é o exame endoscópico do esôfago, o que também pode ser feito através de esofagoscópios flexíveis ou rígidos.

2. **Quando uma laringoscopia ambulatorial é indicada para adultos?**

    Em adultos, o exame da laringe faz parte do exame físico completo da cabeça e do pescoço e pode ser realizado por meio de laringoscopia indireta ou flexível. Ao examinar-se a laringe de um adulto, geralmente também se visualizam a supraglote, a orofaringe e a hipofaringe. O exame da laringe e das áreas anatômicas circunvizinhas é indicado em pacientes com queixas de disfonia, tosse crônica, sensação de globo faríngeo, desconforto ou dor crônicos na garganta, estridor, massa no pescoço, massa na tireoide e apneia obstrutiva do sono.

3. **Quando a laringoscopia ambulatorial é indicada para crianças?**
   Em crianças, o exame da laringe é indicado em casos de estridor, anormalidades vocais e estado de apneia obstrutiva do sono após tonsilectomia.

4. **Quais são os diferentes tipos de laringoscopia?**
   A laringoscopia direta é a visualização da laringe através da observação direta. Para se obter uma visão apropriada é necessário um laringoscópio. Usualmente o paciente é anestesiado, embora alguns pacientes tolerem a laringoscopia sem uso de bloqueadores locais e/ou regionais. A laringoscopia direta é realizada para permitir a inserção de um tubo endotraqueal, para inspecionar a laringe em toda a sua extensão e para expor devidamente a porção da laringe que requeira biópsia ou excisão de alguma massa.

   A laringoscopia indireta é uma visualização da laringe utilizando instrumentos para obtenção de uma visão "indireta" da laringe. O espelho laríngeo foi o primeiro instrumento utilizado para direcionar, indiretamente, uma luz de origem exterior para o interior da laringe, proporcionando iluminação e visualização das estruturas. A laringoscopia indireta pode ser limitada pelo reflexo nauseoso. Outras formas de laringoscopia indireta envolvem o uso de telescópios angulados (70 ou 90 graus) ou de laringoscópios flexíveis, para visualização da laringe. A avaliação endoscópica rígida, com um telescópio angulado, permite obter uma visão da laringe em alta definição.

   Em ambulatório, a laringoscopia flexível frequentemente é realizada com um endoscópio flexível, de fibra óptica. As fossas nasais podem ser preparadas com uma mistura de descongestionante/anestésico tópico, para melhorar a visualização e o conforto durante o exame. A lubrificação do telescópio também pode ajudar no conforto. A laringoscopia flexível também pode ser utilizada para avaliar a deglutição, em um procedimento denominado videoendoscopia da deglutição (VED). Esse procedimento envolve a visualização da laringe enquanto o paciente é alimentado com alimentos de diversas consistências, para determinar se há aspiração ou penetração do bolo alimentar na laringe.

   A videolaringoscopia consiste em acoplar uma câmera a um endoscópio rígido angulado ou a um endoscópio flexível para projetar a imagem em um monitor. Equipamentos digitais de gravação podem gravar o vídeo, permitindo o arquivamento do exame para uma posterior visualização ou revisão.

   A videolaringoestroboscopia é uma videolaringoscopia com adição de um estroboscópio. Este utiliza um microfone, ou a atividade de EMG, para detectar a frequência fundamental da vibração das pregas vocais. O estroboscópio faz a fonte de luz lampejar na frequência fundamental, criando a aparência de uma onda em câmera lenta na prega vocal. Isso permite a avaliação da onda mucosa da prega vocal, o que pode ajudar na diferenciação de várias doenças das pregas vocais.

5. **O que são laringoscópios e como eles se diferenciam?**
   Os laringoscópios são instrumentos utilizados para a visualização da laringe com o paciente em posição supina. Há vários tipos de laringoscópios, e seu formato difere em função dos objetivos a serem alcançados. Os exemplos de laringoscópios projetados para funções específicas compreendem o visualizador da comissura anterior (possui fluxo anterior e com comprimento interdental mais curto, permitindo melhor visão da comissura anterior), o laringoscópio bivalve, para abordar tumores supraglóticos e hipofaríngeos, e os laringoscópios com ranhuras, que facilitam a intubação. Muitos tipos diferentes de laringoscópios podem ser estabilizados por suspensão, de modo que o cirurgião possa realizar procedimentos cirúrgicos bimanualmente.

6. **Como é realizada uma laringoscopia flexível?**
   Antes da realização desse procedimento, o paciente é orientado quanto ao procedimento. Geralmente, o nariz é preparado topicamente com uma combinação de anestésico local e descongestionante tópico. O endoscópio pode ser lubrificado, permitindo um conforto adicional para o paciente. Inicialmente, o endoscópio é inserido na fossa nasal e avançado posteriormente, permitindo a visualização da nasofaringe. Em seguida, o endoscópio é dirigido inferiormente, permitindo o acesso à orofaringe e, a seguir, é adiantado para uma posição que permita o exame adequado da supraglote e da glote. A vocalização voluntária e a inspiração podem confirmar a mobilidade normal das pregas vocais.

7. **Quais são as posições apropriadas para a laringoscopia direta?**
   O posicionamento apropriado do paciente para a laringoscopia direta rígida é a posição de olfatória (*sniffing position*), com a cabeça estendida sobre o pescoço, e o pescoço fletido. Na laringoscopia direta não é necessário coxim sob os ombros. Às vezes, para se obter uma exposição anterior adequada, é necessário aumentar ainda mais a flexão do pescoço, levantando a cabeça da mesa.

8. **O que dificulta a laringoscopia?**
   Uma laringoscopia difícil corresponde à incapacidade de se obter uma boa visualização da laringe. Geralmente os fatores que contribuem para isso são fatores anatômicos. Trismo (incapacidade de abrir completamente a boca), micrognatia, tumores, infecções e traumatismos na orofaringe e na supraglote podem tornar a laringoscopia difícil.

9. **Como é classificada a visão laringoscópica da laringe?**
   Ao utilizar um laringoscópio de intubação, a visão da abertura glótica deve ser relatada. O grau de visibilidade é importante para comunicar a outros médicos atendentes os cuidados futuros do paciente, minimizando o risco para os pacientes com dificuldades reconhecidas de exposição da laringe. A visualização de grau I ocorre quando as pregas vocais podem ser observadas em sua totalidade. O grau II ocorre quando se obtém uma visão parcial das pregas vocais verdadeiras. A visão de grau III ocorre quando só as aritenoides são visíveis. O grau IV ocorre quando não se visualiza qualquer estrutura laríngea.

10. **O que deve ser relatado, durante uma laringoscopia direta, como parte do exame da cabeça e do pescoço?**
    Como otorrinolaringologistas, somos treinados para examinar a laringe em sua totalidade. Isso é extremamente importante em nossos pacientes com câncer de cabeça e de pescoço. Um exame minucioso inclui a visualização da base da língua, da valécula, da epiglote (destacando as superfícies lingual e laríngea), da supraglote, da glote e da hipofaringe.

11. **Quais são as potenciais complicações de uma laringoscopia direta?**
    Dos lábios à laringe, pode haver lesões em qualquer parte. Deve-se tomar cuidado para não apertar os lábios entre o laringoscópio e os dentes. Os dentes podem ser inadvertidamente lacerados, afrouxados, fraturados ou removidos. Para ajudar a minimizar as lesões dentárias, é utilizado um protetor de dentes. A dificuldade de expor a laringe aumenta a chance de lesões dentárias. Se uma lesão dentária for observada intraoperatoriamente, uma avaliação odontológica deve ser solicitada imediatamente. Outros riscos incluem lesões das pregas vocais. Além disso, pode haver espasmo da laringe, o que impede a ventilação adequada; e este, se não tratado adequadamente, pode levar a uma parada respiratória.

12. **Qual é a porção mais estreita da via aérea em adultos e crianças?**
    Nos adultos, a porção mais estreita da via aérea se situa na glote, enquanto nas crianças a porção mais estreita se situa na subglote. A importância disso é que diferentes tubos endotraqueais são adaptados à medida que a via aérea das crianças cresce, e saber estimar e medir isso se torna crítico.

13. **Como se estima o tubo endotraqueal adequado?**
    Em crianças, o tamanho apropriado do tubo endotraqueal pode ser estimado pela idade. Para crianças com 2 anos ou mais, a fórmula *4 + idade / 4* pode estimar o tamanho apropriado. Para crianças menores de 2 anos, deve ser lembrado que um recém-nascido deve ser intubado com um ETT 3,5 (ETT, do inglês tubo endotraqueal). Quando o bebê se aproxima de 1 ano de idade, torna-se apropriado o ETT 4,0. Aos 2 anos, é apropriado o ETT 4,5. Em adultos, a maioria dos homens pode receber um ETT 8,0, e as mulheres podem tolerar um ETT 7,5.

14. **Como se mede o tamanho da via aérea subglótica?**
    As dimensões da via aérea subglótica são determinadas por um teste de vazamento. A execução desse teste consiste em inserir uma série de ETTs não inflados e observar ou auscultar quanto à ocorrência de vazamento em volta do tubo endotraqueal. Isso significa determinar o grau de estreitamento de uma estenose firme da via aérea subglótica. Geralmente, o calibre do primeiro tubo é 0,5 menor do que o esperado para um paciente daquela idade. Se a via aérea possui um diâmetro adequado, deve haver um vazamento livre em torno do tubo. Tubos progressivamente maiores são colocados, até não haver vazamento de ar a 25 cm de H_2O, ou menos. O maior tubo que permita vazamento é considerado o tamanho da via aérea. Com base na idade do paciente e no ETT correspondentemente adaptado, o grau de estenose pode ser determinado através de uma escala criada pelos Drs. Myer e Cotton (Quadro 70-1).

15. **Quando é indicada uma broncoscopia?**
    A broncoscopia é indicada sempre que os sintomas sugerirem que haja uma doença, ou evidência de doença, na árvore traqueobrônquica. Os sintomas presentes determinarão os objetivos do procedimento. Em bebês e crianças, as indicações para broncoscopia geralmente estão relacionadas a estridor, suspeita de aspiração de corpo estranho e outras doenças das vias aéreas inferiores e do parênquima pulmonar. Em adultos, a broncoscopia é realizada mais frequentemente quando há hemoptise, suspeita de neoplasia ou qualquer outra doença respiratória prolongada. Em crianças e adultos, a broncoscopia rígida é vital se obtiver sucesso em situações de via aérea dificultosa, quando a laringoscopia falhou. O broncoscópio rígido pode ser utilizado como meio para superar uma obstrução. Se o broncoscópio

Quadro 70-1. Porcentagens de Estenoses Subglóticas Conforme o Tamanho do Tubo Endotraqueal

Idade do Paciente			Tamanho do Tubo Endotraqueal							
			2	2,5	3	3,5	4	4,5	5	5,5	6
	Prematuro	Sem Lúmen Detectável	40								
	0-3/12		58	30		Sem Obstrução					
	3/12-9/12		68	48	26						
	9/12-2		75	59	41	22					
	2		80	67	53	38	20				
	4		84	74	62	50	35	19			
	6		86	78	68	57	45	32	17		
			89	81	73	64	54	43	30	16	
Grau		IV	III			II		I			

Com permissão, quadro de Myer CM, O'Connor DM, Cotton RT: Proposal grading system for subglottic stenosis based on endotracheal tube sizes. Ann Otol Rhinol Laryngol 103:319-323, 1994.

rígido não for capaz de obter uma via aérea, será necessário consegui-la cirurgicamente, na forma de uma traqueotomia ou de uma cricotireotomia de emergência.

16. Quais são os diferentes tipos de broncoscopia?

A broncoscopia pode ser realizada com broncoscópio rígido ou flexível. Historicamente, a broncoscopia rígida é a mais antiga das duas técnicas e, anteriormente, era denominada broncoscopia aberta. Os broncoscópios rígidos geralmente são equipados com orifícios para ventilação e também podem ser denominados broncoscópios de ventilação. Na comparação com o broncoscópio flexível, o rígido é potencialmente mais traumático e geralmente exige um plano de anestesia mais profundo. Quando acoplado a uma haste telescópica de Hopkins, a broncoscopia rígida permite uma visão mais bem definida da via aérea, quando comparada à broncoscopia flexível. Além dessa vantagem, a broncoscopia rígida permite a ventilação (pode ser utilizada, em situações de emergência, para garantir a via aérea) e um espaço de trabalho maior, que pode permitir uma remoção mais eficiente de corpos estranhos ou tampões mucosos. A broncoscopia flexível é realizada com um endoscópio flexível, que pode ser inserido na via aérea sob sedação leve. Assim, uma vantagem primária é um melhor exame do funcionamento dinâmico da via aérea, permitindo melhor avaliação de condições como a *traqueobroncomalacia*. Outra vantagem é a possibilidade de acessar brônquios menores e mais distais. A *lavagem broncoalveolar* consiste em instilar solução salina estéril em um brônquio terminal e aspirá-lo, para avaliar a natureza bioquímica das vias aéreas distais e dos alvéolos. Esse fluido pode ser utilizado para detectar a presença de aspiração crônica e a microbiologia do pulmão. Biópsias e dilatações são outros procedimentos que podem ser realizados durante ambos os tipos de broncoscopia.

17. Quais anormalidades podem ser observadas durante a broncoscopia?

Massas na traqueia ou nos brônquios são imediatamente percebidas durante a broncoscopia. Outras anormalidades compreendem estenoses, padrão em *cobblestoning*, secreções espessas, compressão da via aérea por uma causa externa e malacia. Em adultos, a estenose muito provavelmente tem origem pós-traumática. Embora o mesmo seja verdade para crianças, outras possibilidades de estenose incluem estenose congênita subglótica e estenose traqueal de segmentos longos devida aos anéis traqueais completos.

18. Como as dimensões da traqueia variam como a idade?

Entre 0 e 2 anos de idade, a traqueia tem, em média, 5,4 cm de comprimento. Por volta dos 16 aos 18 anos, ela mais que dobrou de comprimento, com 12,2 cm. Durante esse tempo, o diâmetro triplica, enquanto a área da transecção sextuplica.

19. Quais são as anormalidades embriológicas da traqueia?

A compressão por uma artéria inominada é uma compressão vascular anterior que pode limitar severamente o tamanho da via aérea. Ela pode causar apneia reflexa e infecções respiratórias recorrentes. Quando severa, pode ser tratada por aortopexia (suspensão aórtica) ou por reimplantação da artéria inominada. Os anéis traqueais completos podem se limitar a um só anel ou abranger quaisquer anéis ao longo de toda a traqueia. Geralmente, há um longo segmento traqueal estenosado, e é necessário tratamento cirúrgico.

20. **Quais são as chaves para a remoção de corpos estranhos da via aérea por broncoscopia rígida?**
   Em caso de corpos estranhos na via aérea, é de máxima importância estar preparado. Para garantir um resultado ótimo, é preciso que haja comunicação adequada, durante todo o tempo, entre a equipe da sala de operações, o anestesista e o cirurgião. É essencial ter disponíveis broncoscópios rígidos de tamanhos apropriados e um de reserva, do tamanho imediatamente menor. Os instrumentos para captura do corpo estranho (pinça endoscópica para preensão de grãos, pinça jacaré etc.) devem ser testados, para se garantir que estes consigam passar através do broncoscópio adequado à idade.

21. **Quais são as indicações para a esofagoscopia?**
   A esofagoscopia é indicada para investigar sintomas próprios do esôfago. Em crianças, a disfagia para sólidos, o refluxo refratário, a impactação de alimentos e os corpos estranhos são as principais indicações para esofagoscopia. Em adultos, a disfagia, a doença do refluxo gastroesofagiano, a hematêmese e a dor torácica atípica são indicações para a esofagoscopia.

22. **Quais são os diferentes tipos de esofagoscopia?**
   A esofagoscopia flexível é realizada com um endoscópio flexível, que geralmente possui uma porta para insuflação de ar (que ajuda a visualização através da distensão), sucção e irrigação. Ele pode ser utilizado para biópsias, cauterização de sangramentos, dilatação de estenoses por meio de um cateter balão e remoção de corpos estranhos. A esofagoscopia flexível transnasal é semelhante à esofagoscopia flexível tradicional, exceto pelo fato de que o telescópio é mais fino (para permitir a introdução por via transnasal) e pode ser tolerado pelo paciente acordado. Isso vem sendo cada vez mais utilizado em ambulatório, basicamente para pacientes adultos. A esofagoscopia rígida consiste na utilização de um tubo oco rígido, que é inserido no esôfago para visualizar a mucosa esofágica. A visualização pode ser feita com ou sem o auxílio de um telescópio de haste, de Hopkins, que amplifica muito a visão. Como na esofagoscopia flexível, o uso dessa modalidade permite biópsias, dilatação e remoção de corpos estranhos.

23. **Quais são as potenciais complicações da esofagoscopia?**
   Traumatismos em lábios, língua, garganta e esôfago, fratura ou avulsão de dentes, pneumonia por aspiração, hipotensão, arritmia, pneumotórax, sangramento e perfuração do esôfago. A perfuração esofagiana pode ser particularmente perigosa, quando não reconhecida imediatamente, podendo levar a uma mediastinite de alto risco. Sintomas de dor torácica e de febre devem ser encarados com seriedade, e uma perfuração de esôfago deve ser descartada. Se ela estiver presente, o tratamento imediato é a chave para um resultado bem-sucedido.

24. **Após a ingestão de um cáustico, quando deve ser realizada a esofagoscopia?**
   Na maioria das vezes, o dano causado às mucosas pela ingestão de cáusticos continua ocorrendo durante algum tempo. A esofagoscopia realizada imediatamente após a ingestão pode subestimar o grau da lesão. A esofagoscopia realizada após 48 horas pode aumentar o risco de perfuração esofágica iatrogênica. Por isso, a maioria das fontes recomenda esperar de 12 a 48 horas após a ingestão, para permitir a identificação mais acurada do grau da lesão.

25. **Que tipo de lesão (necrose) é induzido pela ingestão de ácidos e de bases?**
   A ingestão de ácidos cáusticos induz uma necrose de coagulação. A necrose de coagulação pode ser útil, na medida em que cria um coágulo que, de fato, protege os tecidos mais profundos contra lesões. *A ingestão de bases cáusticas causa uma necrose de liquefação.* A necrose de liquefação causa desintegração tecidual, o que permite uma penetração mais profunda nos tecidos e, por isso, geralmente está associada a um dano esofágico maior.

26. **Qual o sistema de graduação utilizado para classificar as lesões esofágicas corrosivas?**
   As lesões esofágicas corrosivas são graduadas em uma escala de 0 a IV (Quadro 70-2). A escala se baseia na extensão dos danos à mucosa. Em geral, pacientes com lesões de graus de 0 a IIa estão aptos para alimentação oral, enquanto os de graus IIb a IV requerem repouso esofágico absoluto. Em princípio, não há complicações relacionadas a lesões dos graus 0 a IIa. Nas lesões dos graus IIb a IV frequentemente são notadas complicações, inclusive constrições esofágicas e necroses em toda a espessura.

27. **Como as baterias/pilhas circulares causam lesões nos tecidos moles?**
   O modo primário pelo qual as baterias/pilhas circulares causam lesões decorre de sua capacidade de conduzir uma corrente eletrolítica que produz hidróxidos. O vazamento de substâncias alcalinas pode ocorrer nas baterias/pilhas circulares alcalinas, mas não ocorre nas pilhas/baterias botão mais recentes, de lítio. As baterias/pilhas circulares de lítio são células de 3V, mais perigosas, uma vez que condu-

Quadro 70.2. Sistema de Classificação para Lesões Cáusticas no Esôfago	
GRAU	**ACHADOS ENDOSCÓPICOS**
0	Normal
1	Edema e hiperemia da mucosa
2a	Friável, hemorragia, úlceras, erosões, bolhas, exsudatos, membranas
2b	2a + ulceração profunda ou circular
3a	Pequenas necroses dispersas
3b	Necroses extensas
4	Perfuração

De Zargar AS, Kochhar R, Mehta S, *et al.*: The role of fiberoptic endoscopy in the management of corrosive ingestion and modified endoscopic classification of burns. Gastrointest Endosc 37(2):165-9, 1991.

zem maior corrente elétrica. Por último, a bateria/pilha pode exercer pressão física, produzindo uma ligeira lesão do tecido adjacente. A ingestão de baterias/pilhas circulares é uma emergência que exige remoção imediata, uma vez que, em exposições muito breves, podem ocorrer lesões graves, com mortalidade subsequente.

28. O que deve ser excluído quando ocorre uma impactação de alimento em uma criança?
Em crianças, a impactação de alimentos está altamente associada a esofagite eosinofílica. Sendo assim, no tratamento da impactação de alimentos devem ser realizadas biópsias da mucosa esofágica, para investigar a possibilidade de esofagite eosinofílica.

29. Como a esofagite eosinofílica é diagnosticada?
Atualmente, o diagnóstico exige a presença de 15 eosinófilos por campo de alta potência na amostra de tecido. Além disso, o paciente deve continuar apresentando essa infiltração intensa de eosinófilos após o tratamento com um inibidor da bomba de prótons.

30. Qual a localização mais provável de corpos estranhos no esôfago?
Na maior parte das vezes, os corpos estranhos ocorrem na região imediatamente distal ao cricofaríngeo. O cricofaríngeo é um músculo concêntrico, forte, capaz de forçar um corpo estranho distalmente em relação a si. O esôfago, frequentemente, é incapaz de empurrá-lo mais adiante.

31. O que é o divertículo de Zenker?
É uma pseudo-herniação que ocorre através de um enfraquecimento natural da parede hipofaríngea posterior, por entre as fibras oblíquas e fusiformes do cricofaríngeo ou do constritor faríngeo inferior, conhecida como triângulo de Killian. Quando pequeno, esse divertículo do tipo "pulsão" é assintomático. Como o tempo, ele aumenta gradualmente e causa disfagia progressiva. Os pacientes não se queixam apenas de sensação de impactação dos alimentos, queixam-se de regurgitação de produtos alimentares. O diagnóstico é confirmado por deglutição de bário, revelando uma herniação posterior no esôfago proximal.

32. Como se trata o divertículo de Zenker?
Historicamente, o tratamento consistia na cirurgia utilizando técnicas abertas para ressecar, suspender ou ligar o divertículo, juntamente com uma miotomia cricofaringiana. O tratamento contemporâneo é a diverticulotomia de Zenker por endoscopia. A barra cricofaríngea é isolada entre as lâminas de um esofagoscópio bivalve e é seccionada utilizando-se um grampeador endoscópico (se o espaço for suficiente), laser, LigaSure ou eletrocauterização.

BIBLIOGRAFIA
Contini S, Scarpignato C: Caustic injury of the upper gastrointestinal tract: a comprehensive review, *World J Gastroenterol* 19(25):3918–3930, 2013.
Griscom NT, Wohl EB: Dimensions of the growing trachea related to age and gender, *AJR Am J Roentgenol* 146:233–237, 1986.

Griscom NT, Wohl EB, Fenton T: Dimensions of the trachea to age 6 years related to height, *Pediatr Pulmonol* 5:186–190, 1989.

Litovitz T, Whitaker N, Clark L, et al: Emerging battery-ingestion hazard: clinical implications, *Pediatrics* 125(6):1168–1177, 2010.

Myer CM, O'Connor DM, Cotton RT: Proposed grading system for subglottic stenosis based on endotracheal tube sizes, *Ann Otol Rhinol Laryngol* 103(4 Pt 1):319–323, 1994.

Nielsen HU, Trolle W, Rubek N, et al: New technique using Ligasure for endoscopic mucomyotomy of Zenker's diverticulum: diverticulotomy made easier, *Laryngoscope* 124(9):2039–2042, 2014.

Papadopoulou A, Koletzko S, Heuschkel R, et al: Management guidelines of eosinophilic esophagitis in childhood, *J Pediatr Gastroenterol Nutr* 58(1):107–118, 2014.

Zargar SA, Kochhar R, Mehta S, et al: The role of fiberoptic endoscopy in the management of corrosive ingestion and modified endoscopic classification of burns, *Gastrointest Endosc* 37(2):165–169, 1991.

ROUQUIDÃO E DISFONIA

Anju K. Patel, MD ▪ Thomas L. Carroll, MD

CAPÍTULO 71

PONTOS-CHAVE

1. O nervo laríngeo recorrente (NLR) inerva todos os músculos intrínsecos da laringe, exceto o cricotireóideo (inervado pelo nervo laríngeo superior [NLS]).
2. O músculo cricoaritenóideo posterior (CAP) é o único músculo que abduz ativamente as pregas vocais verdadeiras.
3. A laringite aguda frequentemente está associada a uma infecção viral do trato respiratório superior e se resolve em 1 a 2 semanas, sem antibioticoterapia.
4. Frequentemente, o refluxo faringolaríngeo (RFL) pode coexistir com outras doenças da laringe, sendo raramente a causa única de uma disfonia. A pepsina, possivelmente em um ambiente não ácido, está ativamente envolvida na inflamação causada pelo RFL.
5. Os transtornos inflamatórios sistêmicos associados à laringe podem ser memorizados através do acrônimo "SAW": sarcoidose (supraglótica), amiloidose (glótica) e granulomatose de Wegener (subglótica).

Pérolas

1. Durante a fonação na altura e intensidade (volume) mais confortáveis, a glote deve estar na fase fechada durante 45% a 50%, ou mais, de cada ciclo vibratório. Se a fase fechada durar menos do que 45% a 50% há uma insuficiência glótica (IG), cujas causas devem ser apuradas.
2. Por definição, os nódulos vocais, cujo diagnóstico frequentemente é superestimado, são bilaterais, simétricos, e ocorrem na junção do terço anterior com o terço médio das pregas vocais verdadeiras. Quando são observadas lesões bilaterais, o mais provável é que uma lesão subepitelial proeminente (cisto, pólipo, massa fibrosa), em uma das pregas vocais, oponha uma lesão reativa, em espelho, do outro lado.
3. A papilomatose respiratória recorrente (PRR) é causada, primariamente, pelo HPV dos tipos 6 e 11.
4. Tipicamente, a disfonia por tensão muscular está associada à compensação de uma insuficiência glótica subjacente e é incomum como diagnóstico primário isolado.
5. Geralmente, o RFL exige um tratamento de supressão ácida com doses maiores e mais prolongado do que na DRGE típica. Se um paciente com suspeita de RFL não responder à supressão de ácido, devem ser realizados testes específicos para descartar um refluxo não ácido, para diagnóstico de exclusão.

PERGUNTAS

1. Descreva a função da laringe.

A laringe desempenha um papel na prevenção da aspiração, na respiração, na execução da manobra de Valsalva e na fonação. Ela é uma estrutura tridimensional complexa, com conformação anterior triangular, que vai se transformando em uma aparência circular na porção posterior. É formada por numerosas cartilagens, que sustentam músculos extrínsecos e intrínsecos, como se descreve adiante, dividindo-se em supraglote, glote e subglote (Figura 71-1).

2. Incluindo a fisiologia da vibração das pregas vocais, o que é o mecanismo da fonação?

Na fonação, há três fases: pulmonar, laríngea e supraglótica/oral. A fase pulmonar é identificada como o motor que dirige a voz, por meio de inalação e exalação de ar. Essa atividade abastece a laringe com uma coluna de ar para a fase laríngea. Na fase laríngea, as pregas vocais se aproximam, voluntária ou involuntariamente, e vibram em certas frequências à medida que correntes de ar passam, criando um som que é posteriormente modificado na fase supraglótica/oral. O efeito de Bernoulli é responsável pela vibração passiva das pregas vocais ativamente aproximadas. A vibração cessa quando a coluna de ar para. Mudanças no comprimento das pregas vocais e na tensão do músculo tireoaritenóideo (TA)

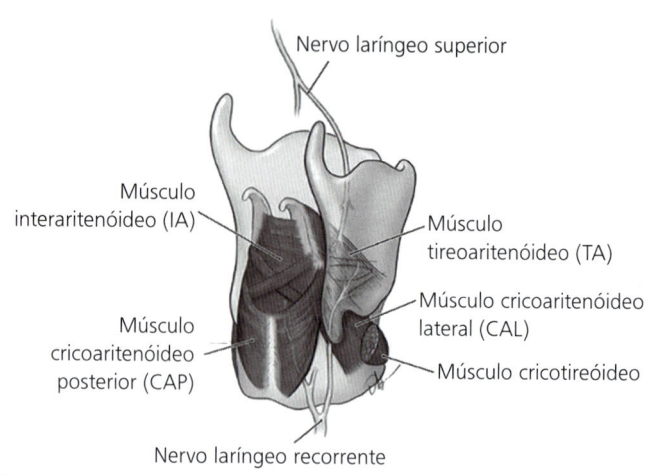

Figura 71-1. Visão posterolateral direita das cartilagens e dos músculos intrínsecos da laringe com o NLR e o NLS (ramo interno). De Rosen CA e CB Simpson. *Operative techniques in Laryngology.* Berlin: Springer, 2008.

afetam a intensidade. A supraglote, a faringe e as cavidades nasossinusais ressoam o som produzido, criando uma voz individual, exclusiva. A articulação das palavras é feita pela ação do palato, da língua, dos lábios e dentes. Disfunções em qualquer um desses níveis podem levar a alterações na voz, o que pode ser interpretado, pelo paciente, como rouquidão.

3. Qual é a diferença entre rouquidão e disfonia? O que é afonia?

A rouquidão é um termo inespecífico para uma mudança na qualidade da voz, tipicamente associada a um som bruto ou áspero. A rouquidão é vista como um sintoma de doença subjacente, e não como um diagnóstico. A disfonia, que também é um sintoma, é um termo abrangente para descrever qualquer alteração relacionada à produção de voz, incluindo, entre outros, a qualidade do som produzido, um aumento no esforço ou na fadiga vocais, e dor ou desconforto ao falar ou cantar. Afonia é a incapacidade de produzir voz. Os pacientes com afonia frequentemente cochicham, ou apenas movem os lábios, sem emitir sons.

4. Como se diagnostica a causa subjacente da disfonia de um paciente?

A história clínica e o exame físico, incluindo um exame completo de cabeça e pescoço, fazem parte do trabalho inicial de avaliação de um paciente disfônico. Na maioria dos centros de fala, uma avaliação de voz feita por um fonoaudiólogo, que compreende medidas aerodinâmicas e acústicas, estudos do funcionamento da laringe e testes de factibilidade de estimulação (para determinar se o paciente é candidato à fonoterapia), é realizada rotineiramente, antes ou após a visualização da laringe.

A laringe pode ser examinada em nível ambulatorial, com um espelho ou endoscópio, rígido ou flexível. Com exceção de alguma massa volumosa nas pregas vocais, o espelho é tipicamente inadequado para avaliar a laringe de um paciente disfônico. No paciente disfônico, é necessária uma videolaringoestroboscopia (VLE) para incluir, ou excluir, várias doenças; ela pode ser realizada com laringoscópio rígido ou flexível. Só a VLE permite analisar a vibração da prega vocal, que compreende: o padrão da fase de fechamento, a amplitude da vibração, a simetria da vibração, a periodicidade da vibração e outras anormalidades da onda da mucosa, quando presentes. O exame de VLE deve ser gravado e guardado para comparações futuras.

Se a causa da disfonia não se evidenciar durante uma endoscopia estática em luz branca, deve ser realizada uma VLE, uma vez que a estrutura pode estar visível, mas a função pode não ser completamente avaliada. A VLE rígida permite uma visualização da laringe em alta resolução. Entretanto, a fonação fica limitada a vogais sustentadas, em razão do deslocamento anterior da língua, e a capacidade de avaliar a movimentação das pregas vocais muitas vezes é pouco satisfatória. A VLE flexível permite a visualização dinâmica da laringe em sua posição normal, durante todas as formas de falar e cantar. Com a recente introdução da tecnologia da câmera de chip na extremidade, a VLE flexível está se tornando a modalidade preferida para o exame completo de todas as partes do exame da laringe: estrutural, neurológica e videoestroboscópica.

5. **Quais perguntas são pertinentes na anamnese de um paciente disfônico? (Inclua as queixas associadas à laringe, como respiração e disfagia.)**
    - Quando começaram os sintomas? Qual é a duração dos sintomas, existe alguma evolução? Essas perguntas determinam se o processo é agudo ou crônico.
    - Houve eventos associados, tais como infecção respiratória superior, traumatismo, cirurgia recente de cabeça, pescoço ou tórax, alguma intubação, um período de aumento de demanda ou de uso excessivo da voz, ou um estresse emocional?
    - Como foi a mudança na qualidade da voz? (Rouca, áspera, ofegante, fraca, mudança de tonalidade.) A voz áspera pode indicar uma doença que afeta as bordas das pregas vocais, enquanto a voz ofegante pode sugerir hipoadução das pregas vocais devida a uma paralisia ou paresia das pregas vocais. A sensação de aperto, ou dor, na língua ou na musculatura em cinta (*strap muscles*) pode indicar uma disfonia por tensão muscular (DTM) primária ou, mais provavelmente, para compensação de alguma doença subjacente (DTM secundária).
    - Há disfagia ou odinofagia? Quando esses sintomas estão presentes, podem indicar alguma alteração na faringe, no esôfago e/ou laringe.
    - Há tosse? A tosse pode estar associada ao refluxo faringolaríngeo (RF), asma, alergia, infecção ou neuropatia vagal pós-viral. O paciente com câncer de pulmão e paralisia das pregas vocais (secundária ao envolvimento do nervo laríngeo recorrente) frequentemente apresenta disfonia e tosse.
    - Há hemoptise? Esse sintoma, potencialmente grave, pode indicar malignidade.
    - Há sintomas típicos de alergia (esternutações, prurido ocular ou lacrimejamento, sensibilidade a gatos), de RFL (pigarro, sensação de muco, tosse, sensação de globo faríngeo) ou de refluxo gastroesofágico (DRGE; pirose, regurgitação/desconforto ácido, dispepsia)?
    - Qual é a periodicidade da queixa (isto é, antes ou depois do meio-dia)? A voz melhora ou piora com o correr do dia? A voz se fatiga com o uso?
    - Que outras condições clínicas existem? A rouquidão pode estar associada a um hipotireoidismo subjacente, um transtorno autoimune e ao uso de medicamentos que causam ressecamento da mucosa da laringe.
    - Qual é a ocupação, e como são os hábitos do paciente? Os cantores, professores e outros profissionais da voz, os fanáticos por esportes (torcedores gritões) e as pessoas cuja dieta contribui para o RFL apresentam maior probabilidade de sofrer de disfonia por causas benignas. O tabagismo e o RFL são fatores de risco para desenvolvimento de câncer de laringe e de esôfago.

6. **Quais funções laríngeas são avaliadas na laringoscopia flexível?**
    A laringoscopia flexível permite a visualização da laringe em sua posição fisiológica e, quando comparada à laringoscopia indireta, pode proporcionar uma avaliação ambulatorial mais abrangente da dinâmica da voz. É solicitado aos pacientes que sentem, em posição de "olfatória (*sniffing*)", com o pescoço fletido e a cabeça estendida. Essa posição minimiza toques e engasgos desnecessários e traz a laringe para a posição ideal de visualização. Antes do exame, descongestionantes tópicos e anestésicos são aplicados nas fossas nasais, para reduzir o desconforto. O laringoscópio flexível é introduzido pela fossa nasal, e, antes da laringe, são avaliadas a nasofaringe, a orofaringe e a hipofaringe. Primeiramente, a laringe é observada com o paciente respirando calmamente, anotando-se anormalidades de abdução. A seguir, pede-se ao paciente para produzir um som sustentado "IIII", e a laringe é avaliada quanto a lesões, anormalidades vocais e atrofia. Continuando o som "IIII", o paciente é solicitado a mudar o tom de baixo para alto e voltar ao baixo. As pregas vocais se alongam quando se movem em um tom mais alto e encurtam em um tom mais baixo. As paralisias do NLS se revelam como anormalidades nas manobras de alongamento das pregas vocais. Nesse caso, o paciente alterna o "IIII" com uma forte inspiração nasal. Essas etapas do exame permitem uma melhor avaliação das paralisias das pregas vocais. Finalmente, completando o exame da laringe, é realizada uma estroboscopia para avaliar a movimentação das pregas vocais.

7. **Como a estroboscopia gera uma imagem da vibração da prega vocal em câmera lenta?**
    A estroboscopia exige a obtenção da frequência de vibração da prega vocal através de um sensor tipicamente mantido sobre a pele no pescoço do paciente. Então, a luz estroboscópica lampeja na laringe e brilha nos pontos específicos do ciclo glótico que estão ligeiramente fora de fase com a vibração, criando a aparência de imagens das pregas vocais em câmera lenta. Historicamente, supunha-se que a estroboscopia dependia do fenômeno chamado Lei de Talbot, que estabelece que as imagens permanecem na retina por 0,2 segundos e que apenas 5 imagens diferentes podem ser vistas por segundo. Atualmente, entretanto, aceita-se que o fenômeno que proporciona a imagem observada na VLE é o fenômeno da *percepção de intensidade da luz não cintilante*, no qual a percepção do movimento aparente é obtida a partir de amostras das imagens produzidas ao longo do ciclo glótico.

8. **É possível diagnosticar a etiologia da disfonia, com confiabilidade, sem uma videolaringoestroboscopia?**
   Efetivamente não, exceto em casos de anormalidades grosseiras. Mesmo nestes casos, frequentemente há achados adicionais que são omitidos sem a VLE, tais como anormalidades sutis na movimentação ou lesões subepiteliais reativas na prega vocal oposta. Sem a VLE, geralmente é difícil avaliar confiavelmente qualquer alteração menor do que anormalidades grosseiras nas pregas vocais, tais como uma hiperfunção supraglótica. Comparativamente à laringoscopia flexível isolada, a VLE melhora a capacidade de diagnóstico em mais de 25%, o que pode alterar o regime de tratamento, a partir desses achados.

9. **Quais são as causas comuns da disfonia?**
   - **Insuficiência Glótica (IG) com Disfonia por Tensão Muscular (DTM) Secundária, Compensatória:** Durante a fonação, a fase grosseira do fechamento das pregas vocais verdadeiras é incompleta ou é completa, porém curta, resultando em escape de ar durante a fonação. As causas da IG compreendem:
     - Paresia ou paralisia de uma, ou de ambas as pregas vocais verdadeiras, resultando em DTM secundária.
     - Atrofia das pregas vocais verdadeiras, resultando em DTM secundária.
     - Cicatriz na camada epitelial/vibratória da prega vocal verdadeira, levando à DTM secundária. O sulco vocal é um tipo de cicatriz da PVV em que o epitélio está cicatrizado no ligamento vocal, criando, assim, um vazio de vibração na área em que a lâmina própria superficial foi perdida.
   - **Lesões Fonotraumáticas Benignas** das pregas vocais: Nódulos, pólipos, cistos, granulomas e hemorragia.
   - **Lesões Epiteliais Exofíticas, Malignas e Pré-Malignas:** Leucoplasia (hiperqueratose, metaplasia, displasia) e carcinoma de células escamosas. Comparando-se a leucoplasia com a eritroplasia, esta última possui uma probabilidade maior de apresentar sinais de displasia ou de malignidade, porque representa uma lesão hipervascular (como as malignidades frequentemente são).
   - **Transtornos Neurológicos:** Disfonia espasmódica, tremor essencial, doença de Parkinson.
   - **Condições Inflamatórias:** Refluxo faringolaríngeo, alergia, irritantes e doenças autoimunes.
   - **Papilomatose Respiratória Recorrente**, devida ao fechamento incompleto e/ou cicatrizes nas pregas vocais, após intervenção.
   - **DTM Primária:** Não é observada insuficiência glótica subjacente, nem outra doença, à VLE, mas ocorre uma significativa hiperfunção supraglótica.

10. **Qual é a diferença entre a laringite aguda e a crônica?**
    Classicamente, a laringite aguda está associada a uma infecção das vias aéreas superiores (IVAS) de origem viral, sendo uma das causas mais comuns de rouquidão. Ela é autolimitada, e os sintomas da IVAS se resolvem em 1 a 2 semanas. Tipicamente, os pacientes não necessitam de antibióticos e melhoram com hidratação e repouso vocal. A laringite crônica é um processo inflamatório genérico da laringe com duração superior a 4 semanas, frequentemente causada por tabagismo, abuso vocal, infecções fúngicas e refluxo faringolaríngeo (refluxo causando irritação da laringe, faringe e sistema pulmonar). A voz geralmente melhora com a remoção ou o tratamento dos fatores irritantes. Isso pode envolver cessação tabágica, tratamento clínico ou cirúrgico do refluxo, medicações antifúngicas e o repouso vocal.

11. **O que é insuficiência glótica?**
    Insuficiência glótica (IG) é um escape impróprio de ar durante a fonação, que leva a um padrão incompleto da fase de fechamento, ou a um padrão completo, porém curto (aproximadamente 40% a 45%, ou menos, de cada ciclo vibratório, na posição fechada), como observado à VLE. A IG pode ser acentuada ou sutil e ser secundária a uma cicatriz na prega vocal, uma atrofia, uma paresia ou uma paralisia. As metas terapêuticas buscam aumentar a(s) prega(s) vocal(is) afetada(s), permitindo uma fase longa de fechamento completo durante a fonação (fase fechada em aproximadamente 45% a 50%, ou mais, do ciclo vibratório). Frequentemente, a presença de lesões benignas nas pregas vocais leva a IG.

12. **Quais são os diferentes tratamentos para a insuficiência glótica?**
    - Fonoterapia (frequentemente testada antes para várias causas de disfonia).
    - Aumento através de injeção: Injeções realizadas em ambulatório *versus* injeções em centro cirúrgico. Diferentes substâncias podem ser injetadas nas pregas vocais, tais como gordura autóloga, derme humana acelular, gel de ácido hialurônico, gel de carboximetilcelulose e gel de hidroxiapatita de cálcio.
    - Medialização por tireoplastia, com inserção de um implante lateral à prega vocal, constituído de um material sintético como o silastic ou o Gore-Tex®.

13. **O que é disfonia por tensão muscular (DTM)?**
    A disfonia por tensão muscular (DTM) é uma condição patológica em que a tensão excessiva dos músculos extrínsecos da laringe (Figura 71-2) resulta em uma anormalidade de fisiologia/função do meca-

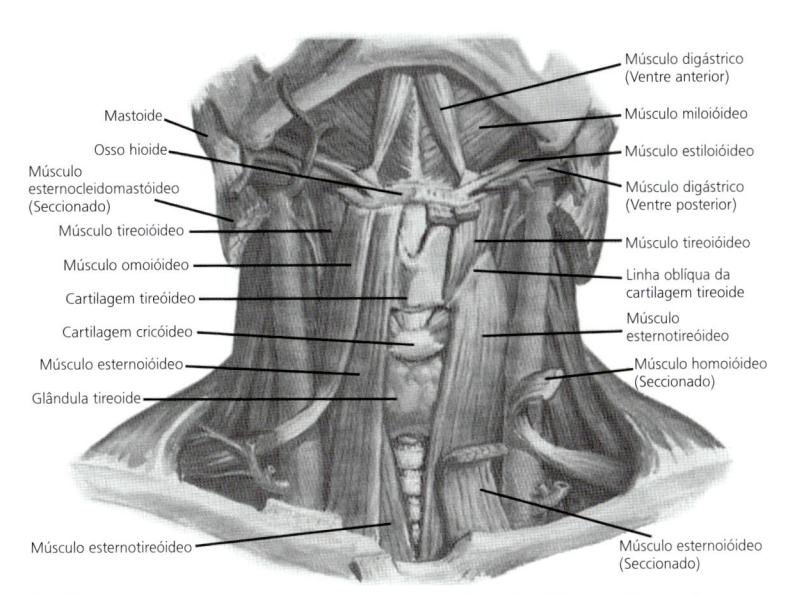

Figura 71-2. Visão anterior da musculatura extrínseca da laringe. De Netter FH, Atlas of Human Anatomy, 5 ed. Philadelphia, PA: Saunders, 2010.

nismo fonador, envolvendo os músculos intrínsecos da laringe e/ou a mucosa da prega vocal. Em casos de DTM, é frequente verificar-se que os tecidos da supraglote são hiperfuncionais. A DTM é classificada como primária e secundária.

14. Qual é a diferença entre DTM primária e secundária?
A DTM primária é uma disfonia que ocorre na ausência de uma doença orgânica na prega vocal e está associada à hiperfunção supraglótica excessiva, frequentemente em um quadro de movimentos anormais ou atípicos da PVV durante a fonação. A DTM secundária ocorre em um quadro de compensação de uma insuficiência glótica subjacente.

15. O que é disfonia espasmódica (DE)?
A DE é uma distonia focal que afeta os músculos da laringe durante a fala. Há dois tipos de DE: a **DE de adução** (a voz é quebrada durante as vogais sonorizadas), em que a voz do paciente apresenta uma qualidade estrangulada à voz; a **DE de abdução** (a voz é quebrada nas consoantes não vocalizadas como o P e o F), em que o paciente dá uma qualidade aspirada, não intencional. Tipicamente, os sintomas da DE melhoram quando o paciente canta ou faz uma voz de "desenho animado" (peça para o paciente falar que nem Mickey Mouse). O tratamento de escolha para a ED é uma injeção percutânea periódica de toxina botulínica nos grupos musculares afetados, orientada por eletromiografia da laringe. Na DE de adução a injeção é realizada no complexo muscular TA/CAL, e na DE de abdução a injeção é realizada no CAP.

16. Quais são as doenças sistêmicas associadas à rouquidão?
- Neurológicas:
  - Transtornos hipofuncionais: caracterizados por voz fraca, rouquidão e disfagia. Os exemplos compreendem doença de Parkinson, doenças dos neurônios motores (esclerose lateral amiotrófica [ELA], esclerose lateral primária, síndrome pós-pólio), transtornos de junções neuromusculares (miastenia grave, doença de Eaton-Lambert) e esclerose múltipla.
  - Transtornos hiperfuncionais: geralmente apresentam altura ou intensidade e tensão de voz irregulares; os exemplos incluem distonia, tremor essencial e paralisia pseudobulbar.
- Inflamatórias:
  - Artrite reumatoide: envolvimento da articulação cricoaritenóidea, com ancilose e nódulos na submucosa da prega vocal.

- Sarcoidose: espessamento supraglótico, nodular e "tipo turbante" (a epiglote é a mais frequentemente afetada).
- Amiloidose: deposição amiloide na laringe, mais frequentemente próximo à glote, nas pregas vocais verdadeiras e falsas.
- Granulomatose de Wegener: classicamente se manifesta como estenose subglótica, mas também pode haver alterações glóticas.

17. Quais as lesões benignas das pregas vocais que podem causar rouquidão?
- **Pólipos:** Geralmente unilaterais, de base larga ou pedunculada; encontrados na junção dos terços anterior e médio da PVV membranosa, com uma lesão reativa oposta (nódulo fibroso na PVV oposta). Eles podem ser hemorrágicos, em virtude de um traumatismo agudo (Figura 71-3A).
- **Nódulos:** Sempre bilaterais, simétricos; encontrados na junção dos terços anterior e médio das PVVs membranosas (Figura 71-3B).
- **Cistos:** Contendo líquido (cistos de retenção de muco) ou células (cistos epidermoides); encontrados na lâmina própria superficial, com uma lesão reativa oposta.
- **Massas Fibrosas:** Lesões geralmente firmes, unilaterais, de base larga; encontradas na junção dos terços anterior e médio da PVV membranosa, com uma lesão reativa oposta.
- **Varizes e Ectasias:** Vasos sanguíneos anormalmente alargados ou tortuosos, encontrados primariamente na face superior do terço médio das PVVs membranosas. Uma doença comumente identificada em cantores com disfonia aguda intermitente.
- **Granulomas:** Massas carnosas devidas a traumatismos, como uma intubação ou uma pressão persistente de contato, por insuficiência glótica e DTM secundária, em um quadro de RFL; classicamente são encontrados no processo vocal das aritenoides, mas podem surgir na PVV membranosa.

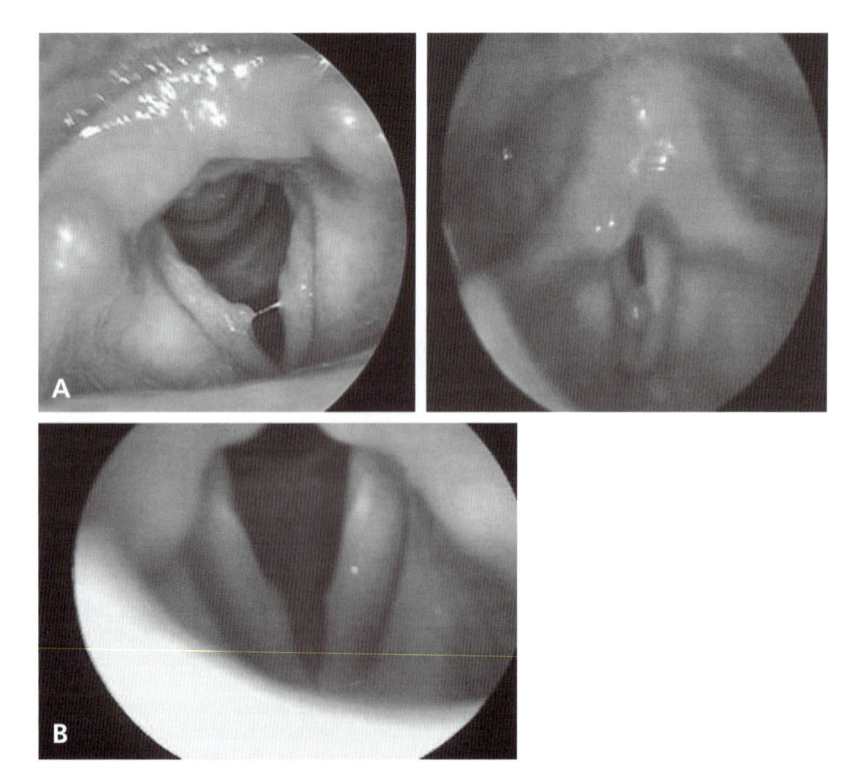

Figura 71-3. A, Pólipo na prega vocal verdadeira direita, com uma lesão reativa na esquerda: visualizações em abdução e adução. **B**, Nódulos.

- **Cordite Polipoide/Edema de Reinke:** Tumefação da lâmina própria superficial, associada ao tabagismo e ao hipotireoidismo.
- **Papilomatose Respiratória Recorrente:** Lesões epiteliais exofíticas causadas pelo HPV (tipicamente os dos tipos 6 e 11); localizadas em qualquer ponto da laringe, principalmente na PVV. A transformação maligna é observada em 1% a 2%.

18. **Em que os nódulos diferem das outras lesões benignas da prega vocal, e como eles podem ser diferenciados?**
 Os nódulos são lesões pequenas e discretas, localizados na porção membranosa da prega vocal, a um terço da distância da comissura anterior. Eles são facilmente identificados porque são pareados e simétricos. A observação de lesões bilaterais das pregas vocais não deve conduzir a um diagnóstico de nódulos. Durante a VLE, deve haver cautela para identificar uma lesão fonotraumática unilateral dominante (pólipo, cisto ou massa fibrosa) com uma lesão reativa oposta, em vez de presumir o diagnóstico de nódulos, porque o tratamento pode exigir intervenção cirúrgica. Os pólipos são exofíticos, assimétricos e parecem macios e lisos, frequentemente coexistindo com uma lesão reativa na prega vocal oposta. Os cistos de prega vocal são cistos de retenção de muco ou cistos epidermoides, que se localizam na camada superficial da lâmina própria, geralmente no terço médio da prega vocal, na porção medial e face superior. Também são encontrados em concomitância com uma lesão reativa na prega vocal oposta. As massas fibrosas geralmente são firmes e largas, o que limita significativamente a onda da mucosa, e são observadas na presença de uma lesão reativa na PVV oposta. Na verdade, diferentemente das demais lesões benignas apresentadas, os granulomas do processo vocal (GPV) não são encontrados nas pregas vocais membranosas; eles se formam na área de alta pressão de contato dos processos vocais da cartilagem aritenoide. Apresentam aparência patognomônica e, tipicamente, não necessitam de remoção/biópsia; normalmente regridem e se tornam assintomáticos com fonoterapia e medicação supressiva do refluxo ácido.

19. **Como são tratadas as lesões benignas das pregas vocais?**
 Para lesões benignas devidas a uso excessivo/fonotraumatismo, como nódulos, pólipos e cistos, tipicamente, o paciente faz um curso de fonoterapia e, quando possível, repouso vocal. Se a fonoterapia não for bem-sucedida, ou se a lesão for muito grande para ter algum potencial de sucesso, é oferecida a excisão cirúrgica da lesão, seguida por fonoterapia (ver a técnica adiante). Para o tratamento cirúrgico da PRR, a excisão por *laser* de KTP surgiu como método eficaz para preservar a voz e evitar lesões na camada vibratória. Tipicamente, a ablação por KTP pode ser realizada em centro cirúrgico ou em ambulatório, dependendo da gravidade da doença. Outros métodos para remoção em PRR incluem a excisão convencional (instrumentos frios), a excisão com *laser* de CO_2 e a excisão com microdebridador. O *laser* de KTP também é utilizado com sucesso no tratamento das ectasias das PVVs e no edema de Reinke. Quando o edema de Reinke é excessivo, frequentemente requer excisão cirúrgica.

20. **O que é fonoterapia e qual o seu papel no tratamento da disfonia?**
 A fonoterapia consiste em técnicas vocais e respiratórias que readaptam o paciente para a produção de um som de melhor qualidade com dano menor. Ela é planejada para aliviar ou "descarregar" a laringe de comportamentos hiperfuncionais e introduzir novas técnicas de memória muscular (como um lançador de beisebol se recuperando de uma lesão no braço). Ela é realizada durante 4 a 6 semanas por um fonoaudiólogo ou um foniatra. É oferecida como terapia de primeira linha para doenças laríngeas benignas em pacientes considerados candidatos à fonoterapia, por um fonoaudiólogo.

21. **Quais são os tratamentos cirúrgicos para lesões fonotraumáticas benignas das pregas vocais?**
 - Laringoscopia com microscopia de suspensão, com excisão da lesão ofensiva através de técnica que utiliza uma microalça medial. A incisão para a microalça pode ser feita com instrumentos frios ou com *laser* de CO_2. Na sequência, a dissecção prossegue com microinstrumentos. Às vezes, a lesão está intensamente aderida ao epitélio sobrejacente (tipicamente com uma massa fibrosa) ou é pedunculado (alguns pólipos), e o microrretalho não pode ser separado da lesão benigna. Nesses casos, o epitélio é removido em conjunto com a lesão (Figura 71-4).
 - Injeções de esteroides para cicatrizes, nódulos ou massas fibrosas, realizadas em ambulatório ou em centro cirúrgico.
 - Fotoangiólise a *laser* de KTP, realizada em ambulatório ou centro cirúrgico, para lesões vasculares (ectasias ou pólipos hemorrágicos) e para massas fibrosas profundas, aderidas ao epitélio, cuja remoção resulte em um defeito significativo na PVV.

22. **O que é a doença do refluxo faringolaríngeo?**
 Refluxo faringolaríngeo (RFL) é o retorno de conteúdos gástricos, incluindo o ácido e a pepsina, para a faringe e a laringe. Isso causa um processo inflamatório nas pregas vocais e no restante da laringe e, em al-

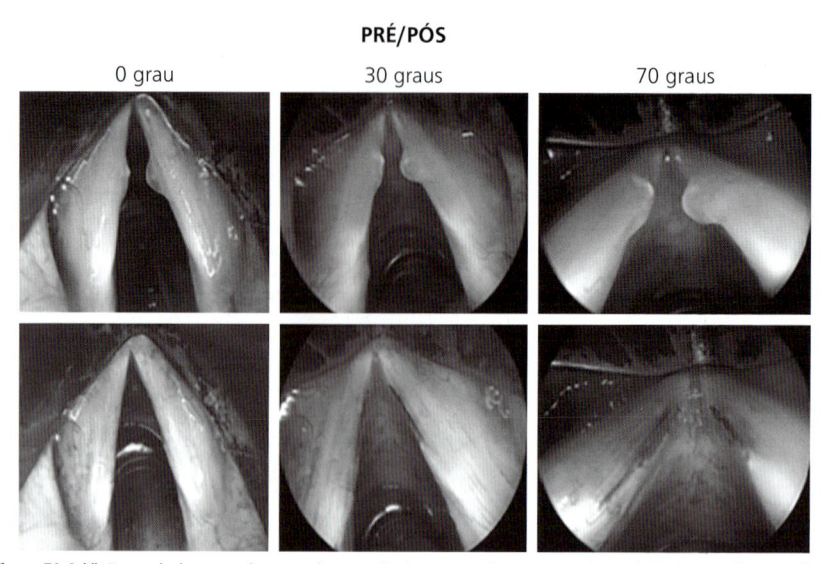

Figura 71-4. Visão por laringoscopia com microscopia de suspensão antes e após excisão de um micrroretalho contendo um pólipo na PVV direita e de uma lesão reativa na esquerda, em três diferentes posições telescópicas.

guns casos, alterações devidas à exposição da mucosa da glote a conteúdos gástricos. Ele difere da DRGE típica por afetar órgãos alvos finais diferentes, a faringe e a laringe, em vez do esôfago, e por se apresentar e ser tratado de modo diferente. O RFL frequentemente é "silencioso", uma vez que os pacientes não apresentam os sintomas típicos da DRGE, como pirose e sensação de regurgitação. Provavelmente o ácido é o cofator que ativa a pepsina e, por isso, o RFL não deve ser encarado apenas pela acidez.

23. **Como se diagnostica e trata o refluxo faringolaríngeo?**
    Os pacientes com laringite induzida por RFL apresentam sintomas de rouquidão crônica, tosse crônica, irritação na garganta, pigarro, sensação de muco na garganta e sensação de globo faríngeo (sensação de haver uma obstrução na garganta e um frequente aumento do esforço para engolir). Todos esses sintomas são atribuídos ao RFL, mas se conciliam com outras doenças da laringe que levem à insuficiência glótica e à DTM secundária. Geralmente o histórico isolado, sem um exame de VLE, é insuficiente para descartar outras etiologias para a disfonia. Quando uma VLE não está disponível, o RFL frequentemente é diagnosticado precipitadamente, e há estudos que demonstram haver alta probabilidade de diagnósticos alternativos ou concomitantes para a disfonia, que exigem intervenção. Se nenhuma outra doença for identificada pela VLE, é feito um diagnóstico de presunção, e as provas terapêuticas empíricas com IBPs continuam sendo a base da terapia. A maioria dos pacientes responde a mudanças na dieta e estilo de vida, juntamente com a supressão de ácido, na forma de altas doses de inibidores da bomba de prótons, duas vezes ao dia, uma vez que isso elimina o cofator. Como foi demonstrado que os componentes não ácidos do refluxo, principalmente a pepsina, apresentam-se ativos mesmo em pH neutro, nem todos os pacientes responderão às medicações supressoras de ácido. Sem uma mudança na dieta, evitando alimentos ácidos, os ácidos da dieta provavelmente reativarão a pepsina, que permanece na garganta, apesar da supressão clínica dos ácidos. Como na DRGE, os pacientes com RFL podem se beneficiar da elevação da cabeceira da cama, de evitar alimentos contendo tomate, temperos e frituras gordurosas e de esperar 3 a 4 horas após a refeição antes de ir para a cama.

BIBLIOGRAFIA

Altman KW, Atkinson C, Lazarus C: Current and emerging concepts in muscle tension dysphonia: a 30-month review, *J Voice* 19(2):261–267, 2005.

Belafsky PC, Postma GN, Reulbach TR, et al: Muscle tension dysphonia as a sign of underlying glottic insufficiency, *Otolaryngol Head Neck Surg* 127:448–450, 2002.

Carroll TL, Gartner-Schmidt J, Statham MM, et al: Vocal process granuloma and glottal insufficiency: an overlooked etiology?, *Laryngoscope* 120(1):114–120, 2010.

Chang JI, Bevans SE, Schwartz SR: Evidence-based practice management of hoarseness/dysphonia, *Otolaryngol Clin North Am* 45:1109–1126, 2012.

Damrose EJ, Berke GS: Advances in the management of glottic insufficiency, *Curr Opin Otolaryngol Head Neck Surg* 11:480–484, 2003.

Davids K, Klein AM, Johns MM: Current dysphonia trends in patients over the age of 65: is vocal atrophy becoming more prevalent?, *Laryngoscope* 122:332–335, 2012.

Flint PW, Haughey BH, Lund VJ, et al: *Cummings Otolaryngology: Head and Neck Surgery*, ed 5, Philadelphia, 2010, Mosby Elsevier, pp 805–893.

Mau T: Diagnostic evaluation and management of hoarseness, *Med Clin North Am* 94:945–960, 2010.

Mehta DD, Deliyski DD, Hillman RE: Commentary on why laryngeal stroboscopy really works: clarifying misconceptions surrounding Talbot's law and the persistence of vision, *J Speech Lang Hear Res* 53:1263–1267, 2010.

Rosen CA, Lombard LE, Murry T: Acoustic, aerodynamic, and videostroboscopic features of bilateral vocal fold lesions, *Ann Otol Rhinol Laryngol* 109:823–828, 2000.

CAPÍTULO 72

TRANSTORNOS DA VOZ E FONOTERAPIA

Kristina L. Johnston, MA, CCC-SLP ▪ *Carly Bergey, MA, CCC-SLP*

PONTOS-CHAVE

1. A maioria dos transtornos da voz pode apresentar mais de um fator etiológico, e terapias clínicas, cirúrgicas e comportamentais podem ser utilizadas, isoladamente ou combinadas, em qualquer momento.
2. Os terapeutas não devem adotar terapias no estilo "receita de bolo". Os fonoaudiólogos devem utilizar todas as técnicas de tratamento que sejam apropriadas para obter resultados ótimos.
3. A equipe multidisciplinar pode envolver otorrinolaringologistas, gastroenterologistas, neurologistas, fonoaudiólogos e técnicos professores de canto/fala. Além disso, para pessoas que usam a voz profissionalmente é preciso tratar com gerentes e produtores para conseguir o melhor tratamento possível.
4. A avaliação da voz inclui a observação das funções respiratórias, foniátricas e de ressonância do paciente. Quando possível, essas funções são qualificadas com instrumentos. O julgamento perceptivo é incluído na avaliação da voz pelo fonoaudiólogo, bem como a percepção do paciente com relação a suas desordens.
5. O tratamento da movimentação paradoxal das pregas vocais (MPPV)/disfunção das pregas vocais (DPV) exige uma abordagem multidisciplinar, que necessita de comunicação contínua entre o fonoaudiólogo, o otorrinolaringologista e outros profissionais médicos relevantes. O fonoaudiólogo é membro integrante dessa equipe e faz o retreinamento respiratório, o aconselhamento e a fonoterapia, quando apropriado.

Pérolas

1. Embora o otorrinolaringologista tenha a responsabilidade de fazer o diagnóstico médico e a intervenção farmacológica/cirúrgica das doenças da laringe, um fonoaudiólogo especializado em voz pode aumentar a eficácia da avaliação e do tratamento da voz.
2. Quando o tratamento cirúrgico de um transtorno de voz for necessário para um paciente, deve-se considerar a fonoterapia antes e após a cirurgia, para tratar de desadaptações na produção de voz ou comportamentos fonotraumáticos, que podem retardar a recuperação ou resultar em inconstância.

PERGUNTAS

1. **Quais doenças /condições são apropriadas para tratamento com um fonoaudiólogo?**
  A fonoterapia de voz pode ser bem-sucedida para pacientes com as seguintes *etiologias* funcionais: disfonia por tensão muscular, diplofonia, quebras na fonação, quebras de tonalidade, falsete e afonia funcional.
  A fonoterapia pode ser benéfica após intervenção clínica e/ou cirúrgica nas seguintes etiologias orgânicas: nódulos ou pólipos vocais, edema de Reinke, sulco vocal, úlceras de contato, granuloma, papiloma, disfonia espasmódica e leucoplasia. A fonoterapia se concentraria na eliminação de qualquer compensação vocal mórbida, tais como fortes ataques glóticos ou hiperfunção e a eliminação dos hábitos de tossir ou pigarrear, e a promoção de melhorias na higiene vocal e no tratamento do refluxo.
  Em etiologias neurológicas, como miastenia grave ou Guillain-Barre, o fonoaudiólogo pode proporcionar uma educação em técnicas compensatórias ou uma educação orientada para uma fonação ótima. A paralisia unilateral de prega vocal pode melhorar com a fonoterapia, que também pode atuar como uma ponte, no caso de uma recuperação espontânea.
  Pacientes com disartria hipocinética, como se observa na doença de Parkinson (DP), são talhados para a intervenção terapêutica proporcionada por um fonoaudiólogo. Uma intervenção cirúrgica como

a estimulação profunda do cérebro (DBS, do inglês *Deep Brain Stimulation*) pode proporcionar ao paciente o alívio dos outros sintomas relacionados com a DP, mas, tipicamente, não melhora a qualidade vocal. Por isso, a fonoterapia deve ser recomendada antes da cirurgia de DBS.

A disartria hipercinética, observada no tremor essencial, e a disartria atáxica podem se beneficiar de testes com fonoterapia, enquanto demonstrou-se haver poucas evidências de que a fonoterapia de voz seja o melhor tratamento para melhorar a qualidade de voz na disfonia espasmódica (DE). Apesar de a toxina botulínica ser a abordagem primária para tratar a DE, os pacientes que prosseguiram com a fonoterapia apresentaram resultados vocais significativamente melhores quando comparados aos que receberam apenas as injeções, após o retreinamento contra os maus comportamentos compensatórios que desenvolveram em função da DE.

Em pacientes com distrofia lateral amiotrófica, esclerose múltipla e lesão cerebral traumática, podem ser observadas disartrias mistas. À medida que a doença avança, as disartrias podem ser beneficiadas pela fonoterapia, recomendações para comunicações aumentativas ou alternadas, próteses orais e recomendações quanto à disfagia.

2. Qual a documentação médica que um fonoaudiólogo deve receber para completar uma avaliação ótima da voz?
Antes de iniciar uma avaliação de voz, o paciente deve ser submetido a um exame otorrinolaringológico completo. Para completar um exame ótimo da voz, são essenciais os seguintes relatórios e achados: histórico médico e cirúrgico detalhados, lista de medicações atuais, diagnósticos passados e atuais da laringe, imagens ou vídeos da laringe, triagem ou avaliação da audição, interpretações das imagens radiológicas de cabeça e pescoço e resultados de quaisquer avaliações da deglutição.

3. Quais informações são coletadas do paciente durante uma avaliação da voz por um fonoaudiólogo?
Os fonoaudiólogos avaliam a voz dos pacientes de modo abrangente, utilizando uma combinação de métodos. Os objetivos principais da avaliação do fonoaudiólogo são:
1. Determinar os fatores etiológicos relacionados ao transtorno da voz.
2. Determinar a severidade do transtorno da voz.
3. Determinar o plano de tratamento clínico e o prognóstico esperado.

Tipicamente, durante uma avaliação da voz pelo fonoaudiólogo, são coletados: o histórico do caso, a avaliação instrumental e física, a análise acústica e as taxas de percepção. Os fonoaudiólogos procuram detectar comportamentos, fatores ambientais, padrões de utilização da voz ocupacional e social e um histórico clínico e cirúrgico com impacto relevante sobre a voz do paciente. A cronologia e a natureza das queixas do paciente quanto à voz, por exemplo, são peças informativas de extremo valor, que ajudam a determinar a natureza do transtorno do paciente. O início foi gradual ou súbito? O problema é de natureza constante ou intermitente? A higiene vocal do paciente também é avaliada e discutida.

Além da coleta do histórico do caso, geralmente é realizado um exame físico de cabeça e pescoço e dos nervos cranianos pelo médico solicitante, o que proporciona informações valiosas para a avaliação do fonoaudiólogo. Os fonoaudiólogos também podem realizar um exame do mecanismo oral, como o Exame de Triagem do Mecanismo de Fala (OSMSE-3, do inglês *Oral Speech Mechanism Screening Examination*) (ver o Quadro). Esse protocolo padronizado é utilizado para avaliar o aspecto e a função do mecanismo oral, abrangendo lábios, língua, mandíbula, dentes, palato, faringe, mecanismo velofaríngeo, respiração e taxas diadococinéticas. A laringe também pode ser palpada, para avaliação da amplitude de movimentos.

Quando indicado, também se inclui a avaliação da voz de canto, para cantores. De cantores amadores a estrelas profissionais de ópera, a produção vocal de um cantor exige avaliação adicional. Entre outros fatores, é dada atenção especial ao esforço vocal requerido, à produção da voz de acordo com a amplitude da altura e às demandas vocais de acordo com sua programação.

4. Descreva as medidas/avaliações objetivas que são realizadas durante uma avaliação por fonoaudiólogo.
Videoestroboscopia Rígida ou Laringoscopia Transnasal Flexível: A avaliação laringoscópica permite que a estrutura e a função das pregas vocais sejam examinadas, fotografadas e gravadas digitalmente. Na maioria dos estados (dos Estados Unidos), os fonoaudiólogos especializados em voz podem executar videoestroboscopias rígidas e laringoscopias transnasais flexíveis com estroboscopia, se possuírem o treinamento apropriado, e sob supervisão médica. A AAO-HNS e a Associação Americana de Fala, Linguagem e Audição criaram um estatuto de posição conjunta, determinando os papéis dos médicos e dos fonoaudiólogos na execução desse procedimento. Nesse estatuto está disposto que "os médicos são os únicos profissionais qualificados e licenciados para fazer diagnósticos médicos relacionados à identificação de doenças da laringe que afetem a voz". Os fonoaudiólogos com especialização em voz,

e treinamento especializado, podem utilizar a laringoscopia para "o propósito de avaliar a produção de voz e a função vocal". A laringoscopia também pode ser um instrumento importante para ajudar a determinar a presença de comportamentos vocais compensatórios e para ser utilizada como ferramenta de *biofeedback*". A observação direta das pregas vocais e da vibração das mesmas é um componente essencial da avaliação, porque permite que o mecanismo laríngeo seja observado e descrito.[1]

A quantificação de outros parâmetros vocais pode ser realizada através de equipamentos avançados para obtenção de medidas aerodinâmicas e das propriedades acústicas da voz. Como os custos do equipamento e de seu tempo podem ser proibitivos para alguns fonoaudiólogos, as análises acústicas da voz lhes proporcionam um método não invasivo e de baixo custo para obtenção de uma significativa quantidade de dados do paciente. Podem ser avaliadas, por exemplo, a frequência fundamental, a amplitude da tonalidade e a intensidade vocal. Na maioria dos casos, esses parâmetros são clinicamente significativos para a fonoterapia e, por isso, frequentemente são medidos ao longo do tratamento, ajudando a mensurar o progresso do paciente.

5. **Quais exames centrados no paciente são utilizados durante uma avaliação de voz?**
   Durante a avaliação da voz, o fonoaudiólogo escuta e forma uma impressão a respeito da qualidade vocal, da tonalidade e da intensidade vocal (volume) do paciente, como um modo de descrever sua voz e de estabelecer uma linha basal para a apresentação vocal do mesmo. O uso de equipamento de gravação digital é recomendado para coletar amostras da fala do paciente. Como a percepção do clínico pode variar, são utilizadas escalas padronizadas de taxas de percepção, para ajudar a padronizar as impressões. O CAPE-V, ou *Consensus on Auditory Perceptual Evaluation of Voice* (em português Consenso sobre a Percepção Auditiva na Avaliação da Voz), é um instrumento criado por profissionais da voz exatamente para realizar essa padronização.

   Outro fator importante a ser discutido é a percepção do paciente sobre seu transtorno de voz e de como isso impacta seu dia a dia. A quantificação das sensações e impressões do paciente sobre a sua voz pode ser obtida com o auxílio de instrumentos adicionais de classificação. O Índice de Deficiência Vocal (VHI, do inglês *Vocal Handicap Index*) é uma ferramenta que avalia o quanto um distúrbio vocal prejudica a qualidade de vida do paciente. Há outras escalas disponíveis para medir a percepção do paciente, inclusive o *Singing Voice Handicap Index* (em português, Índice de Deficiência no Cantar) e a *Voice-Related Quality of Life Scale* (VRQOL, em português Escala de Qualidade de Vida Relacionada à Voz) (Quadro 72-1).

6. **Quais são os parâmetros da voz que podem ser afetados?**
   Os três parâmetros sobre os quais os pacientes se queixam são: a tonalidade, o volume e a qualidade.

7. **Quais são as respectivas intervenções terapêuticas para tonalidade de voz, volume de voz e qualidade de voz?**
   Há muitas técnicas terapêuticas que podem ser aplicadas para melhorar a tonalidade, o volume e a qualidade. Durante um curso de fonoterapia, pode ser adequado utilizar uma ou mais técnicas, com base na neces-

Quadro 72-1. Índice – 10 de Prejuízo da Voz		
F1	As pessoas têm dificuldade de escutar minha voz	0 1 2 3 4
F2	As pessoas têm dificuldade de me escutar em um ambiente ruidoso	0 1 2 3 4
F8	Minhas dificuldades de voz restringem minha vida pessoal e social	0 1 2 3 4
F9	Sinto-me excluído de conversações por causa da minha voz	0 1 2 3 4
F10	Meu problema de voz me faz perder dinheiro	0 1 2 3 4
P5	Sinto-me como se tivesse de fazer força para produzir voz	0 1 2 3 4
P6	A clareza de minha voz é imprevisível	0 1 2 3 4
E4	Meu problema de voz me perturba	0 1 2 3 4
E6	Minha voz faz-me sentir deficiente	0 1 2 3 4
P3	As pessoas perguntam: "O que há de errado com sua voz?"	0 1 2 3 4

---

[1] N. do T.: No Brasil, de acordo com a Lei do Ato Médico, somente os médicos estão habilitados a realizar procedimentos endoscópicos, incluindo laringoscopias rígidas e flexíveis com fibra óptica.

sidade do paciente e na sua resposta terapêutica. Técnicas centradas no paciente, que enfocam o aumento do autoconhecimento, a prática de boa higiene vocal, a prática vocal negativa, o redirecionamento da fonação (tosse, pigarro, riso, vibração), são utilizadas para melhorar a compreensão do paciente sobre os parâmetros vocais. Treinamento respiratório adicional, relaxamento, terapia bocejo-suspiro (*yawn-sigh*), massagem laríngea e manipulação digital são técnicas úteis para melhorar todos os parâmetros de voz secundários à hiperfunção. Por último, mudanças de volume, falar cantado, mascar, ressoar, cochichar e posicionamento adequado da cabeça são técnicas valiosas para induzir uma vocalização ótima.

8. **Descreva técnicas comuns de alongamento e de massagem utilizadas para reduzir a tensão musculoesquelética da laringe.**
   Se a tensão laríngea for uma causa primária ou secundária de disfonia, o afrouxamento da tensão proporcionará meios para recuperar uma vocalização ótima. Alongamentos do pescoço, dos ombros, do tronco e da língua, bem como massagem na língua, proporcionam alívio da tensão dos músculos extrínsecos (Quadro 72-2). Os alongamentos e massagens devem ser feitos pelo menos uma vez por dia.

9. **Quais são as precauções máximas contra refluxo?**
   As doenças do refluxo gastroesofágico (DRGE) e do refluxo faringolaríngeo (RFL) estão frequentemente presentes nos pacientes com queixas laringológicas. Embora o tratamento por meios comportamentais, farmacológicos e cirúrgicos possa trazer benefícios no sentido de melhorar a qualidade vocal, um fonoaudiólogo pode introduzir na sessão a educação para estratégias comportamentais. Embora não se limitem a isso, as estratégias comportamentais incluem: cabeceira da cama elevada, não comer demais, permanecer de pé por, pelo menos, 60 minutos após uma refeição, não se exercitar após uma refeição, reduzir o consumo de cafeína, álcool e bebidas gaseificadas, evitar alimentos que possam causar acidez, perda de peso, evitar roupas apertadas, tomar a medicação devida, e não beber água em excesso ou imediatamente antes de deitar.

10. **O que é higiene vocal?**
    Higiene vocal é um termo que se refere à manutenção continuada da saúde vocal de um paciente. A saúde vocal do paciente com transtornos de voz é uma alta prioridade para o fonoaudiólogo e frequentemente é o alvo da continuidade da fonoterapia. O centro das questões que rodeiam a saúde vocal abrange hidratação adequada, discutir e eliminar o consumo excessivo de cafeína e álcool, nutrição ótima, eliminação e controle comportamental de irritantes da laringe, tais como drenagem pós-nasal, alergias e refluxo faringolaríngeo e identificação e eliminação de comportamentos fonotraumáticos, inclu-

Quadro 72-2. Alongamentos de Cabeça e Pescoço

ÁREA	DESCRIÇÃO
Pescoço	Cabeça, de um lado para o outro Cabeça, para frente e para trás (posições com queixo levantado e queixo abaixado) Olhar sobre cada ombro Face de bocejo
Ombros	Encolher os ombros Rolar os ombros: para frente e para trás
Tronco	Alcançar o teto e inclinar-se para os lados Juntar as mãos na frente do corpo e alongar Juntar as mãos atrás do corpo e alongar
Mandíbula	Massagem no músculo masseter e na articulação temporomandibular Apreender a mandíbula e puxar suavemente para baixo, relaxar a língua
Língua	Estender a língua para fora o máximo possível Amaciar: morda suavemente sua língua, para frente e para trás
Massagem na Laringe	Colocar os dedos no sulco da tireoide Sentir a borda superior da cartilagem tireoide com seu polegar e dedo médio Pressionar os dedos para dentro, para sentir o espaço tireo-hióideo, sentindo a borda inferior do osso hioide Massagear suavemente e puxar para baixo, para desfazer a tensão da musculatura extrínseca

sive a tosse crônica e o pigarro. Uma má higiene vocal contribui para a doença vocal, e os fonoaudiólogos visam educar os pacientes acerca dos benefícios da saúde vocal ótima. Adotar comportamentos de saúde vocal ótima contribui em muito para o sucesso da fonoterapia.

11. **Quais são os objetivos comuns da fonoterapia para um paciente com disfonia por tensão muscular?**
    Quando um paciente é encaminhado para tratamento comportamental de disfonia por tensão muscular (DTM), são estabelecidos objetivos para reduzir a produção vocal hiperfuncional ou hipofuncional que contribuem para a tensão muscular laríngea. Como os pacientes com DTM frequentemente demonstram sinais visíveis de aumento da atividade muscular na cabeça e no pescoço, os objetivos comuns a todos os pacientes incluem a implementação de alongamentos passivos e ativos na laringe, cabeça e pescoço. Além disso, as técnicas de tratamento podem incluir *biofeedback*, melhoria do fluxo aéreo na fala, em níveis de palavra, frase, sentença e conversação, aquisição de facilidade de início vocal, uso de técnicas de terapia vocal ressoante, ou massagem circunlaríngea. Adicionalmente, são discutidos e eliminados comportamentos que contribuem para o fonotraumatismo, como gritar e pigarrear cronicamente. O papel do estresse e seu impacto sobre a voz frequentemente é um componente importante do exame e da discussão em pacientes com DTM. Em certos casos, é indicado o encaminhamento para tratamento psicossocial do transtorno de voz.

12. **O que é a terapia de voz ressoante e quando ela é indicada?**
    As técnicas de terapia de voz ressoante visam adquirir a ressonância vocal ótima na fala, com um equilíbrio entre o esforço respiratório e o controle articulatório. O Dr. Verdolini Abbott desenvolveu uma estratégia formal, programática, para a terapia de voz ressoante, que chamou de "Terapia de Voz Ressoante de Lessac-Madsen" ou LMRVT, em homenagem à contribuição do Dr. Arthur Lessac e do Dr. Mark Madsen para a comunidade da voz. Os objetivos básicos da LMRVT consistem em alcançar uma configuração laríngea alvo, envolvendo a produção vocal que resulte em uma voz mais forte com uma quantidade mínima de esforço respiratório e de impacto do estresse sobre as pregas vocais. As sessões de 30 a 45 minutos ocorrem uma ou duas vezes por semana, e os pacientes trabalham com uma hierarquia das tarefas de voz ressoante, com ênfase no processamento sensorial e na prática variável. Isso inclui discussões sobre higiene vocal e uma provisão de alongamentos, juntamente com exercícios de voz ressoante, incluindo tarefas de fala que incorporem a produção de ressonância em uma variedade de situações funcionais, tais como ruídos de fundo, enquanto se discutem tópicos emocionais ou ao telefone.

13. **Qual a melhor opção terapêutica para vozes afetadas pela doença de Parkinson?**
    Os traços vocais comuns às pessoas com diagnóstico de doença de Parkinson (DP) incluem monotonia, voz fraca ou sussurrada, tremor vocal e diminuição da inteligibilidade da fala. A Terapia de Voz de Lee Silverman (LSVT LOUD) atribuiu o Nível 1 à melhora dos dados resultantes de qualidade vocal, intensidade e inteligibilidade de fala em pacientes com DP idiopática. A terapia intensiva é realizada em 4 dias por semana, durante 4 semanas, com exercícios diários em casa, enfocando 5 conceitos integrais: (1) pensar alto; (2) grande esforço ao longo do sistema de fala; (3) tratamento intensivo; (4) recalibração dos déficits sensoriais; (5) quantificação das melhorias.

14. **Discuta o tratamento da movimentação paradoxal das pregas vocais (MPPV)/disfunção das pregas vocais (DPV).**
    O tratamento inicial para a MPPV/DPV consiste em produzir os sons de fala, "respiração dos s" e "respiração dos f", o que direciona a ênfase para longe do sistema respiratório, relaxando a laringe e dissipando o ataque. Manobras adicionais, como arquejos (respiração rasa e rápida) e/ou bocejos, também têm sido introduzidas, com algum sucesso, para abrir a orofaringe. Essas manobras podem ser eficazes para alguns pacientes, mas não para outros. A respiração com os lábios franzidos também foi documentada como uma manobra bem-sucedida para dissipar episódios de MPPV/DPV. Primeiramente, o paciente é orientado a relaxar a tensão da parte superior do corpo e a utilizar a respiração diafragmática. O paciente deve inalar pelo nariz/boca, de forma suave e breve (1 segundo) e depois exalar suavemente pelos lábios franzidos (2 a 3 segundos). O uso da respiração pelos lábios franzidos permite a formação de uma pressão para trás, abrindo e relaxando a via aérea e revertendo o episódio de MPPV/DPV. A aplicação de PLB é ajustada individualmente e pode ser utilizada para reeducação, pré-tratamento e por ocasião dos ataques.

15. **Qual é o papel do fonoaudiólogo no tratamento de pacientes com câncer de laringe?**
    Para pacientes em fase pós-cirúrgica ou pós-radioterápica, o fonoaudiólogo pode proporcionar técnicas vocais para melhorar a fonação e promover a higiene vocal. Os resultados terapêuticos também são influenciados pelo grau de preservação da mucosa.

O fonoaudiólogo também deve ser contatado antes do tratamento dos cânceres de laringe, para educação e aconselhamento quanto à disfagia. Tipicamente, os pacientes se beneficiam da continuidade da terapia durante e após o tratamento cirúrgico e radioterápico.

O fonoaudiólogo é um membro essencial da equipe envolvida no tratamento de um paciente que irá ser submetido a uma laringectomia, uma vez que ela afeta a respiração, a deglutição e a fala. O fonoaudiólogo também pode proporcionar educação, recomendações e treinamento/terapia nas opções de comunicação após a laringectomia, abrangendo a restauração por fala esofágica, eletrolaríngea ou traqueoesofágica.

16. O que é hipernasalidade, hiponasalidade e nasalidade assimilativa?

A hipernasalidade é uma quantidade excessiva e imprópria de ressonância nasal perceptível durante a fonação. A disfunção velofaríngea (DVF) e a insuficiência velofaríngea (IVF) são os termos utilizados para descrever esse fenômeno, seja ele causado por movimentação anormal do mecanismo VF, por insuficiência do tecido ou por ambas. Suas características compreendem emissões nasais impróprias, pressão intraoral diminuída e ressonância nasal aumentada durante as atividades e fala.

A hiponasalidade é uma ressonância nasal diminuída para os sons [m], [n] e "ing". Esse é um resultado típico de obstrução anatômica, que inclui (mas não se limita a) adenoides/tonsilas palatinas hipertrofiadas, desvio do septo nasal, atresia de coanas, hipertrofia das conchas nasais e rinite alérgica. Tipicamente, são observadas substituições na articulação de [b], [d] e [g].

A nasalidade assimilativa ocorre quando as vogais e as consoantes vocalizadas se apresentam anasaladas, quando forem adjacentes a consoantes nasais. Isso ocorre porque a porta velofaríngea se abre muito cedo e permanece aberta indevidamente. Isso pode ser devido a padrões de linguagem defeituosos ou a algum dialeto regional exagerado.

17. O que deve ser realizado em uma avaliação clínica de transtornos de ressonância nasal?

Os pacientes com transtornos de ressonância nasal são analisados de modo semelhante aos pacientes com outros transtornos de voz. Os clínicos devem escutar cuidadosamente a voz durante a conversação espontânea, nas vogais isoladas e nas sentenças carregadas apenas com fonemas orais e em sentenças carregadas com fonemas nasais. As amostras de fala carregadas com fonemas orais ou com fonemas nasais ajudam o ouvinte a distinguir entre a hiponasalidade, a hipernasalidade e nasalidade assimilativa. Outra ferramenta informal de triagem consiste em ouvir o paciente dizer as duas sentenças seguintes apertando as narinas com os dedos: "Domingo tem neblina" e "O menino era bonzinho". Se a sentença produzir sons "conectados", tanto com as narinas abertas quanto com elas fechadas, o paciente tem uma qualidade e voz hiponasal. Se houver uma diferença significativa entre as pronúncias das duas sentenças, pode-se suspeitar de hipernasalidade. Para o paciente com transtorno de ressonância, testes de estimulação e de articulação, e um exame oral, também são incluídos.

18. Quais os diagnósticos laboratoriais adicionais que devem ser feitos para se ter uma avaliação detalhada de um transtorno de ressonância nasal?

São medidos vários aspectos da ressonância nasal. O instrumental aerodinâmico inclui transdutores de pressão e pneumotacômetros, que medem as pressões de ar relativas e os fluxos de ar emitidos simultaneamente pelas fossas nasais e pela cavidade oral durante a fala. As medidas acústicas podem incluir o uso de um nasômetro, sistema não invasivo baseado em microcomputador, que mede as quantidades relativas de energia acústica oral e nasal na fala de um indivíduo. A relação entre a intensidade oral e a intensidade nasal é descrita como nasalização. A espectrografia também pode ser utilizada como parte da análise acústica. Instrumentos radiográficos e sondagem visual através de endoscopia são outros instrumentos disponíveis que podem ser utilizados para descrever a aparência e a função dos mecanismos de fala, como é o caso do mecanismo velofaríngeo durante a fala.

19. Quais são as opções de tratamento para a hipernasalidade?

As estratégias de tratamento de uma pessoa com voz hipernasal dependem das causas orgânicas ou funcionais subjacentes à hipernasalidade. Se houver causas funcionais, a fonoterapia será iniciada, com enfoque na alteração da posição da língua durante a fala, em mudanças de volume, na realimentação auditiva, no estabelecimento da tonalidade ótima, no aconselhamento, na abertura da boca e no treinamento da respiração. Quando houver suspeita de uma inadequação física velofaríngea, o paciente pode ser encaminhado a um otorrinolaringologista para opções cirúrgicas ou a um dentista protético, para determinar a necessidade de uma elevação do palato, de um obturador ou de uma prótese. O fonoaudiólogo compartilha os resultados da avaliação do paciente e pode fazer recomendações relativas à abordagem cirúrgica ótima ou sugerir os dispositivos dentários que melhor funcionarão no paciente.

20. Quais são as opções para tratamento da hiponasalidade?

Na hiponasalidade, o tratamento clínico apropriado deve preceder a fonoterapia, para excluir e tratar causas orgânicas, como uma obstrução nasofaríngea severa ou uma infecção. Quando indicada para aumentar a ressonância nasal, a fonoterapia poderá incluir realimentação auditiva, aconselhamento, estimulação sonora nasal e o enfoque em dirigir o tom para uma máscara facial com a fala.

BIBLIOGRAFIA

American Speech-Language-Hearing Association: *The roles of otolaryngologists and speech-language pathologists in the performance and interpretation of strobovideolaryngoscopy [Relevant Paper]*. Available from www.asha.org/policy, 1998.

Boone DR, McFarlane SC, Von Berg SL: *The Voice and Voice Therapy*, ed 7, Boston, 2005, Pearson.

Hicks M, Brugman SM, Katial R: Vocal cord dysfunction/paradoxical vocal fold motion, *Prim Care* 35:81, 2008.

Hodges H: Speech therapy for the treatment of functional respiratory disorders. In Anbar RD, editor: *Functional Respiratory Disorders When Respiratory Symptoms Do Not Respond to Pulmonary Treatment*, New York, 2012, Humana Press, p 251.

Huber J, Stathopoulos E, Ramig L, et al: Respiratory function and variability in individuals with Parkinson disease: pre and post Lee Silverman Voice Treatment (LSVT®), *J Medical Speech-Lang Pathol* 11:185, 2003.

Rosen CA, Lee AS, Osborne J, et al: Development and validation of the Voice Handicap Index-10, *Laryngoscope* 114(9):1549–1556, 2004.

Sapienza C, Hoffman Ruddy B: *Voice Disorders*, ed 2, San Diego, 2013, Plural, pp 59–61, 75–84, 87–93, 95–97, 103–105, 217–220, 224.

Stemple JC, Glaze LE, Gerdeman Klaben B: *Clinical Voice Pathology Theory and Management*, ed 3, San Diego, 2000, Singular.

St. Louis KO, Rusello D: *Oral Speech Mechanism Screening Examination*, ed 3, Austin, 2000, PRO-ED.

Verdolini Abbott K: *Lessac-Madsen Resonant Voice Therapy Clinician Manual*, San Diego, 2008, Plural.

TOSSE

Ronald Balkissoon, MD

> **PONTO-CHAVE**
> 1. As diretrizes atuais do American College of Chest Physicians (ACCP, em português, Colegiado Americano de Médicos de Tórax) definem a tosse aguda e a crônica e delineiam as recomendações de tratamento para esses transtornos.

> **Pérola**
> 1. O núcleo do trato solitário é uma região chave para a modificação da tosse através da neuroplasticidade, tanto de longo prazo quanto de curto prazo.

PERGUNTAS

DEFINIÇÕES

1. **Em que diferem as definições de tosse crônica, tosse aguda e tosse subaguda?**
   As diretrizes atuais do Colegiado Americano de Médicos de Tórax (ACCP) definem a tosse aguda como aquela cujos sintomas duram menos do que 3 semanas, como tosse subaguda aquela em que os sintomas duram de 3 a 8 semanas e tosse crônica aquela em que os sintomas duram mais do que 8 semanas.

2. **O que significam os termos "tosse inexplicada" e "tosse neuropática"?**
   "Tosse inexplicada" descreve uma tosse que persiste apesar de uma avaliação diagnóstica abrangente, da exclusão das causas comuns e de testes terapêuticos apropriados para as causas comuns da tosse. O termo tosse inexplicada foi escolhido, em detrimento de tosse idiopática, porque implica na possibilidade de haver causas ainda não identificadas para a tosse, ou que ela possa ser multifatorial. *Síndrome de hipersensibilidade à tosse* é o termo aplicado à tosse que parece ser devida a causas comuns, mas, que persiste, apesar de tratada com a terapia pertinente. A fisiopatologia subjacente a isso permanece indefinida, mas foi proposto que ela teria mecanismos semelhantes aos da dor crônica (estimulação dos receptores aferentes da dor com limiares mais baixos). Isso também levou a ser aplicada, nesse grupo de pacientes, a designação "tosse neuropática".

3. **Qual a relevância das doenças relacionadas à tosse crônica?**
   Nos Estados Unidos, foi estimado que aproximadamente 40% das 30 milhões de consultas em clínicas de Pneumologia para pacientes não internados são devidas a tosse crônica. Cerca de 3,6 bilhões de dólares são gastos anualmente em automedicações em virtude de tosse crônica.

FISIOPATOLOGIA DA TOSSE CRÔNICA

4. **Quais são os diferentes tipos de receptores aferentes da tosse?**
   Os quimiorreceptores reagem a substâncias como água, amônia, dióxido de carbono, dióxido de enxofre, fumaça de cigarro, leite, conteúdos gástricos e capsaicina. Os mecanorreceptores respondem a pressão (toque), fluxo, proprioceptividade e contração dos músculos da laringe. Os receptores laríngeos para substâncias irritativas incluem as fibras C nociceptivas e os receptores acoplados à proteína G (GPCR, do inglês *G-Protein Coupled Receptors*), além dos receptores de canais iônicos potencial transitório vanilóide (TRPV-1) e potencial transitório anquirina 1 (TRPA-1). Estes dois últimos são, na verdade, canais iônicos de membrana (Figura 73-1).

5. **Onde estão distribuídos esses receptores da tosse?**
   Existe uma rede de receptores sensoriais aferentes, encontrados na camada subepitelial de todo o trato respiratório, bem como no trato GI e no sistema cardiovascular, que, com estímulos apropriados e suficientes, são capazes de desencadear a tosse. A laringe, a traqueia e as vias aéreas inferiores possuem

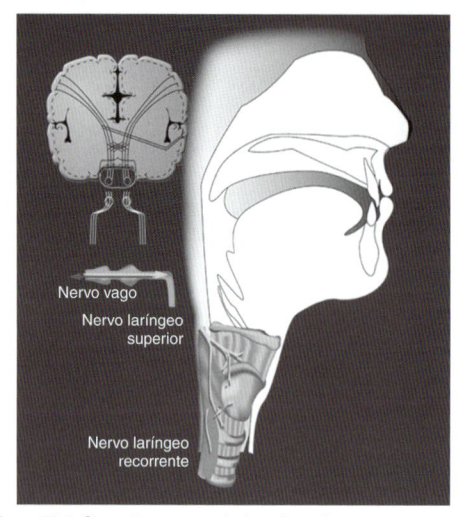

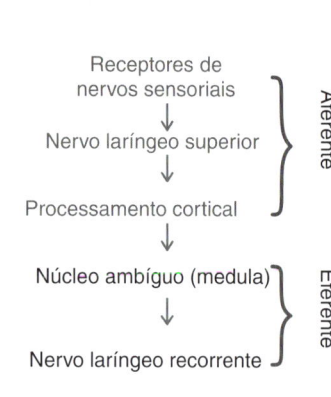

Figura 73-1. Conexões neuronais do reflexo de tosse.

uma rede rica em nervos aferentes de reflexos da tosse, que são capazes de induzir a tosse. Os principais estímulos provêm dos próprios receptores de tosse, receptores pulmonares de alongamento de adaptação lenta (SAR, do inglês *Stretch Adapting Receptors*), receptores pulmonares de alongamento de adaptação rápida (RAR), das fibras brônquicas e pulmonares (fibras C) e fibras Aδ.

6. **Descreva a fisiologia do reflexo de tosse.**
   Quando um estímulo intenso despolariza além do limiar o nervo receptor aferente terminal, são abertos canais de sódio e de potássio controlados por voltagem (kV), e são desencadeados potenciais de ação. A ativação das fibras C pode levar a degranulação de mastócitos e liberação de histamina e bradicinina, levando ao edema das vias aéreas e à ativação de mecanorreceptores e de neuropeptídios, o que resulta em um processo inflamatório neurogênico. O estímulo aferente é transmitido para o tronco encefálico, onde a informação pode ser processada centralmente e remodulada antes que o impulso eferente leve à manifestação da tosse. O aumento da sensibilidade do reflexo de tosse parece ser dirigido por uma interação complexa, que continua pouco compreendida, entre os receptores das fibras C, os receptores de adaptação rápida e o sistema nervoso periférico e central. O núcleo do trato solitário parece ser uma área chave para a modificação da tosse por meio de neuroplasticidade, de longo termo e de curto termo (Figura 73-1).

7. **Qual é o papel do nariz na fisiopatologia da tosse crônica?**
   Alergias, infecções e substâncias irritativas são capazes de induzir processos inflamatórios no nariz, o que pode levar a sintomas como esternutações, prurido nasal, rinorreia e obstrução nasal. Essas respostas provavelmente são mediadas pelos nervos trigêmeos. É interessante saber que foi demonstrado que a administração intranasal de histamina ou de capsaicina não causa tosse, mas aumenta a sensibilidade a vários aerossóis tussígenos.

8. **Quais são as conexões neurológicas entre o trato gastrointestinal e o trato respiratório que contribuem para o reflexo de tosse?**
   Os aferentes vagais do esôfago e do trato respiratório convergem para o tronco encefálico. Os aferentes esofágicos podem ser ativados por uma simples secreção ácida no esôfago, provocando uma resposta de tosse. Estudos prévios demonstraram que a infusão de ácido no esôfago induz à broncoconstrição, presumivelmente através de um reflexo *traqueoesofágico brônquico* mediado pelo vago. A pH metria de dois canais demonstrou uma correlação entre refluxo ácido e tosse, tanto para refluxo ácido proximal quanto para refluxo ácido distal. Além disso, a infusão de ácido no esôfago distal de pacientes com tosse crônica aumentou a frequência da tosse e o reflexo de sensibilidade à tosse, um fenômeno que pode ser bloqueado com lidocaína tópica.

ETIOLOGIA DA TOSSE CRÔNICA

9. Quais são as causas comuns da tosse crônica?
As causas mais comuns são a síndrome da tosse das vias aéreas superiores (anteriormente referida como gotejamento pós-nasal), condições das vias aéreas inferiores, incluindo asma brônquica, asma variante tosse (variante tussígena), bronquite eosinofílica e a tosse atópica e a relacionada à doença do refluxo gastroesofágico (DRGE) (Box 73-1). A tosse atópica é definida como uma tosse que se manifesta em indivíduos atópicos com resposta brônquica normal e que respondem bem aos anti-histamínicos isolados, sem necessidade de esteroides inaláveis, enquanto as demais condições das vias aéreas inferiores tipicamente exigem esteroides inaláveis. Frequentemente, essas condições coexistem em diferentes combinações, e a incapacidade em identificá-las e tratá-las simultaneamente pode ser um dos maiores empecilhos para o sucesso na melhora da tosse crônica.

10. Quais são as causas mais raras da tosse crônica?
As causas mais raras compreendem: bronquite crônica, infecções crônicas, doença pulmonar intersticial, uso de inibidores da enzima de conversão da angiotensina, doenças cardíacas (como insuficiência cardíaca congestiva e transtornos da válvula mitral) e estimulação dos pelos do meato acústico externo (reflexo nervoso de Arnold). Também há vários tipos de exposições ocupacionais e ambientais associados à tosse crônica (Box 73-2).

11. O que distingue a síndrome de tosse das vias aéreas superiores do gotejamento pós-nasal?
O que anteriormente era referido como gotejamento pós-nasal crônico, mais recentemente foi denominado síndrome da tosse das vias aéreas superiores (UACS, do inglês *Upper Airway Cough Syndrome*), em reconhecimento ao fato de que a drenagem nasal posterior pode ser consequência de várias condições patológicas nos seios paranasais e fossas nasais (Box 73-3). A sinalização inflamatória e os possíveis mecanismos neurogênicos que se originam nas vias aéreas superiores, da mesma forma que a irritação física, e possivelmente química, causada pela drenagem nasal posterior, podem contribuir para o desenvolvimento da tosse. A rinite alérgica geralmente é um dos culpados, mas outras causas comuns incluem rinossinusites crônicas, polipose nasal, um supercrescimento bacteriano crônico, doenças fúngicas, anomalias anatômicas e alterações pós-cirúrgicas.

Em segundo lugar, a hipótese da "via aérea unificada" propõe que os processos que causam a congestão das vias aéreas superiores e a drenagem pós-nasal induzem um processo inflamatório nas vias aéreas inferiores. Essas modificações podem levar ao aumento na sensibilidade dos receptores de tosse nas vias aéreas inferiores, independentemente da estimulação direta pela própria drenagem pós-nasal. Além disso, há evidências de que exposições intensas a substâncias irritativas no nariz podem causar a liberação de citocinas e vários outros mediadores na circulação sistêmica, os quais induzem alterações no trato respiratório inferior, podendo ampliar a sensibilidade do reflexo de tosse no mesmo.

Box 73-1. Causas Mais Comuns de Tosse Crônica
- Síndrome da Tosse das Vias Aéreas Superiores
- Asma/Bronquite eosinofílica/Tosse atópica
- Doença do Refluxo Gastroesofágico

Box 73-2. Causas da Síndrome da Tosse das Vias Aéreas Superiores
- Rinite alérgica
- Rinite não alérgica perene
- Rinite vasomotora
- Rinite não alérgica eosinofílica (RENA)
- Rinite pós-infecciosa
- Após infecção do trato respiratório superior
- Sinusite bacteriana
- Sinusite fúngica alérgica
- Rinite por anormalidades anatômicas
- Rinite por irritantes físicos ou químicos
- Rinite ocupacional
- Rinite medicamentosa
- Rinite gestacional

> **Box 73-3.** Exposições Ocupacionais e Ambientais Associadas a Tosse Crônica
>
> - Exposições Ocupacionais
>   - Mineração de carvão e de rochas duras
>   - Trabalhadores em túneis
>   - Preparação de concreto
> - Exposições Ambientais
>   - Fumante passivo
>   - Partículas em suspensão
>   - Gases e fumaças irritantes
>   - Mofo
>   - Perfumes
>   - Poluentes diversos

Esse tipo de achados embasa a adoção do termo "síndrome da tosse das vias aéreas superiores" em lugar de "gotejamento pós-nasal" e reforça a tese de que o desencadeamento da tosse pode se dar por sinalização imune/inflamatória e por alterações neuroplásticas, que aumentam a sensibilidade dos receptores da tosse, em vez de resultar do simples desencadeamento mecânico e/ou irritativo dos receptores pela coleção de secreções pós-nasais na laringe ou no trato respiratório inferior.

12. O que é a asma variante tosse (variante tussígena)?
A asma variante tosse é diagnosticada em indivíduos sem sibilância, dispneia ou sensação de aperto no peito que referem a tosse como seu único sintoma, quando expostos a odores fortes, exercícios ou outros desencadeantes, mas que apresentam teste de metacolina positivo. Os testes de espirometria geralmente são normais, e pode não haver resposta a broncodilatadores.

13. O que é a bronquite eosinofílica não asmática?
Indivíduos com bronquite eosinofílica relatam sintomas muito semelhantes aos da asma e, nas fases iniciais, frequentemente são diagnosticados como asmáticos, mas apresentam teste de metacolina negativo. Os estudos das secreções revelam a presença de eosinófilos, e, tipicamente, esses pacientes respondem bem a corticosteroides inaláveis.

14. Quais são os mecanismos pelos quais o refluxo do trato gastrointestinal contribui para a tosse crônica?
Há vários mecanismos diferentes pelos quais o refluxo gastrointestinal pode contribuir para a tosse crônica. Isso é corroborado pela observação de que, isoladamente, o tratamento com IBPs raramente resolve a tosse relacionada ao DRGE. Primeiramente, há uma convergência de aferentes vagais do esôfago e do trato respiratório para o tronco encefálico, como explicado anteriormente (ver Questões 5 e 6). A falta de motilidade esofágica pode levar a um refluxo esofágico para a laringe, o qual pode ser aspirado pelos pulmões ou apenas irritar a mucosa da laringe.

A aspiração de conteúdos gástricos pode, ou não, estar associada a sintomas típicos do DRGE, tais como pirose, regurgitação, refluxo ácido, gosto azedo, dor no peito, sensação de bolo na garganta, ou sintomas faríngeos, tais como disfonia, rouquidão e dor de garganta, conforme o refluxo seja predominantemente ácido ou não ácido. Os indivíduos com refluxo não ácido raramente relatam sintomas significativos de refluxo, mas, no lavado brônquico, apresentam sinais de aspiração, com aumento de linfócitos e neutrófilos e, possivelmente, sinais de metaplasia escamosa endobrônquica.

15. Qual é a prevalência da tosse relacionada ao uso de inibidores da ECA?
Estima-se que a tosse induzida por inibidores da ECA ocorra em 5% a 35% dos usuários, com relatos de ser mais comum em mulheres e em não fumantes. Também foi verificado que ela é mais frequente nos pacientes que utilizam inibidores da ECA para tratamento de insuficiência cardíaca congestiva do que em pacientes que utilizam esses inibidores para outras doenças cardiovasculares, tais como a hipertensão. A tosse pode surgir já na primeira dose ou após meses de uso.

16. Existe alguma diferença entre a incidência da tosse crônica causada por inibidores da ECA e a causada por bloqueadores de receptores da angiotensina?
Os estudos sugerem que a incidência de tosse causada por BRAs é menor do que a causada pelos inibidores da ECA, e que não há contraindicação para se tentar um BRA se um paciente desenvolver tosse relacionada ao uso de um inibidor da ECA. É preciso estar ciente da possibilidade de a tosse retornar com o uso do BRA e de que, se isso ocorrer, seu médico deve ser informado.

AVALIAÇÃO CLÍNICA

17. Discuta uma estratégia inicial para diagnóstico da tosse crônica.

As diretrizes do ACCP recomendam que, havendo sinais e sintomas sugestivos de: síndrome de tosse das vias aéreas superiores, asma, bronquite eosinofílica não asmática, ou DRGE (que correspondem a 80% de todas as causas de tosse crônica), todos os transtornos suspeitos devem ser tratados empiricamente e em conjunto, para se verificar se ocorre resolução ou redução significativa da tosse. Os pacientes fumantes devem ser encorajados a parar de fumar (Figura 73-2).

Se houver quaisquer sintomas ou sinais físicos sugestivos de doença cardiopulmonar, ou qualquer suspeita de câncer pulmonar, doença pulmonar intersticial ou bronquiectasia, deve ser realizada uma radiografia de tórax. Se houver uma resolução parcial da tosse com o tratamento de qualquer uma dessas entidades, o tratamento deve ser continuado. Deve ser enfatizado que de mais um processo pode estar contribuindo para a tosse crônica, e que todos devem ser tratados ao mesmo tempo.

18. Que outros testes são úteis na avaliação da tosse associada ao refluxo?

- A esofagografia com bário é útil para avaliação de hérnias de hiato, refluxo gastroesofágico e refluxo esofagolaríngeo. Também é útil para avaliar outras anomalias esofágicas.
- A imitanciometria esofágica permite avaliar o refluxo ácido e o não ácido, além dos eventos distais *versus* os proximais, e a existência de correlação entre tosse, pigarro, rouquidão, dor torácica e eventos de refluxo. Há variação entre estudos no que diz respeito à demonstração de boa correlação entre eventos de tosse e eventos de refluxo. Se a tosse for desencadeada somente por eventos ácidos, no segmento inferior do esôfago, então poderá, muito bem, haver uma forte correlação entre os eventos de tosse e os eventos de refluxo. Entretanto, quando o mecanismo está relacionado ao refluxo faringolaríngeo, com ou sem aspiração, isso pode levar ao aumento geral da sensibilidade à exposição a uma variedade de irritantes.
- A esofagogastroduodenoscopia (EGD) é útil para localizar alterações esofágicas relacionadas a refluxo ou danos significativos que indiquem esofagite de Barrett.
- A manometria esofágica pode ser útil para avaliar a existência de distúrbios significativos de motilidade que possam estar contribuindo para questões de refluxo e/ou que determinem se um paciente pode ser candidato a uma fundoplicatura.

19. Se o tratamento empírico das causas comuns da tosse crônica falhar, quais devem ser os passos seguintes?

É imperativo que todas as causas da tosse sejam tratadas de modo concomitante e ótimo. Se a tosse continuar presente, vários testes adicionais poderão ser considerados, de acordo com a história clínica.

Uma TC de tórax pode ser útil para descartar tosse causada por doenças que possam ter sido omitidas à radiografia torácica plana, tais como doenças pulmonares intersticiais, bronquiectasia, infecções crônicas, como as infecções microbacterianas atípicas, câncer pulmonar, aspiração ou doença da válvula mitral.

Uma TC dos seios paranasais pode identificar anomalias anatômicas, pólipos, processos inflamatórios persistentes e obstruções de óstios de drenagem.

Testes cutâneos podem ser utilizados para avaliação de alérgenos ambientais significativos que podem estar contribuindo para a UACS. A identificação de alergias a animais de estimação, ácaros da poeira, baratas ou mofo pode levar ao uso de novos tratamentos, que podem reduzir significativamente a congestão e o processo inflamatório das vias aéreas superiores.

20. Quando uma broncoscopia deve ser considerada para a avaliação da tosse crônica?

As atuais diretrizes do ACCP sugerem que não há evidências suficientes para o uso rotineiro da broncoscopia como parte de uma avaliação de pacientes com tosse crônica. Se uma avaliação pulmonar detalhada já foi realizada sem identificar uma causa, ou se existir preocupação com uma tosse associada ao refluxo ou uma tosse resultante de infecções crônicas de baixo grau, como as causadas por micobactérias ou micoplasma, então a broncoscopia pode ser útil. O lavado brônquico pode demonstrar evidências de aumento de neutrófilos e/ou de linfócitos, que anteriormente haviam sido associadas à aspiração, e as culturas revelarão a presença de microrganismos não saprófitas, que podem indicar infecção/colonização crônica. As biópsias podem demonstrar alterações por metaplasia escamosa, que estão associadas à aspiração.

21. Quais testes são úteis para excluir uma causa cardíaca da tosse crônica?

Radiografias torácicas são úteis para avaliação de sinais de insuficiência cardíaca congestiva e de calcificações da válvula mitral, mas a TC de tórax é mais sensível para esses fins. O ecocardiograma é útil para excluir doença da válvula mitral e anormalidades de movimentação da parede cardíaca.

VII ▪ LARINGOLOGIA E DISTÚRBIOS DA DEGLUTIÇÃO

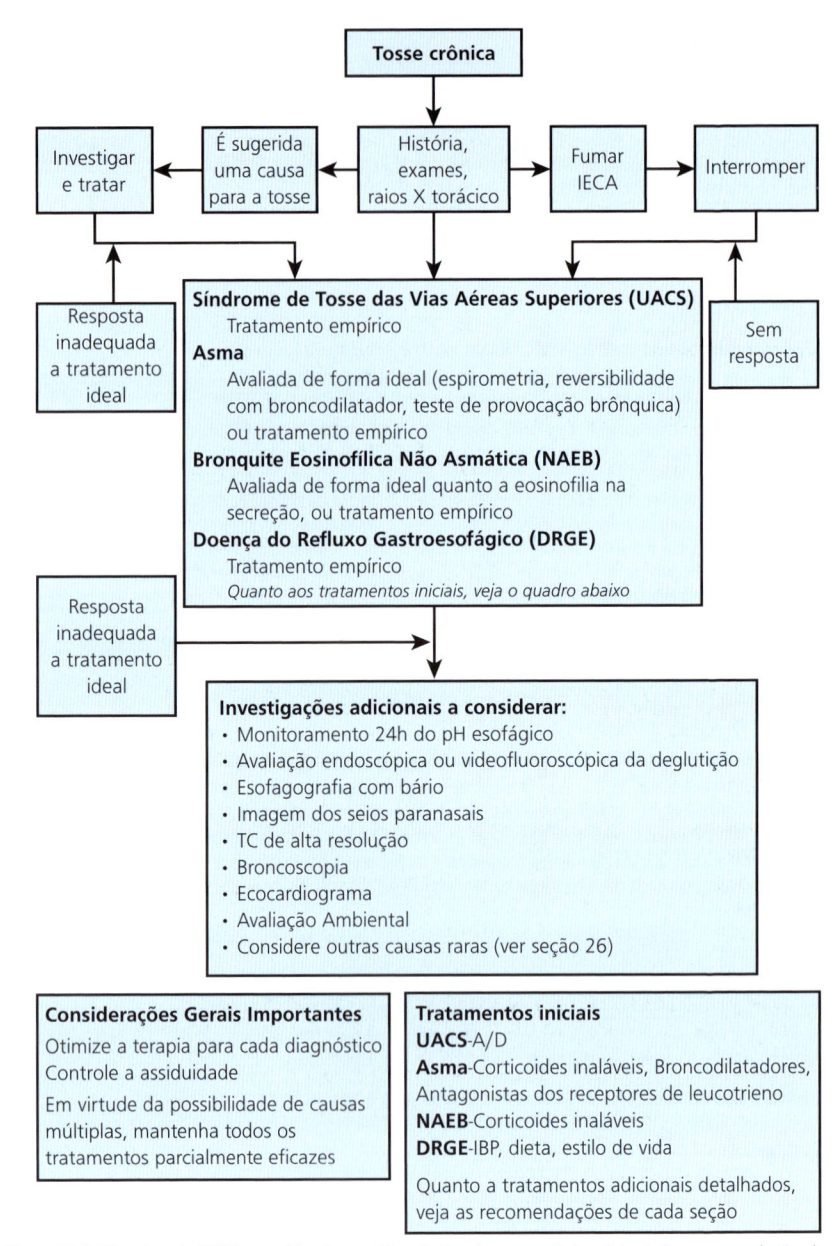

```
                          ┌─────────────┐
                          │ Tosse crônica│
                          └──────┬──────┘
                                 │
┌──────────┐   ┌──────────┐  ┌───▼────┐  ┌──────┐  ┌───────────┐
│Investigar│◄──│É sugerida│◄─│História│─►│Fumar │─►│Interromper│
│ e tratar │   │uma causa │  │exames, │  │ IECA │  │           │
└──────────┘   │para tosse│  │raios X │  └──────┘  └───────────┘
               └──────────┘  │torácico│
                             └────┬───┘
```

Resposta inadequada a tratamento ideal

Síndrome de Tosse das Vias Aéreas Superiores (UACS)
Tratamento empírico
Asma
Avaliada de forma ideal (espirometria, reversibilidade com broncodilatador, teste de provocação brônquica) ou tratamento empírico
Bronquite Eosinofílica Não Asmática (NAEB)
Avaliada de forma ideal quanto a eosinofilia na secreção, ou tratamento empírico
Doença do Refluxo Gastroesofágico (DRGE)
Tratamento empírico
Quanto aos tratamentos iniciais, veja o quadro abaixo

Sem resposta

Resposta inadequada a tratamento ideal

Investigações adicionais a considerar:
- Monitoramento 24h do pH esofágico
- Avaliação endoscópica ou videofluoroscópica da deglutição
- Esofagografia com bário
- Imagem dos seios paranasais
- TC de alta resolução
- Broncoscopia
- Ecocardiograma
- Avaliação Ambiental
- Considere outras causas raras (ver seção 26)

Considerações Gerais Importantes
Otimize a terapia para cada diagnóstico
Controle a assiduidade
Em virtude da possibilidade de causas múltiplas, mantenha todos os tratamentos parcialmente eficazes

Tratamentos iniciais
UACS-A/D
Asma-Corticoides inaláveis, Broncodilatadores, Antagonistas dos receptores de leucotrieno
NAEB-Corticoides inaláveis
DRGE-IBP, dieta, estilo de vida

Quanto a tratamentos adicionais detalhados, veja as recomendações de cada seção

Figura 73-2. Diretrizes da ACCP para Abordagem Diagnóstica da tosse crônica. Adaptada, com permissão, de ACCP Guidelines for Evaluation of Chronic Cough, Irwin et al. Chest, 2006.

ESTRATÉGIAS TERAPÊUTICAS

22. Quais são as opções de tratamento para a UACS?
Foi demonstrado que os anti-histamínicos de primeira geração, como a bromofeniramina, a clorfeniramina e a prometazina, possuem propriedades chaves para a supressão da tosse, enquanto os anti-histamínicos de gerações mais recentes, não sedativos, não possuem essa propriedade. Os descongestionantes podem ser combinados a anti-histamínicos de primeira geração, sendo oferecidos em várias combinações. Alguns estudos sugeriram que, para os pacientes com congestão nasal ou sinusal significativa, as lavagens nasais com soluções salinas podem ser úteis, embora as evidências sejam limitadas.

23. Quando deve ser considerada a interrupção do uso dos inibidores da ECA para verificar se eles são a causa da tosse?
Se não houver sinais ou sintomas sugestivos das causas mais comuns de tosse, a interrupção dos inibidores da ECA deve ser tentada imediatamente, e uma terapia substitutiva apropriada deve ser instituída. Uma tosse causada por uso de inibidor da ECA geralmente subsistirá por 2 a 4 semanas. Se houver outros fatores presentes que podem explicar uma tosse crônica e se 4 semanas de tratamento empírico não conseguiram levar a uma resolução substancial, é indicada a interrupção do inibidor da ECA. Se a tosse persistir, apesar de o inibidor da ECA ter sido interrompido há 4 semanas, é improvável que seja ele o causador, podendo, então, ser reintroduzido. Mas, se a tosse parar, o inibidor da ECA pode ser tentado novamente após 2 a 3 meses, devendo ser interrompido permanentemente se a tosse voltar.

24. O que fazer quando não se pode optar por substituir os inibidores da ECA?
Pode ser tentada uma medicação geralmente utilizada para suprimir a tosse, incluindo cromoglicato de sódio, teofilina, sulindaco, indometacina, anlodipina, sulfato ferroso e picotamida.

25. Quais são as opções medicamentosas para o tratamento da tosse inexplicada?
A tosse persistente pode estar relacionada ao hábito de tossir e também a alterações neurogênicas (periféricas e centrais), geradas pela própria tosse. Para alguns, os supressores centrais da tosse, como os produtos contendo dextrometorfano ou codeína, são eficazes, mas há preocupações quanto ao uso continuado de narcóticos. O benzonatato é referido como redutor da sensibilidade dos receptores pulmonares de alongamento. Alguns pacientes respondem ao baclofeno, a emplastros transdérmicos de lidocaína, ou à lidocaína nebulizada. Foi proposto que os supressores dos aferentes periféricos da tosse bloqueiam perifericamente os receptores sensoriais; em testes randomizados e controlados, foi demonstrado que eles suprimem a tosse, entretanto eles não estão disponíveis nos Estados Unidos (p. ex., moguisteína e levodropropizina).[1]

Tendo em vista as teorias de que a tosse crônica se assemelha à síndrome da dor crônica, não é surpreendente que haja recomendações para uso de agentes como antidepressivos tricíclicos e gabapentina, mas, com respeito à sua eficácia para a tosse neuropática, os dados são limitados.

26. Qual é o papel da fonoterapia no tratamento de tosse crônica?
As técnicas de fonoterapia para a supressão da tosse, a supressão do pigarro e o relaxamento da garganta desempenham um papel vital na quebra do círculo vicioso da tosse crônica. As técnicas utilizadas para tratar o transtorno do movimento paradoxal das pregas vocais (geralmente chamado de disfunção das pregas vocais-DPV podem ser úteis nesse grupo, uma vez que muitos pacientes apresentam tosse crônica e DPV.

BIBLIOGRAFIA

Bascom R, Pipkorn U, Proud D, et al: Major basic protein and eosinophil-derived neurotoxin concentrations in nasal-lavage fluid after antigen challenge: effect of systemic corticosteroids and relationship to eosinophil influx, *J Allergy Clin Immunol* 84(3):338–346, 1989.
Black HR, Bailey J, Zappe D, et al: Valsartan: more than a decade of experience, *Drugs* 69(17):2393–2414, 2009.
Bolser DC: Older-generation antihistamines and cough due to upper airway cough syndrome (UACS): efficacy and mechanism, *Lung* 186(Suppl 1):S74–S77, 2008.
Bolser DC: Pharmacologic management of cough, *Otolaryngol Clin North Am* 43(1):147–155, xi, 2010. Carr MJ, Undem BJ: Bronchopulmonary afferent nerves, *Respirology* 8(3):291–301, 2003.
Chung KF: Currently available cough suppressants for chronic cough, *Lung* 186(Suppl 1):S82–S87, 2008.
Chung KF, McGarvey L, Mazzone SB: Chronic cough as a neuropathic disorder, *Lancet Respir Med* 1(5):414–422, 2013.

---

[1] N. do RT.: A levodropropizina está disponível comercialmente no Brasil.

Committee for the Japanese Respiratory Society Guidelines for Management of cough, Kohno S, Ishida T, Uchida Y, et al: The Japanese Respiratory Society guidelines for management of cough, *Respirology* 11(Suppl 4):S135–S186, 2006.

Desai D, Brightling C: Cough due to asthma, cough-variant asthma and non-asthmatic eosinophilic bronchitis, *Otolaryngol Clin North Am* 43(1):123–310, x, 2010.

Dicpinigaitis PV: Angiotensin-converting enzyme inhibitor-induced cough: ACCP evidence-based clinical practice guidelines, *Chest* 129(1 Suppl):169S–173S, 2006.

Dicpinigaitis PV: Cough: an unmet clinical need, *Br J Pharmacol* 163(1):116–124, 2011.

D'Urzo A, Jugovic P: Chronic cough. Three most common causes, *Can Fam Physician* 48:1311–1316, 2002.

Fujimori K, Suzuki E, Arakawa M: [A case of chronic persistent cough caused by gastroesophageal reflux], *Nihon Kyobu Shikkan Gakkai Zasshi* 31(10):1303–1307, 1993.

Gibson PG, Vertigan AE: Speech pathology for chronic cough: a new approach, *Pulm Pharmacol Ther* 22(2):159–162, 2009.

Ing AJ, Ngu MC, Breslin AB: Pathogenesis of chronic persistent cough associated with gastroesophageal reflux, *Am J Respir Crit Care Med* 149(1):160–167, 1994.

Irwin RS, Baumann MH, Bolser DC, et al: Diagnosis and management of cough executive summary: ACCP evidence-based clinical practice guidelines, *Chest* 129(1 Suppl):1S–23S, 2006.

Irwin RS, French CL, Curley FJ, et al: Chronic cough due to gastroesophageal reflux: clinical, diagnostic, and pathogenetic aspects, *Chest* 104(5):1511–1517, 1993.

Jang DW, Lachanas VA, Segel J, et al: Budesonide nasal irrigations in the postoperative management of chronic rhinosinusitis, *Int Forum Allergy Rhinol* 3(9):708–711, 2013.

Javorkova N, Varechova S, Pecova R, et al: Acidification of the oesophagus acutely increases the cough sensitivity in patients with gastro-oesophageal reflux and chronic cough, *Neurogastroenterol Motil* 20(2):119–124, 2008.

Jervis-Bardy J, Boase S, Psaltis A, et al: A randomized trial of mupirocin sinonasal rinses versus saline in surgically recalcitrant staphylococcal chronic rhinosinusitis, *Laryngoscope* 122(10):2148–2153, 2012.

Jervis-Bardy J, Wormald PJ: Microbiological outcomes following mupirocin nasal washes for symptomatic, *Staphylococcus aureus*-positive chronic rhinosinusitis following endoscopic sinus surgery, *Int Forum Allergy Rhinol* 2(2):111–115, 2012.

Kardos P, Berck H, Fuchs KH, et al: Guidelines of the German Respiratory Society for diagnosis and treatment of adults suffering from acute or chronic cough, *Pneumologie* 64(11):701–711, 2010.

Krouse JH, Altman KW: Rhinogenic laryngitis, cough, and the unified airway, *Otolaryngol Clin North Am* 43(1):111–121, ix-x, 2010.

Lai K, Chen R, Lin J, et al: A prospective, multicenter survey on causes of chronic cough in China, *Chest* 143(3): 613–620, 2013.

Magni C, Chellini E, Zanasi A: Cough variant asthma and atopic cough, *Multidiscip Respir Med* 5(2):99–103, 2010.

Malacco E, Santonastaso M, Vari NA, et al: Comparison of valsartan 160 mg with lisinopril 20 mg, given as monotherapy or in combination with a diuretic, for the treatment of hypertension: the Blood Pressure Reduction and Tolerability of Valsartan in Comparison with Lisinopril (PREVAIL) study, *Clin Ther* 26(6):855–865, 2004.

Mazzone SB, Undem BJ: Cough sensors. V. Pharmacological modulation of cough sensors, *Handb Exp Pharmacol* 187:99–127, 2009.

McGarvey LP: Does idiopathic cough exist?, *Lung* 186(Suppl 1):S78–S81, 2008.

Mitchell JE, Campbell AP, New NE, et al: Expression and characterization of the intracellular vanilloid receptor (TRPV1) in bronchi from patients with chronic cough, *Exp Lung Res* 31(3):295–306, 2005.

Morice AH, McGarvey L, Pavord I, et al: Recommendations for the management of cough in adults, *Thorax* 61(Suppl 1):i1–i24, 2006.

Morice AH: Chronic cough hypersensitivity syndrome, *Cough* 9(1):14, 2013.

Pavord ID, Chung KF: Management of chronic cough, *Lancet* 371(9621):1375–1384, 2008.

Prakash UB: Uncommon causes of cough: ACCP evidence-based clinical practice guidelines, *Chest* 129(1 Suppl): 206S–219S, 2006.

Pratter MR: Overview of common causes of chronic cough: ACCP evidence-based clinical practice guidelines, *Chest* 129(1 Suppl):59S–62S, 2006.

Pratter MR: Chronic upper airway cough syndrome secondary to rhinosinus diseases (previously referred to as postnasal drip syndrome): ACCP evidence-based clinical practice guidelines, *Chest* 129(1 Suppl):63S–71S, 2006.

Snidvongs K, Pratt E, Chin D, et al: Corticosteroid nasal irrigations after endoscopic sinus surgery in the management of chronic rhinosinusitis, *Int Forum Allergy Rhinol* 2(5):415–421, 2012.

Ryan NM, Gibson PG: Characterization of laryngeal dysfunction in chronic persistent cough, *Laryngoscope* 119(4): 640–645, 2009.

Tarlo SM: Cough: occupational and environmental considerations: ACCP evidence-based clinical practice guidelines, *Chest* 129(1 Suppl):186S–196S, 2006.

Undem BJ, Carr MJ: Targeting primary afferent nerves for novel antitussive therapy, *Chest* 137(1):177–184, 2010.

van den Berg JW, de Nier LM, Kaper NM, et al: Limited evidence: higher efficacy of nasal saline irrigation over nasal saline spray in chronic rhinosinusitis—an update and reanalysis of the evidence base, *Otolaryngol Head Neck Surg* 150(1):16–21, 2014.

Widdicombe J, Tatar M, Fontana G, et al: Workshop: tuning the "cough center," *Pulm Pharmacol Ther* 24(3):344–352, 2011.

DISFAGIA E ASPIRAÇÃO

Lisa Treviso-Jones, MS, CCC-SLP ▪ Kaylee Skidmore, MA, CCC-SLP

CAPÍTULO 74

PONTOS-CHAVE

1. Cerca de 15 milhões de pessoas apresentarão, ao longo de sua vida, algum grau de disfagia, e, a cada ano, 1 milhão de pessoas receberão o diagnóstico de disfagia.
2. Mais de 60.000 americanos morrem por complicações associadas à disfagia, mais comumente, por pneumonia aspirativa. Entre idosos, a pneumonia aspirativa é uma das maiores causas de morte.
3. O custo médio do tratamento de um paciente com alimentação por tubo é estimado em mais de $31.000 por paciente, por ano. Os tubos NG aumentam o tempo de permanência no hospital e as despesas com o paciente.
4. A disfagia tem impacto profundo no paciente e frequentemente o leva à depressão, em razão das mudanças no estilo de vida e do decréscimo geral da qualidade de vida.

Pérolas

1. Quais são os nervos cranianos envolvidos na deglutição?
   Há 6 nervos cranianos que contribuem para a deglutição e a fala, que são:
   a. NC V: Nervo Trigêmeo.
   b. NC VII: Nervo Facial.
   c. NC IX: Nervo Glossofaríngeo.
   d. NC X: Nervo Vago.
   e. NC XI: Nervo Espinhal Acessório.
   f. NC XII: Nervo Hipoglosso.
2. Mecanicamente, manter um *cuff* inflado contra o tubo de traqueostomia não evita a aspiração, uma vez que, ao nível do *cuff*, líquidos aspirados ainda podem passar em torno dele.
3. Quanto menos viscoso for o material alimentar (p. ex., líquidos), mais provável é sua aspiração. É por isso que o teste com água das 3 onças (aproximadamente 85 mL) tem sido bem-sucedido em identificar o risco de aspiração.

PERGUNTAS

1. **Como se define uma deglutição normal?**
   A deglutição normal é dividida em fases: (a) fase pré-oral antecipatória, (b) fase oral preparatória, (c) fase oral de transporte, (d) fase faríngea e (e) fase esofágica.
   - Fase pré-oral antecipatória: esta fase se inicia por ver, cheirar e provar a comida. Quando nossos sentidos são ativados, produzimos a saliva, destinada a facilitar a mastigação do alimento.
   - Fase oral preparatória: depois que o alimento entra na cavidade oral, ele é manipulado pela língua, por lábios, bochechas, palato e mandíbula. O alimento mastigado é transformado em um bolo pela língua e preparado para a deglutição.
   - Fase oral de transporte: a fase oral de transporte de um deglutido compreende empurrar o bolo para trás, ao longo do palato, até que o bolo encontre os pilares tonsilares anteriores. Nesse ponto, inicia-se o reflexo de deglutição, e a fase oral é concluída. Uma fase oral normal dura cerca de 1 segundo, mesmo considerando alimentos de diferentes consistências e a idade e o sexo do indivíduo.
   - Fase faríngea: a fase faríngea da deglutição é iniciada após os reflexos da deglutição. A fase faríngea da deglutição envolve quatro componentes neuromotores principais: (a) o fechamento velofaríngeo, para impedir o ingresso de conteúdos orais na cavidade nasal, (b) a contração peristáltica, com os constritores faríngeos movimentando o bolo através da faringe, (c) a proteção da via aérea através da elevação e do fechamento da laringe, para evitar a aspiração, e (d) a abertura da parte superior do esôfago, para permitir que o bolo passe da faringe para o esôfago.
   - Fase esofágica: a fase esofágica da deglutição ocorre quando o bolo passa através do esfíncter esofágico superior, na base da faringe. Dali o bolo é transportado através do esôfago por meio de movimentos peristálticos dos músculos constritores esofágicos.

2. **Defina disfagia.**
A disfagia é um sintoma que consiste em uma dificuldade para a deglutição, geralmente resultante de uma lesão neural ou muscular, que pode ocorrer nas diferentes fases do processo de deglutição, conforme descrito anteriormente.

3. **Quais são as causas mais comuns da disfagia?**
Geralmente a disfagia é causada por uma lesão neurológica e/ou anatômica, que usualmente decorre de uma doença do córtex e do tronco encefálico, dos nervos cranianos, e/ou dos músculos da deglutição. O acidente vascular encefálico (AVE) é a causa neurológica mais comum da disfagia. Se apenas um hemisfério cerebral for afetado pelo AVE, a deglutição pode ser preservada, uma vez que o tronco encefálico continua recebendo estímulos do outro hemisfério, o não lesado.
   A disfagia pode ocorrer em qualquer fase da deglutição. Na fase oral preparatória, a deglutição é controlada pelo córtex e pelo tronco encefálico, sendo voluntária (ou seja, não é reflexa). Na fase oral, os transtornos compreendem um fechamento parcial dos lábios, uma tensão bucal diminuída, a diminuição da força e/ou da coordenação da musculatura necessária para uma mastigação adequada e uma diminuição no âmbito da movimentação e da coordenação da língua. A fase faríngea da deglutição é involuntária, controlada pelo tronco encefálico. As alterações nessa fase podem incluir retardo do reflexo de deglutição, redução do fechamento velofaríngeo, resultando em regurgitação nasal, redução da retroflexão da epiglote e da elevação da laringe, aumentando, assim, o risco de exposição da via aérea durante a deglutição, e alterações na abertura e no fechamento do esfíncter superior do esôfago, o que limita a capacidade de uma passagem bem-sucedida do bolo para o esôfago.

4. **Tipicamente, como a disfagia é diagnosticada?**
Há três técnicas amplamente empregadas para diagnosticar a disfagia: (a) a avaliação da deglutição à beira do leito, (b) o exame fluoroscópico, conhecido como deglutição de bário modificada (MBS, do inglês *Modified Barium Swallow*), e (c) a avaliação endoscópica da deglutição por fibra óptica (VED, videoendoscopia da deglutição). Embora os testes à beira do leito sejam seguros, relativamente simples e facilmente reproduzíveis, sua sensibilidade é variável e sua confiabilidade é medíocre. Eles também são sofríveis para detecção de aspiração silenciosa. Os testes de deglutição modificada de bário permitem uma avaliação da função anatômica e fisiológica em tempo real. Esses testes também permitem testar diferentes técnicas de deglutição para reduzir a ocorrência de penetração/aspiração. A endoscopia com fibra óptica permite a avaliação da deglutição e testes sensoriais, mas exige um equipamento especializado.

5. **Como se define penetração e aspiração?**
Tendo sido iniciada uma deglutição, ou não, a via principal de qualquer alimento, sólido ou líquido, deve se direcionar para o esôfago. Quando a comida ou o líquido são erradamente direcionados para o vestíbulo da laringe, permanecendo acima do nível das pregas vocais verdadeiras, isso é chamado de "penetração". Quando a penetração no vestíbulo da laringe ocorre durante a deglutição, mas, quando a deglutição se completa, o vestíbulo fica limpo, sem resíduos, ela é chamada de penetração "transitória". A aspiração ocorre quando o material é lançado abaixo do nível das pregas vocais verdadeiras e a proteção da via aérea fica comprometida. Uma aspiração "silenciosa" indica que o material ficou abaixo do nível das pregas vocais verdadeiras, sem sinais e sintomas evidentes de aspiração (isto é, tosse, pigarro etc.).

6. **Quais são os passos envolvidos em uma avaliação de deglutição à beira do leito?**
A avaliação de deglutição à beira do leito é um processo de triagem utilizado por fonoaudiólogos para avaliar a disfagia. As finalidades são: determinar a etiologia da disfagia, avaliar a capacidade de o paciente proteger adequadamente sua via aérea, avaliar a possibilidade de alimentação por via oral, recomendar meios alternativos para realizar a nutrição, avaliar a necessidade de testes diagnósticos ou de referências adicionais e estabelecer uma função basal que se contraponha ao nível funcional atual. Ao realizar testes orais, o fonoaudiólogo procura por sinais ou sintomas de uma possível disfagia oral ou faríngea. Um exame exaustivo incluirá revisão abrangente dos protocolos, avaliação da motricidade oral, avaliação da qualidade vocal, intensidade da tosse, progressão anteroposterior do material, constrição faríngea, excursão hipolaríngea, elevação da laringe e avaliação de sinais e sintomas francos de penetração e/ou aspiração. Se os resultados forem inconclusivos, geralmente o fonoaudiólogo solicitará uma mensuração mais objetiva (MBS ou VED), para avançar na avaliação da função de deglutição.
   A avaliação da deglutição à beira do leito em um paciente com um tubo de traqueostomia deve começar pela deflação do manguito e oclusão do tubo, com o dedo, para verificar, desde logo, a capacidade de o paciente fazer o ar passar por fora do tubo de traqueostomia e pelas pregas vocais e adentrar as cavidades nasal e oral. Se não for observada dificuldade, o fonoaudiólogo colocará uma válvula de Passy Muir (PMV), antes de realizar testes com alimentos por via oral, para aumentar a pressão subglótica e permitir maior proteção da via aérea. Frequentemente os alimentos sólidos e líquidos são corados em azul para avaliação da aspiração (ver Pergunta 8).

7. **Como se apresentam, à beira do leito, os sinais e sintomas da penetração/aspiração?**
   Os clínicos utilizam vários sintomas e sinais como indicadores de disfagia orofaríngea e da subsequente penetração/aspiração. Isso inclui tosses, arquejos, pneumonia recorrente, engasgos, asfixia, congestão torácica, taquipneia, bradicardia, insaturações de oxigênio, respiração ruidosa ou úmida, deglutições demoradas e alterações vocais. Além disso, sinais como respiração borbulhante ou qualidade vocal úmida podem estar associados a um acúmulo de secreções na hipofaringe e laringe ou à presença de resíduos alimentares na faringe.

8. **O que é o teste do corante azul e qual o propósito de seu uso?**
   O teste modificado com o corante azul de Evans (MEBDT, do inglês *Modified Evans Blue Dye Test*) é um método simples e barato para avaliar aspiração no paciente traqueostomizado. O corante azul é adicionado aos alimentos sólidos e líquidos dados ao paciente durante o exame à beira do leito. O paciente é intensamente aspirado, com o objetivo de se verificar se algum material azul penetra na via aérea. Se nada for recuperado durante o procedimento e a avaliação, o fonoaudiólogo aguardará 24 horas por evidências de aspiração tardia, antes de permitir a ingestão por via oral e de notificar a enfermagem e a fisioterapia respiratória quanto à realização do MEBDT. Entre os indivíduos de um estudo específico, a sensibilidade do MEBDT em prever a aspiração foi de 82%, mas esse teste pode apresentar resultados falsos negativos e, por isso, a ausência do corante azul não garante automaticamente que um paciente não esteja aspirando.

9. **Qual é a parte de um "exame do mecanismo oral" que proporciona a melhor identificação do risco pessoal de aspiração?**
   O objetivo do exame do mecanismo oral é obter informações sobre as estruturas, as relações estruturais e a funcionalidade dos movimentos da língua e dos lábios e identificar a função sensorial das estruturas extraorais e intraorais imediatas. Estudos demonstraram que uma amplitude incompleta dos movimentos da língua tornará uma pessoa mais sujeita a aspirar do que as que possuem mobilidade lingual completa, independentemente de o fechamento labial ser completo e a simetria facial ser intacta. A identificação das fraquezas motoras orais levará a um aumento da atenção durante a avaliação da deglutição à beira do leito.

10. **Como os tubos de traqueostomia e as válvulas de fala de via única influenciam o risco de aspiração de um paciente?**
    Nos pacientes com traqueostomia, há uma alta incidência (50% a 87%) de aspiração e pneumonia. Vários estudos avaliaram a incidência de aspiração em tubos de traqueostomia, abertos e fechados, constatando que a oclusão com o dedo, ou com um obturador, reduzia significativamente a incidência de aspiração em comparação com os que mantinham o tubo de traqueostomia aberto. Do mesmo modo, foi constatado que o uso de válvulas de via única para ocluir o tubo de traqueostomia reduzia significativamente a incidência e a severidade da aspiração de líquidos pouco densos. Um motivo para a redução da aspiração é que a válvula de via única aumenta a pressão aérea subglótica e a ativação dos mecanorreceptores, que são perdidas quando o tubo de traqueostomia está aberto. Além disso, a sensação de melhora pode aumentar a habilidade do paciente em expelir material pela garganta, tossindo e/ou limpando-a.

11. **VED *versus* MBS – qual teste é "melhor"?**
    Ambas as avaliações permitem a visualização do mecanismo de deglutição, inclusive da faringe e da laringe. A VED é transportável para a beira do leito de pacientes que, por seu tamanho volumoso, são difíceis de posicionar/transportar. Além disso, ele permite testar itens reais de alimentação durante toda a duração da refeição. Com o MBS, visualizam-se as fases da deglutição: oral, faríngea e esofágica. Fica limitado a pequenas quantidades de alimento misturadas com bário, em diferentes consistências. Não se consegue ver os tecidos moles e nem a faringe/laringe. O exame tem uma duração muito curta, não sendo sensível ao efeito da fadiga sobre o mecanismo de deglutição. Além disso, ele é dependente de reserva na radiologia, o que limita a flexibilidade do procedimento.

12. **O que é a Escala de Penetração Aspiração e por que ela é usada tão amplamente durante o MBS?**
    A Escala de Penetração Aspiração (PAS, do inglês *Penetration Aspiration Scale*) é uma escala de 8 pontos desenvolvida para proporcionar um modo objetivo e consistente de avaliar a penetração e/ou aspiração em uma pessoa, durante o MBS. Ela é amplamente utilizada por sua reprodutibilidade favorável em cada avaliação e interavaliações e pela sua facilidade para triagem dos eventos de acordo com as modificações que ocorrem na PAS (Quadro 74-1).

13. **O que é o teste das 3 onças de água; ele é efetivo para determinar o risco de aspiração?**
    O teste de deglutição de 3 onças de água é um instrumento de triagem usado para identificar os pacientes com risco clinicamente significativo de aspiração que exijam uma avaliação mais objetiva da deglutição. Requer que os indivíduos bebam 3 onças de água (aproximadamente 85 mL [1 onça = 28,35g, ou 28,35mL de água pura]), sem interrupção. É considerado falho se o paciente tossir, sufocar ou apresen-

Quadro 74-2. Disfagia Induzida por Medicação

Anticolinérgicos ou Antimuscarínicos	Atropina Oxibutinina Tolterodina
Agentes Bloqueadores Neuromusculares	Atracúrio Cisatracúrio Tubocurarina
Medicações que Causam Xerostomia	Antidepressivos tricíclicos Anti-histamínicos Diuréticos
Anestésicos Locais	Benzocaína Lidocaína
Medicações Antipsicóticas/Neurolépticas	Haloperidol Clorpromazina Loxapina

De Balzer KM: Drug-induced dysphagia. Int J MS Care 2(1):40-50, 2000.

Quadro 74-3. Tratamentos Clínicos Que Podem Causar Disfagia

Antineoplásicos e Imunossupressores	Azatioprina Carmustina Ciclosporina Daunorubicina
Corticosteroides em Altas Doses	Dexametasona Prednisolona Prednisona
Antiepilépticos Benzodiazepínicos, Narcóticos, Relaxantes de Músculos Esqueléticos	Gabapentina Fenitoína Carbamazepina Alprazolam Clonazepam Diazepam Baclofen Ciclobenzaprina

De Balzer KM: Drug-induced dysphagia. Int J MS Care 2(1):40-50, 2000.

21. **Como o padrão de respiração se reflete na função de deglutição?**
    Quatro padrões de respiração ocorrem desde o início até o término da deglutição: EX/EX (expiração/expiração), EX/IN (expiração/inspiração), IN/EX (inspiração/expiração) e IN/IN (inspiração/inspiração). O EX/EX parece ser o padrão respiratório mais comum na deglutição de adultos normais. Entretanto, em adultos com mais de 65 anos e com doenças crônicas, como DPOC, esse padrão respiratório parece mudar, podendo aumentar o risco de aspiração. O padrão de respiração IN/IN é o padrão respiratório mais raro. Curiosamente, foi observado que ele é o padrão respiratório dominante nas pessoas em tratamento para câncer de cabeça ou pescoço, o que as coloca em risco significativamente maior de aspiração.

22. **Qual é o efeito da "quimiorradioterapia" da cabeça e do pescoço sobre a função de deglutição?**
    A disfunção de deglutição é prevalente nos pacientes submetidos à "quimiorradioterapia" (QRT) intensiva para câncer de cabeça e pescoço. Em alguns pacientes, um tubo NG é passado antes da QRT, o que pode resultar na interrupção completa de ingestão oral durante o tratamento. Foi reconhecido que essa inatividade causa atrofia dos músculos da deglutição. Após a irradiação, os pacientes apresentam redução na retroflexão epiglótica, retardo no início da deglutição e incoordenação entre o tempo de deglutição e o da respiração, tudo isso promovendo a aspiração. Além disso, a base da língua não se retrai para encontrar a parede posterior da faringe, o que frequentemente leva a uma redução na abertura cri-

cofaríngea, que, por sua vez, acaba levando a acúmulos nos seios piriformes e nas valéculas, o que pode contribuir para aspiração pós-deglutição. Tipicamente, as aspirações pós-deglutição são "silenciosas", casos nos quais a aspiração não precisa expressar um reflexo de tosse, ou a tosse é retardada e ineficaz para a remoção de resíduos. Isso foi relatado em 22% a 42% dos pacientes submetidos a QRT para cabeça ou pescoço. A pneumonia aspirativa é uma complicação importante da QRT em pacientes com câncer de cabeça ou pescoço.

23. **Em quais métodos de tratamento foram demonstrados benefícios para a restauração da função de deglutição após "quimiorradioterapia"?**
Sempre que possível, a ativação muscular deve ser estimulada durante e após os períodos de tratamento, para evitar ou limitar a necessidade de alimentação por tubo e preservar a função de deglutição. A orientação de um fonoaudiólogo é uma peça imperativa para a preservação das funções musculares da deglutição durante a QRT e não pode deixar de ser estimulada. Observou-se que certos exercícios proporcionam alguma melhora na musculatura severamente atrofiada, inclusive na irradiada.

CONTROVÉRSIAS

24. **A NMES é um método de tratamento apropriado para a disfagia?**
Sendo a NMES uma opção de tratamento relativamente nova para a disfagia (ela foi aprovada para disfagia pelo FDA em 2002), haverá argumentações de que não há pesquisas suficientes para justificar seu uso. Em socorro da NMES, um dos maiores estudos realizados (Xia *et al*., 2011) descreve 120 pacientes com disfagia em período pós-AVE distribuídos ao acaso em três grupos de tratamento: apenas o tratamento convencional para deglutição; apenas e-stim; e-stim mais o tratamento convencional para deglutição. O grupo experimental que adicionou a e-stim ao tratamento convencional teve melhoras significativamente maiores em todos os quatro tipos de resultados avaliados em relação ao grupo apenas com tratamento convencional e ao grupo apenas com e-stim. Assim, os autores concluíram que o acréscimo da e-stim ao tratamento convencional produziu melhores resultados para os pacientes do que o tratamento convencional isolado.

Os contrários à e-stim argumentam que não há pesquisas suficientes para sustentar essa modalidade e que a estimulação simultânea à deglutição reduz a mobilidade hipolaríngea, um movimento que é importante para uma deglutição bem-sucedida.

25. **Os tubos de traqueostomia contribuem para a disfagia?**
Enquanto alguns estudos afirmam que o tubo de traqueostomia não altera a elevação ou a rotação anterior do osso hioide e da laringe, outros indicam que os tubos de traqueostomia foram reconhecidos como causadores de alterações de funções sensoriais e motoras capazes de reduzir a eficiência da deglutição e de causar um efeito de âncora, limitador da elevação da laringe. O mais provável é que a necessidade de traqueostomia já indique que as comorbidades (como insuficiência respiratória, traumatismo, AVE, idade avançada, reserva funcional reduzida e medicamentos utilizados para tratamento de uma doença crítica) sejam, elas mesmas, as causadoras da predisposição dos pacientes a disfagia e aspiração, e não o tubo de traqueostomia em si.

BIBLIOGRAFIA

Balzer KM: Drug-induced dysphagia, *Int J MS Care* 2(1):40–50, 2000.
Blonsky E, Logemann J, Boshes B, et al: Comparison of speech and swallowing function in patients with tremor disorders and in normal geriatric patients: a cinefluorographic study, *J Gerontol* 30:299–303, 1975.
Buchholz D: Neurologic causes of dysphagia, *Dysphagia* 1:152–156, 1987.
Carter J, Humbert IA: E-stim for dysphagia: yes or no. Asha Leader, April 24, 2012.
DePippo KL, Holas MA, Reding MJ: Validation of the 3 oz water test for aspiration following stroke, *Arch Neurol* 49:1259–1261, 1992.
Gross RD, Mahlmann J, Grayhack J: Physiologic effects of open and closed tracheostomy tube on pharyngeal swallowing, *Ann Otol Rhinol Laryngol* 112:2, 2003.
Leder SB, Suiter DM, Murray J, et al: Can an oral mechanism exam contribute to the assessment of odds of aspiration?, *Dysphagia* 28:370–374, 2013.
Mandelstam P, Lieber A: Cineradiographic evaluation of the esophagus in normal adults, *Gastroenterology* 58:32–38, 1970.
Martin-Harris B, Brodsky MB, Michel Y, et al: Breathing and swallowing dynamics across the adult lifespan, *Arch Otolaryngol Head Neck Surg* 131(9):762–770, 2005.
Pauloski BR: Rehabilitation of dysphagia following head and neck cancer, *Phys Med Rehabil Clin N Am* 19:889–928, 2008.
Xia W, Zheng C, Lei Q, et al: Treatment of post-stroke dysphagia by vital stim therapy coupled with conventional swallowing training, *J Huazhong Univ Sci Technolog Med Sci* 31(1):73–76, 2011.

CAPÍTULO 75

LESÕES BENIGNAS DAS PREGAS VOCAIS E MICROCIRURGIA

Sean X. Wang, MD ▪ Mark S. Courey, MD ▪ Matthew S. Clary, MD

PONTOS-CHAVE
1. Geralmente, a fonomicrocirurgia é reservada para pacientes que tentaram os tratamentos não cirúrgicos e não obtiveram sucesso, excetuados os casos de lesões muito amplas nas pregas vocais.
2. Durante a avaliação da lesão da prega vocal, deve ser realizada uma videolaringoestroboscopia para avaliação das propriedades vibratórias da mucosa e do fechamento glótico.
3. Muitas lesões de pregas vocais causadas por fonotraumatismo recorrerão, inevitavelmente, se o comportamento vocal subjacente não for corrigido.

Pérolas
1. O tratamento primário dos nódulos das pregas vocais é a fonoterapia.
2. Para que seja obtido o melhor resultado vocal após uma fonomicrocirurgia, a profundidade da dissecção deve se limitar à lâmina própria superficial.

PERGUNTAS

1. Qual é definição de fonomicrocirurgia?
Em 1963, um dos precursores da laringologia dos dias atuais, Hans von Leden, introduziu o termo original "fonocirurgia" para descrever os procedimentos que alteram a qualidade e a tonalidade vocais. À medida que a tecnologia e o conhecimento da delicada anatomia das pregas vocais avançaram, tornou-se mais popular o termo "fonomicrocirurgia". Geralmente, ela é realizada com microinstrumentos muito delicados, com ajuda de microscópio de alta resolução, para remover a lesão da prega vocal e preservar, ao máximo, a anatomia normal.

2. Quais são as indicações para a fonomicrocirurgia?
A indicação mais comum para a fonomicrocirurgia é a remoção de lesões benignas para restauração da configuração glótica pré-fonatória normal da laringe. Ela também pode ser utilizada para ressecção de lesões pré-malignas e de lesões malignas glóticas em estágio inicial.

3. Quanto ao tratamento das lesões de pregas vocais, em que a fonomicrocirurgia difere da remoção tradicional da prega vocal?
Geralmente, o desnudamento (*stripping*) da prega vocal é feito pinçando-se a lesão com uma pinça em saca-bocado e "rasgando-a" da prega vocal. No *stripping* da prega vocal não existe um controle fino da profundidade da lesão. Além disso, a falta de precisão pode resultar em remoção excessiva de tecido normal.

4. Quais são as camadas da prega vocal membranosa?
Epitélio escamoso estratificado, membrana basal, lâmina própria superficial (LPS), ligamento vocal (lâmina própria intermediária + profunda) e músculo vocal (Figura 75-1).

5. Como é a histologia da lâmina própria?
Os fibroblastos constituem o principal componente celular da lâmina própria, enquanto os espaços intersticiais da matriz extracelular são ocupados por glicosaminoglicanos e proteoglicanos.

6. Por que a LPS frequentemente é referida como espaço de Reinke?
Seguidamente, a lâmina própria superficial foi incorretamente descrita como um espaço potencial. Ela possui uma espessura em torno de 0,5 mm e é uma estrutura anatômica distinta. Por isso, o epônimo "espaço de Reinke" é um termo inapropriado.

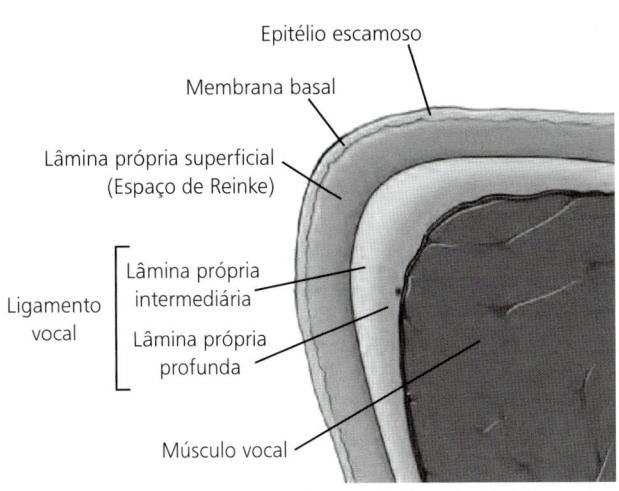

Figura 75-1. As camadas da prega vocal. De Rosen CA, Simpson CB: Operative Techniques in Laryngoloy, New York, 2008, Springer, p. 6.

7. Quais são os componentes da LPS?
A LPS é composta, em sua maior parte, por proteínas da matriz extracelular, água e fibras de colágeno e de elastina arranjadas frouxamente. Quanto à natureza, a LPS é, principalmente, gelatinosa.

8. Quais são os componentes do ligamento vocal?
Majoritariamente, ele é composto por elastina e colágeno. À medida que se transita da camada intermediária para a camada mais profunda da lâmina própria do ligamento vocal, vai ocorrendo um adensamento do colágeno.

9. O que é o modelo "corpo-cobertura" da movimentação da prega vocal?
A cobertura da prega vocal compreende o epitélio e a LPS. O ligamento vocal e o músculo vocal constituem o corpo. Alguns autores consideram o ligamento vocal como uma zona de transição. À medida que o ar vindo do pulmão passa entre as pregas vocais, a mucosa frouxa (epitélio e LPS) se movimenta como uma onda sobre o ligamento vocal e o músculo vocal, que são mais densos.

10. Como as lesões laríngeas causam disfonia?
Alterando a viscosidade da cobertura, interferindo na relação entre o corpo e a cobertura e distorcendo a configuração pré-fonatória da glote.

11. Quais são os princípios da fonomicrocirurgia?
Os princípios baseiam-se no modelo corpo-cobertura da vibração da prega vocal. Dada a importância da interação entre a cobertura e o corpo, a fonomicrocirurgia para tratamento de lesões mais benignas evoluiu para limitar a dissecção à profundidade e à extensão da lesão e para preservar, ao máximo, a microarquitetura normal. O mesmo princípio aplica-se à remoção de malignidades; entretanto, o objetivo primordial é alcançar uma margem negativa, de modo que pode haver sacrifício de tecido normal, para garantir a extirpação do câncer.

12. Qual é o plano de dissecção na maioria das fonomicrocirurgias?
A dissecção se faz na LPS. Geralmente, após a incisão do epitélio da prega vocal, a LPS pode ser facilmente adentrada, utilizando-se um descolador de retalhos. O ligamento vocal é denso e aparece com coloração branco-perolada (Figura 75-2).

13. É possível utilizar *laser* com controle e precisão semelhantes aos obtidos com instrumentos frios?
Sim. A moderna tecnologia de *laser*, como o *laser* de dióxido de carbono (CO_2) com braço articulado, pode ser adaptada a um microscópio operatório. Com um *software* específico e modificações instrumentais, é possível obter um controle preciso da profundidade e da espessura (Figura 75-3).

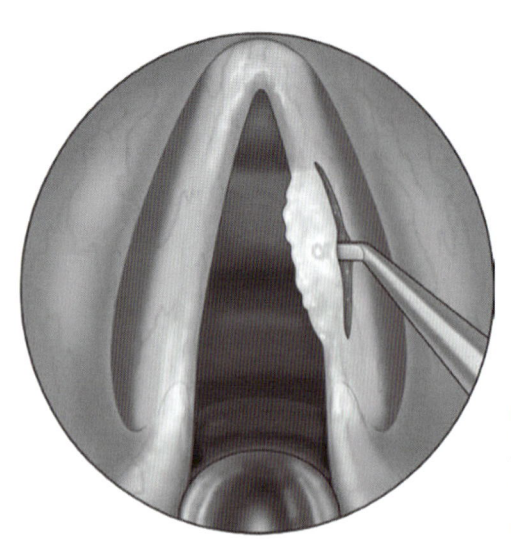

Figura 75-2. Descolamento de uma lesão leucoplásica para fora do epitélio da prega vocal por meio de uma técnica de microrretalho (*microflap*). De Rosen CA, Simpson CB: Operative Techniques in Laryngoloy, New York, 2008, Springer, p. 125.

Desbastamento — Ablação

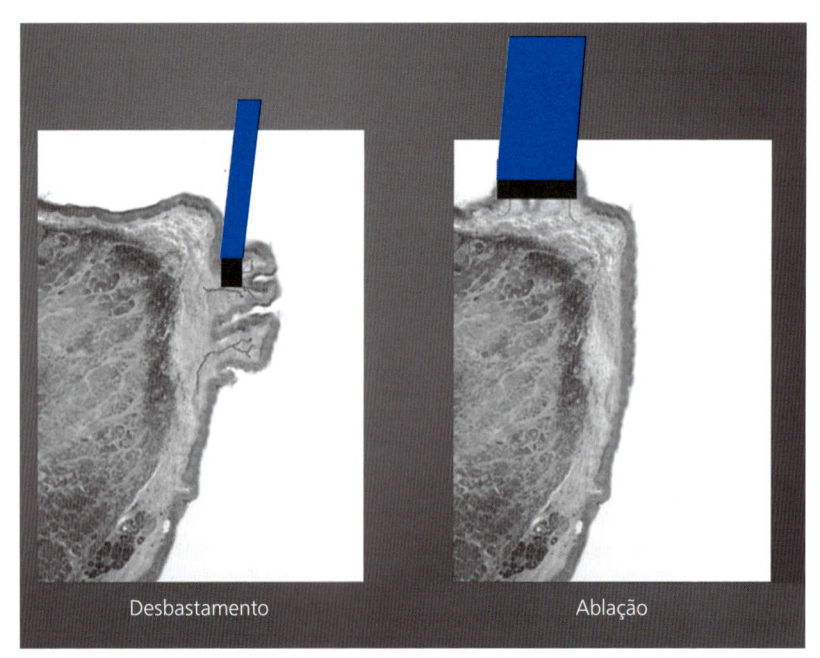

Figura 75-3. Fonomicrocirurgia com *laser* de CO_2. A figura da esquerda demonstra o desbastamento de um papiloma respiratório da borda livre da prega vocal. A figura da direita demonstra a ablação de um papiloma da superfície superior da prega vocal. Cortesia de Mark S. Courey, MD.

75 ▪ LESÕES BENIGNAS DAS PREGAS VOCAIS E MICROCIRURGIA

14. Por que a laringoestroboscopia é uma parte vital da avaliação pré-operatória para a fonomicrocirurgia?
A estroboscopia pode avaliar a propriedade vibratória e o padrão do fechamento glótico das pregas vocais. Esses achados permitem ao clínico prever o tipo e a profundidade da lesão. Em outras palavras, a estroboscopia é a única ferramenta clinicamente disponível que permite aos clínicos avaliarem a "flexibilidade" das pregas vocais. A fotografia de alta velocidade é outro método de avaliação da propriedade vibratória; entretanto, raramente é viável, pelo seu custo e pelo tamanho do equipamento. Uma discussão detalhada sobre achados específicos em laringoestroboscopia está além do escopo deste capítulo; os leitores interessados são remetidos à publicação de Kitzing, na seção de bibliografia.

15. Quais são as lesões benignas de laringe mais comumente tratadas com fonomicrocirurgia?
Pólipos e cistos das pregas vocais, cordites polipoides (edema de Reinke) e papilomas respiratórios recorrentes.

16. O que são os nódulos das pregas vocais?
São lesões bilaterais, simétricas, mesomembranosas das pregas vocais, geralmente devidas a uso ineficiente da voz. À laringoscopia, as alterações nas propriedades vibratórias normais das pregas vocais são mínimas. Os nódulos tendem a se resolver com modificações comportamentais e fonoterapia. Raramente eles são tratados cirurgicamente.

17. O que são os pólipos de pregas vocais?
Classicamente, essas lesões são exofíticas, podendo apresentar aspecto claro ou vascularizado. A tensão vocal crônica pode levar à formação dos pólipos gelatinosos, de aparência clara. Alguns pólipos fonotraumáticos podem desenvolver vasos aberrantes e se apresentar como pólipos vascularizados. Os pólipos vascularizados podem provocar sangramento na prega vocal, no caso de um episódio agudo de tosse violenta ou de fonotraumatismo. Os pólipos podem ser unilaterais ou bilaterais e, quando pequenos, geralmente não levam a perturbações significativas nas propriedades vibratórias normais; entretanto, a maioria dos pólipos não responde completamente à fonoterapia.

18. O que são os cistos de pregas vocais?
Essas lesões podem ser unilaterais ou bilaterais. Existe um tipo subepitelial, que supostamente é produto da obstrução de uma glândula mucosa e pode causar pequenas alterações nas propriedades vibratórias. O tipo intraligamentar, mais profundo (no ligamento vocal), pode levar a alterações significativas na vibração da prega vocal. Em geral, os cistos de pregas vocais não respondem à fonoterapia e, eventualmente, requerem cirurgia.

19. Quais etiologias subjacentes são comuns a algumas lesões benignas, como nódulos, pólipos e cistos de pregas vocais?
O desenvolvimento dessas lesões de pregas vocais frequentemente está relacionado ao padrão de ineficiência fonatória do paciente, o que leva ao excesso de colisões entre as pregas vocais e aos traumatismos. Às vezes, o padrão fonatório traumático pode ser um comportamento compensatório de uma insuficiência glótica.

20. O que é o edema de Reinke (também conhecido como cordite polipoide)?
O edema de Reinke se apresenta como uma tumefação difusa de uma ou de ambas as pregas vocais. Em consequência do significativo aumento da massa da prega vocal, o paciente fala com uma voz mais rouca e de tonalidade mais grave. O grau de redução da onda da mucosa está correlacionado ao tamanho da lesão. Em casos extremos, um edema de Reinke bilateral pode causar obstrução da via aérea glótica. Essa lesão geralmente está associada ao abuso do tabaco. Frequentemente, é recomendado aos pacientes que parem de fumar antes de se indicar uma excisão cirúrgica.

21. O que são as cicatrizes das pregas vocais ou os sulcos vocais?
Quando ocorre uma perda irreversível da viscoelasticidade da superfície da lâmina própria, forma-se uma cicatriz ou sulco vocal. Esses pacientes geralmente possuem um histórico de abuso da voz. Se a perda de tecido for significativa, o paciente também pode sofrer uma insuficiência glótica. A fonomicrocirurgia raramente melhora a onda vibratória da mucosa. O aumento da prega vocal com um implante injetável permanente pode corrigir a insuficiência glótica e proporcionar maior projeção e volume vocais.

22. Que tipos de lesões pré-malignas e malignas podem ser tratadas por fonomicrocirurgia?
Displasias, carcinomas de células escamosas *in situ* e carcinomas iniciais de células escamosas da prega vocal.

23. Quais são as diversas técnicas para excisão endoscópica do câncer glótico inicial?
O carcinoma de células escamosas *in situ* e os carcinomas de células escamosas superficiais, em estágio inicial, podem ser removidos pela técnica de microrretalho (*microflap*) desenvolvido superficialmen-

te em relação ao ligamento vocal. Se a lesão se estender para o interior do ligamento vocal, ou através dele, a cordectomia endoscópica, com auxílio de *laser* de dióxido de carbono, é uma excelente modalidade de tratamento, cuja taxa de cura se aproxima à da radioterapia.

24. **Qual é o preditor mais importante do resultado vocal após uma cordectomia endoscópica de prega vocal para ressecção de câncer?**
    Quanto mais profunda a excisão, mais imprevisível se torna o resultado vocal.

25. **Quais doenças comuns podem levar à insuficiência glótica?**
    Paralisia ou paresia das pregas vocais e atrofia das pregas vocais relacionada ao envelhecimento ou a doença neurológica.

26. **Por que a fonoterapia é importante no pré-operatório para tratamento de várias lesões laríngeas benignas?**
    A fonoterapia pode melhorar padrões fonatórios abusivos, reduzindo, assim, a propensão do paciente para causar novos traumatismos às pregas vocais após a cirurgia. Além disso, alguns pacientes podem ficar satisfeitos com sua voz após a terapia, de modo a não haver mais necessidade de cirurgia. Por último, nas lesões laríngeas benignas, a fonomicrocirurgia é um procedimento eletivo, então uma ou duas sessões de fonoterapia podem consolidar a relação médico-paciente.

27. **Quais complicações potenciais da fonomicrocirurgia são discutidas com o paciente no pré-operatório?**
    Como a laringe faz parte da via aérea, sempre existe um risco de obstrução da via durante e após o procedimento. Uma incisão na prega vocal pode causar a formação de cicatriz, piorando a voz do paciente. Um laringoscópio rígido permite que o cirurgião exponha as pregas vocais, e o laringoscópio repousa sobre os dentes e a língua; desse modo, podem ocorrer: lesões dentárias, laceração/abrasão do lábio e alterações no paladar. Se o paciente continuar mantendo o mesmo comportamento vocal, as lesões devidas ao abuso da voz podem recorrer.

28. **Quais materiais geralmente são necessários para realizar uma fonomicrocirurgia?**
    Para expor a laringe, é utilizado um laringoscópio especializado. Como regra geral, o cirurgião deve escolher o laringoscópio mais calibroso que o paciente possa suportar com segurança. Para estabilizar o laringoscópio em uma posição fixa, é utilizado um sistema de suspensão. Um microscópio operatório de alta potência é utilizado para proporcionar uma visão binocular ampliada das pregas vocais. Pode ser utilizado um telescópio de 0 grau e/ou 70 graus, para tirar fotos operatórias e examinar a lesão em aproximação. Os principais instrumentos microlaríngeos são: pequenos aspiradores para remoção de sangue e muco, bisturi em foice para as incisões, descoladores de retalhos para dissecar a lesão, pinças para apreender e retrair a lesão e tesouras para prolongar a incisão. Também podem ser utilizados diferentes *lasers*.

29. **Qual é a duração típica do repouso vocal após uma fonomicrocirurgia?**
    Os pacientes podem ser colocados em repouso completo de voz por 0 a 14 dias, aumentando gradualmente o uso da voz em um trabalho conjunto com o cirurgião e o fonoaudiólogo. Alguns pacientes só podem voltar ao uso irrestrito da voz entre 30 e 60 dias após a cirurgia, especialmente os cantores profissionais e os pacientes com lesões extensas. O tempo adequado de prescrição de repouso ou de conservação da voz é um debate constante. Em resumo, os cuidados pós-operatórios devem ser ajustados individualmente, com base no tipo e na extensão da lesão, no grau de deficiência de tecido, no verdadeiro padrão de uso da voz pelo paciente e na experiência clínica.

BIBLIOGRAFIA

Goor KM, Peeters AJ, Mahieu HF, et al: Cordectomy by CO2 laser or radiotherapy for small T1a glottic carcinomas: costs, local control, survival, quality of life, and voice quality, *Head Neck* 29(2):128–136, 2007.
Kitzing P: Stroboscopy—a pertinent laryngological examination, *J Otolaryngol* 14(3):151–157, 1985.
Mitchell JR, Kojima T, Wu H, et al: Biochemical basis of vocal fold mobilization after microflap surgery in a rabbit model, *Laryngoscope* 124(2):487–493, 2014. doi: 10.1002/lary.24263.
Mortuaire G, Francois J, Wiel E, et al: Local recurrence after CO_2 laser cordectomy for early glottic carcinoma, *Laryngoscope* 116(1):101–105, 2006.
Rosen CA: Benign vocal fold lesions and phonomicrosurgery. In Bailey BJ, Johnson JT, editors: *Head and Neck Surgery: Otolaryngology*, ed 4, Philadelphia, 2006, Lippincott Williams and Wilkins, Chapter 60.
Rosen CA, Gartner-Schmidt J, Hathaway B, et al: A nomenclature paradigm for benign midmembranous vocal fold lesions, *Laryngoscope* 122(6):1335–1341, 2012.
Rosen CA, Simpson CB: *Operative Techniques in Laryngology*, New York, 2008, Springer.
Sataloff RT, Hawkshaw MJ, Divi V, et al: Voice surgery, *Otolaryngol Clin North Am* 40(5):1151–1183, ix, 2007.

PARALISIA DAS PREGAS VOCAIS

Ameer T. Shah, MD ▪ *Thomas L. Carroll, MD*

PONTOS-CHAVE

1. Compreender a embriologia e a anatomia dos nervos laríngeos recorrentes (NLR) e superiores (NLS). Uma lesão unilateral ou bilateral de qualquer um desses nervos pode levar a uma variedade de disfunções da voz, da deglutição e da capacidade para tossir.
2. Um histórico abrangente, em termos de cirurgias recentes, intubações ou doenças virais, é crítico para a determinação da etiologia da paralisia vocal. Também é exigido um exame completo de cabeça e pescoço, para avaliar outras neuropatias ou massas cranianas. Tipicamente, em um quadro de paralisia unilateral de prega vocal não explicada, é solicitada uma TC do pescoço, com contraste, desde a base do crânio e através do arco aórtico, para avaliar o trajeto completo dos NLR (Box 76-1).
3. Em adultos, a paralisia unilateral de prega vocal se apresenta, tipicamente, com rouquidão, disfagia e dispneia ao falar, mas sem dispneia ao se exercitar. Já a paralisia bilateral das pregas vocais, tipicamente, se apresenta com dispneia ao exercício e estridor inspiratório. Na paralisia bilateral, a voz e a deglutição podem estar normais. Já a paralisia bilateral dos NLR pode levar a risco à vida e apresentar-se como uma emergência aguda da via aérea (Quadro 76-1).
4. É raro que uma paresia de prega vocal se recupere após passados 6 meses da data da lesão. A eletromiografia laríngea (EMGL) frequentemente é útil para determinar o prognóstico de recuperação antes dos 6 meses desde a data da lesão. Um aumento temporário da prega vocal é usado para compensar a falha antes que a paralisia seja considerada permanente, pelos critérios de tempo ou de EMGL.
5. O tratamento da paralisia unilateral de prega vocal é aumentar/intermediar a prega vocal imóvel, para permitir que ela se encontre com a prega oposta, móvel, e se restaure a competência glótica. O tratamento da paralisia bilateral de prega vocal visa aumentar a via aérea, frequentemente a expensas da voz, através da remoção do tecido da prega vocal normal ou da lateralização de uma das pregas vocais paralisadas.

Pérolas
1. A posição da prega vocal verdadeira (PVV) afetada não se correlaciona com o nível ou a extensão da lesão do nervo vago ou do ramo do NLR. Nem todos os ramos do nervo conseguem se recuperar, e a posição da prega vocal imobilizada ou paralisada pode variar com o tempo.
2. A EMGL é um instrumento para medir o recrutamento da unidade motora. Quando o músculo é denervado, são observados potenciais de fibrilação e ondas positivas; quando ocorre reinervação, são observadas unidades motoras polifásicas.
3. O aumento em uma imobilidade unilateral de PVV não elimina o risco de aspiração, quando houver também um déficit sensorial no NLS afetado. Entretanto, a melhora na capacidade de o paciente tossir com maior efetividade pode ser suficiente para proteger os pulmões e tolerar alguma aspiração.
4. Em pacientes sintomáticos com imobilidade unilateral de PVV, o aumento com uma injeção temporária, realizada no início, oferece melhores resultados no longo prazo e uma menor necessidade de aumento permanente.
5. Na imobilidade bilateral das pregas vocais, inicialmente pode ser necessária uma traqueostomia; porém, muitos desses pacientes podem ter a cânula removida após cirurgias que aumentem a via aérea glótica.

PERGUNTAS

1. **Descreva a anatomia das pregas vocais como partes da laringe.**
   A laringe se divide em supraglote, glote e subglote (Figura 76-2A). A glote é compreendida pelas pregas vocais verdadeiras (PVV) pareadas. A supraglote abrange todo o tecido da laringe acima das PVVs. Os ventrículos laríngeos se estendem, lateral e superiormente, sob as falsas pregas vocais, terminando obtusamente no sáculo laríngeo. A subglote começa a cerca de 1 cm abaixo da rima da glote (a área em

> **Box 76.1.** Questões Chaves do Histórico de um Paciente com Paralisia de Prega Vocal
> - Frequência de sintomas, associações, fatores atenuantes/exacerbantes, início, duração
> - Evita se comunicar em razão do esforço necessário?
> - Tem redução na capacidade de completar as tarefas/trabalhos diários?
> - Tem reduzido sua participação em atividades/esportes extenuantes?
> - Mudou seu estilo de vida para relativamente sedentário? (mais comum em paralisia bilateral)
> - História de pneumonia aspirativa/dificuldade de deglutição?
> - Alguma cirurgia prévia: neurológica, de cabeça e pescoço, de carótida ou cardiotorácica?
> - História de uso de álcool ou tabaco?
> - É difícil projetar a voz?
> - História de intubação endotraqueal?

Quadro 76-1. Sinais e Sintomas de Paralisia de Prega Vocal

Unilateral	• Disfonia (rouquidão, fala arquejante, voz fraca) • Dispneia e fadiga ao falar (mas sem estridor ou dispneia à exercitação) • Tosse episódica, com líquidos finos/disfagia • Pneumonia aspirativa recorrente • Regurgitação nasofaringiana em lesões altas do vago • Sinais de envolvimento de outros nervos cranianos, por exemplo, paralisia da língua ou perda do reflexo faríngeo • Sinais de malignidade torácica (tosse, dispneia, hemoptises etc.)
Bilateral	• A voz normal é possível • Dispneia aos exercícios físicos • Estridor, com ou sem atividades • Comprometimento agudo da via aérea/estridor pós-operatório • Piora dos sintomas após uma infecção respiratória superior

que as PVVs se encontram durante a fonação), estendendo-se para a borda inferior da cartilagem cricoide. As PVVs estão envolvidas na fonação, enquanto as falsas pregas vocais tipicamente não estão. As falsas pregas vocais são formadas por uma mucosa sobrejacente à porção superior do músculo tireoaritenóideo e por tecido conjuntivo. As PVVs são recobertas por epitélio escamoso estratificado, o que as diferencia do epitélio colunar pseudoestratificado e ciliado encontrado no restante do trato respiratório. Mais profundamente, no epitélio escamoso das PVVs, encontra-se a lâmina própria superficial (espaço de Reinke), que, em conjunto com a mucosa, compõe a cobertura vocal que propicia a vibração durante a fonação. Mais profundamente se encontram a lâmina própria intermediária e a lâmina própria profunda, formando o ligamento vocal. Este se assenta sobre o músculo vocal (a porção média do músculo tireoaritenóideo), correspondendo à extensão superior do cone elástico, uma condensação de tecido fibroso que se estende a partir da cartilagem cricoide.

2. **Além da fonação, quais são as outras funções das pregas vocais?**
Embora a fonação seja uma função importante, ela não é o papel primordial das pregas vocais verdadeiras e falsas. A proteção das vias aéreas inferiores durante a deglutição é a função mais crucial da laringe, e as pregas vocais são indispensáveis para isso. Além disso, as PVVs proveem a capacidade de tossir e de limpar a via aérea e permitem que se dê o aumento da pressão intra-abdominal durante a manobra de Valsalva. Esta propicia a capacidade de equalizar a pressão na orelha média, levantar peso e executar movimentos no sentido inferior, durante a defecação e o parto.

3. **Descreva a inervação da laringe.**
A laringe é inervada por vários ramos sensoriais e motores do nervo vago (NC X). Após emergir da base do crânio, o vago emite um ramo, o nervo laríngeo superior (NLS). O NLS se divide em um ramo interno e um ramo externo. O ramo interno transporta informações sensoriais da mucosa da laringe acima das PVVs. O ramo externo inerva o músculo cricotireóideo, que se contrai para trazer a cartilagem tireoide

para mais perto da cartilagem cricoide, alongando, assim, as PVVs e elevando o tom da voz. Após emitir o nervo laríngeo superior, o vago desce para o pescoço, pela bainha da carótida, juntamente com a artéria carótida interna e a veia jugular interna (posterolateral à artéria carótida interna e posteromedial à veia jugular interna). Quando o vago penetra na cavidade torácica, ele envia um ramo em direção à cabeça, que é o nervo laríngeo recorrente (NLR). O NLR direito separa-se do nervo vago direito na junção cervicotorácica, passando por trás da artéria subclávia direita e subindo por trás da artéria carótida comum, ao longo da fenda traqueoesofágica. Em 1% dos casos, o NLR direito surge ao nível da glândula tireoide, podendo ser mais facilmente lesado durante uma tireoidectomia. O NLR esquerdo emerge do nervo vago ao nível do arco aórtico, enrolando-se posteriormente abaixo do ligamento arterial e subindo na direção cefálica, pela fenda traqueoesofágica. Os NLRs penetram na laringe próximo à articulação cricoide e dali se dividem em ramos posteriores e anteriores. O NLR inerva todos os músculos intrínsecos da laringe (tireoaritenóideo [TA], cricoaritenóideo lateral [CAL], interaritenóideo [IA] e cricoaritenóideo posterior [CAP], exceto o músculo cricotireóideo). Ele fornece a inervação sensorial para a mucosa das PVVs e inferior a elas.

4. **Se a inervação da laringe for lesada, o que pode acontecer?**
Deve ficar entendido que a inervação da laringe é mais complexa do que o descrito anteriormente. Há anastomoses entre o sistema motor e o sensorial, bem como entre os lados direito e esquerdo. Quando o NLR e/ou o NLS sofrem uma lesão, a reparação e a reinervação frequentemente são incompletas e variáveis entre os pequenos ramos terminais. Como o NLR contém fibras adutoras (TA, CAL e IA) e abdutoras (CAP), as lesões neurais são suficientemente graves para causar degeneração walleriana, resultam em "filamentos-cruzados" ou em reinervação sincinética, e ausência da movimentação concordante com a função dos músculos afetados. As PVVs sincinéticas apresentam uma boa tonalidade e, frequentemente, um padrão normal de interferência na EMGL, enquanto as PVVs completamente denervadas se atrofiam.

5. **Descreva a embriologia pertinente ao NLR.**
A laringe se desenvolve a partir do sistema de arcos branquiais. A supraglote e o nervo laríngeo superior surgem do quarto arco. A cartilagem cricoide e o nervo laríngeo recorrente surgem do sexto arco. À direita, a artéria do sexto segmento desaparece completamente e a artéria do quarto arco se conserva como artéria subclávia. Isso explica por que o nervo laríngeo recorrente direito passa inferiormente aos vasos subclávios direitos e tem um trajeto mais curto em seu retorno à laringe. No lado esquerdo, ao contrário, a artéria do sexto arco arterial se conserva como o *ductus arteriosus*, que, mais tarde, sofre fibrose e se torna o *ligamentum arteriosum*. Esse remanescente necessita de um curso mais longo para o nervo laríngeo recorrente esquerdo, que é forçado a descer para o tórax antes de retornar para a laringe. O efeito desse desenvolvimento embriológico sobre o curso do NLR explica por que processos intratorácicos podem resultar em paralisia unilateral de prega vocal (Quadro 76-2).

Quadro 76-2. Causas de Paralisia/Imobilidade de Prega Vocal

Idiopáticas (neuropatia pós-viral)	Tumores de cabeça e pescoço
Cirurgia de tireoide ou paratireoide	Massa no ventrículo laríngeo ou no seio piriforme
Cirurgia na base do crânio	Neoplasia mediastinal intratorácica
Neoplasia vagal	Traumatismo torácico/cervical
Cirurgia por fusão cervical anterior	Aneurisma aórtico
Cirurgia de carótida	Dilatação do átrio esquerdo ("síndrome de Ortner")
Intubação/extubação traumática	Infarto do bulbo cerebral (paralisia bulbar) – raro
Deslocamento da aritenoide	Síndrome de Wallenberg
Fixação da articulação cricotireóidea	Esclerose múltipla
Artrite reumatoide	ELA
Osteomielite da base do crânio	Poliomielite
Tuberculose	Lúpus
Abuso crônico de álcool	Doença granulomatosa (por exemplo, sarcoidose)
Fibrose por radioterapia de cabeça e pescoço	Polineuropatia diabética
Lesão do NLR, pelo *cuff* do tubo endotraqueal	Poliarterite nodosa
Cirurgia torácica	
Cirurgia no arco aórtico, ou próximo a ele	

VII ▪ LARINGOLOGIA E DISTÚRBIOS DA DEGLUTIÇÃO

6. Qual a diferença entre imobilidade da prega vocal, paralisia da prega vocal e paresia da prega vocal?

Quando se avaliam pregas vocais que não se movem, é importante utilizar a terminologia correta, uma vez que isso diz respeito à etiologia de suas disfunções. *Imobilidade* é um termo geral, que não indica a causa; refere-se à ausência de movimento das pregas vocais, por qualquer motivo, neurológico ou mecânico. Além disso, qualquer prega vocal imóvel designada como apresentando um defeito permanente de mobilidade é dita *imóvel*, e não paralisada. Diferentemente, a *paralisia* das pregas vocais refere-se especificamente à falta de movimento (ou à imobilidade) devida a uma causa neurológica permanente. Se uma prega vocal apresentar alguma anormalidade parcial de movimentação que possa vir a ser classificada como permanente (isto é, se o paciente começou apresentando uma anormalidade original, com mobilidade parcial da prega), a PVV é dita *hipomóvel*; o diagnóstico definitivo de *paresia* de PVV só pode ser atribuído à prega depois de 6 meses, ou mais, sem surgimento de qualquer explicação mecânica, confirmando, portanto, que sua causa é neurológica e permanente.

7. Descreva os achados da laringoscopia e da estroboscopia que são observados nas paralisias de pregas vocais.

Em uma paralisia unilateral completa, a prega não será abduzida nem aduzida e se colocará em uma posição neutra, entre a adução e a abdução. A posição da PVV imóvel ou paralisada não diferirá necessariamente se a lesão ocorrer no vago ou no NLR. A reinervação ocorre nas lesões do NLR, mas nem todos os pequenos ramos do nervo conseguem se recuperar, e a posição da prega vocal afetada pode mudar ao longo do tempo. A prega vocal oposta, saudável, terá capacidade completa de abdução e adução e procurará ultrapassar a linha média para encontrar a prega paralisada (Figura 76-1). A cartilagem arite-

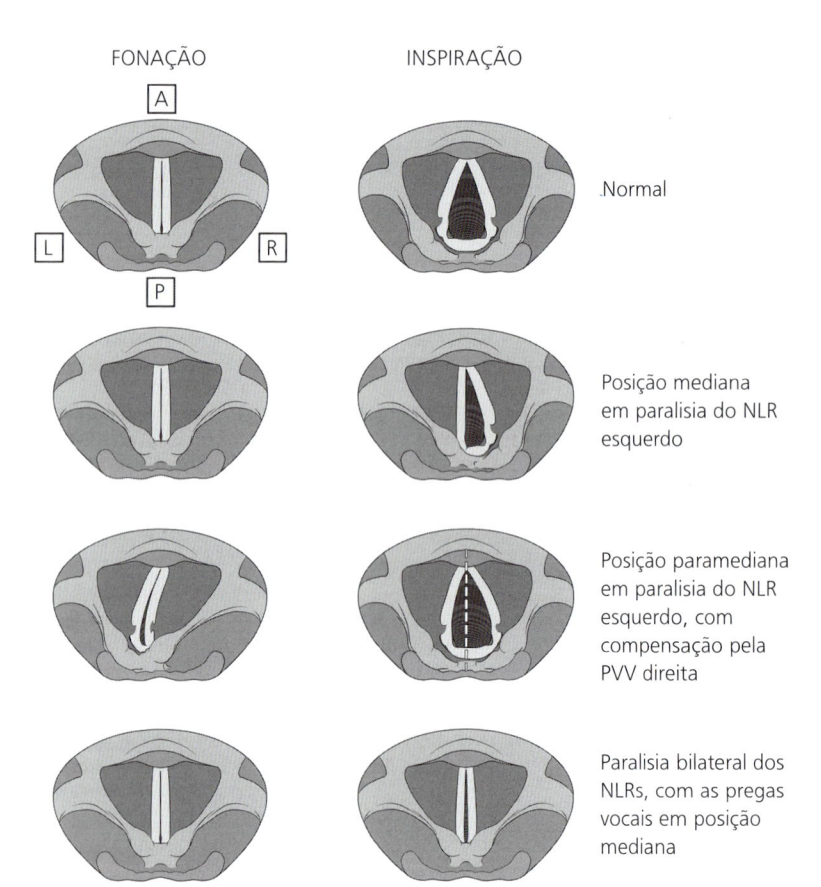

Figura 76-1. Diagramas de paralisias das pregas vocais.

noide, no lado denervado, costuma se deslocar anteriormente para o interior da via aérea, mas a aparência da aritenoide não fornece qualquer informação definitiva quanto ao estado neurológico do NLR afetado. À estroboscopia, é possível observar uma fenda transglótica sem vibração significativa, ou um padrão de fechamento completo (mas predominantemente aberto), com assimetria dependente da posição da PVV imóvel. A atrofia da denervação após algumas semanas, ou meses, pode levar a uma amplitude vibratória maior. Há uma hiperfunção supraglótica típica (tensão muscular secundária) devida ao esforço compensatório por parte dos músculos laríngeos intrínsecos circundantes, que pode até causar dor/desconforto.

Na paralisia bilateral de pregas vocais, é importante diferenciar entre os pacientes com PVVs bilateralmente posicionadas na linha média e aqueles cujas PVVs permanecem em posição paramediana, com uma fenda glótica. Tipicamente, quando as pregas imóveis se encontram na linha média, os pacientes apresentam voz normal, mas um significativo comprometimento da via aérea e insuficiência respiratória. Por outro lado, quando as PVVs se encontram em posição paramediana, usualmente o paciente não terá comprometimento da via aérea, mas a voz será severamente afetada, havendo uma fenda transglótica à estroboscopia.

8. O que é fenda glótica/insuficiência glótica?
Uma fenda glótica se refere a um espaço patológico entre as pregas vocais verdadeiras durante a fonação. Isso pode ser observado amplamente em um quadro severo de atrofia ou de paralisia/imobilidade da prega vocal. Frequentemente, é necessária uma videolaringoestroboscopia (uma modalidade de laringoscopia flexível que utiliza uma luz estroboscópica para permitir melhor visualização do movimento e do padrão de fechamento das pregas vocais) para identificar uma fenda glótica mais sutil, devida a pequenas lesões benignas, paresia/hipomotilidade, atrofia tardia ou cicatriz. A insuficiência glótica é a perda patológica e excessiva de ar pelas pregas vocais, em virtude de uma fenda glótica. Tipicamente, a insuficiência glótica é a causa da disfonia por tensão muscular secundária, que, ao exame, se manifesta como comportamentos hiperfuncionais das estruturas supraglóticas, que estão tentando compensar a insuficiência glótica. No sexo feminino, uma fenda glótica posterior frequentemente é fisiológica e normal.

9. Qual é o papel da eletromiografia laríngea na avaliação da paralisia de prega vocal?
A eletromiografia laríngea (EMGL) é um teste que ajuda a caracterizar o estado da inervação de uma prega vocal imóvel. Ela utiliza a eletricidade do próprio corpo para demonstrar se o NLR está, ou não, enviando sinais para as unidades musculares motoras, ou se o músculo está disparando por si mesmo, sem qualquer impulso. A EMGL pode determinar se a imobilidade de uma PVV tem uma causa neurológica ou uma causa mecânica (como um deslocamento da articulação cricoaritenóidea, na qual a atividade à EMGL se apresenta normal). Se a inervação do músculo for normal, haverá uma sobreposição de múltiplos potenciais de ação, de várias unidades motoras, em um padrão de interferência normal, e não haverá atividade elétrica espontânea/casual. Alternativamente, se o músculo estiver denervado, potenciais de fibrilação e ondas positivas ocorrerão espontaneamente. Durante o tempo em que está ocorrendo reinervação, ou após uma reinervação incompleta, estão presentes unidade motoras polifásicas. A EMGL pode indicar o potencial de retorno à atividade neuromuscular com antecipação de meses antes que um exame clínico possa demonstrar a movimentação de pregas vocais. A sincinesia e outros achados prognósticos mais fracos, tais como ondas positivas persistentes/potenciais de fibrilação após uma série de EMGLs, alguns meses antes, ajudam o médico a recomendar um aumento precoce permanente.

10. Quais outros testes devem ser incluídos na investigação da imobilidade das PVVs ou da paralisia unilateral inexplicada?
Nos pacientes que apresentam como primeiro sintoma uma paralisia unilateral de PVV não explicável por uma cirurgia recente, intubação, traumatismo ou doença conhecida, é importante considerar causas extrínsecas, especialmente massas que estejam comprimindo o nervo laríngeo recorrente, em qualquer ponto do seu trajeto. Uma TC com contraste, desde a base do crânio e através do arco aórtico, é o teste de escolha inicial, já que a radiografia raramente é de utilidade. Se a TC for negativa e a história e o exame neurológico sugerirem neuropatias cranianas múltiplas, é indicada uma RM do cérebro e do tronco encefálico. Se houver uma associação com estridor, não explicável através da laringoscopia, deve ser realizada uma traqueobroncoscopia.

11. Quais são as potenciais sequelas da imobilidade unilateral da prega vocal verdadeira?
A pneumonia aspirativa é uma sequela potencialmente fatal, e, nos casos de imobilidade aguda de PVV, imediatamente é aplicada, preventivamente, uma injeção para aumento, em um esforço para melhorar a "toalete pulmonar" (a capacidade de tossir e de eliminar as secreções). O aumento da PVV no caso de uma imobilidade unilateral, de modo algum, garante melhora na disfagia ou na prevenção da pneumonia

aspirativa, porque ela pode estar relacionada a um déficit sensorial por uma disfunção no NLS. Entretanto, melhorar a capacidade do paciente em tossir mais efetivamente pode ser suficiente para proteger os pulmões contra pequenas aspirações, além da melhora na voz, também observada.

12. **Quais são as potenciais sequelas da paralisia bilateral das pregas vocais verdadeiras?**
O comprometimento da via aérea é a primeira preocupação na paralisia bilateral das PVVs. A maioria dos pacientes não suporta o acometimento, quando ele ocorre agudamente. Os pacientes com paralisia bilateral há mais tempo (ou os acometidos gradualmente) podem apresentar estridor em repouso ou aos exercícios, mas se mantêm em nível satisfatório, se forem saudáveis nos outros aspectos. Entretanto, em um quadro de infecção respiratória aguda das vias aéreas superiores, mesmo um edema de pequena monta, em uma glote já estreitada, pode reduzir significativamente a área transversal da via aérea e levar a uma situação de risco à vida.

13. **Quais são as opções de tratamento ao primeiro sintoma de imobilidade unilateral de prega vocal?**
Quando causas subjacentes já foram descartadas ou já estão sendo tratadas, o primeiro passo para a abordagem de uma imobilidade unilateral de PVV em um paciente *sintomático* é a injeção temporária para aumento da PVV afetada. Isso pode ser feito em ambulatório, à beira do leito ou em centro cirúrgico, com um material que, tipicamente, dure de 2 a 6 meses. Melhora nos resultados vocais em longo prazo com o aumento precoce tem sido demonstrada, reduzindo, também, a necessidade de aumento permanente (a causa desse fenômeno não está bem esclarecida). Uma EMGL deve ser realizada dentro de 3 semanas a partir do momento da lesão e pode ser repetida 2 meses depois, aumentando a informação quanto ao prognóstico. Vários fatores, como a idade do paciente, sua ocupação, condições de comorbidade e hábitos, desempenham um papel no tratamento. Para muitos pacientes que podem deglutir e se comunicar de forma eficiente, uma conduta expectante é o bastante.

14. **Quais são as opções de tratamento para uma paralisia de prega vocal unilateral de longa duração?**
As opções abrangem laringoplastia por injeção, laringoplastia de medialização, com ou sem adução da aritenoide, e reinervação do NLR. Os procedimentos de reinervação podem ser realizados para restabelecer o tônus dos músculos intrínsecos da laringe, mas isso não resultará em movimentos da PVV, frequentemente sendo necessário um aumento, para melhorar a voz durante o período de recrescimento. Nenhum tratamento de paralisia unilateral de PVV conseguirá restaurar a movimentação funcional original da PVV afetada.

A laringoplastia por injeção profunda no músculo TA é realizada em ambulatório, por via percutânea ou peroral, ou em centro cirúrgico, através de laringoscopia de suspensão. Os materiais disponíveis para aumento de longo prazo (> 6 meses) incluem: cálcio-hidroxilapatita, derme micronizada, ácido hialurônico e gordura autóloga (a gordura é considerada, por muitos, o único injetável permanente, e a sua injeção é feita em centro cirúrgico em razão do modo de coleta). A laringoplastia por injeção pode ser muito eficaz para fendas glóticas pequenas, quando a prega vocal paralisada se encontra em posição mediana ou paramediana. Para fendas glóticas maiores, frequentemente a injeção é insatisfatória, e a laringoplastia de medialização é um tratamento mais eficaz (Figura 76-2A).

A laringoplastia de medialização, ou cirurgia do arcabouço laríngeo, envolve a introdução de um bloco esculpido em silastic, uma faixa de Gore-Tex® ou um implante pré-fabricado no espaço paraglótico, tracionando medialmente a PVV afetada (Figura 76-2B). Um tratamento adicional à laringoplastia de medialização inclui a adução da aritenoide, com ou sem aritenopexia. A cartilagem aritenoide é reposicionada por suturas de ancoragem em uma posição mais fisiológica para a fonação. Isso é realizado quando há uma grande fenda glótica posterior ou um desnível entre as alturas dos processos vocais das cartilagens aritenoides (Figura 76-2B).

15. **Quais são as opções de tratamento para uma imobilidade bilateral aguda das pregas vocais?**
Os pacientes com paralisia bilateral incompleta podem apresentar recuperação parcial, ou até completa, e a EMGL é empregada nesses quadros, para auxiliar no prognóstico. As opções de tratamento têm como objetivo preservar e proteger a via aérea do paciente, ao mesmo tempo em que se espera pela recuperação dos movimentos, de um lado ou de ambos. Tipicamente, são utilizadas a lateralização por sutura de uma das pregas vocais ou a traqueostomia, para superar o acometimento agudo. Teoricamente, esses dois tratamentos são reversíveis.

16. **Quais são as opções de tratamento para uma paralisia bilateral permanente das PVVs?**
Nos casos de paralisia bilateral permanente de PVVs, nos quais a via aérea é afetada e a voz é normal, pode ser realizada cordotomia unilateral ou bilateral, com aritenoidectomia total ou medial. Tipicamente, isso é realizado em etapas progressivamente destrutivas, até se encontrar um equilíbrio aceitável entre as perdas na via aérea e na voz. Esses procedimentos destrutivos frequentemente levarão a uma voz mais ar-

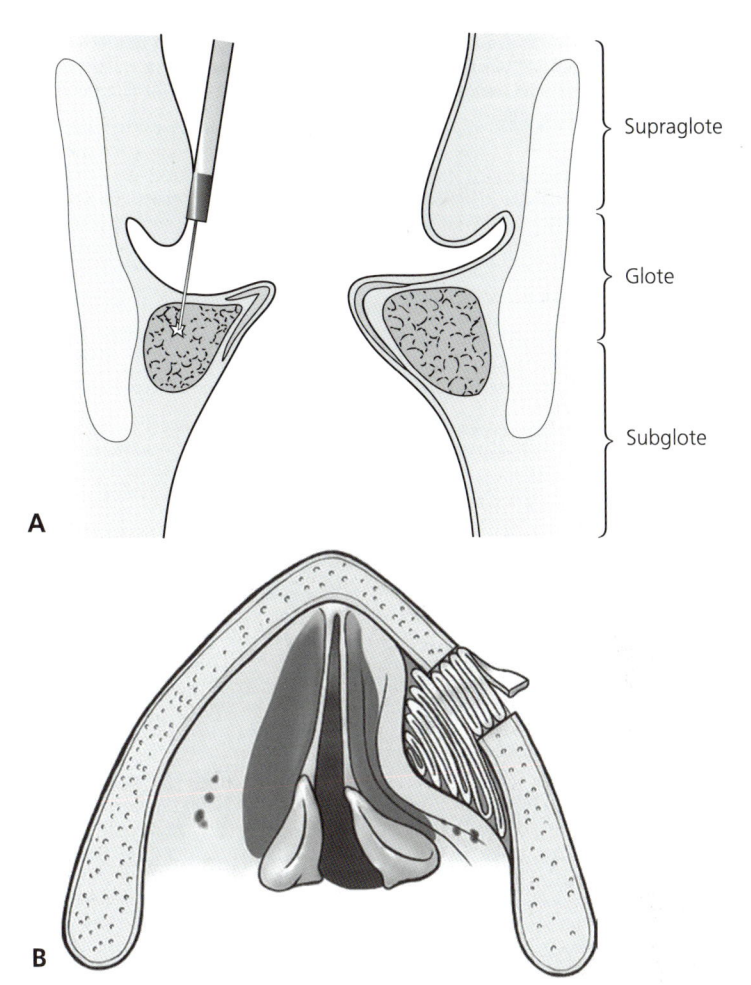

Figura 76-2. A, Secção coronal da laringe demonstrando a profundidade da introdução da agulha e a profundidade da localização no músculo tireoaritenóideo para a laringoplastia por injeção. **B,** Secção axial da glote apresentando uma medialização com Gore-Tex®. Adaptada de Rosen CA, Simpson CB: Operative Techniques in Laryngology, Berlin, 2008, Springer.

quejante, mas garantem melhora suficiente da via aérea para evitar ou remover o tubo de traqueostomia. Alternativamente, podem ser realizados os procedimentos de lateralização da própria prega vocal ou da aritenoide (abdução da aritenoide). Na paralisia bilateral completa das pregas vocais, inicialmente pode ser necessária uma traqueostomia, mas, com as cirurgias de alargamento da via aérea ao nível glótico, muitos pacientes com paralisia bilateral das PVVs podem ter a cânula removida. Quando a voz é afetada por PVVs paralisadas na região paramediana, medialização e injeção para aumento podem ser usadas para fechar a fenda glótica, mas, frequentemente, é necessária uma traqueostomia.

17. Qual é o prognóstico de longo prazo para pacientes com paralisias de pregas vocais?
Nos casos de paralisias unilaterais das pregas vocais, os resultados geralmente são bons. Com procedimentos de aumento, a maioria dos pacientes pode alcançar uma voz funcional, exceto em certas situações, como cantar ou gritar com força. Como já discutido, os pacientes com paralisia de prega vocal correm risco de aspiração, por nem sempre serem capazes de proteger sua via aérea. Isso é especial-

mente verdadeiro quando a etiologia envolve um amplo acometimento vagal, que inclui um déficit sensorial laríngeo. O aumento da PVV afetada não garante melhora na deglutição, embora frequentemente ajude. Em um quadro de uma lesão unilateral completa do NLR, sem envolvimento do NLS, muitos pacientes deglutem sem esforço.

BIBLIOGRAFIA

Arviso LC, Johns MM, Mathison CC, et al: Long-term outcomes of injection laryngoplasty in patients with potentially recoverable vocal fold paralysis, *Laryngoscope* 120:2237–2240, 2010.

Carroll TL, Rosen CA: Trial vocal fold injection, *J Voice* 24(4):494–498, 2010.

Friedman AD, Burns JA, Heaton JT, et al: Early versus late injection medialization for unilateral vocal cord paralysis, *Laryngoscope* 120:2042–2046, 2010.

Lichtenberger G: Reversible lateralization of the paralyzed vocal cord without tracheostomy, *Annals Otol Rhinol Laryngol* 111(1):21–26, 2002.

Morris L, Afifi S: *Tracheostomies: The Complete Guide*, New York, 2010, Springer.

Oertli D, Udelsman R: *Surgery of the Thyroid and Parathyroid Glands*, New York, 2007, Springer, pp 13–20.

Ossoff RH, Shapshay SM, Woodson GE, et al: *The Larynx*, Philadelphia, 2003, Lippincott Williams & Wilkins, pp 3–14, 267–305.

Rosen CA, Simpson CB: *Operative Techniques in Laryngology*, Berlin, 2008, Springer-Verlag, p 105, 240, 248.

Statham MM, Rosen CA, Nandedkar SD, et al: Quantitative laryngeal electromyography: Turns and amplitude analysis, *Laryngoscope* 120:2036–2041, 2010.

Vaccha B, Cunnane MB, Mallur P, et al: Losing your voice: etiology and imaging features of vocal fold paralysis, *J Clin Imaging Sc* 3:15, 2013.

INTUBAÇÃO E TRAQUEOTOMIA

Justin Casey, MD ▪ *Kenneth T. Bellian, MD, MBA*

PONTOS-CHAVE

1. Uma regra geral para determinar o tamanho da via aérea em crianças é **Idade/4 + 3** para um tubo inflado e **Idade/4 + 4** para um tubo desinflado. Na dúvida entre dois tamanhos de tubo ET (endotraqueal), é mais seguro escolher o menor.
2. A traqueostomia não evita aspiração crônica.
3. Estridor respiratório com voz abafada e geralmente sem tosse é sintoma preocupante sugestivo de epiglotite, com uma possível via aérea de emergência. Se o paciente estiver estável, uma radiografia lateral do pescoço pode apresentar um "sinal do polegar", indicando uma epiglote edemaciada.
4. Um estridor bifásico, com tosse em latido, é sugestivo de subglotite ou "crupe". Uma radiografia AP de pescoço pode demonstrar o "sinal da torre", indicativo de um estreitamento subglótico.
5. Sangramento significativo em uma traqueostomia deve ser levado a sério e investigado para descartar uma fístula traqueal inominada, emergência cirúrgica que apresenta uma taxa de mortalidade de 73%.

Pérolas
1. Em recém-nascidos, pode ser utilizada uma incisão vertical, para reduzir o risco de estenose subglótica.
2. Na cabeça e pescoço, o sítio anatômico com a maior taxa de absorção de cocaína é a traqueia.
3. Uma pressão de 34 cm H_2O comprometerá o fluxo sanguíneo capilar para a mucosa traqueal e causará necrose por pressão.
4. Como se maneja uma situação de fogo na via aérea?
   - Desligar o fluxo de O_2.
   - Apagar o fogo com solução salina.
   - Remover o tubo danificado.
   - Reintubar com o menor traumatismo possível.
   - Administrar esteroides e antibióticos IV.
   - Antes de deixar a sala de operações, realizar uma broncoscopia, para remover qualquer tecido chamuscado ou outros fragmentos e avaliar a extensão da lesão nas vias aéreas.
   - Retardar a remoção do tubo e repetir os exames endoscópicos das vias aéreas.

PERGUNTAS

1. **Quais são os sistemas comuns de graduação da via aérea que devem ser considerados antes de uma intubação?**
   Posição do Palato de Friedman (Figura 77-1):

   I – Visualização completa da úvula e das tonsilas palatinas/pilares tonsilares.
   II – Visualização da úvula, mas não das tonsilas palatinas.
   III – Visualização do palato mole, mas não da úvula.
   IV – Visualização apenas do palato duro.

   Similarmente, a Escala de Mallampati (utilizada mais frequentemente em anestesiologia):

   Classe I – Palato mole, úvula, fauces e pilares visíveis.
   Classe II – Palato mole, úvula e fauces visíveis.
   Classe III – Palato mole e base da úvula visíveis.
   Classe IV – Palato mole não visível.

   Quanto mais alto o escore, mais difícil é a exposição da laringe durante a intubação.

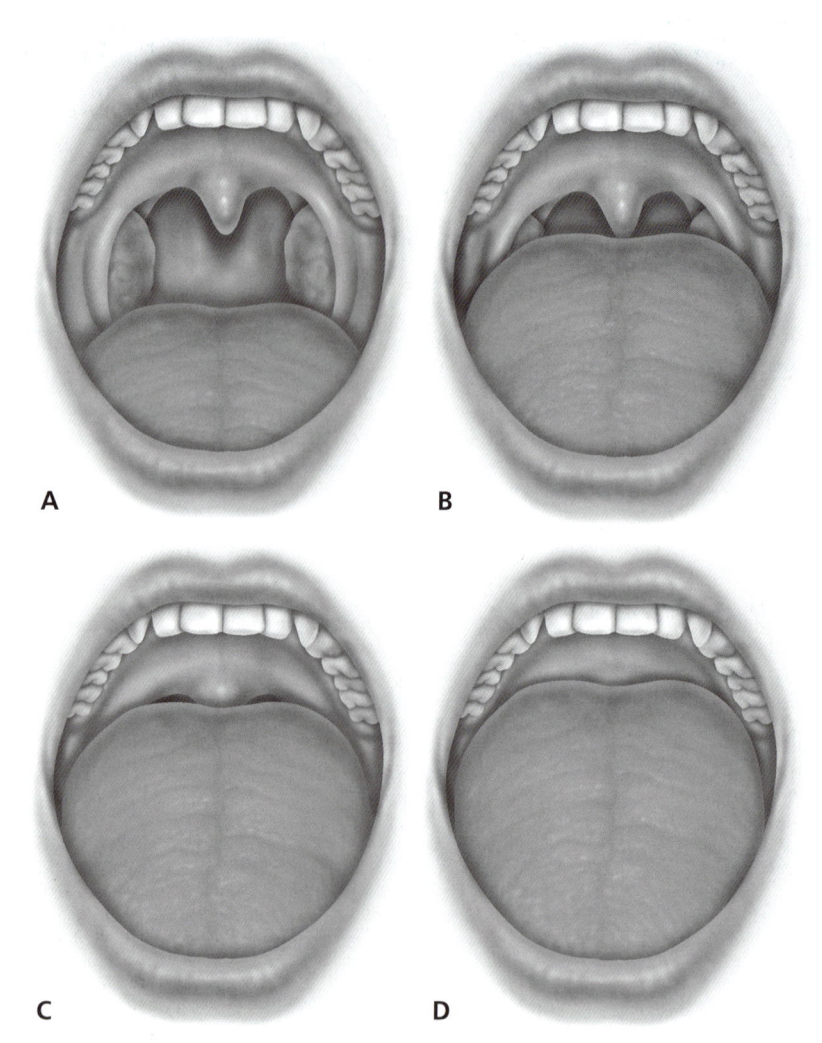

Figura 77-1. Posição do Palato de Friedman. **A,** I – Visualização completa da úvula e das tonsilas/pilares tonsilares. **B,** II – Visualização da úvula, mas não das tonsilas. **C,** III – Visualização do palato mole, mas não da úvula. **D,** IV – Visualização apenas do palato duro. De Friedman M, Hani I, Bass L: Clinical staging for sleep disorders breathing. Otolaryngol Head Neck Surg 127:13–21, 2002.

2. **A que se refere o tamanho do tubo endotraqueal?**
   O número se refere ao diâmetro interno do tubo endotraqueal. Assim, um TE 5,0 tem diâmetro interno de 5 mm, um TE 5,5 tem diâmetro interno de 5,5 mm e assim por diante. O diâmetro externo do TE pode variar em função do material, do fabricante e do tipo de tubo.

3. **Como você pode estimar rapidamente o tamanho adequado do tubo endotraqueal (TE) para crianças?**
   - Tubo inflado = idade/4 + 3.
   - Tubo desinflado = idade/4 + 4
      Geralmente, isso é acurado para crianças de 1 a 12 anos.

Quadro 77-1. Tubo Endotraqueal (TET) Sugerido em Função da Idade

IDADE	TAMANHO do TET
Neonato	2,5-3,0
Bebê de 1 a 6 meses	3,0-3,5
Bebê de 6 a 12 meses	3,5-4,0
Criança	4,0-5,0
Mulher Adulta	6,0-7,0
Homem Adulto	7,0-8,0

4. **Como são escolhidos os tamanhos de tubo ET para os demais pacientes?**
   Ver Quadro 77-1.
   Como regra geral, entre dois tamanhos de tubo ET, é mais seguro utilizar um TE ligeiramente menor do que o que seja grande demais e dificulte a passagem. Se a ventilação for difícil com o tubo menor, pode ser administrada alguma ventilação para estabilizar o paciente, e pode ser utilizado um sistema para troca de tubos para mudar o TET, com um risco muito baixo de perda da via aérea.

5. **Qual é a classificação comum da via aérea medida durante a intubação?**
   A classificação de Cormack-Lehane gradua a visualização da laringe durante a laringoscopia direta:

   Grau I – Visualização total da glote.
   Grau II – Visualização parcial da glote.
   Grau III – Visualização da epiglote, apenas.
   Grau IV – Nem mesmo a epiglote é visível.

6. **Quais são os sons característicos de obstrução nos diferentes níveis da via aérea?**
   - Traqueia – geralmente expiratório, ocasionalmente inspiratório.
   - Subglote – estridor bifásico, tosse em latido, voz rouca.
   - Glote – estridor bifásico ou inspiratório, voz rouca.
   - Supraglótico – estridor inspiratório, voz abafada, incapacidade de se alimentar sem tosse.
   - Orofaringe/nasofaringe – estertor, voz abafada ou hiponasal.

7. **Quais são algumas das intervenções para preservação nas obstruções das vias aéreas superiores?**
   As manipulações anatômicas que podem ajudar no alívio da obstrução das vias aéreas superiores são: a *elevação do mento com impulsão da mandíbula*, a da *via aérea orofaríngea* e a da *via aérea nasofaríngea*. As duas primeiras geralmente são utilizadas em pacientes inconscientes. A última é preferencialmente utilizada em pacientes com obstrução oral (isto é, traumatismo, angina de Ludwig) ou em neonatos com obstrução nasal, que devem expirar obrigatoriamente pelo nariz. Em casos de obstrução das vias aéreas, pode ser utilizado o *heliox* para fornecimento de oxigênio. Heliox é uma mistura de hélio e oxigênio, sendo um gás com menor densidade do que o ar natural ou o oxigênio puro. Isso permite um fluxo mais rápido, que reduz a turbulência da passagem do fluxo pela obstrução, liberando o oxigênio mais distalmente em relação aos pulmões. Essa redução na turbulência do fluxo também reduz o gradiente de pressão necessário para movimentar o ar através da obstrução, reduzindo a resistência da via aérea e o esforço de respiração. As concentrações típicas são de 21% de oxigênio para 79% de hélio. O hélio é inerte, insolúvel em tecidos humanos e incombustível. O heliox é usado como medida temporizadora enquanto é feito o planejamento para uma estabilização mais definitiva da via aérea.

8. **Quais outras intervenções não invasivas podem minimizar a obstrução das vias aéreas superiores?**
   - *Epinefrina racêmica* – administrada com nebulizador, para causar vasoconstrição e reduzir o edema de mucosa. Foi demonstrado que a epinefrina racêmica ajuda a tratar o crupe e o estridor por edema laríngeo após remoção do tubo. Para a epiglotite, ela não é tão eficiente, e a prática de tentar administrá-la pode ser perigosa, uma vez que a agitação desses pacientes pode causar obstrução aguda devida à epiglote edemaciada.
   - *Esteroides IV* – glicocorticoides, como a dexametasona, são utilizados para reduzir a inflamação e o edema das vias aéreas. Isso supostamente ocorre por redução da dilatação dos capilares, do extravasamento de plasma e da liberação de mediadores inflamatórios. Os glicocorticoides também são indicados para crupe e edema de laringe e são utilizados frequentemente para tratamento de outras

causas de obstrução das vias aéreas superiores (p. ex., abscesso ou outros edemas infecciosos, incluindo epiglotite e angioedema). Os esteroides IV agem gradualmente, ao contrário da epinefrina racêmica, que age bem rapidamente.

9. **Quais são as indicações para intubação por meio de fibra óptica (IFO)?**
   - Histórico de dificuldade de intubação e necessidade de IFO.
   - Micrognatia ou outras anomalias craniofaciais.
   - Alterações da coluna cervical (fusão de discos, instabilidade da coluna cervical).
   - Traumatismo facial.
   - Obstrução das vias aéreas superiores (ao nível da glote, ou acima).
   - Necessidade de intubação em paciente desperto (sem possibilidade de ventilação por máscara).
   - Trismo.

10. **Quais são as indicações mais comuns para traqueostomia?**
    - Obstrução de emergência das vias aéreas superiores ou incapacidade para intubar.
    - Intubação/ventilação prolongada.
    - Obstrução glótica/supraglótica (seja por tumor, infecção, traumatismo, alterações cirúrgicas).
    - Limpeza pulmonar.
    - Aspiração crônica (indicação relativa).
    - Apneia do sono severa, não controlável por CPAP ou por uma cirurgia menos invasiva.

11. **Qual é a diferença entre traqueostomia e traqueotomia?**
    Traqueotomia é qualquer procedimento em que se faça uma abertura na traqueia através de um corte. A traqueostomia, tecnicamente, é um termo para a formação de um trato mais permanente entre a traqueia e a pele. Na realidade, é feita uma traque*otomia* típica que, naturalmente, se torna uma traque*ostomia* quando o trato entre a pele e a via aérea for completado. Entretanto, a traqueostomia pode ser realizada no momento da traqueotomia, quando se sutura a pele com a traqueia, o que permite uma via aérea mais estável no caso de uma descanulização acidental. Frequentemente, esses termos são utilizados de modo intercambiável.

12. **Quais são os pontos cirúrgicos de referência para uma traqueotomia?**
    Com caneta de marcação cirúrgica devem ser assinaladas: a incisura tireóidea (pomo de adão), a cartilagem cricoide e a incisura jugular (incisura esternal).

13. **Em que região da traqueia deve ser feita a traqueotomia?**
    Entre o segundo e o terceiro anéis traqueais. Acima disso, o tubo pode se desgastar ou fraturar a cartilagem cricoide, o que pode levar a estenose subglótica. Abaixo disso, há risco para estruturas mediastínicas, tais como uma artéria inominada.

14. **Quais são os passos básicos de uma traqueotomia?**
    1. O procedimento começa colocando-se o paciente em posição supina, com o pescoço estendido; um coxim sob os ombros é muito eficaz para aumentar essa extensão.
    2. A seguir, são marcados os pontos referenciais apropriados, e é injetada uma mistura de lidocaína e epinefrina no pescoço.
    3. O *cuff* do tubo de traqueostomia é testado inflando-se o balão completamente desinflado, que, em seguida, é lubrificado, para facilitar a inserção. O balão pode rasgar-se durante a inserção, e o lubrificante minimiza o traumatismo sobre ele.
    4. É realizada uma incisão na pele, em direção vertical ou horizontal, dependendo da preferência do cirurgião e da idade do paciente. Essa incisão é centrada acima do intervalo entre o segundo e o terceiro anéis traqueais, o que pode ser aproximado incisando-se a dois "dedos" (1 dedo = aproximadamente 2,25 cm) acima da incisura jugular. A incisão atravessa a pele, a gordura subcutânea e o platisma. Nessa fase da dissecção, podem ser encontradas as veias jugulares anteriores.
    5. Em seguida, são encontrados os músculos em fita (*strap muscles*), que são seccionados verticalmente ao longo da rafe mediana, para expor a fáscia pré-traqueal e, inferiormente, o istmo da tireoide. Ao manter sua dissecção na linha média, você minimizará a hemorragia e uma lesão inadvertida a outras estruturas.
    6. Dependendo de sua mobilidade, o istmo da tireoide é retraído para cima ou para baixo. Se não tiver mobilidade, ele é transeccionado para expor a traqueia.
    7. Nessa altura, a equipe de anestesia deve ser notificada. A fáscia e os tecidos moles anexos são removidos da superfície anterior da traqueia, e qualquer sangramento é controlado para garantir uma visualização clara da traqueia antes da incisão.

8. A incisão na traqueia é realizada entre o segundo e o terceiro anéis. Ela é feita com lâmina fria, para evitar o risco de fogo na via aérea por eletrocautério. O mais frequente é remover-se uma seção quadrada da cartilagem traqueal ("janela traqueal") ou criar um retalho de Björk (descrito mais adiante, neste capítulo).
9. O TET (tubo endotraqueal) é removido lentamente, sob anestesia e com visualização direta da equipe cirúrgica. Quando o TET é movido e passa pela abertura na traqueia, o tubo de traqueostomia é inserido utilizando-se o obturador. O TET permanece no lugar até que a colocação do tubo de traqueostomia seja confirmada e que o tubo esteja fixado em seu lugar.

15. **Quais são os passos e as precauções apropriados após a introdução do tubo de traqueostomia na via aérea?**
Uma mão deve ser mantida sobre o tubo O TEMPO TODO. O obturador deve ser removido, e a cânula interna é inserida no tubo de traqueostomia. O *cuff* deve ser inflado. Então, o circuito de anestesia é imediatamente conectado, e deve ser administrada ventilação. Vários itens devem ser avaliados imediatamente: (1) o retorno de CO_2, (2) a elevação do tórax, (3) a conexão ao tubo de traqueostomia (examinada quanto à condensação), (4) a confirmação da integridade do balão e (5) a confirmação da patência do tubo de traqueostomia pela passagem de um cateter de sucção flexível através dele. O anestesista pode auscultar quanto à uniformidade dos sons respiratórios. Finalmente, o tubo é suturado em seu lugar, e um colar de traqueostomia é aplicado.

16. **O que é uma cricotireoidotomia?**
Contrastando com o procedimento de traqueotomia descrito anteriormente, a cricotireoidotomia é um procedimento de emergência para estabelecimento de uma via aérea em uma situação de risco à vida. Muitos creem que esse procedimento é mais fácil e rápido do que uma traqueotomia, para a maioria do pessoal médico. Há vários "kits" e técnicas que podem ser utilizados para uma cricotireoidotomia percutânea ou aberta, mas, tipicamente, ela começa por um posicionamento adequado e uma palpação da membrana cricotireóidea, entre a borda inferior da cartilagem tireoide e a borda superior da cricoide. A membrana tem aproximadamente 1 cm de altura, dependendo da posição do pescoço. A seguir é realizada uma incisão vertical através da pele sobrejacente. Então, a membrana cricotireóidea é novamente palpada e visualizada, sendo realizada uma incisão horizontal na via aérea. Após se observar o borbulhamento de ar pela incisão, o corte é aberto por retração (utilizando-se um gancho traqueal, um dilatador de Trousseau, uma pinça hemostática curva etc.), e o tubo pode ser introduzido sob visualização direta da via aérea. Alguns "kits" envolvem a introdução percutânea de uma agulha, seguida pela passagem de um fio guia e por uma dilatação pela técnica de Seldinger.

17. **Traqueotomia *versus* cricotireoidotomia?**
Em um procedimento planejado, a traqueotomia é preferível, por ser uma via aérea estável e de longa duração. A cricotireoidotomia deve ser convertida em traqueotomia o mais brevemente possível, para evitar o desgaste da cartilagem cricoide ou a estenose traqueal.
    Em procedimentos de emergência existem algumas controvérsias. Alguns ORL estão acostumados com traqueotomias, de modo que devem fazê-las também em situações de emergência. Outros acham que a cricotireoidotomia é mais rápida, com menor perda sanguínea e, de modo geral, suas referências são mais confiáveis para pacientes com diferenças anatômicas (p. ex., pescoços mais curtos e/ou mais obesos).
    Bebês e crianças pequenas não possuem a membrana cricotireóidea, de modo que nesses grupos a traqueotomia é necessária.

18. **Quais são as complicações transoperatórias mais importantes na traqueotomia?**
As complicações podem ser evitadas através de uma comunicação apropriada com seu anestesista e com a equipe da sala de operações. Por exemplo, o fogo na via aérea é uma das complicações mais devastadoras. Isso pode resultar do uso de eletrocautério durante a traqueotomia, caso a concentração da FiO_2 (fração inspirada de oxigênio) esteja muito elevada. É indispensável avisar seu anestesista para baixar a FiO_2 vários minutos antes de haver qualquer possibilidade de, inadvertidamente, ser realizado qualquer corte na traqueia com eletrocautério. Antes disso, pode ser necessário uma FiO_2 elevada para pré-oxigenar o paciente adequadamente antes de fazer a remoção do tubo e a introdução do tubo de traqueostomia. O TET deve ser removido lentamente, sob visualização direta, pelo cirurgião, através da incisão da traqueotomia. Se possível, o anestesista também deve poder observar por trás da barreira do campo cirúrgico. Nesse período, deve haver uma comunicação constante entre o cirurgião e o anestesista.
    As complicações peroperatórias adicionais incluem o enfisema subcutâneo, o pneumotórax e/ou o pneumomediastino. Supõe-se que o enfisema subcutâneo ocorra quando o ar é forçado através da incisão para os planos dos tecidos do pescoço. Os mecanismos do pneumotórax ou do pneumomediastino

são menos compreendidos. O pneumomediastino supostamente ocorre quando um enfisema subcutâneo é empurrado para adiante, no tórax, por uma pressão intratorácica negativa ou uma tosse que força o ar profundamente para dentro dos planos dos tecidos do pescoço e do mediastino. Uma das teorias sobre a formação de um pneumotórax é a da lesão direta nos ápices pleurais, quando se opera na parte baixa do pescoço. Outra teoria é a de um pneumomediastino progressivo que causa uma lesão pleural seguida pela passagem do ar para o interior da cavidade torácica.

19. Qual é a primeira intervenção para tratamento de enfisema subcutâneo em um paciente em pós-operatório de traqueotomia?
O primeiro passo é cortar as suturas e inflar o *cuff* (se ele ainda não estiver desinflado). Imediatamente, seguem-se uma radiografia de tórax e investigações adicionais quanto à causa.

20. Quais são as outras complicações pós-operatórias da traqueostomia que oferecem risco à vida?
- Sangramento e/ou fístula traqueal inominada.
- Tamponamento por muco.
- Descanulização acidental.
- Falso trajeto durante a introdução do tubo de traqueotomia.

21. O que é uma fístula traqueal inominada (TI)?
A fistula TI decorre do desgaste do tubo de traqueotomia, ultrapassando a parede traqueal até a artéria inominada (braquiocefálica). Esta é uma emergência que exige intervenção imediata. Tipicamente, a fístula provém da necrose pela pressão do *cuff* inflado ou da extremidade distal do tubo de traqueostomia. Os fatores contribuintes compreendem um *cuff* superinflado, má cicatrização de um ferimento ou um tubo mal adaptado. A formação da fístula geralmente ocorre cerca de 2 semanas após a cirurgia, mas já foi relatada com até 2 dias. A taxa de mortalidade é de cerca de 73%. Classicamente, é relatado um "sangramento sentinela" algumas horas antes, ou até mesmo dias, em que há um período breve e intenso de sangramento, que se resolve espontaneamente. Isso é importante para a identificação, podendo ser realizada uma angio TC para avaliação em um paciente estável.

22. Como é tratado um sangramento de urgência em um paciente com traqueotomia?
Se houver um sangramento volumoso pelo estoma, ou em torno dele, o primeiro passo é inflar ainda mais o *cuff*. Se o tubo não possuir *cuff*, ou se o paciente estiver tossindo sangue através do tubo, apesar de superinflado, o tubo deve ser substituído por um tubo ET 6,0 com *cuff*. O *cuff* deve ser posicionado distalmente em relação ao local do sangramento e inflado. Finalmente, havendo suspeita de fístula TI, o dedo indicador deve ser inserido na traqueotomia, em uma tentativa de aplicar pressão anteriormente a uma artéria inominada, de modo que ela seja comprimida contra o esterno. Então o paciente deve ser levado urgentemente para o centro cirúrgico.

23. O que é um retalho de Björk?
O retalho de Björk é criado a partir da seção de cartilagem traqueal, que normalmente é removida durante a traqueotomia. Na cartilagem, é realizado um corte superior e cortes laterais, mas a sua porção inferior é mantida intacta, formando-se um retalho cartilaginoso preso pela base inferior. Então, esse retalho é suturado às camadas muscular, fascial e de pele do estoma, de modo a servir como "assoalho" para o trato do estoma. Isso ajuda a manter o estoma patente no caso de descanulização acidental. O retalho de Björk cria uma traqueostomia com menor probabilidade de fechar espontaneamente em uma descanulização (uma fístula traqueocutânea) e, por isso, ele geralmente é utilizado em pacientes que permanecerão com a traqueostomia durante longo tempo (Figura 77-2).

24. Qual é o cuidado pós-operatório básico em uma traqueotomia?
Alguns profissionais preferem solicitar uma radiografia torácica pós-operatória para se assegurar quanto à inexistência de pneumotórax. Entretanto, a literatura mais recente demonstrou que isso, de modo geral, tem pouca utilidade em pacientes que não apresentam sinais ou sintomas de alguma complicação, como um pneumotórax. Tipicamente, os pacientes são admitidos em unidade de tratamento intensivo (UTI) cirúrgica, para monitoramento da via aérea.

Na traqueotomia, é necessário um protocolo padrão de cuidados para evitar uma série de problemas pós-operatórios frequentes. A aspiração deve ser feita muito frequentemente, desde o início; nas primeiras horas, ela pode ser necessária a cada 15 minutos. Sua necessidade pode se tornar menos frequente à medida que as secreções se modificam e diminuem. A enfermeira e a equipe de fisioterapia respiratória devem instilar lavagens com solução salina com aspiração, para evitar a formação de tampões de muco, e ar umidificado é administrado para evitar a formação de crostas e tampões, uma vez que o sistema natural de umidificação das vias aéreas superiores foi sobrepassado pela traqueotomia.

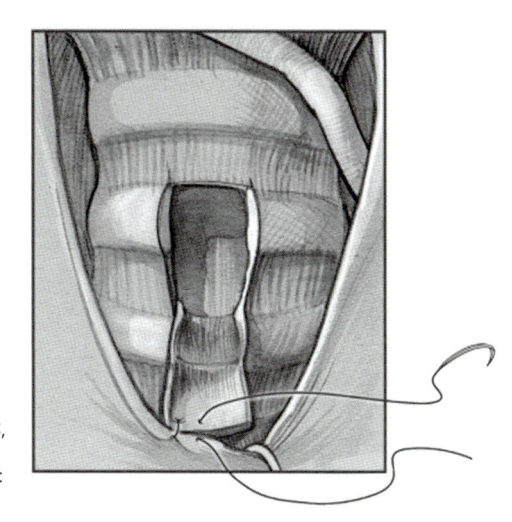

Figura 77-2. Retalho de Björk. De Scurry Jr WC, McGinn JD: Operative tracheotomy. Operative Techniques Otolaryngol-Head Neck Surg 18(2): 85-89, 2007.

CONTROVÉRSIAS

25. Quando é indicado inflar o tubo de traqueotomia? Ele ajuda a prevenir a aspiração?

O tubo é inflado quando for necessária uma pressão positiva na via aérea para ventilação. Isso compreende sustentação ventilatória completa, bem como BiPAP/CPAP. Os tubos inflados também podem ajudar a *retardar* a aspiração em pacientes que não estão controlando suas secreções. Nas demais circunstâncias, os tubos devem ser sempre mantidos desinflados. Isso permitirá a fonação e reduzirá o risco de uma lesão na mucosa traqueal, induzida pela pressão.

Geralmente, a traqueotomia não é indicada para controle de aspiração. Os tubos infláveis de traqueotomia podem ser úteis quando se trata de limpeza/aspiração pulmonar de um paciente que está apresentando aspiração, ou para reduzir as secreções que penetram nos pulmões dos pacientes com alterações nas vias aéreas superiores, sensoriais ou musculares. Entretanto, os tubos infláveis não evitam a aspiração crônica. Na verdade, as traqueotomias podem aumentar o risco de aspiração ao impedir a elevação adequada do hilo laríngeo durante a deglutição.

26. Quais são as vantagens da traqueotomia aberta *versus* a traqueotomia percutânea?

A traqueotomia aberta é um procedimento cirúrgico realizado em centro cirúrgico. Ela envolve uma ferida aberta, com a vantagem de permitir melhor visualização da traqueia antes de se ingressar na via aérea. Ela também permite a identificação e o controle de estruturas, como vasos sanguíneos, pequenos e grandes, e a glândula tireoide, o que, teoricamente, pode permitir uma redução no número de complicações, menores ou maiores, durante o procedimento, bem como menos hemorragias pós-operatórias. Entretanto, há vários estudos em grande escala que abordam a segurança da traqueotomia percutânea à beira do leito, no ambiente da UTI, usualmente pelos métodos de dilatação e de Seldinger. A maioria desses estudos sugere que ambos os métodos são tão seguros quanto os procedimentos realizados em centro cirúrgico e que apresentam as mesmas complicações de longo prazo, inclusive em pacientes obesos. Os proponentes argumentam que esses procedimentos são mais rápidos e possuem relação custo/benefício muito mais efetiva do que as traqueotomias abertas. Os críticos, porém, argumentam que há falta de dados prospectivos e que as vias aéreas potencialmente complicadas exigem os procedimentos abertos. Alguns críticos sentem que uma complicação potencialmente catastrófica, como uma transecção de uma artéria inominada de grande fluxo, durante uma traqueotomia percutânea, constitui um risco suficiente para que se evitem esses procedimentos. Além disso, ao forçar objetos pouco pontiagudos através da pele e da traqueia, os anéis traqueais podem ser danificados, causando uma prolongada estenose traqueal e/ou uma traqueomalacia.

BIBLIOGRAFIA

Ball JAS, Rhodes A, Grounds RM: A review of the use of helium in the treatment of acute respiratory failure, *Clinical Intensive Care* 12:105–113, 2001.

Benjamin BR: Prolonged intubation injuries of the larynx: endoscopic diagnosis, classification, and treatment, *Ann Otol Rhinol Laryngol Supple* 160:1–15, 1993.

Dennis BM, Eckert MJ, Gunter OL, et al: Safety of bedside percutaneous tracheostomy in the critically ill: evaluation of more than 3,000 procedures, *J Am Coll Surg* 216(4):858–865, 2013.

Depuydt S, Nauwynck M, Bourgeois M, et al: Acute epiglottitis in children: a review following an atypical case, *Acta Anaesth Belg* 54:237–241, 2003.

Durbin CG Jr: Tracheostomy: why, when, and how?, *Respir Care* 55(8):1056–1068, 2010.

Fernandez R, Tizon AI, Gonzalez J, et al: Intensive care unit discharge to the ward with a tracheostomy cannula as a risk factor for mortality: a prospective, multicenter propensity analysis, *Crit Care Med* 39(10):2240–2245, 2011.

Friedman M, Hani I, Bass L: Clinical staging for sleep disordered breathing, *Otolaryngol Head Neck Surg* 127:13–21, 2002.

Goldenberg D, Gov EG, Golz A, et al: Tracheotomy complications: a retrospective study of 1130 cases, *Otolaryngol Head Neck Surg* 123:495–500, 2000.

Kairys SW, Olmstead EM, O'Conner GT: Steroid treatment of laryngotracheitis: a meta-analysis of the evidence from randomized trials, *Pediatrics* 83:683–693, 1989.

Lalwani AK: *Current Diagnosis & Treatment in Otolaryngology: Head & Neck Surgery*, New York, 2008, McGraw-Hill Medical. Print.

TRAUMATISMO LARÍNGEO

Brook K. McConnell, MD ▪ Jeremy D. Prager, MD

CAPÍTULO 78

PONTOS-CHAVE
1. As fraturas de laringe são lesões raras que podem estar associadas a comprometimento da via aérea, com risco de vida.
2. A primeira, e mais importante, providência no tratamento de um traumatismo laríngeo é garantir uma via aérea segura.
3. Uma esofagoscopia deve ser realizada em qualquer paciente conduzido ao centro cirúrgico, para descartar outra lesão concomitante.
4. A causa mais comum de traumatismo laríngeo interno é a intubação endotraqueal, especialmente quando prolongada.
5. Os deslocamentos da aritenoide são raros e podem ter apresentação semelhante à da paralisia unilateral de prega vocal.

Pérolas
1. A via aérea deve ser tratada por um médico experiente, e a intubação endotraqueal só deve ser realizada sob visualização adequada e se houver certeza de que a laringe e a traqueia apresentam continuidade.
2. A intubação de um paciente "às cegas" pode converter uma via aérea estável em via aérea instável.
3. Evitar uma intubação prolongada é o modo mais eficiente de prevenir o traumatismo laríngeo interno.
4. A escolha do menor tubo endotraqueal que proporcione uma ventilação adequada ajudará a diminuir o traumatismo às mucosas.
5. Quando se avalia um paciente com paralisia de prega vocal, o traumatismo laríngeo deve ser incluído entre os diagnósticos diferenciais.

PERGUNTAS

TRAUMATISMO LARÍNGEO EXTERNO

1. **Qual é a incidência dos traumatismos laríngeos externos?**
   O traumatismo externo da laringe é raro, e sua incidência é estimada em 1 caso a cada 137.000 admissões de pacientes e em 1 caso a cada 30.000 comparecimentos à sala de emergências. Em pacientes pediátricos, as lesões de laringe são ainda mais raras, correspondendo a < 0,5% das admissões por traumatismos, enquanto nos adultos as admissões por traumatismos correspondem a 1%. A ocorrência de traumatismos contusos vem decrescendo ao longo de várias décadas pelo aumento da segurança nos automóveis. A incidência de traumatismos penetrantes, porém, aumentou em razão do aumento dos crimes violentos.

2. **Quais as características anatômicas que protegem contra o traumatismo laríngeo?**
   - **Estruturas Circundantes:** Várias estruturas circundantes funcionam como um escudo para a laringe, proporcionando proteção contra traumatismos externos. Essas estruturas compreendem a mandíbula superiormente, o esterno e as clavículas inferiormente, os músculos esternocleidomastóideos nas laterais e as vértebras, posteriormente. Os tecidos moles da parte anterior, inclusive os músculos em fita (*strap* muscles), proporcionam proteção mínima contra forças vindas da frente. No pescoço dos pacientes pediátricos, a laringe se localiza mais superiormente em relação à mandíbula e, por isso, está mais bem protegida.
   - **Mobilidade Laríngea:** A laringe é móvel para diversas direções, principalmente no plano lateral, mas também nos planos anterior/posterior e superior/inferior. Essa mobilidade permite que ela seja desviada pelas forças externas.
   - **Complacência dos Tecidos:** Nos adultos, a ossificação da laringe aumenta o risco de fratura em caso de traumatismo contuso. Nas crianças, as cartilagens laríngeas permanecem complacentes e, consequentemente, mais resistentes a fraturas.

matismo de laringe é qualificado como uma "lesão desviadora", e a radiografia da cervical é indicada para avaliar a presença de lesão na coluna cervical. Já que uma TC pode ser solicitada para avaliação da laringe, pode-se acrescentar um protocolo para a coluna cervical.

B. Lesões faríngeas /esofágicas:
- Pouco frequentes nas lesões laríngeas penetrantes e contusas (4% a 6%), mas potencialmente catastróficas.
- A esofagoscopia rígida é recomendada para todos os pacientes que irão ser submetidos a tratamento cirúrgico de lesões externas nas vias aéreas.
- Uma esofagografia com bário também pode ser útil para os pacientes não cirúrgicos.

9. **Proponha um algoritmo para avaliação e tratamento do traumatismo laríngeo externo.**
Ver Figura 78-2.

10. **Quais os fatores anatômicos do paciente pediátrico que afetam o traumatismo laríngeo?**
Há várias diferenças entre a laringe pediátrica e a laringe do adulto que influem no traumatismo laríngeo na população pediátrica. Algumas delas são protetoras, mas outras contribuem para um aumento de risco. Primeiramente, nas crianças pequenas, a laringe fica ao nível da C3, mas desce gradualmente até os três anos de idade, quando assume uma posição mais adulta, ao nível da C6. A posição relativamente elevada da laringe pediátrica provê certa proteção adicional, sustentada pela mandíbula saliente. Outra característica protetora da laringe pediátrica é sua flexibilidade. Comparada com a laringe de um adulto, que é relativamente rígida por conta da ossificação, a laringe pediátrica permanece flexível. No caso de um traumatismo externo contuso, essa flexibilidade permite uma compressão sem fratura.

Por outro lado, a laringe infantil é relativamente menor do que a via aérea do adulto, o que se traduz em um maior potencial de comprometimento por edemas. Além disso, no paciente pediátrico o tecido da submucosa está mais frouxamente aderido ao pericôndrio subjacente do que no paciente adulto, o que resulta em maior potencial para lesões maiores nos tecidos moles, edemas e formação de hematomas. Essa combinação de fatores se traduz em maior risco de comprometimento da via aérea nesses pacientes, apesar dos fatores de proteção já discutidos.

TRAUMATISMO LARÍNGEO INTERNO

11. **Discuta a etiologia do traumatismo laríngeo interno.**
A causa predominante do traumatismo laríngeo interno é a lesão iatrogênica relacionada à intubação endotraqueal. A lesão pode resultar do ato da intubação ou da presença do tubo endotraqueal: os fatores de risco incluem a intubação prolongada, um tubo endotraqueal (TE) grande demais, a intubação em situação de emergência e a intubação sem bloqueio neuromuscular. Entre outras, as complicações agudas compreendem lacerações na mucosa, deslocamento da aritenoide e ruptura da traqueia. O traumatismo relacionado à intubação prolongada é o resultado da pressão excessiva e prolongada do TE ou do *cuff*, o que leva a necrose de tecidos, inflamação e estenose subglótica por formação de cicatrizes. A longa duração se correlaciona a maior dano histológico.

Há vários locais de risco para lesões devidas à intubação prolongada, inclusive as porções mais estreitas da via aérea adulta e infantil – respectivamente a glote e a subglote. Em crianças, a lesão da subglote por intubação pode levar à estenose subglótica. Em pacientes adultos, o dano ao nível da glote geralmente ocorre posteriormente e pode resultar em estenose glótica posterior e até em imobilidade bilateral das pregas vocais (Figura 78-3).

12. **Qual é a incidência de estenose subglótica após intubação endotraqueal?**
Nos pacientes pediátricos (os de maior risco), ela varia entre 1% e 8%. Estudos mais recentes indicam uma incidência entre 0% e 2%. Aproximadamente 90% dos casos de pacientes com estenose subglótica adquirida são devidos à intubação endotraqueal.

13. **Que outras causas podem levar ao traumatismo interno da laringe?**
Ingestão de cáusticos e queimaduras por inalação são as outras duas causas de lesões internas da laringe. A laringe está envolvida em 40% das ingestões de cáusticos. A lesão térmica da laringe ocorre em 30% dos pacientes queimados. Essas lesões tendem a produzir estenoses mais severas, se comparadas ao traumatismo pós-intubação.

14. **O que é deslocamento da aritenoide?**
O deslocamento da aritenoide é uma lesão rara que pode ocorrer em consequência de um traumatismo externo da laringe, com ruptura do arcabouço laríngeo ou, mais comumente, como resultado de instrumentação (intubação) do trato aerodigestivo superior. O deslocamento ocorre tanto na porção anterior

78 ▪ TRAUMATISMO LARÍNGEO

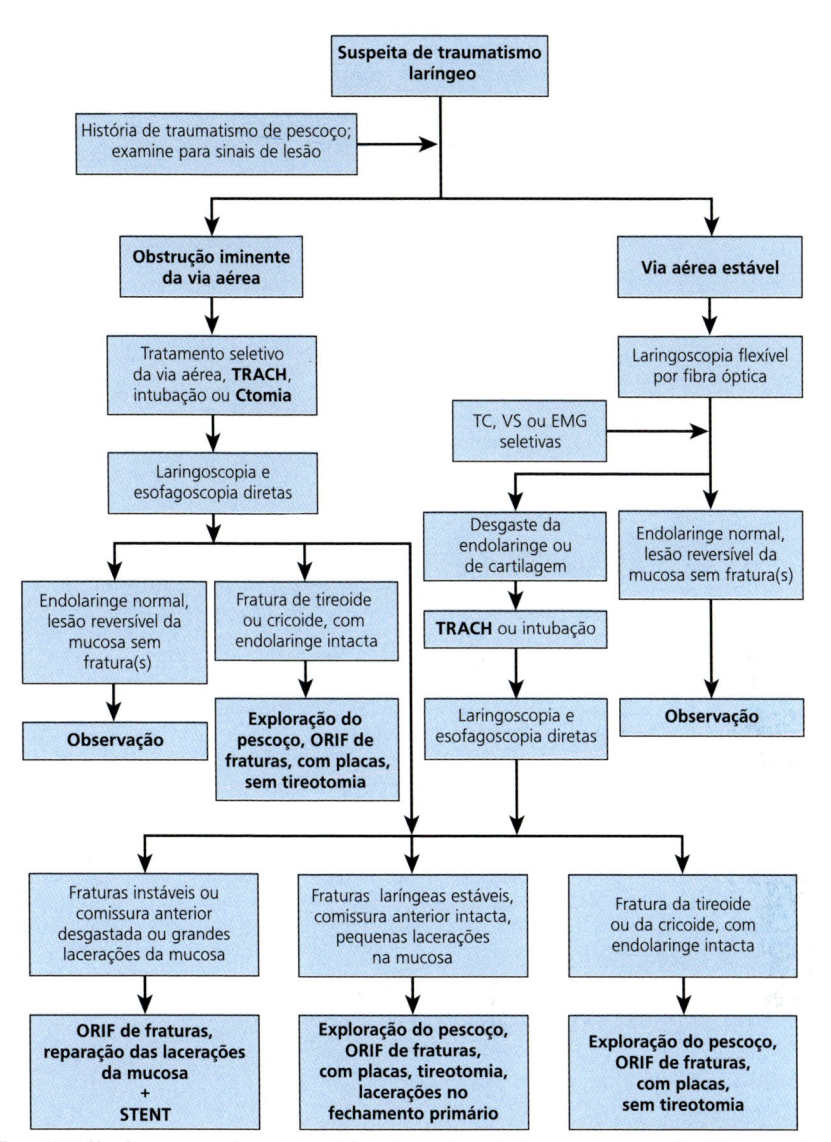

```
                         ┌─────────────────────────┐
                         │ Suspeita de traumatismo │
                         │        laríngeo         │
                         └─────────────────────────┘
    ┌──────────────────────────────┐       │
    │ História de traumatismo de   │       │
    │ pescoço; examine para sinais │──────▶│
    │ de lesão                     │       │
    └──────────────────────────────┘       │
                  ┌────────────────────────┴─────────────────────────┐
                  ▼                                                  ▼
         ┌──────────────────┐                                ┌────────────────┐
         │ Obstrução iminente│                               │ Via aérea      │
         │ da via aérea      │                               │ estável        │
         └──────────────────┘                                └────────────────┘
```

Figura 78-2. Algoritmo para o tratamento imediato de traumatismos laríngeos externos agudos. TC, tomografia computadorizada; Ctomia, cricotireoidotomia; EMG, eletromiografia da laringe; ORIF, redução aberta e fixação interna das fraturas do esqueleto laríngeo; STENT, *stent* endolaríngeo para manutenção do lúmen; TRACH, traqueotomia; VS, videoestroboscopia da laringe. Utilizada com permissão de Schaefer SD. Management of acute blunt and penetrating external laringeal trauma. Laryngoscope 124(1):233-244, 2014.

Ramo: Obstrução iminente da via aérea

- Tratamento seletivo da via aérea, **TRACH**, intubação ou **Ctomia**
  - Laringoscopia e esofagoscopia diretas
    - Endolaringe normal, lesão reversível da mucosa sem fratura(s) → **Observação**
    - Fratura de tireoide ou cricoide, com endolaringe intacta → **Exploração do pescoço, ORIF de fraturas, com placas, sem tireotomia**

Ramo: Via aérea estável

- Laringoscopia flexível por fibra óptica
- TC, VS ou EMG seletivas
  - Desgaste da endolaringe ou de cartilagem → **TRACH ou intubação** → Laringoscopia e esofagoscopia diretas
  - Endolaringe normal, lesão reversível da mucosa sem fratura(s) → **Observação**

Condutas finais após laringoscopia e esofagoscopia diretas

- Fraturas instáveis ou comissura anterior desgastada ou grandes lacerações da mucosa → **ORIF de fraturas, reparação das lacerações da mucosa + STENT**
- Fraturas laríngeas estáveis, comissura anterior intacta, pequenas lacerações na mucosa → **Exploração do pescoço, ORIF de fraturas, com placas, tireotomia, lacerações no fechamento primário**
- Fratura da tireoide ou da cricoide, com endolaringe intacta → **Exploração do pescoço, ORIF de fraturas, com placas, sem tireotomia**

A   B

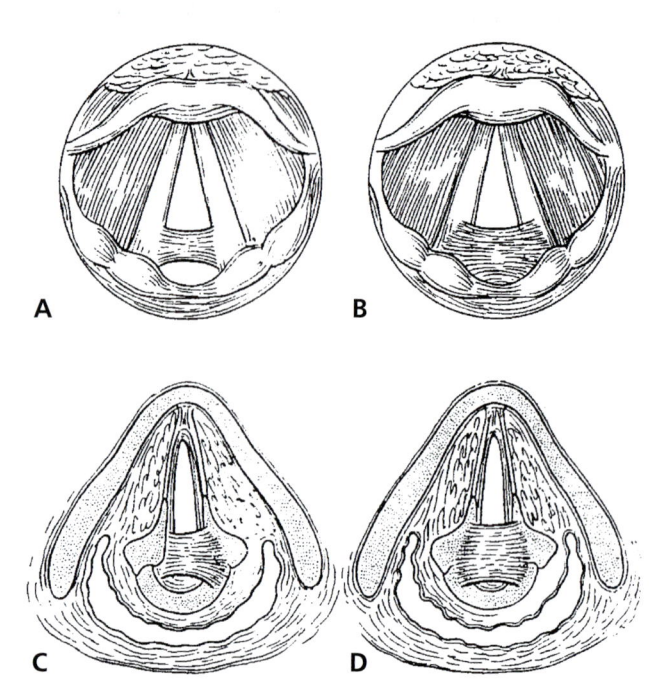

C   D

Figura 78-3. Estenose subglótica posterior. **A,** Aderência entre as aritenoides e um trato posterior alinhado por mucosas. **B,** Comissura posterior com cicatriz entre as aritenoides, sem um trato posterior alinhado por mucosas. **C,** Cicatriz na comissura posterior, que se estende para a articulação da aritenoide direita. **D,** Cicatriz na comissura posterior, que se estende para as articulações de ambas as aritenoides. De Zalzal GH, Cotton RT: Glottic and subglottic stenosis. In Flint PW, Haughey BH, Lund VJ et al. editors: Cummings Otolaryngology: Head and Neck Sugery, ed 5, Philadelphia, 2010, Mosby, Elsevier, p. 2916.

quanto na posterior. O deslocamento anterior resulta do deslocamento anterior da cartilagem durante laringoscopia ou inserção do TE, enquanto o deslocamento posterior da cartilagem pode resultar de forças aplicadas pelo TE à medida que ele passa através da glote. Outra possibilidade é a extubação com o *cuff* inflado, que transfere as forças direcionadas contra a cartilagem para a porção posterior.

15. **Qual é a incidência do deslocamento da aritenoide?**
    O deslocamento da aritenoide é extremamente raro, tendo uma incidência estimada em 0,1% das intubações traqueais.

16. **Como é a apresentação de um deslocamento de aritenoide?**
    Os sintomas comuns da apresentação compreendem disfonia, fadiga vocal, tosse e incapacidade de projetar a voz em razão da mobilidade reduzida da prega vocal. Alguns pacientes também podem apresentar disfunção na deglutição. Na fase aguda, após o traumatismo laríngeo, o paciente também pode sentir dor de garganta ou odinofagia.
    A laringoscopia flexível por fibra óptica e/ou a videoestroboscopia demonstram uma redução dos movimentos da prega vocal ipsolateral ao posicionamento anormal da cartilagem aritenoide, bem como uma discrepância de altura entre as pregas vocais (a TC também pode revelar uma posição incorreta da cartilagem aritenoide). A eletromiografia laríngea pode distinguir entre uma paralisia de prega vocal e um deslocamento da aritenoide, uma vez que a paralisia estará associada à ausência de atividade elétrica e o deslocamento de aritenoide deverá estar associado a uma atividade elétrica normal.

17. **Descreva o tratamento para o deslocamento da aritenoide.**
    Recomenda-se pronta intervenção, para prevenir anquiloses das articulações. A microlaringoscopia com reposicionamento da aritenoide é eficaz na maioria dos pacientes submetidos a esse tratamento. A fonoterapia também é útil como tratamento auxiliar.

BIBLIOGRAFIA

Bent JP 3rd, Silver JR, Porubsky ES: Acute laryngeal trauma: a review of 77 patients, *Otolaryngol Head Neck Surg* 109(3 Pt 1):441–449, 1993.

Esteller-More E, Ibanez J, Matino E, et al: Prognostic factors in laryngotracheal injury following intubation and/or tracheostomy in ICU patients, *Eur Arch Otorhinolaryngol* 262:880, 2005.

Flint PW, Haughey BH, Lund VJ *et al.,* editors: *Cummings Otolaryngology: Head and Neck Surgery*, Philadelphia, PA, 2015, Saunders Elsevier.

Hoffman JR, Mower WR, Wolfson AB, et al: Validity of a set of clinical criteria to rule out injury to the cervical spine in patients with blunt trauma, *N Engl J Med* 343:94, 2000.

Jewett BS, Shockley WW, Rutledge R: External laryngeal trauma analysis of 392 patients, *Arch Otolaryngol Head Neck Surg* 125(8):877–880, 1999.

Nahum AM: Immediate care of blunt laryngeal trauma, *J Trauma* 9(2):112–125, 1969.

Norris BK, Schweinfurth JM: Arytenoid dislocation: an analysis of contemporary literature, *Laryngoscope* 121:142, 2011.

Schaefer SD: Management of acute blunt and penetrating external laryngeal trauma, *Laryngoscope* 124(1):233–244, 2014. doi: 10.1002/lary.24068. [Epub 2013 Jun 26].

Schaefer SD: The acute management of external laryngeal trauma. A 27-year experience, *Arch Otolaryngol Head Neck Surg* 118(6):598–604, 1992.

Schaefer SD: The treatment of acute external laryngeal injuries. "State of the art," *Arch Otolaryngol Head Neck Surg* 117(1):35–39, 1991.

Schaefer SD: Management of acute blunt and penetrating external laryngeal trauma, *Laryngoscope* 124:233, 2014.

Walner DL, Loewen MS, Kimura RE: Neonatal subglottic stenosis—incidence and trends, *Laryngoscope* 111(1):48–51, 2001.

Zalzal GH, Cotton RT: Glottic and subglottic stenosis. In Flint PW, Haughey BH, Lund VJ *et al.,* editors: *Cummings Otolaryngology: Head and Neck Surgery*, ed 5, Philadelphia, 2010, Mosby, Elsevier, p 2916.

ÍNDICE REMISSIVO

Os números acompanhados pelas letras f em *itálico*,
q em **negrito** e b em redondo indicam *figuras*, **quadros** e boxes respectivamente.

A

ABCDEs
  de emergência médica, 15
  do melanoma, **75q**
Abscesso
  peritonsilar, 1, 13
    sinais clássicos de, 24
Ácido hialurônico
  preenchimento com, 414, 429
    complicações, 414, 430
    diferentes métodos de, 429
Actinomyces israelii
  infecções por, 24, 43
Adenocarcinoma
  dos seios paranasais, 2
Adenoides, 346
  alterações, 346
  avaliação, 346
  tratamento, 346
Adenotonsilectomia, 344
  complicações, **345q**
  contraindicações, 344
  indicações, 344
Agger nasi, 157
  definição de, 157
Alopecia
  e restauração do cabelo, 418
    androgenética, 419
      classificação da, 419
    ciclo capilar, 419
    tratamento, 419
Análise facial, 397
  pérolas, **397q**
  pontos-chave, 397
Anatomia e embriologia
  com correlações radiológicas, 389
    anatomia aplicada, 391
    anatomia da superfície, 391
    embriologia aplicada, 389

    pérolas, **389q**
    pontos-chave, 389
Anatomia e embriologia aerodigestiva
  com correlatos radiológicos, 469
    anatomia, 469
    embriologia, 474
    pérolas, **469q**
    pontos-chave, 469
Anatomia e embriologia nasossinusais
  com correlatos radiológicos, 153
    pérolas, **153q**
    pontos-chave, 153
Anatomia e embriologia em otorrinolaringologia
  pediátrica
  com correlações radiológicas, 315
Angina de Ludwig, 1
  causa, 18
  complicação da, 24
  descrição, 17, 24
  diagnóstico, 18
  tratamento, 18
Angioedema, 16
  causa, 16
  descrição de, 16
  exames diagnósticos, 16
  tratamento, 16
Anomalia nasal, 2
Antibióticos
  tópicos, 27
Antimicrobianos e farmacoterapia, 26
  pérolas, **27q**
  pontos-chave, 26
Apneia obstrutiva do sono, 1
  comorbidades, 33
  complicações da, 34
  definição, 33
  diagnóstico da, 34
  em crianças, 34, 340
  exame clínico, 34

ÍNDICE REMISSIVO

polissonografia em adultos e, 34
prevalência da, 33
sintomas, 33
subclassificação da, 33
tratamento, 37
Arco branquial
    derivados do, 12
        nervo craniano e, **58q**
Artéria carótida
    ramos da, 10
Aspiração, 338
    de corpo estranho
        sintomas de, 330
    definição de, 338
    escala de penetração e, **510q**
    risco de, 509
Aspergilose, 44
Atresia coanal, 4
    definição de, 326, 352
Audição
    avaliação da, 227
        pérolas, **227q**
        pontos-chave, 227
    normal, 230
Audiograma
    definição de, 229
    símbolos audiométricos, **230q**

B

Bainha carotídea
    conteúdo da, 24
Baker-Gordon
    fórmula de, 5
Behçet
    síndrome de, 42
Bico de papagaio
    deformidade em, 5
Blastomicose, 44
Blefaroptose, 413
Bolha etmoidal
    definição de, 156
Bolsas faríngeas
    formação das, 58
Botões gustativos
    localização dos, 51
Breslow
    profundidade de, 76
Broncoscopia, 478
    Anormalidades, 479
    indicação, 478
    tipos de, 479

C

Cabeça e pescoço
    anatomia e embriologia de
        e seus correlatos anatômicos, 57
            pérolas, **57q**
            pontos-chave, 57
    doenças granulomatosas e autoimunes da, 40, 43
    malformações congênitas da, 349
        pérolas, 349
        pontos-chave, 349
    tumores pediátricos da, 380
        pérolas, **380q**
        pontos-chave, 380
    tumores vasculares da, 116
        pérolas, **116q**
        pontos-chave, 116
Câncer
    de cabeça e pescoço, 143
        radioterapia e terapia sistêmica para
            tratamento do, 143
                agentes sistêmicos **146q**
                pérolas, **143q**
                pontos-chave, 143
    de esôfago, 87
        fatores de risco para, 92
        tipo mais comum, 92
    de laringe, 87
        opções cirúrgicas para, 90
    de pele, 69
    glótico, 92
    hipofaríngeo, 1, 87
        pérolas, **87q**
        pontos-chave, 87
    orofaríngeo, 85
Carbapenemas, 28
Carcinoma
    basocelular
        definição de, 69
    cístico adenoide, 98
    espinocelular
        de cabeça e pescoço, 65
            fatores de risco, 65
            HPV e, 66
                diagnóstico, 66
                oncogênese, 66
        de alto risco, 70
        definição, 70
        localização do, 59
    laríngeo
        estadiamento do, 90
        tratamento, 90
    mucoepidermoide

ÍNDICE REMISSIVO

histologia do, 98
papilar, 2
Cavidade oral
  anatomia da, 81
  câncer de, 82
    exames diagnósticos, 83
    tratamento, 83
      primário, 85
      terapia adjuvante, 83
  doenças da, 81
    clínicas pré-malignas da, 82
  limites da, 59
  metástases regionais, 82
  tumor maligno na, 81
Cefaleia
  e dor facial, 46
    pérolas, **46q**
    pontos-chave, 46
  migrânea sem aura
    causa da, 47
    critérios diagnósticos para, 47
    teoria abortiva da, 47
  por ponto de contato, 48
  prevalência da, 47
  primária e secundária, 46
  sinusal, 47
    diagnóstico, 47, 49
  tensional, 1
    diagnóstico e tratamento, 47
Cefalosporinas
  classes das, 27, **28q**
  e pacientes alérgicos à penicilina, 28
  espectro de atividades da, 27
Células
  agger nasi, 10
  de Haller, 10
  de Onodi, 10
Ceratoacantoma
  definição, 71
  tratamento, 71
Ceratose
  actínica, *72f*
    tratamento da, 71
CHAOS
  definição de, 321
Ciprofloxacina, **29q**
Cirurgia estética
  do pescoço e da face senis, 422
    pérolas, **422q**
    pontos-chave, 422
Cirurgia orbitária, 203
  pérolas, **203q**
  pontos-chave, 203

Cirurgia periorbitária, 412
  pérolas, **412q**
  pontos-chave, 412
Cirurgia sinusal endoscópica funcional, 192
  anestesia geral usada na, 195
  complicações, 195
  medicações tópicas, 195
  pérolas, **192q**
  pontos-chave, 192
Classificação de Chandler, 2
Clindamicina
  espectro de atividade, 29
Colesteatomas, 3, 278
  avaliação pré-operatória, 280
  definição, 278
  fisiopatologia, etiologia e classificação, 278
  manejo cirúrgico, 280
  pérolas, **278q**
  pontos-chave, 278
  tipos de, 278
  tratamento, 279
Colite
  por *Clostridium difficile*
    sinais e sintomas, 29
Conchas nasais
  definição, 153
Correlatos radiológicos
  anatomia geral e embriologia com, 9
    pérolas, 9b
    pontos-chave, 9
Cottle
  manobra de, 4
    definição de, 408
Crânio
  cirurgia da base do, 130
    abordagens abertas à, **131q**, 133
    acesso à, 131
    compartimentos, 130
    complicações, 137
      taxas de, 137
    endoscópica, 132
      vantagens da, 133
    pérolas, **130q**
    pontos-chave, 130
    porção ventral da
      abordagens endonasais à, **134q**
    técnicas de diagnóstico, 132
    tumor maligno, 132
  defeito da base do, 136
Crupe
  tratamento do, 329

D

Dacriocistorrinostomia
　definição de, 207
　endoscópica, 207
　indicações, 207
Diagnóstico por imagem
　melhor técnica de, 1
Disfagia
　e aspiração, 507
　　definição, 508
　　diagnóstico, 508
　　incidência, 510
　　induzida por medicação, **512q**
　　pérolas, **507q**
　　pontos-chave, 507
　　tratamento(s), 510
　　　clínicos que podem causar, **512q**
Disfonia
　causas da, 486
　espasmódica, 487
Disfunção
　do paladar, 53
　　exames diagnósticos na, 53
Dix-Hallpike
　manobra de, 243
　　definição de, 243
Doença
　atenotonsilar, 340
　　em crianças, 340
　destrutiva idiopática da linha média, 44
　　definição, 44
Doenças da cavidade oral e da orofaringe, 81
　pérolas, **81q**
　pontos-chave, 81
Doenças da tireoide e da paratireoide, 100
　pérolas, **100q**
　pontos-chave, 100
Doenças das glândulas salivares, 94
　pérolas, **94q**
　pontos-chave, 94
Doenças granulomatosas e autoimunes
　da cabeça e do pescoço, 40
　　pérolas, **40q**
　　pontos-chave, 40
Doenças temporomandibulares
　critérios diagnóstico, 48
　grupos de, 48
　prevalência das, 48
Dor facial
　diagnóstico diferencial, 46
　e cefaleia, 46
　idiopática, 1
　　persistente, 48

E

Ectrópio
　causas, 413
　definição, 413
Entrópio
　causas, 413
　definição, 413
Enxertos de pele
　e retalhos locais, 437
　　conceito de, 437
　　definição de, 437
　　escada reconstrutiva, 438b
　　falha, 438
　　métodos utilizados, 438
　　pérolas, **437q**
　　pontos-chave, 437
　　tratamento pós-operatório, 438
　　vantagens e desvantagens, 438
　　viabilidade para, 438
Eosinofilia
　e doença granulomatosa nasossinusal, 42
Epiglotite
　aguda, 15
　　apresentação de, 15
　　definição de, 15
　　diagnóstico, 16
　　tratamento, 16
Epistaxe, 161
　anterior e posterior, 162
　avaliação de, 163
　epidemiologia da, 161
　exame físico, 163
　hipertensão e, 166
　leve, 163
　medicações para, 165
　pérolas, **161q**
　persistente, 164
　pontos-chave, 161
　primária, 163
　tratamento, 164
Epitélio olfatório
　composição celular do, 51
　localização do, 51
Encefalocelose
　definição de, 198
　diagnóstico, 199
　exames, 200
　fisiologia, 199
　ocorrência, 198
　queixas, 200
　reparo endoscópico, 201
　tratamento, 200

Esofagite eosinofílica
  diagnóstico de, 481
Esofagoscopia, 480
  complicações, 480
Espaço cervical profundo, 20
  infecções no, 20
    achados no exame físico, 22
    agentes patogênicos, 22
    complicação grave, 22
    desenvolvimento de, 20
    doenças, 21
    etiologia, 22
    exames diagnósticos, 23
    intervenção cirúrgica, 24
    sinais e sintomas, 22
    sítios anatômicos, 21
    Staphycoccus aureus nas, 22
    tratamento, 24
Espaço de perigo, 22
Espaço parafaríngeo, 1
Espaço retrofaríngeo
  linfonodos do, 61
Espectro ultravioleta, **79q**
Estenose subglótica, 333
Estridor
  definição de, 325
  tipos de, 325
Esvaziamento cervical, 109
  complicações, 113
  definição de, 112
  indicações, 112
  linfocintilografia no, 113
  pérolas, **109q**
  pontos-chave, 109
  radical modificado, 112
  seletivo, 112
    indicações, 112
  tipos de, 113

F

Fáscia cervical
  camadas da, 60
Fascite necrosante
  apresentação típica, 25
  fatores de risco, 25
Fenda
  braquial, 1
    anomalias da, 4, 59
    cistos e fístulas da, 58
  labial e palatina, 355
    pérolas, 355
    pontos-chave, 355

  reparo da
    tempo ideal, 360
    síndromes comuns, 356
    tratamento, 355
  laríngea, 334
  palatina, 4
Feridas
  cicatrização de
    princípios da, 393
      pérolas, **393q**
      pontos-chave, 393
Fístula
  traqueoinominada, 18
    descrição, 18
    tratamento da, 18
Fístulas liquóricas, 2
  e encefalocele, 197
    causas, 197
    pérolas, **197q**
    pontos-chave, 197
    sintomas, 197
Fluorquinolonas
  antibióticos das, 29
  atividade antimicrobinana das, **29q**
Fossa infratemporal
  definição, 128
Fossa pterigopalatina, 62
  definição, 127
Fotoproteção, 79
Frankfurt
  plano horizontal de, 397
Função olfatória
  avaliação da, 53

G

Glândula parótida
  anatomia da, 94, *95f*
Glândula sublingual
  anatomia da, 94
Glândulas paratireóideas
  embriologia das, 11
Glândula(s) salivar(es)
  cânceres da, 67
  desenvolvimento das, 11
  doenças das, 94
    granulomatosas, 95
  tumores benignos das, 96
    incidência de, **96q**
  tumores malignos na, 81
    estadiamento dos, 97
    incidência de, **97q**
Glândulas submandibulares

anatomia das, 94
Gostos
　básicos, 51
Granulomas
　de colesterol, 302
　drogas intranasais, 45
　letais de linha média, 140
Granulomatose
　com poliangite, 41
　　diagnóstico e tratamento, 41

H

Hayes-Martin
　manobra de, 98
Heerfordt
　síndrome de, 41
Hemangioma das vias aéreas, 336
Hemangioma de crescimento rápido
　na bochecha, 119
Hemangioma facial, 119, 354
　tratamento do, **375q**
Hematomas nasosseptais
　em crianças, 319
Hemilaringectomia, 91
Hipercalcemia
　causas, **105q**
　definição, 105
　diagnóstico diferencial, 105
　sintomas, 105
Hiperparatireoidismo
　primário, 105
　　cirurgia no, **106q**
　　diagnóstico, 106
　secundário, 105
　terciário, 105
　tratamento, 107
Herpes simples
　nas infecções orolabiais, 31
Hipertensão intracraniana idiopática, 49
Hipofaringe
　limites da, 59
　subsítios da, 91
His
　montículos de, 213
Histoplasmose, 44
Hitzelberger
　sinal de, 4
HPV
　e tumor maligno orofaríngeo, 85
Huschke
　forame de, 315

I

Implante coclear
　definição de, 252
　em criança, 254
　prognósticos, 254
　vantagens, 254
Infecções cervicais profundas, 20
　pérolas, **20b**
　pontos-chave, 20
Infecções fúngicas
　de cabeça e pescoço, 30
Insuficiência glótica
　definição, 486
　tratamentos, 486
Insuficiência respiratória obstrutiva
　sinais de, 325
Intubação e traqueostomia, 527
　diferenças, 530
　indicações, 530
　pérolas, **527q**
　pontos-chave, 527
　tubo endotraqueal, **529q**

J

JNA
　classificação, 123
　definição de, 123
　tratamento, 123

K

Kasabach-Merritt
　síndrome de, 375
Keros
　classificação de, 2
Killian
　triângulo de, 323

L

Laringe
　câncer de, 87
　divisões anatômicas da, 87
　exames para diagnóstico, 88
　fatores de risco, 88
　incidência de, 88
　sintomas do, 88
　tipos de, 88
Laringectomia
　parcial vertical, 91
　total, 91
Laringomalacia, 4, 333

Laringoscopia, broncoscopia e esofagoscopia, 476
    definição, 476
    dificuldades, 478
    flexível, 477
    indicação em crianças, 477
    pérolas, **476q**
    pontos-chave, 476
    tipos de, 477
Lasers, *resurfacing* da pele e alopecia, 416
    pérolas, **413q**
    pontos-chave, 416
Leishmania
    mosquito-palha na, 44
Lemierre
    síndrome de, 24
Lentigo maligno, *76f*
    definição de, 75
Levofloxacina, **29q**
Linfadenite cervical
    apresentação típica da, 25
Linfonodo
    biópsia do, 76
        para pacientes com melanoma, 76
    do nível I, 109
    do nível II, 109
    do nível III, 110
    do nível IV, 110
    do nível V, 110
    do nível VI, 110
Língua
    câncer da, 83
    papilas da, 10
Linha de Ohngren, 2
Ludwig
    angina de, 1
Lúpus eritomatoso sistêmico
    na cabeça e pescoço, 42
Luz ultravioleta
    e câncer de pele, 79

M

Macrolídeo
    atividade antimicrobiana, 29
Malformações vasculares, 374
    pérolas, **374q**
    pontos-chave, 374
Mancha vinho do Porto
    definição de, 376
Manobra de Cottle, 4
Marcos anatômicos, 10
Mascaramento, 3
Mastoidectomia
    complicações, 270
    definição de, 268
    desvantagens, 270
    indicações, 269
    radical, 3
    subcortical, 270
    tipos de, 268
Medicamentos ototóxicos, 3
Melanoma, *75f*
    ABCDEs do, **75q**
    aparência clínica do, 74
    classificação TNM, **77q**
    cutâneo
        estágios do, **78q**
    definição de, 74
    delgado
        tratamento, 77
    estadiamento do, 76
    fatores de risco, 75
    lentigo maligno
        definição de, 75
    margens excisionais do, **78q**
    metastático
        tratamento, 77
Membrana timpânica
    dimérica, 315
Ménière
    doença de
        definição da, 246
        histórico, 246
Merkel
    células de
        carcinoma de, 71
Microcirurgia transoral com *laser* de CO_2 (TLM), 85
Microtia e otoplastia, 368
    pontos-chave, 368
Migrânea(s)
    sintomas neurológicos da, 49
Mohs
    cirurgia micrográfica de, 73
        cânceres de pele e, **74q**
        indicações para, 73
        tumores e, 73
Mucor
    espécie, 1
Mucormicose, 44
Mucosite oral
    graus de, **142q**
Müller
    manobra de, 34
        utilidade da, 39
Mycobacterium leprae
    doença causada por, 43
Mycobacterium tuberculosis, 43

N

Nasofaringe
  limites da, 59
Neoplasia
  endócrina múltipla (MEN), 103
    definição de, 103
Nervo facial, 283
  escala de gradação do, **433q**
  fibras nervosas do, 284
  intermédio, 286
  lágrimas de crocodilo
    significado de, 289
  lesão no
    tipos de, 286
  paralisia de Bell, 287
  paralisia facial, 288
  pérolas, **283q**
  pontos-chave, 283
  tumores comuns no, 291
Nervos cranianos
  forames de saída, 62
  funções dos, 12
Neuralgia
  de Sluder
    definição de, 190
  do trigêmeo
    critérios diagnósticos da, 48
    divisão, 48
    tratamento, 48
Nistagmo periférico, 3
Nódulo
  tireoidiano
    benigno
      acompanhamento para, 101
    exames diagnósticos, 100
    incidência, 100

O

Obstrução nasal neonatal
  causas de, 326
Ohngren
  linha de, 2
    definição de, 127
Olfato
  cirurgia e, 53
  corticosteroides e, 53
Oncogenes, 65
Órbita
  anatomia da, 203, 412
  dimensões, 203
  parede da, 203
  vascularização da, 207

Orelha
  infecções da, 256
    pérolas, **256q**
    pontos-chave, 256
Orelha interna
  estruturas da, 216
  malformações ósseas da, **219q**
Orelha ipsolateral
  interior da, 216
  neoplasias orais e, 84
Orelha média
  descrição da, 215
  nervos da, 316
  promontório da, 318
Órgão de Corti, 217
Orofaringe
  abordagem minimamente invasiva, 85
  câncer da
    exames diagnósticos, 83
    sintomas comuns do, 84
  doenças da, 81
  drenagem linfática da, 84
  limites da, 59
  subsítios da, 84
Osso
  temporal
    descrição do, 216
    trauma do, 305
      causas, 305
      fraturas, 306
        achados físicos nas, 307
        complicações, 307
        pérolas, **305q**
        pontos-chave, 305
        vertigem no, 309
Osteoma, 123
Otite externa maligna
  apresentação clínica, 17
  bactérias associadas, 16
  complicações, 257
  definição, 256
  descrição da, 16
  diagnóstico, 17
  fatores de risco, 256
  ocorrência de, 1
  patogênese, 256
  sinais e sintomas, 256
  tratamento, 17
Otite(s) média(s)
  biofilmes na, 258
  com efusão, 260
  complicações das, 262
    diagnóstico, 264
    epidemiologia, 264

classe de medicamento no tratamento de, **171q**
classificação, 167
definição, 167
drogas associadas à, 168
eosinofílica, 168
gustativa, 168
hormonal, 168
medicamentosa, 168
ocupacional, 168
pérolas, **167q**
pontos-chave, 167
Rinoescleroma, 43
Rinoplastia
  e reconstrução nasal, 405
    aberta, 409
    definição da, 405
    frequência, 405
    pérolas, **405q**
    pontos-chave, 405
Rinosporidiose, 44
Rinossinusite, 159
  aguda e complicações infecciosas, 173
    bacteriana, 174
    complicações, 173
    definição, 173
    fisiopatologia, 173
    fungos na, 176
    intervenção cirúrgica na, 192
    pérolas, 173
    pontos-chave, 173
    tratamento, 174, 175, 192
      antibióticos, 174
  crônica, 178
    achados, 178
    asma e, 182
    comum, 180
    definição, 178
    diagnóstico, 178
      em adultos, **180q**
      em crianças, **180q**
    fibrose cística e, 182
    fisiopatologia, 180
    fungos e, 181
    microrganismos associados, 181
    pérolas, **178q**
    pontos-chave, 178
    sintomas, 178
    tratamento, 182
      antimicrobiano, 182
Riditectomia
  complicações, 423, 424
  definição, 422
  nervo lesado na, 423
  técnicas populares na, 424

Ritidoplastia, 5
Robin
  sequência de
    definição de, 326
      tratamento da, 326
Ronco
  e apneia obstrutiva do sono, 32
    prevalência do, 33
    tratamento para o, 37
Rouquidão
  e disfonia, 483
    causas, 488
    diferença, 484
    diagnóstico, 484
    pérolas, 483
    pontos-chave, 483
    tratamento, 489

S

Sarcoidose
  achados físicos, 41
  definição, 40
  resultados laboratoriais, 41
  tratamento, 41
Schwabach
  teste de diapasão de, 228
Schwannoma vestibular, 298
  definição de, 298
  diagnóstico, 299
  história natural do, 299
  sinais e sintomas, 299
  tratamento, 299
Seio cavernoso
  estruturas presentes no, 136
  síndrome de, 128
Seio frontal
  cirurgia do, 193
  localização do, 155
Seios arcos branquiais
  derivados dos, **57q**
    musculares, **58q**
Seios etmoides
  anatomia dos, 158
Seios paranasais
  definição dos, 153
  desenvolvimento dos, 10
  dissecção dos, 193
  drenagem venosa dos, 159
  epitélio nos, 153
  função dos, 154
Septoplastia
  e cirurgia das conchas nasais, 184
    abordagens, 185

anatomia, 187
apresentação clínica, 185
cirurgia, 188
endoscópica, 185
hemostasia, 188
medicações tópicas, 187
pérolas, **184q**
pontos-chave, 184
riscos, 187
típica, 185
Sialoadenite supurativa aguda
  bactérias implicadas na, 95
  tratamento da, 95
Sinal de Hitzelberger, 4
Síndrome
  de Behçet, 42
  de Frey
    tratamento, 99
  de Heerfordt, 41
  de Lemierre, 24
  de Sjogren
    exame diagnóstico para, 96
  do choque tóxico, 2
    definição de, 190
  do compartimento orbitário, 414
Sinusite fúngica invasiva
  causas, 17
  descrição, 17
  diagnóstico de, 1, 17
  taxa de sobrevida, 17
Sistema quimiossensorial
  disfunções do, 50
  função, 50
Sistema vestibular
  e doenças vestibulares
    avaliação do, 242
      pérolas, **242q**
      pontos-chave, 242
Sono
  distúrbio respiratório do
    em crianças, 340
      anatomia e função, 340
      distúrbios respiratórios, 342
        aspectos clínicos, 342b
        componentes padrões, 343b
      infecções, 341
      pérolas, 340
      pontos-chave, 340
  estudos do, 34, 37
  padrão clássico do, 37
  ronco e apneia obstrutiva do, 32
    pérolas, **32q**
    pontos-chave, 32

Sonoendoscopia
  definição, 38
Supraglotite
  apresentação, 328
  tratamento, 328

T

Tetraciclinas
  mecanismo de ação, 30
Tigeciclina, 30
Timpanograma, 233
  configurações do, **233q**
Timpanomastoidectomia
  e reconstrução da cadeia ossicular, 268
    pérolas, **268q**
    pontos-chave, 268
Tireoide
  avaliação da, 13
  câncer(es) da, 67
    anaplásico, 104
      estadiamento, 104
    diagnóstico diferencial, 101
    estadiamento, **102q, 112q**
    esvaziamento, 103
    exames moleculares no, 101
      para diagnóstico, 107
    gene mutante, 67
    medular
      características do, 104
      estadiamento do, **103q**
      exames diagnósticos do, 104
      tratamento, 104
    mutações genéticas encontradas no, 67
    papilar
      tratamento, 103
    prognóstico, 102
    recorrente
      tratamento, 104
    tipos histológicos de, 67
  tumor de, 100
    características, 100
    incidência de, 100
Tomografia computadorizada, 1
Tonsila(s), *36f*
  palatinas
    suprimento sanguíneo nas, 321
Tonsilectomia, 4
Tosse, 499
  avaliação clínica, 503
  causas mais comuns, 501b
  das vias aéreas
    síndrome da, 501b

definições, 499
estratégias terapêuticas, 505
etiologia, 501
exposições ocupacionais e ambientais associadas à, 502b
fisiopatologia, 499
pérola, **499q**
ponto-chave, 499
Toxina botulínica, 5
dose letal no adulto, 414, 428
e preenchimentos, 427
duração e efeito, 428
efeitos colaterais da, 429
formulações disponíveis nos EUA, 427
mecanismo de ação, 427
pérolas, **427q**
pontos-chave, 427
precauções, 429
uso da, 427
Traqueomalacia, 337
definição de, 337
Traqueostomia
e intubação, 527
complicações, 532
passos básicos, 530
sangramento, 532
versus cricotireoidotomia, 531
Traumatismo facial, 454
avaliação do, 455
características, 454
exame físico, 454
pérolas, **454q**
pontos-chave, 454
terço inferior, 460
terço médio, 456
terço superior, 455
Traumatismo laríngeo, 535
externo, 535
interno, 538
pérolas, **535q**
pontos-chave, 535
Treponema pallidum, 43
Trigêmeo
e olfato, 51
Trimetoprim-sulfametoxazol
ação antimicrobiana, 29
Trismo
definição de, 23
Tuba auditiva
em adultos e crianças, 320
Tuberculose
da cabeça e pescoço, 25

Tullio
fenômeno de, 294
Tumores
biologia dos, 65
pontos-chave, 65
malignos cutâneos, 69
na população transplantada, 71
malignos hematológicos, 139
classificação, anamnese e exame, 139
complicações do tratamento, 141
diagnóstico, 140
manifestação, **140q**
pérolas, **139q**
pontos-chave, 139
nasofaríngeos, 111
estadiamento dos, **111q**
nasossinusais, 121
benignos, 122
tipos de, 122
epidemiologia, 121
malignos, 123
características, 123
epidemiologia, 123
prognóstico, 124
tipos, 123
tratamento, 124
abordagens cirúrgicas, 125
terapia com prótons, 125
na população pediátrica, 124
pérolas, **121q**
pontos-chave, 121

U

Utrículos
definição de, 218
Uvulopalatofaringoplastia
complicações, 38
definição, 38

V

Válvula nasal
avaliação da, 189
colapso da, 189
tratado do, 189
definição de, 189
Vertigem
cirurgia para, 292
condições mais comuns, 293
função da, 292
opções, 293
pérolas, **292q**

pontos-chave, 292
tipos de, 293
Vias aéreas
  doenças agudas das
    em crianças, 324
      pérolas, **324q**
      pontos-chave, 324
  doenças crônicas das
    em crianças, 332
      pérolas, **332q**
      pontos-chave, 332
  superiores
    síndrome de resistência das, 32
  tratamento cirúrgico, 19
  tratamento não cirúrgico das, 18
Vismodegib
  definição, 74
Voz
  transtornos da
    e fonoterapia, 492
      avaliação, 494
      diagnósticos, 497
      parâmetros, 494
      pérolas, **492q**
      pontos-chave, 492
      precauções, 495
      tratamento, 496

W

Waldeyer
  anel de, 321
Warthin
  tumor de, 97
    características epidemiológicas do, 97

Weber
  teste de diapasão de, 228
Woodruff
  plexo de, 162
    definição de, 162

X

Xeroftalmia, 42
Xerorrinia, 42
Xerostomia, 42

Z

Zenker
  divertículo de, 481
    tratamento do, 481
Zumbido, 236
  avaliação do, 237
  causas, 237
  classificação, 236
  definição, 236
  doenças sistêmicas associadas, 238
  medicações que causam, 238, **239q**
  mioclonia palatal, 238
  pérolas, **236q**
  pontos-chave, 236
  prevalência, 236
  sintomas, 237
  sons somáticos, 236
  subjetivo, 236
  tipos, 237
  tratamento, 239
    agentes farmacológicos, 240
    cirúrgico, 240